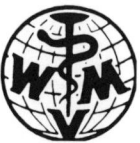

DIE BASISTHEORIE DER AKUPUNKTUR UND DER TRADITIONELLEN CHINESISCHEN MEDIZIN

Eine Physiologie der TCM für den westlichen Mediziner

von

Dr. med. Alexander Meng

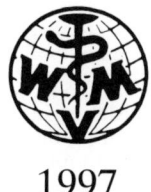

1997

VERLAG WILHELM MAUDRICH
WIEN – MÜNCHEN – BERN

Anschrift des Autors:

Dr. Alexander Meng
Oberarzt an der Neurologischen Abteilung
(Schmerz-Ambulanz) im Krankenhaus Lainz, Wien
A-1130 Wien, Wolkersbergenstr. 1

Filmsatz und Offsetdruck: Ferdinand Berger & Söhne Gesellschaft m. b. H.,
3580 Horn, Wiener Straße 80

ISBN 3-85175-675-4

VORWORT

An vorliegendem Buch habe ich fünf Jahre gearbeitet. Ursprünglich war meine Idee, ein für die Akupunkturausbildung westlicher Ärzte gedachtes Skriptum zu schreiben. Beim Schreiben traf ich von einer Unklarheit auf die nächste. Die Bedeutung vieler Begriffe schien zuerst klar zu sein; sie wurde aber unklar und in ihrer Korrektheit zweifelhaft. Die Grundbegriffe der TCM nicht zu verstehen und diese frei und unkritisch zu verwenden, ist ein Grund für nicht optimales Ansprechen auf die Anwendung der TCM.

Dieses Buch soll ein Baustein für die Integration der TCM in die westliche, moderne, universitäre Medizin sein. Mein Dank gilt all meinen Lehrern, Freunden und Kollegen in China; ganz besonders Prof. Dr. med. Wang Xuetai, Institut für Akupunktur der Akademie für TCM, Peking, Prof. Dr. med. Liu Tao, Dekan der Medizinischen Hochschule für TCM, Shanghai, Direktor a. D. Dr. med. Gao Ping, Uniklinik-Shuguang für TCM in Shanghai, Dr. med. Gan Yijün, Dozent für Akupunktur des Internationalen Trainingszentrums für Akupunktur der WHO in Shanghai und den vielen mir persönlich unbekannten, großartigen Forschern der TCM.

Bei Kollegen des Ludwig Boltzmann-Institutes für Akupunktur, vor allem bei meinem Freund und Lehrer Prof. Dr. med. Johannes Bischko, bei Prim. Univ. Prof. Dr. med. Kurt Jellinger, Prof. Dr. med. Gertrude Kubiena, Prim. Dr. med. Helmut Nissel und auch bei allen Kollegen der Österreichische Gesellschaft für Akupunktur und Aurikulotherapie (ÖGAA) bedanke ich mich für die jahrelange Unterstützung, viele interessante Diskussionen und kritische Anregungen.

Herrn Karl Paukner, Dr. med. Alexandra Supper, Dr. med. Barbara Zeman und stud. med. Stefan Meng danke ich für die professionelle Durchsicht und Korrektur des Manuskriptes.

Prokurist G. Grois und Lektorin G. Hexel vom Maudrich-Verlag danke ich für die prompte Annahme und Bearbeitung meines Manuskriptes. Ich kenne Prok. Grois seit 1972; damals übersetzte ich Akupunkturliteratur aus China für die Autorenschaft König/Wancura. Zwei Standardwerke erfreuen sich dank o.g. Verlages einer weiten Anerkennung in der Fachwelt.

Wien, im Mai 1996   Dr. Alexander Meng

INHALTSVERZEICHNIS

EINLEITUNG

Die Welt zu erkennen, die Krankheit zu erkennen und sie zu besiegen, war stets auch der Wunsch der chinesischen Medizin.

Das älteste Lehrbuch „Neijing" („Kanon der inneren Medizin", auch „Des Gelben Kaisers Klassiker des Inneren"), welches aus zwei Teilen („Suwen" und „Lingshu") besteht, ist bereits vor über 2000 Jahren publiziert worden. In dem illustrierten Werk der Meridianpunkte auf dem bronzenen Modell von Wang Weiyi (1027 n. Chr.) sind bereits 14 Meridiane und 354 Meridianpunkte genau lokalisiert und benannt [24, 31, 76, 129].

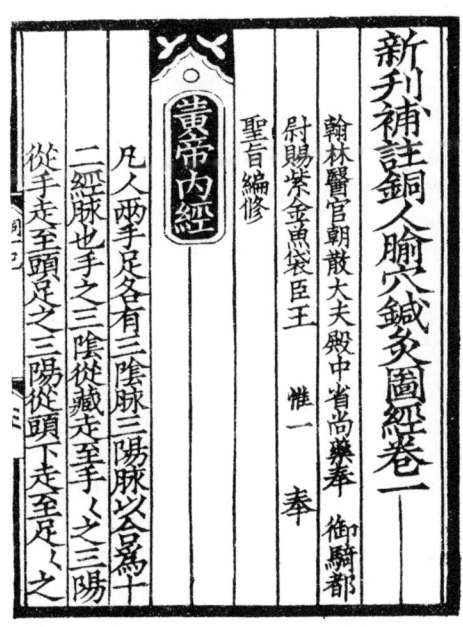

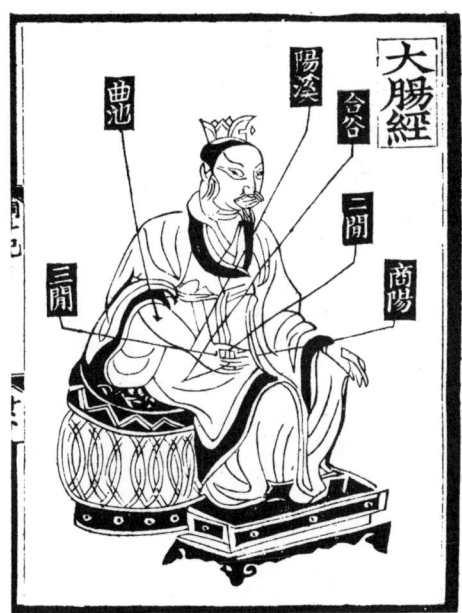
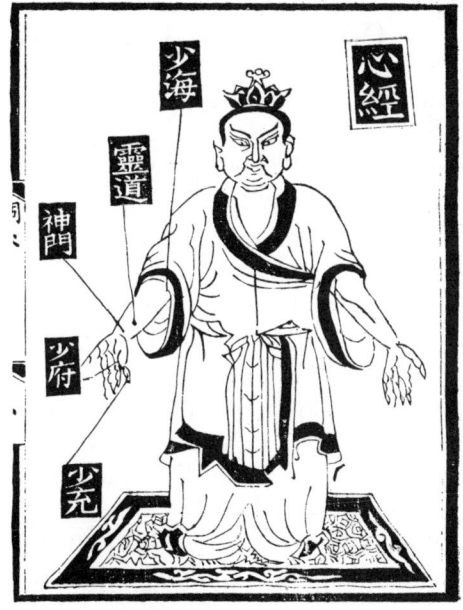

Aus Wang Weiyi (etwa 987–1067 n. Chr.): Illustriertes Werk der Meridianpunkte auf dem bronzenen Modell (1027 n. Chr.) [129]

13

Die Medizintheorie der TCM basiert in erster Linie auf empirischen Erfahrungen. Im „Neijing" – „Kanon der inneren Medizin" finden wir Abhandlungen über Anatomie, Physiologie, Pathophysiologie, Ätiologie, Diagnostik, Therapie und Prophylaxe. Das Neijing ist noch heute die Basislektüre jedes TCM-Studenten. Etwas später ist ein anderes Werk erschienen, betitelt „Nanjing" (auch „Huandi 81 Nanjing" oder „Die schwierige Frage der Medizin" auch „Klassiker der Schwierigkeiten" genannt), welches das Neijing noch ergänzte.

Im 3. Jh. nach Chr. hat der Arzt Zhang Zhongjing in der östlichen Han-Dynastie das berühmte zweiteilige Lehrbuch „Shanghanzabinglun" (Lehrbuch über die fieberhaften und problematischen Erkrankungen), „Shanghanlun und Jinguiyaolüe", verfaßt. Die 269 Rezepturen vom Meister Zhang Zhongjing finden in leicht veränderter Form noch heute Anwendung. Im Gegensatz zur westlichen Medizin(WM) ist die Beständigkeit der TCM auffallend.

Die Haupttheorien der TCM sind die Lehre von Yin und Yang und die Lehre von den 5 Elementen – auch Phasen – Wuxing, mit welcher die Physiologie, Morphologie und Gesetzmäßigkeit der Eingeweide – Zangfu, der Meridiane – Jingluo, der Vitalenergie und des Blutes – Qixue etc. beschrieben werden. Zum Teil stimmt die Morphologie mit der Funktion überein (Magen – Wei, Darm – Chang, Blase – Pangguang, Uterus – Baogong etc.).

Man findet jedoch keine exakte Übereinstimmung der Struktur/Morphologie mit der Funktion (Milz – Pi, Niere – Shen, Herz – Xin, Leber – Gan etc.). Die TCM sieht das Herz als Pumpe für den Kreislauf. Hier stimmt die Morphologie mit der Funktion überein. Aber die TCM sieht das Herz auch als Organ, das die Funktion des „Herrschers" über unsere Sinne hat. Hierbei besteht keine Übereinstimmung der Morphologie mit der Funktion. Die Bedeutung des Gehirns war der TCM unbekannt.

Die Milz-Pi hat in der TCM zusammen mit dem Magen die Aufgabe der Nahrungsaufnahme, Nahrungserschließung und der Nahrungsresorption. Das entspricht der Aufgabe der Verdauungsdrüsen. Obwohl wir in der TCM so manche Diskrepanz zwischen Morphologie und Funktion finden, sind in der Praxis doch die Wechselbeziehungen der Zangfu – Organe äußerst wertvoll.

Die Physiologie der TCM sieht den Menschen als eine organische Einheit, welche durch das Meridiansystem vernetzt wird. Das Qi und das Xue (Vitalenergie – Blut) sind die stoffliche Basis. Die Bewegung der Qi – Vitalenergie ist das Zeichen für das Lebendige. Das Blut ist in der TCM die rote Flüssigkeit, welche im Meridiansystem fließt.

Die WM hat seit dem Altertum großen Wert und Interesse auf die Anatomie gelegt. Im Vergleich dazu sind die anatomischen Kenntnisse der TCM vage [77].

14

In drei Punkten untermauert der Autor Chang Cunku von der Hochschule für TCM der Provinz Helungjiang, China, seine Analyse [88]:

1. Seit den alten Griechen und Römern über die Renaissance bis zur Gegenwart interessierte man sich besonders intensiv für die Details der Natur inklusive des Menschen. Malerei, Skulpturen und anatomische Zeichnungen belegen dies. Im alten China gab es nur sporadische Angaben über die medizinischen Seziertätigkeiten (siehe Kapitel Organbild-Theorie), aber das Interesse der Tradition der chinesischen Kultur gilt nicht der Natur und auch nicht den Erscheinungsformen der Natur, sondern inneren Werten, inneren Zusammenhängen des Menschen mit der Natur. Nicht die Natur des Menschen ist wichtig, sondern seine sozialethische, sittliche Bedeutung, da nur der Mensch über Ethik verfügt. Nur der Besitz der Ethik macht die höhere Wertigkeit des Menschen in der Natur aus. Konfuzius verachtete die Erforschung von materiellen Objekten, daher auch die Anatomie. Da Chinesen seit dem Altertum die Nützlichkeit hoch schätzen, ist es auch verständlich, daß die Grundlagenforschung als technische Perversion diskreditiert wurde.

2. Im Westen haben die alten Griechen das Atom als Bestandteil der Materie gesehen. Die exakte und fortwährend feinere Strukturforschung (Grundlagenforschung der Anatomie) wurde stets in Verbindung mit der Funktion gebracht. Die logische Folgerung war die Molekularbiologie. Im alten China wurde das Modell Qi als Bestandteil des Universums und des Menschen gesehen. Qi ist eine formlose Ganzheit, daher gibt es keine Notwendigkeit, eine Strukturanalyse des Qi zu machen. Im alten China war die Medizin nur ein Handwerk, sie gehörte nicht zum Bereich der regulären Wissenschaft. Ein begabter konfuzianischer Gelehrter strebte in erster Linie das Beamtentum an. Die Tätigkeit der Obduktion, des Sezierens, war von den niederen Tätigkeiten die niedrigste [88].

In der Theorie der TCM ist die Erkenntnis über Morphologie (Anatomie) sehr gering, jedoch die Verbindung der TCM-Theorien zur Weltanschauung und Ethik hingegen extrem stark. So wird z.B. die Physiologie der 12 Eingeweide mit 12 Staatsbeamten verglichen.

3. In der WM bedarf jede Funktion einer strukturellen Untermauerung. Die TCM legt höchsten Wert auf Sinnerfassung (Deyi), sogar auf Phänomene, wobei auf Erscheinungsbilder verzichtet wird (Wangxiang). In der Kunst wird nicht auf die Abbildung der Wirklichkeit, der Natur wertgelegt. Das Wichtigste eines Kunstwerkes ist der geistige Ausdruck des Künstlers. Solche abstrakte Kunstwerke können hervorragend sein. Aber in der Wissenschaft kann die künstlerische Ausdruckstechnik (Deyi Wangxiang) nicht die objektive Entdeckung ersetzen. In der TCM hat tatsächlich diese abstrakte Struktur und ungebundene Denkart (Deyi Wangxiang) die konkrete Beschäftigung mit dem Objekt ersetzt.

Im Kapitel Organlehre finden wir auch Hinweise auf tatsächliche Sektionen, aber die Organlehre und die Meridianlehre sind nicht Produkte der Analyse dieser Strukturen. Jedes Organ der TCM hat wichtige physiologische Aufgaben, aber keines hat ein morphologisches Substrat. Mingmen (in Neijing rechts die Feuerniere – Shenyang-Minghuo und links die Wasser-niere-Shenyin; oder in Nanjing links die Niere rechts das Mingmen) [106] und die drei Erwärmer – 3E haben kein morphologisches Substrat. Diese Ausführung von Chang Cunku ist sehr streng und durchaus umstritten, ist aber für die Erklärung von grundsätzlichen konzeptionellen Differenzen zwischen TCM und WM sehr wesentlich. Über die grobe Anatomie der Ein-geweide kann man im Lehrbuch der inneren Medizin – Neijing – nachlesen. Im folgenden Kapitel über die Eingeweide wird immer diese einfache Form der TCM-Anatomie geschildert. Bei den sog. Alarmpunkten und den Zu-stimmungspunkten aus der Meridianlehre (siehe die Tabelle Seite 45) sehen wir auch, daß die Segmente der Eigenweide mit diesen beiden Punktgrup-pen sehr der Anatomie der WM entsprechen. In der Orthopädie belegen Untersuchungsmethoden und Therapie ein sehr genaues und detailliertes Wissen der TCM.

Die folgenden 12 Darstellungen der Organe mit dem dazugehörigen Meridian stammen aus dem Original von Yang Jizhous „Kompendium der Akupunktur" – „Zhenjiu Dacheng", gedruckt 1601. Eine Neuauflage erschien 1963 im Volksverlag, China (69).

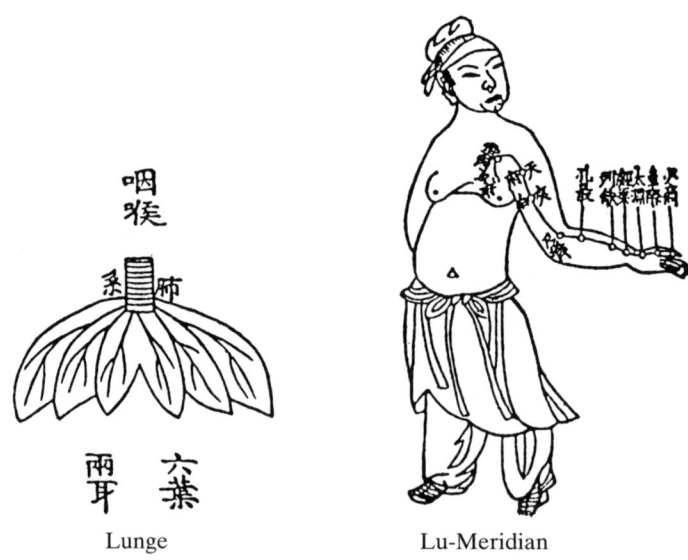

Lunge   Lu-Meridian

Die Abbildungen von Seite 16 bis 22 stammen aus Yang Jizhou (1601 n. Chr.) [69]

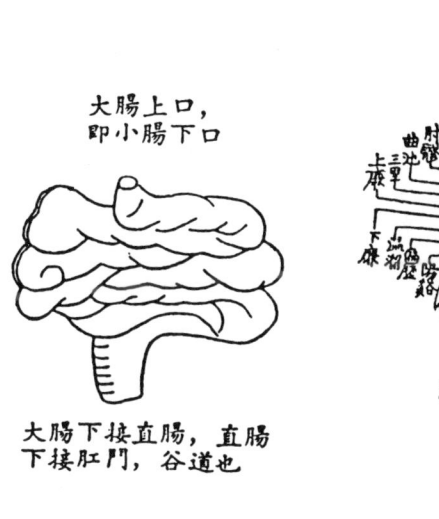

大腸上口，
即小腸下口

大腸下接直腸，直腸
下接肛門，谷道也

Dickdarm

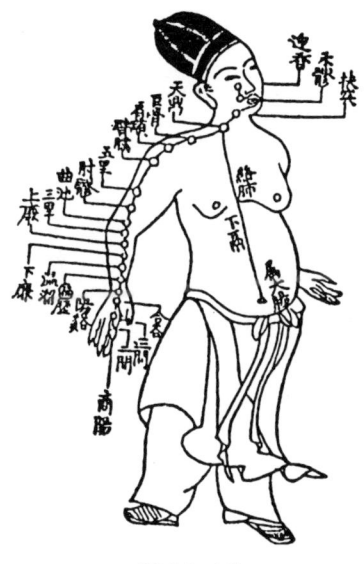

Di-Meridian

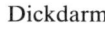
食脘

胃

胃下口小腸上口

Magen

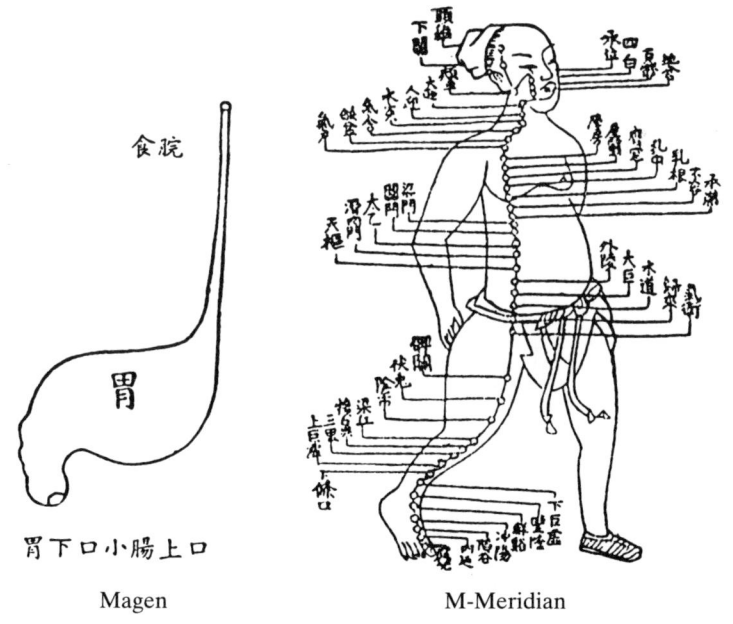

M-Meridian

17

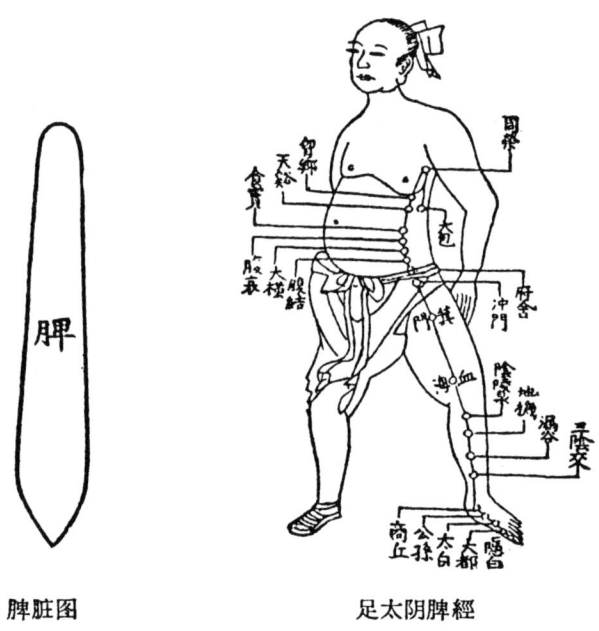

脾脏图

Milz

足太阴脾經

MP-Meridian

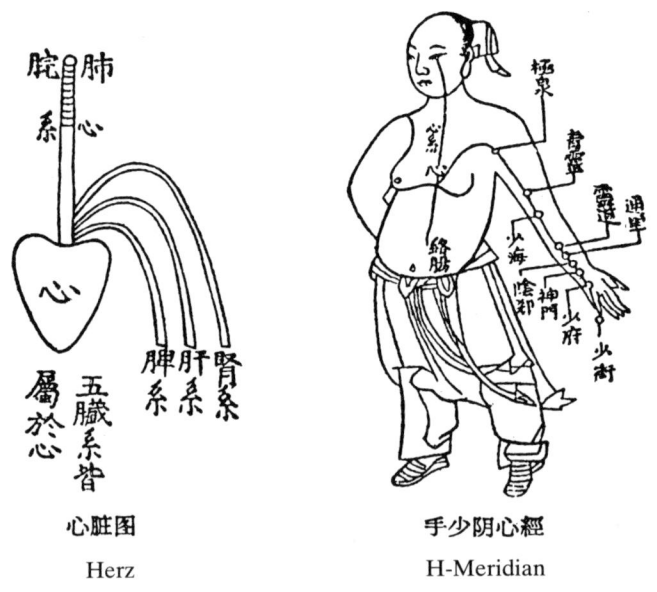

心脏图

Herz

手少阴心經

H-Meridian

18

小腸上口，
即胃下口

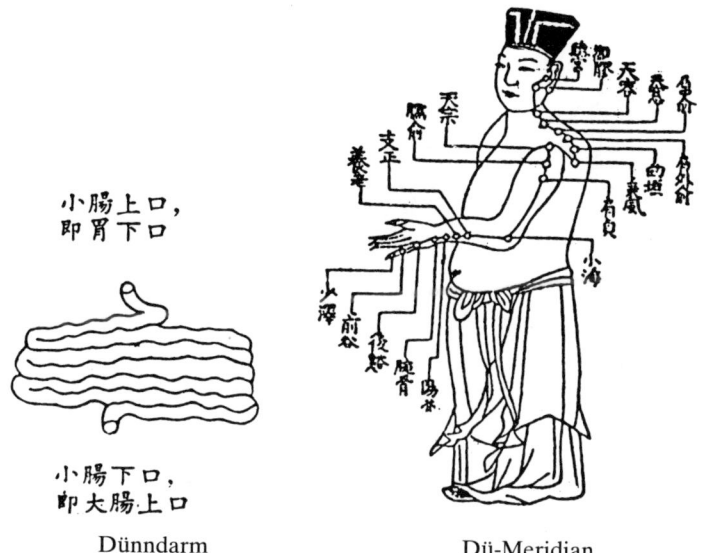

小腸下口，
即大腸上口

Dünndarm   Dü-Meridian

膀胱有下口，無上口。
上系小腸，津溺由小腸
下焦滲入

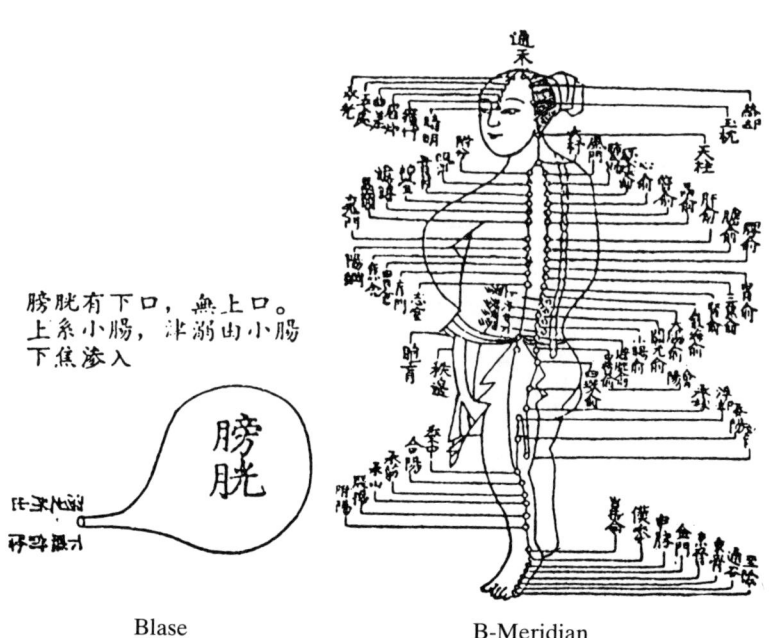

Blase   B-Meridian

19

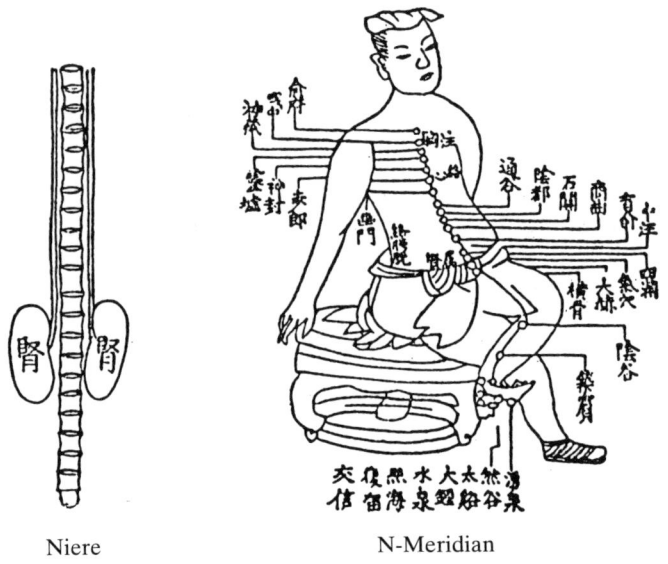

Niere   N-Meridian

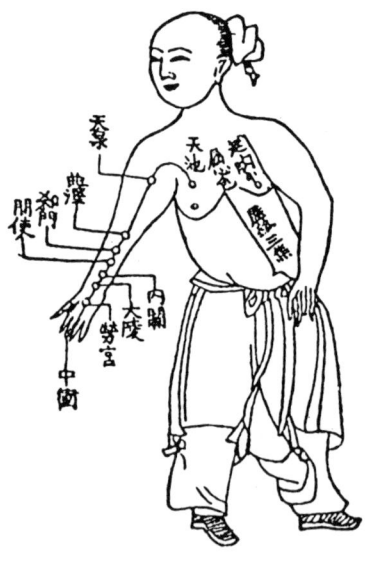

KS-Meridian

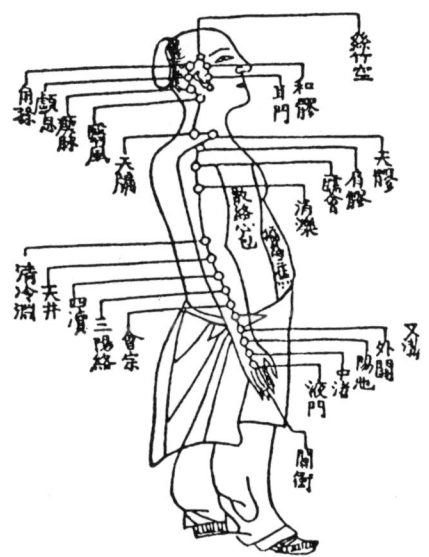

3E-Meridian

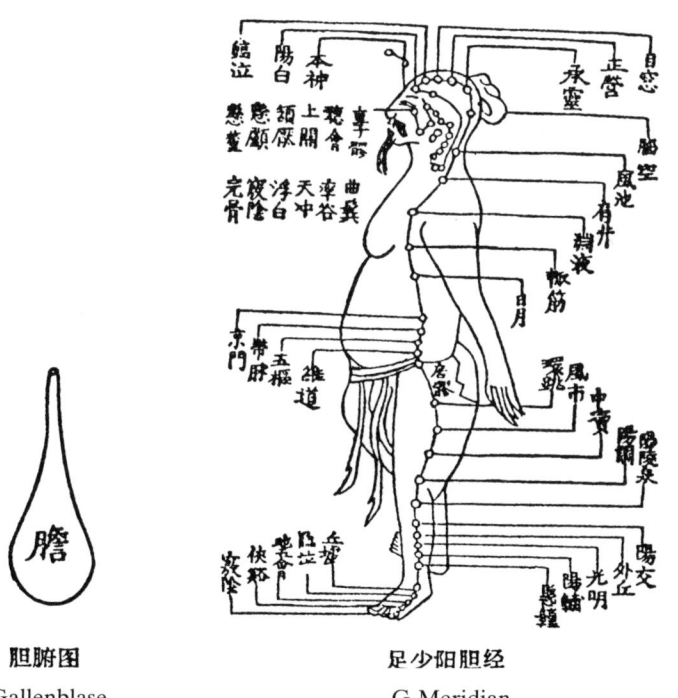

胆腑图

Gallenblase

足少阳胆经

G-Meridian

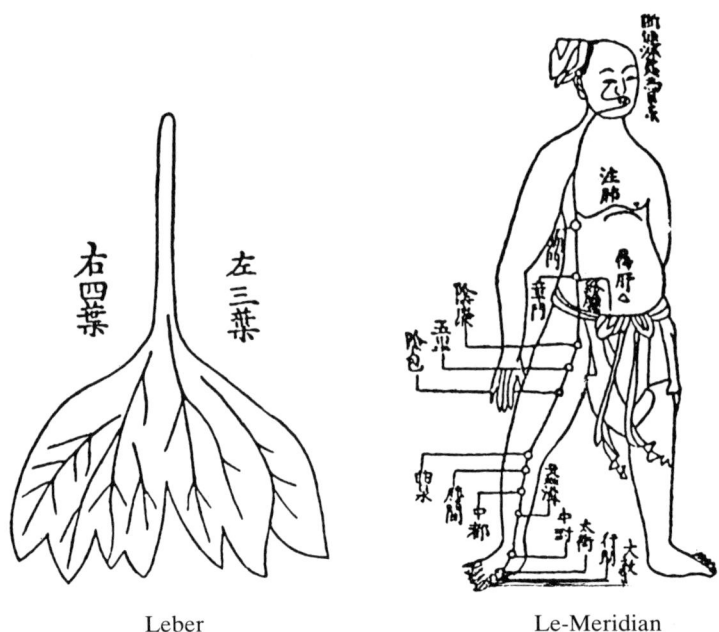

Leber   Le-Meridian

Wichtiges für das tiefe Verständnis liefern uns auch die transkulturellen Untersuchungen von P. Unschuld [24], M. Porkert [21], A. Kleinmann [89] und M. Pfeiffer [90].

K. D. Bock [57, Seite 25] meint zur WM: „Es besteht tatsächlich kein Kontinuum des wissenschaftlichen Erkenntnisfortschrittes in der Medizin von der Antike bis in die Neuzeit, selbst wenn einzelne durchaus zutreffende Gedanken und Beobachtungen der Ärzte des früheren Zeitalters dies nahezulegen scheinen." Etwas später liest man: „Auf jeden Fall erfolgte aber der Übergang zur heutigen wissenschaftlichen Medizin mit einem qualitativen (Sprung), der im 19. Jh. stattfand." Für K. D. Bock lautet das Paradigma der heutigen wissenschaftlichen Medizin so [57, Seite 23, 24]:

1. Körper und Seele des lebenden Menschen bilden eine untrennbare Einheit.

2. Das stoffliche Substrat unterliegt in seinen Elementen den Gesetzen der Physik und der Chemie.

3. Sollten zusätzlich besondere, hieraus nicht ableitbare biologische Gesetzmäßigkeiten existieren, würden sie auch für den Menschen gelten.

4. Die geistig-seelischen Funktionen werden durch die Psychologie beschrieben.

5. Die Art der Beziehungen zwischen Körper und Seele (Leib-Seele-Problem) ist nur teilweise bekannt; dessen ungeachtet reagiert der Mensch in Gesundheit und Krankheit immer zugleich körperlich und seelisch.

6. Ausgehend von diesen Voraussetzungen entwickelt die medizinische Wissenschaft empirisch rationale Verfahren zur Erkennung, zur Behandlung und zur Vorbeugung von Krankheiten.

Beide medizinischen Systeme haben Gemeinsamkeiten: Beide haben den Menschen als Forschungsobjekt, beide haben das gleiche Forschungsziel und beide haben den Wunsch, weitere Erkenntnisse zu erzielen.

Zur Forschung der TCM gehören heute folgende Inhalte: Philosophie, Physiologie, Pathologie und Pharmakologie.

Nach Kuang Tiaoyuan vom TCM Medical and Pharmacological Institute, Shanghai, besteht die Physiologie der TCM aus folgenden Arbeitstheorien [87, 107]:

1. Die Yin/Yang-Lehre und die 5-Elementen-Lehre.

2. Die Lehre vom Menschen und der Umwelt als eine Einheit, einschließlich dem Biorhythmus der TCM – Yunqi Xueshuo.

3. Die Lehre von Vitalenergie – Qi und Blut – Xue.

4. Die Organbildlehre – Zangxiang Xueshuo.

5. Die Lehre vom gesunden Leben – Yangsheng Xueshuo

In der vorliegenden Arbeit wird auf den Biorhythmus der TCM und die Regeln zum Gesundsein eingegangen.

Leitgedanken und Methodik der TCM-Physiologie hat Prof. Ji Zhongpu aus Peking 1991 in vier Punkten zusammengefaßt [45]:

1. Das dynamische, relative Gleichgewicht von Yin und Yang.

Alle dynamischen Prozesse und alle Lebensformen können wir mit den Yin/Yang-Regeln analysieren. Schlaf/Wachzustand, Sympathikus/Parasympathikus, Aktivierung/Hemmung, Kontraktion/Relaxation, anabol/katabol, Homöostase, Antikörper/Antigen etc. sind als Yin/Yang-Paare zu sehen. Die moderne Medizin analysiert aber solche Vorgänge im einzelnen für sich.

2. Die Produktion und die Destruktion in der 5-Elementen-Lehre spiegeln das ganzheitliche Denken der TCM wider.

Die Kritik an der 5-Elementen-Lehre ist größer als an der Yin/Yang-Lehre. Die 5-Elementen-Lehre ist ein Entsprechungssystem, welches das ganzheitliche Denken der TCM widerspiegelt. Durch die Hemmung und Aktivierung, Destruktion und Produktion wird die Wechselwirkung der Eingeweide beschrieben. Die Störung in einem Organ bewirkt automatisch eine Funktionsstörung aller anderen Organe. Besonders in der Phytotherapie der TCM ist die 5-Elementen-Lehre erstaunlich oft effektiv. Solche Wechselwirkungen der Organe kennen wir auch in der modernen Medizin; z. B. kann ein Nierenleiden Bluthochdruck auslösen. Die Modelle des Biofeedback und der Chaos-Theorie haben so manche Ähnlichkeiten mit dem der 5-Elementen-Lehre.

3. Das Wechselspiel Mensch und Umwelt ist ein weiteres Beispiel für die Einheit Mensch – Natur. Wir entnehmen Nahrung und Sauerstoff aus der Natur. Das Klima, die Jahreszeit, die Sternenkonstellation, die Geographie etc. haben einen intensiven Einfluß auf unser Gedeihen und Wohlbefinden.

4. Blackbox-Verfahren als Methodik der TCM-Physiologie [104, 105, 120–125].

Diese oben genannten vier Punkte kommen in allen TCM-Lehren vor. Die TCM macht durch subtilste indirekte Untersuchung, Beobachtung und Befragung (Blackbox-Verfahren) den Mangel an Anatomie wett. Die erhobenen Befunde des Körpers werden in Analogie zum Makrokosmos gebracht.

Durch die gesamte TCM-Theorie zieht sich der Gedanke der Wiederherstellung des Gleichgewichtes zwischen dem Menschen und der Natur, zwischen den Organen-Zangxiang und der individuellen Therapie nach der TCM-Differentialdiagnose – Bianzheng [104].

Sehr treffend faßt der Pathophysiologe Prof. Hou Can vom Guangdon Zhongshan-Medical College [105] den Unterschied TCM und WM zusammen. Es ist kein Negativurteil über die eine oder die andere Medizinrichtung, sondern die Darlegung der Schwäche und der Stärke der jeweiligen. Das Ziel ist die Synthese beider Medizinsysteme zum Wohle des Patienten.

Die Information am Äußeren des Körpers bezeichnet Prof. Hou Can als intrinsic information und interaction information, welche mittels trial and error-Verfahren in der TCM zu ihrer speziellen Physiologie und Pathophysiologie wurde. Die Stärke der Diagnose der WM ist die disease entity; die TCM legt großen Wert auf die clinical individuality und individualized therapy bzw. individualized bodily state of response. Die WM kann auf Grund der exakten Ätiologie den Erreger mittels Antibiotika eliminieren. Daß diese auch negative, den Körper schädigende Nebenwirkungen haben können, wird in Kauf genommen. Auch die exakte Substitution (Vitamin, Spurenelemente etc.) ist eine Stärke der WM. Die TCM therapiert nicht die Eliminierung des Erregers, weil diese nicht genau erforscht ist. Sie therapiert durch Stärkung des Organismus durch „motivative therapy". Der Therapieerfolg wird in der WM mit hard data gemessen, die soft data über den Leidensdruck wird oft vernachlässigt. Die TCM legt seit jeher Wert auf Verbesserung der soft data, um die Lebensqualität zu verbessern [105].

Die Akupunktur und die Tuinatherapie sind zu alternativen, komplementären Heilmethoden der modernen, westlichen Medizin geworden. Die vorliegende Arbeit versucht, die chinesische Vorstellung zu Physiologie, Pathophysiologie und Therapie in einer für den westlichen Mediziner verständlichen Weise zu beschreiben. Schwerpunkte hier sind die Meridianlehre, die Grundstoffe des Organismus, die Organbild-Lehre, die Yin/Yang- und die 5-Elemente-Lehre. Beispiele für die Akupunkturpraxis werden gegeben. Neueste Erkenntnisse aus eigener Forschung und der originalen chinesischen Literatur werden angeführt.

Im vorliegenden Werk wurde folgende Vorgangsweise bezüglich der Transkription der chinesischen medizinischen Fachausdrücke gewählt: Der erste Buchstabe eines Begriffes wird groß geschrieben, die folgenden Silben werden zusammen geschrieben, z. B. Daimai, das Gürtelgefäß. Wenn ein chinesischer Begriff zum ersten Mal vorkommt, dann werden die Silben getrennt geschrieben, später aber zusammen, z. B. Shan Dong (die Provinz Shandong). Diese Vorgangsweise macht den Text leichter lesbar. Zitate spielen in der TCM eine große Rolle. Bei diesen schreiben wir den ersten Buchstaben groß, dann alles klein; die zu einem Begriff gehörigen Silben werden zusammen geschrieben, z. B. Ganyang shangkang (Leber Yang steigt auf). Häufig vorkommende Begriffe wie das Qi, Vitalenergie schreiben wir Vitalenergie – Qi oder Vitalenergie (Qi).

Im Text kommt öfters auch englischer Text vor. Der Grund ist, daß die Kurse für Ausländer in China hauptsächlich in englischer Sprache geboten werden. Leider uneinheitlich, daher haben wir uns bemüht, die wichtigen, häufigen Fachausdrücke der TCM neben deutsch-chinesisch auch in der englischen Version anzugeben. Der Leser soll in der Kommunikation mit chinesischen und englisch-sprachigen Kollegen leichter zurechtkommen.

Huang Jingxian, ein Lehrer aus der Hochschule für TCM Guangxi schlägt zum ganzheitlichen Konzept der TCM eine neue Systematik vor. Diese möchte ich kurz wiedergeben, um Anregungen zum Verständnis der Basistheorie der TCM zu geben. Der Körper besteht aus acht physiologischen Systemen. Er sprengt bewußt das übliche Schema (5-Elementen-Lehre, Yin/Yang-Lehre und Organlehre etc.). Diese von Huang Jingxian vorgeschlagene Systematik ist ganzheitlich konzipiert und soll den modernen naturwissenschaftlich orientierten Forschern leichter zugänglich sein. Das Qi ist die stoffliche Basis.

Die acht Systeme sind:

1. Shen – Geist ist der Herrscher aller Organfunktionen.

2. System von Vitalenergie – Qi und Xue – Blut.

3. Verdauungssystem.

4. Fortpflanzungssystem.

5. Die Lehre von der sog. Feuerniere – Minghuo (auch Mingmen genannt). Mingmen und Niere – Shen: Beide sind für die Umwandlungsfunktion – Qihua zuständig. Im Zusammenhang mit Shen – Niere sehen wir heute das System Nebenniere – Hypophyse – Hypothalamus.

6. Das Regulationssystem. Hier spielt die Leber – Gan und das Meridiansystem eine wichtige Rolle. Shen – Geist ist der Herrscher aller Organfunktionen.

7. Das Atmungssystem.

8. Das System der Körpersäfte – Jinye.

Das Meridianphänomen

Geschichte

Bei einer Ausgrabung in der Gegend von Changsha, Südchina, fand man eine Schriftrolle aus der Han-Dynastie (206 v. Chr. – 220 n. Chr.). Diese Rolle enthielt einen Text, in dem 11 Meridiane beschrieben waren. In dieser Meridiandarstellung ist interessant festzustellen, daß die Meridiane keinen Bezug zu einem Organ haben. Ferner bilden die einzelnen Meridiane keinen geschlossenen Kreislauf. Manche Autoren Chinas leiten aus diesem Fund die Folgerung ab, daß zuerst die sechs Meridiane des Beines (MP, N, Le, M, B, G) existiert haben, dann in Analogie dazu konstruierte und entdeckte man die fünf Meridiane der Arme (Dü, 3E, Di, KS , Lu). Erst in der späteren Zeit des „Neijing", in der sog. „Frühling- und Herbst-Periode" erweiterten die Gelehrten die Meridiane auf die heutigen zwölf. Man entdeckte die viszerokutanen bzw. kutiviszeralen Reflexbeziehungen der Meridiane mit den jeweiligen zugehörigen Organen und man fand, daß die 12 Meridiane einen geschlossenen Kreislauf – einem Tagesrhythmus entsprechend – bildeten. Aus der Betrachtung neuerer archäologischer Funde wissen wir, daß der Verlauf der Meridiane bereits vor 2000 Jahren festgelegt war und daß die Meridiantherapie essentiell für die Akupunktur und Tuinatherapie ist – sie ist in gewissem Sinn die Anatomie der TCM.

Die Abbildungen auf den Seiten 29–34 stammen aus dem Original von Yang Jizhous „Kompendium der Akupunktur" – „Zhenjiu Dacheng", gedruckt 1601. Eine Neuauflage erschien 1963 im Volksverlag, China [69]. Die beiden historischen Abbildungen der 14 Meridiane (12 Hauptmeridiane, LG und KG) sind exakt mit Namen und Lokalisation zu sehen.

Die Entstehung des Meridiansystems [73, 78, 80, 86, 108]

Im allgemeinen wird angenommen, daß zuerst wirksame Akupunkturpunkte bekannt waren, später erst wurde das Meridiansystem postuliert. In einem archäologischen Fund in der Stadt Changsha 1973 scheint sich wiederum die oben beschriebene Meinung zu widerlegen, wonach zuerst das Meridiansystem existierte und dann nach und nach die Meridianpunkte entstanden sind.

1. Analogie von Flüssen in der Natur mit der Anatomie des Menschen: Die TCM vergleicht die 12 Meridiane mit den 12 wichtigsten Flüssen Chinas: Die Flüsse haben eine ernährende und transportierende Funktion – wie auch die Meridiane des Körpers. In der Zeit, als das Neijing verfaßt wurde, haben Ärzte auch schon Blutgefäße, Nerven, Eingeweide (Herz, Lunge, Gehirn etc.) gesehen. Von der anatomischen Form, Lokalisation und Funktion entspricht der Jingmai-Meridian dem heutigen Nerven- und Gefäßsy-

stem [108]. Punkte mit leicht erzielbarem Deqi und klinischer Wirksamkeit wurden als Akupunkturpunkte – Xue bezeichnet. Die Stichtiefe war in allen Klassikern nicht genau definiert. Entscheidend für die Stichtiefe ist das Erreichen von Deqi, das bedeutet das Erreichen von Nervenstrukturen. Der Verlust und die Blockade von Nervenstrukturen bedeutet Verminderung und Verlust von Deqi. In der Therapie ist die Segmentlehre wichtig für die Punktauswahl: Für Störungen im oberen Körperabschnitt verwenden wir Punkte der oberen Körperhälfte; für Störungen der unteren Körperabschnitte Punkte distal der LWS. Die therapeutische Individualität der Punkte ist abhängig von den Anteilen verschiedener Fasertypen.

2. Bewußte und unbewußte Verletzungen durch Stiche und durch stumpfe Traumen verursachen bestimmte Sensationen, welche sich häufig „entlang eines Meridians" ausbreiten und physiologische oder pathologische Reaktionen auslösen können.

3. Die enge Beziehung der Medizin zu der damals herrschenden Philosophie: Yin/Yang-Lehre, 5-Elementen-Lehre etc.

4. Akupunkturpunkte sind nicht immer identisch mit Meridianpunkten (z. B. der Extrapunkt Yintang-HN3, PdM, ist ein beliebter, altbekannter Akupunkturpunkt, aber kein Meridianpunkt); PSC (propagated sensation along channels) entsteht nach der Nadelung oder Erwärmung eines Punktes. Der Meridianpunkt ist eine besondere Zone im Meridianverlauf. Der Weg der PSC ist nicht identisch mit dem Meridiansystem – Jingluo [86]. Ji Zhongpu, ein Physiologe aus Peking, meint, daß die PSC des Qi dem Meridian – Jingqi entspricht, speziell dem außerhalb des Meridians kreisenden Weiqi [91].

Lehrsatz der Akupunktur nach Bischko und De la Fuye

Die Akupunktur verwendet Einstiche mit Nadeln an genau festgelegten Körperregionen, die spontan oder druckempfindlich sein können, bei funktionellen, reversiblen Erkrankungen oder bei Störungen zu diagnostischen und/oder therapeutischen Zwecken.

Dieser Lehrsatz der Akupunktur zeigt uns die Möglichkeiten, aber auch die Grenzen der Akupunkturtherapie auf.

Das Wichtigste in der Akupunkturtheorie ist die Anwendung der therapeutisch und diagnostisch sehr interessanten Meridianpunkte.

Es gibt insgesamt 361 Meridianpunkte, davon sind 52 Meridianpunkte unilateral (die Punkte des Lenkergefäßes und des Konzeptionsgefäßes) und die restlichen 309 Meridianpunkte sind spiegelbildlich bilateral vertreten. Die Anzahl und die Lokalisation der Meridianpunkte sind seit Hunderten von Jahren wenig verändert worden. Die Akupunkturpunkte werden als Meridianpunkte bezeichnet, weil sie alle dem Meridiansystem angehören.

Nach meiner Erfahrung bin ich überzeugt, daß der Verlauf des Meridians für die Praxis viel wichtiger und interessanter zu werten ist als der Meridianpunkt selbst.

28

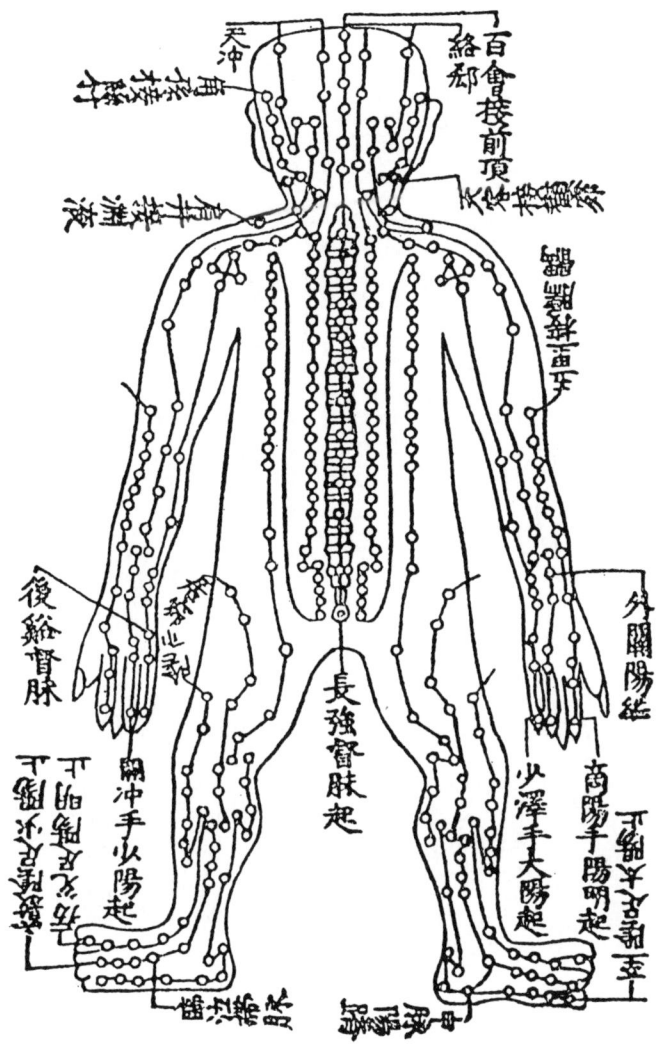

伏人经图

Abbildung des Körpers von dorsal. Aus Yang Jizhou: Kompendium der Akupunktur, aus dem
Jahre 1601 [69]

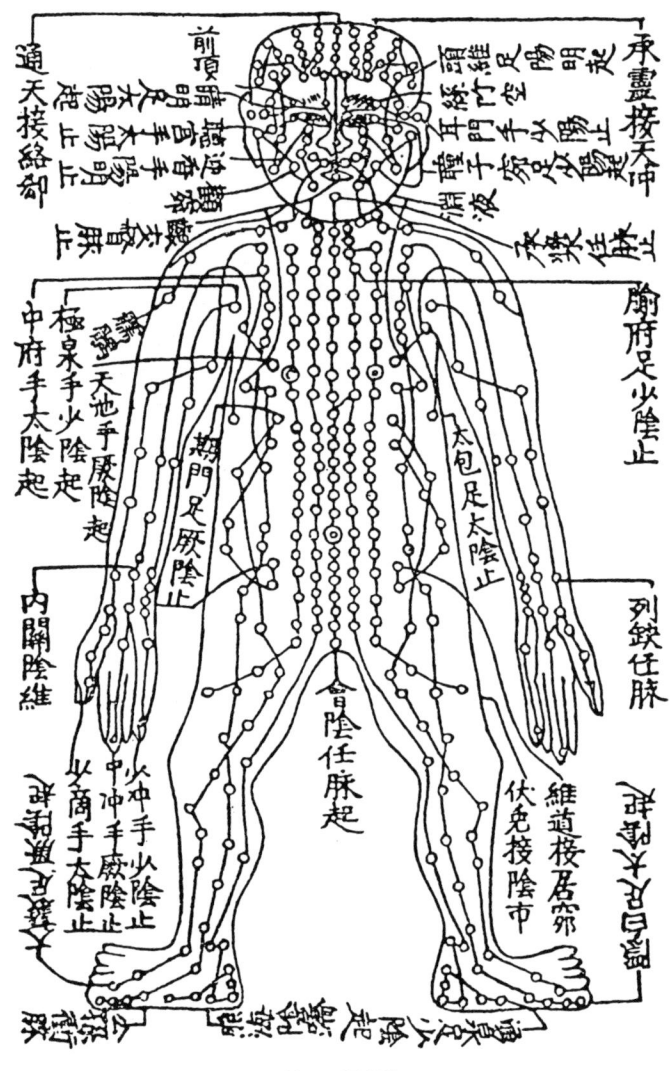

仰人经图

Abbildung des Körpers von vorne. Aus Yang Jizhou: Kompendium der Akupunktur, aus dem Jahre 1601 [69]

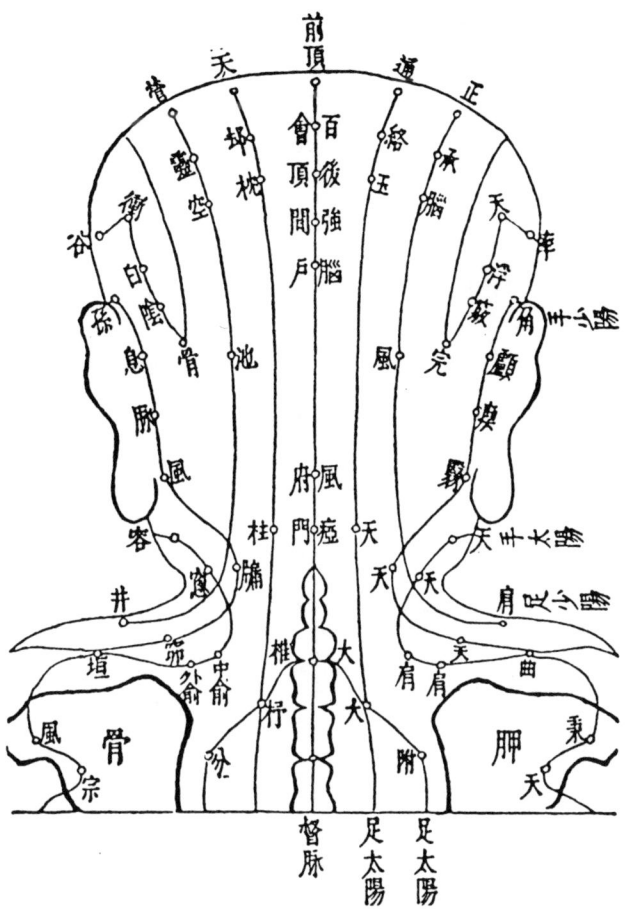

Meridianverlauf und -punkte am Hinterkopf und Nacken. Aus Zhang Jiebin [128] aus dem Jahre 1624

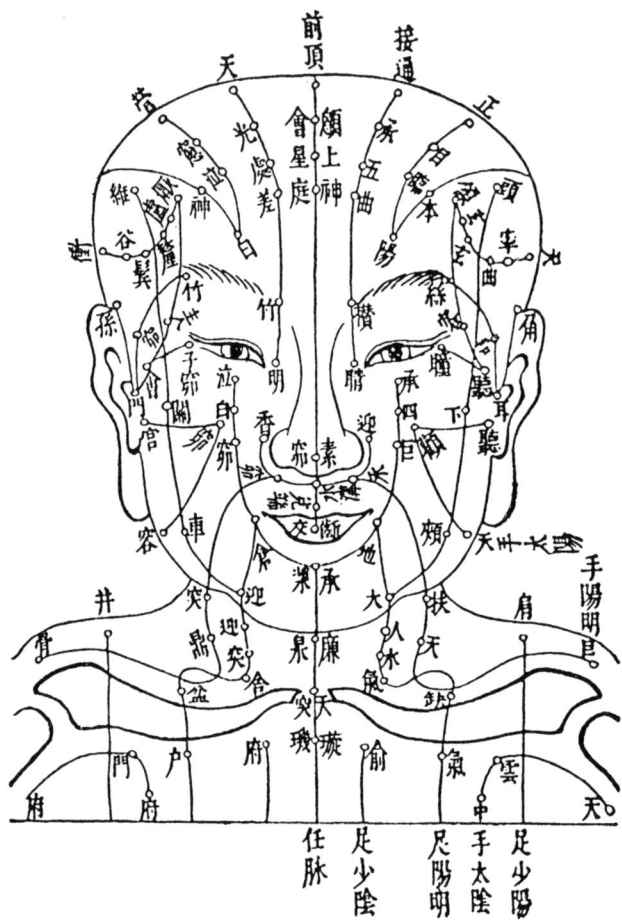

Meridianverlauf und -punkte am Kopf von ventral. Aus Zhang Jiebin [128] aus dem Jahre 1624

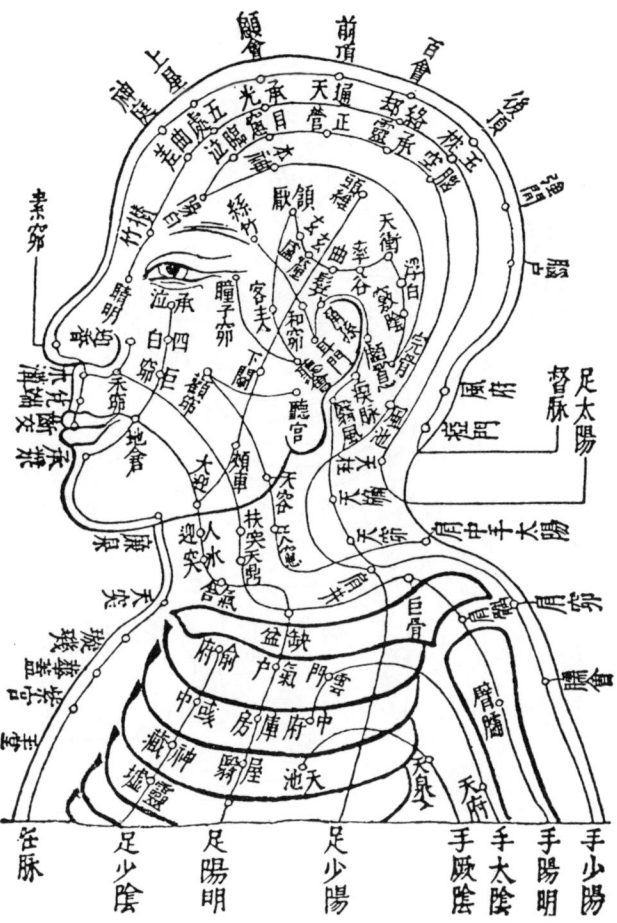

側 头 肩 项 总 图

Meridianverlauf und -punkte am Kopf, seitlich. Aus Zhang Jiebin [128] aus dem Jahre 1624

33

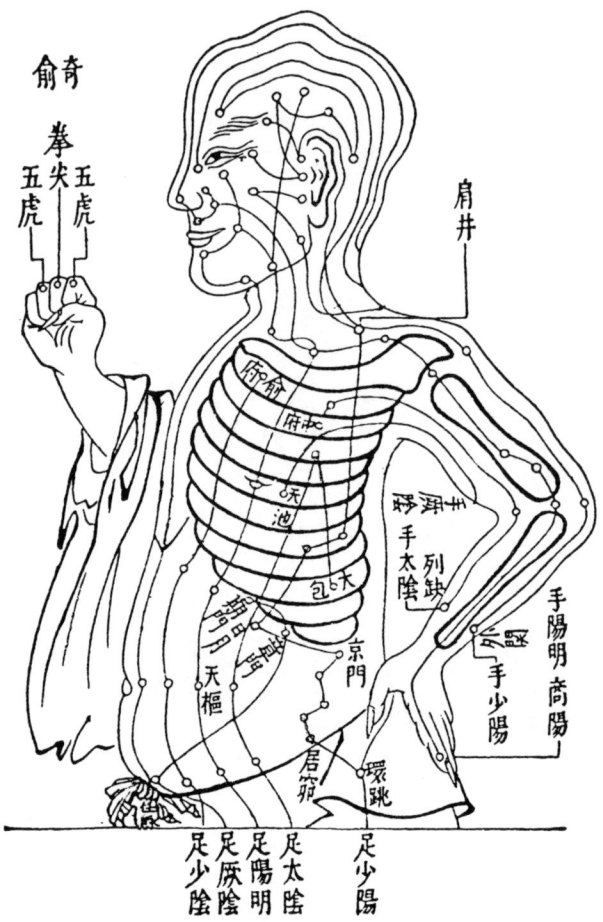

Meridianverlauf und -punkte Oberkörper seitlich. An der rechten Hand sind drei Punkte außerhalb des Meridiansystems zu sehen. Aus Zhang Jiebin [128] aus dem Jahre 1624

1. DIE BISHER BEKANNTE WISSENSCHAFTLICHE GRUNDLAGE

Was verstehen wir unter Meridiansystem?
Was ist das Meridiansystem?

Nach der Theorie der TCM werden die verschiedenen Abschnitte des Organismus durch ein Netzwerk von Kanälen, Kapillaren, Leitlinien etc. verbunden. Auf Chinesisch „Jingluo", auf Deutsch „Meridian". Die Aufgabe der Meridiane ist die Verbindung, Regulation und Steuerung des Organismus: Informationsweg (Nervensystem) und Gefäße (Blut- und Lymphgefäßsystem).

Als Jing bezeichnet die TCM die Hauptmeridiane oder Hauptgefäße und als Luo die Kollateralen oder Sekundärgefäße.

Das anatomische Substrat des Meridiansystem ist bis heute nicht gefunden. Aber man kann das Meridiansystem als die Summe der Funktionen und Strukturen folgender Systeme sehen:

* des Blutgefäßsystems [45, 46, 59, 73, 108, 109],
* des Lymphgefäßsystems [102, 103],
* des peripheren Nervensystems [45, 46, 59, 73, 108],
* der peripheren Strukturen des vegetativen Nervensystems (Sympathikus und des interstitiellen Bindegewebes als dem Ort unspezifischer Regulationssysteme, nach Pischinger) [45, 46, 59, 73].
* und schließlich der Muskelkette als funktionelle Einheit [18].

Der Reiz aus der Umwelt wird von verschiedenen Rezeptoren des Körpers registriert und im Körper durch das Zusammenwirken von Nervensystem, Meridiansystem und dem endokrinen System in Regulationsimpulse umgewandelt, welche im physiologischen Sinne regulieren, aber im pathologischen Sinne auch zur Destruktion führen können.

Das Wirkungsschema des Meridiansystems im Regulationssystem

Reize treffen auf die Rezeptoren des Organismus, welche als Nervenimpulse im Nervensystem weiterverarbeitet werden. Dabei haben das vegetative Nervensystem, das periphere Nervensystem, das endokrine System und das Meridiansystem eine sehr enge Wechselwirkung. Der Organismus antwortet auf eine physiologische oder pathophysiologische Weise.

Das Meridiansystem hat in der TCM die Aufgabe, als Kanalsystem für den Transport von „Qi, Xue, Energie und Blut" und somit auch als Verbindung der Eingeweide zu fungieren. Das Meridiansystem (Kanalsystem) wird in der Subkutis bzw. zwischen den Muskeln in verschiedener Tiefe lokalisiert.

Die sog. Shu-Punkte am Rücken und die Mu-Punkte an der ventralen Seite des Rumpfes sind die Reflexzonen der jeweilig zugeordneten Eingeweide. Diese segmentale Zuordnung kennt die TCM schon seit mindestens 2000 Jahren.

Die Punktkombination funktioniert nach der Regel der Opposition: Die Störung rechts steht mit entsprechenden Punkten links in Verbindung. Dies läßt deutlich erkennen, daß die TCM bereits die synaptischen Verbindungen von sensiblen und motorischen Afferenzen und Efferenzen des peripheren Nervensystems im spinalen Bereich anwendet. Die TCM kennt keine Unterscheidung zwischen Transportwegen und Informationswegen (Jingmai/Jingluo).

Heute können wir humorale und nervale Verbindungen unterscheiden. Die TCM ist ferner der Ansicht, daß Meridiane Kanäle für den Transport von „Substanzen wie Qi und Xue" sind. Daher kennt die Meridianlehre der TCM keine Trennung zwischen Blutgefäßen und Nervensystem.

Das Meridiansystem der TCM entspricht nach der Funktion etwa den uns bekannten Systemen:

1. Blutgefäßsystem
2. Lymphgefäßsystem
3. Peripheres Nervensystem
4. Muskelkette (die kinetische Kette der Muskulatur)

Die Objektivierung des Meridianphänomens [45, 46, 62, 80, 91, 93]

Wir können trotzdem nicht sagen, daß der Meridianverlauf mit einem oder gar allen oben genannten vier Systemen identisch ist. Die Basis und das Substrat für den Meridianverlauf sind uns bis heute nicht bekannt. Der Meridianverlauf ist ein klinisches Phänomen.

Im Falle einer Erkrankung und auch nach Stimulation eines zugehörigen Meridianpunktes beschreibt der Patient immer wieder Sensationen entlang der Meridiane. Das Phänomen der Deqi-Ausbreitung entlang eines Meridians wird in der englischen Literatur auch als PSC (propagated sensation along channels) bezeichnet.

Seit langem wissen wir auch, daß beim autogenen Training (AT) und beim Qigong (chinesische Atem- und Konzentrationsübungen) der Übende solche Meridianphänomene an sich selbst empfinden kann.

Die systematische Untersuchung von gesunden und kranken Personen, vor allem in China, aber auch bei Nichtchinesen, hat ergeben, daß nach Reizung eines Meridianpunktes bei etwa 2–4% der Gesunden und bei etwa 13–25% der Patienten eine Meridiansensibilität eintritt; das ist ein Gefühl der Wärme, ein Muskelkater, ein Kribbeln etc. (auch Deqi genannt), welches sich entlang eines bzw. mehrerer Meridiane ausbreitet. Das Meridiansystem spiegelt die vegetativen Beziehungen der Eingeweide und der viszerokutanen Reflexe wider [93].

Die PSC kann nicht durch „Suggestion nach scheinbarer Meridianpunkt-reizung" objektiviert und reproduziert werden. Der Verlauf der PSC zeigt weitgehende Übereinstimmung mit dem Verlauf der Meridiane (in der TCM).

Die zweite große Entdeckung der Gegenwart ist, daß die PSC eine große Affinität zu erkrankten Organen zeigt: Die Nadelung von asthmawirksamen Punkten sollte bewirken, daß sich das Deqi-Gefühl (PSC) zu den Bronchien hin ausbreitet. Wenn das der Fall ist, ist mit einem guten Resultat zu rechnen.

Die dritte große Entdeckung zeigt: Die Akupunkturpunkte sind relativ spezifisch. Sie stehen mit den Eingeweiden in reflektorischer Wechselbeziehung:

Getestet wurde das elektrische Verhalten der Haut bei Erkrankungen eines Organs: Bei Untersuchungen am Kaninchen zeigte sich, daß bei einer durch intraabdominell appliziertes Terpentin ausgelösten Peritonitis an den zugehörigen Ohrzonen ein erniedrigter Hautwiderstand nachzuweisen war. Außerdem konnte man bei Druckschmerz an M 36 und B 20 auf ein Magenleiden schließen.

Injektion von ^{125}J an KS 6 zeigte eine deutliche Speicherung im Herzen im Vergleich zu anderen Organen,

die Injektion des ^{125}J bei M 36 hingegen zeigte Speicherung im Magen,

die Injektion am Lu 6 zeigte Speicherung in der Lunge und in der Niere,

die Injektion am N 3 wiederum zeigte eine Anreicherung in der Niere und in der Lunge.

Die drei Arbeitshypothesen zum Entstehungsmechanismus des Meridianphänomens (auch PSC) [46, 79, 80, 93]

A. Hypothese der peripheren Stimulation

Das Phänomen des Meridians entsteht an der Körperoberfläche. Die Reizung von Sensoren der Körperoberfläche löst eine Kette von Impulsen entlang des Meridianverlaufes aus, welche hintereinander zum ZNS gelangen; dort wird subjektiv das Meridiangefühl empfunden. „Die Verbreitung ist an der Körperoberfläche und die Wahrnehmung im ZNS". Diese Hypothese besagt, daß das Meridiansystem ein spezifisches Leitungssystem darstellt. Untermauert wird diese Hypothese durch folgende Punkte:

1. Der Verlauf des Meridiansystems ist nicht identisch mit den Nerven, den Blutgefäßen und dem Lymphgefäßsystem. Auch die Reizleitungsgeschwindigkeit im Meridiansystem ist langsamer als die des peripheren Nervensystems.

2. Die Meridiansensation wird nicht nur subjektiv wahrgenommen, oft kann man eine sichtbare streifenförmige Veränderung wie Rötung, Verblassung, subkutane Blutung und Bläschenbildung an der Haut erkennen.

3. Der mechanische Druck, die lokale Eisanwendung und die Pharmaka-Injektion am Meridianverlauf kann das Meridianphänomen zum Erlöschen bringen, aber das Aktionspotential der peripheren Nerven ändert sich nicht, auch die evozierten Potentiale ändern sich nicht. Der Soforteffekt einer Akupunktur verschwindet auch nach der Unterbrechung des Meridianverlaufes.

4. Nach chirurgischen Eingriffen an Muskulatur und Sehnen kann das Meridianphänomen einen Umweg machen; ebenso nach Verletzungen, aber auch bei Narben kann das Meridianphänomen eine Unterbrechung aufweisen. Bei gewissen Querschnittslähmungen wird ein das Lähmungsniveau-„überspringendes" Phänomen beobachtet. Diese Beobachtungen sprechen für fixierte Verlaufswege an der anästhetischen Körperoberfläche.

B. Hypothese einer Ausbreitung im ZNS

Diese Hypothese besagt, daß das Phänomen der Ausbreitung entlang des Meridianverlaufes im ZNS entsteht. Der Impuls durch die Akupunktur gelangt in das ZNS, insbesondere zum Cortex, hier breitet sich der Impuls aus. „Die Empfindung realisiert sich im ZNS, die Ausbreitung befindet sich im ZNS".

1. Das Meridianphänomen verdankt die Funktion dem sensiblen Cortex. Wenn der Cortex geschädigt ist, kann das Meridianphänomen nicht entstehen. Bei Patienten mit komplettem Querschnitt ist distal des Querschnittsniveaus kein Meridianphänomen auszulösen; bei 25 Patienten mit Lumbalanästhesie wurde bei allen über dem anästhesierten Niveau ein Meridianphänomen abgeleitet, bei mehr als der Hälfte reichte das Meridianphänomen bis zu den Zehen.

Bei 22 von 24 Patienten mit kompletter Lumbalanästhesie lag bei Akupunktur distal des Anästhesieniveaus (die Jing-Punkte an den Zehen; werden auch Ting-Punkte genannt) keine lokale Empfindung und auch kein Meridianphänomen vor.

2. Phantomähnliches Meridianphänomen. Die niederfrequente elektrische Stimulation des Stumpfes kann Meridianphänome am Phantomglied auslösen.

3. Manche Patienten mit intrakraniellen Prozessen haben ein spontan auftretendes Meridianphänomen. Die direkte elektrische Stimulation der primären Sensorikzone kann ein kontralaterales Kribbeln auslösen.

4. Im Meditationszustand tritt das Meridianphänomen leichter auf, aber oft spontan. Die Somatotopie der verschiedenen Abschnitte des ZNS erlaubt keine einwandfreien kettenförmigen, meridianmäßigen Verknüpfungen der einzelnen Somatotopien.

38

Weder die Peripherie alleine noch das ZNS alleine eignen sich befriedigend zur Beschreibung des Meridianphänomens; diese Hypothese wird daher als gemeinsames System erforscht.

Morphologie des Punktes und des Meridians [45, 46, 62, 80]

Die Morphologie des Meridiansystems ist bis heute nicht bekannt. Entweder sind die Strukturen noch unentdeckt, oder es sind uns bis heute die Funktionen alter, bereits entdeckter Strukturen nicht bekannt.

Einige Überlegungen diesbezüglich: In jedem Meridianpunkt haben wir direkt (50%) und indirekt im Umkreis von 5 mm durchziehende Nervenfasern. Freie Nervenendigungen sind in der Tiefe aller Meridianpunkte zu finden. Jene distal von Knie und Ellenbogen verlaufenden Meridianabschnitte sind in allen Fällen mit einem oder mehreren Nervenstämmen in Übereinstimmung; z. B. entspricht der KS-Meridian am Unterarm dem N. medianus, der B-Meridian am Bein dem N. ischiadicus etc. Eine Applikation von Lokalanästhetikum an einem Meridianpunkt oder Meridianverlauf blockiert die nachfolgende Akupunkturwirkung. Die PSC bedarf einer intakten Reizleitung des peripheren und des vegetativen NS, um ins ZNS zu gelangen, ansonsten entsteht keine Empfindung, sondern nur eine Halluzination.

Die therapeutische Wirkung setzt eine Ausbreitung des Deqi (PSC) bis zum erkrankten Organ voraus. Das bedeutet, daß der Nadelreiz in die verschiedenen Ebenen des NS (spinal, supraspinal) gelangen muß, um reflektorisch regulierend auf das Organ zu wirken. Die segmental und am Meridian auftretenden physikalischen, morphologischen und physiologischen Phänomene (elektrischer Hautwiderstand, Gelose, Myogelose, Locus dolendi) können als Reflexgeschehen aufgefaßt werden.

Alle bisher bekannten, vom Meridianpunkt ausgehenden Efferenzen entlang des Meridianverlaufs bis zum Organ sind hauptsächlich vegetative Funktionen. Die Hypothese, daß die Eingeweide mittels des vegetativen Nervensystems reguliert und verbunden werden, wird durch histologische und histochemische Arbeiten bezüglich der regionalen sympathischen Blutzirkulation untermauert.

Ist das Meridiansystem ein eigenes Regulationssystem?

Ji Zhongpu [91], ein bekannter Vertreter der Synthese der TCM und der modernen Medizin, meint, daß ein Meridian nichts anderes sei, als die zwei großen uns heute bekannten Systeme, nämlich das Nervensystem und das Kreislaufsystem. Das erste ist für die Information zuständig und das zweite für den Transport. Im Meridiansystem spielt das vegetative NS eine Hauptrolle. Die Regulation ist autoregulativ (Biofeedback).

Die Physiologie des Meridiansystems in der TCM

1. Alle Teile des Körpers werden in Verbindung gebracht.

Die viszeralen Organe, die fünf Yin-Organe und die sechs Yang-Organe, die Haut, die Muskulatur, die Knochen, die Sinnesorgane etc., von welchen jedes einzelne in der TCM eine besondere physiologische Aufgabe hat, werden durch ein Netzwerk von Hauptkanälen und Kollateralen in Verbindung gehalten.

2. Im Jingluo werden Qi/Xue – Vitalenergie und Blut als Ernährung dem Körper zugeführt. Jingluo bedeutet das Meridiansystem.

3. Das Jingluo kann auf Stimulation reagieren (induced stimulation) und Information transportieren. Wenn ein Teil des Körpers gereizt wird, so kann dieser Reiz entlang des Meridiansystems in dem entsprechenden Organ entweder physiologische oder pathologische Reaktionen auslösen. Solche Organreaktionen können ihrerseits auch entlang des Meridiansystems nach außen zur Körperoberfläche projiziert werden.

Der Verlauf der Meridiane und der Nerven stimmen nur teilweise überein

Der Meridianverlauf hat mit dem Nervenverlauf identische Abschnitte, aber nur distal des Knies und des Ellbogens. In anderen Körperabschnitten überschreitet ein einzelner Meridian viele Körpersegmente. Der B-Meridian entspricht vom Fuß bis zur Lendenwirbelsäule dem Ischiasverlauf, aber von der Brustwirbelsäule bis zum Kopf überspannt der B-Meridian viele Interkostalnerven und auch Hirnnerven. Generell gesehen ziehen alle Meridiane des Beines vom Fuß bis zum Kopf. Konzeptionsgefäß und Lenkergefäß ziehen vom Steißbein bis zum Kopf. Hier kennen wir wiederum keinen Nerv, der so verläuft.

Indikationen der Meridianpunkte bei gleicher Nervenversorgung

M 36 und Le 3 werden vom N. peronaeus profundus versorgt, wobei M 36 auch noch von anderen Nerven versorgt wird. Die Indikationen dieser beiden Punkte unterscheiden sich grundlegend: Der M 36 ist für die Verdauung zuständig und Le 3 für das Urogenitalsystem.

Alle Meridiane des Oberarmes werden von den Segmenten C 5 bis Th 1/2 versorgt, aber ihre Indikationen unterscheiden sich, je nachdem, ob es sich um H-Meridian oder Lu-Meridian handelt, sehr stark.

40

Meridiane und Nerven haben unterschiedliche Geschwindigkeiten in der Reizleitung

1. Die Meridiane verlaufen voneinander isoliert. Bei gleichzeitiger elektrischer Stimulation von 2–4 Ting-Punkten (an den Akren; auch Jing-Punkte genannt) des Beines oder des Armes tritt bei meridiansensiblen Personen eine Sensation von Wärme, Muskelkater (Deqi) etc. auf, welche dem Meridianverlauf entsprechend isoliert zum Rumpf und zum Kopf ziehen, ohne daß Kreuzungs- und Annäherungsphänomene auftreten können (am deutlichsten bei MP 6).

2. Die Reizleitungsgeschwindigkeit wird im Meridian mit 8,5 cm – 12,6 cm/s und im Nerven mit 60 – 9000 cm/s gemessen.

3. Die Ausbreitung von Deqi im Meridian kann durch mechanischen Druck und durch eine Novocain-Infiltration blockiert werden. Die Reizleitung ist in einem Nerven nicht leicht durch Druck zu unterbinden. 30 Minuten nach der Novocain-Infiltration ist der Meridian wieder leitfähig, obwohl das Hautareal noch anästhetisch ist.

Nach der Novocain-Blockade des M 36 bringt die Nadelung von M 37, 39 noch ein Deqi-Gefühl distal von M 36, aber nicht proximal. Möglicherweise ist der mechanische Volumsdruck von lokal injiziertem Novocain am M 36 dafür verantwortlich.

Arbeitshypothese über den Wirkmechanismus des Meridiansystems

Das Meridianphänomen bedarf keines histologischen Substrates, denn der Wirkmechanismus könnte eine überwiegend spinal-zentrale Entstehung haben – dem Phantomschmerz vergleichbar [11].

Die vier Äquilibriensysteme (nach Meng Zhaowei, China [94])

1. Spinales Nervensystem:
   Motorisch, sensibel, eine rasche Gleichgewichtsherstellung des Somas.
   Nervenleitgeschwindigkeit (NLG): 80–120 m/s.

2. Vegetatives Nervensystem:
   Sympathikus, Parasympathikus, Gleichgewicht zwischen den Organen.
   NLG: 0,5–2 m/s.

3. Endokrines System:
   Wirkungseintritt in Minuten, reguliert den gesamten Organismus. Hierbei ist in erster Linie das periphere und das zentrale neuroendokrine System gemeint.

4. Meridiansystem [46, 73]:
   Die Geschwindigkeit der Fortbewegung des Deqi-Gefühls: etwa 10–40 cm/s; etwa 0,3–3 cm breit. Im Meridiansystem sind folgende Strukturen inkludiert: Nerven, Blutgefäße und Muskulatur.
   An den Ohrreflexpunkten sind PSC bzw. Meridianphänomene am Körper auslösbar [94].

2. DIE PRAKTISCHE BEDEUTUNG DES MERIDIANPHÄNOMENS FÜR DIAGNOSE UND THERAPIE

Nachdem wir die wissenschaftliche Grundlage des Meridianphänomens kennengelernt haben, sollten wir, bevor wir die praktische Bedeutung dieses Phänomens für die Diagnose und Praxis besprechen, zuerst die normale Physiologie dieses Meridiansystems in der TCM kennenlernen.

Die TCM sieht im Meridiansystem ein Netzwerk von Kanälen (Gefäßen), welche ähnlich dem Blut-/Lymphgefäß- und Nervensystem den ganzen Organismus durchziehen. Das Meridiansystem hat die Aufgabe, für den Transport von Qi und Xue (Vitalenergie und Blut) zu sorgen. Die genaue Bedeutung von Qi und Xue werden wir in einem eigenen Kapitel noch besprechen. Wir können diese Aufgabe des Meridiansystems mit vier uns von der modernen Schulmedizin her bekannten Systemen assoziieren:

1. Das Gefäßsystem
2. Das Lymphgefäßsystem
3. Das periphere Nervensystem (sympathische Afferenzen und Efferenzen, indirekt auch das endokrine System)
4. Die kinetische Kette der Muskulatur

Nun verstehen wir, was passieren kann, wenn das Meridiansystem aus irgendeinem Grund nicht funktioniert und welche Folge dieser Ausfall für uns hat. Wir sprechen in der TCM dann von Störungen.

Epicondylitis lateralis in der TCM: Zirkulationsstörung im Meridiansystem

„Wo der Fluß nicht mehr fließt, da stinkt das Wasser." Z. B. Epicondylitis lateralis: Wenn in der TCM eine Zirkulationsstörung des Meridianflusses im Bereich des Di 10 und Di 11 vorliegt. Betrifft aber die Störung den gesamten Di-Meridian und somit auch den gekoppelten Lu-Meridian, bedeutet das die evtl. zervikogene Komponente des Tennisarmes.

Die Meridiane (Leitbahnen, Gefäße, Reflexbahnen) als vier uns bekannte Systeme: Blut, Lymphe, Nerven und Muskelkette

Exogene Genese einer Störung des Meridiansystems:

Die Meridiane werden auch als Eindringpforten von exogenen Noxen gesehen. (In erster Linie sind es Noxen der bioklimatischen Faktoren, wie Kälte, Hitze, Feuchtigkeit, Trockenheit, Wind etc.)

Das Eindringen erfolgt über Haut und Sekundärgefäße (sog. Luo-Meridiane), dann über die Haupt-Meridiane in die Tiefe des Organismus. Die Störungen manifestieren sich an den Eingeweiden. Je nach der Eintrittsregion dieser exogenen Noxen – von der Oberfläche (Haut) in die Tiefe (Eingeweide) – können verschiedene Meridiane und Eingeweide beteiligt sein.

Z. B. Grippe: Die TCM sieht hier als bioklimatische exogene Noxen den Wind und die Kälte. Diese dringen über die Körperoberfläche, die Haut, in die Tiefe ein, also von der Haut zu den Organen Lunge und Dickdarm (in die Tiefe des Körpers), d. h. daß ein Organ in Mitleidenschaft gezogen wird. Das anfängliche Kältegefühl, das Nicht-schwitzen-Können und der Gliederschmerz gehen in leichtes Fieber, Schnupfen und Bronchitis über.

Noch schlimmer ist es, wenn die Abwehr schlecht ist: Pneumonie als Komplikation einer Grippe.

Gerade am Beispiel der Grippe (Verkühlung) können wir sehr gut die Gesetze des Meridianphänomens, die sog. Oberflächen- und Tiefenbeziehung (Dickdarm und Lunge) und schließlich auch die unterschiedliche Strategie einer Behandlung studieren.

Am Anfang der Erkältung sind schweißtreibende Maßnahmen günstig. Im Stadium der Bronchitis oder Pneumonie (Körperabwehr hat versagt), darf man nicht mehr durch schweißtreibende Maßnahmen den Organismus noch mehr schwächen/sedieren. Hier muß man bereits behutsamer vorgehen.

Endogene Genese einer Störung des Meridiansystems:

Eine andere Art des Krankheitsverlaufes ist die sog. psychosomatische Erkrankung. Eine chronische Schwächung eines Organes oder länger anhaltende Emotionen, wie Trauer, Freude, Kummer, Angst etc. können solche psychosomatische Störungen verursachen.

Diese psychosomatischen Störungen werden dann auf dem Wege des Meridians an die Körperoberfläche projiziert über den sog. viszerokutanen Reflex. So kennt die TCM typische psychosomatische Krankheitsbilder.

Die praktische Anwendung

Nachdem wir die Physiologie und die Pathologie des Meridianssystems kennengelernt haben, möchten wir uns der Diagnose und Therapie zuwenden.

Diagnose

1. Das holographische Prinzip

Die Organstörungen werden an die Körperoberfläche projiziert. Wir kennen einige solcher Organprojektionen, wie die Ohrreflexzonen, Schädelreflexzonen, Fußreflexzonen, die Reflexzonen an der Zunge etc. Auch die großen Gelenke haben einen Organbezug:

Lunge – Ellbogen, Leber – Achselhöhle und Flankenregion, Milz/Pankreas – Leisten, Niere – Kniekehle.

Dieses Prinzip des Homunculus an verschiedenen Körperregionen bezeichnen wir, analog zur Physik, als holographisches Prinzip.

2. Die Meridiansensibilität

Im Verlauf des Meridians können wir mittels Druck, mit Temperaturmessung, mit elektrischer Hautwiderstandsmessung, mit Palpation etc. seine unterschiedliche Sensibilität feststellen.

Die Anwendung der Meridianpunkte als sog. Reflexzonen:

Zur Befunderhebung kennen wir eine Reihe von sehr bewährten Spezialpunkten, wie Alarmpunkte, Zustimmungspunkte, Quellpunkte etc. Diese stimmen in der Lokalisation sehr oft mit den Triggerpunkten, der Headschen Zone, etc. überein (siehe Tabelle Seite 45).

Segmental diagnostisch und therapeutisch wirksame Punkte [3, 11, 29, 30, 77]

Schon in dem Lehrbuch „Nanjing" (auch „Huandi 81 Nanjing" oder „Die schwierige Frage der Medizin" oder „Klassiker der Schwierigkeiten"; vermutlicher Autor: Qin Yueren, um 500 v. Chr. [68, 76]) hat der Autor im Kapitel: „Die 67. Frage" die Bedeutung der Alarm- und Zustimmungspunkte klar definiert (Tabelle Seite 45 unten).

3. Das Meridiansyndrom

Die TCM kennt eine Reihe von Kriterien der Differentialdiagnose, ein Versuch zur Unterscheidung von Symptomenkomplexen. Eine solche Differenzierung besteht auch zur Unterscheidung von Meridiansyndromen. Man versteht darunter Symptome entlang des Meridianverlaufes und des zugehörigen Organs. Bei einer Nephropathie oder Blasenerkrankung können im LWS-Bereich Schmerzen auftreten. Ebenso können auch radikuläre oder pseudoradikuläre Symptome auftreten. Hier sprechen wir von einer Erkrankung im B- und N-Meridian.

Übersicht über Alarmpunkte – Muxue und Zustimmungspunkte – Shuxue [116, 117, 120-125]

Alarmpunkte (AP) und Zustimmungspunkte (ZP) – Viszerokutane Reflexe – Headsche Zone (HZ)

Organ	AP	ZP	Parasympathikus	Sympathikus	HZ (116)	HZ (117)
Herz-Xin	KG 14	B 15	Vagus	C 5 - Th 5	Th 3 - Th 4	Th 1- Th 8
Dünndarm-Xiaochang	KG 4	B 27	Vagus	Th 6 - Th 11	Th 10	Th 6- Th 11
Blase-Pangguang	KG 3	B 28	S 2- S 5	Th 6 - Th 11	Th 11 - L 1	
Niere-Shen	G 25	B 23	Vagus	Th 6 - Th 11	Th 10 - L 1	Th 9 - Th 12
KS-Xinbao	KS 1, N 11	B 14	wie das Herz	wie das Herz	wie das Herz	wie das Herz
3E-Sanjiao	KG 5	B 22	wie die Niere	wie die Niere	wie die Niere	wie die Niere
Gallenblase-Dan	G 23, G 24	B 19	wie die Leber	wie die Leber	Th 8- Th 11	Th 6 - Th 10
Leber-Gan	Le 14	B 18	Vagus	Th 6 - Th 11	Th 8- Th 11	Th 6 - Th 10
Lunge-Fei	Lu 1	B 13	Vagus	C 5 - Th 5	Th 3 - Th 10	Th 3 - Th 10
Dickdarm-Dachang	M 25	B 25	Vagus, ab Flexura coli sinistra S 2-S 5	Th 6 - Th 11	Th 11- L 1	Th 9 - L 1
Magen-Wei	KG 12	B 21	Vagus	Th 6 - Th 11	Th 8	Th 5 - Th 9
Milz/ Pankreas-Pi	Le 13	B 20	Vagus	Th 6 - Th 11		Th 7 - Th 10

Segmental diagnostisch und therapeutisch wirksame Punkte

Parameter	Alarmpunkte (Muxue)	Zustimmungspunkte (Shuxue)
Lokalisation	alle am Rumpf ventral auf verschiedenen Meridianen	alle am Rumpf dorsal auf dem inneren Ast des B-Meridianes
Diagnostik	Störungen von Hohlorganen, Fu-Organen	Störungen von parenchymatösen Organen, Zang-Organen
Therapie	Organstörungen von Hohlorganen und bei Yang-Syndromen	Organstörungen von parenchymatösen Organen und bei Yin-Syndromen

4. Die Pulsdiagnose

Es werden in der TCM die Pulse an folgenden Stellen palpiert: A. carotis, A. radialis und A. dorsalis pedis. Aber nur der Radialispuls wird tatsächlich routinemäßig untersucht. Wichtig dabei ist, sich stets zuerst einen Gesamtüberblick über den Meridiankreislauf und die Körperabwehr zu verschaffen. Die differenzierte Pulsbeurteilung, je nach Lokalisation einem bestimmten Organ entsprechend, ist zunächst nicht wesentlich. Bei der Therapie einer internen Erkrankung mittels traditioneller chinesischer Pharmaka ist die Pulsdiagnose unerläßlich. Hierbei wird mit drei Fingern und in drei Stärken der Puls mit leichtem, etwas stärkerem und schließlich starkem Fingerdruck (so, daß der Puls ganz unterdrückt wird) untersucht. Die unterschiedliche Druckanwendung bedeutet auch für den Organismus einen Testreiz: Wie reagiert nun der Puls (Elastizität, etc.)? Das ist ein sehr interessanter Provokationstest. Der erfahrene Arzt kann so wertvolle Informationen erhalten, insbesondere bei internen Erkrankungen. Wenn man aber nicht die Möglichkeit hat oder aus forensischen Gründen die traditionellen chinesischen Pharmaka nicht anwenden kann, dann soll die Pulsdiagnose nur für die allgemeine Beurteilung des Abwehrzustandes des Patienten (sog. Xu und Shi, Leere und Fülle) herangezogen werden. Die Pulsdiagnose ist und bleibt eine stark subjektive Untersuchungsmethode.

Versuche, diese TCM-Pulsdiagnose mit technischen Hilfsmitteln durchzuführen, haben noch nicht reproduzierbare Ergebnisse erbracht.

5. Die Mikrozirkulation im Meridiansystem

Die genaue Beobachtung der Mikrozirkulation (der sog. Luo- bzw. Sekundärgefäße) bringt uns Informationen über den Meridiankreislauf, da wir wissen, daß ein Teilaspekt des Meridians der Blutkreislauf ist. Diese Untersuchung wird besonders beim Zeigefinger von Kleinkindern angewendet [21].

Therapie

Die Funktion eines Organes beeinflussen (regulieren)

Dies entspricht etwa dem kutiviszeralen Reflex. Mit der Reizung eines Meridianpunktes wird „reflektorisch" im zugehörigen Organ ein regulierender Impuls gesetzt. KS 6 hat z. B. eine sehr deutlich regulierende Eigenschaft auf Blutdruck und Herzrhythmus.

Mit der Akupunktur und der Tuinatherapie können wir nur funktionelle und reversible Störungen behandeln. „Was zerstört ist, kann damit nicht behandelt werden." Dieser Satz gilt übrigens für alle Regulationstherapien.

46

Das vom Meridian versorgte Gebiet (radikulär, pseudoradikulär, segmental etc.) beeinflussen

Dies wird durch die Stimulation des jeweiligen Meridianpunktes erreicht; z. B. bei Ischialgie mit B 60, B 2, B 23, B 31 u. a.

Die Anwendung der Oppositionsregel

Oben – unten, vorne – hinten, links – rechts. Dies wird auch als Durchflutung bezeichnet.

Die Anwendung des gekoppelten Meridianpaares

Die Meridianpaare – Dickdarm/Lunge, Herz/Dünndarm – bezeichnet die TCM als gekoppelte Meridiane (außen/innen, extern/intern oder oberflächlich/tief etc.). Sie haben im Verlauf Gemeinsamkeiten und in ihrer Physiologie (TCM) ebenfalls eine sehr enge Wechselbeziehung. Lunge und Dickdarm bilden so ein gekoppeltes Meridianpaar. Beide Meridiane sind wichtig für die Therapie des Tennisarmes.

Auch in der Physiologie kennen wir enge Wechselbeziehungen, so z. B. bei der Grippe: Es wird zuerst der Di-Meridian, dann erst später evtl. auch der Lu-Meridian als tiefere Schicht des Körpers und auch das Organ Lunge bei der Pneumonie betroffen sein. Bei der Asthma bronchiale-Therapie ist die Beeinflussung der Atemhilfsmuskulatur durch Lu 1, 2 und der Bronchialmuskulatur durch Lu 1, 2, 5, 7, 9 wichtig. Die Regulierung der Verdauung, wie Obstipation, Meteorismus etc. ist ebenfalls hilfreich für den Asthmatiker. Eine interessante Parallele zur modernen Medizin finden wir auch in der Wahl der Arzneien. So wird z. B. der Honig in der TCM verwendet; und er wird auch hierzulande bei Obstipation und bei Husten verordnet.

Die Therapierichtung

Die TCM beschreibt, daß alle Meridiane eine bestimmte Verlaufsrichtung ihrer „Energie" haben. Es ist nur immer die Frage, welche „Energie" man jeweils meint. Wenn wir die „Jingqi", die sog. Energie des Meridians ansehen, so fließt diese in die Richtung, in welcher wir auch die Punkte fortlaufend numerieren. Wie bereits besprochen, dauert der Fluß für einen Meridian zwei Stunden – somit insgesamt 24 Stunden. So gesehen ist die Nadelstichrichtung im Verlauf des Meridians eine Tonisierung. Die gegen den Verlauf des Meridians gerichtete Akupunkturnadel bedeutet eine Sedierung.

Die Flußrichtung von Qi im Meridian ist eine recht mystische Auslegung der TCM, die im heutigen China nicht mehr als Dogma angesehen wird, da sie wissenschaftlich nicht fundiert ist. Aber es gibt im Westen eine kleine

Gruppe von sog. energetischen Akupunkteuren und Masseuren, die noch daran festhalten. Für uns ist wichtig, daß bei einer internen Erkrankung, insbesondere wenn es sich um Durchblutungsstörungen handelt, die Nadel an Extremitäten in Richtung zum Rumpf bzw. zum erkrankten Gebiet gesetzt wird. Auch bei der Tuinamassage ist das Massieren zum Herzen bzw. zum erkrankten Organ wichtiger als das Massieren im Verlauf oder gegen den Verlauf der Meridiannumerierung. Hingegen ist es bei einer Störung des Bewegungsapparates wichtig, die Nadelspitze in Richtung des erkrankten Organes zu setzen, so daß das Deqi-Nadelgefühl dorthin ausstrahlt.

Nerven- und Blutgefäßsystem als Substrat des Meridians [108, 109]

Punkte mit leicht erzielbarem Deqi und klinischer Wirksamkeit wurden als Akupunkturpunkte – Xue bezeichnet. Die Stichtiefe war bei allen Klassikern nicht genau definiert; entscheidend für die Stichtiefe ist das Erreichen von Deqi, das bedeutet ein Erreichen von nervösen Strukturen. Der Verlust und die Blockade von Nervenstrukturen bedeutet Verminderung und Verlust von Deqi. In der Therapie ist die Segmentlehre wichtig für die Punktauswahl: Für Störungen im oberen Körperabschnitt verwenden wir Punkte der oberen Körperhälfte, für Störungen des unteren Körperabschnittes sind auch Punkte im Bereich der BWS hilfreich. Die therapeutische Individualität der Punkte ist abhängig von den Anteilen an verschiedenen Fasertypen. Lange, kräftige Nadelstimulation bewirkt Sedierung – Xie, Hemmung, und ist in der Schmerztherapie indiziert; die kurzdauernde, schwache Stimulation – Bu, Tonisierung, eignet sich zur Behandlung bei Lähmungen. Die Intaktheit des Nervensystems ist entscheidend für die Akupunkturbehandlung. Prof. Xue Zongcheng vom Institute of Acupuncture and Moxibustion, Chinese Academy of TCM, meint, an Blutgefäßen kein Phänomen der PSC zu sehen [108].

Prof. Wen Chen [109] aus demselben Institut wie Prof. Xue Zongcheng vertritt die Meinung, daß die Verteilung von Blutgefäßen und Nervensystems mit dem Verlauf des Meridians identisch ist und die Wirkung der Akupunktur und die Funktionen des Meridiansystems unter der Mitwirkung des Nervensystems zustandekommen. Blutgefäße, Nerven und Meridiane sind unzertrennlich. Das Wesen des Meridians ist der Qi/Xue-Transport. Der Weg für das Xue – Blut ist das Blutgefäß, der Weg für die Vitalenergie – Qi ist das an der Gefäßwand lokalisierte Kreislaufregulationssystem (adrenerge und cholinerge Nerven).

Bindegewebe ist überall im Körper und darin sind Blutgefäße enthalten. Der Autor fand durch zahlreiche Untersuchungen, daß Arteriolen, arterielle Kapillaren und manche mehr als 100 μ große Venolen adrenerge und cholinerge Nerven besitzen. Diese entsprechen dem Verteidigungsqi – Weiqi der TCM. Das von den adrenergen Nerven freigesetzte Noradrenalin bewirkt eine Vasokonstriktion, das von cholinergen Fasern freigesetzte Acetylcholin eine Vasodilatation.

Im Tierexperiment (Ratte) fand der Forscher Wen Chendie Cholinesterase-positive freie Nervenendigungen an Bindegewebe, Knochen und subkutan. Diese entsprechen afferenten Nerven. Solche Cholinesterase-positive freie Nervenendigungen lassen sich auch in der Nähe von Akupunkturpunkten (meist in Nähe von Arteriolen und Kapillaren) finden. Mittels Axoreflex können wir nach einer Akupunktur sofort eine Erwärmung (Vasodilatation) der Haut feststellen und eine deutliche Erhöhung der Schmerzschwelle finden.

Das Meridiansystem bildet ein Netz im Körper. Im Buch „Akupunktur-therapie Chinas" [7] steht, daß der Yingxue – Kreislauf dem modernen Blutkreislauf entspreche und daß das Kreislaufsystem des Verteidigungsqi – Weiqi für innere Verbindungen des modernen Nervensystem stehe. Wir kennen vier Formen von vegetativen Netzwerken: an der Haut und an der Submukosa, um das Blutgefäß und in der Nähe des Blutgefäßes, auch in den Organen.

In der Akupunktur-Analgesie finden wir, daß bei Fluoreszenz die Adrenalin-Speicher stark aufleuchten, und dabei wird eine gute analgetische Wirkung durch die Akupunktur erzielt. Da der Zustand der Adrenalin-Speicher für die Gefäßregulation von Bedeutung ist, erklärt die Theorie der TCM: „Das Qi regiert das Blut, das Blut ist Träger des Qi." Ein Auf-füllen von Adrenalin in den Speichern bewirkt die Verbesserung des Stoffwechsels in vielen Organen [109; siehe auch Kapitel Qi/Xue].

Kardinalpunkte

Mit Kardinalpunkten schalten wir einen Sondermeridian ein.

Kreuzungspunkte, Reunionspunkte, Gruppenluopunkte

Diese helfen uns, Punkte einzusparen; z. B. MP 6, LG 14.

Die Abbildungen auf den Seiten 50–52 stammen aus: Zhang Jiebin [128] aus dem Jahre 1624

手太陰肺經

左右共二十二穴

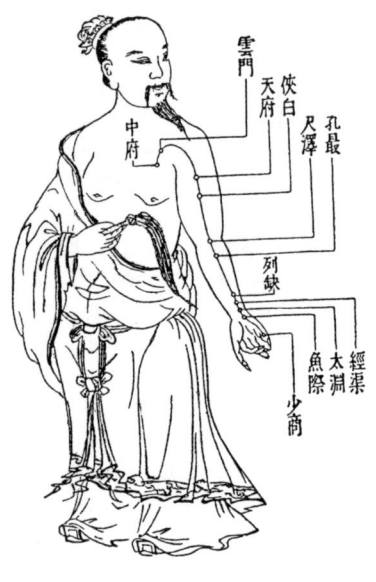

雲門　俠白　天府　尺澤　孔最　列缺　經渠　太淵　魚際　少商　中府

手陽明大腸經

左右共二十四穴

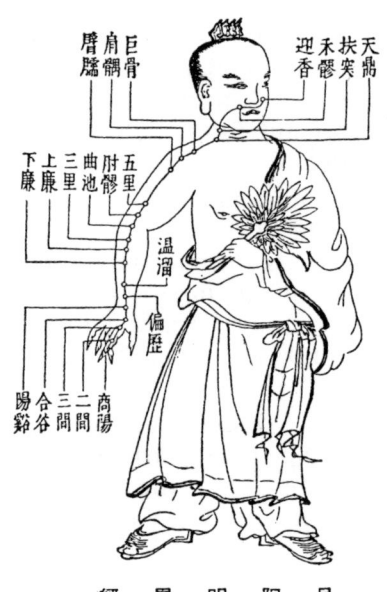

臂臑　肩髃　巨骨　迎香　禾髎　扶突　天鼎　曲池　肘髎　五里　三里　下廉　上廉　溫溜　偏歷　陽谿　合谷　三間　二間　商陽

足太陰脾經

左右共四十二穴

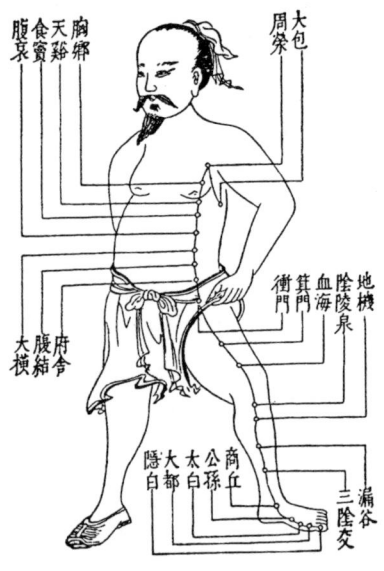

胸鄉　天谿　食竇　腹哀　周榮　大包　大橫　腹結　府舍　衝門　箕門　血海　陰陵泉　地機　隱白　大都　太白　公孫　商丘　漏谷　三陰交

足陽明胃經

左右共九十穴

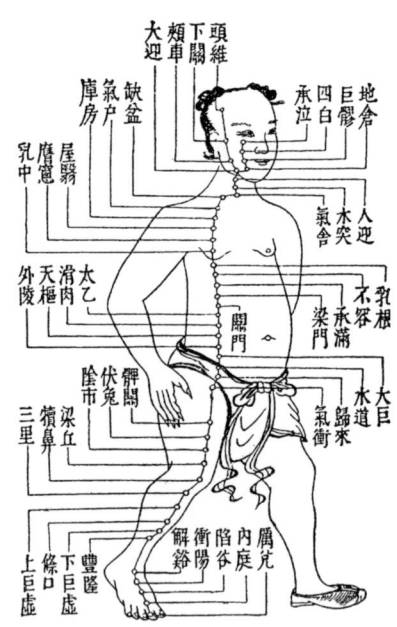

頭維　下關　頰車　大迎　缺盆　氣戶　庫房　屋翳　膺窗　乳中　天樞　滑肉　太乙　外陵　陰市　伏兔　髀關　梁丘　犢鼻　三里　地倉　巨髎　四白　承泣　人迎　水突　氣舍　缺盆　氣衝　歸來　水道　大巨　梁門　承滿　不容　乳根　上巨虛　條口　下巨虛　豐隆　解谿　衝陽　陷谷　內庭　厲兌

50

手少阴心經

左右共十八穴

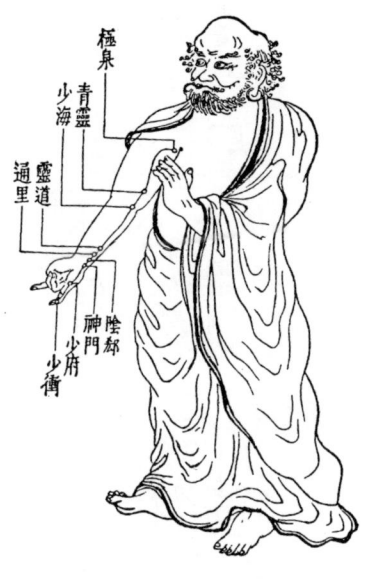

極泉
少海 青靈
靈道
通里
陰郄 神門 少府
少衝

手太阳小腸經

左右共三十八穴

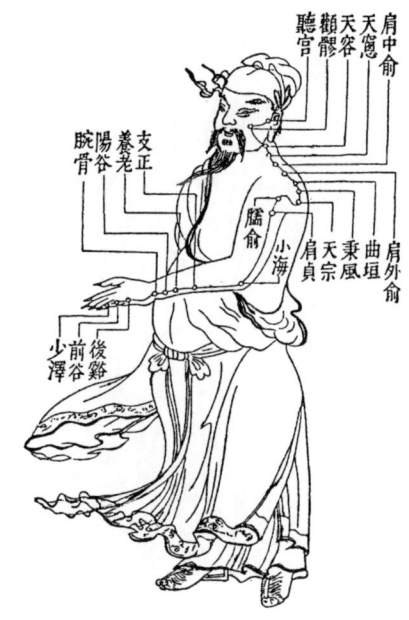

聽宮
天容 天窻 肩中俞
顴髎
支正 養老
腕骨 陽谷
臑俞
肩外俞
小海 秉風 曲垣
肩貞 天宗
少澤 前谷 後谿

足少阴腎經

左右共五十四穴

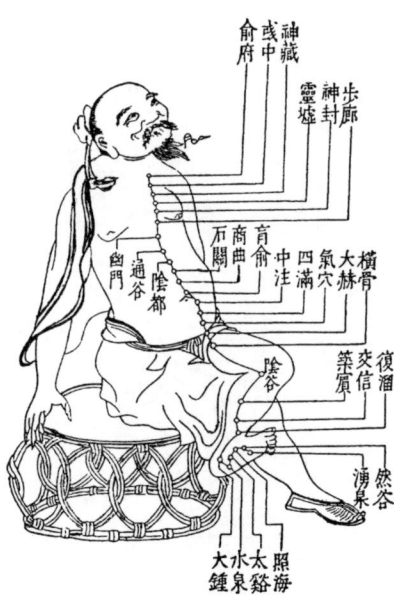

神藏
或中
俞府
步廊
靈墟
神封
幽門 肓俞 商曲
通谷 陰都 石關
中注
四滿
氣穴
大赫
橫骨
陰谷
復溜 交信 築賓
然谷
湧泉
大鍾 水泉 太谿 照海

足太阳膀胱經

左右共一百二十六穴

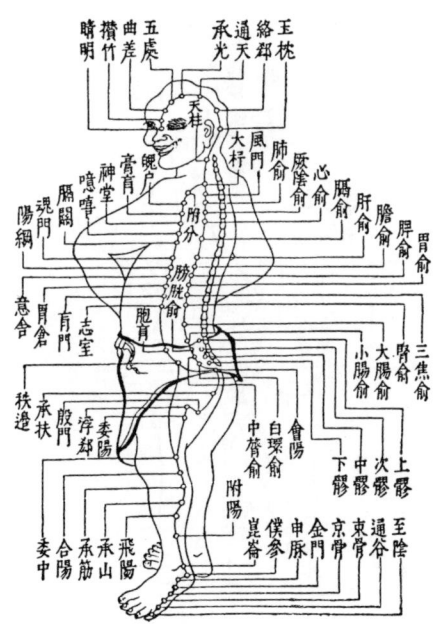

睛明
攢竹
曲差
五處
承光
通天
絡卻
玉枕
天柱
風門 大杼
肺俞
魄戶 厥陰俞 心俞
膏肓 肝俞
神堂 膈俞 膽俞
譩譆 脾俞
膈關 胃俞
魂門
陽綱
意舍
胃倉
肓門
志室
胞肓
膀胱俞
三焦俞
腎俞
大腸俞
小腸俞
秩邊 上髎
承扶 會陽 次髎
殷門 白環俞 中膂俞 下髎
浮郄
委陽 金門 京骨
中瀆 申脈 束骨
崑崙 至陰
僕參 通谷
委中 附陽
合陽 飛陽 承筋
承山

51

手厥阴心包絡經
左右共十八穴

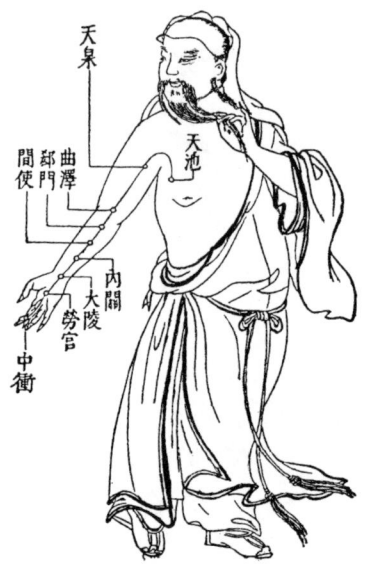

天泉
天池
曲澤
郄門
間使
內關
大陵
勞宮
中衝

手少阳三焦經
左右共四十六穴

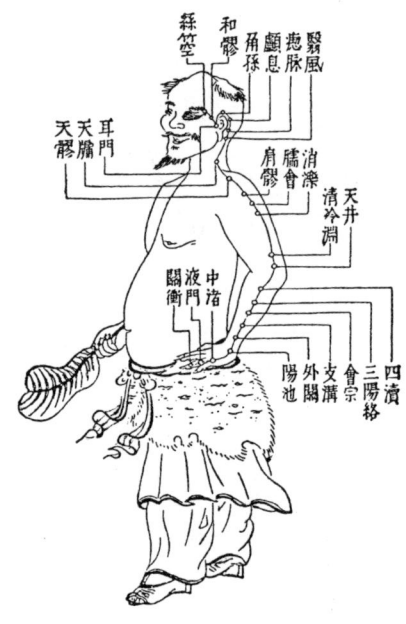

絲竹
和髎
角孫
顱息
瘛脈
翳風
天牖
耳門
肩髎
臑會
消濼
天井
清冷淵
中渚
液門
關衝
外關
支溝
會宗
三陽絡
四瀆
陽池

足厥阴肝經
左右共二十八穴

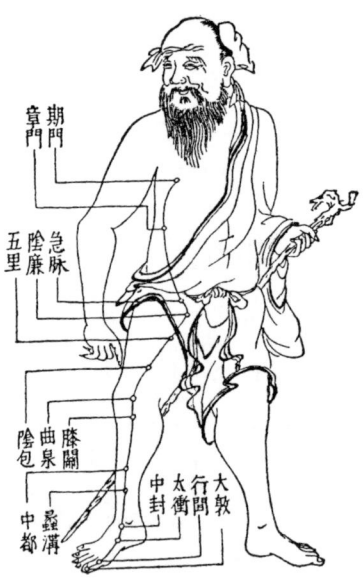

期門
章門
急脈
陰廉
五里
膝關
曲泉
陰包
中都
蠡溝
中封
太衝
行間
大敦

足少阳胆經
左右共八十六穴

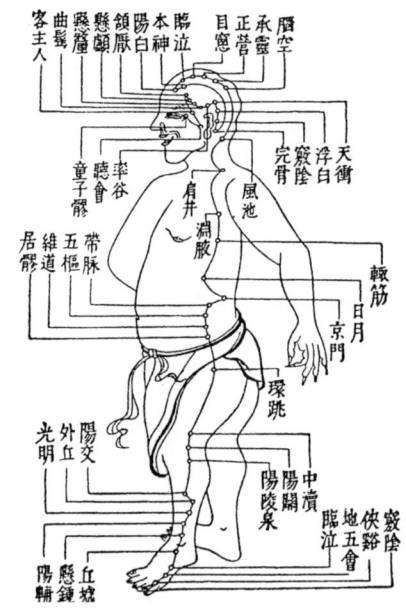

客主人
曲鬢
懸釐
懸顱
頷厭
陽白
本神
臨泣
目窗
正營
承靈
腦空
率谷
聽會
子髎
章子髎
浮白
竅陰
完骨
天衝
肩井
淵腋
風池
日月
京門
輒筋
居髎
維道
帶脈
五樞
環跳
中瀆
陽關
陽陵泉
陽交
外丘
光明
陽輔
懸鐘
丘墟
竅陰
俠谿
臨泣
地五會

52

Die Antiken Punkte

Es sind uns insgesamt 60 solcher Antiker Punkte bekannt. Sie stehen mit der 5-Elementen-Lehre in Beziehung. Pro Meridian gibt es 5 Punkte, $5 \times 12 = 60$. Sie sind die wichtigsten Fernpunkte für eine breit gefächerte, allgemeine Indikation. Man verwendet sie entweder 1. als therapeutisch hochwirksame Meridianpunkte nach einfachen Regeln oder 2. im Rahmen der 5-Elementen-Lehre:

1. Je akuter eine Störung ist, desto mehr soll man Fernpunkte anwenden; z. B. Di 1 bei akuter Laryngitis, Tonsillitis, Di 11 hingegen wenn diese schon etwas chronifiziert ist, Di 17 (gehört nicht zu den Antiken Punkten), wenn der Zustand schon chronisch ist.

   Merksatz: Je akuter eine Störung ist, desto ferner muß der Punkt für die Therapie liegen.

2. Wie fern? Warum Di 1 und nicht Di 2, 3 oder 4?

   Auf diese Fragen gibt die Regel der 5 Elemente eine Erklärung. Hier muß man ganz exakt den „Energiezustand" des betroffenen Meridians bzw. Organs beurteilen, nur dann ist es erlaubt, einen „Energieausgleich" durchzuführen. Es reicht die Pulsdiagnose oder Hautwiderstandsmessung nicht aus. Viele Erkrankungen, welche wir mittels der TCM differenzieren, können wir mit Akupunktur nicht behandeln. Hier muß man mit Arzneimitteln behandeln und zusätzlich substituieren.

3. Meridianverlauf und seine Beziehung zu viszeralen und somatischen Organen (sog. Reflexgeschehen).

   Die 12 Hauptmeridiane sind paarweise in einer Yin/Yang-Beziehung zu sehen. Zu jedem Meridian gehört ein Organ. Wenn Störungen im Meridiangebiet lokalisiert werden, sprechen wir von einem Meridiansyndrom. Durch Tonisierung bei Leere-Symptomatik und Sedierung bei Fülle-Symptomatik können wir ein Meridiansyndrom behandeln.

   Die Yin-Meridiane befinden sich alle auf der Innenseite/Beugeseite der Extremitäten bzw. lateral am Abdomen, die Yang-Meridiane hingegen am Rücken und an der Streckseite des Armes, ventral, lateral und dorsal am Bein, nur Teile des Magen-Meridians sind auch an der ventralen Seite des Rumpfes.

   Der Verlauf der Meridiane ist leicht zu finden: Wenn man gerade steht und die Arme über den Kopf hochhebt, so ziehen die drei Yang-Meridiane alle nach unten, die drei Yin-Meridiane hingegen steigen nach oben.

3. MERIDIANVERLAUF

Die Namen der 12 Meridiane

    I. Hand-Lungen-Meridian, Taiyin
   II. Hand-Dickdarm-Meridian, Yinming
  III. Fuß-Magen-Meridian, Yangming
  IV. Fuß-Milz/Pankreas-Meridian, Taiyin
   V. Hand-Herz-Meridian, Shaoyin
  VI. Hand-Dünndarm-Meridian, Taiyang
 VII. Fuß-Blasen-Meridian, Taiyang
VIII. Fuß-Nieren-Meridian, Shaoyin
  IX. Hand-Herzhüllen(Kreislauf-Sexualität)-Meridian, Jueyin
   X. Hand-Dreifacher-Erwärmer-Meridian, Shaoyang
  XI. Fuß-Gallenblasen-Meridian, Shaoyang
 XII. Fuß-Leber-Meridian, Jueyin

Die Numerierung nach römischen Ziffern gibt uns die Möglichkeit, die Meridiane durch dieses System einfacher zu beschriften, z. B. Lu-Meridian I., X. bedeutet 3E-Meridian. Die Meridianpunkte können mit Ziffern einfach angegeben werden. So ist II/4 der uns bekannte Di 4. (II. Meridian, 4. Punkt).

Für Fortgeschrittene in der Akupunktur ist natürlich der äußere Verlauf eines Meridians sehr wichtig, weil wir hier die Meridianpunkte für unsere Diagnose und Therapie finden. Der sog. tiefe oder innere Verlauf eines Meridians ist ebenso wichtig. Denn so merken wir uns die Indikationen des Meridians und seiner Organe leichter. Nun wollen wir den Verlauf der Meridiane der Reihe nach genauer ansehen. Sie haben aus dem vorangegangenen Text gesehen, daß der Meridianverlauf viel länger bekannt ist, als die Meridianpunkte.

Jetzt folgt die Besprechung der Meridiane nach der in der TCM üblichen Art, nämlich mit dem Lu-Meridian beginnend.

––––––––––

Die Abbildungen auf den Seiten 55-70, 75–81 stammen aus Li, Ding: Lehrbuch der Akupunktur [126]

Zeichenerklärung zu den Abbildungen von Seite 55-70 und 75–81:

—————	Hauptverlauf
– – – – – –	Abzweigung und innerer Verlauf
×	das zugehörige Organ
禾	das gekoppelte Organ
•	Meridianpunkt
△	Kreuzungspunkt
☼	Luo-Punkt
– – – – – –	„die 15 Luo-Gefäße" bzw. die Verbindung zu den sog. unteren Ho(He)-Punkten

3.1. LUNGEN-MERIDIAN

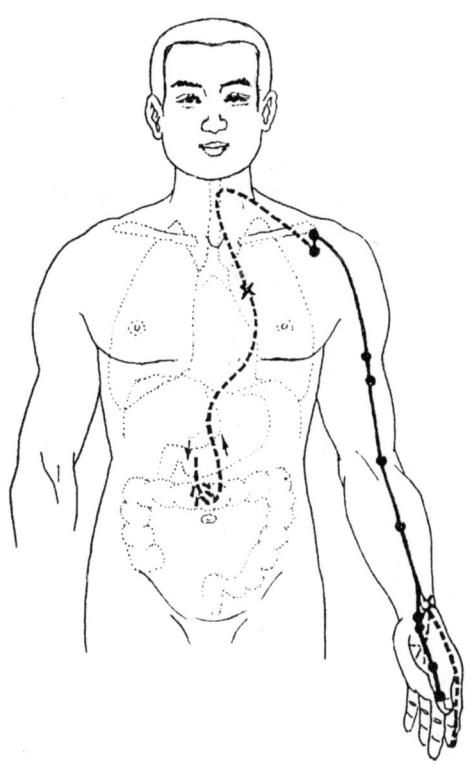

Der Lu-Meridian entspringt aus dem mittleren 3E (= Magen), tritt nach kaudal zum Dickdarm in Beziehung und kehrt zurück zur Cardia. Dann durchbricht er das Zwerchfell, hat im Thorax Beziehung zur Lunge, verläuft dann entlang der Trachea, um schließlich transversal an der vorderen Achselfalte als Lu 1 zur Körperoberfläche zu gelangen. Am Oberarm verläuft er entlang der medialen Seite und zieht vor dem H- und KS-Meridian zur Ellenbeuge. Am Unterarm liegt er am Vorderrand des Radius und am Rand des Thenars und endet an der radialen Seite des Nagelfalzwinkels des Daumens. Prof. Bischko hat für den Lu 11 die ulnare Seite des Nagelfalzwinkels angegeben [17]. Ein Ast verläßt ab Lu 7 den Lu-Meridian, um am Zeigefinger zu enden und mit dem Di-Meridian in Verbindung zu treten.

Meridianindikationen:

Erkrankungen im Thorax, der Lunge, des Larynx, der Bronchien und der Nase, beispielsweise wie Thoraxschmerz, Husten, Asthma bronchiale, Hämoptoe und Störungen entlang des Meridianverlaufs.

55

3.2. DICKDARM-MERIDIAN

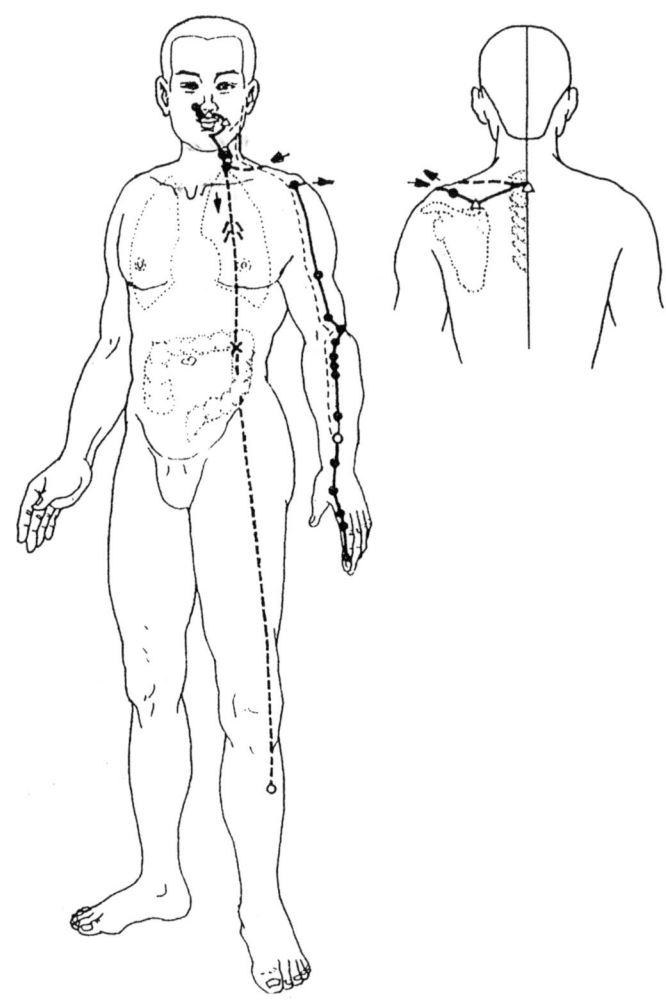

Der Di-Meridian beginnt am radialen Nagelfalzwinkel des Zeigefingers. Dann verläuft er entlang der radialen Seite des Zeigefingers, geht durch die Tabatière, zieht von hier entlang dem Radius zum Ellbogen bis zum radialen Ende der Ellbogenfalte und zieht dann am Vorderrand des M. deltoideus kranial zur Schulterhöhe und dreht sich zu LG 14 (7. HWD). Dann wendet er sich nach ventral und zieht durch die Fossa supraclavicularis nach kaudal zur Lunge und durch das Zwerchfell zum Dickdarm. Ein Ast des Di-Meridians verzweigt sich in der Fossa supraclavicularis, um über den Hals und den Unterkiefer zur Gingiva der Unterkieferzähne zu gelangen. Hierauf tritt er heraus, eine Schlinge um den Mund ziehend. Über der Oberlippe kreuzt der Di-Meridian die Mittellinie (KG 26) und endet lateral an der Nase. Hier nimmt er Beziehung zum M-Meridian auf.

Meridianindikationen:

Erkrankungen im Bereich des Kopfes, Gesichtes, der Augen, Nase, Zähne, des Larynx und des Pharynx, wie beispielsweise Cephalaea, Nasenbluten, Dentalgie, Irritation am Hals, Fazialisparese (zentral und peripher), Trismus, Fieber und Störungen im Bereich des Meridianverlaufes.

3.3. MAGEN-MERIDIAN

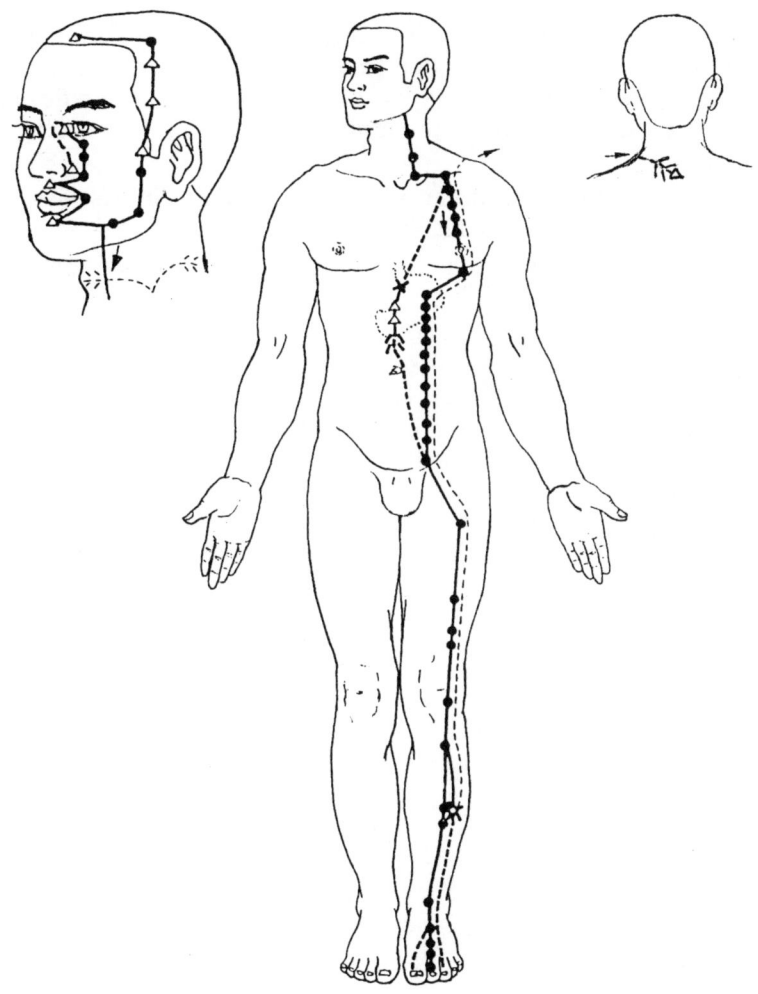

Der M-Meridian hat sechs Wege:

1. Lateral an der Nase beginnend zieht er von hier entlang der Nase aufwärts bis zum medialen Augenwinkel, dann entlang dem unteren Orbitarand zu M 4 (Chengqi). Von hier seitlich an der Nase kaudal zur Gingiva der Oberkieferzähne. Er kommt nach einer Drehung um die Lippen, wo er hier den KG 24 trifft, wieder kranial zur Wange, zu M 3 (Jiache), zu M 2 (Xiaguan) und steigt entlang der Schläfenhaargrenze bis zur Stirnmitte.

2. Von M 8 (Daying), Unterkieferrand nach kaudal über M 9 (Renying) durch den Rachen in die Fossa supraclavicularis, über das Zwerchfell eindringend zum Magen und nimmt außerdem zu Milz/Pankreas Verbindung auf.

3. In der Fossa supraclavicularis zieht er abwärts entlang der Medioklavikularlinie und zum Abdomen; dort zieht er lateral des Nabels bis zum Punkt M 30 (Qichong).

4. Im Bereich der Cardia zieht er intraabdominell nach kaudal zum Punkt M 30 (Qichong), wendet sich in der Inguinalfurche nach lateral und zieht an der Vorderseite des Oberschenkels zur Patella und entlang der lateralen Seite der Tibia bis zum Fußrücken und endet am lateralen Nagelwinkel der 2. Zehe.

5. Etwa von der Tuberositas tibiae weg (M 36) zieht ein Ast abwärts zum lateralen Nagelfalzwinkel der 3. Zehe.

6. Vom Fußrücken zweigt noch einmal ein Ast ab, zieht zum medialen Nagelfalzwinkel der großen Zehe.

Meridianindikationen:

Erkrankungen des Magens, des Darmes, wie beispielsweise Gastralgie, Meteorismus, Erbrechen, Diarrhoe, Obstipation, Inappetenz, sowie Störungen im Bereich des Schädels, der Augen, der Nase, des Mundes, der Zähne und bei Fieber und psychischen Störungen. Die Störungen im Bereich des Meridians sind auch Indikationen für die Akupunktur.

3.4. MILZ/PANKREAS-MERIDIAN

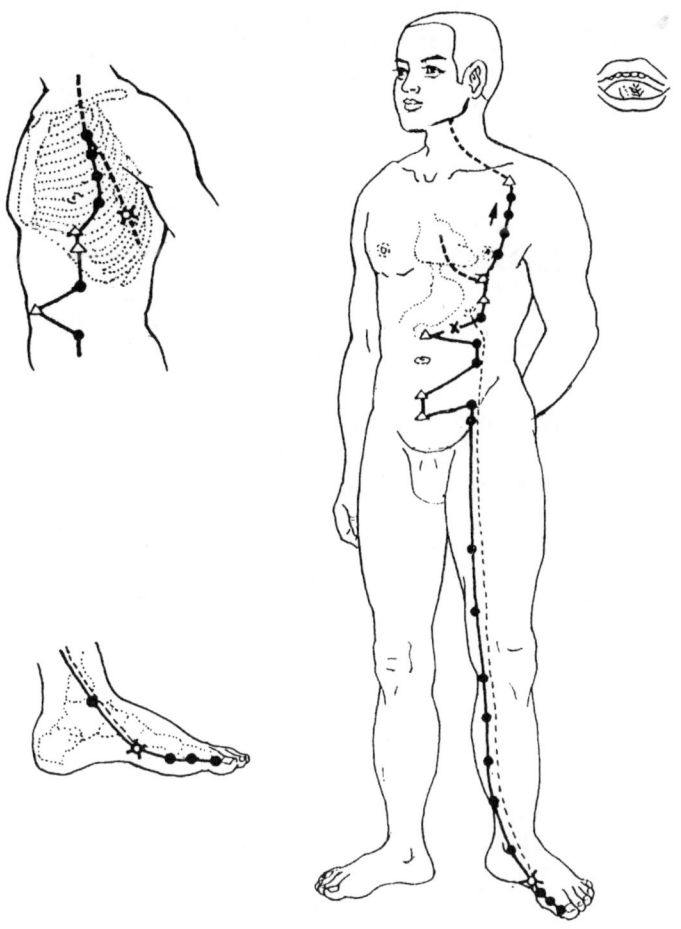

Der Meridian beginnt am medialen Nagelwinkel der großen Zehe (MP 1); von hier zieht er am medialen Fußrand zur ventralen Seite des Malleolus medialis, von hier an der medialen Seite des Unterschenkels entlang dem Hinterrand der Tibia nach kranial. 8 cun (im sog. regionalen Körper-cun) proximal des Malleolus medialis tritt der MP-Meridian nach ventral vor den Le-Meridian und zieht über das Kniegelenk, die Innenseite des Oberschenkels und die Leiste in das Abdomen. Hier gelangt er zu Milz (/Pankreas) und Magen, durchtritt das Zwerchfell, zieht lateral der Medio-klavikularlinie nach kranial den Rachen umfassend zum Zungengrund und breitet sich über die Unterfläche der Zunge aus.

Ein Ast dieses MP-Meridians zweigt vom Magen ab, durchdringt das Zwerchfell, gelangt zum Herzen und hat somit Beziehung zum H-Meridian.

Meridianindikationen:

Erkrankungen des Magen-Darm-Traktes und des Urogenital-Systems. Z. B. Vomitus, Meteorismus, Oberbauchschmerz, Diarrhoe, Dysmenorrhoe, Menorrhagie, Incontinentia urinae, Harnverhaltung, Ödem, Schlafstörung, Schlafstörung mit häufigen Träumen und Erkrankungen im Verlauf des MP-Meridians.

3.5. HERZ-MERIDIAN

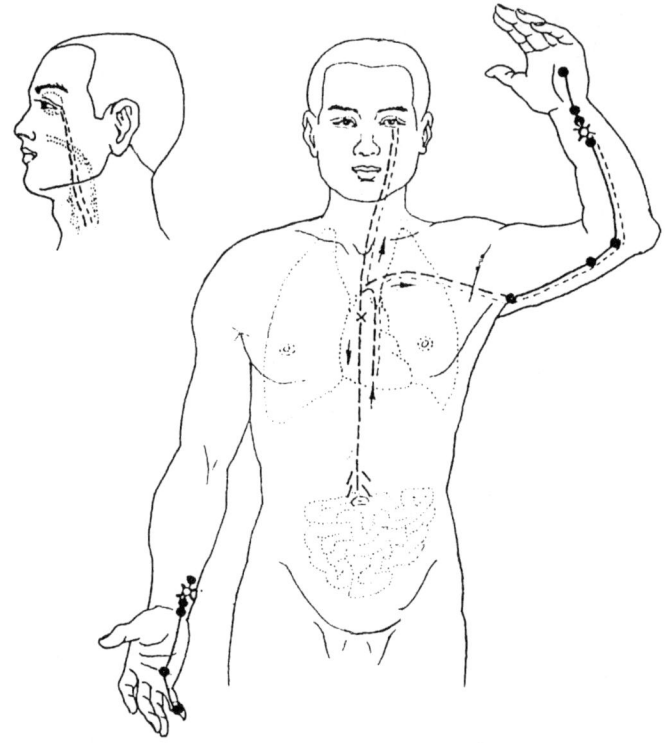

Der H-Meridian beginnt im Herz, steigt aufwärts zur Lunge bis an die Achselhöhle, von hier volar und ulnar von den Lu- und KS-Meridianen zum kleinen Finger, bis zum radialen Nagelfalzwinkel des kleinen Fingers. In dieser Gegend besteht eine Verbindung zum Dü-Meridian.

Die Abzweigungen des H-Meridians:

1. Vom Herz durch das Zwerchfell zum Dünndarm.

2. Vom Herz an der linken und rechten Seite entlang des Ösophagus kranial zu den Augen.

60

Meridianindikationen:

Erkrankungen des Herzens, des Thorax und der Psyche, wie z. B. Steno-
kardien, Palpitationen, Angst, Thoraxschmerz, Schlafstörungen, Vergeßlichkeit, Krämpfe und Erkrankungen entlang des Meridianverlaufs.

3.6. DÜNNDARM-MERIDIAN

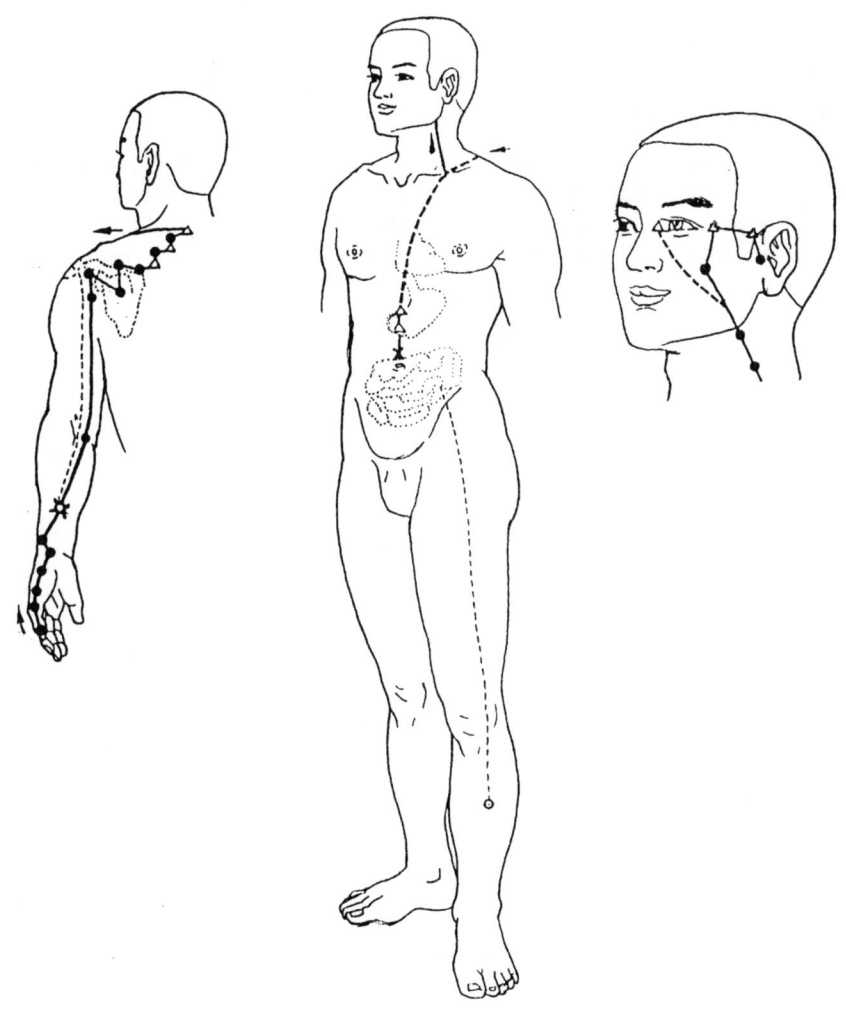

Der Dü-Meridian beginnt am ulnaren Nagelwinkel des kleinen Fingers, zieht an der ulnaren Seite der Hand zum Ellbogen, am Ellbogen zwischen dem Epicondylus medialis und dem Proc. styloideus aufwärts am hinteren Rand der Außenseite des Oberarmes zum Schultergelenk. An der Schulter wendet er sich zur Fossa supraspinalis und dann nach kranial zum Proc. coracoideus, tritt dann auf die ventrale Seite über in die Fossa supraclavicularis und gelangt durch den Thorax zum Herz; dann zieht er den Ösophagus entlang durch das Zwerchfell zum Magen und weiter abwärts zum Dünndarm.

Die Abzweigungen sind:

1. Vom M 12 (Fossa supraclav.) aufwärts zum lateralen (!) Augenwinkel, dann zum Innenohr.

2. Von der Wange verläuft ein Zweig zum unteren Rand der Augenhöhle, dann über die Nase zum medialen (!) Augenwinkel. Hier tritt er mit dem B-Meridian in Verbindung.

Meridianindikationen:

Erkrankungen des Kopfes, des Nackens, der Augen, des Rachens und des Halses, z. B.: Nackenschmerz, Schwerhörigkeit, Augenleiden, Wangenschwellung, schmerzhafte Schwellung im Larynx, Pharynx und fieberhafte Erkrankungen sowie Erkrankungen entlang des Meridianverlaufs.

3.7. BLASEN-MERIDIAN

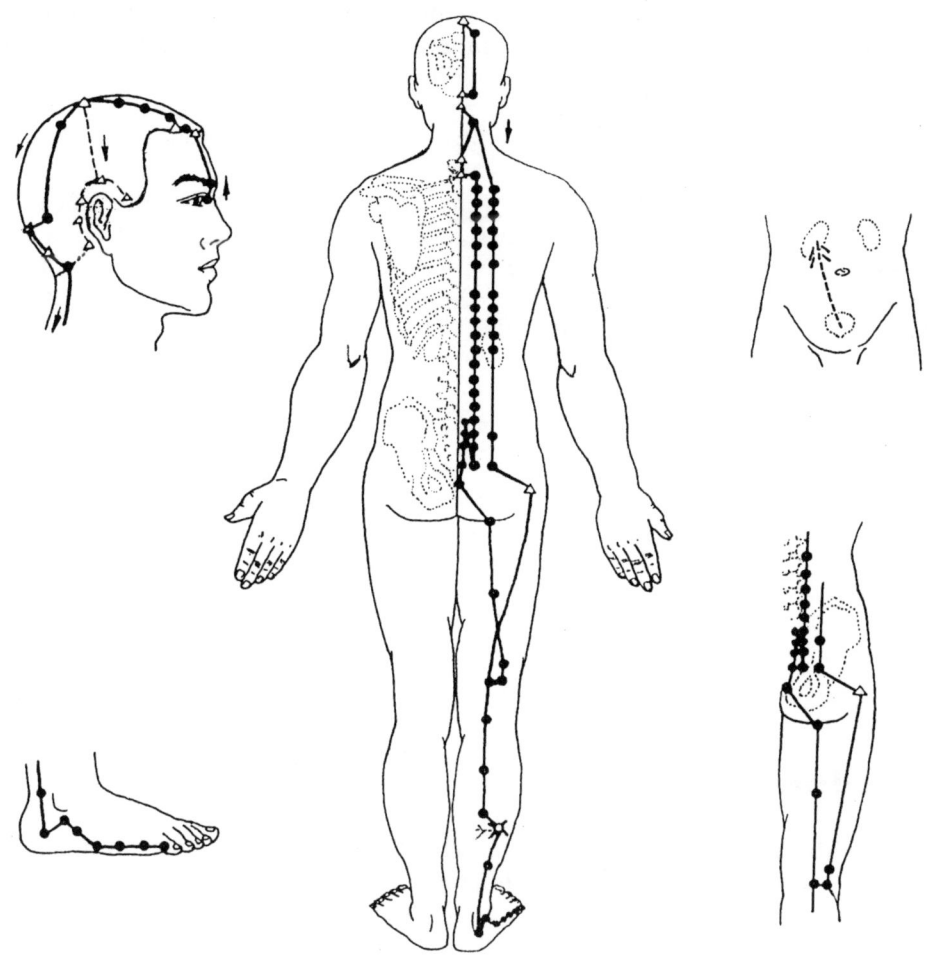

Es gibt fünf Wege zur Beschreibung des Meridianverlaufs:

1. Vom medialen Augenwinkel hinauf zur Stirn und zum Scheitel.

2. Vom Scheitel quer zur Schläfe.

3. Vom Scheitel in das Schädelinnere, dann am Nacken an die Oberfläche. Er zieht über die Schulter zur Innenseite des Oberarmes, dann paravertebral etwa 1,5 cun (= zwei Querfinger) lateral der dorsalen Mittellinie kaudal zur Lende und tritt mit der Niere und Blase in Beziehung.

4. Von den Lenden paravertebral nach kaudal über das Gesäß bis zur Kniekehlenmitte.

5. Medial des Schulterblattes, ca. 3 cun lateral der dorsalen Mittellinie nach kaudal über das Gesäß, lateral (Hüftgelenk) an der dorsalen Seite des Oberschenkels zur Kniekehle und trifft hier den 4. Ast. Vereinigt verlaufen beide weiter distal über die Wade bis zum Hinterrand des Malleolus lat. Dann ziehen sie am lateralen Fußrand bis zum lateralen Nagelfalzwinkel der kleinen Zehe. Hier haben sie eine Verbindung mit dem N-Meridian.

Meridianindikationen:

Erkrankungen des Kopfes, des Nackens, der Augen, der Nase, des Rückens, fieberhafte Erkrankungen und psychische Störungen, z. B. Cephalaea, Nackenschmerz, Vertigo, verlegte Nase, Dorsalgie, maniformes Zustandsbild und Erkrankungen entlang des Meridianverlaufes. Die Zustimmungspunkte eignen sich zur Therapie von Störungen der entsprechenden Organe.

3.8. NIEREN-MERIDIAN

Der N-Meridian beginnt an der Unterfläche der kleinen Zehe, zieht schräg zur Fußmitte (in die sog. Zwerchfellzone der Fußreflexzonen) und erreicht die Unterseite der Tuberositas ossis navicularis (N 2), zieht zum Hinterrand des Malleolus medialis und verteilt sich an der Ferse. Von hier aufwärts trifft er in der Region MP 6 auf den MP-Meridian. Er steigt an der medialen Seite des Unterschenkels zur medialen Begrenzung der Fossa poplitea auf und weiter über die Innenfläche des Oberschenkels zum Perineum (LG 1). Hier hat er Verbindung zum Lenkergefäß. Weiter zieht der N-Meridian innerhalb der Wirbelsäule aufwärts, hat dann Verbindung zu den Nieren, zur Blase und im Bereich KG 4 (Guanyan) und KG 3 mit dem Konzeptionsgefäß.

Die zwei Abzweigungen sind:

1. Von den Nieren aufwärts durch die Leber zum Zwerchfell, dann zur Lunge und entlang der Speiseröhre zur Zunge.

2. Von der Lunge zum Herzbeutel. Dann verteilt sich dieser Ast diffus im Thorax.

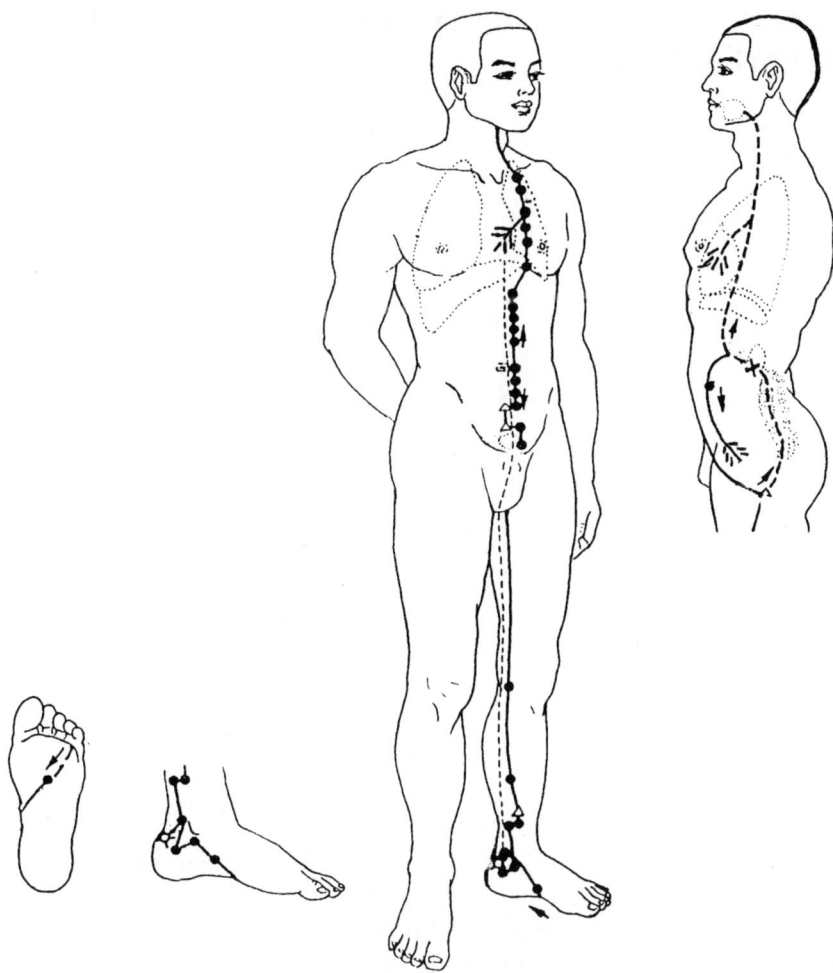

Meridianindikationen:

Erkrankungen des Urogenitalsystems, des Larynx und Pharynx und der Psyche, z. B. Menstruationsstörungen, Prolapsus uteri, Spermatorrhoe, Miktionsstörung, Obstipation, Diarrhoe, Erkrankungen des Atmungsorganes und Erkrankungen entlang des Verlaufes des Nieren-Meridians.

3.9. KREISLAUF-SEXUALITÄTS-MERIDIAN (PERI-KARD-MERIDIAN)

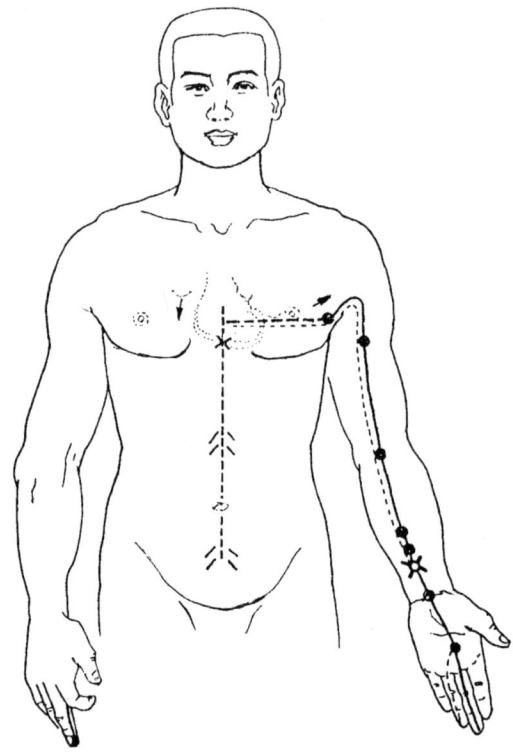

Der Meridian beginnt mitten im Thorax, wo er mit der Herzhülle (Perikard) in Beziehung tritt. Danach verläuft er abwärts durch das Zwerchfell, hat Beziehung zu den oberen, mittleren und unteren Erwärmungen (Atmungs-, Verdauungs-, Urogenitalsystem, Endokrinium).

Ein Zweig zieht vom Thorax zu den Flanken in der Höhe des 4. ICR horizontal nach außen und kommt als KS 1 an die Oberfläche. Danach zieht er lateral der Mamilla aufwärts in die Achselhöhle. Am Oberarm verläuft er in der Mitte der Beugefläche zwischen Lu- und H-Meridian abwärts über die Ellbogenbeuge und weiter abwärts in die Mitte der Unterarmbeugefläche. An der Handfläche verläuft er genau in der Mitte und endet an der Kuppe des Mittelfingers.

Eine Verzweigung geht von der Handfläche weg in Richtung des Ringfingers, wo der 3E-Meridian seinen Anfang nimmt.

Meridianindikationen:
Erkrankungen des Herzens, des Magens, des Thorax, der Psyche, z. B. Stenokardie, Palpitationen, Gastralgie, Erbrechen, Thoraxschmerz, maniformes Zustandsbild, Bewußtseinstrübung und Erkrankungen im Verlauf des Meridians.

3.10. MERIDIAN DES DREIFACHEN ERWÄRMERS

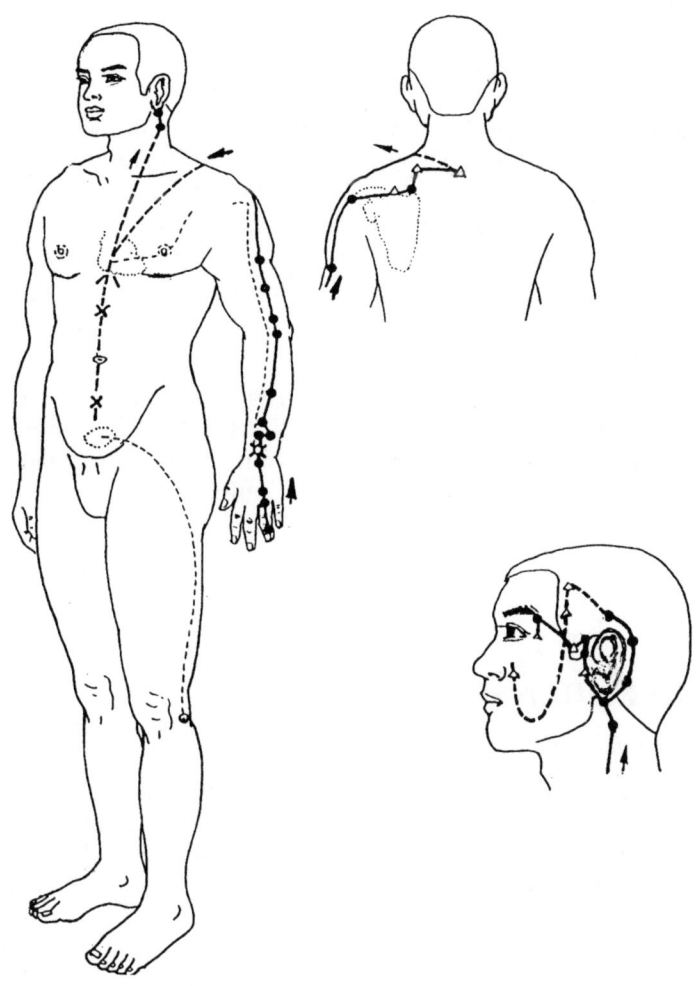

Er beginnt am Ringfinger am ulnaren Nagelfalzwinkel, zieht von hier zwischen dem 4. und 5. Mittelhandknochen zum Handrücken und am Unterarm zwischen dem Radius und der Ulna bis zur Spitze des Ole- kranons. Am Oberarm zieht er an der Außenfläche, zwischen Di- und Dü- Meridian zur Schulter, kreuzt (hat Beziehung) hier mit dem Dü-Meridian am Dü 12, mit dem LG am LG 14 (7. HWD) und mit dem G-Meridian am G 21. Er tritt an M 12 (Fossa supraclavicularis) ins Körperinnere erst zum Mediastinum (KG 17), dann durchdringt er das Zwerchfell und bildet den oberen, mittleren und unteren Erwärmer.

Der 3E-Meridian hat zwei Äste:

1. Von KG 17 zurück zu M 12 (Fossa supraclavicularis), tritt hier wieder an die Oberfläche des Körpers und zieht über den Hals zur retroaurikulären Region. Von hier verläuft er weiter zur Schläfe, kreuzt hier mit dem G-Meridian an G 6 und G 4. Dann verläuft er nach unten über die Wange und endet in der Infraorbitalregion, wo dieser Ast Beziehung zum Dü-Meridian in Dü 18 aufnimmt.

2. An der retroaurikulären Region zieht ein Ast ins Ohr, tritt dann ventral des Ohres wieder an die Oberfläche und hat hier Beziehung zum Dü-Meridian in Dü 19. Von hier zieht dieser Ast weiter an der Wange vor G 3 und endet am lateralen Ende der Augenbraue mit dem Punkt 3E 23. Zuvor nimmt dieser Ast in der lateralen Region der Orbita noch Beziehung zum G-Meridian auf.

Meridianindikationen:

Erkrankungen der Schläfenregion, des Ohres, des Auges, des Larynx und Pharynx mit fieberhaften Zuständen, z.B. Migräne, Taubheit, Tinnitus, Augenschmerzen, Schmerzen im Rachen und Hals, Interkostalneuralgie und Erkrankungen entlang des Meridianverlaufes.

3.11. GALLENBLASEN-MERIDIAN

Man unterscheidet fünf Hauptwege:

1. Der G-Meridian beginnt am lateralen Augenwinkel, verläuft aufwärts zum Schläfenwinkel, zieht am Os parietale abwärts, umrundet das Ohr, um hinter dem Ohr am Hals ventral vom 3E-Meridian zur Schulter zu verlaufen. Hier gelangt er zum 3E-Meridian, um in M 12 (Fossa supraclavicularis) ins Innere des Körpers zu gelangen.

2. Von der retroaurikulären Region ins Ohr, dann ventral des Ohres wieder an die Oberfläche. Er zieht von hier zur lateralen Orbita.

3. Von der lateralen Orbita teilt sich ein Ast, um kaudal zu M 8 (Daying, Mitte des Unterkiefers, Vorderrand des Musculus masseter) zu gelangen. Hier hat dieser Ast des G-Meridians Kontakt zum 3E-Meridian. Von M 8 (Daying) geht er kranial zum Unterrand der Orbita. Dann verläuft er wieder kaudal über den Unterkieferwinkel (M 3) zu M 12 (Fossa supraclavicularis), um hier in das Innere des Körpers zu gelangen. Kaudal durch das Zwerchfell verlaufend nimmt er Beziehung zu Leber und Gallenblase auf. Dann verläuft er weiter abwärts zur Region M 30 (Leistenband). Hier umrundet er die Genitalregion und zieht dann lateral zur Trochanterregion (G 30).

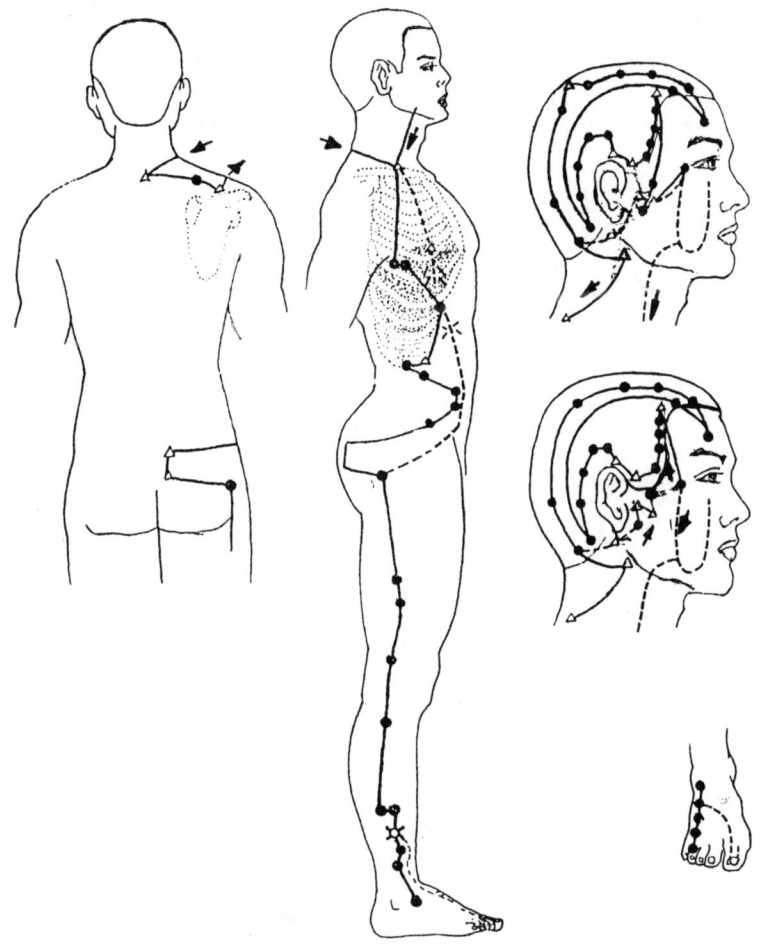

4. Von M 12 ausgehend zur Achselhöhle, entlang der Flankenregion (seitliche Thoraxregion) zu G 30. Von G 30 (Trochanter) an der Außenfläche des Oberschenkels und des Unterschenkels, am Vorderrand der Tibia zieht dieser bis zum G 39 (3 cun proximal des Malleolus lat.). Dieser Ast des G-Meridians zieht quer zur Tibia, gelangt hierauf vor den Malleolus lat. und zieht schließlich über den Fußrücken zum äußeren Nagelfalzwinkel der 4. Zehe.

5. Am Fußrücken zweigt ein Ast vom G-Meridian ab, zieht zwischen der großen und 2. Zehe hindurch und nimmt am Ende der großen Zehe mit dem Le-Meridian Verbindung auf.

Meridianindikationen:

Erkrankungen der Schläfenregion, der Flankenregion und der lateralen Beinregion.

3.12. LEBER-MERIDIAN

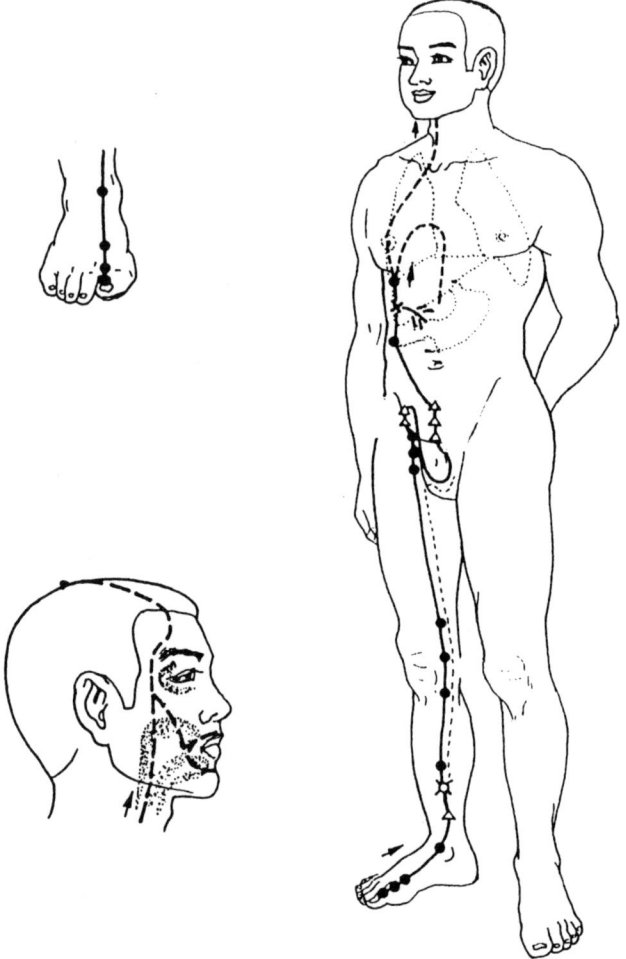

Der Le-Meridian beginnt am lateralen Nagelwinkel der großen Zehe, zieht über das Dorsum pedis zum Malleolus medialis. Etwa 2 cm (= 1 cun) vor dem Malleolus medialis steigt er an der medialen Seite des Unterschenkels aufwärts und kreuzt nach ungefähr 16 cm (= 8 cun) den MP-Meridian. Er zieht über die mediale Seite der Kniekehle an die Innenseite des Oberschenkels bis zur Genitalregion. Er umkreist die Genitalregion und gelangt zum Unterbauch. Dann verläuft er intraabdominell an den Kurvaturen des Magens hoch, hat hier Beziehung zur Gallenblase und Leber. Nach Überquerung des Zwerchfells verzweigt er sich am Brustkorb und an der Flankenregion. Er verläuft weiter entlang des Rachens und hat mit Sekundärgefäßen am harten Gaumen und mit der Retrobulbärregion Verbindung. Dann zieht er weiter aufwärts zur Stirn und hat hier Verbindung mit dem Lenkergefäß.

Die zwei Verzweigungen des Le-Meridians sind:

1. Retrobulbär geht ein Ast nach unten zur Wange und umkreist die Innenfläche der Lippen.

2. Von der Leber geht ein Ast durch das Zwerchfell aufwärts zur Lunge und nimmt Verbindung mit dem Lu-Meridian auf. Hier schließt sich der sog. „Energiekreislauf der Meridiane".

Meridianindikationen:

Erkrankungen des Urogenitalsystems, des Kopfes, des Abdomens und der Flankenregion, wie beispielsweise Menorrhagie, Zyklusstörung, Spermatorrhoe, Incontinentia urinae, Miktionsstörung und Erkrankungen entlang des Meridianverlaufs.

Weil das Lenkergefäß und das Konzeptionsgefäß eigentlich zu den 8 Wundermeridianen gehören, werden wir sie im entsprechenden Kapitel behandeln.

4. DIE ACHT WUNDERMERIDIANE – BEDEUTUNG FÜR DIAGNOSE UND THERAPIE

Die Wundermeridiane werden auch als außerordentliche Meridiane oder Sondermeridiane bezeichnet. Nach der Nadelung ist eine PSC entlang der Wundermeridiane möglich, aber viel häufiger wird dieses Phänomen im Rahmen einer chinesischen Atem- und Konzentrationsübung – Qigong von Übenden empfunden. Die Verlaufsrichtung der PSC kann zentripetal, aber auch zentrifugal sein. Entscheidend für die PSC ist die Bewegung des Qi im Meridiansystem [101].

Zhang Jiebin aus der Ming-Dynastie hat in seinem Werk „Leijing Tuyi" (1624) 28 Punkte des Lenkergefäßes exakt beschrieben. Diese Punktenamen sind bis heute gültig. Aber es stellt sich die Frage, warum manche Punkte, wie der PdM – Yintang, nicht zu LG gerechnet werden? Die Antwort lautet [101]: 1. In den Klassikern wie „Neijing" und „Jiayijing" stehen sie (wie der PdM) nicht im Meridiansystem. Deshalb getraute sich kein späterer Autor, solche, auf dem Meridian liegende Extrapunkte in das Meridiansystem hinzuzunehmen. 2. Die Anzahl der Extrapunkte nehmen unbegrenzt und ohne Regel ständig zu. 3. Nicht alle Ärzte kannten und verwendeten die vielen Extrapunkte. 4. Um zu vermeiden, daß am Körper überall wahllos Punkte sind, hatte man auch sehr überlegt, neue Meridianpunkte zu beschreiben [101].

Die 8 Wundermeridiane sind :

LG – Dumai	KG – Renmai
Chongmai	Daimai
Yangqiaomai	Yinqiaomai
Yangweimai	Yinweimai

Mai bedeutet übersetzt Gefäß. Diese 8 Meridiane heißen deshalb Wundermeridiane oder Sondermeridiane, weil sie nicht zu den regulären Meridianen zählen, welche immer reflektorisch mit einem Organ in Verbindung stehen.

Die Wundermeridiane haben keine eigenen Organe, mit welchen sie in Verbindung stehen. Sie bilden auch keine in sich geschlossene „Energiezirkulation" wie die 12 Hauptmeridiane. Sie erinnern sich noch, daß Sie in der TCM unter Meridianzirkulation zwei Begriffe immer vor Augen haben sollten:

Erstens: „Blutzirkulation" – daher auch der in sich geschlossene Kreislauf.

Zweitens: Man versteht unter Meridianzirkulation außerdem die Ausbreitung von „Informationen", ähnlich der Aufgabe des peripheren Nervensystems. Gerade dieser Begriff, daß das Meridiansystem als Informationsweg zu verstehen ist, verleitet dazu, es mit einem Energiekreislauf zu simplifizieren.

Einige von den 8 Wundermeridianen haben eine Beziehung zum Körperinneren, wie z. B. das Chongmai, das LG und das KG. Alle 3 beginnen am Unterleib. Bei Frauen ist hier der Uterus, während sich dort beim Mann die inneren Geschlechtsorgane befinden. Das LG hat eine Beziehung zum Gehirn. Die Wundermeridiane bilden auch keine Paare, wie wir es von den 12 Hauptmeridianen her kennen: Lu-Di, N-B etc. Außer dem LG und KG besitzen die restlichen 6 Wundermeridiane keine eigenen Meridianpunkte. Sie benützen Meridianpunkte der 12 Hauptmeridiane und beschreiben einen anderen Verlauf (Verbindung).

Wie auch bei den 12 Hauptmeridianen ist der Verlauf (z. B. als Muskelkette, pseudoradikulärer Symptomkomplex, Reflexzonen im Sinne des übertragenen Schmerzes, als über mehrere Segmente reichende Kette von Störungen etc.) wichtiger, als die einzelnen Meridianpunkte. Daher werden wir später größeren Wert auf den Verlauf der einzelnen Wundermeridiane legen. Die Punkte der Wundermeridiane sind „Kreuzungspunkte", d. h. der Wundermeridian nimmt durch einen bestimmten Punkt zu anderen Meridianen Verbindung auf.

Die 8 Kardinalpunkte, auch Schlüsselpunkte, Einschaltpunkte oder Konfluenzpunkte genannt, haben die Aufgabe, die Wundermeridiane für die Therapie zu öffnen oder einzuschalten.

4.1. DIE FUNKTION DER WUNDERMERIDIANE

a) Verstärkung der Verbindungen der 12 Hauptmeridiane

Sie komplettieren das Hauptmeridiansystem, indem sie zwischen den uns bekannten 12 Meridianen weitere Verbindungen herstellen. Das LG verbindet die drei Yang-Meridiane der oberen Extremität (OE) und die drei Yang-Meridiane der unteren Extremität (UE) in der Region 7. HWD. Das KG verbindet in der Region KG 3 und 4 die drei Yin-Meridiane der UE. Das Chongmai verbindet N- und M-Meridian. Da das Chongmai mit dem KG gemeinsam im Unterleib beginnt und entlang der Wirbelsäule aufwärts zieht, hat es auch eine enge Beziehung zum LG. Das Chongmai wird deshalb auch als „Meer der 12 Meridiane" bezeichnet. Das Daimai verläuft gürtelförmig um den Rumpf. Somit steht es mit allen längs der Körperachse verlaufenden Meridianen in Verbindung.

b) Einteilende und koordinierende Funktion auf die 12 Hauptmeridiane

Bei der Besprechung der 12 Meridiane haben wir gesehen, daß einige Meridiane ähnliche Funktionen haben; solche Meridiane werden durch Wundermeridiane zusammengefaßt, z. B. betrachtet man das Yangweimai und das Yinweimai durch ihre Ähnlichkeit im Verlauf als eine Funktionseinheit. Yangqiaomai und Yinqiaomai teilen die 12 Meridiane in linke, rechte, laterale und mediale Bereiche ein. Das LG beherrscht alle Yang-Meridiane. Das KG beherrscht und reguliert alle Yin-Meridiane.

c) Regulierung von Qi- und Blutzirkulation im Meridiankreislauf

Nachdem die 8 Wundermeridiane zwischen den 12 Hauptmeridianen verteilt sind, können sie durch ihre Verbindungen wie Seen und Teiche das Zuviel bzw. Zuwenig in den Flüssen (12 Meridianen) steuern.

d) Besonders bei vegetativen Störungen und chronifizierten, therapieresistenten Schmerzzuständen soll man die Zuordnung der Symptome zu einem oder mehreren Wundermeridianen finden und durch die Behandlung der entsprechenden Kardinalpunkte und Punkte des jeweiligen Wundermeridians die bisherige Therapie unterstützen.

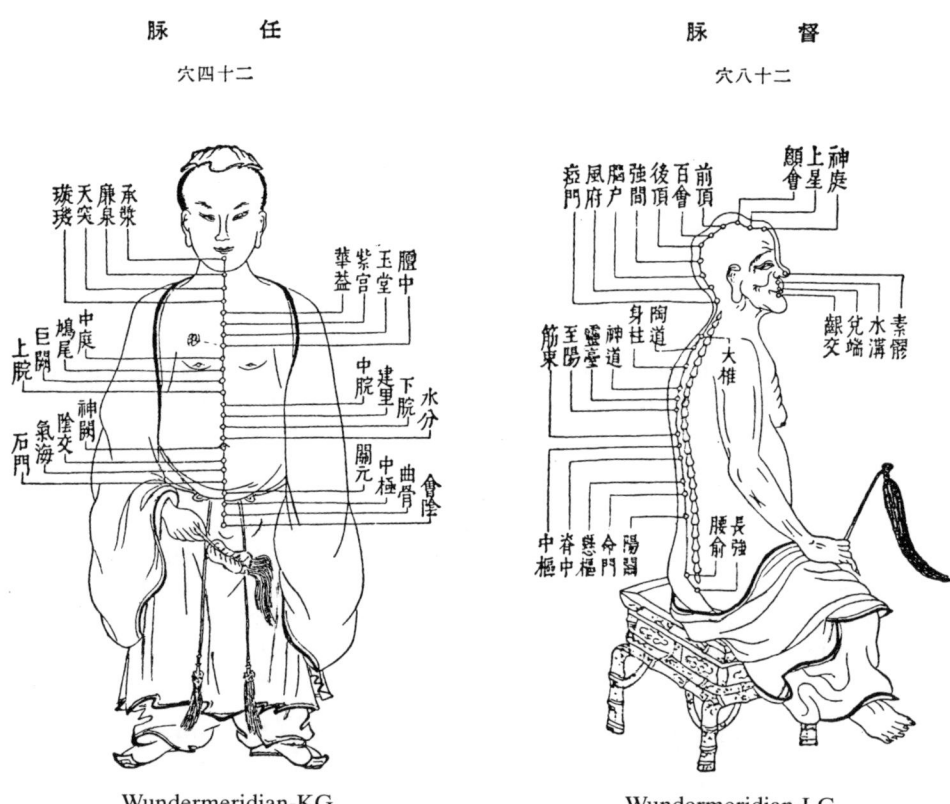

Wundermeridian-KG   Wundermeridian-LG

Diese Abbildungen stammen aus Zhang Jiebin [128] und sind aus dem Jahre 1624

74

4.2. VERLAUF DER ACHT WUNDERMERIDIANE UND IHRE INDIKATIONEN

Das Lenkergefäß (LG) – Dumai

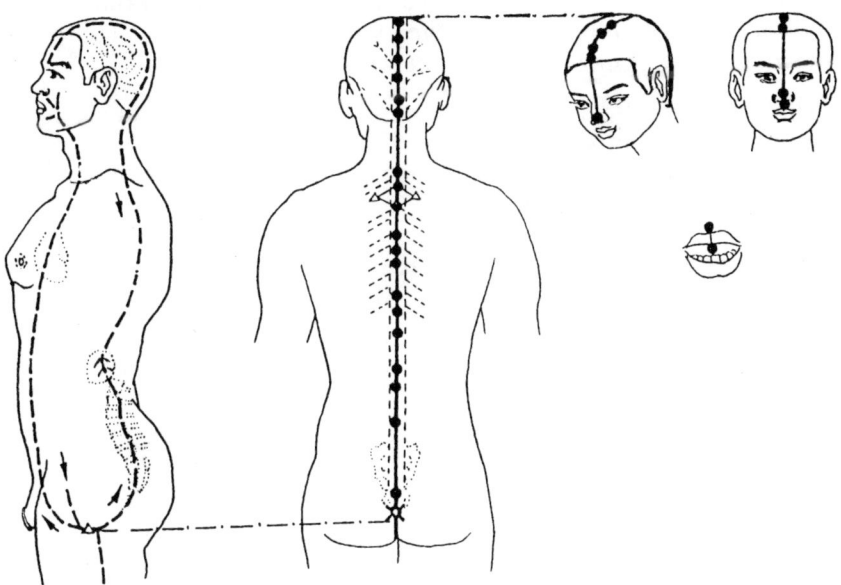

Der Meridian beginnt im kleinen Becken, tritt am Damm als LG 1 an die Oberfläche, verläuft entlang der Dornfortsätze der Wirbelsäule aufwärts, tritt im Punkt LG 16 (Fengfu) ins Gehirn, zieht danach aufwärts zum Scheitel, dann zur Stirn und über den Nasenrücken zur Oberlippe. Er endet dort als LG 28. Weil das LG alle Yang-Meridiane des Körpers beherrscht und kontrolliert, wird es auch als „Meer aller Yangenergie" bezeichnet. Die europäische Akupunkturtradition kennt hier, historisch bedingt, nur 27 LG-Punkte. Ein Punkt nach LG 6 fehlt. Das Buch, welches De la Fuye, ein Lehrer von Prof. Bischko, verwendet, ist das „Zhenjiu Dacheng" (= Kompendium der Akupunktur). Dieses stammt von Yang Jizhou aus dem 17. Jh. und kennt vom Lenkergefäß nur 27 Punkte. Der Punkt Zhongshu (KG 6a oder KG 7) nach KG 6 Xuanshu ist in der neuen chinesischen Literatur dazugekommen. Deshalb ist bei De la Fuye und Bischko die Region Dazhui (7. HWD) LG 13 und in der neuen chinesischen Literatur LG 14 beschrieben. Bei einer Nadelung ist es möglich, eine PSC entlang des LG zu sehen; eine Ausbreitung der PSC bis zu den Akren der oberen und unteren Extremitäten wurde auch oft beobachtet.

Der Name „Du" hat hier zwei Bedeutungen: hintere Kleidernaht und Lenker, Gouverneur [101].

Meridianindikationen:

Kollaps, Bewußtseinsstörungen, Fieber, psychische Störungen, Erkrankungen des Urogenitalsystems und Schmerzen im Bereich der Wirbelsäule, des Nackens und des Kopfes. Man kann das LG zusammen mit KG als den Projektionsort des Rückenmarks ansehen. Wobei das LG noch die Aufgabe des Sympathikus und das KG die des Parasympathikus hat. D. h. das LG wird mehr bei akuten Erkrankungen und bei Erkrankungen des Bewegungsapparates eingesetzt, wogegen das KG mehr bei chronischen und internen Erkrankungen verwendet wird.

Kreuzungspunkt mit dem B-Meridian: B 12

Kreuzungspunkt mit dem KG: KG 1

Kardinalpunkt: Dü 3

Das Konzeptionsgefäß (KG) – Renmai

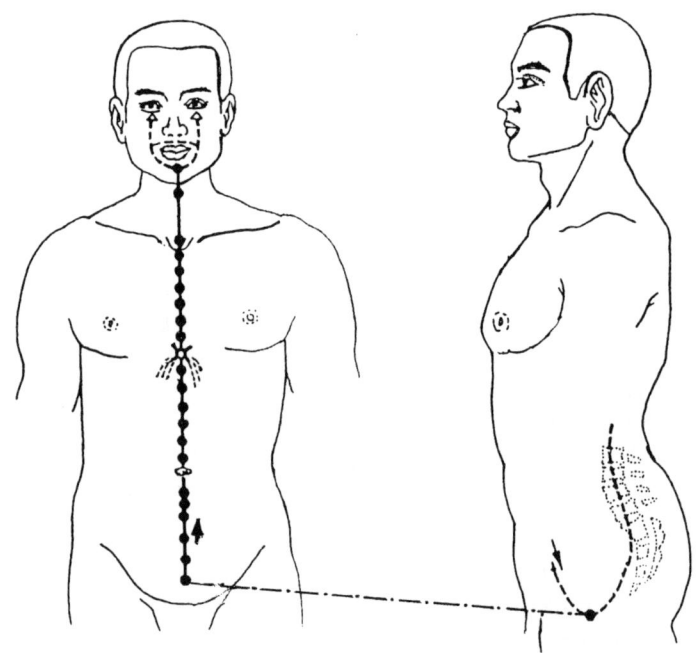

Seinen Anfang hat dieser Meridian im kleinen Becken, tritt dann am Damm an die Oberfläche und verläuft entlang der ventralen Medianlinie aufwärts zum Kinn. Er umkreist die Lippen und endet als sog. tiefer Ast (Verlauf) in der Infraorbitalregion. Das KG wird auch als das „Meer aller Yinmeridiane" bezeichnet.

Meridianindikationen:

Im Unterbauch: Erkrankungen des Urogenitalsystems, im Oberbauch: Erkrankungen des Magendarmtraktes. Im Bereich des Thorax: Lungen- und Speiseröhrenerkrankungen und im Halsabschnitt Erkrankungen des Rachens. Häufig besteht eine Beteiligung bei Störungen der Yinmeridiane zu Niere und Leber.

Kreuzungsspunkt mit dem Magenmeridian: KG 24, M 7

Kreuzungspunkt mit dem Lenkergefäß: LG 28

Kardinalpunkt: Lu 7

Chongmai

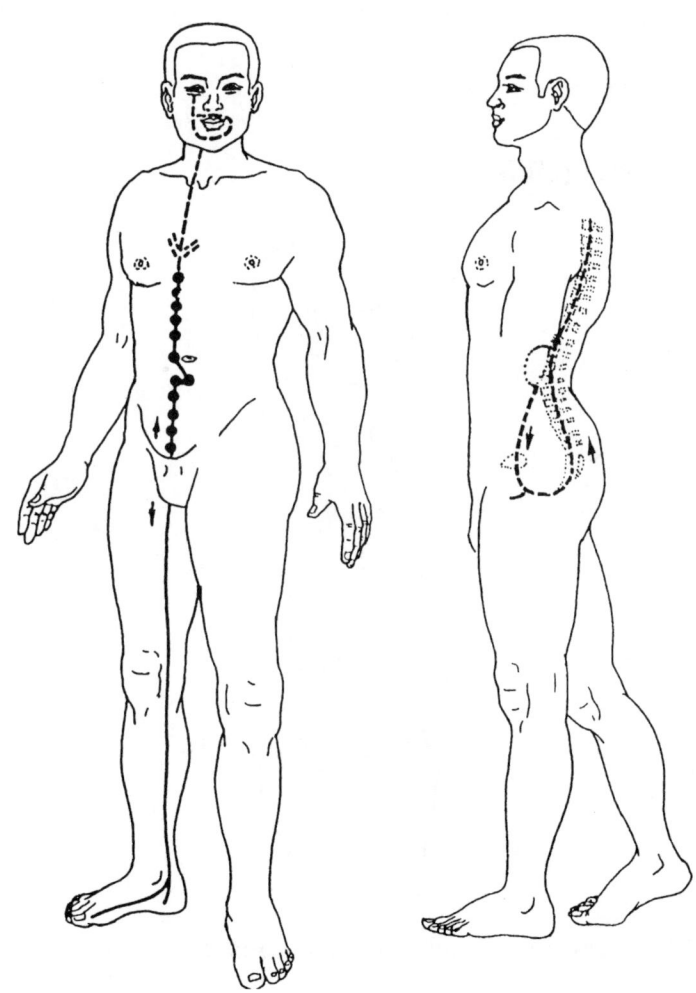

Es entspringt wie das LG und das KG im Becken und zieht aufwärts entlang der ventralen Fläche der Wirbelsäule. Der oberflächliche Ast, also jener Ast, welcher an der Körperoberfläche Reflexpunkte besitzt, tritt am Damm aus und verläuft in der Region des M 30 gemeinsam mit dem N-Meridian. Er verläuft beiderseits der Mittellinie aufwärts zum Schlund und umkreist den Mund. Er hat von der Funktion her gesehen eine enge Beziehung zum M-Meridian. Er wird auch als „Meer des Blutes" und „Meer der Meridiansysteme" bezeichnet.

Meridianindikationen:

Zyklusstörung, gynäkologische Erkrankungen wie Pruritus vulvae, Vaginitis, Schmerzen und Störungen im Abdomen, wie Koliken und Spasmen der Bauchorgane.
Kreuzungspunkte: KG 1, M 30, N 11, 12, 13, 14, 15, 16, 17, 18, 19, 20, 21, KG 7
Kardinalpunkt: MP 4

Daimai – Gürtelgefäß

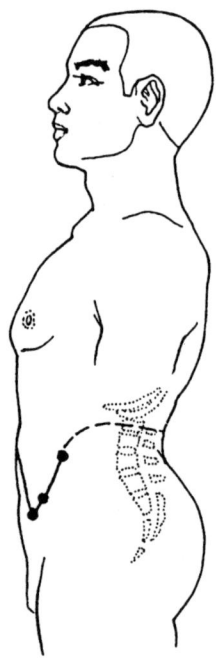

Dai bedeutet übersetzt Gürtel, weil das Gefäß wie ein Gürtel um die Lenden verläuft.

Meridianindikationen:

Fluor albus, Schwächen und Schmerzen im Lumbalbereich, Druckgefühl im Abdomen, bindegewebige Schwäche des Beckenbodens sowie Prolapsus uteri.

Kreuzungspunkte: G 26, 27, 28

Kardinalpunkt : G 41

Yangweimai (Yang-regulierendes Gefäß)

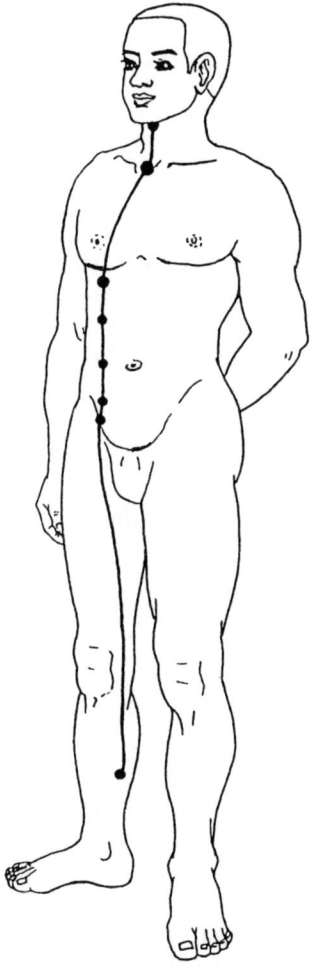

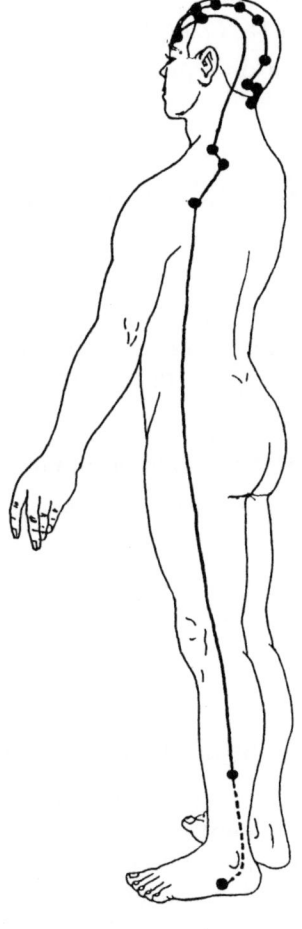

Yangweimai

Yinweimai

79

Der Yangwei-Meridian beginnt am Punkt B 63, läuft lateral am Bein bis zur Hüfte. Er verläuft dann am Abdomen lateral bis zur Flankenregion des Thorax und der Achsel. Am Oberarm in Nähe der Schulter gelangt er von ventral nach dorsal, um aufwärts hinter das Ohr zu gelangen. Von hier verläuft er zur Stirn und wieder nach dorsal und endet im Bereich LG 16 (Fengfu).

Yangwei bedeutet „Regulierer aller Yang-Meridiane des Körpers". Die oberflächliche Schicht des Körpers ist Yang zugeordnet. Die Eingeweide, d. h. alle Yang- und Yin-Organe, sind dem Yin zugeordnet.

Meridianindikationen:

Kopfschmerz, Vertigo, Frösteln, Fieber.
Kreuzungspunkte : B 63, G 35, 3E 10, 3E 15, G 21, M 1, G 13, G 14, G 15, G 16, G 17, G 18, G 19, G 20, LG 16, LG 15
Kardinalpunkt: 3E 5

Yinweimai (Yin-regulierendes Gefäß)

Der Yinwei-Meridian beginnt im Bereich N 9 (Zhubin), zieht aufwärts über die mediale Seite des Oberschenkels zum Unterbauch, von da aufwärts über das Zwerchfell in den Thorax bis in die seitliche Region des Rachens und kreuzt hier das KG. Da er auf seinem Weg dem Le-, N-, MP-, KG-Meridian begegnet, hat er eine verbindende Funktion für Yin-Meridiane.

Meridianindikationen:

Thoraxschmerz, Herzschmerz, Magenschmerz, Bauchschmerz und Erbrechen.
Kreuzungspunkte: N 9, MP 13, MP 16, Le 14, KG 22, KG 23
Kardinalpunkt: KS 6

Yangqiaomai (Meridian der Bewegung)

Der Meridian beginnt mit dem Punkt B 62, zieht dorsal des Malleolus lateralis entlang der lateralen Seite des Beines über die Hüfte und verteilt sich in der Flankenregion. Er verläuft dann dorsal an der Schulter aufwärts, seitlich am Hals zum lateralen Mundwinkel, danach zum medialen Augenwinkel. Von hier zieht er gemeinsam mit dem B- und Yinqiao-Meridian aufwärts über die Haargrenze dorsal zum Ohr bis zur Region G 20 und schließlich zur Region LG 16 (Fengfu) ins Gehirn.

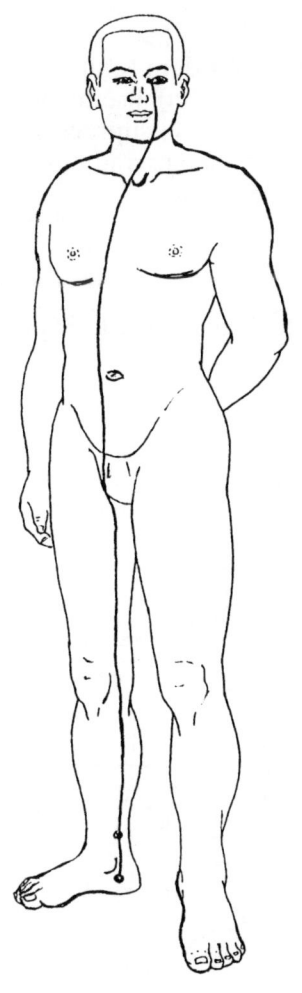

Yinqiaomai

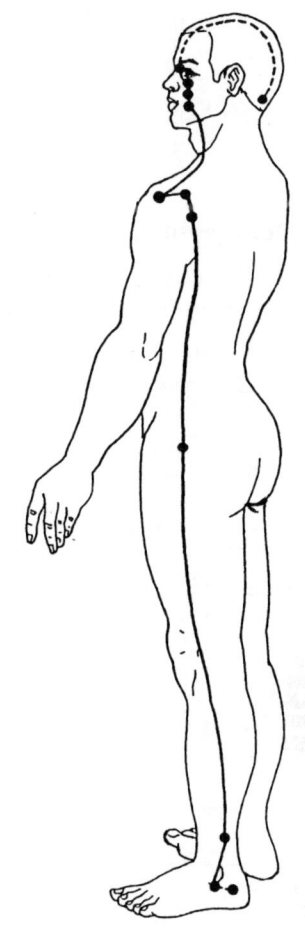

Yangqiaomai

Meridianindikationen:

Kopfschmerz, Vertigo, Insomnia, psychischer Unruhezustand, Rötung des medialen Augenwinkels, Pronationsstellung des Fußes.

Kreuzungspunkte: B 62, B 61, B 59, G 29, Dü 10, Di 15, Di 16, M 7, M 6, M 4, B 1, G 20, LG 16

Kardinalpunkt: B 62

81

Yinqiaomai (Meridian der Bewegung)

Er entspringt im Bereich N 6 hinter dem Os naviculare unter dem Malleolus medialis, kreuzt die Region N 8 und zieht dann an der Medialseite des Beines aufwärts, über das Abdomen und den Thorax zur Fossa supraclavicularis.Von dort zieht er seitlich am Rachen aufwärts zur Wange und endet am medialen Augenwinkel. Hier trifft er in B 1 den B-Meridian.

Meridianindikationen:

Menstruationsstörung, Trockenheit im Larynxbereich, Schläfrigkeit, Supinationsstellung des Fußes.

Kreuzungspunkte: N 6, N 8, B 1

Kardinalpunkt: N 6

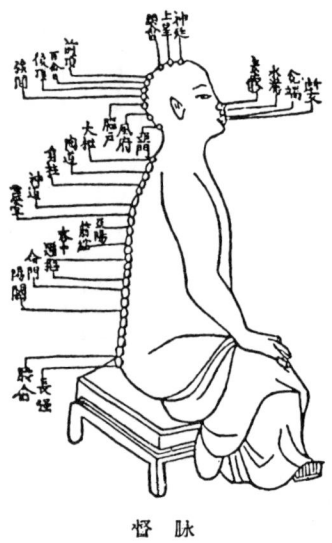

Lenkergefäß-LG

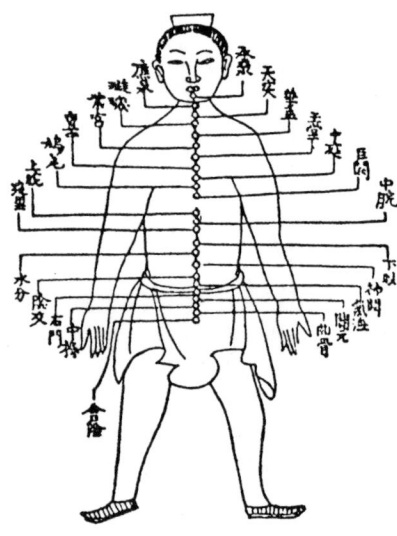

Konzeptionsgefäß-KG

Die Abbildungen stammen aus Yang Jizhou: Kompendium der Akupunktur, aus dem Jahre 1601 [69]

82

Indikationen der acht Kardinalpunkte (KP)

MP 4 und KS 6

MP 4: Unterleibschmerzen (Syndrom des Chongmai), Schmerzen im Epigastrium, Meteorismus, ungeformter Stuhl (Syndrom des MP-Meridians).

KS 6: Stenokardie (Syndrom des Yinweimais), Druck im Thorax, Palpitation, innere Unruhe (Syndrom des KS-Meridians).

Beide Punkte sind geeignet, Magen-, Herz- und Thorax-Leiden zu behandeln.

Dü 3, B 62

Dü 3: Verspannung der Rückenmuskulatur, Opisthotonus (Syndrom des LGs), Unterbauchschmerzen, Schulterschmerzen (Syndrom des Dü-Meridians)

B 62: Schlaflosigkeit (Syndrom des Yangqiaomais), Schmerzen am medialen Augenwinkel, Nacken- und Rückenschmerzen (B-Meridian).

Beide Punkte sind geeignet, Beschwerden im Bereich des inneren Augenwinkels, des Nackens und der Schulter zu behandeln.

G 41 und 3E 5

G 41: „Schlaffheit und Kraftlosigkeit" im Abdomen (Syndrom des Daimais), Vertigo, Malaria, Schmerzen am lateralen Augenwinkel (Syndrom des 3E-Meridians).

3E 5: Frösteln mit Fieber (Syndrom des Yangweimai), Schmerzen retroaurikulär, Schmerzen im Bereich der Schulter, im Armbereich und am lateralen Augenwinkel.

Beide sind dazu geeignet, Beschwerden im Bereiche des lateralen Augenwinkels, des Ohres, der Wange, des Nackens und der Schulter zu behandeln.

Lu 7 und N 6

Lu 7: Fluor albus, „Knotenbildung im Abdomen" (Syndrom des KG), Husten und Dyspnoe, Schmerzen im Bereich des Larynx und des Pharynx (Syndrom des Lu-Meridians).

N 6: Schlafstörung (Yinqiaomai), Dyspnoe, Schmerzen in Larynx und Pharynx (Syndrom des N-Meridians).

Beide Punkte sind geeignet, Erkrankungen von Lunge, Thorax, Zwerchfell, Larynx und Pharynx zu behandeln.

Kombinationsregel der Kardinalpunkte [64, 95]

A. Auswahl der KP nach der sog. Biaoben-Regel bzw. Genjie-Regel

Biao bedeutet „das Blatt" und „oben": Kopf, Gesicht, Thorax und Rücken. Ben bedeutet „Basis" und „unten": distaler Abschnitt der Extremitäten. Gen bedeutet „Wurzel" und ist unten zugeordnet; Jie bedeutet „Knoten" und ist oben zugeordnet. Zuerst wollen wir die Biaoben-Regel besprechen, danach die Genjie-Regel.

Eine Übersicht von Biaoben (aus: „Lehrbuch der Akupunktur", [28])

Hauptmeridian	Ben – Blatt	Meridianpunkt in der Nähe	Biao – Basis	Meridianpunkt in der Nähe
Blase	5 cun über Ferse	B 59	Auge	B 1
Gallenblase	G 44-Region	G 44, G 43	vor dem Ohr	G 2, Dü 19
Magen	M 45-Region	M 45	M 9-Region, weicher Gaumen hinten	M 9, M 7
Milz/Pankreas	4 cun über Le 4	MP 6	Zustimmungspunkte von Milz/ Pankreas, Zungengrund	B 20, KG 23
Niere	2 cun distal des Innenknöchels	N 6, N 2	Zustimmungspunkte der Niere, die zwei Venen unter der Zunge	B 23
Leber	5 cun über Le 2	Le 2	Zustimmungspunkte der Leber	B 18
Dünndarm	proximal des Proc. styloideus ulnae	Dü 6	1 cun über den Augen	B 2, EX-HN 4
3E	2 cun proximal der Interdigitalfalte I-II	3E 3	hinter und über dem Ohr, lateraler Augenwinkel	3E 19, 3E 23
Dickdarm	Ellenbogen	D 11, Di 14	Wange, Mandibula	Di 20, KG 24
Lunge	Pulstaststelle	Lu 9, Lu 1	Pulsstelle in der Achselhöhle	Lu 1
Herz	distales Ende des Radius	H 7	Zustimmungspunkte	B 15
Kreislauf/Sex.	2 cun proximal des Handgelenkes	KS 6	3 cun unter der Achsel	KS 1

Anwendung: Wenn Symptom in Biao-Blatt-Region, dann verwendet man die Punkte aus der Ben-Basis-Region.

Die sog. Genjie-Regel ist im Grunde der Biaoben-Regel gleich. Nur ein Unterschied, Gen, bedeutet die Wurzel, die Punkte sind alle an den Akren, Ting-Punkte (Jing, Brunnen), d. h. auch an den distalen Enden der Arme und der Beine. Jie bedeutet Knoten; diese entsprechen den Regionen am Kopf und am Rumpf.

Eine Übersicht von Genjie (aus: „Internationales Handbuch der Akupunktur" [2])

Hauptmeridian	Gen	Jie
Taiyang	B 67, Dü 1	Augen, B1
Yangming	M 45, Di 1	Wange, M8
Shaoyang	G 44, 3E 1	Ohr , Dü 19
Taiyin	MP 1, Lu 11	Abdomen, KG 12
Shaoyin	N 1, H 9	Larynx, KG 23
Jueyin	Le 1, KS 9	Thorax, KG 18

Die Anwendung der Genjie-Regel ist gleich wie für die Biaoben-Regel. D. h. bei Erkrankungen in Gen- oder Ben-Regionen können wir Punkte aus Jie- oder Biao-Region therapieren und umgekehrt! Wobei die 8 KP zu den Ben – Blatt-Regionen bzw. Gen – Wurzel-Regionen gezählt werden.

B. Auswahl der KP nach der Links-rechts-Regel

Bei Erkrankungen der rechter Körperhälfte können wir den passenden KP von der linken Körperhälfte verwenden.

Schmerzen am linken medialen Augenwinkel: rechter Dü 3 oder rechter B 62.

Schmerzen am rechten lateralen Augenwinkel: linker 3E 5 oder linker G 41.

C. Auswahl der KP nach den gemeinsamen Indikationen der KP-Paare

Lu 7 – N 6 , auch Gastgeber-Gast-Beziehung

MP 4 – KS 6, auch Vater-Mutter-Beziehung

Dü 3 – B 62, auch Ehemann-Ehefrau-Beziehung

3E 5 – G 41, auch Mann-Frau-Beziehung

In dieser Oben-unten-Regel ist noch die Regel der Bagua (die 8 Trigramme; siehe Kap. „Die Lehre von Yin/Yang") beinhaltet. Wobei hier immer ein KP mit Yang-Charakter mit einem KP mit Yin-Charakter kombiniert wird.

MP 4, G 41, Dü 3, Lu 7

KS 6, 3E 5, B 62, N 6

Diese aus der Bagua abgeleiteten KP-Paare können wir bei sehr therapieresistenten Fällen auch durch eine Kombination rechts-links verstärken; z. B. KS 6 links mit MP 4 rechts oder KS 6 rechts mit MP 4 links.

D. Auswahl der KP nach der Theorie von den sog. vier Meeren

Für die Anwendung der KP ist die Kenntnis von den sog. vier Meeren wichtig. Meer bedeutet in der TCM, daß hier „Stoffe" bzw. „Funktionen" gespeichert und konzentriert werden. Das bedeutet, daß wir von bestimmten Meridianen, Meridianpunkten, KP und Körperregionen eine besonders stark regulierende Wirkung auslösen können.

Die vier Meere und ihre Verbindung

Vier Meere	Region	Punkte
Gehirn, Meer des Markes	Kopf	LG 20, LG 16
Brustbeinmitte, Meer der Vitalenergie – Qi	Thorax	Hals, M 9 (KG 17)
Magen, Meer für Wasser, Nahrung	Epigastrium	M 30, M 36
Chongmai, Meer des Blutes	Unterleib	B 11, M 37, M 39

Der Wundermeridian Chongmai wird auch als „Meer des Blutes" bezeichnet, z. B. für diverse Erkrankungen in der Gynäkologie.

Die Pathologie der vier Meere ist durch Mangel und Überfluß gekennzeichnet [120].

Überschuß an „Meer der Vitalenergie – Qi" (Hitze staut sich in der Lunge): LG 14, Lu 5, Lu 10 mit sedierender Technik.

Mangel an „Meer der Vitalenergie – Qi" (mangelnde Lungenfunktion): B 13, B 38, KG 17 (beide mit der Moxibustion); Lu 9 mit tonisierender Technik.

Überschuß an „Meer des Blutes" (Blutstau): M 37, M 39, B 17 (Sedierung); KG 17 (neutral).

Mangel an „Meer des Blutes" (Blutmangel): B 20, Le 13, B 18, B 17 (Tonisierung).

Überschuß an „Meer der Nahrung und des Wassers" (träge Verdauung, langes Verweilen im Magendarmtrakt): M 36, M 25, M 44 (neutral); KG 12 (sedierend).

Mangel an „Meer der Nahrung und des Wassers": M 36, B 21, KG 12, KG 6 (Moxa).

Überschuß an „Meer des Markes" (Bewußtseinsstörung, Sinnesstörung): LG 16, LG 14 (neutral).

Mangel an „Meer von Mark" (Mangel an Essenz der Niere): LG 20, KG 6 (Moxa), B 23, N 3 (Tonisierung).

Es ist sinnvoll, evtl. KP als zusätzliche Fernpunkte einzusetzen.

E. Auswahl der KP nach Empfehlungen von Yang Jizhou (1601 n. Chr.) [69, 70]

Aus dem Original von Yang Jizhous „Kompendium der Akupunktur" – „Zhenjiu Dacheng", gedruckt 1601. Eine Neuauflage erschien 1963 im Volksverlag, China [69]. Einige Beispiele für die Praxis:

Die genannten KP werden immer zuerst (!) gestochen, dann erst weitere Punkte. Deshalb werden wir noch die Programme von einigen Krankheitsbildern besprechen.

MP 4

Stenokardie, Schmerzen im Epigastrium: KS 7, KG 9, MP 1
Verdauungsstörung, Druck im Epigastrium: M 25, KG 9, M 44
Durchfälle: KG 10, M 25, N 6

KS 6

Druckgefühl im Epigastrium mit Flankenschmerzen: 3E 6, Le 13, KG 17
Erbrechen mit Kältesymptomatik in MP und Magen: M 44, KG 12, 6, MP 4
Obstipation mit Neigung zu Prolapsus ani: N 6, LG 20, 3E 6
Vergeßlichkeit, unklares Sprechen: B 15, H 5, H 9

G 41

Hypästhesie und Schwäche der Extremitäten: Le 3, Di 11, KS 7, Di 4, M 36, 3E 3
Tremor der UE: Le 3, B 60, G 34
Tremor der OE: KS 3, Dü 4, Di 4, 3E 3, G 40, N 6

Schmerzen und Hitzegefühl der Finger: 3E 4, 3E 2, Di 4

Schmerzhafte Rötung und Schwellung am Knie: Xiguan-Punkt (1 cun dorsal von MP 9), Le 2, G 31, G 34

Chronische Lumbago: B 23, LG 6, B 54

Akute Lumbago: LG 6, LG 2, B 23, B 54

Allgemeiner Schwächezustand: LG 13 (14), B 15, M 36

3E5

Schmerzen der Fingergelenke: Dü 5, B 5, Dü 4, Di 4

Fußgelenksschmerzen: M 44, Le 3, B 60

Nasenbluten: Dü 1, B 15, B 17, N 1

Aphthen: LG 27, 3E 6, KG 24, EX-UE 11

Zahnschmerzen: LG 26, Di 4, N 3

Scheitelkopfschmerz: LG 23, LG 20, G 19, N 1, Di 4

Spastische Hemiparese: B 2, 3E 4, Di 11, EX-UE 9

Dü 3

Beugekrämpfe der Hände und der Füße: M 36, Di 11, Lu 5, Di 4, Le 2, G 34

Tremor der Hände und der Füße: Di 5, Di 11, Dü 4, Le 3, G 39, MP 4, G 34

Schmerzhafte Nackenverspannung: KG 24, G 20, LG 16

Schluckstörung: KG 22, Di 1, N 6, EX-UE 11

Migräne: B 2, G 14, PdM, Di 4, M 1

Nacken- und Rückenschmerzen: KG 24, LG 20, G 21, 3E 3

B 62

Rücken- und Lendenschmerz: LG 2, B 38, B 54 (mit lokalem Mikroaderlaß)

Lästige Gelenksschmerzen mit Lumboischialgie: Di 15, Di 11, B 60, G 34

Hemiparese: Di 10, Dü 4, Di 4, G 39, Le 2, G 31, MP 6

Lumbalgie: B 23, LG 26, G 21, B 54

N 6

Pollakisurie, Kältegefühl am Unterleib: KG 6, KG 4, MP 6, B 23

Erschwerte Geburt: KG 14, Di 4, MP 6, B 67 (Moxibustion)

Weibliche Fertilität: KG 3, MP 6, EX-CA 1

Meteorismus: KG 12, KG 17, KG 9, Le 2, MP 6

Lu 7

Sinusitis: Di 11, LG 23, LG 20, B 12, Di 20

Kopfschmerzen bei Grippe: H 5, Di 11,G 39, Di 4

Grippe mit Husten: KG 17, B 12, Di 4, LG 16

Grippe mit Kopfschmerzen und Hitzegefühl an den Gliedern: Lu 8, Di 11, Di 4, B 54

Schmerzhafte Schwellung der weiblichen Brust: KS 7, KG 17, Dü 1, Le 1

Durchfälle mit Kältegefühl im Epigastrium: M 25, KG 12, KG 4, MP 6

(Diese Liste ist nicht vollständig.)

F. Vorschlag zur Auswahl des erstgestochenen Akupunkturpunktes bei Behandlung einer Akutindikation

Zeng Shaoxiang hat folgendes empfohlen [71]: Bei Erkrankungen des Yin-Organes zuerst die Zustimmungspunkte, dann die Quellpunkte zu wählen; bei Erkrankungen des Yang-Organes zuerst die Alarmpunkte, dann die Ho-(He-)Punkte. Wenn die Symptomatik oberflächlich liegt, zuerst die Hand-, dann die Fußpunkte.

Wenn die Symptomatik in der Tiefe liegt, dann erst die Fuß- und später die Handpunkte dazu. Bei Schmerzen zuerst die lokalen Punkte. Diese Angaben hat Zeng aus dem Buch „Neijing" (etwa 230 v. Chr.) entnommen.

Die Auffindung des ersten Punktes (und auch des letzten Punktes) einer Akupunktursitzung wird auch mittels sog. Najia-, Nazi- und Lingui-Regel empfohlen.

Alle drei Regeln berücksichtigen das Behandlungsdatum, die -zeit, den Aktivitätszustand des Meridiankreislaufs, die 8 Trigramme etc.

Hu Jianbei hat in ciner Studie kritisch diese 3-Punkt-Kombinationsregeln untersucht und fand, daß sich diese Ergebnisse stark widersprechen. Hu meint in der 1986 erschienenen Zeitschrift „Hunan Zhongyi" ferner, daß man sich bemühen solle, eine neue Regel aus der Zusammensetzung aller drei, oder aus einer Selektion zu finden. Tatsache ist, daß beinahe in allen Standardwerken der neuen Akupunktur Chinas nur sehr wenig über diese Art der Punktauswahl zu finden ist.

Die klinische Anwendung der 8 Kardinalpunkte [64]

1. MP 4 und KS 6: Beide finden Verwendung bei Magen-, Herz- und Thoraxbeschwerden, MP 4 mehr noch bei krampfartigen Schmerzen (sog. Chongmai-Syndrom) des Magendarmtraktes, auch bei Meteorismus und Diarrhoe (MP-Syndrom); KS 6 mehr bei Herzschmerzen (Yinwei-Syndrom), Druck im Thorax, Herzklopfen, innerer Unruhe (sog. KS-Syndrom).

2. Dü 3 und B 62: Beide zur Bekämpfung der Erkrankungen im Bereich des Halses, der Schulter und des Nackens; Dü 3 mehr bei starken Schmerzen mit Verspannung der Rückenmuskulatur bis zum Opisthotonus, Schmerzen des Unterbauchs sowie des Schulterblattes (Dü-Syndrom). B 62 eignet sich besonders für die Behandlung der Schlafstörung (Yangqiaomai) und Schmerzen im Bereich des medialen Augenwinkels, sowie bei Schmerzen im Bereich des Nackens und Rückens.

3. Lu 7, N 6: Beide sind geeignet, bei Erkrankungen der Lunge, des Thorax, des Zwerchfells und des Rachens, Lu 7 besonders bei Fluor albus, „Knotenbildung im Abdomen", Erkrankungen entlang des Konzeptionsgefäßes, Asthma bronchiale und Schmerzen im Rachen; N 6 zur Behandlung von Schlafstörungen (Yinqiao-Syndrom), Kurzatmigkeit, Hämoptoe, schmerzhafter Schwellung des Schlundes (N-Syndrom).

4. G 41 und 3E 5: Beide eignen sich zur Behandlung von Erkrankungen des lateralen Augenwinkels, des Ohres, der Wange, des Halses und der Schulter. G 41 mehr bei schlaffer Bauchdecke (Daimai-Syndrom), Vertigo und Schmerzen im Bereich des lateralen Augenwinkels. 3E 5: Fieber mit Kältescheu, Schmerzen hinter dem Ohr, Schulterschmerz und Schmerzen des lateralen Augenwinkels (3E-Syndrom).

Fallbeispiele

Auch Xü Naiyang [72] meint, daß die Kardinalpunkte sowohl einzeln als auch öfters paarweise verwendet werden sollen. Einige Beispiele aus seiner Praxis seien hier angeführt:

KS 6 / MP 4

Kardiospasmus

Ein 65jähriger Mann kam am 11. 11. 1991 erstmals in die Ambulanz. Er war seit zwei Wochen wegen familiärer Streitigkeiten depressiv. Nach dem Essen verspürte er Druckgefühl am unteren Ende der Speiseröhre. Weiters litt er an Singultus und hatte wenig Appetit. Zungenkörper (ZK) blaß, Zungenbelag (ZB) weißlich, Puls dünn und sehnig (Xi-xuan) und im Röntgen war ein Kardiospasmus zu sehen.

TCM: Auslöser sind endogene, psychische Faktoren. Die Sorgen und der Kummer schaden Milz/Pankreas, die Depression schadet der Leber. Die Folge ist, daß Milz/Pankreas die transportfördernde Funktion nicht richtig ausüben können und die Leber das Feuer nicht richtig verteilen kann. Schleim und Vitalenergie stauen sich im mittleren Erwärmer. Die Verwendung von KS 6/MP 4 löst die Stauung in der Brust und fördert die Funktion von Milz/Pankreas. Die zusätzlichen Punkte KG 17 und M 36 regulieren zusätzlich die Vitalenergie und den mittleren Erwärmer.

Alle Punkte wurden sedierend genadelt. Dieser Patient war nach fünf Sitzungen völlig beschwerdefrei.

Schmerzen im Epigastrium

Eine 55jährige Frau kam am 23. 4. 1991 erstmals in die Ambulanz. Seit mehr als sechs Monaten litt sie unter Oberbauchschmerzen, täglich wachte sie um 3 Uhr Früh aus dem Tiefschlaf auf und konnte auf Grund der Beschwerden nicht mehr weiterschlafen. Alle Befunde waren unauffällig, und die bisherige Therapie inklusive Nadelakupunktur blieb ohne Erfolg. Es wurde auf die Kardinalpunkte KS 6/MP 4 in Kombination mit KG 12 und auf zusätzliche elektrische Stimulation umgestellt. Eine Besserung trat nach der ersten Sitzung ein. Nach zwei Sitzungen war die Patientin völlig beschwerdefrei.

Lu 7 / N 6

Bronchiektasie

Eine 45jährige Frau kam erstmals am 26. 9. 1991 in die Ambulanz. Im Sputum war Blut enthalten. Seit vielen Jahren, meist im Herbst und Winter, hatte sie Beschwerden. Sie kam erst zu einem Zeitpunkt, als sie schon seit einer Woche im Sputum mehr Blut als Sekret hatte. Die Wangen waren gerötet, der Mund trocken, ZK dunkelrot, ZB dünn und der Puls dünn und schnell (Xi-shu).

TCM: Feuer-Symptomatik aufgrund des Yin-Mangels, die Luo-Gefäße in der Lunge waren geschädigt (Metall glüht über dem Feuer). Die Tonisierung durch Nadelung an N 6 milderte das Feuer (aufgrund des Yin-Mangels), die Nadelung des Punktes Lu 7 beruhigte die Lunge. Es kam zur Therapie noch KG 21 (Tiantu) gegen den Hustenreiz hinzu und Lu 6 gegen die Blutung. Die letzten drei Punkte wurden mittelstark stimuliert. Nach zwei Sitzungen war nur noch wenig Blut im Sputum. Nach weiteren drei Sitzungen war die Patientin fast beschwerdefrei.

Status post apoplektischem Insult

Eine 46jährige Frau kam am 27. 2. 1992 erstmals in die Ambulanz. Sie erlitt Februar und November 1991 jeweils einen hämorrhagischen Insult im Stromgebiet der A. cerebri media. Es bestand eine gute Remission. Es blieb eine leichte motorische Aphasie mit einer mäßigen Schluckstörung. ZK blaß, ZB glitschig-gelblich. Puls tief und dünn (Chen-xi).

TCM: „Wind und Schleim" blockieren die Zirkulation der Zunge. Die sedierende Akupunktur der Punkte Lu 7, N 6 und des Nahpunktes KG 23 (Lianquan) brachten nach zwei Sitzungen Beschwerdefreiheit.

3E 5 / G 41

Herpes zoster-Neuralgie

Eine 69jährige Frau kam am 21. 3. 1991 erstmals in die Ambulanz. Seit zwei Wochen litt sie an Herpes zoster im Segment Th 7 links. Es lagen dunkelrote, sehr schmerzhafte Hautareale vor. Trotz medikamentöser und Laser-Therapie trat keine Besserung ein.

TCM: Obstipation, ZK rot, ZB gelb-glitschig, Puls sehnig und rollend (Xuan-hua). Exogene Noxe: Feuchtigkeit und Hitze brüht und trocknet die Meridiane Shaoyang = 3E + G und Jueyin = Lu + N aus, so daß wir eine Schädigung der Meridiane an der Haut sehen können.

Sedierende Akupunktur der Punkte 3E 5, G 41 führt zu „Entstauung in den Shaoyang-Meridianen". Zusätzlich erhielt die Patientin eine elektrische Stimulation der Akupunkturpunkte. Nach drei Sitzungen war sie beschwerdefrei.

Dü 3 / B 62

Chronisches unteres Zervikalsyndrom bei Syringomyelie

Eine 28jährige Frau kam am 13. 6. 1991 erstmals in die Ambulanz. Sie litt seit etwa 10 Jahren unter Nackenschmerzen mit Ausstrahlung in beide Arme mit radikulären Sensibilitätsstörungen (C 4/5) und unter deutlichem Druckschmerz im Nackenbereich.

TCM: Die Niere beherrscht die Knochen und das Mark (Sui). Mit Mark (Sui) ist das Spinalmark und Knochenmark gemeint. Es ist als Vitalenergie – Qi, als Blut – Xue und den Körpersäften – Jinye verwandte Substanzen zu verstehen. Die Wertigkeit des Markes ist aber höher. Zwischen Mark und den vorher genannten Stoffen bestehen Umwandlungsmöglichkeiten. In der Physiologie und Pathophysiologie beeinflussen sie sich gegenseitig. Das Mark (Sui) „ernährt" die Knochen (Gu) und das Gehirn (Nao).

Das Gehirn (Nao) wird in der TCM als das „Meer des Markes" bezeichnet. Das Mark wird nicht allein von der Niere (Shen) produziert und kontrolliert. Der Magen und die Milz-Pi haben in der Physiologie und in der Pathophysiologie eine enge Beziehung zum Mark (Sui). Daher werden Niere (Shen), Magen – Wei und Milz – Pi zur Behandlung von Störungen des Markes verwendet. Eine Schwächung der Niere und des Markes führt zu Krankheitsanfälligkeit gegenüber exogenen Noxen.

Die neutrale Nadelung der Punkte Dü 3/B 62 fördert die Zirkulation in den Taiyang-Meridianen (B + Dü). Die Nadelung mit zusätzlicher Wärme an den Locus dolendi (meist lateral von C 4/5) und ferner die tonisierende Nadelung von B 11 stärkt die Niere und die Knochen. Die milde Reizung von G 39 stärkt das Mark. Nach fünf Sitzungen war die Patientin fast schmerzfrei.

92

Akute Lumbago

Eine 65jährige Patientin kam am 19. 3. 1992 erstmals in die Ambulanz. Sie litt seit zwei Tagen an einer Lumbalgie. Es war ein Hebetrauma vorausgegangen. Sie konnte nicht sitzen und nicht liegen. Außerdem litt sie an einem verstärkten Schmerz beim Husten. Eine deutliche Druckschmerzhaftigkeit in Höhe LWK 4 und LWK 5 lag vor.

TCM: Blockade im LG mit Stauung von Qi/Xue – Vitalenergie/Blut. Die sofortige Nadelung von LG 26 mit gleichzeitiger Mobilisierung brachte nach 10 min eine deutliche Besserung. Am nächsten Tag erzählte die Patientin, daß die Lumbago am Nachmittag erneut aufgetreten sei. Sie konnte nicht ruhig im Bett liegen. Diesmal wurden die Punkte Dü 3 und B 62 genadelt und stark stimuliert. Zusätzlich wurde noch LG 3 mit Nadelung und anschließendem Schröpfen gereizt. Die Patientin wurde auf diese Art insgesamt dreimal behandelt, dann war sie beschwerdefrei.

4.3. DIE MUSKULO-TENDINÄREN MERIDIANE (MTM) (ODER TENDINO-MUSKULÄREN MERIDIANE)

Es sind 12 Verbindungssysteme, welche nur äußerlich am Körper verteilt sind. Sie haben keine Beziehung zu den Eingeweiden. Die zu Yang zählenden MTM sind lateral am Körper, die zu Yin zählenden hingegen medial, außerdem dringen diese in den Thorax und in die Bauchhöhle ein.

Die MTM haben viele Gemeinsamkeiten mit der Skelettmuskulatur, den Sehnen und den Faszien. Sie sind oberflächlich am Körper lokalisiert, deswegen leicht durch bioklimatische Noxen (Kälte, Wärme, Wind etc.) irritierbar und führen zu rheumatischen Erkrankungen. Hauptsymptome hierfür sind Krämpfe, Schmerzen und Bewegungseinschränkungen im Bereich der Extremitäten. Die Locus dolendi-Therapie wird gerne durch lokale Wärmeanwendung unterstützt.

4.3.1. Physiologie der MTM

Die quergestreifte Muskulatur ist meist in Längsanordnung (parallel zur Körperlängsachse) angeordnet. Dort, wo sich die Muskelfasern mehrfach kreuzen, haben wir im Meridianverlauf auch „Ecken". Bei den MTM sehen wir sehr schön dieses Phänomen dargestellt, nämlich den Meridian als kinetische Kette der Muskulatur.

1. Lokale Unterkühlung, z. B. durch Kryoanwendung, kann die PSC verlangsamen bzw. unterbrechen. Nach Wegnahme der Kälte ist die PSC wieder da. Das deutet darauf, daß die Wärme die Stoffwechselaktivität der Muskelfasern positiv beeinflußt und daß damit bei Kälte eine Verlangsamung bzw. Unterbrechung der PSC verursacht wird.

Können die Muskelfasern das Deqi-Gefühl weiterleiten?

Deqi ist jenes eigentümliche Gefühl der Wärme, des Kribbelns und der Schwere beim Patienten nach Setzen und Manipulation der Akupunkturnadel. Wenn ja, ist das eine Erklärung, warum gelegentlich trotz Unterbrechung einer nervalen Verbindung (z. B. durch Lokalanästhetika oder eine Nervendurchtrennung oder -blockade) trotzdem eine therapeutische Wirkung bei der Akupunktur entsteht.

Dazu paßt auch die Theorie der Grundregulation nach Alfred Pischinger, nach der eine verbindende Funktion des Bindegewebes zum vegetativen Nervensystem besteht.

2. Ein mechanischer Druck kann ebenfalls die PSC unterbrechen. Der Druck muß aber exakt auf den Verlauf der PSC abgestimmt sein und eine

Stärke von 500 g/cm^2 betragen. Das Phänomen der Unterbrechung des Deqi-Gefühls ist reversibel. Die Blutzirkulation und die NLG (insbesondere die motorische Nervenleitgeschwindigkeit) zeigen keine Veränderung bei der lokalen mechanischen Drucksetzung. Daraus ersehen wir, daß die Fortleitung der PSC keine reine Funktion des peripheren Nervensystems und auch nicht des Gefäßsystems ist, sondern daß die Muskulatur hier eine gewisse Rolle spielt.

3. Die Nadelung bzw. die Pharmaakupunktur (= Akuinjektion) löst eine Zunahme der Infrarotstrahlung am Akupunkturpunkt und im entsprechenden Meridianverlauf aus. Deutet das auf eine Aktivitätszunahme des Muskelstoffwechsels hin?

4. Überall, wo Muskelfasern sind, können auch Akupunkturpunkte vorhanden sein. Wenn die morphologische Basis des Meridians – wie oben angeführt – die Muskelfaser ist, dann ist das Deqi-Gefühl eine Erregung der Muskelfaser und eine Kontraktion der Muskelfaser. Die PSC breitet sich auf dem Wege der Muskelverbindung aus. Somit können wir auch sagen, daß überall, wo Muskelfasern stimulierbar sind, auch das Deqi-Gefühl auslösbar sein wird. Die Praxis bestätigt diese Annahme. Die Punkte außerhalb des Meridians (PdM, Sonne etc.) und die neu entdeckten Punkte, die sog. Ashi-Punkte (= Locus dolendi-Punkte bzw. persönliche Punkte) unterscheiden sich von den Meridianpunkten (722 insgesamt) nur durch eine kürzere und seltenere Deqi-Ausbreitung.

Es scheint, daß das Phänomen des Meridians (PSC oder Deqi) in zwei Arten zu gliedern ist. Eine Art ist die Ausbreitung des Nadelgefühls (auch Deqi) lokal bzw. entlang des Meridianverlaufes als Gefühl der Schwere, des Muskelkaters, der Dehnung durch Reizung der tieferen sensiblen Rezeptoren, welches sich auf dem Wege der Nervenfasern über das Rückenmark bis zum ZNS ausbreitet.

Eine andere Art für die Deqi-Ausbreitung ist die Ausbreitung in vertikaler Richtung in einer bestimmten Entfernung von der Einstichstelle aus. Hier scheint die Ausbreitung auf dem Wege der Muskelkontraktion von Muskelfaser(-zelle) zu Muskelfaser zu erfolgen.

Somit können wir sagen, daß der Wirkungsmechanismus des Meridianphänomens sehr schwer zu erklären ist. Aber die morphohistologische Basis des Meridians scheint nach dieser Betrachtung die Muskelfaser zu sein.

Für die Praxis bedeutet dies, daß, sobald der Patient ein Deqi-Gefühl verspürt, eine positive therapeutische Wirkung durch die Akupunktur zu erwarten ist. Ob das Deqi auch über eine längere Strecke gelangen kann, hängt davon ab, ob die Ausbreitung entlang eines Meridians erfolgt oder nicht.

Werden mehrere Rezeptoren durch eine Nadel aktiviert, wird der therapeutische Effekt besser sein, als wenn nur wenige Rezeptoren stimuliert werden, und nur ein Deqi-Gefühl lokal ausgelöst wird.

Das Deqi hat mit dem Nervensystem zu tun, jedoch ist die Wechselwirkung zu den Muskelfasern (z. B. die Stoffwechselaktivität) noch wichtiger. So gesehen ist der Wirkungsmechanismus der Akupunktur-Analgesie sowohl eine Folge der zentralnervösen Modulation als auch eine lokale Impulsausbreitung vertikal zu den Muskelfasern. Das bedeutet eine lokale Regulation, welche ohne Mitwirkung des ZNS zustande kommt. Wir kennen alle die rasche lokal erwärmende und analgetische Wirkung der Akupunktur.

Diese oben angeführte Arbeitshypothese hat Li Dingzhong aus Peking 1984 kurz zusammengefaßt als:

1. The mechanism of acupuncture anaesthesia is an interrelation with the central nervous system.

2. The channels are an interrelation with the muscle fibers.

Die Bedeutung des Deqi in der Praxis

In den meisten Fällen können wir erwarten, daß der Patient gut auf die Behandlung ansprechen wird, wenn sich das Deqi-Gefühl rasch auslösen läßt. Eine interessante Überlegung stellt der Autor Zhou Ranmi aus Xiamen/China an (Journal of Clinical Acupuncture and Moxibustion, 6/1993): Deqi ist eine Mikrowunde, welche einen therapeutischen Impuls auf das Nervensystem und Immunsystem auslöst, ähnlich den Vorgängen nach einer Verletzung oder mancher Infektion, bei denen auch Schmerzen als Zeichen des Heilungsprozesses vorkommen. Im Vergleich zu einer echten Verletzung ist die der Akupunkturnadel sehr klein, aber die ausgelöste Sensation, das Deqi, ist beachtlich:

1. Mannigfaltig: muskelkaterartig, Parästhesie, Dehnungsgefühl, Schmerzen, aber auch Kälte, Wärme und Jucken, wie Wasserlauf etc.

2. Überregional: Das Deqi breitet sich flächig und evtl. auch streifig aus.

3. Mikrotrauma: Die oben angeführte mannigfaltige Sensation ist für eine so winzige Wunde beachtlich.

4. Die Intensität und auch die Ausbreitung ist durch den Arzt regulierbar.

Es ist hier auch interessant zu wissen, daß Prof. Bischko uns schon vor 20 Jahren von dieser Arbeitshypothese der Akupunktur berichtet hat. „Jede Wunde heilt etwa in einer Woche. In diesem Zeitraum wird die Wundheilung durch Mitwirkung des ganzen Organismus erfolgen. Daher ist die Wiederholung der Akupunktur in wöchentlichen Intervallen sinnvoll." [17].

4.3.2. Die Funktion der MTM

Man kann die 12 MTM als einen Teil der 12 Hauptmeridiane ansehen, da ihr Verlauf dem der 12 Hauptmeridiane sehr ähnlich ist. Die MTM haben mit dem Erscheinungsbild der Muskelphysiologie und -pathophysiologie zu tun.

96

Die Funktion der MTM ist die Koordinierung der Bewegung und der Verbindung des Bewegungsapparates. Die Erkrankungen der Muskulatur, Sehnen und Gelenke sind die Hauptindikationen für die MTM. Das klinische Bild einer MTM-Symptomatik ist: schlaffe oder spastische Parese, Muskelhartspann, Rigor, Zerrung, Prellung, Tendinopathie etc.

Die Haut, die Subkutis und der Muskelmantel bilden eine Schutzschicht des Körpers gegen die schädigenden bioklimatischen Einflüsse. Diese Schutzschicht behütet sozusagen die Eingeweide im Inneren des Körpers vor diesen Einflüssen. Die 6 Yang-Meridiane regulieren die Schutzschicht, während die 6 Yin-Meridiane die Eingeweide regulieren. Der Körpermantel und die Eingeweide werden durch ein Netzwerk von Gefäßen, das Meridiansystem, zu einer Einheit verbunden. Deshalb ist der Körpermantel (z. B. die Alarmpunkte, die Zustimmungspunkte etc.) meist im Rahmen von psychosomatischen Genesen die Projektionsstelle bei Störungen im Inneren des Körpers. Hier finden wir dann z. B. segmentale Muskelverspannungen bei einem nervösen Magen. Die TCM bezeichnet das Gelenk als einen Schranken, hier wird die Zirkulation (Informationsfluß) im Meridiansystem kontrolliert. An einem solchen Schranken können leicht Behinderungen des Blut- und Informationsflusses entstehen.

Die moderne Medizin spricht hier von einer Verzögerung oder Stase der Blutzirkulation – die manuelle Medizin von Blockierung eines oder mehrerer Gelenke.

Die Deblockierung eines solchen Gelenkes bedeutet Beseitigung der Störung und somit Förderung der Zirkulation (im Meridiansystem, Blut- und Lymphgefäßsystem oder an Muskel-, Sehnen- und Nervendruckstellen). Interessant ist, daß sich in der TCM meist gerade um die Gelenke die wichtigen Meridianpunkte befinden. Die Überlegung, die Bewegungseinschränkung eines Gelenkes nicht als ein rein regionales Phänomen zu betrachten, führt dazu, die Muskelfunktion als eine „kinetische Funktionskette" zu sehen. Die MTM und auch die 12 uns schon bekannten Hauptmeridiane zeigen in ihren Verläufen sehr eindrucksvoll eine solche Muskelkette.

Moderne Therapieformen in der Krankengymnastik kennen solche Beziehungen sehr gut unter den Begriffen wie: Feldenkrais-Methode, Schattenboxen, Eutonie etc. O. Bergsmann und A. Meng haben in einer Monographie recht genau diese Idee „Meridianverbindung als eine Funktionskette der Muskulatur" dargelegt [18].

Besondere Stichtechniken sind uns seit der Neijing-Zeit (230 v. Chr.) bekannt:

1. Fenci, Stich bis in die Muskulatur.

2. Huici, Stich in die Sehnen.

3. Guanci, Stich in die gelenksnahen Sehnen.

4.3.3. Verlauf der 12 muskulo-tendinären Meridiane (MTM)

MTM des B-Meridians

Dieser Meridian beginnt an der kleinen Zehe (Zhiyin, B 67), zieht am Außenrand des Fußes bis zu B 61 in der Nähe des äußeren Knöchels (entspricht Teilen der Sehnen des M. extensor digitorum longus, welche an der kleinen Zehe ansetzen) und von hier weiter in die Kniekehle zu B 54 (entspricht M. peronaeus longus et brevis). Etwas tiefer als der oben genannte Zweig liegt ein weiterer, der vom Außenrand des Fußes zur Ferse (entspricht dem M. abductor digiti minimi) und dann aufwärts zur Kniekehle zieht. Ein anderer Zweig beginnt am lateralen Knöchel, verläuft an den lateralen Partien der Wade und dann zur medialen Kniekehle (M. gastrocnemius). Von der Kniekehle verläuft dieser Zweig parallel zum ersten Zweig, welcher am Beginn an B 54 endet, hinauf bis zum Gesäß (M. biceps femoris, M. semitendinosus, M. semimembranosus). Vom Gesäß dann paravertebral aufwärts bis zum Hinterhaupt (M. erector spinae).

Vom Nacken reicht ein Ast über den Schulterrand zum Hals und endet am Zungengrund (M. omohyoideus). Ein anderer Ast verläuft über den Hinterkopf, den Scheitel, die Stirn und endet schließlich an der Nasenwurzel (Galea aponeurotica, M. frontalis, M. occipitalis). Von der Nasenwurzel führt ein Ast zum oberen Augenrand und endet am Jochbein (M. orbicularis oculi).

Aus dem paravertebralen Verlauf reicht eine Abzweigung über das Schulterblatt und endet am Punkt Di 15 (Teil des M. trapezius). Eine andere Abzweigung verläuft unter der Achselhöhle und zieht kranial zur Fossa supraclavicularis (M 12) und endet dann am Proc. mastoideus (M. sternocleidomastoideus). Von der Fossa supraclavicularis verläuft eine Abzweigung kranial zum Jochbein (M. levator labii superior).

An Hand des MTM der Blase sehen wir, daß hier nicht die einzelnen Muskeln beschrieben werden, sondern eine ganze Funktionseinheit bzw. -kette, insbesonders wenn hier eine Störung vorliegt.

Die Gesamtfunktion des MTM des Blasen-Meridians ist die Dorsalflexion. Die Muskulatur dient nicht nur der Bewegung, sondern sie bildet auch eine Schutzschicht. Die MTM bilden zusammen mit den Hauptmeridianen eine Einheit, weil die Ernährung des MTM von den Hauptmeridianen garantiert wird. Denn in den Hauptmeridianen fließt ja die Vitalenergie – Qi und das Blut – Xue.

In den Abbildungen zu den muskulo-tendinären Meridianen findet man verschiedene Symbole. Diese kennzeichnen die unterschiedliche Verteilungsmodalität des Meridianverlaufes. Die Nummern im Bild bedeuten die Etappen des Verlaufes.

Die Abbildungen auf den Seiten 99–106 stammen aus Li, Ding: Lehrbuch der Akupunktur
[126]

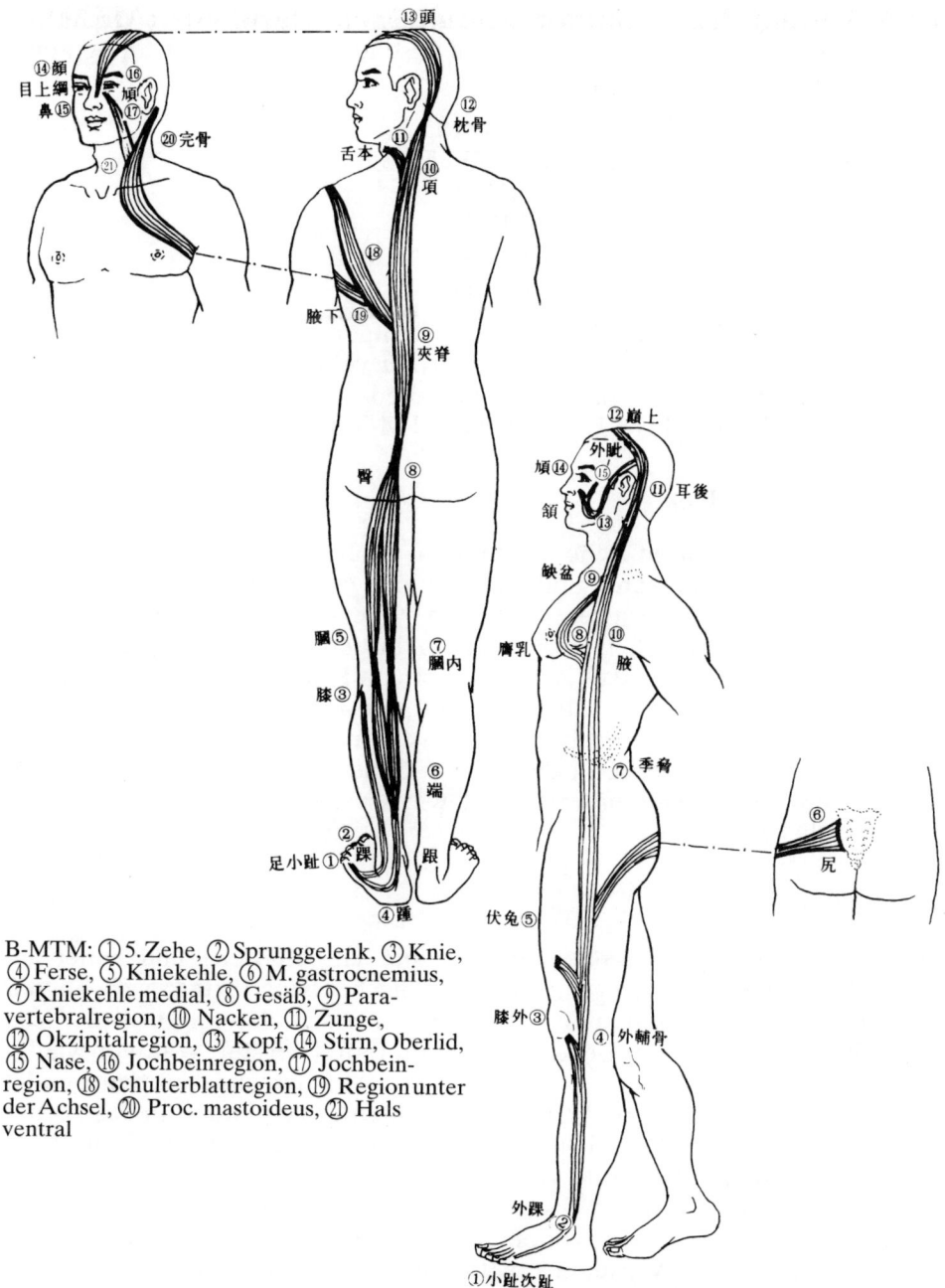

B-MTM: ① 5. Zehe, ② Sprunggelenk, ③ Knie,
④ Ferse, ⑤ Kniekehle, ⑥ M. gastrocnemius,
⑦ Kniekehle medial, ⑧ Gesäß, ⑨ Para-
vertebralregion, ⑩ Nacken, ⑪ Zunge,
⑫ Okzipitalregion, ⑬ Kopf, ⑭ Stirn, Oberlid,
⑮ Nase, ⑯ Jochbeinregion, ⑰ Jochbeinregion, ⑱ Schulterblattregion, ⑲ Region unter
der Achsel, ⑳ Proc. mastoideus, ㉑ Hals
ventral

G-MTM: ① 4. und 5. Zehe, ② Außenknöchel, ③ Knie,
außen, ④ Region des Fibulaköpfchens, ⑤ M. vastus med.
(M 32), ⑥ Kreuzbeinregion, ⑦ Flankenregion, ⑧ Brust-
region, ⑨ Schlüsselbeingrube, ⑩ Achselregion, ⑪ Retro-
aurikulärregion, ⑫ Scheitel, ⑬ Unterkiefer, ⑭ Jochbeinregion, ⑮ lateraler Augenwinkel

99

Die MTM werden im Originaltext nicht in Verbindung mit einem Organ bezeichnet, wie bei den 12 Hauptmeridianen, sondern nur mit der topographischen Zuordnung am Körper:

vorderes Yang	——	Yangming (M/Di)
seitliches Yang	——	Shaoyang (G/3E)
hinteres Yang	——	Taiyang (B/Dü)
vorderes Yin	——	Taiyin (MP/Lu)
seitliches Yin	——	Jueyin (Le/KS)
hinteres Yin	——	Shaoyin (N/H)

Da uns die Bezeichnungen der Organe geläufiger sind und ferner die MTM ja als Teil des jeweiligen Hauptmeridians zu verstehen ist, wollen wir die MTM einfachheitshalber nach den Organen und nicht nach der Topographie bezeichnen (MTM-Blase, nicht MTM-Taiyang des Fußes).

MTM des G-Meridians

Er beginnt an der vierten Zehe, verläuft am Außenrand des Fußes und dann weiter lateral zur Tibiakante und endet an der Außenseite des Knies in der Gegend des G 34. Ein Ast setzt sich zum Oberschenkel fort, wo er in der Gegend von M 32 endet. Dorsal endet er in der Gegend des Steißbeines. Der gerade verlaufende Ast verläuft lateral am Rumpf und endet einerseits über der Mamma am M 12, durchläuft auf der anderen Seite die Achsel in Gegend von M 12 und reicht bis hinter das Ohr und bis zur Schläfe. Linker und rechter MTM-G treffen einander am Scheitel. Vom Scheitel zieht ein Strang zum Unterkiefer abwärts und wieder aufwärts, um am lateralen Augenwinkel zu enden.

MTM des M-Meridians

Dieser beginnt an der zweiten, dritten und vierten Zehe und endet am Fußrücken. Der Sehnenzug zieht schräg nach oben, verteilt sich an der Vorderseite des Unterschenkels und endet einerseits lateral am Knie. Von hier aufwärts endet er im Bereich der Hüften und verläuft von hier wieder über den lateralen Rumpf zur Wirbelsäule. Auf der anderen Seite endet ein Ast an der Patella. Von hier reicht ein kleiner Ast lateral in das vorher beschriebene MTM-M, welches hier lateral am Oberschenkel aufwärts zieht. Die Hauptmasse läuft von der Patella senkrecht nach oben über M 32 zum Schambein, von wo sie zu den äußeren Genitalien zieht, sodann weiter nach oben über das Abdomen und den Thorax und in der Gegend von M 12 endet. Der Meridian steigt dann über den Hals aufwärts um den Mund, vereinigt sich paranasal und zieht zur Nase, von wo er zum Augenunterrand läuft. Hier vereinigt er sich mit dem MTM-B. Gemeinsam bilden sie hier das „obere Augennetz" und das „untere Augennetz" (das erstere von MTM-B und das letztere von MTM-M). Der MTM-M hat an der Wange noch einen Ast, welcher bis vor das Ohr zieht.

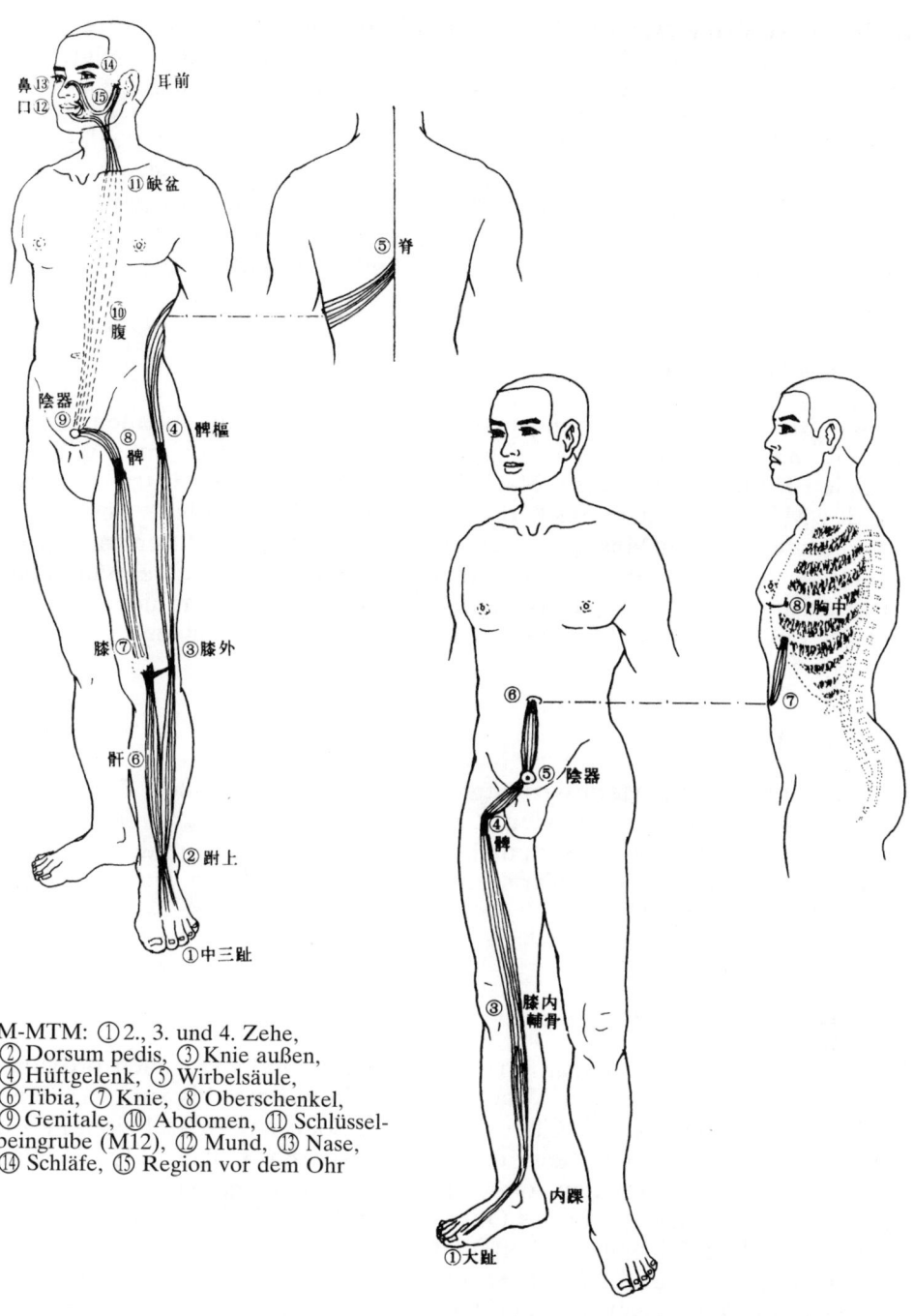

鼻⑬
口⑫
⑭
⑮
耳前

⑪缺盆

⑤脊

⑩腹

陰器
⑨

⑧髀
④髀樞

膝⑦
③膝外

肝⑥

②跗上

①中三趾

⑧胸中

⑥

⑤ 陰器

⑦

髀④

③ 膝内
輔骨

①大趾

内踝

M-MTM: ① 2., 3. und 4. Zehe,
② Dorsum pedis, ③ Knie außen,
④ Hüftgelenk, ⑤ Wirbelsäule,
⑥ Tibia, ⑦ Knie, ⑧ Oberschenkel,
⑨ Genitale, ⑩ Abdomen, ⑪ Schlüsselbeingrube (M12), ⑫ Mund, ⑬ Nase,
⑭ Schläfe, ⑮ Region vor dem Ohr

MP-MTM: ① große Zehe, ② Innenknöchel,
③ Knie innen, ④ Oberschenkel, ⑤ Genitale,
⑥/⑦ Nabel, ⑧ Rippen

MTM des MP-Meridians

Er beginnt medial an der großen Zehe und zieht zum medialen Knöchel. Der gerade verlaufende Ast zieht zum medialen Kondylus des Knies. Von hier verläuft er medial am Oberschenkel aufwärts bis zur Leistenbeuge und von dort zu den äußeren Genitalien. Von dieser Sammelstelle reicht der Zug kranial zum Nabel, vom Nabel intraabdominell zu den Rippen und dann durch den ganzen Thoraxinnenraum weiter nach oben. Ein innerer Ast verläuft entlang der ventralen Seite der Wirbelsäule.

MTM des N-Meridians

Dieser MTM des N-Meridians beginnt unterhalb der kleinen Zehe. Gemeinsam mit dem schrägen Zug des MTM-MP zieht er unterhalb des medialen Knöchels zur Ferse. Nach Vereinigung mit dem Muskel-Sehnenzug des MTM-B zieht er nach oben zum medialen Kondylus des Knies. Gemeinsam mit dem Muskel-Sehnenzug des MTM-MP zieht er nach oben entlang der medialen Seite des Oberschenkels zum äußeren Genitale. Hier reicht ein interner Zweig paravertebral bis zum Okziput, um hier zu enden und sich mit dem Muskel-Sehnenzug des MTM-B zu vereinigen.

MTM des Le-Meridians

Dieser MTM des Le-Meridians beginnt dorsal an der großen Zehe, zieht nach oben bis vor den medialen Knöchel und verläuft dann entlang der Tibia aufwärts zum Condylus medialis. Von hier verläuft er an der medialen Seite des Oberschenkels aufwärts und trifft im Bereich des äußeren Genitales die anderen MTM.

MTM des Dü-Meridians

Der MTM-Dü beginnt dorsal am kleinen Finger und zieht nach proximal über das Handgelenk an der Volarseite des Unterarmes bis zum Condylus medialis und in die Achsel. Über die dorsale Seite der Achsel zieht er zur Schulter und zur lateralen Seite des Halses, wo er vor dem MTM-B liegt. Dieser Ast endet hinter dem Ohr am Proc. mastoideus. Hinter dem Ohr geht noch ein Ast ab, der in das Ohr verläuft. Ein gerade verlaufender Ast geht hinter dem Ohr nach oben und zieht dann auch nach unten zum Unterkiefer, wobei er Verbindung zum lateralen Augenwinkel aufnimmt. Ein weiterer Ast zweigt von der Gegend des Unterkiefers ab und zieht nach oben zu den Zähnen. Dabei verläuft er vom Ohr weg und nimmt Verbindung mit dem lateralen Augenwinkel auf. Anschließend zieht er zur Stirn und endet am Schläfenwinkel.

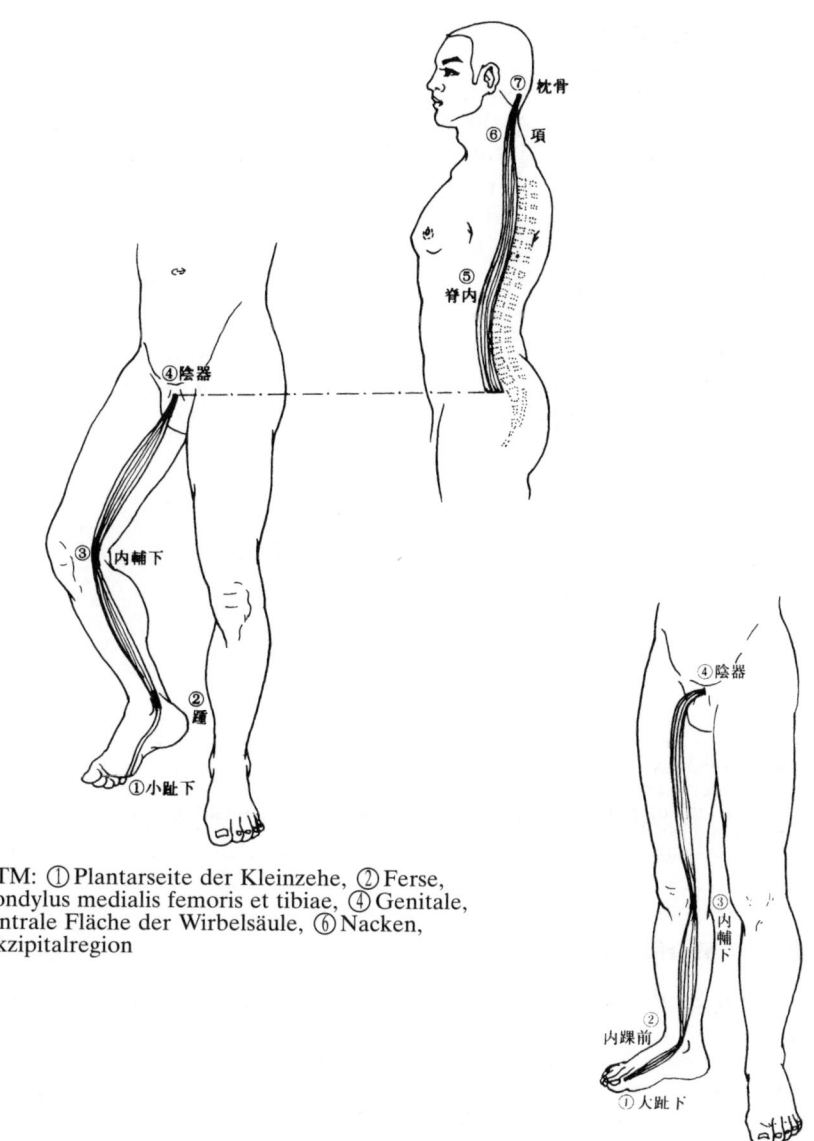

N-MTM: ① Plantarseite der Kleinzehe, ② Ferse,
③ Condylus medialis femoris et tibiae, ④ Genitale,
⑤ ventrale Fläche der Wirbelsäule, ⑥ Nacken,
⑦ Okzipitalregion

Le-MTM: ① Plantarseite der Großzehe, ② vor Innenknöchel,
③ Condylus medialis femoris et tibiae, ④ Genitale

MTM des 3E-Meridians

Der MTM der 3E beginnt dorsal an der Kuppe des Ringfingers, zieht proximal über das Handgelenk, entlang der Außenseite des Unterarmes über den Ellbogen und die Schulter zum Hals und trifft hier den MTM-Dü. Ein Ast geht am Hals vom Unterkiefer zum Zungengrund.

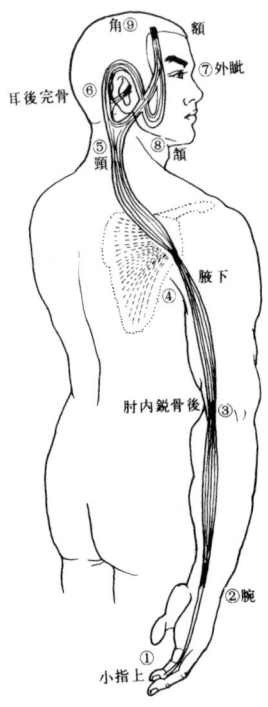
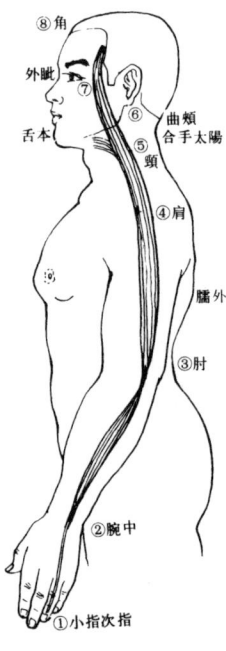

Dü-MTM: ① 5. Finger, ② Handgelenk,
③ dorsal vom Epicondylus medialis ulnae,
④ Region unter der Achsel, ⑤ Hals,
⑥ Region hinter Ohr und M. mastoideus,
⑦ lateraler Augenwinkel,
⑧ Unterkiefer, ⑨ Stirnwinkel

3E-MTM: ① 4. und 5. Finger, ② Handge-
lenksmitte, ③ Ellbogen lateral, ④ Schulter,
⑤ Hals, ⑥ Wange, ⑦ lateraler Augenwinkel, ⑧ Stirnwinkel

MTM des Di-Meridians

Der MTM-Di beginnt am Daumen und am Zeigefinger, zieht dorsal über
das Handgelenk und verläuft an der Außenseite des Unterarmes über den
Ellbogen zum Oberarm und Schultergelenk. Der Ast der Schulter umkreist
die Schulter und verläuft dann paravertebral. Der gerade verlaufende Ast
zieht von der Schulter aufwärts bis zum Hals. Es gibt dann noch einen Ast,
der zur Wange führt.

MTM des Lu-Meridians

Der MTM-Lu beginnt am Daumen, zieht über den Thenar und entlang der
Innenseite des Unterarmes zum Ellbogengelenk. Dann verläuft er in die
Achselhöhle, von wo er in die Tiefe dringt, um dann supraklavikulär wieder
auszutreten. Hier gibt er eine Verbindung zur Schulter ab und verläuft dann
in den Thorax, um mit der Flankenregion und dem Herzen Verbindung aufzunehmen.

104

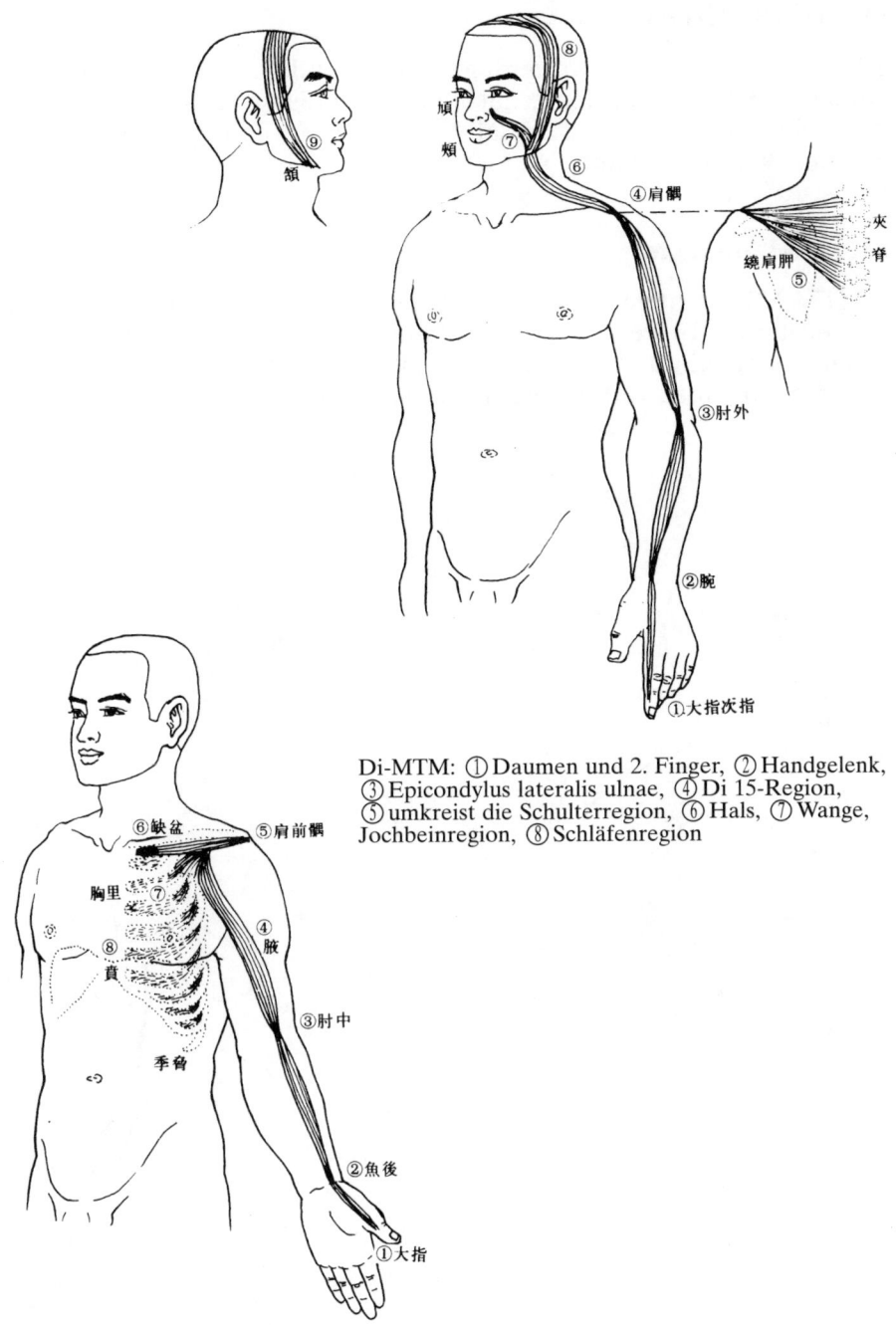

頏
頰

⑨頜

⑧

⑦

⑥

④肩髃

夾脊

繞肩胛 ⑤

③肘外

②腕

①大指次指

Di-MTM: ① Daumen und 2. Finger, ② Handgelenk,
③ Epicondylus lateralis ulnae, ④ Di 15-Region,
⑤ umkreist die Schulterregion, ⑥ Hals, ⑦ Wange,
Jochbeinregion, ⑧ Schläfenregion

⑥缺盆   ⑤肩前髃

胸里 ⑦

⑧ 賁   ④腋

③肘中

手魯

②魚後

①大指

Lu-MTM: ① Daumen, ② Region proximal des
Thenars, ③ Mitte der Ellenbeuge, ④ Achsel,
⑤ Di 15-Region, ⑥ Schlüsselbeingrube,
⑦ Thorax innen, ⑧ Epigastrium

105

MTM des KS-Meridians

Der MTM-KS beginnt am Mittelfinger, zieht mit dem MTM-Lu gemeinsam proximal zum Ellbogengelenk, hat eine Verbindung mit der Achselhöhle und verteilt sich ventral und dorsal. Ein Ast dringt in die Achselhöhle ein und nimmt Verbindung mit dem Herzen auf.

MTM des H-Meridians

Der MTM-H beginnt an der Innenseite des Kleinfingers und endet zunächst am Os pisiforme. Er verläuft dann proximal zum Ellbogengelenk, dringt in die Achselhöhle ein und hat hier Verbindung mit dem MTM-Lu. Zwischen den beiden Mammae verbindet ein Ast diesen und das Herz. Der Ast zieht weiter kaudal zum Nabel.

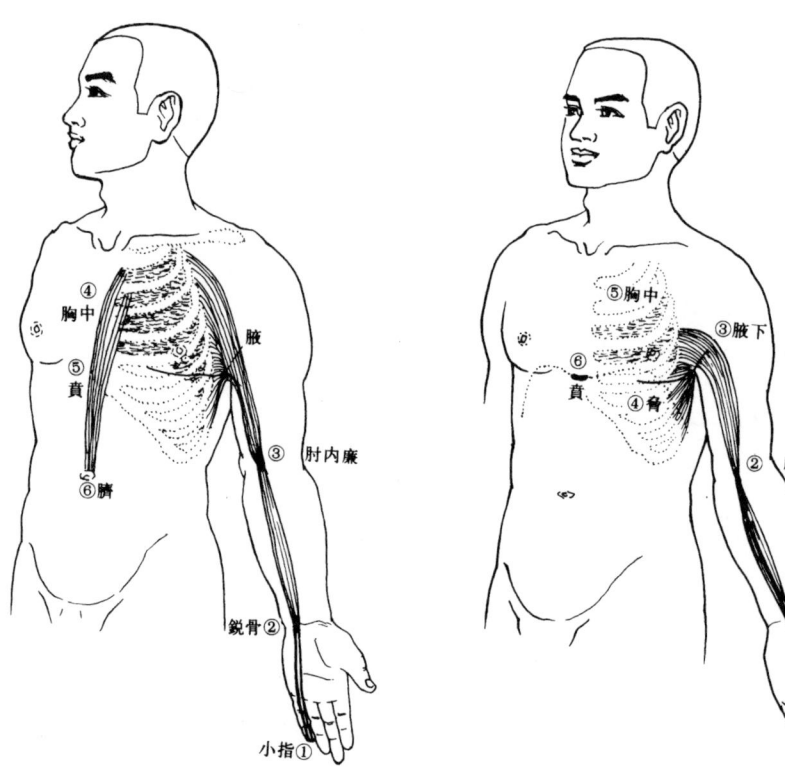

H-MTM: ① Kleinfinger, ② Proc. styloideus ulnae, ③ Epicondylus medialis ulnae, ④ Thorax innen, ⑤ Epigastrium, ⑥ Nabel

KS-MTM: ① Mittelfinger, ② Epicondylus medialis ulnae, ③ subaxillär, ④ Flanken-region, ⑤ Thorax innen, ⑥ Epigastrium

106

Zusammenfassung

In diesem Kapitel haben wir die Physiologie und die klinische Bedeutung des Meridiansystems kennengelernt. Das Meridiansystem entspricht etwa dem Blutkreislauf und Nervensystem der westlichen Medizin.

Wenn wir Krankheitssymptome einem oder mehreren Meridianen zuordnen, wie z. B. bei einer Wurzelsymptomatik L5/S1, entspricht diese in der TCM dem B-Meridian. Die Meridianzuordnung der Symptome ist eine topische Zuordnung. Es wird hier also die Frage nach der anatomisch-topographischen Lokalisation beantwortet. In einem späteren Kapitel werden wir noch die Organzuordnung der Symptome kennenlernen; diese ist auch eine anatomisch-topographische Diagnostik der TCM.

Die nähere Beschreibung des Schweregrades, der Art, der Eigenschaft etc. einer Erkrankung haben wir als Modalität zusammengefaßt.

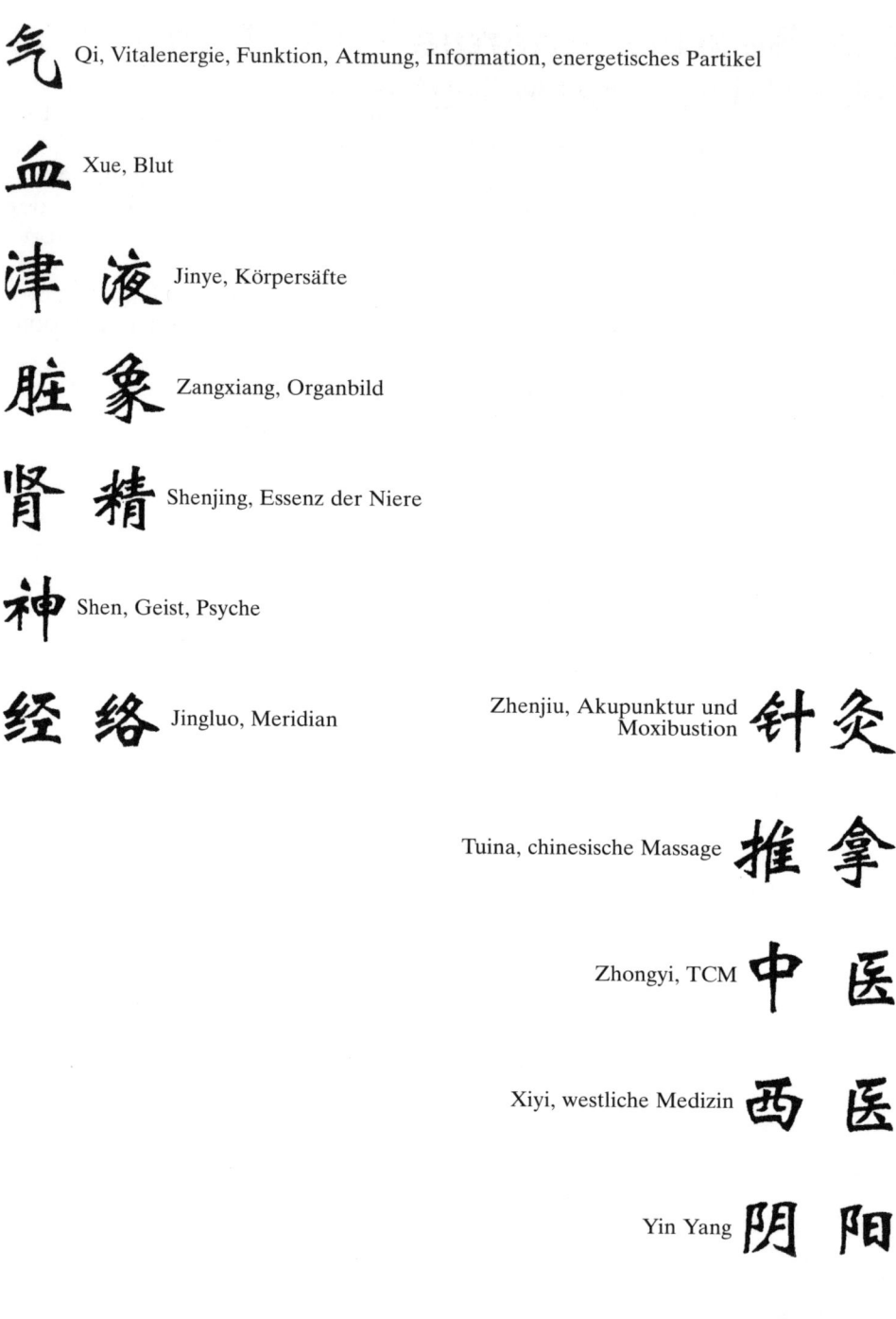

气 Qi, Vitalenergie, Funktion, Atmung, Information, energetisches Partikel

血 Xue, Blut

津液 Jinye, Körpersäfte

脏象 Zangxiang, Organbild

肾精 Shenjing, Essenz der Niere

神 Shen, Geist, Psyche

经络 Jingluo, Meridian

Zhenjiu, Akupunktur und Moxibustion 针灸

Tuina, chinesische Massage 推拿

Zhongyi, TCM 中医

Xiyi, westliche Medizin 西医

Yin Yang 阴阳

Wuxing, die 5-Elementen-Lehre 五行

Die Begriffe Energie – Qi, Blut – Xue und Körpersäfte – Jinye

Qixue und Jinye bilden neben den Eingeweiden, Knochen, Sehnen und der Haut das Grundmaterial des menschlichen Organismus. Sie sind die Basis für die Physiologie der Zangfu (Herz, Blase etc.), der Jingluo – Meridiane und für die Physiologie des Gewebes und der Organe. Nach Ansicht der modernen Medizin werden wir sagen, daß die Physiologie des Qixue – Vitalenergie/Blut mit der Physiologie der Atmung, des Blutes und des Immunsystems eng in Verbindung steht.

Das Qi ist in der TCM die Ursubstanz des Universums. Durch einen Umwandlungsvorgang – Qihua – entstand alles in dieser Welt, auch der menschliche Organismus. Das Yin/Yang und die 5-Elementen-Lehre – Wuxing sind Bewegungsformen des Qi. Der Funktionskreis bzw. die Physiologie eines Organes (Zangxiang) ist die Umwandlung – Qihua des menschlichen Organismus. Die Ätiologie einer Erkrankung ist nach der TCM eine Störung der Qihua-Funktion. Das Qi wird in Yin/Yang-Bestandteile eingeteilt. Der Yin-Bestandteil ist das Materielle und der Yang-Bestandteil das Energetische. Die Materie und die Energie bilden eine lebendige Einheit. „Der Mensch speist das Qi des Himmels, auch Yangqi genannt (bestehend aus: Wind, Kälte, Hitze, Feuchtigkeit, Trockenheit und Glut) und das Yinqi bestehend aus den 5 Elementen (Holz, Feuer, Erde, Metall und Wasser)." (Zitat aus [91]). Das Zitat besagt, daß der Mensch abhängig ist vom Himmel und der Erde.

Nach der TCM ist das Qi ein bewegliches Teilchen und hat eine antreibende, erwärmende, abwehrende, zusammenhaltende und umwandlungsfördernde Wirkung. Es gehört dem Charakter Yang an.

Die moderne Forschung hat ergeben, daß die Energie, die ein Qigongmeister aus seinen Händen, meist KS 8, abgibt, nur nach vorne bis zu einer Entfernung von 3,5 m mit einer Geschwindigkeit von 20–50 cm/s zu messen ist; von der Rückseite des Qigongmeisters kann man kein meßbares Signal ableiten. Diese Strahlung aus positiven und negativen Ladungen, aus Mikropartikeln bestehend, kann ein Lasergitter von 60±2 µm, aber nicht eine Glaswand passieren.

Bei einem Qigongmeister ist während seiner Aktivität die allmähliche Zunahme (nach 3–4 min) einer Infrarotstrahlung zu messen, welche eine Erhöhung der Hauttemperatur am Oberarm, Unterarm und der Hand um 0,7° Celsius zeigt. Das Maximum an der Handfläche kann sogar 2° Celsius höher sein. Die Temperatur normalisiert sich nach Beendigung der Aktivität (= Konzentration).

Ferner wurden auch chemische und biologische Reaktionen des Qi vom Qigongmeister objektiviert [45, 46, 62].

Die Biophotonenstrahlung der lebenden Zellen (Popp u. Ruth) können wir als eine Form des Vitalenergie – Qi im Organismus ansehen.

Die umstrittene Kirlian-Fotographie kann möglicherweise die Existenz der Meridianpunkte als ein Areal (Körperöffnung) der Qi-aktiven Zone belegen.

Die verschiedenen Qi-Begriffe in der TCM können wir im Sinne der modernen Medizin vielleicht auch so erklären:

Yangenergie – Yangqi: Reguliert die Temperatur, das entspricht der Wärmeenergie.

Verteidigungsqi – Weiqi: Regulation der Schweißsekretion und das entspricht der Perfusionsenergie.

Qi der Milz – Piqi: Regulation von Bewegungen der Glieder, das entspricht der kinetischen Energie.

Qi des Magens – Weiqi: Verdaut die Nahrung, das entspricht der biochemischen Energie.

Qi im Meridiansystem – Jingqi: Die Fortleitung der Empfindungen, das entspricht der elektrischen Energie.

Eine Stagnation des Qi – Qixie können wir als eine Störung der Freisetzung und Verbrennung sehen, wodurch ein Energieüberschuß und eine Abnahme der biologischen Aktivität eintritt.

Für die Umwandlungen der unterschiedlichen Qi-Formen spielen bekanntlich Neurotransmitter und Hormone eine entscheidende Rolle. Die Energieträger im Körper sind zahlreich: ATP, cAMP, cGMP, Glykogen. Diese Energiespeicher werden in den Zellen durch Mitochondrien und zahlreiche Enzyme reguliert. Auf diese Weise verliert der Begriff Vitalenergie – Qi seinen mystischen Mantel.

Zur Übersetzung des TCM-Begriffes Qi gibt es in der westlichen Medizin verständlicherweise sehr unterschiedliche Begriffe: Pneuma, Energie, Vitalenergie und die Ablehnung von dem Terminus Qi-Ch'i als ein energetisches Konzept [24]. Selbst in der TCM-Literatur des modernen China ist Qi nur ein Begriff als Beschreibung von verschiedenen Funktionen und zugleich etwas Stoffliches. Oder ist das Qi nur etwas Substantielles? Nach den Autoren Zhang Zhenyu und Liu Chengcai des Buches „Chinas Lexikon der Medizin, Basistheorie der TCM" ist das Qi der TCM nur etwas Substantielles, Stoffliches [73, 81]. In dem Lehrskriptum der Chinesischen Hochschulen für TCM, betitelt „Die Basistheorie der TCM", Ausgabe 1993, wird hingegen die Meinung vertreten, daß das Qi der TCM etwas Stoffliches sei und zugleich auch als Bezeichnung einer Funktion benützt werde [39].

Zusammenfassend können wir bei der Vitalenergie – Qi drei Aspekte sehen:

Die Lehre von Qi spielt beim Verständnis der Physiologie und Pathophysiologie der TCM eine zentrale Rolle, wie folgt:

110

1. als ein bewegliches Mikropartikel,
2. zur Beschreibung der Physiologie und Pathophysiologie,
3. als ein Begriff zur Beschreibung der Syndrome und Normerscheinungen.

Die Dynamik der Vitalenergie – Qi wird in zwei Punkten beschrieben:

1. Funktionelle Aktivität der Vitalenergie – Qiji. Hier ist die Leber – Gan hauptverantwortlich.
2. Zirkulation und Umwandlung der Vitalenergie (Qihua). Hier ist die Niere – Shen hauptverantwortlich (Zhang Chaoqun, TCM-Nachricht, China, 6/1990).

Das Xue – Blut, wird in der TCM durchaus als Blut in unserem Sinn verwendet.

Das Jinye in der TCM ist der Sammelbegriff für alle Arten von Körperflüssigkeiten: die Flüssigkeit in der Lunge und der Niere, der Magensaft, die Darmflüssigkeit, das Nasensekret, die Tränen, der Speichel, der Schweiß, der Harn etc. Xue und Jinye werden dem Charakter Yin zugerechnet.

Das Wachstum, die Entwicklung, die Alterung, der Tod und die Erkrankung sind Folgen der Bewegung und Umwandlung von diesen drei Grundsubstanzen (Grundmaterial) des Organismus.

Eine weitere Grundsubstanz des Organismus ist auch das Jing (Essenz, Extrakt, Samen und Eizelle). Anderseits ist das Jing auch eine Form des Qi, das Jingqi. Die Fortpflanzung gilt als eine Qi-Form (Substratform) der Niere. Dieser Begriff wird, wie gesagt, meist in Zusammenhang mit der Niere bzw. mit Potenz und Fortpflanzung gebraucht. Näheres wird später in diesem Kapitel erklärt.

1. QI – VITALENERGIE

Wenn heute in China der Ausdruck Qi verwendet wird, so assoziiert man damit in der Umgangssprache: Gas, Atmosphäre, Gewohnheit, Ausdruck, Atmung etc. Jedoch müssen wir wissen, daß das Wort Qi im Zusammenhang mit der TCM aus der Philosophie des alten China stammt. Das Qi wurde als kleinster und universellster Bestandteil aller Gegenstände des Universums bezeichnet. Die Form der Gegenstände des Universums, wie Sonne, Mond, Erde, Himmel, Tiere, Pflanzen etc. ist unterschiedlich, aber ihr kleinster Bestandteil ist das gleiche, nämlich das Qi. Für Frau Tu Ya von der Akademie für TCM, China, ist Qi die gemeinsame Basis der chinesischen Kultur, insbesondere der Philosophie und der Medizin. Um den roten Faden des Systems der TCM und die weitere Entwicklungsrichtung der TCM zu verstehen, darf man dem Begriff Qi nicht ausweichen [110].

Qi beinhaltet allgemein nach Frau Tu sechs Begriffe: 1. Wind, Regen, Wolken, Nebel, Rauch, Dampf in der Natur. 2. Das Atmungsqi wird zum Lebensqi erweitert. 3. Das Essen von Nahrung wird als Jingqi bezeichnet. 4. Die Kraft der Gedanken, Wille und Emotionen. 5. Alle unerklärlichen Phänomene und die Erkenntnisse über Teufel, Geister und Götter. 6. Beschreibung vom Ursprung des Universums und der Genesis des Universums.

Die Besonderheiten der Erklärung der Natur des Begriffes Qi sind: Strukturlosigkeit, Formlosigkeit, Umwandelbarkeit, Undifferenziertheit des Individuums und Überbewertung von Wandlung und Vernachlässigung von Persistenz. Die Gemeinsamkeit und die Übereinstimmung „Gongxing" sind nicht in Worten zu beschreiben, man kann sie nur „nachempfinden"; sie lautet: „Yihui".

Die Entstehung des Qi-Begriffes in der Philosophie und die Entstehung der Medizintheorie der TCM geschah gleichzeitig. Im „Lehrbuch der inneren Medizin Neijing" wird mit dem Begriff Qi folgendes beschrieben: 1. Die Entstehung und die Basis des Menschen. 2. Die Quelle der Vitalprozesse. 3. Das Erscheinungsbild der verschiedenen Körperteile. 4. Qihua (Entstehung, Zirkulation und Funktion des Qi) ist ein Aspekt des Qi in der Physiologie. 5. Einheitliche Erklärung der Ätiologie, des Pathomechanismus und der Therapie und Medikation. 6. Die Basis der „Yunqi Xueshuo", eine Lehre für die Prognose und die Entwicklung einer Erkrankung [66]. In den Jahrtausenden der TCM hat die Lehre des Qi auch negativ auf die Entwicklung der TCM gewirkt. Denn wenn das Qihua keine Form hat (Qihua Wuxing), dann ist die Erkenntnis vom Qi schon am Ende [110]! Qi wurde wohl in der TCM als etwas Materielles angesehen, aber es ist form- und strukturlos! Vom Standpunkt des Qi aus gesehen, bedeutet es nicht, daß die TCM nicht fähig war, den Körper anatomisch zu erforschen, sondern daß eine solche Anatomie keine neue brauchbare Erkenntnis bringt. Vom

Standpunkt der Erkenntnisgewinnung durch die Anatomie gesehen, gibt es Beschränkungen infolge der ethisch-moralischen Tabus [82].

Sehr früh, etwa vor 2500 Jahren, hat die TCM den Begriff Qi von der Philosophie in ihre Medizintheorie übernommen. Ähnliches gilt auch für die Begriffe Yin/Yang und die 5-Elemente-Lehre. Sie waren zunächst auch Begriffe der Philosophie im alten China.

In der TCM wird der Begriff nicht nur für den Organismus, sondern auch für die Natur, wie das Klima (sog. bioklimatische Faktoren), für die Geographie sowie für die feuchte Gegend in Südchina und auch für die trockene Gegend in Nordchina, weiters für das Bergland im Osten und die Küstenregion im Osten, für die Jahreszeiten, den Tagesrhythmus etc. verwendet. Solche, außerhalb des Körpers vorhandene Beziehungen von Qi finden wir auch im Kapitel der 5-Elemente-Lehre wieder.

Nun wollen wir die Bedeutung des Qi in der TCM genauer betrachten. Kurz gesagt wird das Wort Qi in der TCM am häufigsten im Sinne der Funktion eines Organes verwendet.

1.1. DIE ENTSTEHUNG UND PHYSIOLOGIE DES QI IN DER TCM

Wir wissen, daß das Qi als Grundelement des Organismus die Basis des Lebens bildet. Ohne Qi ist der Mensch tot. Der Mensch lebt in der Natur. Er hat eine enge Wechselbeziehung mit seiner Umgebung; dies sieht man z. B. bei der Nahrungsaufnahme (Qi aus der Nahrung), der Sauerstoffaufnahme, der CO_2-Abgabe durch die Atmung (Qi aus der Atemluft), also der Aufnahme, Verarbeitung und Ausscheidung. Wir nennen das auch Stoffwechsel. Das Qi ist somit der Garant für das Leben. In der TCM werden auch die Organfunktionen als Qi bezeichnet, so z. B. das Qi des Herzens, Qi des Magens etc. In der Meridianlehre kommt auch der Ausdruck Qi vor, z. B. Qi in den Meridianen; hier wird das Qi auch als Synonym für die Funktion gebraucht. Wenn aber in der Krankheitslehre der Begriff Qi vorkommt, z. B. das Xieqi, die sog. perverse Energie, sind damit also auch pathogene Faktoren gemeint. Wenn bei sog. exogenen Faktoren das Wort Qi vorkommt, sind die bioklimatischen Faktoren, wie Hitze, Kälte, Wind, Feuchtigkeit, Trockenheit und Hitze gemeint. Wie man sieht, hat das Wort Qi in der TCM sehr unterschiedliche Bedeutungen: Grundstoff des Lebens (= Energieteilchen schlechthin), Funktion (die Organphysiologie, wie z. B. Hyperfunktion, Hypofunktion) und Information (z. B. die Bedeutung des Meridiankreislaufs nicht nur als Weg, auf welchem sich Energieteilchen fortbewegen, sondern auch als Informationsweg ähnlich dem Nervensystem), schließlich auch bioklimatische Faktoren.

Wir wollen hier aber besonders das Qi als lebenserhaltendes Grundteilchen betrachten.

1.2. DIE DREI QUELLEN DES QI

1. Das Yuanqi, Quellen-Qi, angeborenes, pränatales, vererbtes, ursprüngliches, wahres Qi

Genetisch angelegtes Qi, Jingqi, auch als Quellen-Qi (Yuanqi) bezeichnet. In den chinesischen Meditationsübungen – Qigong wird die Region KG 6 als Meer der Vitalenergie und Dantian bezeichnet. In diesem Segment ist auch das Organ Niere – Shen lokalisiert. Dorsal am Rumpf ist B 23 gelegen, die Höhe von LWK 2–3 ist der Zustimmungspunkt für die Nieren – Shen. Mit KG 6 und B 23 können wir reflektorisch-therapeutisch auf des Nieren – Shen einwirken. Mit der Geburt haben wir von unseren Eltern das Qi bekommen, die genetisch in den Chromosomen festgelegte Vitalität – im Volksmund auch „Lebenskerze" genannt.

2. Das Zongqi (auch Qingqi, reines Qi), Atmungs-Qi

Dies entspricht etwa dem Sauerstoff. Durch die Atmung mit der Lunge erhalten wir ein „reines Qi", welches mit dem „Nahrungs-Qi" in der Brust zusammenkommt; daraus entsteht das Zongqi. Zongqi hat somit enge Beziehung zur Milz – Pi, der Lunge und dem Herzen. Die Atmung, Sprache, Zirkulation von Qixue – Vitalenergie/Blut und die Bewegungen der Extremitäten stehen mit Zongqi in Verbindung. An den Punkten KG 17 und B 13 können wir reflektorisch-therapeutisch auf die Lunge einwirken.

3. Das Zhongqi, Nahrungs-Qi, die Verdauungsfunktion

Das Zhongqi aus der Mitte bedeutet die Funktion der Milz – Pi und des Magens. Um aus der Nahrung und aus der Atemluft Qi zu gewinnen, benötigen wir Niere, Milz/Pankreas, Magen, Lunge. In der Niere haben wir das sog. genetische (angeborene) Qi gespeichert. Die Milz (und das Pankreas) und der Magen machen aus der Nahrung und Wasser Nährstoffe für den Organismus, die Lunge atmet die Luft (in der modernen Umgangssprache Chinas auch Qi genannt) und gewinnt daraus Qi, eben Zongqi. An den Punkten B 20, B 21 und KG 12, M 21 können wir reflektorisch und therapeutisch auf die Verdauung einwirken. Jener im Meridian zirkulierende Anteil ist das Yingqi.

Eine Sonderform des Qi ist:

Das Weiqi, Abwehr-Qi, abwehrendes, schützendes Qi

Das Abwehr-Qi – Weiqi kreist außerhalb des Gefäßes. Das Yingqi kreist im Meridiansystem. Yingqi entsteht in der Lunge durch die Mischung von Atmungs-Qi mit Nahrungs-Qi. Das Yingqi entspricht etwa dem arteriellen Blut. Das Weiqi hat denselben Ursprung, aber es kreist außerhalb des Meridiansystems. Die Aufgaben des Weiqi sind: der Schutz der Haut und der

114

Muskulatur, die Abwehr von exogenen Noxen, die Kontrolle der Schweiß-poren, die Regulation der Körpertemperatur und die „Erwärmung der Eingeweide" und der Haut. Auch das Weiqi entsteht aus der Nahrung.

Das Abwehr-Qi und das Yingqi (arterielles Blut) kommen beide aus dem mittleren 3E, steigen auf zur Lunge und gelangen von der Lunge in die Meridiane – aber außerhalb des „Gefäßsystems", sozusagen „perivaskulär". Yingqi und Weiqi stammen beide aus der Nahrung und der Atmung. Sie unterscheiden sich durch den Ort ihrer Zirkulation im Meridiansystem und durch ihre Zuordnung zu Yin/Yang-Systemen.

Yingqi ist Yin und Weiqi ist Yang; zusammen bilden sie ein Paar.

1.3. PHYSIOLOGIE DER ENTSTEHUNG VON QI

Das Qi, welches wir angeboren mitbekommen haben und welches als Jingqi bezeichnet wird, ist in der Niere gespeichert und zieht zwischen den beiden Nieren (LG 4 = das Tor zum Leben) aufwärts zum mittleren 3E. Hier trifft es das Qi aus der Nahrung (Milz/Pankreas und Magen). Es gelangt weiter aufwärts zum oberen 3E (Lunge) und trifft hier auf das Qi der Atemluft. Es wird unter dem Einfluß der Lunge im ganzen Körper verteilt.

Hier ist auch die Erklärung für die Reihenfolge der Meridianzirkulation zu suchen und warum diese in der TCM mit dem Lu-Meridian beginnt. Im Gegensatz dazu beginnt sie in der europäischen Akupunkturtradition mit dem H-Meridian.

Aus der Physiologie der Qi-Entstehung geht hervor, daß nur dann eine normale Qi-Physiologie bestehen kann, wenn die Erbanlage, die Nahrung, die Umwelt (Luft etc.) und auch die Organe wie Niere, Milz/Pankreas, Lunge etc. gesund sind.

1.4. DIE FUNKTION UND AUFGABE DES QI IN DER TCM

Wie bereits besprochen, hat das Qi die Aufgabe der Lebenserhaltung. In der Folge werden die einzelnen Funktionen von Qi näher besprochen:

1. Qi als Antrieb und als Quelle aller Bewegungen im Körper

Qi kann als Vitalteilchen (Energieteilchen etc.) das Wachstum des Organis-mus, die Funktion der Hohl- und Vollorgane (Fu, Zang), des Meridian-systems und anderer Organe garantieren. Die Entstehung des Blutes und seines Kreislaufes, die Entstehung der Körperflüssigkeiten (Jinye), die Verteilung und Ausscheidung sind ebenso vom Vitalteilchen Qi abhängig.

Wenn die Antriebsfunktion des Qi geschwächt ist, merken wir es durch Wachstumsstörungen, Entwicklungsstörungen oder vorzeitige Alterung; die Hypofunktion eines Organs und überhaupt die Reduktion der Vitalfunktion sind der Auslöser.

2. Qi hat erwärmende Funktion

Die Erhaltung einer konstanten Körpertemperatur benötigt die erwärmende Funktion des Qi. Alle Organe bedürfen der erwärmenden Funktion des Qi, um richtig zu arbeiten. Auch die Meridianzirkulation braucht diese erwärmende Funktion des Qi. Kalte Extremitäten, reduzierte Körpertemperatur, Blutstase etc. sind Folgen einer Qi-Störung.

3. Qi in der Abwehrfunktion, Qi schützt den Körper

Das Qi verteidigt die Haut, so daß pathogene Faktoren wie z. B. exzessive Kälte, Trockenheit etc. (sog. bioklimatische Faktoren) nicht in den Organismus eindringen können. Außerdem läßt das Qi auch die Haut als Ausscheidungsorgan Schadstoffe aus dem Körper absondern. Das erinnert sehr an die Funktion des Sympathikus.

4. Qi hat eine zusammenhaltende Wirkung

Qi hält die Körperflüssigkeit und schützt bzw. hält die Eingeweide zusammen. Qi hält das Blut im Gefäß, so daß es nicht austritt (petechiale Blutung). Qi hält den Schweiß, Harn, Speichel, Magensaft, die Darmflüssigkeit zusammen und kontrolliert ihre Sekretion und Ausscheidung, ähnlich den Funktionen des Sympathikus und Parasympathikus.

Qi hält die Eingeweide in ihrer topographischen Lage, verhindert ihre Lageänderung im Körper und verhindert ihren Deszensus (Ptose des Magens, Wanderniere, Prolapsus uteri, Prolapsus ani etc.).

Wenn diese Funktion des Qi gestört ist, sehen wir Blutungen, vermehrte Schweißsekretion und Harnausscheidung, Inkontinenz, vermehrten Speichelfluß, Diarrhoe, Prolaps, Spermatorrhoe, Ejaculatio praecox, Abortus etc.

5. Qi fördert die Umwandlung – Qihua

Unter Qihua verstehen wir in der TCM Umwandlungen, Transformationen, Entstehung und Zirkulation des Qi. Wir können es auch als Stoffwechsel von Jingqi (genetisch angelegtes Qi), Xue – Blut, Jinye – Körpersäfte bezeichnen sowie als Umwandlung dieser Substanzen untereinander. Z. B. werden unter Mitwirkung von Qihua aus Nahrung: Nährstoffe, Blut, Körperflüssigkeit. Aus der Körperflüssigkeit werden unter Qihua-Einfluß Schweiß, Harn etc.

In Chinese-English Terminology of TCM (Hunan, 1981) liest man zu Qihua: „Activities of Qi (Vital Energy). In a broad sense, it refers to the activities or the mechanism of Qi in the body, and in a narrow sense, to certain functional activities of the viscera."

Wenn die Qihua-Funktion existiert, dann bedeutet das Leben. Qihua bedeutet auch die Summe von allen Formen des Qi im Körper. Qihua ist auch die Grundlage der Drei Erwärmungen und der Wechselbeziehungen der 5 Elemente und der fünf Organe.

Zusammenfassung

Qi hat in der Physiologie der TCM folgende Funktionen:
1. Antrieb, Bewegung
2. Erwärmung
3. Abwehr, protektiv
4. zusammenhaltend, adstringierend, Gushe-Funktion
5. Förderung der stofflichen Umwandlung, Qihua-Funktion

Funktionelle Aktivität von Qi (Qiji)

Hauptfunktion	Physiologische Bedeutung
Qi als Antrieb	Anregung und Förderung des Wachstums, der Funktion, des Meridians, der Organfunktion, der Bluterzeugung und -zirkulation und des Stoffwechsels der Körpersäfte
Qi zur Erwärmung	Erhaltung der Körpertemperatur, „Erwärmung der Eingeweide und Meridiane", Garantieren der Zirkulation des Blutes und der Körpersäfte
Qi in der Abwehrfunktion	Schutz der Haut, „Ableiten von Noxen" und Schutz vor Eindringen von exogenen Noxen
Qi als zusammenhaltende Funktion	Zusammenhalten von Blut, Schweiß, Urin, Speichel, Magen, Darmflüssigkeit und Samen; Halten der Wundermeridiane Chongmai und KG; Beibehaltung der Position von Organen im Körper
Qihua-Funktion	Förderung der Umwandlung und Verteilung von Feinstoffen im Körper

1.5. DIE BEWEGUNG DES QI, QIJI, FUNKTIONELLE AKTIVITÄT VON QI

Da das Qi etwas Substantielles (Energiepartikel) ist, so ist auch verständlich, daß es physiologisch wirksam ist und im Körper auch beweglich ist. Wenn einmal die Bewegung des Qi aufhört, bedeutet das den Tod.

Die Bewegungsarten des Qi im Organismus werden im wesentlichen in vier Arten eingeteilt:

1. aszendierend
2. deszendierend
3. Inkorporation
4. Exkorporation

Die Lunge bringt das Qi – Energie, Xue – Blut und die Körpersäfte – Jinye nach kranial sowie an die Körperoberfläche (aszendierende Wirkung der Lunge). Flüssigkeiten werden aufgrund der deszendierenden Wirkung der Lunge nach kaudal zur Niere befördert; die Inspiration bewirkt die Inkorporation von Luft, die Exspiration bedeutet Exkorporation von verbrauchter Luft. Nicht alle Organe haben alle vier Bewegungsarten des Qi.

Man kann von jedem Organ und Meridian die Bewegung des Qi beschreiben. Diese Beschreibung der Qi-Bewegung ist das, was wir in der modernen Medizin als Physiologie bezeichnen.

1.6. QI-BEWEGUNG DER ORGANE

Für die Eingeweide (fünf Zang, fünf Fu) sind Unterschiede in der Qi-Bewegung bekannt.

Die fünf Zang-Organe (Lunge, Herz, Niere, Leber, Milz) haben eine Speicherfunktion (für Jinqi). Physiologisch gesehen tendiert ihr Qi zum Aszendieren.

Die fünf Fu-Organe (Dickdarm, Dünndarm, Gallenblase, Harnblase, Magen) haben eine Transportfunktion, ihr Qi neigt deshalb physiologisch zum Deszendieren.

Die Lunge hat eine Verbindung zur Außenwelt. Deshalb hat auch ihr Qi alle vier Bewegungsformen. Das Herz ist wie die Lunge ein Zang-Organ und ist im oberen 3E-Raum, aber es hat keine Verbindung zur Außenwelt, deshalb kennt das Herz nur das Aszendieren und Deszendieren, wobei das Deszendieren überwiegt.

In der TCM wird nur die Milz genannt, nicht wie wir aus der europäischen Akupunkturtradition die Kombination Milz/Pankreas kennen. Das Organpaar Milz und Magen befindet sich im mittleren 3E-Raum. Physiologisch hat die Milz die Qihua (Umwandlung von Stoffen durch das Qi, etwa die Verdauung) als Hauptaufgabe. Daher ist das Aszendieren die Hauptbewegungsrichtung des Milz-Qi. Der Magen empfängt die Nahrung und hat daher als Hauptbewegungsrichtung seines Qi das Deszendieren.

Die Nieren und die Leber befinden sich im unteren 3E-Raum (Unterbauch). Sie haben keine Verbindung zur Außenwelt. Sie können deszendieren und aszendieren, aber das Aszendieren überwiegt im physiologischen Zustand.

Die Bewegungsformen des Qi beinhalten: Aszendieren, Deszendieren, Inkorporation und Exkorporation. Aber nicht in jedem physiologischen Vorgang müssen alle vier Bewegungsformen des Qi vorkommen. Wie bereits besprochen, hat jedes Organ seinen Schwerpunkt:

Z. B. sollen die Leber und die Milz (/Pankreas) in physiologischer Weise mehr aszendieren, wogegen die Lunge und der Magen mehr deszendieren sollen. Aber wenn wir den ganzen Organismus betrachten, dann sollen die vier Bewegungsformen des Qi harmonisch abgestimmt ablaufen.

Sonst treten Störungen auf, wie:

„Qi-xie" (Qi-Stagnation),
„Qi-ni" (Qi-Bewegung in verkehrter Richtung) hier z. B. der Singultus,
„Qi-bu-jiang" (Qi steigt nicht ab),
„Qi-xian" (Qi steigt zu schnell ab),
„Qi-tuo" (das Qi verläßt den Körper = Tod),
„Qi-jie", „Qi-yu", „Qi-bi" – bedeutet das Qi staut sich im Körper (ein TCM-Ausdruck für die Depression).

Syndrome: Qi der Milz(/Pankreas) deszendiert. Pi-qi-xia-xian.
Qi des Magens aszendiert. Wei-qi-shang-ni.
Qi der Leber „verknotet" sich. Gan-qi-yu-jie.

Erklärung: (Pi = Milz; xia = nach unten; xian = versenken; Wei = Magen; shang = nach oben; ni= in verkehrter Richtung; Gan = Leber; yu = Depression; jie = Knoten)

1.7. HAUPTFORMEN DES QI UND SEINE VERTEILUNG IM KÖRPER

Wie bereits besprochen, entsteht das Qi im Körper im Bereich der Drei Erwärmungen. Im Bereich der unteren 3E ist die Niere (ererbte Energie), im Bereich der mittleren 3E ist der Magen (Nährstoffe und Energie aus der Nahrung) und in den oberen 3E ist die Lunge (Sauerstoffaufnahme).

Je nach dem Qi-Entstehungsort, der Qi-Verteilung und der Qi-Aufgabe teilen wir in der TCM das Qi wieder in vier Hauptformen ein:

Yuanqi, Zongqi, Yingqi und Weiqi.

Die Abbildung auf der folgenden Seite zeigt die drei Formen des Qi nach seinem Ursprung (Thorax-Zongqi, Oberbauch-Yingqi und Unterbauch-Weiqi) aus Acupuncture and Moxibustion in Illustrated Appendices to the Classic of Categories (chinesisch, 1624) von Zhang Jiebin (1563–1640) [128].

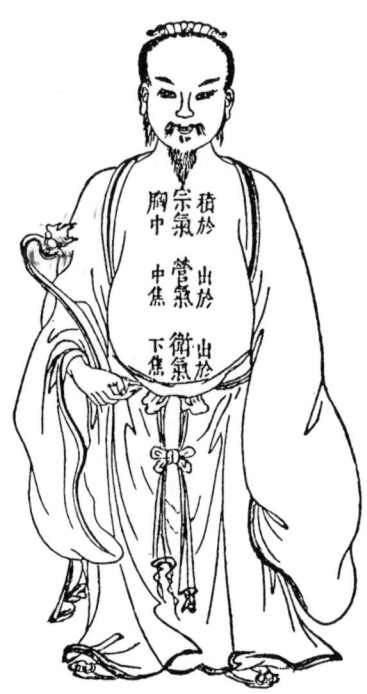

Die drei Qi-Formen: Zongqi, Yingqi, Weiqi. Aus Zhang Jiebin [128] aus dem Jahre 1624

1.7.1. Das Yuanqi – angeborenes, vererbtes, ursprüngliches, wahres Qi

Yuanqi ist das wichtigste Qi. Es entsteht aus einer Qi-Mischung: Qi in der Erbanlage (bewahrt in der Niere, sog. Jingqi) und dem aufgenommenen Qi, welches aus der Nahrung durch die Verdauung und aus dem Sauerstoff durch die Atmung in den Körper gelangt. Daraus ersehen wir, daß unsere Vitalität wohl erblich vorbestimmt ist, aber durch die individuelle Lebensführung (Ernährung, Atmung, Bewegung, Psyche, Erkrankungen etc.) stark verändert werden kann. Die „Lebenskerze" (Erbanlage) hat eine bestimmte Verbrennungszeit, aber die Änderung der Umgebung (Wind, Temperatur etc.) und die Brennart (z. B. an beiden Enden = Raubbau = Exzesse) kann die Brennzeit der „Lebenskerze" deutlich verkürzen (Tod durch Streßulkus in jungen Jahren).

Der Entstehungsort des Yuanqi ist die Gegend zwischen den beiden Nieren: LG 4 = Tor des Lebens. Das Yuanqi gelangt von hier zu den 3E, dann in den Meridiankreislauf und durch den Meridiankreislauf schließlich in alle Teile des Körpers.

Der Weg des Yuanqi: vom unteren 3E – Urogenitalsystem aufwärts zum mittleren 3E –Verdauungssystem, dann weiter zum oberen 3E – kardiopulmonales System; von hier in den Lu-Meridian, dann in den Di-Meridian etc. Der Überschuß an Yuanqi wird in den 8 Wundermeridianen abgelagert und gespeichert.

An den Meridianpunkten ist eine besondere Konzentration von Yuanqi bekannt. Die Sekundärgefäße stellen die Verbindung zu anderen Meridianen und den Organen her. Das Yuanqi aus den 8 Wundermeridianen sammelt sich im LG und KG, wo es wieder in die Niere zurückfließt. Die Aufgabe des Yuanqi ist der Antrieb (für Wachstum und Entwicklung) des Körpers und die Aktivierung der Organ- und Meridianfunktion.

In der TCM gilt: Zwischen dem 10. und 40. Lebensjahr ist das Yuanqi reichlich vorhanden; zwischen dem 50. und 100. Lebensjahr wird Yuanqi immer schwächer, und deshalb wird auch die Muskulatur immer schwächer. Die Haut verwelkt, die Sehschärfe verschlechtert sich, die Organfunktion wird schwächer etc. Das Yuanqi wird schließlich so schwach, daß es nicht mehr die Kraft hat, um aufwärts zu allen 3E zu gelangen. So ist die Schwäche in den Extremitäten zu erklären, da diese für ihre Funktion das Yuanqi als Antrieb und Ernährung benötigen.

Die Eingeweide (Zangfu) benötigen das Yuanqi, um ihre physiologische Aufgabe zu erfüllen. Eine Abschwächung des Yuanqi bedeutet eine Insuffizienz der Eingeweidefunktion.

1.7.2. Das Zongqi – Qi im Thorax

Das Zongqi sammelt sich im Thorax (KG 17). Es entsteht aus der aufwärts gerichteten Nahrungsenergie (aus Milz/Pankreas) und dem Atmungs-Qi der Lunge.

Das Zongqi verteilt sich, tritt durch den Rachen aus und gelangt sowohl zum H-Meridian als auch zu KG 6, Dantian. Das ist der Ort der geistigen Konzentration bei den chinesischen Atem- und Konzentrationsübungen – auch Qigong genannt. Es wird auch als Hara bezeichnet. Zongqi gelangt ferner auch zum M-Meridian.

Die Hauptaufgaben des Zongqi sind die Atmung, die Phonation und die Sprache. Ferner ermöglicht das Zongqi die Pumptätigkeit des Herzens. Es ist also für die Pulsfrequenz, den Herzrhythmus und die Intensität verantwortlich.

Somit äußern sich Mangelzustände von Zongqi in Störungen des Herzens und der Lunge: leise Atmung, leise Stimme, Herzrhythmusstörungen, Kreislaufstörung und in weiterer Folge kalte Hände und Füße, Müdigkeit, motorische Bewegungshemmung etc. Wir sagen in der TCM auch, daß die Krankheit des Zongqi meist ein Zustand der Xu – Leere und selten der Shi – Fülle ist. Die Ursache des Zongqi-Mangels liegt in der Störung des Verdauungstraktes und des Atmungsorgans, da Zongqi aus diesen beiden gebildet wird.

1.7.3. Das Yingqi – das Nahrungs-Qi, nutritives, konstruktives Qi

Yingqi befindet sich in den Meridiangefäßen. Yingqi ist letztlich der Nährstoff im Blut und die Funktion des Blutes.

Eine Aufgabe des Yingqi ist die Ernährung. Gemeinsam mit dem Blut – Xue kreist das Yingqi im Meridiansystem. Yingqi entsteht aus der Nahrung. Unter Einwirkung des Magens und der Milz (/Pankreas) entstehen aus der Nahrung Stoffe, welche von der Milz zur Lunge gebracht werden. Diese kommen dann unter Mitwirkung der Lunge in den Meridiankreislauf. Wir bezeichnen diese Stoffe, welche ihren Ursprung in der Nahrung haben, als Yingqi. Daraus erkennt man, daß das Yingqi aus dem mittleren 3E stammt und unter der Mitwirkung der Lunge (oberer 3E) in das Meridiansystem gelangt. Unter physiologischen Bedingungen kreist das Yingqi in 24 Stunden 50mal im gesamten Meridiansystem (den 12 Hauptmeridianen, dem LG und KG).

Pro Meridian benötigt das Yingqi volle zwei Stunden. Dieser zirkadiane Biorhythmus wird in der TCM als die sog. Organuhr bezeichnet. Mit der 5-Elementen-Lehre können wir auch die Beziehungen der Organphysiologie etwas besser verstehen.

Beim Meridiankreislauf von Yingqi kennen wir zwei Wege:

1. Vom mittleren 3E (M-MP): nach der Reihenfolge der Meridiane: Lu – Di – etc., bis Le (und dann erneut von Lu – Di etc.).

2. Vom unteren 3E: vom Organ Leber beginnend erst zur Stirn, dann zum Scheitel, in das LG, das KG, nach unten in die supraklavikuläre Region (M 12), in die Lunge und erst dann von der Lunge in den Lu-Meridian, Di-Meridian etc.

So gesehen kennt das Yingqi eine Zirkulation der 12 Hauptmeridiane und eine unter der Beteiligung von LG und KG.

Was wir in Europa unter Energiezirkulation im Meridiansystem und dem Biorhythmus (sog. Organuhr) verstehen, ist im strengen Sinne der TCM eine Physiologie des Yingqi. Alle zwei Stunden ist in einem Meridian das Maximum an Aktivität von Qi. In dieser Zeit ist es optimal, diesen Meridian und sein Organ mittels Akupunktur zu behandeln.

Die Aufgaben des Yingqi sind:

1. Entstehung von Blut: Das Yingqi gelangt von der Lunge in den Meridian und wird ein Bestandteil des Blutes.

2. Ernährung des Körpers: Auf dem Wege des Meridiansystems gelangt das Yingqi überall in den Körper und ernährt diesen.

1.7.4. Das Weiqi – das Abwehr-Qi, abwehrendes, schützendes Qi

Das Weiqi kreist außerhalb des Meridiangefäßes. Seine Aufgaben sind: der Schutz der Haut und der Muskulatur, die Abwehr von exogenen Noxen, die Kontrolle der Schweißporen, die Regulation der Körpertemperatur und die „Erwärmung der Eingeweide" und der Haut.

Auch das Weiqi entsteht aus der Nahrung. Es kommt aus dem mittleren 3E, steigt auf zur Lunge und gelangt von der Lunge in die Meridiane – aber außerhalb des „Meridiangefäßsystems", sozusagen „perivaskulär". Yingqi und Weiqi stammen beide aus der Nahrung und der Atmung. Sie unterscheiden sich durch den Ort ihrer Zirkulation im Meridiansystem und durch ihre Zuordnung zum Yin/Yang-System. Yingqi ist Yin und Weiqi ist Yang. Zusammen bilden sie ein Paar.

Die Aufgabe des Weiqi ist: Abwehr, Erwärmung und Regulierung.

Abwehr

Das Weiqi befindet sich außerhalb des Meridiansystems und somit auch in der Haut. Die Abwehr von bioklimatischen Noxen ist die Hauptaufgabe von Weiqi.

Erwärmung

Das Weiqi erwärmt die Eingeweide, die Muskulatur, die Haut etc. Deshalb kann der Körper eine konstante Körpertemperatur aufrechterhalten, und dadurch können die Eingeweide auch normal arbeiten.

Die Niere als Ort der Sammelstelle für die Erbenergie (sog. Jingqi) ist an der Bildung von Weiqi beteiligt. Daher können wir auch sagen, daß eine normale Funktion von Niere, Magen, Milz und Lunge wichtig für die Bildung von Weiqi ist.

Die Zirkulation des Weiqi ist etwas anders als die des Yingqi. Tagsüber kreist das Weiqi außerhalb der sechs Yang-Meridiane und zwar 25mal. In der Nacht kreist das Weiqi 25mal entlang der sechs Yin-Meridiane. In der Früh, wenn wir die Augen öffnen, beginnt das Weiqi von B1 im B-Meridian zu zirkulieren, danach entlang der drei Yang-Meridiane des Fußes und der Hände.

Regulierung

Das Weiqi reguliert die Schweißsekretion und den Schlaf-Wach-Rhythmus. Durch die Regulierung der Schweißdrüsen wird die Flüssigkeitsbilanz und die Körpertemperatur beeinflußt.

Weil mit der Augenöffnung die Weiqi-Zirkulation in den Yang-Meridianen beginnt, sagt die TCM, daß eine verlängerte Zirkulation des Weiqi in Yang-Meridianen Einschlafstörungen verursacht. Eine verlängerte Zirkulation in den Yin-Meridianen bedeutet viele Träume im Schlaf.

Die drei Hauptformen des Qi (11, 39, 73)

Quellen-Qi (Yuanqi), Atmungs-Qi (Zongqi), Nahrungs-Qi (Zhongqi, Yingqi), Sonderform: Abwehr-Qi (Weiqi)

Formen des Qi	Entstehung	Physiologische Funktion
Quellen-Qi Yuanqi (auch wahres Qi, Zhenqi genannt)	Entsteht in den unteren 3E aus der Erbanlage, der angeborenen Essenz, Shenjing (Essenz der Niere) und wird ständig durch die erworbene Essenz aus der Nahrung ergänzt	Vom unteren 3E am ganzen Körper verteilt: im Körperinneren zu den Eingeweiden und an der Körperoberfläche zu den Muskeln. Es regt die Eingeweidefunktionen an und fördert sie.
Atmungs-Qi Zongqi (auch reines Qi genannt)	Entsteht im oberen 3E durch die Atmung, Aufnahme von reinem Qi (Sauerstoff), und durch die Ausatmung von unreinem Qi (Kohlendioxyd)	Nahrungs-Qi und Atmungs-Qi vermischen sich; es entsteht das Yingqi, welches im Meridian kreist, sich im Mediastinum (KG 17, auch das obere Meer der Energie – Shang qihai genannt) ansammelt, zum Pharynx gelangt, die Atmung fördert, das Herz durchquert und die Qixue – Zirkulation fördert.
Nahrungs-Qi Zhongqi (auch arterielles Blut, Yingqi)	Entsteht durch die Verdauung im mittleren 3E	Ist „rein und weich". Es gelangt zur Lunge und von hier kreist es innerhalb des Meridiansystems und wird ein Teil des Blutes. Es ernährt den ganzen Körper (entspricht den Nährstoffen und dem Sauerstoff des arteriellen Blutes).
Sonderform: Abwehr-Qi Weiqi (außerhalb des Meridiansystems)	Entsteht durch die Verdauung im mittleren 3E	Ist „schnell und scharf". Es gelangt zur Lunge und von hier umkreist es (außerhalb) das Meridiansystem. Es erwärmt die Eingeweide, die Muskulatur und die Haut, reguliert die Schweißsekretion und schützt die Körperoberfläche gegen negative äußere Einflüsse (wehrt ab). Es hat eine ähnliche Funktion wie der Sympathikus.

Zusammenfassung

Das Ursprungs-Qi, Yuanqi, benützt die 3E, um sich im ganzen Körper zu verteilen. Das Atmungs-Qi vereinigt sich im Thorax (KG 17) mit dem Nahrungs-Qi und wird nun Zongqi genannt. Dieses kreist im Meridian und wird Yingqi genannt und jener Anteil, welcher als Abwehr-Qi, Weiqi, bezeichnet wird, kreist außerhalb des Meridiansystems. Yingqi ist innerhalb und Weiqi außerhalb des Meridiangefäßes. Obwohl wir in der TCM vier Formen von Qi kennen, bildet jedoch ihre Physiologie eine Einheit.

Es gibt Autoren in China, die der Meinung sind, daß die Summation der Physiologie der peripheren Nerven und des Blutgefäßsystems das Meridiansystem der TCM ergeben. Jenes Gefühl, welches durch die Nadelung beim Patienten entsteht, wird als Deqi (Ankunft, Energie) bezeichnet, aber auch schlicht als Nadelgefühl. Die subjektive Empfindung der Wärme, des Muskelkaters etc. breitet sich meist entlang des Meridianverlaufes aus, oft in Richtung des erkrankten Organs bzw. der erkrankten Körperzone. Die Symptomatik verbessert sich meist schlagartig. Diese Autoren aus China fragen sich, ob das Weiqi jenem Qi des Meridians entspricht, also einem Qi im Meridian, welches durch die Akupunktur aktiviert werden kann.

Qigong (Atem- und Entspannungsübung) ist in der TCM wichtig, um vegetative Störungen zu behandeln. Die TCM sagt dazu, daß es das Qi im Körper in Harmonie bringt. Qigong ist also geeignet, das vegetative Nervensystem, das endokrine System und das Immunsystem im Sinne einer Therapie, aber auch zur Prophylaxe, zu aktivieren.

1.8. DAS QI DER ORGANE, DAS ORGAN-QI, DIE ORGANBILDLEHRE UND DIE ORGANFUNKTION

Die Organfunktion wird in der TCM als Qi des Organes bezeichnet.

Hier wollen wir kurz auf die Organbildlehre der TCM eingehen, insbesondere auf jenen Aspekt, welcher mit dem Qi in Zusammenhang steht.

Die fünf Zang-Organe (Milz, Niere, Lunge, Leber und Herz) sind besonders wichtig. Sie haben Speicherfunktion.

Das Qi der Milz – Piqi

Milz (/Pankreas) und Magen haben als Aufgabe die Nahrungsaufnahme und die Verdauung. Sie bilden die Quelle für das Qi (Vitalenergie etc.), Xue (Blut) und Jinye (Körpersäfte).

Eine Insuffizienz der Milz (Leere des Milz-Qi) oder Verdauungsstörung im Sinne von Minuszeichen (= Zeichen der Leere) bedeutet Inappetenz, Völlegefühl nach dem Essen, Durchfall, Müdigkeit, Vertigo, fahl-gelbe Gesichtsfarbe. Diese entspricht oft klinisch einer morphologischen Veränderung der Magenschleimhaut und der Störung der Sekretion von Verdauungsfermenten.

1982 hat die Arbeitsgruppe für das Leere-Syndrom in Kanton folgende Diagnoserichtlinie festgelegt, die für die fünf Organe, Vitalenergie – Qi und Yin/Yang gilt: Um eine Leere-Symptomatik (Xu zheng) zu haben, muß der Patient chronisch krank sein. Aber es können dabei auch Symptome des Fülle-Syndroms vorkommen.

Diese Standardisierung der Diagnose ist wichtig für klinische Studien und auch für Tierexperimente (Shen Ziyi, Shanghai, 1983 [45]).

Die *Kriterien einer Diagnose Milz-Leere – Pixu* sind erfüllt, wenn drei Symptome davon vorliegen:

1. Inappetenz,
2. Blähung nach dem Essen oder am Nachmittag,
3. weicher Stuhl,
4. Gesichtsfarbe fahl-gelblich,
5. Abmagerung und Kraftlosigkeit.

Das Qi der Niere – Shenqi

Das Organ Niere ist in der TCM ein Organ der inneren Sekretion. Das Shenqi (Nieren-Qi) beherrscht die Fortpflanzung, das Wachstum, die Reifung und die Alterung. Sehr schön ist die folgende Textstelle aus dem Suwen (Kapitel Shanggu Tianzhenlun) [45]: „Das Nieren-Qi ist bei Mädchen mit 7 Jahren reichlich vorhanden; Zahnwechsel, die Haare werden lang. Mit 14 Jahren setzt die Menstruation ein, das Konzeptionsgefäß ist durchgängig. Der Wundermeridian Chongmai ist reichlich voll, eine Schwangerschaft ist möglich. Mit 21 Jahren ist das Qi der Niere üppig. Es kommen die Weisheitszähne. Mit 28 Jahren wird Haarwuchs und Körper stark. Mit 35 Jahren werden die Yangming-Meridiane, das sind die Organe Magen und Dickdarm, schwächer, das Gesicht wird faltig und die Haare fallen aus. Mit 42 Jahren werden alle Yang-Meridiane von kranial langsam schwächer. Eine weitere Zunahme der Gesichtsfalten erfolgt und die Haare werden langsam weiß. Mit 49 Jahren wird das Konzeptionsgefäß leer, im Wundermeridian Chongmai werden Qi und Xue – Vitalenergie und Blut schwächer und die Menstruation bleibt aus. Die Fruchtbarkeit ist zu Ende.

Bei Knaben wird mit 8 Jahren das Qi der Niere – Shenqi voll (Shi); Haarwuchs, Zahnwechsel beginnt. Mit 16 Jahren ist das Nieren-Qi reichlich vorhanden, die Geschlechtsreife beginnt. Mit 24 Jahren ist das Qi der Niere voll, Knochen und Sehnen sind stark und Weisheitszähne sind stark entwickelt. Mit 32 Jahren sind Knochen und Muskulatur kräftig ausgebildet. Mit 40 Jahren wird das Qi der Niere schwächer, Haarausfall und Zahnausfall setzen ein; mit 48 Jahren wird das Yangqi von kranial schwächer. Deshalb welkt das Gesicht und die Schläfenhaare werden weiß. Mit 56 Jahren wird das Qi der Leber schwächer. Daher ist man motorisch weniger mobil. Mit 64 Jahren ist die Geschlechtsreife zu Ende, der Samen wird weniger, die Niere ist erschöpft, der Körper verliert die Form und Zähne und Haare gehen aus."

Diese Darstellung des Lebensablaufes entspricht dem Lebensbild vor ca. 2000 Jahren. Die Lebenserwartung heute hat sich natürlich geändert. Daher sollte man dieses Bild an die heutigen Maßstäbe anpassen.

Erstaunlich ist die Erkenntnis der TCM, daß der Biorhythmus der Lebensabschnitte einen geschlechtlichen Unterschied aufweist.

Die *Kriterien zur Diagnose der Nieren-Leere – Shenxu* ergeben sich, wenn drei der folgenden Symptome vorliegen:

1. Kreuz- und Rückenschmerzen,
2. weiches Knie bzw. Katerschmerz an Unterschenkel oder Fersenschmerz,
3. Tinnitus, Hörverschlechterung,
4. Haarausfall, Zahnlockerung,
5. Harnträufeln oder Harninkontinenz,
6. Impotenz, Ejaculatio praecox oder Menstruationsstörung.

Das Qi des Herzens – Xinqi

Das Organ Herz hat in der TCM die Aufgabe, alle Gefäße (Blutgefäße und Lymphgefäße) des Körpers zu beherrschen. Leere im Herz-Qi (Herzinsuffizienz) korreliert klinisch oft mit dem Bild einer Linksherzinsuffizienz. Das Vitalenergie-Qi ist die Kraft des Lebens, alle Organe benötigen für ihre Funktion das Vitalenergie-Qi.

Eine Blutleere (Blutarmut) und Stagnation der Zirkulation bedeutet Blutstau und somit Störung der Mikrozirkulation. Das Bild des Mangels an Yangqi ist ebenfalls gekennzeichnet durch eine Störung der Mikrozirkulation.

Die *Kriterien zur Diagnose Herz-Leere – Xinxu* sind vorhanden, wenn zwei der folgenden Symptome vorliegen, wobei der erste Punkt immer vorhanden sein muß:

1. Palpitation, innere Unruhe,
2. Insomnia und viele Träume im Schlaf,
3. Druck in der Brust,
4. knotiger bzw. zart-dünner Puls.

Das Qi der Lunge – Feiqi

Das Organ Lunge beherrscht die Atmung und alle Formen von Qi – Vitalenergie im Körper. Das durch die Atmung aufgenommene Atmungs-Qi vereinigt sich mit dem Nahrungs-Qi. Das Bild des Mangels an Lungen-Qi ist gekennzeichnet durch Kurzatmigkeit, wenig und leises Sprechen, Kraftlosigkeit und Müdigkeit etc. Wir sehen dies bei manchen chronisch obstruktiven Lungenerkrankungen.

Die *Kriterien zur Diagnose Lungen-Leere – Feixu* sind vorhanden, wenn zwei der folgenden Symptome vorliegen:

1. Husten mit weißlichem Auswurf,
2. Kurzatmigkeit bzw. Dyspnoe,
3. Neigung zu Verkühlung.

Das Qi der Leber – Ganqi

Das Organ Leber beherrscht in der TCM die Psyche und die geistige Tätigkeit. Die Leere von Qi in der Leber führt zu Angst, wogegen die Fülle von Qi in der Leber zu Zorn führt.

Was oben von den fünf Zang-Organen beschrieben wird, ist nur ein Aspekt des Qi. Wir können das Qi hier auch durch die Funktion ersetzen. Anstelle des Qi eines Organes kann auch von der Funktion eines Organes gesprochen werden.

Die *Kriterien zur Diagnose Vitalenergie – Qi-Leere – Qixu* sind vorhanden, wenn drei der folgenden Symptome vorliegen:

1. Psychisch erschöpft und kraftlos,
2. spricht wenig und kraftlos,
3. beginnt ohne besondere Anstrengung leicht zu schwitzen,
4. Zungenkörper verdickt mit Zahnimpressionen am Zungenrand,
5. Puls schwach und kraftlos.

2. XUE – DAS BLUT

Der chinesische Ausdruck Blut – Xue entspricht genau dem westlichen.
In der TCM beinhaltet das Wort Xue drei Begriffe:
* Xue ist die rote Flüssigkeit im Meridiansystem.
* Xue hat eine ernährende Funktion.
* Xue kreist im Meridiansystem.

2.1. DIE ENTSTEHUNG VON BLUT

Das Xue entsteht unter Mitwirkung von Magen und Milz aus den Nährstoffen der Nahrung. Das Xue gelangt mit Hilfe der Milz aufwärts zur Lunge und mischt sich hier mit Stoffen aus der Atemluft (O_2). Durch den Einsatz von Lunge und Herz gelangt diese Mischung in das „Meridiangefäßsystem" und wird von nun an als Xue – Blut bezeichnet. Aus der Nahrung entsteht auch das Yingqi – ernährendes Qi und die Jinye – Körpersäfte. Aber das Blut bekommt noch Zusätze aus dem Shenjing (Essenz bzw. Extrakt der Niere, ein Bestandteil, der in der Niere aufbewahrt wird). Hierbei ist die Mitwirkung des Knochenmarks und des Organs Leber erforderlich. „Die Niere beherrscht den Knochen. Das Jing der Niere kann in Mark umgewandelt werden. Das Mark ist in den Knochen, und deshalb kann aus dem Mark das Blut entstehen." Wenn das Shenjing – Essenz der Niere – zur Leber gelangt, wird das Shenjing unter der Mitwirkung der Leber auch zu Blut umgewandelt.

Das Blut entsteht auf zwei verschiedenen Wegen: zum einen aus der Nahrung, zum anderen aus der Shenjing – Essenz der Niere.

Für die Blutbildung sind somit folgende Organe wichtig: Magen, Milz (Pankreas), Lunge, Herz, Niere und Leber.

2.2. DIE FUNKTION DES BLUTES IM KÖRPER

Es versorgt den Körper mit Nährstoffen und bildet auch die materielle Basis der Psyche.

Das Blut muß in den Meridiangefäßen fließen, nur so kann es seine ernährende Funktion ausüben. Das Meridiangefäßsystem bringt das Blut überall in den Körper: zu den Zangfu – Eingeweiden, zur Haut, zur Muskulatur, den fünf Sinnesorganen, den Extremitäten etc. Ohne diese ernährende Funktion können wir nicht riechen, nicht hören, nicht sprechen etc. Die Gesichtsfarbe, die Trophik der Muskulatur, der Zustand der Hautanhangsgebilde etc. gibt uns Auskunft über die Physiologie des Blutes.

2.3. STÖRUNGEN DES BLUTES

Gelb-fahle Gesichtsfarbe, trockene, welkende Haut, Parästhesie der Extremitäten, Bewegungseinschränkung der Glieder etc.

Blut ist die materielle Basis der Psyche. Aus langjähriger klinischer Erfahrung wissen die Ärzte der TCM, daß bei Vorliegen einer Blutarmut – Xuexu (Anämie) psychische Störungen auftreten, wie Ängstlichkeit, Schlafstörung, viele Träume und innere Unruhe etc. Wenn der Blutverlust noch stärker ist, treten Gereiztheit, Somnolenz, Manie, Koma etc. auf.

Die Zirkulation des Blutes

Die erste Voraussetzung ist ein intaktes Gefäßsystem. Das bedeutet in der TCM nämlich auch, daß das Meridiansystem intakt ist. Außerdem spielen die Organe Herz, Lunge, Leber und Milz eine wichtige Rolle. Da das Herz das Blutgefäßsystem beherrscht, kommt vom Herzen auch die Pumpfunktion.

Da die Lunge alle Qi-Formen des Körpers beherrscht, haben wir im Kapitel Qi gesehen, daß das Zongqi (Mischung von Atmungs-Qi und Nahrungs-Qi) zum Herzen geht und als Antrieb für die Blutzirkulation dient. Daher wird in der TCM auch gesagt, daß alle Blutgefäße des Körpers sich letztlich in der Lunge versammeln und die Funktion der Lunge (Feiqi = Lungen-Qi) für den Antrieb des Blutkreislaufes wichtig ist. Da die Milz das Blut beherrscht, läßt sie kein Blut aus dem Gefäß austreten. Da die Leber die Blutspeicherung beherrscht, reguliert sie die Blutmenge im Gefäßsystem. Diese Funktion der Leber bedeutet Speicherung, aber auch Verteilung des Blutes.

Das Blut produziert (als Mutter) Vitalenergie – Qi. Das Blut ist Träger der Vitalenergie – Qi. Die Funktion der Erythrozyten ist die Basis der Sauerstoffversorgung der Gewebe. Die TCM-Heilmittel mit Qi-stärkender Wirkung können die Erythropoese des Knochenmarks fördern. Ein Blutstau verursacht auch einen Stau von Qi; ein Mangel an Blut bedeutet auch Qi-Mangel.

Zusammenfassung

Zwei Kräfte sind wichtig für die normale Blutzirkulation: Die eine ist der Antrieb vom Herzen, von der Lunge und der „verteilende Aspekt der Leber". Die andere ist die speichernde, bewahrende Kraft, welche den Blutaustritt aus den Gefäßen verhindert. Hierbei sind die Organe Leber mit ihrer speichernden Funktion und Milz mit ihrer Funktion der Verhinderung von Blutaustritt aus den Gefäßen von Bedeutung.

Physiologie des Blutes

Entstehung	1. Die angeborene Essenz ist in der Niere gespeichert; aus dieser entsteht das Knochenmark und Blut.
	2. Die Gewinnung der Nährstoffe aus der Nahrung (Nahrungs-Qi) steht mit der Funktion der Organe Magen und Milz/Pankreas in Verbindung. Yingqi und die Körpersäfte entstehen daraus.
	3. Durch die Atmung beziehen wir das Atmungsqi. In der Lunge vermengt sich das Atmungsqi und das Nahrungsqi zu Yingqi, welches im Meridian zirkuliert.
Zirkulation	1. Das Herz reguliert die Blutgefäße. Es ist das Zentrum und der Antrieb des Blutkreislaufes.
	2. Alle Gefäße „ziehen" zur Lunge. „Altes" wird ausgeatmet, „Reines" eingeatmet; Qi ist der Antrieb des Blutkreislaufes.
	3. Die Milz beherrscht das Blut; sie garantiert (kontrolliert), daß das Blut innerhalb der Gefäße zirkuliert.
	4. Die Leber speichert das Blut und reguliert die Blutmenge im Kreislauf.
Funktion	1. Es ernährt den ganzen Körper und regelt die Körperflüssigkeit.
	2. Es ist die materielle Basis der Emotionen und Gedanken

3. JINYE – KÖRPERFLÜSSIGKEITEN UND KÖRPERSÄFTE

3.1. BEGRIFFSBESTIMMUNG

Der Begriff Jinye beinhaltet alle Formen von physiologischen Körperflüssigkeiten, z. B. die Gewebsflüssigkeit in den Organen, wie Lunge, Niere und die Sekretion der Organe, wie Magensaft, Darmsaft, Tränen, Nasensekret, Speichel etc., aber auch die Stoffwechselprodukte und Schlackenstoffe, wie Schweiß, Harn etc.

Jinye als Bestandteil des Körpers ist somit auch eine Grundsubstanz für den lebenden Organismus. Jinye wird im Magen und in der Milz (/Pankreas) aus der Nahrung gewonnen. Liu Duzhou, Professor an der Uniklinik für TCM in Peking, hat erkannt, daß das Jinye ein wichtiger stofflicher Bestandteil unseres Körper ist; zum Jinye rechnet er Blut – Xue, Jing – Essenz, Sui – Mark, Speichel – Tuo, Schweiß – Han und verschiedene andere Sekrete des Körpers [99].

3.2. ENTSTEHUNG UND VERTEILUNG

Aus der Nahrung wird unter Mitwirkung von Magen, Milz und Dünndarm der Hauptanteil von Jinye gebildet. Da im Dickdarm ein Teil der Flüssigkeit aus dem Darminhalt rückresorbiert wird, wird im Dickdarm auch ein Teil des Jinye gebildet.

Der Transport und die Ausscheidung von Jinye wird unter der Mitwirkung der Organe Milz, Lunge und Niere gewährleistet. Für die Verteilung sind Milz, Lunge und Niere zuständig. Für die Ausscheidung sind es Lunge, Niere, Blase, Mund, Nase, Haut und die zwei Yin-Öffnungen (Miktion und Defäkation).

In der Milz entsteht das Jinye, gelangt zur Lunge und von der Lunge zum ganzen Körper. Die Lunge verteilt das Jinye über den ganzen Körper an Niere und Blase. Daher wird in der TCM auch über die Lunge gesagt: Die Lunge beherrscht den Wassertransport und die Lunge ist die oberste Quelle des Wassers. Die Bedeutung der Lunge für die Ausscheidung sehen wir auch an der Schweißsekretion, bei der Körperverdunstung und an der Exspiration.

Das in der Niere aufbewahrte Jingqi – Extrakt, Essenz, Energie – Qi ist die Basis und die Energiequelle des Lebens. Das Jingqi bildet den Grundantrieb für die Funktion des Magens (Nährstoffgewinnung aus der Nahrung), der Milz (Verteilung der Nährstoffe), der Lunge (reguliert die Wasserwege) und des Dünndarms (trennt die Flüssigkeit in einen reinen und trüben Teil).

Insbesondere ist ihre Aufgabe die Regulation der Körperflüssigkeiten – Jinye. In der Niere wird unter Qihua-Funktion die von der Lunge herangebrachte Flüssigkeit in einen reinen und trüben Teil getrennt. Die trübe Flüssigkeit gelangt in die Blase.

Man sieht, wie vielfältig die Niere am Wasserstoffwechsel beteiligt ist.

Ferner wissen wir auch aus der TCM, daß die Niere auch die Blase (Miktion) direkt reguliert. Die Qihua-Funktion (Umwandlung des Qi) der Niere kontrolliert direkt die Miktion.

Die Drei Erwärmungen des Körpers (3E) werden von manchen Autoren mit dem Lymphgefäßsystem, insbesonders dem Ductus thoracicus verglichen. Deshalb ist es leicht verständlich, wenn in der TCM die 3E als Wege für den Jinye-Transport bezeichnet werden. Andere Autoren wiederum meinen, daß die 3E als „Sonderorgan" keine bestimmte eigene Struktur besitzen. Sie sind in den Meridianen, in der Haut und in der Muskulatur enthalten. Sie beinhalten Abwehr-Qi, Vitalenergie-Qi, das ernährende Qi und das Blut etc. Demnach ist das morphologische Substrat der 3E: das Kapillarnetzsystem im Atmungsystem, das Verdauungssystem und das Urogenitalsystem [121].

Mit dieser Vorstellung von den 3E können wir in der Praxis viele Problemkrankheiten und endokrine Erkrankungen mit gutem Erfolg therapieren [122].

3.3. DIE AUFGABE DES JINYE

Die Aufgabe ist einfach zu definieren: Sie besteht in der Befeuchtung und Ernährung des Organismus. Wenn das Jinye von den Sekundärgefäßen (Sunluo, Enkelgefäßen) in die Blutgefäße gelangt, erfüllt es die ernährende Aufgabe gemeinsam mit dem Blut. Daher wird das Jinye als Teil des Blutes angesehen.

Nachdem das Jinye an der Ernährung des Körpers teilnimmt, ist es natürlich auch ein Bestandteil der Körperregulation. Ferner sind durch den eigenen Stoffwechsel des Jinye auch andere Schlackenstoffe des Körpers in die Ausscheidung miteinbezogen.

3.4. DIE BEZIEHUNGEN ZWISCHEN QI, XUE UND JINYE

Die Vitalenergie – Qi, das Blut – Xue und die Körpersäfte – Jinye sind drei unterschiedliche Begriffe der TCM sowohl in Gestalt als auch in der Physiologie. Alle drei sind Vitalstoffe für das Leben. In der Physiologie und Pathophysiologie sind sie unzertrennlich.

3.4.1. Die Beziehung zwischen Qi und Xue

Aus dem Qi kann Xue entstehen. Das ernährende Qi – Yingqi ist die Quelle der Erythropoese. Eine Qi-Leere (Qixu) kann Blutleere (Xuexu) auslösen. Deswegen ist bei einer Anämie eine Qi-stärkende Therapie (Buqi) sinnvoll.

Dem Qi wird das Charakteristikum Yang, welches für die Bewegung und für die Erwärmung verantwortlich ist, zugeschrieben. Das Blut – Xue wird zum Yin-Charakteristikum gezählt, da es für die Ruhe und die Ernährung sorgt. Aber beide entstehen aus der Nahrung unter der Mitwirkung des Magens, der Milz und durch das Hinzukommen von Jingqi der Niere.

Das Qi treibt das Xue zur Zirkulation an. Wenn das Qi – Vitalenergie nicht mehr vorhanden ist, dann steht auch die Blutzirkulation still. Klinisch gesehen hat eine Qi-tonisierende Maßnahme eine blutzirkulationsfördernde Wirkung.

Das Qi beherrscht das Xue im Meridiansystem. Hier ist ganz besonders die Funktion der Milz – Pi wichtig. Das TCM-Syndrom der „Qi-Schwäche der Milz" ist gekennzeichnet durch eine chronische Hämorrhagie. Daher ist es oft eine Empfehlung, eine Stärkung der Vitalenergie der Milz – Pi z. B. durch die Nadelung von MP 6 oder MP 10 hervorzurufen.

Die Bewegung des Qi ermöglicht erst die Umwandlung – Qihua und Verdauung – Yunhua der Nahrung in wertvolle Bestandteile und Schlackenstoffe. Aus den wertvollen Bestandteilen entsteht Yingqi (das im Blut und im Meridiangefäßsystem kreisende und ernährende Qi) und Jinye – Körpersäfte. Aus diesen beiden bildet sich die rote Flüssigkeit, das Blut. Jeder einzelne dieser Schritte bedarf der Bewegung des Qi.

Die Bewegung des Qi sehen wir wieder in der Organaktivität. Wenn die Bewegung des Qi schwächer wird, ist die Organaktivität in einer Hypofunktion. Dann wird in der Folge auch weniger Xue (Blut) gebildet. Deshalb wird in der TCM bei der Therapie von Blutleere – Xuexu immer eine Qi-kräftigende Maßnahme in Form von Arzneien angewendet.

Das Qi ist der Antrieb des Blutkreislaufes. Durch die Bildung von Zhongqi (Mischung aus Nahrungs-Qi und Atmungs-Qi) und durch die die Organfunktion aktivierenden Aspekte wird der Blutkreislauf angetrieben. So verstehen wir auch, warum Blutzirkulationsstörungen durch Organinsuffizienz und Qi-Mangel verursacht werden können. Wir kennen in der TCM die Krankheitsbezeichnung wie Qi-Mangel des Herzens, der Lunge oder der Leber.

Das Qi beherrscht das Blut, sodaß es im Gefäß bleibt. Deshalb wird bei hämorrhagischer Purpura oft das Qi medikamentös gestärkt.

Von seiten des Blutes kennen wir die Bezeichnung: das Blut als „Träger" des Qi. Ohne den Träger Blut hat Qi keine fixe Bleibe. Außerdem bildet das Blut auch die ernährende Basis für das Qi. Bei starkem Blutverlust oder Kollaps verliert das Qi seine Haftung (Bleibe) und klinisch sehen wir dann das Bild einer Qi-Leere (Qixu).

Die Wirkung der sedierenden oder tonisierenden Akupunktur ist die Regulation von Qi/Xue; das bedeutet Verbesserung des Blutangebotes, der Organfunktion und Erhöhung der Abwehrkraft. Ähnliche Wirkung auf Qi/Xue (des Herzkreislaufsystems, des Verdauungssystems, Nervensystems, des Immunsystems und des Stoffwechsels) erzielt die TCM auch durch Renshen-Ginseng, Dangshen-Radix Condonopsitis (-Radix Campanumaeae), Huangqi-Radix Astragali seu Hedysari, Taizishen-Radix Pseudostellariae. Manche oben genannten Heilpflanzen haben sogar bipolare Wirkung, d. h. sowohl bei einer Hyperfunktion als auch bei einer Hypofunktion des geschädigten Organsystems [12, 91, 92].

Die Beziehung von Qi und Xue

	Qi ist der General des Blutes			Blut ist die Mutter von Qi	
	Blutbildung	Blut-zirkulation	Blut innerhalb der Gefäße halten	Qi-Entstehung	Qi als Träger
Physiologie	Blut entsteht aus dem Qi	Wenn Qi zirkuliert, dann zirkuliert auch das Blut	Das Qi kann das Blut halten, sodaß es innerhalb der Gefäße bleibt	Wenn das Blut optimal ist, dann ist das Qi auch voll	Das Blut kann das Qi als Träger fungieren lassen
Pathologie	Bei Qi-Leere, herrscht auch eine Blutleere	Bei Qi-Leere, in Stagnation, dann auch Blutstau	Das Qi kann das Blut nicht im Gefäß halten	„Wenn das Blut geschwächt" ist, dann herrscht Qi-Leere	Mit dem Blutverlust ist ein Qi-Verlust verbunden
Therapie	Qi-Ergänzung – Buqi und Förderung der Blutentstehung – Shengxue (Erythropoese)	Qi-Ergänzung – Buqi; Qi-Kreislaufversagen – Liqi; Förderung der Blutzirkulation – Huoxue	Qi positiv beeinflussen – Yiqi	Blut-Ergänzung – Yangxue; Qi-Ergänzung – Yiqi	Qi-Ergänzung – Buqi; „Prolaps verhindern" – Gutuo

3.4.2. Die Beziehung zwischen Qi und Jinye

Qi hat das Charakteristikum Yang und Jinye das des Yin, aber beide stammen aus der Nahrung.

Die Beziehung zwischen Qi und Jinye sehen wir in drei Bereichen:

a) Aus dem Qi kann Jinye entstehen, ähnlich dem Blut.

b) Qi ist der Antrieb für die Bewegung des Jinye.

   Die Aszendenz und die Deszendenz, die Inkorporation und die Exkorporation der Organfunktionen benötigen das Qi als Antrieb. Diese Funktion der Organe ist typisch und wichtig für die Verteilung und für den Stoffwechsel der Körpersäfte – Jinye. Ödembildungen, Stauungen und eine erhöhte Schleimproduktion werden in der TCM auch durch Therapie des Qi behandelt.

c) Das Qi beherrscht das Jinye, ähnlich wie beim Blut.

   Das bedeutet, daß Schweißsekretions- und Miktionsstörung oft Folge einer Qi-Störung sind (Pollakisurie, Enuresis nocturna, starke Schweißsekretion u. a.).

Die Beziehung Jinye zu Qi wird folgendermaßen gesehen: Das Jinye ist der Träger von Qi, wie z. B. das Weiqi – Verteidigungs-Qi. Ein starker Verlust von Körperflüssigkeit bedeutet auch eine Abnahme der Körperabwehr.

Unterschiede von Jin und Ye

	Jin	Ye
Eigenschaft	Leicht, flüssig, beweglich	Zäh, schwer, weniger beweglich
Verteilung	Zwischen Haut und Muskulatur	Im Gelenk, in Körperöffnungen und im Schädelinneren
Funktion	Befeuchtet die Muskulatur und ernährt die Haut	Macht das Gelenk geschmeidig, die Öffnungen werden befeuchtet und ernährt; durch das Knochenmark wird es ernährt
Zuordnung	Yang	Yin

3.4.3. Die Beziehung von Blut – Xue zu den Körpersäften – Jinye

Beide sind im flüssigen Zustand, haben ernährende Funktion und gehören dem Charakteristikum Yin an.

Was im Gefäß zirkuliert, ist Blut. Was aus dem Gefäß perfundiert, wird als Jinye bezeichnet. Bei Blutmangel wird das Blut leichter aus dem Gefäß rinnen. Im Gewebe sind wenig Körpersäfte – Jinye vorhanden. Deshalb wird die Haut trocken und rauh. Bei einem großen Blutverlust wird auch die Menge von Jinye im Gewebe weniger. Daraus resultiert Mundtrockenheit, Oligurie, trockene Haut etc.

Bei einem starken Verlust von Körpersäften zirkuliert auch weniger Jinye im Gefäßsystem. In diesem Fall sieht man besonders gut, daß die Akupunktur diesbezüglich nichts bewirken kann. Bei einer solchen Symptomatik der Blutstase ist eine Therapie mit den chinesischen Phytotherapeutika indiziert.

3.5. DIE VIER MEERESTHEORIEN

Die praktische Anwendung der Lehre von Qi/Xue – Energie/Blut in der Akupunktur ist die Theorie von den vier Meeren [120].

Physiologisch gesehen wird das Mediastinum (KG 17) als Meer für Qi – Vitalenergie, der Magen als das Meer für die Nahrung, das Gehirn als das Meer für das Mark und der Wundermeridian als das Meer für das Blut angesehen. Insgesamt sind es also vier Meere.

Diese vier können Symptome des Mangels, aber auch des Überschusses anzeigen. Physiologisch gesehen haben Qi und Xue von allen Meridianen eine direkte Beziehung zu diesen vier Meeren. An den genannten Stellen des Meeres findet ein Zusammenfluß (sog. Qijie = Energie-Straße) von Qi und Xue (Vitalenergie und Blut) statt.

Wenn eine Störung in den vier Meeren vorliegt, wird diese wie folgt akupunktiert:

1. Überschuß an Meer des Qi (sog. Hitzestauung in der Lunge) wird mit LG 14, Lu 5, Lu 10 durch sedierende Technik (Xie-Technik) therapiert.
2. Mangel an Meer des Qi (sog. Insuffizienz des Lungen-Qi) wird mit B 13, B 38 (Gaohuang), KG 17 mittels Moxa und Lu 9 mit tonisierender Technik (Bu-Technik) therapiert.
3. Überschuß an Meer des Blutes (sog. innere Blutstase) wird mit M 37, M 38, B 17 durch sedierende Technik (Xie-Technik) therapiert. Der Punkt KG 17 wird mittels neutraler Technik manipuliert.
4. Mangel an Meer des Blutes (Yin-xue kui-xu = Blutmangel) wird mit B 20, Le 14, B 18, B 17 durch tonisierende Technik (Bu-Technik) behandelt.

5. Überschuß an Meer der Nahrung (Stase der Nahrung im Magen) wird mit M 36, M 25, Lineiting (ein Punkt außerhalb des Meridiansystems, proximal des Grundgelenkes zwischen Metatarsale II und III) mittels neutraler Technik behandelt. KG 12 wird sedierend genadelt.

6. Mangel an Meer der Nahrung (Insuffizienz des Magen-Qi) wird mit M 36, B 21, KG 12, KG 6 durch Moxa behandelt.

7. Überschuß an Meer des Markes wird mit LG 16, LG 14 durch neutrale Technik behandelt; die Punkte M 40, KS 8 und LG 26 durch sedierende Technik stimuliert.

8. Mangel an Meer des Markes (Leere von Essenz der Niere – Shenjing kuisun) wird mit LG 20, KG 6 durch Moxa und B 23 und N 3 durch tonisierende Technik behandelt.

Die Organlehre, Organbildlehre – Zangxiang

Allgemeines über die Organlehre der TCM

Die Stärken der modernen Medizin sind die Strukturanalyse (Anatomie, Histologie, Molekularbiologie etc.) und die Quantifizierung von Gesundheit und Krankheit. Bei der TCM hingegen liegt die Stärke in der detaillierten und präzisen Wahrnehmung der Disharmonie aufgrund von Beobachtung und Erkenntnis. Eine exakte feste körperliche Strukturzuordnung sucht die TCM nicht. Der Konfuzianismus verbietet eine Sektion des Leichnams und auch chirurgische Eingriffe. Trotzdem ist es erstaunlich, wie präzise die Zustimmungspunkte und die Alarmpunkte der TCM mit den modernen Erkenntnissen der Physiologie und der Anatomie übereinstimmen. Zum Verständnis der Organlehre der TCM ist die Kenntnis der Disharmonie der einzelnen Organe von größerer Bedeutung als die Harmonie. Denn eine eventuelle Harmonie ist für uns selbstverständlich und ohne Belastung. Die TCM kennt keine scharfe Trennung zwischen Geist und Körper. Wenn wir ein „Organgefühl" ständig verspüren, dann ist das ein Hinweis auf eine eventuelle psychosomatische Störung. Eine exakte feste Strukturzuordnung und Quantifizierung ist in der *TCM* und

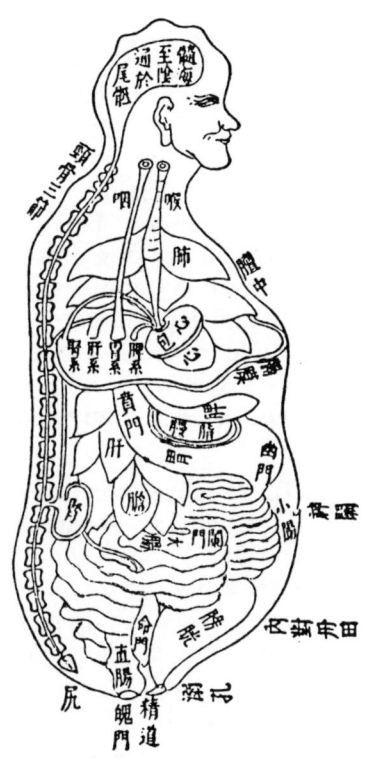

Topographie und Verbindungen der Organe untereinander. Aus Zhang Jiebin [128], aus dem Jahre 1624

der *MM* nicht immer möglich. Es wird auch von einem Blackbox-Konzept der TCM-Physiologie gesprochen. Wir beschreiben das Erscheinungsbild, das Phänomen, ohne in die Box hineinzusehen.

Die Organe der TCM bilden mit Meridiansystem, Vitalenergie – Qi, Blut – Xue und Körpersäften – Jinye ein Netzwerk, welches die Körperaktivitäten aufrecht erhält.

Zangxiang (speichern, Erscheinung) oder Zangfu (speichern, Paläste) sind die chinesischen Bezeichnungen für Eingeweide. Zang bedeutet Speicherorgan und Erscheinung, Fu bedeutet Hohlorgan wie ein Palast und hat Transportfunktion.

Eine andere Bezeichnung für die Organlehre ist Zangxiang. Zang bedeutet speichern und Xiang bedeutet Bild, Phänomen. Das Wort Xiang – Bild stammt aus „Yijing" (Das Buch der Wandlungen) und bedeutet: das von außen sichtbare Phänomen – Xianxiang (die intuitive Erfassung über das Geschehen im Körperinneren und ihre Abstraktion – Yixiang).

Die logische Schlußfolgerung über die Ätiologie, den Pathomechanismus und die Wechselwirkung der Organe ist das Faxiang (die Gesetzmäßigkeit eines Prozesses). Manche Informationen der Eingeweide werden erst im Falle einer Erkrankung sichtbar; wenn der Mensch tot ist, gibt es auch kein Bild für die intuitive Abstraktion. Die Anwendung der 5-Elementen-Lehre als Analogie und zur Beschreibung von pathophysiologischen Wechselwirkungen der Organe ist das Beispiel der logischen Schlußfolgerung – Faxiang. In der Lehre von Zangxiang ist das holographische Prinzip in der TCM zu erkennen. Das bedeutet, daß in jedem Teilbereich des Körpers die Information des ganzen Körpers vertreten ist. In jedem Fischauge des Yin/Yang-Symbols ist wieder ein Yin/Yang-Symbol bis ins Unendliche. Im Ohr, an der Zunge etc. lassen sich Organtopographien projizieren. In jeder Zelle ist die Information in Form von Genen für den ganzen Körper enthalten. Die indirekte, phänomenologische Betrachtung ist für die TCM wichtiger als die direkte, anatomische Untersuchung der Eingeweide [82, 83, 84].

Frau Tu Ya schreibt in ihrer Doktorarbeit [110], daß sich der Begriff Zangfu und Zangxiang unterscheiden. Zangfu ist der Überbegriff von allen Eingeweiden. Die Zang-Organe bilden das Zentrum des Lebens, die Fu-Organe sind den Zang-Organen untergeordnet. Der Begriff Zangxiang kam erst später dazu. Zangxiang beschreibt die Phänomene der Physiologie und der Pathophysiologie. Zangxiang darf nicht mit dem gleichnamigen anatomischen Begriff der modernen Medizin gleichgesetzt werden. Ferner meint Frau Tu, daß die TCM fest überzeugt ist, die Phänomenologie des Menschen sei der Natur analog (Tianren heyi); daher konnte die TCM durch die Beobachtung der Natur durchaus die Anatomie ersetzen (entbehren). So kam es, daß der Begriff für das tatsächliche Organ, Zangfu, durch den Begriff des physiologischen und pathophysiologischen Phänomens des Organes, Zangxiang, ersetzt wurde. In der TCM explodiert die Intuition und daher verkümmert die Morphologie-bezogene Beschreibung. Die Loslösung von der tatsächlichen Anatomie des Organes ist die Besonderheit des Zangxiang-Modells. Die Einbindung der Yin/Yang-Lehre, der 5-Elementen-Lehre, der Lehre von Qi und die feste Überzeugung, daß der Mensch und die Natur die gleiche Konstruktion haben (Tianren tonggou), charakterisieren die Organlehre – Zangxiang der TCM. Eine Synthese der WM mit der TCM ist nur dank des hohen Niveaus beider Arten von Medizin scheinbar jetzt erst möglich [110].

Die TCM kennt fünf Zang-Organe: Herz – Xin, Lunge – Fei, Milz – Pi, Leber – Gan und Niere – Shen. Oft wird Perikard und Kreislauf-Sexualität (Xinbao) dazugezählt. Als Ergänzung der Zang-Organe kennt die TCM noch sechs Fu-Organe: Magen – Wei, Dickdarm – Dachang, Dünndarm – Xiaochang, Gallenblase – Dannang, Blase – Pangguang und die Dreifache Erwärmung – 3E (Sanjiao). In den meisten Akupunkturlehrbüchern im Westen kennen wir nur diese oben genannten 12 Organe. Es ist auch die Rede von den 12 Hauptmeridianen.

Anatomisch gesehen entsprechen die Zangfu – Organe den Begriffen der WM der Eingeweide. Aber von der Funktion, Physiologie und Pathophysiologie her gesehen, bestehen zwischen TCM und Schulmedizin (westlicher Medizin) zum Teil erhebliche Unterschiede. Das bedeutet, wir dürfen in der Akupunktur nicht einfach die Organbegriffe mit den uns von der Schulmedizin bekannten Inhalten gleichsetzen. Die Physiologie eines Organes in der chinesischen Medizin kann schulmedizinisch gesehen in vielen Organen verteilt sein. Das Herz – Xin z. B. ist anatomisch dem Herzen der westlichen Medizin gleich, aber es hat außer der Pumpfunktion noch Aufgaben des Nervensystems und des Gehirns. Die Erforschung der chinesischen Organlehre ist eine Schlüsselstelle in der Synthese beider Medizinrichtungen.

Zang bedeutet übersetzt auch speichern und bewahren. In den Zang-Organen werden Xue – Blut, Qi – Vitalenergie und Jinye – Körpersäfte umgewandelt, produziert (Shenghua) und gespeichert. Die Zangfu – Organe regulieren die Vitalfunktion des Körpers. In den Zang-Organen werden Jingqi – Essenz voll (aber nicht in Überschuß) bzw. Fülle – Shi gespeichert. Die Fu-Organe sind Hohlorgane. Sie beherrschen die Transportfunktion. Sie empfangen die Luft und die Nahrung, verarbeiten und verteilen diese und scheiden die Schlackenstoffe aus. Die Fu-Organe transportieren nur und speichern nicht. Der für den Körper nützliche Bestandteil der Nahrung ist das Jingqi – Extrakt, Essenz, Vitalenergie. Schlackenstoffe werden in der TCM als Zhuqi – unreines Qi bezeichnet.

So existieren in den Zang- und in den Fu-Organen sowohl Vitalenergie als auch Schlackenstoffe. Das vollständige Wort für Organ in der TCM ist Zangxiang.

Zang bedeutet Eingeweide. Xiang bedeutet Bild. Warum das Wort Bild? Wir können das Wort Bild auch treffender mit einem medizinischen Ausdruck bezeichnen: Projektion der Organfunktion nach außen. Diese Information am Äußeren des Körpers bezeichnet der Pathophysiologe Hou Can vom Zhongshan-Medical College, Guangdong, China, als intrinsic information und interaction information, welche mittels trial and error-Verfahren in der TCM zu ihrer speziellen Physiologie und Pathophysiologie wurde. Die Stärke der Diagnose der WM ist die disease entity; die TCM legt großen Wert auf die clinical individuality und individualized therapy bzw. individualized bodily state of response. Die WM kann auf Grund der exakten Ätiologie den Erreger mittels Antibiotika eliminieren; schädigende Nebenwirkung wird in Kauf genommen. Auch die exakte Substitution (Vitamine,

Spurenelemente etc.) ist eine Stärke der WM. Die TCM therapiert nicht die Eliminierung des Erregers, weil sie den Erreger gar nicht erforscht hat. Die TCM therapiert durch Stärkung des Organismus, durch „motivative therapy". Der Therapieerfolg wird in der WM mit hard data gemessen, die soft data über den Leidensdruck wird oft vernachlässigt. Die TCM legt seit jeher Wert auf Verbesserung der soft data, um die quality of life zu verbessern [105]. Denn Zangfu bedeutet, wie wir oben schon gesehen haben, wie auch in der westlichen Medizin die Anatomie eines Organes. Die Physiologie der chinesischen Organlehre ist erheblich anders als die der Schulmedizin.

Abgesehen von den fünf Zang-Organen und den sechs Fu-Organen kennt die TCM noch sechs Sonderorgane (Qiheng zhifu): Gehirn, Mark, Knochen, Gefäß, Galle und Uterus. Diese sechs Sonderorgane spielen in der Physiologie eine bedeutende Rolle, haben aber keine eigene Meridianzugehörigkeit.

Die sechs Sonderorgane (Qiheng zhifu)

Anatomisch gesehen ist das Gehirn der TCM mit dem Gehirn der westlichen Medizin identisch, aber physiologisch wird in der TCM die Gehirnfunktion mit den Organen Herz, Leber, Niere, Gallenblase etc. in Zusammenhang gebracht. Das Herz wird der Funktion nach mit dem König eines Staates verglichen. Besonders wichtig für uns ist die psychosomatische Kontrollfunktion des Herzens auf alle übrigen Organe.

Das Gehirn wird in der TCM oft gleichzeitig mit dem Mark als Naosui bezeichnet. Dadurch bringt die TCM eine enge Beziehung des Hirns/ Markes mit den Knochen und der Niere zum Ausdruck. Bei der westlichen Diagnose einer Gehirnerkrankung sieht die TCM eine mögliche Beteiligung einer Nierenfunktionsstörung. Hierbei spielt die Essenz der Niere – Shenjing eine Rolle in der Differentialdiagnose und Therapie.

Das Mark – Sui wird in der TCM als das Gehirn, Rückenmark und Knochenmark gesehen. Das Organ Niere bildet das Sui – Mark und steht mit der Erbanlage in Verbindung.

Die TCM sieht im Mark – Sui folgende Physiologie:

1. Ernähren und Ergänzen von Hirn/Mark, Meer des Markes (Naosui oder Suihai). Es ist verständlich, daß sowohl die angeborene Vitalenergie (Yuanqi) als auch die erworbene Vitalenergie (Zhongqi – Nahrungs-Qi und Zongqi – Atmungs-Qi) für das Funktionieren des Gehirns wichtig ist.

Eine Störung im Sinne von angeborenen Mangelzuständen oder Störungen in Verdauungsfunktionen oder respiratorischen Funktionen können folgende Symptome verursachen: Vertigo, Tinnitus, unscharfes Sehen, Lumbago, Gedächtnisschwäche oder bei Kindern Entwicklungsstörung bzw. Entwicklungsverzögerung etc.

2. Das Mark (im Knochen) ernährt auch das Skelettsystem. Das Mark ist ja auch topographisch gesehen im Knochen. Auch hier ist die Essenz der Niere – Shenjing die Grundvoraussetzung.

3. Aus dem Mark entsteht auch das Blut. Die Schlußfolgerung ist: In der Niere – Shen ist die Essenz – Jing. Aus der Essenz entsteht Mark; der Knochen wird auch als das „Haus" (Fu) des Markes gesehen. Hier sehen wir, daß die TCM den Knochen bereits als Quelle der Erythropoese erkannt hat. Daher behandelt die TCM das Syndrom der Blut-Leere – Xuexu mit der Niere und Essenz als stärkende Rezeptur.

Über die Bedeutung des Marks im Schädel (Naosui) haben im Juni 1991 in Peking anläßlich des 1. Symposiums über die Pathologie des Gehirnes der TCM die Experten einige interessante Forschungsergebnisse publiziert [96]. Demnach meinen die Experten, daß die TCM schon sehr früh (seit dem Neijing, Kanon der inneren Medizin, das ca. 300 v. Chr. entstand) das Mark (Hirn) richtig im Schädel lokalisiert.

Über die *Physiologie des Gehirns – Naosui* gibt es drei Auffassungen:

1. Das Naosui ist ein eigenes Organ.
2. Das Naosui ist das Koordinationszentrum der fünf Zang-Organe.
3. Das Naosui – Gehirn und das Herz – Xin bilden eine Einheit in bezug auf die geistige Funktion – Shenming.

Über die *Funktion des Gehirns* sind die Meinungen noch uneinheitlich:

1. Die geistige Funktion – Shenming.
2. Es ist der Palast – Fu der Quellenenergie – Yuanqi, welche anregend auf alle Organfunktionen wirkt.
3. Das Gehirn kontrolliert das Denken.
4. Das Gehirn kontrolliert das Gedächtnis.
5. Das Gehirn kontrolliert die Sinnesorgane.
6. Das Gehirn kontrolliert die Motorik.
7. Das Gehirn kontrolliert die Emotionen.

Die *Ätiologie und* der *Pathomechanismus der Erkrankungen des Gehirnes* sind:

1. Die bioklimatischen Faktoren – Waigan und die Epidemie – Yili können Erkrankungen des Gehirnes – Naosui auslösen.

2. Die endogen emotionellen Faktoren können auch über ihr Organ (z. B. Zorn–Leber, Angst–Niere etc.) das Gehirn – Naosui mit ins Krankheitsgeschehen einbeziehen.

3. Blutstauungen – Yuxue, viel Sekret – Tanyin (phlegm retention and excessive fluid diseases) [12, 14, 96], Vergiftungen, Trauma, Fehlernährung, Alter und angeborener Mangelzustand können Erkrankungen des Naosui – Gehirnes auslösen.

Häufige *klinische Zeichen einer Erkrankung des Gehirnes – Naosui* sind:

Cephalaea, Vertigo, Diankuang – Manie, depressives Zustandsbild, Xianzheng – Epilepsie, Apoplexie – Zhongfeng, Juezheng – Kollaps, Jingzheng – Opisthotonus bei fieberhaften Erkrankungen, Chidai – Demenz, Yuzheng – Melancholie, Zangzao – Hysterie, Insomnie – Buzhuang, viel Schlaf – Duozhuang, Vergeßlichkeit, Tremor, Wuruan – five kinds flaccidity, softinesses in infants (Schlaffheit im Nacken, Handgelenk,

Kniegelenk, Mund und Muskulatur), Wuchi Fünf Verzögerungen (Verspätung im Stehen, Gehen, bei Haarwuchs, Zahnung und Sprechen), Jielu – offene Fontanelle, Schädeltrauma, Yidu – epidemic toxic ausgelöste Erkrankungen des Gehirnes – Nasui etc. Für die Therapien nach einer Differentialdiagnose der Syndrome mittels TCM-Pharmaka stehen 10 Konzepte mit etwa 41 Standardrezepten zur Verfügung [97].

Die Physiologie der Knochen ist in der TCM gleich der in der Schulmedizin. Das Organ Niere beherrscht den Knochen. Im Knochen ist das Mark. Der Knochen hat ebenso eine stützende Funktion. Die Beschreibung des Skelettsystems ist in der TCM schon seit mehr als 2000 Jahren relativ exakt. Die Muskulatur ist eng mit dem Knochen verbunden und für die Motorik verantwortlich.

Die Physiologie der Gefäße – Mai sind in der TCM die Wege des Blutkreislaufes. Die Pulsdiagnose ist eine Form der Palpationsuntersuchung des Arterienpulses. Das Gefäß – Mai steht mit dem Herz – Xin und auch mit den Strukturen der Lunge – Fei in enger Beziehung. Das Blut – Xue und die Vitalenergie – Qi kreisen im Gefäß – Mai. Das Herz – Xin beherrscht das Blut – Xue. Der Antrieb für die Blutzirkulation ist die Vitalenergie – Qi und somit die Lunge – Fei. Die Betonung der Blutzirkulation wird in der TCM-Literatur auch mit dem Ausdruck Blutgefäß – Xuemai dokumentiert. Zeichen für eine Störung im Blutgefäß – Xuemai sind: Anämie, Blutstau, petechiale Blutung, Pulsqualitätveränderungen etc. In der Praxis wird das Blutgefäß – Xuemai oft im Zusammenhang mit dem Meridiansystem genannt und verstanden.

Von manchen Autoren wird *die Gallenblase (Galle)* sowohl als reguläres Fu-Organ als auch als Sonderorgan gesehen, weil in der Gallenblase sowohl Jingqi – Essenz als auch Schlackenstoffe – Zhuqi aufbewahrt werden.

Zi bao (Haus des Kindes) entspricht dem Uterus, dem Ovar und dem Eileiter, also dem gesamten weiblichen inneren Geschlechtsorgan. Mit etwa 14 Jahren bekommt das Mädchen ihre erste Menstruationsblutung. Das Qi der Niere – Shenqi ist verantwortlich für die Geschlechtsreife, Fruchtbarkeit und mit etwa 49 Jahren für die Menopause. Die Organe Herz – Xin, Leber – Gan, Milz – Pi, Niere – Shen und Wundermeridiane Chongmai und Renmai – KG sind wichtig für das Zi bao. Das Analogon für den Mann ist Jingshi – Kammer des Samens.

144

Die Organlehre der TCM ist die Physiologie

Die Organphysiologie in der TCM ist die Summe der nach außen projizierten Phänomene – also etwa der viszerokutane Reflex, der viszerosomatische Reflex, die Headsche Zone etc. So gesehen findet man in der Organlehre der TCM vier Inhalte:

1. Stoffwechsel des Körpers
2. Morphologie, Anatomie, Topographie
3. Physiologie
4. Pathophysiologischer Prozeß

Die Punkte 1., 3. und 4. sind in der TCM durch jahrtausendlange klinische Erfahrung belegt und haben sich gut bewährt. Aus Gründen der Weltanschauung, insbesonders des Konfuzianismus und der Erkenntnislehre der TCM [82, 110], war (und ist zum Teil heute noch) die Öffnung des Körpers (Sezieren) verpönt und die weitere Beschäftigung mit der Anatomie nicht zwingend erforderlich. Daher ist die Funktionsbeschreibung (Physiologie, Pathophysiologie) sehr ausführlich und die Morphologie, Anatomie, Topographie recht vage. Im Vordergrund der Zangxiang-Lehre stehen die Betrachtung der Yin-Organe. Die Ganzheitlichkeit der Zangxiang-Lehre wird in drei Bereiche gegliedert:

1. Die Beziehungen zwischen den Yin- und den Yang-Organen.
2. Die Beziehungen zu dem Gerüst der 5-Elementen-Lehre gibt die engen physiologischen und pathophysiologischen Verknüpfungen der Organe wieder.
3. Aus der 5-Elementen-Lehre ist die Ganzheitlichkeit Mensch mit dem Universum sehr klar zu erkennen [39].

Aber die indirekte Beschreibung der Physiologie und Pathophysiologie einzelner Krankheitsbilder (Analyse der klinischen Symptome und des Erscheinungsbildes des Körpers) sind in der TCM vor allem durch ihre ganzheitliche Betrachtung nicht isoliert, sondern es werden immer einige Organe zusammen betrachtet. Das Organ in der TCM steht nicht nur mit der Körperoberfläche (viszerosomatischer Reflex etc., Meridian, Alarm-, Zustimmungspunkte, Quellpunkte, Ohr-, Schädel-, Gesichts-, Nasen-, Zungen- u. a. Reflexzonen), sondern auch mit der Psyche (psychosomatisch) und der Außenwelt (der Mensch als ein Teil des Makrokosmos, Geographie, Klima etc.) in einer engen Wechselbeziehung. Lehrinhalte solcher Beziehungen finden wir auch in der sog. 5-Elementen-Lehre, auch in der Krankheitslehre etc.

Die Meridiane sind die Verbindungswege des Zangxiang; die Jing – Essenz, die Vitalenergie – Qi, die Körpersäfte und das Blut entstehen in den Zang-Organen, der Körper und die Seele sind die Wurzel des Zangxiang.

Die Entstehung und Entwicklung der Organlehre in der TCM

a) Aus der Beobachtung des Alltags

Wenn wir Hunger haben, müssen wir essen; es tritt ein Völlegefühl im Epigastrium ein. Ohne Nahrungsaufnahme verlieren wir die Vitalität bis zum Tod. Daher wurde nach Kenntnis der Anatomie (Todesfälle, Hinrichtungen etc.) die Verdauung mit dem Magen in Verbindung gebracht. Wenn ein Kind weint, ist dies oft mit Husten verbunden; daher meint die TCM: Die Lunge beherrscht die Trauer; Tränen sind eine Form von Körpersäften und ihr Fließen kann Husten auslösen.

In der TCM gilt: Im Organ Lunge wird Qi gespeichert. Wir wissen, wenn es draußen kalt ist, wird die Harnmenge größer, die Schweißsekretion weniger. Wenn jedoch die Außentemperatur hoch ist, haben wir wenig Harn, dafür mehr Schweißsekretion. Bei Völlegefühl kann eine bestimmte Zone des Körpers druckempfindlicher sein als sonst. Ein Druck auf eine solche Körperstelle kann Erleichterung bringen. Manchmal tritt sogar eine streifenförmige Ausstrahlung des Deqi (Muskelkater, Schwere, Parästhesie etc.) auf. Dieser Streifen entspricht dem Meridian des Magens.

b) Anatomische Kenntnisse im alten China

Kriege und Katastrophen gereichten den Ärzten des alten China oft zum Nutzen, um anatomische Kenntnisse zu gewinnen. In der kurzen Dynastie des Herrschers Wang Mang (9–22 n. Chr.) hat der Kaiser befohlen, daß sein Hofarzt zusammen mit einem geschickten Fleischer die Hingerichteten seziert und den Leichnam aufzeichnet. Leider sind diese Bilder verloren gegangen. Die medizinische Literatur in der Nach-Qin- und Han-Periode (221 v. Chr. bis 220 n. Chr.) hat in der Organlehre meist eine Schilderung der Morphologie, Physiologie und Pathologie beinhaltet. Die Basis ist die Kenntnis der Anatomie und die Blackbox-Technik.

Die älteste überlieferte und erhaltene bildliche Darstellung der Eingeweide stammt aus der Zeit 907–960 n. Chr. von einem Daoisten namens Yan Luozi. Die Darstellung ist in ventraler, lateraler und dorsaler Ansicht. Nur die Lage von Leber und Milz ist vertauscht! Sonst sind alle Organe in ihrer korrekten Lage und Beziehung.

Eine aus der Song-Dynastie stammende Abbildung mit dem Namen des obduzierten Delinquenten Ou Xifan (März 1045) ist nur teilweise bis heute erhalten geblieben. Die sich heute in Tokyo befindlichen neun Bilder sind nach Meinung des Experten Jin Shiying [127] eine Kopie der Ou Xifang-Darstellung in „Wan-An-Fang" (1315) (siehe Abb. Seite 147).

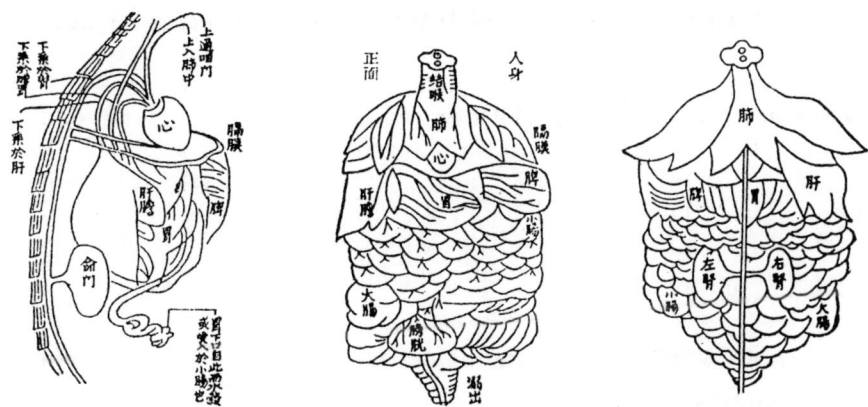

Das Bild stammt aus dem Jahre 1315 aus „Wan-An-Fang"; möglicherweise nach der Obduktion des Delinquenten Ou Xifan (März 1045). Von links nach rechts: Ansicht von rechts; Ansicht von ventral; Ansicht von dorsal. Die Abbildung ist entnommen aus: Jin Shiying: Research on atlas of Viscera [127]

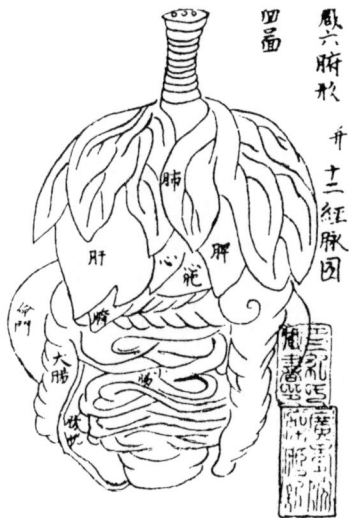

Herkunft des Bildes wie Abbildungen oben. Der Pharynx zeigt im Querschnitt drei Öffnungen. Die Position von Milz und Leber ist richtig

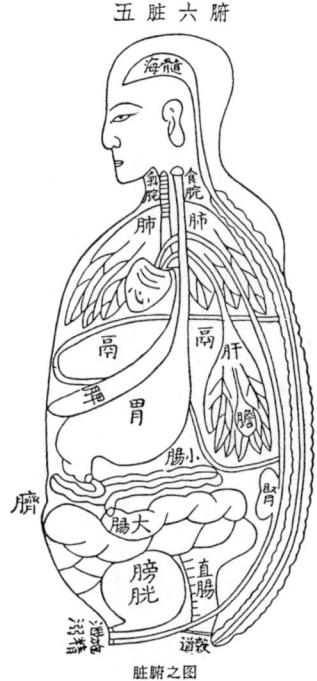

Abbildung der Eingeweide aus Yang, Jizhou: Kompendium der Akupunktur [69]. Die Zeichnung stammt aus dem Jahre 1601

147

Die älteste Übersetzung der westlichen Anatomie ist aus dem Jahre 1643. Umfangreiche Vorlesungen hielten die französischen Missionare Joachim Bouvef und Jean Francois Gerbillon im Auftrag des Kaisers Kanxi 1690. 30 Jahre später erfolgte eine Übersetzung mit Bildern vom dänischen Anatomen T. Barrthorin in die Manschu-Sprache. Eine geplante Übersetzung und Veröffentlichung ins Chinesische wurde vom selben Kaiser Kanxi streng verboten! Dies geschah 1720. Welche Entwicklung hätte die Anatomie gehabt, wenn der Kaiser anders entschieden hätte? Diese Frage stellt sich der bekannte chinesische Medizinhistoriker Jin Shiying.

c) Wiederholte klinische Bestätigung der intuitiv erfaßten Medizintheorie

Die Meridianlehre war sehr früh in der TCM fest verankert. Sie bedient sich der Akupunktur und Massage (Tuinatherapie).

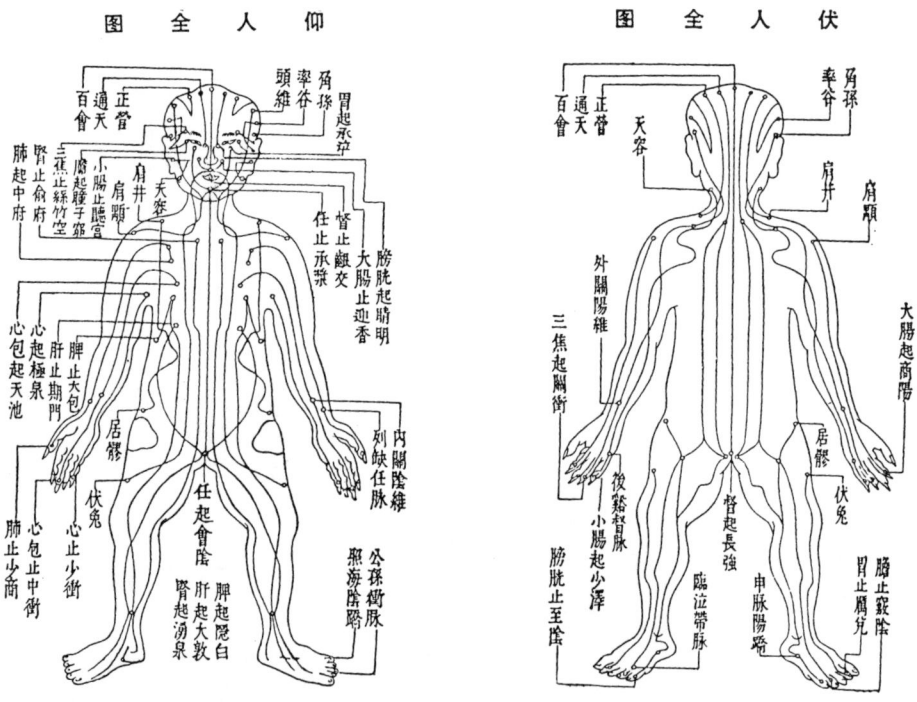

Meridianverlauf, ventrale Ansicht   Meridianverlauf, dorsale Ansicht
Aus Zhang Jiebin [128], Zeichnungen aus dem Jahre 1624

Die TCM-Ärzte haben schon früh erkannt, daß der Vergleich der normalen (subjektiven Beschwerdefreiheit) mit der erkrankten Situation viel an Erkenntnis über die Krankheit brachte; z. B. ist Kältescheu, bzw. Fieber, Husten, verlegte Nase, Nasenlaufen etc. Ausdruck von Kälte- und Windirritation und wird dem Organ Lunge zugeordnet. Daher meint die TCM, daß das Organ Lunge mit der Haut in Verbindung steht und die Öffnung in der Nase hat. Die Aufgabe des Organs Lunge ist somit die Atmung und die Beherrschung des Qi.

d) Der Einfluß der Philosophie zur Bildung der Arbeitshypothese

Wir haben gesehen, daß sich die Theorie der TCM großteils aus dem klinischen Alltag ergeben hat. Aus dem Weltbild der Chinesen aber entsprang folgende Anschauungsweise: Der Mensch wird als ein Teil des Universums angesehen. Daraus folgt, daß die Medizintheorie diesem speziellen „Naturgesetz" entsprechen muß. Die Philosophen des alten China haben natürlich auch über Ursprung und Wesen des Lebens nachgedacht. So ist in der alten Philosophie schon bekannt gewesen, daß das Jingqi (Vitalenergie, Essenz, Extrakt) die Basis aller Lebewesen ist. Bedeutende Philosophen dieser Zeit waren Daoisten (wie Zhuangzi, etwa 300 v. Chr.).

Der Lehrer von Zhuangzi ist Laozi. Dieser hinterließ das Werk „Daodejing" (übersetzt: „Das Buch über den Weg"). Yin/Yang wird zur Beschreibung der Naturphänomene und der Entwicklung verwendet. Ebenso dient die 5-Elementen-Lehre den Philosophen zur Beschreibung der Natur.

DIE FÜNF ZANG-ORGANE

1. DAS ORGAN HERZ, XINZANG

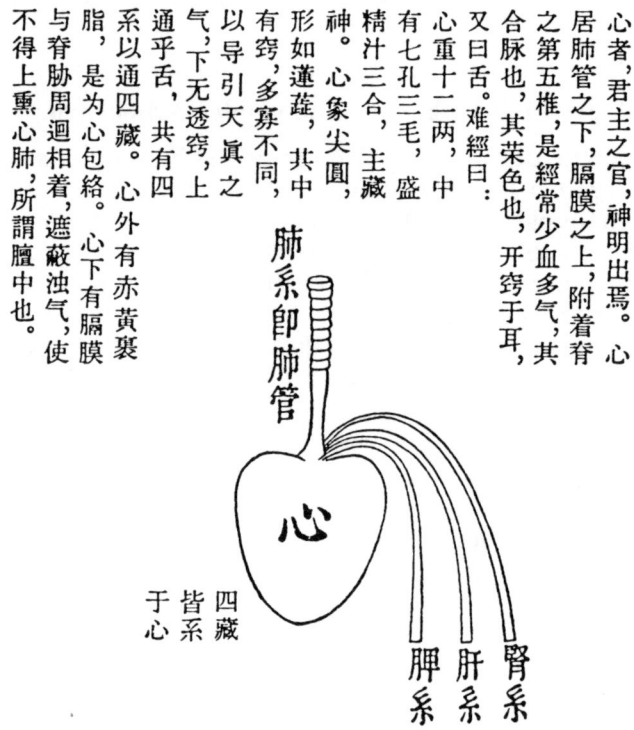

心者，君主之官，神明出焉。心居肺管之下，膈膜之上，附着脊之第五椎，是經常少血多气，其合脉也，其荣色也，开窍于耳，又日舌。难經曰：心重十二两，中有七孔三毛，盛精汁三合，主藏神。心象尖圆，形如蓮蕊，其中有窍，多寡不同，以导引天眞之气，下无透窍，上通乎舌，共有四系以通四藏。心外有赤黄裹脂，是为心包络。心下有膈膜与脊胁周迴相着，遮蔽浊气，使不得上熏心肺，所謂膻中也。

肺系即肺管

心

于皆四
心系藏系

脾系 肝系 腎系

Die Abbildungen von Seite 150 bis einschließlich 202 sind Zhang Jiebin [128] entnommen und stammen aus dem Jahr 1624

1.1. Allgemeines

Das speichernde Yin-Organ Herz schließt den Herzbeutel (bei uns: Kreislauf-Sexualität = KS) ein. KS ist wie 3E ein Funktionsbegriff ohne eigentliches Organ im Sinne einer bestimmten Anatomie. Genaueres wird später noch erläutert.

Die Organbegriffe der TCM und die der Schulmedizin sind zu unterscheiden. Daher wird der TCM-Begriff immer mit dem Organ Herz und der schulmedizinische Begriff nur mit Herz benannt.

In einem Lexikon der Akademie für TCM, Hunan, China, 1981, wird das Organ Herz so beschrieben: „One of the five parenchymatous viscera. The most important one and the governor to vital activities of the human body.

It not only refers to itself and its related physiologic functions of the heart itself and its related physiologic functions of the circulatory system, but includes some physiologic functions and activities of the central nervous system."

1.2. Anatomie

„Neijing", Lehrbuch der inneren Medizin oder auch Kanon der inneren Medizin genannt, das ca. 300 v. Chr. entstand, beschreibt schon relativ genau Topographie, Form, Farbe, Gewicht und Blutinhalt des Herzens. Natürlich waren die Beschreibungen nicht so exakt wie wir sie heute kennen. Aber schon in dieser Zeit erkannte die TCM im Organ Herz auch eine psychische Aufgabe. Diese Aufgabe entspricht dem, was wir in der Schulmedizin vom Gehirn wissen: Registrierung und Reflexion äußerer Reize, geistige Tätigkeit, aber auch emotionale Reaktionen.

1.3. Physiologie

1. Das Organ Herz beherrscht die Blutgefäße und das Blut.

Das bedeutet, es reguliert das Blut und das Mai (Gefäß- bzw. Meridiansystem). Die ununterbrochene Pulsation des Herzens treibt das Blut im Gefäßsystem an. Das Herz und das Gefäßsystem (Meridian) bilden ein geschlossenes System. Für einen normalen Blutkreislauf muß erstens die Funktion des Herzens – Xinqi intakt sein, zweitens muß das Blut im Organ Herz – Xinxue reichlich vorhanden sein. Deshalb reguliert das Organ Herz den Nährstofftransport und damit die Versorgung aller Körperabschnitte.

Das Organ Herz reguliert auch das Xue – Blut. Das bedeutet, das Organ Herz sorgt dafür, daß über die Verdauung des Magens ausreichend Nährstoffe unter Mitarbeit des Organs Milz aufwärts zum Organ Lunge und Herz gebracht werden. Im Herzen werden diese Nährstoffe zum Blut umgewandelt. Hier sehen wir, daß im Blut – Xue nicht nur Nährstoffe enthalten sind, sondern auch Sauerstoff. Wenn das Organ Herz – Xin gesund ist, ist der Puls rhythmisch und gleichmäßig und die Gesichtsfarbe glänzend und rosa. Wenn aber das Organ Herz krank ist, treten Rhythmusstörungen und eine pathologische Gesichtsfarbe auf.

Symptome im Falle einer Störung sind:

Xinqi buzu (Xin = Herz, Qi = Funktion, Bu = nicht, Zu = suffizient) mit Palpitationen, Dyspnoe und schwachem Puls.

Xinyang xu (Xinyang = Yang des Herzens, Xu = Leere) mit zartem Puls, kalten Händen und Füßen, Lippenzyanose etc.

Maidao buli (Mai = Meridian, Dao = Weg, Bu = nicht Li = freie Passage) mit Stenokardie, Herzjagen, Angina pectoris, Zyanose der Finger, grauweißlich verfärbten Akren, unregelmäßigem Puls etc.

Bei all diesen Syndromen ist eine Therapie des Herzens – Xin mit gutem Erfolg zu erwarten.

2. Das Organ Herz bewahrt den Geist, die Seele, Xin cang shen.

Das Herz kontrolliert die Psyche (Xin cang shen, Xin = Herz, Cang = bewahrt, kontrolliert, Shen = Geist, Seele, Psyche, Persönlichkeit).

Der Geist – Shen bedeutet in der TCM den gesamten Ausdruck des vitalen Körpers (wie die Haltung, Gesichtsfarbe, Ausdruck der Augen, die Sprache, auf die gestellten Frage kommen die Antworten rasch, die Bewegungsabläufe etc.), im engeren Sinn auch das Seelenleben, den Duktus und das Bewußtsein. Die Basis des Geistes – Shen ist die Essenz des Nieren – Shenjing. Die pathophysiologischen Erscheinungen der Organe – Zangxiang, der Emotionen und des Geisteszustandes werden auch mit Shen beschrieben.

Die Beurteilung des Augenausdruckes des Patienten gibt wichtige Informationen über den Zustand von Geist – Shen, Essenz der Nieren – Jingqi und Vitalenergie – Qi. Das Herz reguliert und kontrolliert auch die fünf Emotionen (Freude, Zorn, Sorge/Grübeln, Trauer/Melancholie, Angst/Schreck), welche nach der 5-Elementen-Lehre jeweils einem Organ zugeordnet sind. Die chinesische Medizin kennt keine scharfe Trennung zwischen Leib und Seele.

Der Begriff Geist – Shen wird in der TCM in fünf Erscheinungsformen differenziert:

1. Geist – Shen wird vom Herzen kontrolliert; die Rolle des Königs.
2. Mentale Aktivität – Hun wird von der Leber kontrolliert; die Rolle des Generals.
3. Emotionale Aktivität – Yi wird von der Milz kontrolliert; Minister für die Speicherung und die Lagerung.
4. Sensibilität und Motilität – Po werden von der Lunge kontrolliert; die Rolle des Staatskanzlers.
5. Gedächtnis – Zhi wird von der Niere kontrolliert.

Die Interpretationen der oben angegebenen Begriffe Shen, Hun, Yi, Po und Zhi sind in westlicher und auch in chinesischer Literatur nicht einheitlich.

Jingqi (Essenz der Niere, Extrakt) bildet die materielle Basis des lebenden Organismus. Aus dem Jingqi entsteht auch der Geist – Shen. Der Geist – Shen entsteht durch die Befruchtung und erlischt mit dem Tod. Der Geist – Shen bedarf der Kräftigung durch das Nahrungs- und Atmungs-Qi.

Die Vitalenergie – Qi hat drei Aspekte:

1. angeborenes Yuanqi,
2. aus der Nahrung erworbenes Zhongqi (Nahrungs-Qi) und das
3. durch die Mischung mit Atmungs-Qi entstandene Zongqi (Yingqi).

Diese zusammen bilden mit der Essenz der Niere – Jingqi und dem Geist – Shen eine unzertrennliche Einheit. Diese drei Aspekte der Vitalität werden auch als die drei Schätze des Lebens bezeichnet.

Die drei Schätze des Lebens

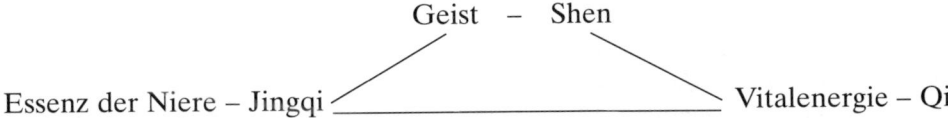

Geist – Shen

Essenz der Niere – Jingqi   Vitalenergie – Qi

Das Organ Herz hat die Aufgabe, auf die Außenwelt zu reagieren. Dann wird das Organ Herz mit dem Herrscher eines Landes verglichen, d. h. das Herz reguliert und koordiniert alle Organfunktionen.

Die Physiologie des Herzens

Hauptfunktion	Bedeutung für Physiologie	Bedeutung für Pathophysiologie
Herz beherrscht das Blut und die Gefäße	1. Blutzirkulation – Xinxue: Das Qi des Herzens treibt das Blut ins Blutgefäß 2. Blutbildung: Nützliches aus der Nahrung wird durch das Feuer des Herzens rötlich zu Blut	Mangel an Qi des Herzens – Yinqi buzu, Blutmangel, Gesichtsblässe, Puls dünn, kraftlos Stagnation von Blut und Qi – Qixue yuxie, Behinderung von Blut/Qi-Zirkulation: Gesicht grau, Zungen- und Lippenzyanose, Herz- und Brustschmerzen, Puls knotig – Jie etc.
Herz beherrscht den Geist – Shen und den Willen – Zhi	1. Aufnahme von Eindrücken, beherrscht die geistigen Aktivitäten: klarer Gedanke, rasche Reaktion 2. Kontrolliert die Aktivität aller Eingeweide; wird als König aller Organe bezeichnet: „Wenn der König in Ordnung ist, dann herrscht auch Frieden bei seinen Untertanen."	Abnorme Psyche, verworrene Gedankengänge, träge Reaktion „Wenn der König nicht in Ordnung ist, droht seinen 12 Ministern auch Gefahr" Organfunktionen verlaufen disharmonisch

Die ganzheitliche Denkweise der TCM vertritt die Ansicht, daß alle geistigen und psychischen Leistungen des Körpers Ausdruck aller Eingeweide sind, wobei dem Organ Herz die Gesamtleitung obliegt. Dies ist vergleichbar mit der Funktionseinheit des limbischen Systems und des Cortex.

In der Organtheorie der TCM sind alle Inhalte der Anatomie vorhanden, aber viel wichtiger als diese sind die verschiedenen physiologischen ganzheitlichen Verbindungen über Symbole (Organtheorie, Qi, Xue, Jinye etc.).

Der Grund der Zuordnung von Psyche und Hirnleistung zum Herzen liegt für die TCM darin, daß der Füllungszustand des Herzens direkt mit der Psyche und der geistigen Aktivität zusammenhängt. So gesehen sind im Begriff „Organ Herz" sowohl anatomische Gegebenheit als auch ein ganzheitliches Funktionsmodell enthalten.

Symptome im Falle einer Störung sind: Schlafstörung, vermehrte Träume, innere Unruhe, Halluzinationen, verzögerte Reaktionszeit, Depression, Somnolenz etc. Da das Herz direkt mit der Blutzirkulation zu tun hat, ist klar, daß im Falle einer Störung der gesamte Körper beeinträchtigt wird.

1.4. Die Beziehung des Herzens zum übrigen Körper und zu den Sinnesorganen

Über die Sinnesorgane kann man sich ein Bild über den Zustand des Herzens machen.

1. Das Herz reguliert direkt die Blutzirkulation und ist an der Blutbildung beteiligt. Deshalb ist die Pulsqualität ein Ausdruck für die Physiologie des Organs Herz. Ein starker Blutverlust bedeutet den Verlust der Schweißsekretion. Starkes Schwitzen bedeutet Verlust an Blut. Ein starkes Schwitzen deutet auf eine Yin-Schwäche – Yinxu des Herzens – Xin. Schwitzen ohne Anstrengung deutet auf eine Yang-Schwäche – Yangxu des Herzens – Xin.

2. Die Physiologie der Herzfunktion äußert sich im Gesicht. Das Gesicht ist reichlich durchblutet; daher kann der Arzt hier Hinweise für die Blutzirkulation und für die Herztätigkeit erhalten. In der TCM geschieht dies durch die Inspektion.

3. Die Physiologie des Herzens äußert sich (hat ihre Öffnung) an der Zunge. Die Zunge ist für Geschmack und Artikulation (Aphasie, Dysarthrie) zuständig. Von allen Eingeweiden hat das Herz zur Zunge die engsten Verbindungen. Das muskulotendinäre Gefäß des Herzens und das große Sekundärgefäß des Herzens versorgen die Zunge. Die Farbe, die Oberfläche, der Geschmackssinn und die Artikulation der Zunge geben dem Arzt wichtige Informationen über den Zustand des Herzens.

Wenn das Xinyang buzu – Herz-Yang nicht ausreicht, ist der Zungenkörper plump und blaß.

Wenn das Xinhuo shangyian – Herz-Feuer aufsteigt, hat man eine rote Zungenspitze.

Bei „Störung der psychischen Kontrolle des Herzens" kommt es zu Artikulationsstörung und Traurigkeit.

Die Beziehung des Herzens zum übrigen Körper und zu den Sinnesorganen

Hauptbeziehung	Physiologie	Pathophysiologie
Das Herz beherrscht Blut und Gefäße	1. Blutgefäße sind das Haus des Blutes: Bluttransportkontrolle und Förderung der Zirkulation	Störung der Blutzirkulation
	2. Das Herz reguliert die Blutgefäße; es ist die Schlüsselstelle der Blutzirkulation; das Qi des Herzens – Xinqi ist die Antriebskraft der Blutzirkulation	
Die Physiologie der Herzfunktion äußert sich im Gesicht	Das Herz reguliert die Blutgefäße. Im Gesicht sind reichlich Blutgefäße; daher gibt die Gesichtsfarbe Hinweise auf Hyper- oder Hypofunktion des Herzens	Mangel an Qi des Herzens – Xinqi buzu, Mangel an Blut im Herzen: Gesicht blaß, glanzlos; Stagnation der Herzgefäße – Xinmai yuzu: Gesichtszyanose
Die Physiologie des Herzens äußert sich an der Zunge	Das große Sekundärgefäß und das muskulotendinäre Gefäß versorgen die Zunge. Das Qi und das Blut vom Herzen gelangen zur Zunge: Der Zungenkörper (ZK) ist rosa, feucht und frei beweglich, der Geschmackssinn normal, das Sprechen flüssig	Störung der Blutzirkulation: ZK-Farbe abnorm, blaß, dunkelrot, zyanotisch, blaue Flecken Psychische Störung: Zunge unbeweglich – Sheqiang, Zunge gerollt – Shejuan, Dysphasie, Aphonie

1.5. Die Beziehung des Herzens zu den fünf Emotionen – Zhi und zu den fünf Säften – Jinye

Die fünf Emotionen – Zhi sind: Freude, Zorn, Sorge/Grübeln, Trauer/Melancholie und Angst/Schreck.

Sie werden nach der 5-Elementen-Lehre zu Herz, Leber, Lunge, Milz, Niere gezählt.

Die Freude ist etwas Gesundes, aber wenn diese zu groß ist, kann sie die die Psyche kontrollierende Funktion des Herzens überfordern, sodaß das Gegenteil eintritt, nämlich Traurigkeit. Jede dieser fünf genannten Emotionen – Zhi kann, wenn sie zu heftig sind, dem Organ Herz schaden.

Die Beziehung des Herzens zur Schweißsekretion wird in der TCM so interpretiert: Jinye – Körpersäfte, Körperflüssigkeit werden durch Einwirkung von Yangqi – Yang-Energie (-Funktion) in Schweiß umgewandelt. Dabei muß auch das Weiqi (eine von den vier Qi-Formen) mitwirken, und zwar im Sinne der „Öffnung der Haut".

Wir wissen schon, daß das Herz das Blut – Xue beherrscht, Blut und Jinye haben denselben Ursprung (aus der Nahrung). Deshalb ist eine übermäßige Schweißsekretion genau so schädlich für den Blutkreislauf wie ein Blutverlust.

1.6. Die physiologische Eigenheit

Die physiologische Eigenheit des wichtigsten Organs Herz ist, daß es für die Yangqi – Yang-Funktion (-Energie) verantwortlich ist. Es wird als die Sonne – Taiyang unter dem Yang bezeichnet. Das Yangqi des Herzens treibt das Blut in die Adern und garantiert das Leben. Außerdem „wärmt das Herz", was bedeutet, daß der Nahrungsstoffwechsel der Milz und des Magens, die Yang-Niere mit ihrer „erwärmenden Funktion", der Wasserstoffwechsel, die Schweißsekretion etc. eine Funktion des Herzens-Yang sind. Eine andere Eigenheit des Herzens ist, daß es eng mit der Jahreszeit Sommer in Wechselbeziehung steht. Das bedeutet, daß im Sommer das Herz die höchste Aktivität hat.

Aus der 5-Elementen-Lehre geht außerdem noch hervor, daß das Herz mit der Himmelsrichtung Süden, der Temperatur Hitze, dem Feuer und dem Geschmack bitter und der Farbe rot in enger Beziehung steht.

1.7. Der Herzbeutel – Xinbao, Perikard; Kreislauf/Sexualität in der Akupunktur

Xinbao – Herzbeutel, auch Xinbaoluo (das Luogefäß des Herzen) oder Tanzhong (die KG 17-Zone der Akupunktur) genannt, wird heute von den meisten Autoren als das Perikard der westlichen Medizin angesehen [39].

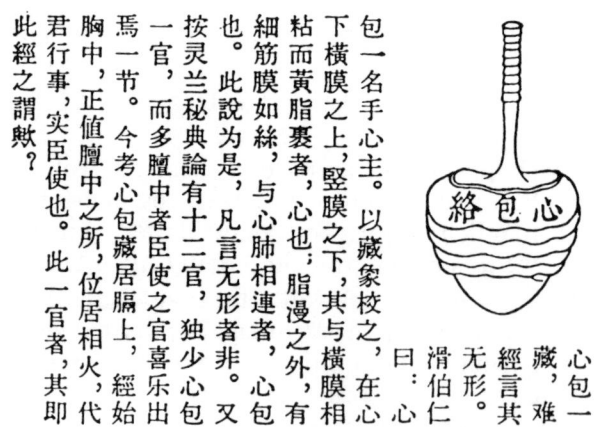

156

Im TCM-Lexikon aus China/Hunan [14] steht : „It refers to the envelop outside the heart, with small vessels attached, having the function to protect the heart and as a substitute for the heart to resist trauma."

Wir können die Funktion des Herzbeutels in der TCM kurz als die äußere Schutzschicht des Herzens zusammenfassen. Weil das Herz eine so wichtige Funktion innehat, braucht es besonderen Schutz. Somit können wir auch sagen, daß der Herzbeutel die gleiche Physiologie wie das Herz hat.

Kreislauf/Sexualität in der europäischen Akupunkturtradition [17]:

Hier wird der Herzbeutel als Kreislauf/Sexualität bezeichnet. Diese Bezeichnung trifft ziemlich gut die Bedeutung des KS als ein dem Herz ähnliches Funktionsmodell.

2. DAS ORGAN LUNGE, FEIZANG

肺者，相傅之官，治节出焉。其形四垂，附着于脊之第三椎，中有二十四空，行列分布，以行诸藏之气，为藏之长，为心之盖。是經常多气少血，其合皮也，其荣毛也，开窍于鼻。难經曰：肺重三斤三两，六叶两耳，凡八叶，主藏魄。华元化曰：肺者生气之原，乃五藏之华盖。肺叶白莹，謂为华盖，以复诸藏，虚如蜂窠，下无透窍，吸之则满，呼之则虚，一呼一吸，消息自然，司清浊之运化，为人身之橐籥。

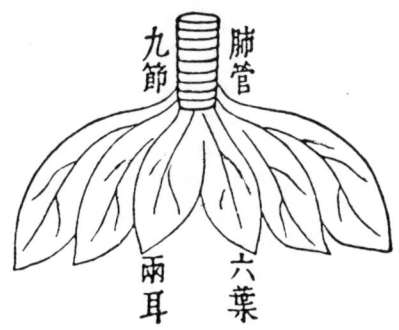

2.1. Allgemeines

Die Lunge – Fei ist der Herrscher von Vitalenergie – Qi und hat in der 5-Elementen-Lehre die Zuordnung zum Metall. Sie befindet sich, wie das Herz, über dem Zwerchfell und hat die wichtige Funktion der Qi-Regulierung. Sie wird auch als Kanzler bezeichnet. In weiterer Folge steht die Lunge zum Dickdarm, zur Haut, den Haaren und der Nase in Beziehung.

2.2. Anatomie

Die Lunge ist im Thorax links und rechts mit je einer Einheit vertreten. Sie befindet sich oberhalb des Zwerchfells, hat zur Luftröhre, zum Larynx sowie zum Pharynx eine enge Beziehung. Die Lunge ist von weißlicher, schwammiger Konsistenz, ist lufthältig, im Wasser schwebt sie und nach dem Kochen sinkt sie. So wird die Lunge im klassischen Text der TCM beschrieben.

2.3. Physiologie

Diese wird in fünf Punkte gegliedert:
1. Die Lunge beherrscht das Qi.
2. Die Lunge beherrscht die Wasserzirkulation.
3. Von der Lunge aus gelangt das Blut zu allen Gefäßen.
4. Die Lunge beherrscht das Xuanhua und Sujiang.
5. Die Lunge beherrscht die Regulation (the lung is responsible for coordinating the activities).

2.3.1. Die Lunge beherrscht das Qi – Fei zhu qi
(The lung controls the vital energy)

Das Qi ist ein Vitalstoff, eine Form von Vitalenergie. Das bedeutet, daß die Lunge ein Atmungsorgan ist, weil das Wort Qi im Chinesischen (sowohl in der Fachsprache der TCM als auch in der modernen Medizin) Luft bedeutet. Also ist die Lunge für die Atmung verantwortlich. Nur in der TCM wird für die Atmung auch noch die Mitwirkung der Niere benötigt; die Lunge ist für Exspiration, die Niere für Inspiration – Naqi zuständig. Naqi, improve inspiration by invigorating kidney-energy [12]. Daher sehen wir, wenn die Atmungsfunktion der Lunge gestört ist, Druck im Thorax, Husten, Dyspnoe und vielleicht eine gestörte Ein- und Ausatmung.

Die zweite Bedeutung („Die Lunge beherrscht das Qi vom ganzen Körper") ist, daß die Lunge für die Bildung von Qi, insbesondere für das Zongqi verantwortlich ist (siehe die vier Formen des Qi). Zongqi treibt das Qi/Xue – Vitalenergie/Blut überall in den Körper und ernährt diesen. Die Lunge reguliert auch die Bewegung des Qi – Qiji. Denn durch die rhythmische Ein- und Ausatmung wird das Aszendieren und das Deszendieren des Qi reguliert. (Siehe die Bewegungsformen des Qi.) Leise Stimme und müde Glieder sind Symptome einer Qixu (Qi-Leere).

2.3.2. Die Lunge beherrscht die Wasserzirkulation – Fei zhu shui
(The lung controls the regulation of body fluids)

Die Verteilung und Ausscheidung des Wassers wird von der Lunge als höchster Instanz reguliert. An der Regulation des Wasserhaushalts beteiligen sich Lunge, Milz, Niere, Dünndarm, Dickdarm und Blase.

a) Die Lunge „verdampft"(– Xuanfa) das Körperwasser, sodaß das Wasser überall in den Körper gelangt (wie der Nebel und der Morgentau über den ganzen Körper) und außerdem das überschüssige Wasser und das „verbrauchte Wasser" durch Atemluft und Schweißsekretion aus dem Körper geschafft (Sujiang-Funktion) wird.

b) Dann „senkt" die Lunge auch das Wasser, indem das Wasser zur Niere und Blase zieht und zu Harn „verwandelt" (– Qihua) wird und aus dem Körper fließt (Sujiang-Funktion). Die Störung dieser Funktion der Lunge bewirkt: viel Schwitzen, weniger Schwitzen, viel Harn, weniger Harn, viel Schleim, aber keinen Husten, keinen Durst und die Entwicklung von Ödem.

2.3.3. Von der Lunge aus gelangt das Blut zu allen Gefäßen – Fei chao bai mai
(Blood flow of the whole body converges in the lung)

Das Organ Lunge assistiert dem Organ Herz in seiner blutzirkulationsfördernden Aufgabe. Das Blut – Xue fließt aus dem ganzen Körper entlang der Meridiangefäße zur Lunge. Durch die Atmung wird das Blut mit Atmungs-Qi „erfrischt". Das Lungen-Qi treibt das Blut – Xue und Nahrungs-Qi und das Atmungs-Qi überall (Baimai, hunderte Gefäße – Jingluo) in den Körper. Das bedeutet, die Lunge – Fei spielt zusammen mit dem Herzen – Xin eine aktiv antreibende Rolle im Blutkreislauf.

Wenn die Lunge im Qixu(Qi-Leere)-Zustand ist, dann ist auch die blutzirkulationsfördernde Wirkung des Organs Herz gestört. Symptome wie Druck im Thorax, Herzklopfen, Lippen- und Zungenzyanose können auftreten.

2.3.4. Die Lunge beherrscht das Xuanfa (verdampfend, verteilend, ausstreuend) und Sujiang (Versenken, säuberndes Herabführen, abwärtsbewegend, verflüssigend) – Fei zhu xuan fa, Fei zhu su jiang
(Lung-energy should keep pure and descendant)

Die Physiologie des Xuanfa – Verdampfens können wir in drei Punkte gliedern:

– Von der Lunge aus zu allen Gefäßen.
  Das Blut aus dem ganzen Körper strömt zur Lunge und gelangt von hier als Qi/Xue – Vitalenergie/Blut entlang des Meridians überall in den Körper, zur Haut und zum Haar.

- Alle Gefäße fließen zur Lunge. Durch die Atmung wird die unreine Energie (Zhu = unrein, Qi = Energie) vom Körper ausgeschieden.
- Die Lunge beherrscht die Haut und die Haare.

Das Abwehr-Qi – Weiqi (siehe Kapitel Qi) reguliert die Schweißsekretion. Der Schweiß entsteht aus dem Stoffwechselprodukt der Körpersäfte – Jinye. Wenn die Xuanfa – verdampfende, verteilende Funktion der Lunge geschädigt ist, treten Symptome auf, wie gestörte Schweißsekretion, Druckgefühl im Thorax, Husten, verlegte Nase, Niesen, etc.

Die Sujiang-Funktion (reinigende Funktion) der Lunge sehen wir physiologisch auch in drei Punkten:

- Die Atemtätigkeit der Lunge verdanken wir der Einatmung von reinem Qi (Vitalenergie, Sauerstoff).
- Die Topographie der Lunge gegenüber anderen Organen: Sie liegt an der höchsten Stelle im Rumpf. Die Lunge versenkt die eingeatmete Luft (Qingqi; reine Luft, reine Energie, Sauerstoff) nach distal. Darüber hinaus versenkt die Lunge auch das von der Milz zur Lunge gelangte und aus der Nahrung gewonnene Yingqi – Nahrungsqi und Jinye – Körpersäfte nach distal.
- Die Anatomie der Lunge erinnert den Arzt der TCM an einen leeren Bienenstock. Er ist rein und die Bienen dulden keinen Fremdkörper. So bewirkt die Sujiang-Funktion (säuberndes Herabführen) der Lunge, daß die Atemwege sauber bleiben. Wenn die Sujiang-Funktion der Lunge gestört ist, treten Husten, Dyspnoe, viel Sputum etc. auf. Sowohl die Xuanfa- als auch die Sujiang-Funktion ist wichtig für die normale Lungenfunktion.

2.3.5. Die Lunge beherrscht die Regulation – Fei zhu zhi jie
(The lung responsible for coordinating the activities of viscera)

In der TCM wird diese Aufgabe der Lunge in vier Bereiche eingeteilt:

a) Die Atmung wird durch die Lunge reguliert.

b) Durch die Atmung wird das Aszendieren und das Deszendieren des Qi reguliert, daher gibt es ein freies Fließen des Qi im ganzen Körper.

c) Durch die Regulation des Aszendierens und des Deszendierens von Qi unterstützt die Lunge das Herz beim Antrieb des Blutstroms und bei der Verteilung im ganzen Körper.

d) Die Xuanfa- und Sujiang-Funktion der Lunge bedeuten, daß sie Verteilung, Zirkulation und Ausscheidung von Körpersäften – Jinye beherrschen.

So gesehen beschreibt der Punkt 2.3.5. sehr genau alle Funktionen der Lunge.

Die Physiologie der Lunge

Hauptfunktion	Physiologie	Pathophysiologie
Die Lunge beherrscht das Qi	1. Die Lunge beherrscht die Atmung: Reines Qi – Atmungs-Qi wird aufgenommen, unreines Qi wird ausgeatmet. 2. Die Lunge beherrscht das Qi vom ganzen Körper: Das Atmungs-Qi und das Nahrungs-Qi vereinigen sich im Thorax zu Zhongqi. Dieses steigt auf und kontrolliert die Atmung; es gelangt zu den Gefäßen und treibt das Qi/Xue überall in den Körper und ernährt diesen.	1. Störung der Atmung: Druck in der Brust, Husten, Kurzatmigkeit 2. Mangel an Qi – Qixu buzu: wortkarg und kraftlos, leise Stimme, schreckhaft, kraftlos bei Atmung, kraftlose Extremitäten.
Die Lunge beherrscht die Wasserzirkulation	Die Lunge ist die obere Quelle, sie reguliert die Wasserwege, sie beteiligt sich an der Regulation des Wasserhaushaltes.	Störung im Wasserhaushalt und in der Wasserausscheidung: Wasserstau im Körper – Tanyin.
Blutzirkulation von der Lunge aus zu allen Gefäßen	Die Lunge assistiert dem Herzen bei der Kontrolle der Blutzirkulation. Eine Beziehung von Qi der Lunge – Feiqi und Energie/Blut – Qi/Xue.	Störung der Blutzirkulation, Disharmonie von Qi/Xue zwischen Lunge und Herz
Die Lunge beherrscht das Verdampfen – Xuanfa und die Reinigung, Deszendenz – Sujiang	1. Die Lunge beherrscht das Xuanfa, Verteilen von Nährstoffen und von Körper-flüssigkeit Jinye, Einatmen von reinem Qi, Ausatmen von unreinem Qi, es reguliert die Öffnung und Schließung der Hautporen. 2. Die Lunge beherrscht das Sujiang: die Atembewegung, die Verteilung von Nährstoffen und Körperflüssigkeit, Beseitigung von Fremdstoffen, Reinhaltung der Atemwege.	1. Störung der Atmung 2. Störung des Wasserhaushaltes 3. Störung der Qi/Xue-Zirkulation
Die Lunge beherrscht die Regulation – Fei zhu zhi jie	1. Die Lunge beherrscht die Atmung 2. Die Lunge beherrscht das Qi des ganzen Körpers 3. Die Lunge assistiert dem Herzen in der Regulation und beim Antrieb der Blutzirkulation 4. Die Lunge reguliert den Wasserhaushalt	Störung der Atmung, des Wasserhaushaltes und der Blutzirkulation

2.4. Die Beziehung der Lunge zum übrigen Körper und zu den Sinnesorganen

Diese Funktionen lassen sich in drei Punkten darstellen:

1. Die Lunge beherrscht die Haare und die Haut.
2. Die Lunge hat die Öffnung in der Nase.
3. Die Lunge beherrscht die Stimme.

2.4.1. Die Lunge beherrscht die Haare und die Haut – Fei zhu pi mao
(The lung controls the skin and hair)

Die Haut und ihre Anhangsgebilde bilden die äußere Schutzschicht des Körpers. Die Schweißsekretion hält die Haut glänzend und geschmeidig. Die Atmungsregulation und die Abwehr von bioklimatischen Noxen ist ebenso eine Aufgabe der Haut.

Erstens gelangen durch die Xuanfa-Funktion (Verteilung) der Lunge das Weiqi – Verteidigungs-Qi und die Jinye – Körpersäfte überall in den Körper. Daher wird die Haut gut versorgt und kann ihre Abwehraufgabe erfüllen. In der TCM sagt man, daß bei intakter, optimaler Funktion der Lunge die Haut fest verschlossen, die Haare glänzend und die Abwehrfunktion erhalten ist. Sollte aber aus irgendeinem Grund das Qi der Lunge geschwächt sein, so ist die Abwehrfunktion der Haut reduziert und man verkühlt sich leichter. Im fortgeschrittenen Stadium der Qi-Schwäche der Lunge sehen wir dann eine welke Haut und geschädigte Haare.

Zweitens wissen wir, daß die Lunge als Atmungsorgan das Öffnen und Schließen der Schweißporen kontrolliert. Die Schweißporen werden in der TCM auch Qimen (Energie-Tor) genannt. Deshalb kennt die TCM die Funktion der Schweißdrüsen nicht nur als Regulatoren für die Flüssigkeit, sondern auch als Regulatoren für das Atmungs-Qi.

2.4.2. Die Lunge hat ihre Öffnung in der Nase – Fei zhu bi
(The lung is related to the nose)

Die Nase bildet einen Teil der Atemwege. Sie kann außerdem noch riechen. Daher ist der freie Atemweg und die Riechfunktion vom Zustand des Lungen-Qi abhängig. Eine Störung bedeutet: verlegte Nase, Nasenrinnen, Hyposmie, Husten etc.

2.4.3. Die Lunge beherrscht die Stimme – Fei zhu sheng
(Voice is related to the lung)

Die Stimme stammt aus der Lunge, hat aber ihren Ursprung in der Niere. Der Larynx ist ein Teil der Atemwege, aber auch der Ort der Stimmbildung. Der Meridian der Lunge versorgt den Larynx. Der Meridian der Niere zieht auch zur Zunge, erreicht dabei auch den Larynx. Deshalb sagt man in der TCM, daß eine kräftige Niere (Shenjing zu, Niere, Extrakt, Essenz, reichlich) die Basis der Stimme ist. Daher ist bei Erkrankung der Lunge die Stimme oft in Mitleidenschaft gezogen.

Die Beziehung der Lunge zum übrigen Körper und zu den Sinnesorganen

Hauptbeziehungen	Physiologie	Pathophysiologie
Die Lunge beherrscht die Haare und die Haut	Verteilt das Verteidigungs-Qi – Weiqi, transportiert die Essenz zur Haut, reguliert die Körpertemperatur und die Atmung, erwärmt und befeuchtet die Haut und die Muskulatur, Schweißsekretion, Abwehr der äußeren Noxen – Waixie	Schwäche und Leere des Lungen-Qi, Wasser und Essenz werden nicht verteilt, die äußere Verteidigung ist nicht stabil: Trophische Störung der Haut und der Haare, Schwitzen ohne Grund, man verkühlt sich leicht, und diese Störung breitet sich nach innen aus – Feiqi buxuan.
Die Lunge hat in der Nase die Öffnung	Qi der Lunge – Feiqi hat freie Passage: gleichmäßige Atmung, Nasenatmung ist frei und der Geruchsinn ist normal	Gestörte Lungen-Qi-Passage: Nasenrinnen, Anosmie, gestörte Atmung
Die Lunge beherrscht die Stimme	Der Pharynx ist die Eintrittspforte der Atmung und Ort der Phonation, die Lunge ist das Tor der Stimme	Störung der Stimme, Heiserkeit, Aphonie

2.5. Die Beziehung der Lunge zu den Emotionen – Zhi und zu den fünf Säften – Jinye

(Wu zhi = five expressions, Wu ye = five types of secretions)

Die Emotion der Lunge ist der Kummer. Der Kummer und die Trauer sind etwas Unterschiedliches, aber die negative Wirkung auf das Qi der Lunge ist ihnen gemeinsam. Das Qi der Lunge wird dadurch verbraucht. Die Folge ist daher die Reduktion der Lungenfunktion. Ist die Funktion der Lunge reduziert, so wird auch die Abwehr des Organismus reduziert. Somit kann durch die Emotionen Kummer und Trauer leichter eine Krankheit entstehen.

In der TCM gilt, daß das Nasensekret von der Nasenschleimhaut abgesondert wird. Es befeuchtet die Nase. Da die Lunge ihre Öffnung in der Nase hat, sagt die TCM: „Das Nasensekret ist der Saft der Lunge." Wenn die Lunge normal funktioniert, ist die Nasenschleimhaut gänzlich befeuchtet. Die Nase rinnt nicht. Wenn aber die Kälte und der Wind (Han, Feng) die Lunge befällt, rinnt ein klares Nasensekret. Wenn der Wind und die Hitze

(Feng, Re) die Lunge schädigt, liegt ein dickflüssiges Nasensekret vor. Wenn Trockenheit die Lunge schädigt (Fei-zao, Trockenheit der Lunge), ist die Nasenschleimhaut trocken und sondert kein Sekret ab.

2.6. Die Besonderheit der Lungenphysiologie

a) Die Lunge bildet das Dach aller Eingeweide (Hua-gai = serves as a canopy to protect the other organs).

Die Lunge nimmt im Thorax die höchste Stelle ein. Durch die Verbindung Trachea – Pharynx – Nase hat sie mit der Außenwelt direkten Kontakt. So verstehen wir, daß die Lunge stark durch bioklimatische Faktoren wie Wind, Kälte, Hitze, Feuchtigkeit, Trockenheit und Feuer (Six evils, six exogenous factors which cause disease, Feng, Hain, Shu bzw. Re, Shi, Zao, Huo) beeinflußbar ist. Diese bioklimatischen Faktoren können pathogen werden und die Funktion der Lunge beeinträchtigen.

b) Die Lunge ist ein sehr sensibles Organ (Jiao-zang, considered as a tender organ). Die Lunge verträgt weder viel Kälte noch viel Hitze. Die Kälte und die Hitze können durch die Haut, die Nase, den Mund, ja auch indirekt über ein anderes Organ die Lungenfunktion beeinträchtigen. Dabei muß in anderen Organen eine „Hitze- oder Kältestörung" im Sinne der TCM vorliegen.

c) Das Qi der Lunge steht mit dem Herbst in Wechselbeziehung. Das Qi der Lunge ist im Herbst am reichlichsten. Die Lunge steht mit dem Herbst, der westlichen Himmelsrichtung, der Trockenheit, dem Metall, der weißen Farbe, dem scharfen Geschmack etc. in Verbindung. Ein Syndrom der TCM ist „Qiu zao" (herbstliche Trockenheit). Die Trockenheit im Herbst kann jetzt, wo sich die Lunge in einem reichlichen Qi-Zustand (etwa Funktionsmaximum) befindet, besonders leicht Schaden nehmen, indem die Körpersäfte „ausgetrocknet" werden. Die Symptome sind: Reizhusten, trockene Haut und Schleimhaut. Wenn Kälte und Wind die Körperoberfläche (die Haut, ein von der Lunge beherrschter Körperteil) befällt, können Schüttelfrost, Fieber, Kopf- und Nackenschmerz, oberflächlicher Puls (sog. Fu mai, Fu = oberflächlich, Mai = Puls) eintreten.

Bei diesem Stadium der Verkühlung ist eine schweißtreibende Therapie, z. B. Aspirin sinnvoll. Die TCM kennt auch noch andere Mittel zum Schweißtreiben, wie die Phytotherapie.

3. DAS ORGAN MILZ, PIZANG

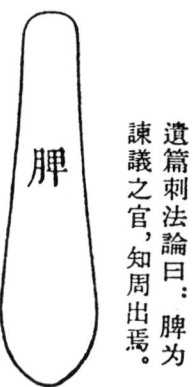

脾者，倉廩之官，五
味出焉。形如刀鐮，
與胃同膜而附其上
之左，俞當十一椎
下，聞声則动，动則
磨胃而主运化，其
合肉也，其荣唇也，
开窍于口，是經常
多气少血。难經曰：
脾重二斤三两，广
扁三寸，长五寸，有
散膏半斤。主裹血，
温五藏，主藏意与
智。滑氏曰：掩乎
太仓。华元化曰：
脾主消磨五谷，养
于四傍。

遺篇刺法論曰：脾为
諫議之官，知周出焉。

3.1. Allgemeines

Das Organ Milz und der Magen sind zusammen die zwei wichtigsten Verdauungsorgane. Die Milz hat in der TCM eine gänzlich andere Bedeutung als in der modernen Medizin. Um die Physiologie der Milz besser zu umschreiben, spricht die Wiener Schule von Milz/Pankreas. In der TCM bilden Milz und Magen eine Einheit für die Verdauung. In der modernen Medizin hat die Milz (Splen) mit dem Magen keinen direkten Zusammenhang. Das Paar Leber und Gallenblase ist sowohl von der Anatomie, Topographie als auch von der Physiologie her in der modernen Medizin eine Einheit.

Milz und Magen bilden das Fundament des Lebens, auf Chinesisch: Ho tian zhi ben (Fundament der Vitalität nach der Geburt). Die Niere bildet das Fundament vor der Geburt (die Erbanlage), auf Chinesisch: Xian tian zhi ben.

In Milz und Magen werden Qi und Xue (Vitalenergie, Blut) aus der Nahrung gebildet. Die Milz wird zum Charakteristikum Erde gezählt. Sie hat Verbindung zum Magen, zur Muskulatur, zu den Lippen und zum Mund.

3.2. Anatomie

Die Milz – Pi liegt im Oberbauch und unterhalb des Zwerchfells. Sie steht mit dem Magen in Verbindung. Sie befindet sich in der Tiefe der linken Flankenregion. Sie liegt links hinter (dorsal) und auf (kranial) dem Magen. Sie ist sichelförmig, rundlich, dunkelviolett. Dieser Betrachtung nach entspricht die Milz – Pi der schulmedizinischen Milz – Pi, dem Pankreas in der Topographie, aber nicht in physiologischer oder in pathophysiologischer Hinsicht.

3.3. Physiologie

1. Die Milz – Pi beherrscht die Verteilung – Pi zhu yun hua.
2. Die Milz – Pi erzeugt und beherrscht/leitet das Blut – Pi zhu sheng xue; Pi tong xue.
3. Die Milz beherrscht die Aszendenz – Pi zhu sheng qing.

3.3.1. Die Milz beherrscht die Verteilung – Pi zhu yun hua
(The spleen is concerned with transmission and digestion)

Die Milz gewinnt aus der Nahrung Nährstoffe und verteilt diese überall in den Körper. Hierbei sind die Nährstoffe und der Wasserhaushalt gemeint.

Wenn die Nahrung in den Magen gelangt, wird sie zuerst zerkleinert. Anschließend gelangt sie in den Dünndarm, wo sie weiterverdaut wird. Beim Zermahlen und Umwandeln in Nährstoffe wirkt die Milz mit.

Ferner bewirkt die Milz, daß die Nährstoffe aufwärts zur Lunge, dann von der Lunge zum Herzen und schließlich über das Meridiansystem überall hin in den Körper gelangen.

Die Organe, die Extremitäten, die Haut und ihre Anhangsgebilde, die Muskulatur etc. werden durch diese Nährstoffe ernährt. Das Leben nach der Geburt kommt ohne Nahrungsaufnahme nicht aus, und die Milz ist jenes Organ, welches die Nährstoffgewinnung aus der Nahrung ermöglicht. Qi/Xue – Energie/Blut entsteht aus der Nahrung. Deshalb sagt die TCM: „Die Milz ist das Fundament der Vitalität nach der Geburt".

Wenn die Funktion der Milz gestört ist, sehen wir klinisch: Meteorismus, Diarrhoe, Inappetenz, Müdigkeit, Gewichtsabnahme etc. Labormäßig können wir bei einem „Milz-Leere-Syndrom" – Pixu oft eine Herabsetzung der Anzahl von T-Lymphozyten und von Helferzellen im Blut erfassen bei gleichzeitiger Erhöhung der Suppressorzellen. Das bedeutet, daß Milz-Leere-Patienten eine Schwäche der zellulären Abwehr haben, eine Störung besonders der Immunregulation, vor allem Hemmung und Abnahme der lokalen Immunabwehr im Bereich des Verdauungstraktes [111]. Ferner wurde bei Milzschwäche – Pixu-Patienten eine deutliche Abnahme der Serumzink- und Serummagnesium-Konzentration festgestellt sowie eine leichte Zunahme der Serumkupfer-Konzentration [113].

TCM: Insuffizienz von Qi und Xue – Qi xue bu zhu.

Der Flüssigkeitshaushalt wird auch stark von der Milz kontrolliert. Die Milz verteilt das Wasser und die Nährstoffe im ganzen Körper. Darüber hinaus wird die überschüssige Flüssigkeitsmenge zur Niere gebracht. Die Qihua-Funktion (Umwandlung) der Niere ermöglicht, daß diese in Harn – Qihua umgewandelt wird und in die Blase gelangt. Wenn diese Funktion der Milz gestört ist, sehen wir klinisch Ödeme und vermehrte Schleimproduktion.

Die beiden Wirkungen der Milz, nämlich die Verteilung von verdauten festen und flüssigen Nährstoffen (auch Feuchtigkeit), hängen eng zusammen. Eine Störung entsteht, wenn die einen oder die anderen Nahrungsbestandteile beeinträchtigt sind.

3.3.2. Die Milz – Pi erzeugt das Blut und beherrscht das Blut – Pi zhu sheng xue; Pi tong xue
(The spleen controls the blood, the spleen regulates the blood to permit it circulating in blood vessels; the spleen strengthens the blood)

Die Milz beteiligt sich an der Blutbildung. Ferner kontrolliert sie das Blut in der Weise, daß es nicht aus dem Gefäß tritt.

a) Pi zhu sheng xue. Die Milz beherrscht die Blutbildung, weil die Milz das Fundament der Vitalität nach der Geburt ist und durch sie Blut und Qi – Vitalenergie gebildet wird. Eine Störung der Milz in dieser Funktion verursacht Vertigo, Augenflimmern, Blässe des Gesichtes, der Lippen, der Zunge und der Nägel etc. Dies wird in der TCM als Xuexu – Blutleere bezeichnet. Die Xuexu – Blutleere entspricht ganz der Anämie in der westlichen Medizin.

b) Pi tong xue. Die Milz beherrscht/leitet die Blutregulation. Das gesamte Blut des Organismus in den Eingeweiden und Extremitäten wird durch die Funktion der Milz kontrolliert. Der Blutaustritt aus dem Gefäßsystem wird durch eine intakte Milz – Pi verhindert. Dabei kommt die blutbeherrschende Funktion des Qi zum Tragen (siehe auch im Kapitel Qi – Energie). Qi und Blut werden in der Milz gebildet. Das Qi ist der General des Blutes, die Blutbewegung folgt dem Qi. Deshalb ist eine gesunde Milzfunktion die Basis für eine optimale Bildung von Blut und Qi. Nur wenn das Qi in optimaler Menge vorhanden ist, kann Qi das Blut in seinem Gefäß halten.

Klinisch sehen wir: petechiale Blutung, Hämaturie, Blut im Stuhl, Menorrhagie, besonders Blutaustritt aus dem Verdauungs- und Urogenitalsystem.

3.3.3. Die Milz beherrscht die Aszendenz – Pi zhu sheng qing
(The spleen send the nutrient upward)

The physiologic functions of the spleen manifests with ascending characteristics. If transports the nutients upwards to the heart and lungs, and to the entire body. If the spleen Qi does not ascend, diarrhea, prolapse of rectum, visceroptosis, etc. will occur [14].

167

Aszendenz bedeutet aufsteigende und verteilende Funktion.

Die Milz bewirkt, daß Nährstoffe und Flüssigkeit (hier können wir auch von Jinye – Körpersäften sprechen) aus der Nahrung zur Lunge aufsteigen. Hier werden sie unter der Mitwirkung des Herzens zu Qi und Xue (Vitalenergie und Blut) umgewandelt, um den ganzen Organismus zu ernähren. Die aszendierende Wirkung der Milz steht im Gegensatz zum Magen. Die Physiologie des Magens ist deszendierend. Das Gleichgewicht von Milz (aszendierend) und Magen (deszendierend) garantieren die stabile anatomische und topographische Lage der Eingeweide. So verstehen wir, warum eine mangelhafte Milzfunktion Ptose der Eingeweide (Magen, Niere, Uterus, Rektum etc.) verursacht. Somit sind auch die Symptome, wie Müdigkeit, Vertigo, Augenflimmern, Mundtrockenheit, wenig Speichel, wenige Tränen und wenig Nasensekret oder Ödembildung an den Beinen und Diarrhoen verständlich.

Die Physiologie der Milz

Hauptfunktion	Physiologie	Pathophysiologie
Die Milz beherrscht die Verteilung – Yunhua	1. Transport und Umwandlung von Nahrung und von Körpersäften; ist die Grundlage des Lebens; die Quelle der Qi/Xue-Entstehung 2. Transport und Umwandlung von Wasser: Resorption, Transport, Ausscheidung von Flüssigkeit, Erhaltung des Gleichgewichtes im Wasserhaushalt	1. Resorptionsstörung: kann wenig essen, Meteorismus, dünner Stuhl, fahl-gelbe Gesichtsfarbe, Magerkeit 2. Störung des Wasserhaushaltes – Tanyin, Ödem, Diarrhoe
Die Milz erzeugt und beherrscht das Blut	1. Bluterzeugend: in ausreichender Menge 2. Beherrscht das Blut: Blut bleibt in der Zirkulation im Meridiansystem	1. Zu wenig Blut wird erzeugt: Blutleere – Xuexu Kontrollverlust an Blut: Hämorrhagie
Die Milz beherrscht die Aszendenz	1. Nährstoffe werden zum Herzen, zur Lunge, zum Kopf und zum Auge (Aszendenz) transportiert 2. Erhaltung von stabiler Position der Organe im Körper	1. Nährstoffe werden nicht transportiert, Qi/Xue verlieren ihre Quelle der Erzeugung von Nährstoffen 2. Qi-Mangel der Milz – Piqixu Ptose, Prolaps von Organen, chronische Diarrhoe etc.

3.4. Die Beziehung der Milz zum übrigen Körper und den Körperöffnungen

a) Pi zhu jirou sizhi. Die Milz beherrscht die Muskulatur und die Extremitäten.
b) Pi hua zai chun. An den Lippen sehen wir den Glanz der Milz.
c) Pi kai qiao yü kou. Die Öffnung der Milz ist der Mund.

Die Verbindung der Milz zum übrigen Körper und den Körperöffnungen

Hauptbeziehung	Physiologie	Pathophysiologie
Die Milz beherrscht die Muskulatur und die Extremitäten	Wenn das Qi der Milz gesund ist und eine gute Ernährung vorliegt, ist die Muskulatur voll, kräftig, die Extremitäten sind in der Bewegung geschickt und kräftig	Wenn das Qi der Milz nicht in Ordnung ist und Mangelernährung vorliegt, dann kommt es zu Muskelatrophie, schlaffem Tonus, Extremitäten ermüden leicht bis hin zur Apraxie
Den Glanz der Milz sehen wir an den Lippen	Wenn das Qi der Milz gesund und Qi/Xue reichlich vorhanden ist, sind die Lippen gut durchblutet, glänzend und voll	Wenn das Qi der Milz nicht in Ordnung ist und Mangel an Qi/Xue vorliegt, dann sind die Lippen blaß, gelb und welk
Die Milz hat die Öffnung am Mund	Wenn das Qi der Milz gesund ist, ist der Appetit gut und der Geschmackssinn normal	Wenn das Qi der Milz nicht in Ordnung ist, folgt wenig Appetit und ein abnormer Geschmack im Mund

3.4.1. Die Milz beherrscht die Muskulatur – Pi zhu jirou sizhi

The spleen controls the muscles. The spleen has the function of governing the muscles because the supply of nutrients to the muscles relies on the digestive, transmital and distributive capabilities of the spleen [14].

Diese Funktion ist durch die nährstoffzubereitende Funktion der Milz zu erklären. Deshalb ist die Trophik der Muskulatur ein direkter Hinweis auf die Milzfunktion. Krankheitsbilder: Atrophie, Abmagerung, Kraftlosigkeit, Muskelschmerzen etc.

3.4.2. Den Glanz der Milz sehen wir an den Lippen – Pi hua zai chun

The brilliance of the spleen appears externally on the lips. When the spleen function is normaly, it provides an adequate source of qi and blood. It is brillantly revealed on the lips [14].

Die Lippe ist der vorderste Teil des Mundes. Sie wird in der TCM als Teil, der mit der Milz in Verbindung steht, angesehen. Aufgrund der Beurteilung der Lippen können wir auf die Funktion der Milz rückschließen. Wenn die Funktion nicht optimal ist, sehen wir Blässe und eine matte, sogar gelbliche Verfärbung. Wenn die Lippen und der Mund Aphthen zeigen, ist das der Hinweis, daß sich im Magen und in der Milz „Hitze" (Re) anstaut. Wenn die Lippen grauschwarz, verwelkt sind und die Zähne nicht mehr verdeckt werden, ist das der Hinweis, daß das Qi der Milz bald zu Ende geht. Wir können uns merken, daß die Lippen uns Hinweise auf das Qi und Xue (Energie und Blut) und die Verdauungsfunktion geben.

3.4.3. Die Öffnung der Milz ist der Mund – Pi kai qiao yü kou

The mouth is the window of the spleen. Some of physiologic and pathologic conditions of the spleen can be discerned and observed the status of the mouth and lips [14].

Der Mund besteht aus Mundhöhle, Lippen, Zunge, Zähnen und Gaumen. Der Mund ist das obere Ende des Verdauungsschlauches. Daß die Milz ihre Öffnung am Mund hat, bedeutet, daß das Essen und der Geschmack mit der Funktion der Milz in Zusammenhang steht. Wenn die Funktion der Milz in Ordnung ist, ist der Geschmack in Ordnung und der Appetit gut.

Eine Störung der Milzfunktion bedeutet einen mangelhaften Appetit, süßlichen Mundgeschmack, Speichelfluß, ja manchmal auch eine Vorliebe für Süßigkeiten.

3.5. Die Beziehung der Milz zu den Emotionen – Zhi und den Körpersäften – Jinye

Die Milz beherrscht die Gedanken. Das Nachdenken, Grübeln ist eine Funktion der Milz. Diese Funktion der Milz steht in Verbindung mit dem Herzen.

Das Denken und das Sich-Gedanken-Machen ist im üblichen Umfang physiologisch. Wenn es aber in einem übertriebenen Ausmaß auftritt, kann insbesondere die Zirkulation von Vitalenergie – Qi verlangsamt, beziehungsweise blockiert werden. Die Verbindung Milz – Pi mit der Vitalenergie – Qi bedeutet, daß auch die Lunge – Fei involviert ist.

Bei einer durch Denken und Grübeln ausgelösten Depression mit Milz – Pi-Beteiligung können wir klinisch ein Druck- und Völlegefühl im Abdomen, Schwindel (deutet auf eine Mitbeteiligung der Leber – Gan hin), Herzklopfen, Kurzatmigkeit, Vergeßlichkeit (deutet auf eine Mitbeteiligung des Herzens – Xin hin) sehen.

Der Speichel ist eine Körperflüssigkeit, welche der Milz zugeordnet wird. Er hat die Aufgabe, die Mundhöhle sauber zu halten. Beim Essen wird Speichel vermehrt produziert. Dadurch wird die Speise befeuchtet und teilweise aufgelöst. Normalerweise steigt der Speichel von unten hinauf in den Mund und rinnt nicht hinaus. Im Falle einer Störung im Magen und in der Milz kann die Bildung von Speichel stark vermehrt auftreten und aus dem Mund fließen.

3.6. Die physiologische Eigenheit

1. Die Milz bevorzugt die Trockenheit und lehnt die Feuchtigkeit ab.
2. Die Milz korrespondiert mit dem Spätsommer.

3.6.1. Die Milz bevorzugt die Trockenheit und lehnt die Feuchtigkeit ab – Pi wu shi

Die Milz reguliert den Wasserhaushalt des Körpers. Eine Störung der Milz bedeutet eine Störung des Wasserstoffwechsels. Die Flüssigkeit verteilt sich im Körper und in der Milz. Man hat eine Schwere im Kopf, fühlt sich wie eingeschnürt, ein Druckgefühl im Abdomen, ein „klebriges Gefühl im Mund", wenig Durst, Ödembildung, Müdigkeit, vermehrte Schleimproduktion, Durchfälle etc. Sowohl die äußere Feuchtigkeit (ein Teil des bioklimatischen, exogenen Faktors) wie die Nässe, der Regen, feuchte Räumlichkeiten und feuchtes Klima können den Körper schädigen und Verdauungsprobleme (Milz) verursachen. Die Symptome der sog. inneren Feuchtigkeit, die Störung des Wasserhaushaltes, wie zu viel Schleimproduktion und die Wasserretention etc. sieht die TCM als eine ev. Beteiligung der Milz – Pi im Sinne einer Insuffizienz.

Viel Feuchtigkeit im Körper bedeutet Yin im Überschuß (stofflicher Überschuß) und Yang im relativen Mangelzustand. Wenig Appetit, Meteorismus, Diarrhoe, Ödembildung sind Zeichen für eine Störung mit Yangmangel (Hypofunktion). Deswegen charakterisiert die TCM die Milz – Pi als ein Organ, welches physiologisch die Feuchtigkeit ablehnt. Die Milz – Pi begehrt die Trockenheit, denn wenn die Feuchtigkeit (Retention des Wassers) beseitigt ist, bedeutet dies eine Normfunktion der Milz – Pi in der Wasserregulation. Die Arzneien, welche die Eigenschaft Trockenheit – Zao besitzen, sind wohltuend für die Funktion der Milz – Pi, da die Störung der Milz – Pi klinisch häufiger mit den Charakteristika der Feuchtigkeit einhergehen.

Der Magen ist Yang zugeordnet, er bevorzugt die Feuchtigkeit; Deszendenz ist seine Aufgabe, die Nahrungsaufnahme ist seine Physiologie.

Die Milz ist Yin zugeordnet; sie bevorzugt die Trockenheit; die Aszendenz ist die Funktionsrichtung der Milz – Pi. Die Umwandlung von Nahrung in Nährstoffe ist ihre Aufgabe.

3.6.2. Die Milz korrespondiert mit dem Spätsommer

Die Milz beherrscht den Spätsommer, ihr Qi hat im Spätsommer den Höhepunkt.

In den Himmelsrichtungen ist die Milz das Zentrum. Sie beherrscht die Feuchtigkeit und zählt zum Element Erde. Weitere Charakteristika sind die gelbe Farbe und der süße Geschmack.

Die Milz beherrscht den Wasserstoffwechsel, lehnt aber zugleich die Feuchtigkeit ab. Wenn die Milz durch Feuchtigkeit belästigt wird, kann sie die Aufgabe des Wasserstoffwechsels nicht mehr richtig regulieren. Es tritt daher ein Druckgefühl im Thorax und im Abdomen auf. Weiters hat der Patient wenig Appetit, ist müde, hat dünnen Stuhl, produziert viel Schleim, und der Zungenbelag ist glitschig.

Da die Milz ein wichtiger Energielieferant nach der Geburt ist und weil sie an der Qi- und Xue-Bildung (Vitalenergie, Blut) beteiligt ist, verstehen wir, warum bei Müdigkeit, Inappetenz (Folge der Qi-Schwäche in Milz) Ginseng, Malzzucker und andere süßliche Stoffe therapeutisch wirksam sind. Diese liefern bei der Verbrennung dem Körper viel Energie.

Nach Untersuchungen eines Autors hat die Milz – Pi eine enge Beziehung zum Immunsystem. Ein anderer Autor schrieb, daß das morphologische Substrat für die Schwäche von Milz-Yang und Milz-Qi (Pi yangxu, Pi qixu) möglicherweise die Spurenelemente Zink und Kupfer seien. Weiters ist er der Überzeugung, daß diese Spurenelemente wesentlich an den Aufgaben des Stoffwechsels, des Gewebes, des Immunsystems, der Erythropoese, des Nervensystems und der Enzyme beteiligt sind. Das Syndrom der Schwäche von Milz-Yin (Pi yinxu) scheint eine andere Erklärung zu haben.

4. DAS ORGAN LEBER, GANZANG

肝者，将軍之官，謀慮出焉。肝居膈下，上着脊之九椎下，是經常多血少气，其合筋也，其荣瓜也，主藏魂，开窍于目，其系上絡心肺，下亦无窍。难經曰：肝重二斤四两，左三叶，右四叶，凡七叶。刺禁論曰：肝生子左。 滑氏曰：肝之左，其治在左，藏在右胁右肾之前，幷胃着，脊之第九椎。

172

4.1. Allgemeines

Die Leber ist ein sehr wichtiges Organ unseres Körpers. Mit ihr ist die mentale Aktivität eng verbunden (the liver is concerned with mental activities). In der Leber findet die Speicherung des Blutes statt.

Die Leber beherrscht die Muskulatur. In der 5-Elementen-Lehre gehört die Leber zum Element Holz. Sie beherrscht die Bewegung und die Aszendenz. Die Gallenblase, die Muskulatur, die Akren und die Augen ergeben zusammen das System Leber.

4.2. Anatomie

Die Leber ist im Abdomen unter dem Zwerchfell, rechts unterhalb des Rippenbogens plaziert. In „Neijing" (Kanon der inneren Medizin, entstanden ca. 300 v. Chr.) steht: „Die Leber ist links und die Lunge rechts im Rumpf." Dies ist eine Beschreibung der Organfunktion, nicht der Organtopographie. Nach der Organfunktion ist das so zu deuten: Das Qi bewegt sich im Körper in der Weise, daß das Yangqi von links aufsteigt und das Yinqi links am Rumpf nach unten zieht. Die Leber gehört zum Element Holz, zur Jahreszeit Frühling, zur Himmelsrichtung Osten, und daher steigt das Yangqi von Osten auf.

Die Lunge zählt zu Metall, Herbst, Westen, und daher ist das Charakteristikum der Qi-Bewegung die Deszendenz rechts im Körper.

Die linke Körperseite ist für die Aszendenz und die rechte Körperseite für die Deszendenz. Daher ist das Organ Leber nach der TCM anatomisch auch in erster Linie rechts lokalisiert. Das Qi der Leber steigt links im Körper auf. Die Lunge liegt oberhalb des Zwerchfells und ihr Qi sinkt von der rechten Seite im Körper abwärts. Die Leber besteht links aus drei Teilen (Blättern) und rechts aus vier Teilen.

4.3. Physiologie

1. Die Leber beherrscht das Fließen und die Ausbreitung (Gan zhu shuxie)
2. Die Leber reguliert die Emotionen.
3. Die Leber fördert die Resorption der Nahrung.
4. Die Leber hält die Qi/Xue – Vitalenergie/Blut-Zirkulation aufrecht.
5. Die Leber assistiert der Regulation des Wasserstoffwechsels.
6. Die Leber reguliert die Wundermeridiane Chongmai und Renmai-KG.

4.3.1. Die Leber – Gan beherrscht das Fließen und die Ausbreitung – Gan zhu shuxie

Dispersing and discharging functions of the liver. These functions are closely related to the changes of the emotions, normality of digestive activities, and flow of qi (vital energy) and blood. If all these are disturbed, such symptoms as depression of the hepatic qi, dyspepsia, pains of hypochondrium, epigastric pain, irregular menstruation, dysmenorrhea, will be produced [14].

Die Leber beherrscht die Shu-Funktion (freier Fluß, freie Zirkulation) und Xie-Funktion (das Aufsteigen, Verteilen). Die Leber reguliert somit die freie, unbehinderte Zirkulation des Qi im Körper (Aszendenz, Deszendenz, Exkorporation und Inkorporation).

Die funktionelle Aktivität der Vitalenergie – Qi (Qiji) ist das Synonym für die Organfunktion. Die Leber – Gan kontrolliert das Qiji.

So verstehen wir auch, warum die Leber – Gan so viele wichtige Funktionen des Körpers reguliert: Zirkulation im Meridiansystem, Aktivität des Qi/ Xue, Jinye (Energie/Blut, Körpersäfte) Ying, Wei, Yin/Yang. Ying und Wei sind Formen von Qi; Yin/Yang ist das Polaritätsprinzip.

Wir wollen nun diese Funktionen der Leber genauer untersuchen:

4.3.2. Die Leber – Gan reguliert die Emotionen

Wir wissen schon, daß eigentlich das Herz für die Emotion verantwortlich ist, aber die Leber unterstützt das Herz wesentlich. Die Leber hat eine Shuxie-Funktion (Fließen, Ausbreiten) auch bezüglich der Emotion.

In physiologischer Weise sind wir weder übererregt noch depressiv, es „staut sich nicht im Körper". Wir sind fröhlich, ausgeglichen, haben einen klaren Kopf, können rasch und exakt denken, sind nicht traurig, sondern emotionell ausgeglichen. Wenn aber die Shuxie-Funktion der Leber gestört ist, ist das Seelenleben gestört: Depressionen, Mißtrauen, Freudlosigkeit, Vereinsamung, Traurigkeit, Kummer, häufiges Seufzen, Entschlußlosigkeit, Wortkargheit, ausdrucksloses Gesicht, Druck in der Brust etc. stellen sich ein.

Wenn die Shuxie-Funktion der Leber gesteigert ist, ist man manisch, erregt, man hat viele Träume, wenig Schlaf, Kopfschmerzen, ein gerötetes Gesicht, gerötete Augen und ist verwirrt bis psychotisch.

4.3.3. Die Leber – Gan fördert die Verdauung und die Resorption der Nahrung

Die Milz verdaut die Nahrung und bringt die Nährstoffe zur Aufteilung.

Die Leber – Gan unterstützt durch ihre Shuxie-Funktion die „freie und unbehinderte Verteilung, Zirkulation."

Die Qi-Bewegung von Magen und Milz, die Sekretion und die Ausscheidung von Gallensaft, wird durch die Shuxie-Funktion der Leber reguliert und garantiert.

In der Formulierung der 5-Elementen-Lehre heißt es: „Die Leber – Gan gehört zum Holz, die Milz – Pi zur Erde, das Holz gedeiht durch Zugabe von Erde. Das Aufsteigen von Nährstoffen erfolgt zur Lunge und das

Absteigen von Verdauungsresten zum Dünndarm bedarf ebenfalls der Shuxie-(Fließ-, Ausbreit-, Verteiler-)Funktion der Leber – Gan. Daher sehen wir, wenn diese Leberfunktion gestört ist, klinisch auch eine Störung der Milz – Pi und des Magens – Wei in Form von Aufstoßen, Druck im Epigastrium, Übelkeit, wenig Appetit, Meteorismus, Durchfall und Depression.

Die Leber und die Gallensaftsekretion

Die Gallenblase ist topographisch unterhalb der Leber. Sie bewahrt die Gallenflüssigkeit auf, welche die Verdauung fördert. Die Gallenflüssigkeit wird in der Leber – Gan produziert, in der Gallenblase aufbewahrt und gelangt in den Darm, um die Verdauung zu unterstützen. Die Shuxie-Funktion der Leber garantiert eine physiologische Gallensaftproduktion und -sekretion.

Folglich: Wenn die „Energie in der Leber gestaut ist" (Gan qi yu jie), kann die Gallensaftsekretion gestört werden und somit Verdauungsstörungen verursachen. Es treten Flankenschmerzen, ein bitterer Mundgeschmack, Appetitlosigkeit und sogar Ikterus auf.

4.3.4. Die Leber – Gan hält die Qi/Xue(Vitalenergie/Blut-)-Zirkulation aufrecht

Die normale Funktion der Shuxie-Funktion der Leber – Gan garantiert eine reguläre Zirkulation im Meridiansystem. Diese Funktion der Leber (Shuxie) ermöglicht die normale Funktion des Herzens (das Herz beherrscht die Blutgefäße) sowie die genaue Funktion der Lunge (die Lunge assistiert dem Herzen bei der Blutzirkulation) und das Funktionieren der Milz (die Milz beherrscht das Blut). All diese Funktionen zusammen ergeben eine normale Zirkulation von Qi/Xue – Vitalenergie/Blut. Damit läßt sich erklären, warum in der TCM eine normale Leberfunktion so wichtig für die Blutzirkulation ist.

Im Falle einer Störung der Leberfunktion sehen wir klinisch eine Blutstauung (Stase) und eine Verlangsamung der Blutzirkulation.

Schmerzen und Druckgefühl in der Flankenregion, in beiden Mammae oder im Hypogastrium sprechen für eine Verlangsamung der Blutzirkulation.

Stechende Schmerzen in den Flanken und bei Frauen eine Zyklusstörung, wie Dysmenorrhoe, Amenorrhoe sind ebenso Anzeichen einer Störung im Organ Leber.

Wenn die Zirkulation von Qi/Xue gänzlich gestört ist, kommen auch Blutaustritte aus den Gefäßen vor.

4.3.5. Die Leber assistiert bei der Regulation des Wasserstoffwechsels

Der Wasserstoffwechel wird in erster Linie durch die Organe Lunge, Milz und Niere reguliert. Die Leber hat aber auch eine zusätzliche regulierende

Wirkung, indem sie durch ihre Shuxie-Funktion (verteilend) die Funktion der Drei Erwärmungen (3E) erst ermöglicht.

In der TCM werden die 3E auch als Wege des Wasserstoffwechsels angesehen. Manche chinesische Autoren vergleichen die 3E mit der Funktion des Ductus thoracicus.

In einem Klassiker der TCM steht geschrieben: „Wenn eine Störung im oberen 3E (Lunge) nicht saniert ist, steigt das Wasser höher. Wenn die Störung im mittleren 3E (Milz) nicht saniert ist, sammelt sich das Wasser im Bauch. Wenn sich aber die Störung im unteren 3E befindet, ist die Funktion der Miktion und Defäkation gestört."

Daraus ersehen wir die Wichtigkeit der Leber als Verteiler – Shuxie für die Physiologie der Drei Erwärmungen. Hier erkennen wir auch die Bedeutung des Qi, der Leber und der 3E für den Wasserstoffwechsel, z. B. für die Ödembehandlung, wobei die Wasserzirkulation unter Berücksichtigung des Qi (Li qi = Regulation der Vitalenergie – Qi) therapiert wird. Zu Li qi steht im Chinese-English Bilingual Glossary of TCM [13] geschrieben: „A treatment for stagnation, adverse rising or insufficiency of qi with the medicines of activating qi to relieve stagnation of qi, keeping the adverse qi downwards, and invigorating spleen qi."

Es gibt, wie wir schon bei der Milz und der Lunge gesehen haben, auch noch andere Aspekte bei der Therapie von Störungen des Wasserhaushalts.

4.3.6. Die Leber reguliert die Wundermeridiane Chongmai und Renmai (KG)

Alle Sexualfunktionen, wie der Monatszyklus, die Schwangerschaft, die Geburt, die Erektion, die Ejakulation und die Befruchtung etc. hängen mit vielen Organen (Niere etc.) funktionell zusammen, insbesondere aber mit dem Organ Leber.

Da im ganzen Leben der Frau das Blut eine sehr zentrale Rolle spielt, wie bei der Monatsblutung, in der Schwangerschaft (Ansammeln von Blut in der Plazenta) und bei der Geburt (großer Blutverlust), sagt die TCM, daß bei einer Frau oft Überschuß an Qi (Energie, Funktion, Regeneration etc.), aber auch Mangel an Xue – Blut vorliegt.

Der Wundermeridian Chongmai wird in der TCM mit dem Meer für das Blut verglichen (siehe auch Kapitel Qi/Xue). Der Wundermeridian Renmai – Konzeptionsgefäß (KG) hingegen hat die Hauptaufgabe, die Frucht zu erhalten. Das Organ Leber wird auch als Meer des Blutes (Speicherung des Blutes) angesehen. Die Leber steht mit dem Wundermeridian Chongmai und KG in einer engen Verbindung. Die Shuxie (verteilende Funktion) der Leber garantiert eine freie Zirkulation in diesen beiden Meridianen und ermöglicht somit Zyklus, Schwangerschaft und Geburt.

Bis jetzt haben wir die Folge der Shuxie-Funktion der Leber beschrieben. Die Leber hat in der TCM noch eine sehr wichtige physiologische Aufgabe, nämlich als Organ für die Blutspeicherung.

176

Die Physiologie der Leber

Hauptfunktion	Physiologie	Pathophysiologie
Die Leber beherrscht den freien Fluß, die Verteilung und das Absteigen – Shuxie	1. Reguliert die Emotionen: Ausgeglichenheit der Psyche 2. Fördert die Verdauung und Resorption: Ausgeglichenheit zwischen Magen (Deszendenz) und Milz (Aszendenz), normaler Sekretion und Ausscheidung des Gallensaftes	Emotionale Störung: leicht zornig und aufbrausend, depressiv, freudlos Verdauungs- und Resorptionsstörung: Störung in Aszendenz und Deszendenz von Milz und Magen, Störung in der Gallensaftsekretion und -ausscheidung
		Störung in der Zirkulation von Qi/Xue: Qi-Stagnation – Qixie Blutstau – Xueyu Störung im Wasserhaushalt: Wenn Qi stagniert – Qixie, steht auch das Wasser; man sieht Tanyin (viel Sekret) und Ödembildung etc. Störung im Wundermeridian Chongmai und Renmai(KG): Erkrankungen im Meridiansystem im Monatszyklus, während der Gravidität und bei der Geburt
Die Leber kontrolliert die Blutspeicherung	1. In der Leber wird das Blut gespeichert: Kontrolle von Leber-Yang, Verhinderung von Hämorrhagie 2. Reguliert die Blutmenge: Bei Bewegung wird das Blut im Meridiansystem gespeichert, in Ruhe in der Leber	Mangel an Leberblut, Mangel an Blutflüssigkeit: Sehnen und Augen werden schlecht ernährt. Wenn in der Leber das Blut nicht gespeichert wird, ist die Blutzirkulation gestört, Epistaxis, Menorrhagie, Hypermenorrhoe

4.4. Leber als Blutspeicher – Gan zhu cang xue

1. Die Leber speichert das Blut.
2. Die Blutmenge wird reguliert.

Die Leber speichert das Blut und reguliert die Gesamtmenge des Blutes im Körper.

4.4.1. Die Leber speichert das Blut

Wir wissen bereits, daß das Blut auf Grund der Milztätigkeit aus der Nahrung gewonnen wird und in der Leber gespeichert wird. Der Sinn dieser Speicherung von Blut in der Leber ist die Ernährung der Leber selbst, so daß das Yangqi – Yang-Energie der Leber nicht übermäßig aufsteigt, und die eigentliche Funktion der Leber – Shuxie (Verteilen) garantiert wird. Außerdem bedeutet die Blutspeicherung in der Leber auch in einem gewissen Sinne eine Regulation der Menge des freizirkulierenden Blutes, sodaß es nicht aus dem Gefäß austritt (entspricht hier etwa der Produktionsstätte von Blutgerinnungsfaktoren).

4.4.2. Die Blutmenge wird reguliert

Unter physiologischen Bedingungen ist die Blutmenge in den verschiedenen Körperabschnitten relativ konstant. Die TCM sagt, daß die Verteilung der Blutmenge sich je nach Belastung ändert. So wird die Blutmenge an die Peripherie gelangen, wenn der Körper in heftiger physischer Anstrengung ist. Erst wenn der Körper und die Psyche zur Ruhe kommen, kehrt das Blut aus der Peripherie wieder zur Leber zurück und wird in ihr gespeichert. Aus diesem Grund wird die Leber in der TCM auch als Meer des Blutes bezeichnet.

Wenn diese Speicherfunktion des Blutes gestört ist, sehen wir klinisch:

a) Blutmangel. Die Peripherie bekommt im Bedarfsfall weniger Blut zugeteilt.

Die Folge ist ein trockenes Gefühl in den Augen (Conjunctivitis sicca) und verschwommenes Sehen (Schwankungen des Augendruckes? Oder Schwankungen der Durchblutung des Auges?) oder Nachtblindheit (hier die Übereinstimmung mit der modernen Medizin, in der die Leber für die Vitamin-A-Synthese wichtig ist), ferner Spasmen, Hypästhesie an den Extremitäten und Bewegungseinschränkung der Gelenke (die Verbindung der Leber mit Muskeln und Sehnen).

Bei Frauen könnte das zur Folge haben, daß das Meer des Blutes leer wird und die Menge der Monatsblutung sich bis zur Amenorrhoe vermindert.

b) Irreguläre Blutzirkulation. Die Blutspeicherung der Leber bedeutet auch, daß sie den Blutaustritt aus den Gefäßen verhindert. Unter verschiedenen Umständen kann die blutspeichernde Funktion der Leber gestört sein, sodaß eine pathologische Blutungsneigung entsteht:

Klinisch können wir folgende Störungen sehen: Hämatemesis, Hämoptoe, Epistaxis, Hypermenorrhoe etc.

Die Aufgabe der Leber als „Verteiler" (Shuxie) ist Yang zuzuordnen. Die Aufgabe der Leber als Blutspeicher entspricht Yin. Wir sagen auch, daß die Leber dem Organ nach Yin ist, denn sie ist topographisch unter dem Zwerchfell und speichert das Blut (Yin-Charakter). Nur wenn das Blut die Leber ernährt, kann sie ihre Funktion entfalten.

Von der Funktion her gesehen ist das Organ Leber Yang, denn die Leber verteilt und beherrscht die Bewegung und die Qi-Aszendenz. Außerdem sehen wir pathophysiologisch häufig Störungen der Leber im Sinne eines Yang-Charakters, wie z. B. Vertigo, gerötetes Gesicht, leichtes Zornigwerden, Parästhesien der Extremitäten, Krämpfe, Tremor, Opisthotonus. TCM: Gan yang shang kang = Leber-Yang steigt auf; Gan feng nei dong = Leber-Wind mit Unruhebewegungen.

Zusammenfassend sehen wir, daß die Blutspeicherung der Leber die Basis für die verteilende Funktion der Leber ist. Wenn die verteilende Funktion der Leber intakt ist, kann das gespeicherte Blut auch je nach Bedarf (Aktivität oder Ruhe) an die Peripherie des Körpers oder in die Leber zurück befördert werden. Die Zirkulation des Qi/Xue – Vitalenergie/Blut bedarf nicht nur der antreibenden Funktion des Herzens, der Lunge und der zügelnden Funktion der Milz, sondern auch der Regulation durch die Leber (Ganqi – Leber-Qi), da sonst als Folge die Stase von Qi/Xue auftreten kann.

Wenn die Shuxie(verteilende)-Funktion der Leber gestört ist, kehrt das Blut nicht zu seinem Speicher zurück und die Zirkulation des Blutes ist gestört. Klinisch sehen wir dann eine Depression (Gan yu qi xie = Leber-Stau/Qi-Stagnation), einen Blutstau etc. Wenn die Shuxie(verteilende)-Funktion übermäßig ist, können Blutaustritte auftreten.

4.5. Die Verbindung der Leber zu den Extremitäten und Körperöffnungen

1. Die Leber beherrscht die Sehnen.
2. Die Brillanz der Leber reflektiert sich an den Nägeln.
3. Die Öffnung der Leber ist das Auge.

Die Verbindung der Leber zu den Extremitäten und Körperöffnungen

Hauptbeziehung	Physiologie	Pathophysiologie
Die Leber beherrscht die Sehnen, die Brillanz der Leber reflektiert sich an den Nägeln	Ausreichendes Leberblut, kräftige Muskeln und Sehnen, gute Beweglichkeit; die Fingernägel sind rosa und glänzend	Mangel an Yin-Blut – Yinxue, Störung der Muskulatur und der Sehnen, glanzlose Fingernägel, Kribbeln, Zittern, Krämpfe an den Extremitäten
Die Öffnung der Leber ist das Auge	Ausreichende Essenz und Blut, klares Sehen, normale Optomotorik	Verschwommenes Sehen, ikterische Skleren, Strabismus

4.5.1. Die Leber beherrscht die Sehnen

The liver governs muscles, the liver gonverns the activities of the musculature because the nutrition for muscles and tendons is supplied by the liver-blood [14].

Die Sehnen und die Muskulatur bewegen die Gelenke und haften auf den Knochen, da das Leberblut diese ernährt. Weil im Alter die Menge des Leberblutes entsprechend abnimmt, bewegen sich daher die alten Leute ungeschickter und langsamer. Unter pathologischen Umständen, z. B. wenn das Blut in der Leber wenig ist, sind die Sehnen und Muskeln schlecht ernährt. Es kommt daher zu Kribbeln, zu einer gehemmten Beugung und Streckung, zu Spasmen und zu Tremor der Extremitäten.

Wenn aber durch „Hitze" die Leber geschädigt wird, können Symptome wie tonisch-klonische Krämpfe der Glieder, Tremor, Trismus, Opisthotonus etc. (Gan feng nei dong = Leber-Wind in Unruhebewegung) auftreten.

4.5.2. Die Brillanz der Leber reflektiert sich an den Nägeln – Gan hua zai zhao (Leber-Brillanz an Kralle)

Mit „Krallen" sind die Finger- und Zehennägel gemeint. Diese werden in der TCM als Verlängerung der Sehnen angesehen. Die Nägel und Sehnen werden von der Leber ernährt, insbesondere vom Blut der Leber. Wenn das Blut der Leber mangelhaft ist, werden die Nägel „welken".

Wenn aber das Blut der Leber ausreichend vorhanden ist, sind die Nägel fest und glänzend, somit ist auch das Nagelbett gut durchblutet. Die Beurteilung der Nägel erlaubt es, auf die Funktion der Leber zu schließen.

4.5.3. Die Öffnung der Leber ist das Auge – Gan kai qiao yü mu (Leber hat als Öffnung die Augen)

Das Auge besteht nach der TCM aus fünf Abschnitten: Lid, Augenwinkel, Sklera, Cornea und Pupille.

Nach der 5-Elementen-Lehre wird zugeordnet:
> das Lid zu Muskulatur und Milz,
> der Augenwinkel zu Blut und Herz,
> die Sklera zu Qi (Energie etc.) und Lunge,
> die Cornea zu Wind und Leber,
> die Pupille zu Wasser und Niere.

Das Auge steht eng mit der Funktion der übrigen Organe in Verbindung; dies kann man an der Zuordnung zu den fünf Organen erkennen.

In der TCM ist das Auge gesund, wenn die Sicht klar und scharf, die Unterscheidung von Farben und Länge/Kürze von Gegenständen einwandfrei ist. Außerdem sollte das Auge einen vitalen, lebhaften Ausdruck (psychischer Zustand) haben.

180

Die Augen stehen unter der Kontrolle der Psyche (das Organ Herz ist dafür zuständig). Das Jingqi (Extrakt, Energie) der fünf Organe gelangt auf dem Weg der Blutgefäße (Xuemai = Blutgefäß) zu den Augen.

Unter den fünf Organen nimmt die Leber eine Schlüsselfunktion ein, denn sie speichert das Blut und ihr Meridian hat Sekundärgefäße zu den Augen. Deshalb sagt die TCM, daß die Augen die Funktion der Leber reflektieren.

Krankheitsbilder in der TCM:

Gan xue buzu (Mangel an Leber-Blut) macht unklares Sehen, Nachtblindheit.

Gan yin kui sun (in der Leber ist Yin-Mangel) macht trockene Skleren und Reduktion der Sehkraft.

Gan huo shang yan (Das Feuer der Leber steigt auf) macht schmerzhafte Rötung der Augen und Trübung der Cornea.

Gan dan shi re (in der Leber und Gallenblase sind Feuchtigkeit und Hitze) macht ikterische Skleren.

Gan feng nei dong (Leberwind ist in Unruhebewegung) verursacht eine Fehlstellung der Bulbi.

Aus den Augenkrankheiten, welche mit der Leber in Verbindung stehen, erkennen wir die Wichtigkeit der Leber in der Behandlung von Augenleiden.

4.6. Die Verbindung der Leber zur Psyche und den Körpersäften

Der Zorn ist eine pathologische, psychische Ausdrucksform der Leber. Der Zorn schadet aber der regulären Leberfunktion, insbesondere der Shuxie(verteilenden)-Funktion der Leber.

Die TCM sagt, daß das Qi der Leber nach oben strebt und mit ihm auch das Blut. Die Folge ist Zorn bis Kollaps, das Blut steigt zu Kopf, es kann sogar zu Hämatemesis kommen. Daher wird den Patienten, die zum Zornigwerden neigen, in der TCM auch durch die Therapie der Leber geholfen.

Tränen sind Körpersäfte, welche zur Leber gezählt werden. Wir haben schon gesehen, daß die Augen eine enge Beziehung zur Leber haben. Hier sehen wir noch, daß die Tränen die Augen feucht halten. Unter pathologischen Umständen kann die Tränensekretion gestört sein. Beispiele:

Gan yin xue buzu (Mangel an Yin/Blut in Leber): wenig Tränen.

Gan jing shi re (Leber-Meridian zeigt das Symptom der feuchten Hitze): Tränen bei Wind (Zugluft). Das Weinen bei starker Trauer ist auch eine Form von vermehrter Tränenbildung.

4.7. Die physiologischen Eigenheiten der Leber

1. Die Leber liebt die Klarheit, die freie, unbeschwerliche Zirkulation und haßt die Depression.
2. Die Leber hat die Eigenschaften: streng, hart, kühn und resolut.
3. Die Leber-Funktion – Ganqi harmonisiert mit dem Qi des Frühlings (Chun-Qi).

4.7.1. Die Leber liebt die Klarheit, die freie, unbeschwerliche Zirkulation und haßt die Depression

In einem chinesisch-englischen Lexikon [12] steht: If the liver functions normally, it will grow flourishingly and develop with full vitality like trees in the spring. On the contrary, if this "flourishing growth" is excessive, such symptoms as headache, dizziness, etc. will occur.

Das Eintreten für „die Klarheit und die freie Zirkulation" ist die physiologische Eigenschaft der Leber. Darunter verstehen wir auch die Shuxie(verteilende)-Funktion der Leber.

Die Zugehörigkeit der Leber ist mit dem Wind und dem Holz charakterisiert.

4.7.2. Die Leber hat die Eigenschaften: streng, hart, kühn und resolut

Im chinesisch-englischen Lexikon steht: The physiologic character of the liver was compared to a person's resolute and hot temperament. If the liver function is disturbed, such symptoms as restlessness, irritability, and anger will occur.

Die „Strenge und Resolutheit" der Leberfunktion hat ihr in der TCM auch schon den Namen „General" gebracht. Der General muß rasche und strenge Entscheidungen treffen. Pathophysiologisch sehen wir Vertigo, Muskelkrämpfe, Opisthotonus, Depression, Agitiertheit etc.

4.7.3. Die Leberfunktion – Ganqi harmonisiert mit dem Frühling (Chun-Qi)

Die Leber wird mit der Himmelsrichtung Osten, mit dem Wind, dem Holz, dem Frühling, der Farbe grün, dem Geschmack sauer etc. charakterisiert. Ein Beispiel: Frühling (April) ist der Leber und dem Holz zugeordnet, die Shuxie(verteilende)-Funktion der Leber hat, wie wir schon gelesen haben, eng mit unserer Psyche zu tun. Deshalb sehen wir im Frühjahr häufig Manifestationen diverser psychosomatischer Leiden.

5. DAS ORGAN NIERE, SHENZANG

肾者，作强之官，伎巧出焉。肾附于脊之十四椎下，是經常少血多气，其合骨也。其荣发也，开窍于二阴。难經曰：肾有两枚，重一斤二两，主藏精与志。华元化曰：肾者，精神之舍，性命之根。肾有两枚：形如豇豆，相并而曲附于脊之两傍，相去各一寸五分，外有黄脂包裹，各有带二条，上条系于心，下条趋脊下大骨，在脊骨之端，如半手許，中有两穴，是肾带經过处，上行脊髓，至脑中連于髓海。

5.1. Allgemeines

Die Niere ist die Basis des Lebens und die Grundlage der Organphysiologie. Die Niere ist dem Element Wasser zugeordnet. Sie bildet mit der
Harnblase, dem Knochenmark, dem Gehirn, den Kopfhaaren, den Ohren
und den Öffnungen für Urin und Stuhl ein System.

5.2. Anatomie

Die Nieren sind beiderseits der Wirbelsäule in der Höhe der Lende
lokalisiert, topographisch steht die rechte etwas tiefer als die linke. Sie sind
bohnenförmig.

5.3. Physiologie

Die Niere speichert das Jingqi – Shen cang jingqi

Die Niere ist das Fundament von Yin/Yang, die Quelle des Lebens. In der 5-Elementen-Lehre gehört die Niere zum Element Wasser und ist mit der Harnblase verbunden. Die Niere bildet in der TCM mit dem Knochenmark, dem Gehirn, den Haaren, Ohren und den zwei Yin-Öffnungen für die Miktion und Defäkation gemeinsam das System der Niere.

5.3.1 Was bedeutet Jing in der TCM?

Das Wort Jing (auch Jingqi, essentielles Qi) ist nach der chinesischen Philosophie des Altertums das Grundelement des Universums und des menschlichen Körpers. Das Jinqi ist nicht nur etwas Materielles, sondern hat auch eine unendliche Vitalität. Die Vitalität eines Menschen wird in der TCM mit dem Zustand des Jingqi im Körper beschrieben.

Das Jing (Essenz, Extrakt, Samen etc.) wird aus einem sog. angeborenen Anteil (Shenjing – Nierenessenz, -extrakt) und einem durch die Nahrung erworbenen Anteil synthetisiert. Das Jingqi wird in den Nieren gespeichert.

5.3.2. Die Unterschiede von Jing und deren Wechselbeziehungen

Die Hauptfunktion der Niere in der TCM ist die Speicherung von Jing – Essenz, Extrakt. Das in der Niere gespeicherte Jing besteht aus zwei Anteilen: angeborenes Jing – Shenjing, Essenz der Niere und erworbenes Jing.

5.3.2.1. Das angeborene Jing – Shenjing

Wir erhalten es von den Eltern. Es bildet die Vitalitätsbasis des Neugeborenen. Es bildet auch die Basis der Fortpflanzung (Jing = auch für Samen, Keimzellen). Das angeborene Jing wird in der Niere gelagert und wird ständig durch das „erworbene Jing" ergänzt und bildet den Grundstoff für unser Wachstum und unsere Fortpflanzung. Der Vergleich des „angeborenen Jing" mit der Lebenskerze bzw. Batterie veranschaulicht sehr schön diesen Aspekt.

5.3.2.2. Das erworbene Jing

Es wird auch als Jing der Eingeweide bezeichnet, da seine Quelle die Nahrung ist. Die Nahrung kommt in den Magen, wird hier verdaut und wird schließlich in Nährstoffe und Schlackenstoffe umgewandelt. Die Milz verteilt die Nährstoffe an die Eingeweide.

Die Eingeweide benötigen einen Teil für ihre eigene Funktion. Der Rest von diesen Nährstoffen aus der Nahrung wird in den Nieren gespeichert.

In bestimmten Situationen sind vielleicht die Nebennierenhormone gemeint, welche bei einer Streßreaktion vermehrt ins Blut abgegeben werden können.

Das Reservoir von Jingqi in den Nieren steht mit dem Angebot und Verbrauch der Eingeweide in Wechselbeziehung.

Das angeborene Jing und das erworbene Jing haben eine unterschiedliche Herkunft. Beide gehören zu den Nieren. Sie sind voneinander abhängig. Die materielle Basis für das erworbene Jing bildet das angeborene Jing. Das erworbene Jing ernährt und ergänzt das angeborene. Das erworbene kann nur unter Mitwirkung des angeborenen entstehen.

5.3.3. Physiologie des Jing der Niere

– Jing fördert die Fortpflanzung.
– Jing fördert das Wachstum.
– Jing ist an der Blutbildung beteiligt.
– Jing bestimmt die Abwehrfunktion.

Das Jing der Niere – Shenjing hat die Aufgabe der Wachstumsförderung und Fortpflanzung; außerdem ist es auch an der Blutbildung beteiligt und fördert die Körperabwehr.

Jing fördert die Fortpflanzung: Das Jing der Niere bildet das Urmaterial für die Keimzelle, es fördert auch die Reifung der Fortpflanzungsorgane. Die Bildung, die Speicherung und die Abgabe von Jing der Niere bildet die Basis der Fortpflanzung.

Jing fördert das Wachstum: Das Wachstum, das Älterwerden eines Menschen ist eng von der Funktion des Jing der Niere abhängig.

Jing ist an der Blutbildung beteiligt: Aus dem Jing der Niere kann Blut entstehen.

Die Abwehrfunktion von Jing: Das Shenjing (Nieren-Jing) kann den Körper vor exogenen Noxen schützen. Eine große Reserve an Shenjing bedeutet eine gute Abwehr gegen Krankheiten.

In der TCM gilt: Wenn das Jing in der Niere ausreichend gespeichert ist, erkrankt der Patient nicht im Frühjahr. Wenn das Jing im Winter nicht ausreichend vorhanden ist, erkrankt der Patient leicht im Frühjahr. Eine große Reserve an Shenjing bedeutet eine gute Abwehr.

5.4.4. Einige Begriffe aus der TCM, die Niere betreffend: Shenjing, Shenqi, Shenyin, Shenyang

Shenjing ist etwas Substantielles. Es wird zu Yin gerechnet. Daher wird es in der TCM oft auch als Shenyin (Yin der Niere) bezeichnet.

Der Mangel an Shenyin verursacht folgende Symptome: innere Unruhe, Vertigo, Tinnitus, Lumbalgie, Spermatorrhoe etc.

Shenqi (Nieren-Qi): Damit ist die Funktion der Niere gemeint. Aus dem Jing (Extrakt, Essenz) entsteht Qi (Energie, Funktion etc.). Es wird zum Yang gerechnet. Shenyin (Yin der Niere) und Shenyang (Yang der Niere) bilden ein unzertrennliches Paar :

Shenyin (Yin der Niere): Es wird als Quelle der Körperflüssigkeit und der Substanz des Endokriniums beschrieben. Es gewährleistet die Feuchtigkeit in den Körpergeweben.

Shenyang (Yang der Niere): Die Niere ist die Quelle des Yangqi Yang-Energie. Es gewährleistet die Aufrechterhaltung der Temperatur (Wärme) im Körpergewebe und der Funktion (in der TCM bedeutet Qi auch Funktion) der Eingeweide.

Ein Mangel an Shenyang verursacht folgende Symptome: Niedergeschlagenheit, Kältegefühl in der Lumbal- und Knieregion, kalte Hände und Füße, Miktionsstörung, evtl. Harninkontinenz, Impotenz, Sterilität bei Frauen, Ödem, Innenohrschwerhörigkeit etc.

Das Yang und Yin der Niere stehen zueinander in enger innerer Beziehung in der Physiologie und Pathophysiologie:

Im fortgeschrittenen Stadium einer Yin-Leere der Niere kann eine Yang-Leere der Niere dazukommen, so daß es zugleich zu einer Yin- und Yang-Leere der Niere kommt.

So ähnlich ist es auch bei einer Yang-Leere der Niere. Das Shenyang und Shenyin wird auch als sog. Feuerniere (Feuer ist dem Yang zugeordnet) und Wasserniere (Wasser ist dem Yin zugeordnet) bezeichnet. Die Begriffe Shenyang – Nierenyang und Shenyin – Nierenyin ergeben auch zusammen den Begriff Mingmen – Tor des Lebens. In der Meridianlehre wird der segmentale Reflexpunkt für Mingmen als LG 4 bezeichnet. Der LG 4 liegt zwischen dem 2. und dem 3. Lendenwirbeldornfortsatz. Besonders in der Ming-Dynastie (1368–1644) wird die Bedeutung der Lehre von Mingmen ganz groß geschrieben:

1. Als Quelle aller Yang-Energie – Yangqi unseres Körpers, ist es die Energiequelle aller Lebensvorgänge, „erwärmt" und treibt alle Organe zu physiologischen Prozessen.

2. Reguliert den Wasserhaushalt.

3. Fördert die Milz – Pi in ihrer Funktion der Verdauung, der Resorption und des Nährstofftransportes.

4. Fördert das Wachstum, die Entwicklung und Fortpflanzung.

5. Ist beteiligt an der Atemfunktion [73].

In dieser Einteilung sehen wir gemäß der Wiener Schule der Akupunktur nach Bischko häufig auch die Analogie zur modernen Medizin; die Wasserniere nämlich entspricht der Niere der Schulmedizin, die den Wasserstoffwechsel reguliert. Die Feuerniere mit ihrer Aufgabe als Ausdruck der Vitalität und Nierenfunktion entspricht der Nebenniere (Nebennieren-Hypophysen-Hypothalamus-System).

Die Krankheitsbilder der Shenjing – Essenz der Niere sind meist im Sinne eines Mangelzustandes – Xuzheng zu verstehen, manchmal auch bei grundsätzlicher Leere-Symptomatik mit Elementen der Fülle-Symptomatik – Xuzhong jiashi zheng: Spermatorrhoe, nächtlicher Samenerguß; Unfruchtbarkeit des Mannes und der Frau; Entwicklungsstörung des Kindes (Wuruan – five kinds flaccidity), softinesses in infants (schlaff in Nacken, Handgelenken, Kniegelenken, Mund und Muskulatur), Wuchi Fünf-Verzögerungen (Verspätung im Stehen, Gehen, bei Haarwuchs, Zahnung und Sprechen), offene Fontanellen, Rachitis etc.; habitueller Abortus etc. [98].

5.4. Die Niere beherrscht das Wasser

Der Wasserhaushalt des Organismus wird auch von der Niere aus reguliert. Das Yang der Niere hat eine Qihua-Funktion (Umwandlung und Zirkulation; siehe Kapitel Qi).

Das Wasser im Körper wird in zwei Ebenen reguliert; in beiden Ebenen ist die Niere durch ihre Qihua-Funktion verantwortlich.

Auf der einen Ebene kommt die Nahrung durch die Verdauung über den Magen zur Verteilung durch die Milz und zum Transport der Nährstoffe aufwärts zur Lunge. Die Xuanfa- und Sujiang-Funktion der Lunge (siehe Kapitel Lunge) bewirken, daß das Jinye (Essenz, Körpersäfte) auf dem Weg der 3E (die drei Erwärmungen, siehe Kapitel Leber) überall in den Körper gelangt. Auf einer anderen Ebene jedoch bewirkt die Lunge, daß unreine Flüssigkeit (Abbauprodukte) als Schweiß, Urin und Qi jeweils durch die Haut, Atemwege und Harnwege den Körper verläßt.

Auf diese Weise wird das Gleichgewicht des Wasserhaushalts im Körper gehalten. Diesen Prozeß ermöglicht die Niere durch ihre Qihua-Funktion in der Lunge, Milz, Blase etc. mit ihren speziellen physiologischen Aufgaben, das Wasser zu regulieren. Das Wasser von den Eingeweiden gelangt auf dem Wege der 3E (Drei Erwärmungen) nach unten zur Niere. In der Niere wird erneut die Qihua-Funktion aktiv und trennt dieses Wasser aus den Eingeweiden durch die 3E nochmals in Reines und in Unreines.

Das Reine(Wasser) steigt entlang der 3E aufwärts zur Lunge etc. Das Unreine(Wasser) wird zum Urin und wird ausgeschieden. Die TCM beschreibt dieses Ausscheiden und die Rückgewinnung von Wasser durch die Niere als „Öffnen" und „Schließen" der Niere. Wie das Shenyang und Shenyin („Yang-Niere" und „Yin-Niere") steht auch das Öffnen und Schließen im dynamischen Gleichgewicht.

Aus dieser Beschreibung sehen wir, wie wichtig die Niere im Wasserhaushalt ist und zugleich auch, daß Lunge, Milz/Magen, Dünndarm, Dickdarm, Blase, 3E etc. als Eingeweide mitarbeiten müssen.

Die Lunge wird mit den Blättern eines Baumes, die Niere mit der Wurzel eines Baumes und die Milz mit einem Stein mitten im Strom verglichen.

Die Störung der Nierenfunktion ist in der TCM in erster Linie an Miktionsstörungen und Ödemen zu erkennen.

5.5. Die Niere beherrscht die Inspiration – Naqi

Das bedeutet, daß die Niere Einfluß auf die durch die Lunge eingeatmete Luft hat. Die eingeatmete Luft muß nach der TCM „abwärts zur Niere fließen". Das Shenqi (Nieren-Qi) nimmt sie in sich auf. Nur so ist die Atmung effektiv. Eine normale Atmung gilt als Voraussetzung, um eine ausgeglichene Wechselwirkung zwischen Lunge und Niere zu haben.

In der TCM steht: Die Lunge beherrscht das Qi, die Niere ist die Wurzel des Qi. Die Lunge ist verantwortlich für die Ausatmung und die Niere für die Inspiration.

Im Kapitel Qi haben wir schon gesehen, daß das Wort Qi neben der Bedeutung Energie und Funktion auch die Bedeutung Luft hat.

Die Betrachtung des Qi (hier in einer für den Schulmediziner sehr ungewöhnlichen Weise) in Zusammenhang mit der Niere ist für das Verständnis des Qigong (Atemübung) unerläßlich.

Die Bedeutung der Niere liegt in der Therapie von chronischen Leiden, bei denen oft eine Insuffizienz der Nebennieren vorliegt. Deshalb kommt im Akupunkturprogramm oft der Punkt B 23 vor (Zustimmungspunkt der Niere).

Den Zusammenhang der Niere mit der Atmung können wir schulmedizinisch vielleicht auf dem Wege der Blutdruckregulation und des Mineral-, Säure-, Basen-Haushalts erklären.

Die Physiologie der Niere

Hauptfunktion	Physiologie	Pathophysiologie
Die Niere speichert die Essenz	1. Die Niere kontrolliert die Fortpflanzung, Potenz und Fruchtbarkeit. 2. Fördert das Wachstum, die Alterung und ist eng mit dem Zustand der Essenz verbunden. 3. Beteiligt sich an der Blutbildung: Die Essenz der Niere – Shenjing wird in Blut umgewandelt. 4. Abwehr von äußeren Noxen	Impotenz und Infertilität Wachstumsstörung: Störung der kindlichen Entwicklung; vorzeitige Alterung des Erwachsenen Blutbildstörung: Blutleere – Xuexu
Die Niere beherrscht das Wasser	Die Qihua-Funktion der Niere ist der Mittelpunkt der Regulation des Wasserhaushaltes. Die Niere wird auch mit dem Element Wasser verglichen	Störung der Qihua-Funktion, dann Miktionsstörung. Störung des Wasserhaushaltes, Oligurie, Ödem oder Pollakisurie, Polyurie
Die Niere beherrscht die Inspiration – Naqi	Die Niere ist die Wurzel des Qi, das Qi der Lunge deszendiert zur Niere und dadurch wird die Atmung reguliert	Wenn die Naqi-Funktion der Niere gestört ist, kommt es zu einer Dyspnoe

5.6. Die Beziehung der Niere zu den Extremitäten und den Körperöffnungen

1. Die Niere beherrscht die Knochen – Shen zhu gu.
2. Das Äußere der Niere ist das Haar.
3. Die Niere hat Öffnungen an den Ohren und am Beckenboden (Anus, Ostium urethrae).

5.6.1. Die Niere beherrscht die Knochen – Shen zhu gu

In der TCM heißt es: Jing (Essenz, Extrakt) wird in der Niere gespeichert, das Mark entsteht aus dem Jing und es nährt die Knochen. The kidney is concerned with the bone and produces bone narrow. The kidney governs the functioning of the skeleton, because the growth and functional activities of the skeleton depend upon nourishment from the bone marrow which is, in turn, produced by the "essence" stored in the kidney [14].

Das Wachstum und der Stoffwechsel der Knochen wird durch die Funktion der Nieren reguliert.

Wenn das Jing der Niere mangelhaft ist, ist das Knochenmark leer. Die Folgen sind „kraftlose Knochen" (Rachitis), verzögerter Schluß der Fontanellen, bei alten Menschen Osteoporose und die Neigung zu Knochenfrakturen.

Die Zähne werden als „der Rest" des Knochens angesehen, das heißt, sie haben die gleiche Quelle. Zahnausfall und Zahnwechsel bei Kindern hängen eng mit dem Nieren-Jing zusammen.

5.6.2. Das „Äußere" der Niere ist das Haar

Die Haare werden durch Blut ernährt, aber die Quelle des Haarwachstums ist die Niere. Denn in der Niere ist das Jing. Aus dem Jing wird Blut gebildet; wenn Blut und Jing ausreichend vorhanden sind, können die Haare gut gedeihen. Haarausfall, Haarglanz, Haardichte hängen eng mit dem Nieren-Jing zusammen. Nachdem das Nieren-Jing mit zunehmendem Alter abnimmt, werden sich auch Haarfarbe, -dichte und -glanz ändern. Wenn aber diese Änderungen bei einem jungen Menschen schon vorkommen, könnte es sich um eine vorzeitige Alterung handeln. Die mögliche Ursache kann eine Leere des Nieren-Jing sein.

5.6.3. Die Niere hat Öffnungen an den Ohren und am Beckenboden (Anus, Ostium urethrae)

Das Jing wird in der Niere aufbewahrt. Aus dem Jing entsteht das Mark der Knochen; das Mark konzentriert sich im Gehirn. Daher ist ein ausreichendes Jing in der Niere die Garantie für ausgiebiges Mark im Gehirn und somit für das Gehör. Damit können wir die Altersschwerhörigkeit erklären.

Die Harnaufnahme und Miktion unterliegt auch der Kontrolle der Blase. Aber die Blase bedarf aufgrund von Qihua – Umwandlung des Qi der Mitwirkung der Niere. Pollakisurie, Incontinentia urinae, Oligurie etc. sind Störungen, welche auch mit der Niere (infolge ihrer Qihua-Funktion) in Verbindung stehen.

Die Defäkation ist eine Aufgabe des Dickdarms. Aber die Organlehre der TCM sieht die gesamte Funktion des Kolons so, daß sie durch die Milz kontrolliert wird. Wir wissen schon, daß die Milz eine „verteilende Funktion" hat. Diese verteilende Funktion der Milz bedarf aber der Mitwirkung der Niere. Wenn das Yin der Niere mangelhaft ist, ist im Darm wenig Flüssigkeit vorhanden, der Stuhl wird hart. Wenn aber das Yang der Niere mangelhaft ist, tritt ein „Kältegefühl im Darm" ein, eine verlangsamte Darmpassage bzw. Durchfälle treten auf.

Die Verbindung der Niere zu den Extremitäten und den Körperöffnungen

Hauptbeziehung	Physiologie	Pathophysiologie
Die Niere beherrscht die Knochen	In der Niere wird die Essenz gelagert; aus der Essenz werden Knochen und das Mark ernährt. Die Essenz der Niere – Shenjing fördert Knochenwachstum, -entwicklung und -regulation. In der TCM wird der Zahn auch als Ausläufer der Knochen angesehen; wenn Shenjing voll ist, sehen wir intakte, feste Zähne.	Mangel an der Essenz der Niere – Shenjing xu und Leere des Knochenmarks: Es kommt zu Wachstumsstörung der Knochen und Kraftlosigkeit in den Gliedern Zähne werden locker, Zahnausfall
Das Äußere der Niere ist das Haar	In der TCM werden die Haare als Ausläufer des Blutes gesehen; aus dem Shenjing wird Blut; wenn das Shenjing voll ist, ist somit auch die Blutmenge voll, die Haare sind färbig und glänzend.	Wenn Shenjing leer ist, sind die Haare brüchig, weiß und fallen aus.
Die Niere hat Öffnungen an den Ohren und an beiden Ausgängen	1. Die Niere hat Öffnungen an den Ohren: Wenn Shenjing voll ist, funktioniert das Gehör normal. 2. Die Niere hat Öffnungen am vorderen Ausgang: Miktion: Qihua-Funktion der Blase ist normal Sexualität: normale Sexualfunktion 3. Die Niere hat eine Öffnung am hinteren Ausgang: „Wenn die Milz ausreichend Wärme bekommt, ist der Stuhl und der Stuhlgang normal."	Ein Mangel an Shenjing führt zu Tinnitus und Taubheit. Eine Störung in Qihua führt zu Miktionsstörungen und zu Störungen der Sexualfunktionen Störung der Stuhlqualität; Obstipation oder Diarrhoe

5.7. Die Beziehung der Niere zu den fünf Emotionen – Zhi und den fünf Körpersäften – Jinye

– Die Niere hat Beziehung zur Angst.
– Die Beziehung der Niere zum Speichel.

5.7.1. Die Niere hat Beziehung zur Angst

The kidney is the storage of the mind. A person's memory is closely related to the kidney, for the brain is transformed from the essence in the kidney. Fear is one of emotional disorders. The pathologic changes of the kidney may cause symptoms of fear and uneasiness [14].

Nach Ansicht der TCM besteht zwischen Angst und Schreck ein Unterschied.

Wenn ein Ereignis plötzlich eintritt, kann Schreck entstehen. Angst ist etwas, was der Betreffende selbst weiß und hat eine gewisse Ähnlichkeit zur Feigheit. Beide sind für den Organismus nicht gesund.

Das Herz ist jedoch das oberste Kontrollorgan aller Emotionen.

Der Schreck wird meist dem Organ Herz zugeordnet, aber mancher Autor ordnet den Schreck auch der Niere zu.

Die Angst wird zur Niere gezählt. Sowohl die Angst und der Schreck haben auch mit dem Herzen zu tun. Das Herz beherrscht unsere Psyche und Emotionen.

Die Angst und der Schreck können die Funktion des Organismus stören, im Sinne der TCM die Meridianzirkulation irritieren. Die Folge kann eine Inkontinenz von Harn oder Stuhl sein. Natürlich gibt es nicht nur fünf Emotionen.

5.7.2. Die Beziehung der Niere zum Speichel

„Der Speichel ist eine Flüssigkeit der Niere."

Die TCM unterscheidet beim Speichel im Mund zwei Formen. Eine ist dickflüssig, welche der Niere zugeordnet wird. Die andere ist dünnflüssig und wird der Milz zugeordnet. Der dick- und der dünnflüssige Speichel hat die Aufgabe, die Nahrung zu befeuchten, damit sie leichter zu schlucken ist. Außerdem reinigt und schützt der Speichel den Mund und kräftigt die Niere.

Der Speichel (dickflüssiger Anteil) ist ein Umwandlungsprodukt des Jing der Niere (Jing – Extrakt, Essenz). Deshalb ist bei der Atem- und Konzentrationsübung Qigong der Speichel so wichtig. Er wird bewußt im Rahmen der Übung in kleinen Portionen hinuntergeschluckt. Die TCM meint: Wer viel und oft spuckt, schadet seiner Niere und somit seiner Gesundheit. Der vermehrt gebildete Speichel wird bei chinesischen Atem- und Konzentrationsübungen (z. B. Qigong) als etwas äußerst Kostbares hinuntergeschluckt.

5.8. Die Besonderheit der Nierenphysiologie [11, 73]

1. Die Niere beherrscht die Aufbewahrung – Bicang.
2. Die Niere steht zum Winter in enger Beziehung.

5.8.1. Die Niere beherrscht die Aufbewahrung

Der Mensch verdankt seine Geburt (Fruchtbarkeit der Mutter und des Vaters) der „Niere". Die Basis der Niere ist die hormonelle Wirkung, die sich im Wachstumsbedarf widerspiegelt. Die Vitalität hängt eng mit der Niere (hormonale Wirkung) zusammen. Die Essenz, der Extrakt der Niere – Shenjing ist in der Niere aufbewahrt; wenn das Jing der Niere ausreichend ist, ist die Quelle für „Hua" (Umwandlung, Transformation) optimal. Wenn das Feuer der Niere (sog. Feuerniere – Minghuo, auch Nieren-Yang – Shenyang genannt, entspricht etwa der Nebenniere) stark ist, ist die Vitalität gut. Die Differenzierung in Yin (z. B. Stoffliches, das Shenjing ist die Yin-Niere) und Yang (z. B. Funktionelles, das Shenqi ist die Yangniere) als Prozeß des Lebens verdanken wir der Energie des Nieren-Qi und das Stoffliche der Nierenessenz (Shenjing). Das Yin und das Yang, die Funktion jedes Organs im Körper hängt letztlich von der Harmonie und dem Zustand des Yin und Yang der Niere ab. Die TCM spricht auch davon, daß „die Niere das Haus von Feuer und Wasser ist". Der TCM-Terminus „Essenz der Niere – Shenjing" ist am besten mit dem endokrinen System von Nebenniere-Hypophyse-Hypothalamus zu vergleichen. Das Potential der Lebensaktivität, wie das Wachstum, die Fruchtbarkeit und Vitalität, die Alterung etc. sind mit dem volkstümlichen Ausdruck „Lebenskerze" vergleichbar.

Man darf keinen Raubbau am Shenjing – Nieren-Extrakt oder Feuer der Niere – Shenhuo betreiben. Shenjing und Shenhuo sind ähnlich der Wurzel eines Baumes bzw. der Quelle eines Flusses, welche man nicht zerstören darf, sonst lebt der Baum nicht gut und der Fluß versickert.

Deshalb wird in der TCM meist von einer Tonisierung – Bu der Niere gesprochen, praktisch nie von Sedierung – Xie.

5.8.2. Die Niere steht zum Winter in enger Beziehung

Eine sehr enge innere Wechselwirkung hat die Niere mit dem Winter, der Himmelsrichtung Norden, dem Wasser und dem salzigen Geschmack. Daher verstehen wir, warum die TCM im Winter häufig Nierenleiden und Knochenleiden erwartet.

Zusammenfassung

Die Niere – Shen ist für das Wachstum, die Entwicklung und die Alterung verantwortlich. Aus der Sicht der westlichen Medizin hat die Niere – Shen neben der Kontrollfunktion des Wasserhaushalts noch eine enge Beziehung zu den endokrinen Drüsen, zur Schilddrüse, zum Pankreas, zur Nebenniere, zur Hypophyse, zum Hypothalamus und zum Nervensystem. Die Langzeittherapie und exzessive Anwendung von Cortison kann eine Trias verursachen: Syndrom des Blutstaus – Yuxuezheng, Syndrom der Nierenleere – Shenxuzheng und Syndrom der Immunschwäche – Zhengqi haoshang. Die Symptome sind: Menstruationsstörung, Impotenz, Insomnia, Depression, Palpitationen, Atrophie, Schmerzen im Epigastrium, Gerinnungsstörungen, Hämorrhagien, Lähmungen etc. [113].

DIE SECHS FU-ORGANE

Die Besonderheit der sechs Fu-Organe ist, daß sie Orte der Nahrungsverarbeitung, Resorption der Nährstoffe und Ausscheidung von Schlackenstoffen sind. Sie speichern nichts. Dabei steht die Regulation des Wasserhaushaltes eng mit den sechs Fu-Organen in Verbindung. Daher ist es verständlich, daß die freie Passage als normale Physiologie anzusehen ist. Das „Absteigen" und die „Passage" sind als Schlüsselwörter in der Physiologie der Fu-Organe (Yang-Organe) zu verstehen. Zu schnelle und zu langsame Vorgänge sind eine Abweichung von der Normfunktion einer Passage.

Das Zuviel oder die zu rasche Passage sind pathologisch. Die sechs Fu- oder auch Hohlorgane sind: Magen, Dünndarm, Dickdarm, Gallenblase, Harnblase und Herzbeutel. Der Herzbeutel wird nach Tradition der Wiener Schule als Kreislauf/Sexualität (KS) und nicht als Perikard benannt.

Im Lehrbuch „Nanjing" (auch „Huandi 81 Nanjing" oder „Die schwierige Frage der Medizin" oder „Klassiker der Schwierigkeiten", vermutlicher Autor Qin Yueren um 500 v. Chr. [68, 76]) beschreibt der Autor im Kapitel „Die 44. Frage", daß der Verdauungsschlauch aus sieben wichtigen (Schleusen-)Toren – Chongmen besteht: Lippen – Feimen, Zähne – Humen, Epiglottis – Ximen, Cardia – Penmen, Pylorus – Youmen, Ileozökal-Region – Lanmen und Anus – Pomen. Störungen an einem der Tore kann eine Störung der Verdauung bedeuten [12, 39, 77].

1. GALLENBLASE – GAN

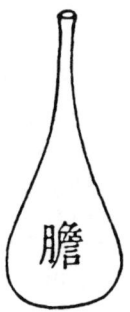

胆者，中正之官，决断出焉。
难經曰：胆在肝之短叶間，重
三两三銖，长三寸，盛精汁三
合。是經多血少气。华元化
曰：胆者，中淸之府，号曰将
軍。主藏而不写。

195

1.1. Anatomie

Die Gallenblase ist mit der Leber eng verbunden. Sie befindet sich zwischen den kleinen Lappen der Leber. Die Verbindung der Gallenblase zur Leber wird auch durch die „Oberflächen-Tiefen-Beziehung" der beiden Meridiane verwirklicht.

Die Gallenblase ist ein Hohlorgan, die Gallenflüssigkeit wird hier aufbewahrt. Diese ist eine reine, bittere und grellgrüne Flüssigkeit.

Diese „reine Flüssigkeit in der Mitte des Rumpfes" wird auch in der TCM als „Jing" (Extrakt, Essenz, ähnlich dem Shenjing – Extrakt, Essenz der Niere) bezeichnet. Die Gallenblase ist ein Fu-Organ, also eines von den sechs Fu-Organen. Sie nimmt an der Verdauung teil, ohne sich an dem Transport des Speisebreis zu beteiligen. Außerdem ist sie wie das Yin-Organ Herz am Seelenleben (Entscheidung, Angst) beteiligt. Wegen ihrer „Reinheit" und dadurch Ähnlichkeit zur Niere wird sie in der TCM ferner auch zu den Sonderorganen (Qi heng zhi fu) gerechnet [39].

1.2. Physiologie

Die Gallensäfte stammen aus der Leber, werden aber in der Gallenblase aufbewahrt und konzentriert. Von hier gelangen sie in den Dünndarm. Die Gallensäfte in der Gallenblase werden aufgrund der Shuxie (verteilenden Funktion) der Leber sezerniert, gelangen in den Dünndarm und helfen bei der Verdauung. Wenn die Funktionen der Leber und Gallenblase gestört sind, tritt eine Verdauungsstörung ein: Appetitlosigkeit, Druckgefühl im Oberbauch, Meteorismus, Diarrhoe etc.

Wenn eine Störung der Funktionen Leber und Gallenblase im Sinne einer „Feuchtigkeit- und Hitze-Stauung" im Pathomechanismus auftritt, versagt die Shuxie-Funktion der Leber, und die Gallensäfte treten aus. Sie befallen die Haut. Wir sehen klinisch einen Ikterus, einen gelblich verfärbten Harn etc. Das Qi der Gallenblase bevorzugt die Deszendenz (Gan qi yi jiang). Wir können klinisch einen bitteren Mundgeschmack und Erbrechen von gelb-grünlich verfärbtem Inhalt erkennen.

Die Gallenblase beherrscht die Entscheidung

Die Entschlossenheit, die Entschlußfähigkeit ist eine hohe psychische Leistung. Diese dient der Abwehr und Beseitigung von psychischen Traumen, wie große Angst, Furcht, sodaß das Qi/Xue – Vitalenergie/Blut normal und frei zirkulieren kann. Damit ist die Harmonie der Eingeweide garantiert. Die Personen mit einem starken Danqi (Gallenblasen-Qi) können mehr psychische Belastungen ertragen und sie erholen sich auch schneller.

Umgekehrt kann jemand, der wenig Danqi hat, folgende klinische Bilder bieten: Ängstlichkeit, Schreckhaftigkeit, Schlafstörungen, Traumreichtum; also Symptome wie bei einer Depression. Daher wird in der TCM die Depression oft mit den Organen Leber und Gallenblase therapiert.

196

2. DER MAGEN – WEI

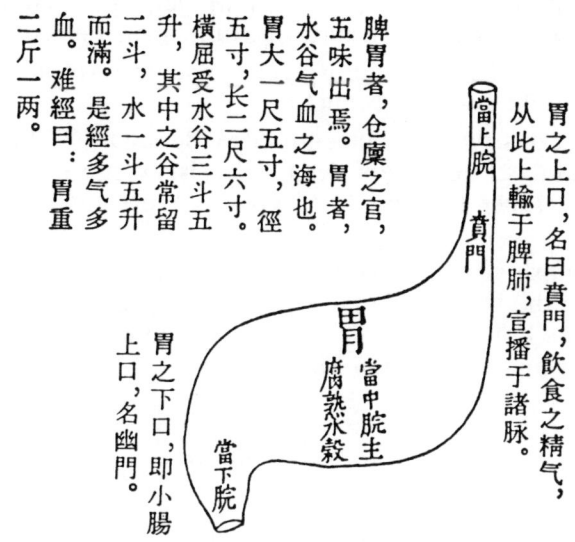

2.1. Anatomie

Der Magen ist unter dem Zwerchfell, im oberen Bauchraum und steht nach oben in Verbindung mit der Speiseröhre und nach unten mit dem Dünndarm.

Die TCM teilt den Magen in drei Segmente: oberer, mittlerer und unterer Abschnitt. Diese entsprechen etwa der Einteilung des Magens der westlichen Medizin in Cardia, Korpus und Pylorus.

Ferner kennen wir in der Akupunktur drei entsprechende segmentale Reflexzonen dafür: M 13, M 12 und M 10.

Der Magen ist gekrümmt, hat eine große und eine kleine Krümmung.

2.2. Physiologie

Der Magen nimmt die Nahrung und die Flüssigkeit in Empfang.

Die Vitalfunktion des Organismus bedarf aller aus der Nahrung gewonnener Nährstoffe. Wenn der Magen krank ist, bleibt die Nahrung lange im Magen liegen. Schlechter Appetit und Druckgefühl im Oberbauch sind die Folgen. Die Stärke des Magens drückt sich in der „Aufnahmefähigkeit" aus. Wer Appetit hat und normal essen kann, hat einen gesunden Magen.

197

Die Nahrung wird als Ganzes grob im Magen verdaut. Die Nährstoffe werden aufgrund der verteilenden Funktion der Milz (Yunhua) verteilt. Die unverdauten Bestandteile der Nahrung gelangen zum Dünndarm. Wenn die vorverdauende Funktion des Magens gestört ist, zeigen sich Magenschmerzen, Aufstoßen mit üblem Mundgeruch etc.

Wir haben schon gesehen, daß der Magen für seine „Aufnahme und Vorverdauung" die Mithilfe der Milz braucht.

Die TCM schätzt das Weiqi – Magenqi besonders. Die TCM meint, daß das Magenqi – Weiqi das Fundament des Lebens ist. Wenn es stark ist, sind alle Organe gesund. Daher legt die TCM großen Wert auf eine Schonung des Weiqi.

In der Pulsdiagnose sieht die TCM recht genau die Funktion des Magens und der Milz, da die Nährstoffe aus der Nahrung zu den Gefäßen transportiert werden. Eine kräftige und nicht zu schnelle und zu langsame Pulsqualität ist typisch für einen gesunden Magen.

Der Magen bevorzugt physiologisch gesehen die „freie Passage und die Deszendenz".

Wenn die Nahrung in den Magen gelangt, wird sie hier vorverdaut und muß weiter hinterher zum Dünndarm (Deszendenz) geleitet werden. Im Dünndarm werden aus der Nahrung die Nährstoffe vom Unverdauten getrennt, zum Dickdarm geführt und schließlich als Kot ausgeschieden. Die TCM verwendet für den Magen die „Deszendenz", um die physiologische Besonderheit des Magens zu charakterisieren.

In der TCM wird dies als Tongjiang (freie Passage, Deszendenz) bezeichnet. Tongjiang beinhaltet die weitere Passage der Schlackenstoffe zum Dickdarm.

„Die Deszendenz der Schlacken" durch den Magen ist die Voraussetzung für die Nahrungsaufnahme durch den Magen. Wenn Nahrung oder Speisereste im Magen verweilen, verringert sich der Appetit, und außerdem kann Aufstoßen mit üblem Mundgeruch auftreten, sowie Magenschmerzen, Obstipation etc.

Wenn die physiologische Funktionsrichtung des Magens nicht deszendierend, sondern aszendierend ist, sehen wir klinisch: Übelkeit, Erbrechen, Singultus etc.

Die physiologische Funktionsrichtung der Milz bevorzugt die Aszendenz, also genau das Gegenteil des Magens. Die Yunhua-Funktion der Milz bringt die Nährstoffe zur Lunge hinauf (Aszendieren) und von hier zum ganzen Körper. Siehe auch den Abschnitt „Physiologie der Lunge in der TCM".

Ferner wissen wir, daß die Milz und der Magen eine funktionelle Einheit (Tiefe/Oberfläche, Yin/Yang) bezüglich der Physiologie und Pathophysiologie bilden. Auch die beiden dazugehörigen Meridiane bilden eine solche Einheit auf der Körperoberfläche.

198

3. DÜNNDARM – XIAOCHANG

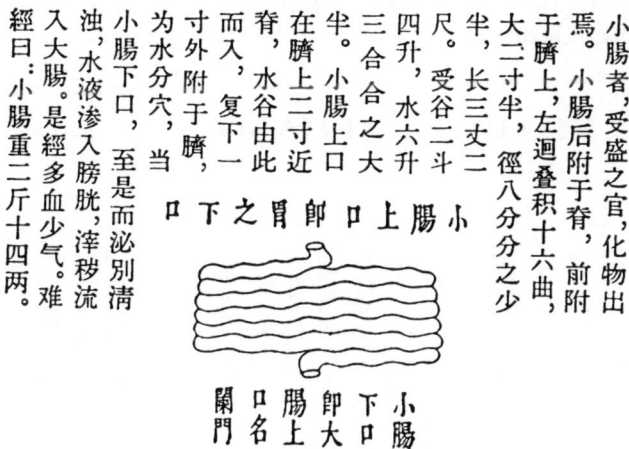

3.1. Anatomie

Der Dünndarm befindet sich in der Mitte des Abdomens. Er hat nach oben Verbindung zum Magen, nach unten zum Dickdarm. Der Dünndarm steht mit dem Herzen in enger Verbindung.

Der Dünndarm ist im Bauchraum stark geschlungen und hat einen Hohlraum.

3.2. Physiologie

1. Der Dünndarm übernimmt vom Magen Vorverdautes und durch das Verweilen wird das Vorverdaute weiter verdaut. Das bedeutet, daß der Dünndarm hierbei zwei Aufgaben hat. Die eine ist die Aufbewahrung, die zweite ist die weitere Verdauung. Wenn in diesen Funktionen des Dünndarmes eine Störung vorliegt, sehen wir klinisch Bauchschmerzen, Meteorismus, Diarrhoe, sehr dünnen Stuhl etc.

2. Trennung der Nahrung in „Reines und Unreines". Der Dünndarm verdaut die Nahrung soweit, daß weitere Nährstoffe aus der Nahrung unter der Mitwirkung der Milz aufgenommen und verteilt werden.

Wir wissen schon, daß diese Nährstoffe zum Herzen und zur Lunge gebracht und von hier durch das Meridiansystem in den ganzen Körper befördert werden.

Das „Unreine" wird zum Dickdarm gebracht und dann ausgeschieden. Die überschüssige Flüssigkeit wird durch die Qihua-Funktion der Niere zur

Blase gebracht und als Harn ausgeschieden. Daher sieht die TCM auch im Dünndarm eine Mitwirkung am Wasserhaushalt. Hier sehen wir, daß eine normale Dünndarmfunktion die Harn- und Stuhlausscheidung garantiert. Wenig Harn, dünner Stuhl, Obstipation etc. bedeuten somit auch eine Störung im Dünndarm.

4. DER DICKDARM – DACHANG

大腸者，傳道之官，變化出焉。迴腸当臍左迴十六曲，大四寸，徑一寸寸之少半，长二丈一尺，受谷一斗，水七升半。广腸传脊以受迴腸，乃出滓秽之路，大八寸，徑二寸寸之大半，长二尺八寸，受谷九升三合八分合之一。是經多气多血。难經曰：大腸重二斤十二两，肛門重十二两。按迴腸之更大者，即迴腸也。广腸者，即直腸。直腸迴叠之更大者，又广腸之末节也。下连肛門，是为谷道者，又名魄門。下连后阴，一名魄門。总皆大腸也。

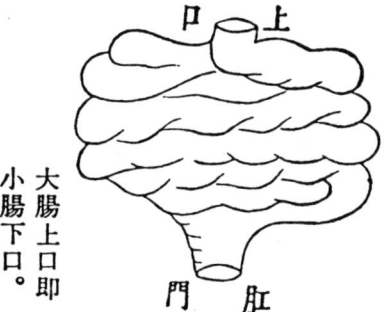

口　上

大腸上口即
小腸下口。

門　肛

4.1. Anatomie

Der Dickdarm befindet sich auch in der Mitte des Bauches, nach oben steht er in Verbindung mit dem Dünndarm und nach unten mit dem After. Der Dickdarm und die Lunge haben vom Meridian her eine Verbindung. Diese Beziehung bezeichnen wir als „Oberflächen-/Tiefen-Beziehung".
Der Dickdarm zeigt einen S-förmigen Verlauf.

4.2. Physiologie

Der Dickdarm transportiert den Stuhl

Der Dickdarm resorbiert das Wasser aus den Nahrungsresten, sodaß der Stuhl fester wird. Daher ist die Hauptaufgabe des Dickdarmes neben der

200

Wasserkontrolle der Weitertransport von Nahrungsresten und die Defäkation.

Eine Störung im Dickdarm bedeutet eine Änderung der Quantität und Qualität des Stuhls, z. B. Blut oder Schleim im Stuhl.

Der Dickdarm beherrscht das Wasser

Die überschüssige Flüssigkeit in Nahrungsresten, die vom Dünndarm kommt, wird im Dickdarm rückresorbiert. Wenn im Dickdarm „eine Kältesymptomatik" herrscht, sehen wir klinisch eine Störung der Wasserrückresorption, Darmgrimmen, Bauchschmerzen, Durchfälle etc. In der modernen Medizin sprechen wir von einer Bauchverkühlung. Wenn aber im Dickdarm eine „Hitzesymptomatik" herrscht, ist eine Obstipation die Folge.

5. DIE HARNBLASE – PANGGUANG

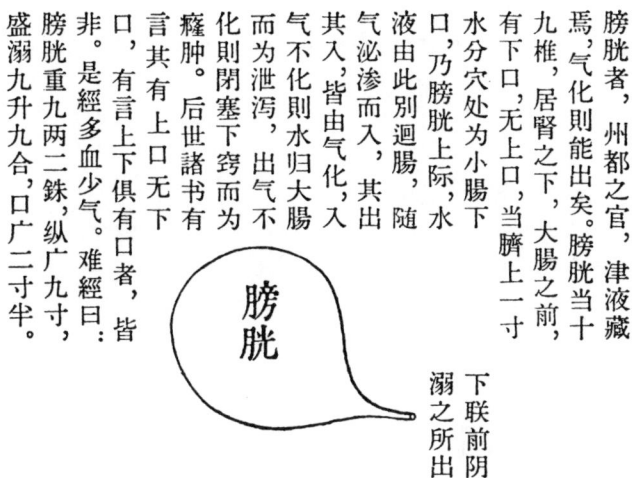

膀胱者，州都之官，津液藏焉，气化则能出矣。膀胱当十九椎，居肾之下，大肠之前，有下口，无上口，当脐上一寸水分穴处为小肠下口，乃膀胱上际，水液由此别迴肠，随气泌渗而入，其出气不化则水归大肠而为泄泻，出气不化则闭塞下窍而为癃肿。后世诸书有言其有上口无下口，有言上下俱有口者，皆非。是經多血少气。难經曰：膀胱重九两二铢，纵广九寸，盛溺九升九合，口广二寸半。

下联前阴溺之所出

5.1. Anatomie

Die Harnblase befindet sich im Unterleib, unter der Niere und vor dem Dickdarm.

Über die Harnleiter hat sie Verbindung mit der Niere.

5.2. Physiologie

Die Blase sammelt den Harn

Der Stoffwechsel von „Körpersäften" wird durch die Mitwirkung der Organe Lunge, Milz und Niere überall zur Ernährung und Befeuchtung des Körpers gebraucht. Diese Körpersäfte werden nachher als „Rest" zur Niere gebracht. Dank der Qihua-Funktion der Niere wird dieser „Rest an Körpersäften" nochmals in einen reinen und einen unreinen Teil getrennt. Der reine Teil wird im Körper zurückgehalten, der unreine Teil gelangt als Harn in die Blase und wird ausgeschieden.

Die Ausscheidung von Harn

Der Harn wird in der Blase gesammelt. Wenn die Menge eine bestimmte Größe erreicht hat, wird der Harn durch die Qihua-Funktion der Niere ausgeschieden.

6. DIE DREI ERWÄRMUNGEN – SANJIAO

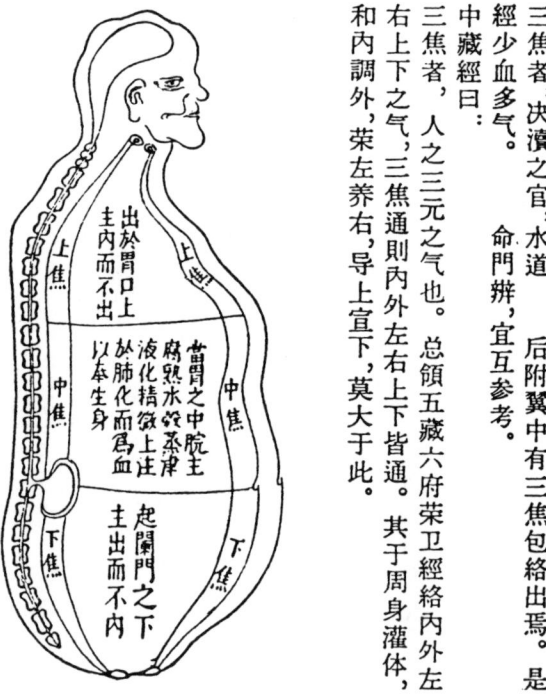

三焦者，决瀆之官，水道
出焉。命門辨，宜互參考。

經少血多气。

中藏經曰：

三焦者，人之三元之气也。
三焦通則內外左右上下皆通。
总領五藏六府榮衛經絡內外左
右上下之气，

其于周身灌体，
和內調外，荣左养右，导上宜下，
莫大于此。

三焦者，决瀆之官，水道
后附翼中有三焦包絡出焉。是

202

6.1. Anatomie

3E ist eine besondere Bezeichnung der chinesischen Organtheorie (Jiao bedeutet Verbrennung, aber auf Altchinesisch die Leibeshöhle).

3E bedeutet: obere Erwärmung, mittlere Erwärmung und untere Erwärmung. Wenn wir von der Physiologie der 3E sprechen, so können wir auch sagen: die Physiologie aller Eingeweide.

In der Geschichte der TCM wurde lange gestritten, ob es zu den 3E ein morphologisches Substrat gibt. Zhang Jiebin aus der Ming-Dynastie hat im Kapitel „Zangxianglei" seines Werkes „Leijing Tuyi" (1624) die 3E erstens als Sammelbegriff für alle Eingeweide des Rumpfes benannt. Dadurch wird die physiologische Sonderstellung der 3E als einem großen Hohlorgan zum Ausdruck gebracht. Zweitens versteht er unter den oberen 3E: alle Organe oberhalb des Zwerchfelles: Herz, Lunge, Kopf und die oberen Extremitäten; untere 3E: alle Organe unterhalb des Nabels: Harnblase, Niere, Dickdarm und Dünndarm; mittlere 3E: Organe zwischen Zwerchfell und Nabel: Milz, Magen, Leber und Gallenblase. Wegen der engen physiologischen Beziehungen zwischen Leber und Niere wird die Leber oft zu den unteren 3E gerechnet [39].

Auch in der modernen Zeit kennt die TCM keine einheitliche Auffassung über die 3E (Ductus thoracicus, Summe der Mikrozirkulation?). Aber über die Physiologie der 3E sind die Ansichten einheitlich. Man faßt die 3E als eine übergeordnete Kontrollinstanz aller Eingeweide auf.

3E bedeutet die Leibeshöhle mit allen ihren Eingeweiden.

Heute erfolgt öfters die 3E-Zuteilung nach den Eingeweiden:

Zur *oberen Erwärmung* wird alles, was sich oberhalb des Zwerchfelles befindet, gezählt, und zwar die Lunge und das Herz (das Kreislauf- und Atmungssystem).

Zur *mittleren Erwärmung* wird alles, was zwischen Zwerchfell und Nabel liegt, gezählt; das sind Magen, Milz und das Verdauungssystem.

Als *untere Erwärmung* werden die Organe unterhalb des Nabels bis zum After und zum Ausgang der Harnröhre angesehen; das sind: Niere, Dickdarm, Dünndarm, Blase, Uterus etc. sowie das Urogenitalsystem.

Die TCM sagt auch, daß die drei Erwärmungen die Kontrolle über alle sechs Fu- und fünf Zang-Organe haben.

Die drei Etagen des Körpers, die Drei Erwärmungen

Organsystem	„Energieform"	Pulstaststelle	Zungendiagnose	3E-Zuordnung
Herz, Lunge Atmungs-/ Kreislauf-system	Sauerstoff	Lu 9	Zungenspitze	obere 3E
Magen, Milz Galle, Leber, Verdauungs-system	Nährstoff	Lu 8	mittleres Drittel der Zunge	mittlere 3E
Niere, Blase, Dickdarm, Dünndarm, Urogenital-system	Nebennieren-Hypophysen-Hypothalamus-System	Lu 7	Zungengrund	untere 3E

6.2. Physiologie

Die Physiologie der Drei Erwärmungen ist einfach ausgedrückt die Qihua-Funktion, d. h. die Umwandlung, Transformierung und Bewegung von Qi.

a) In den Drei Erwärmungen zirkuliert das Yuanqi – Ursprungs-Qi; das Ursprungs-Qi stammt aus der Niere

Es ist ein sog. angeborenes Qi. Das Yuanqi bedarf aber des sog. erworbenen Qi aus der Nahrung und aus der Atmung.

Das Yuanqi gelangt auf dem Wege der 3E überall in den Körper, sodaß alle Organe ihre Aufgabe erfüllen können.

b) In den Drei Erwärmungen zirkuliert das Wasser und die Nahrung

Besonders das mit der Nahrung aufgenommene Wasser zirkuliert auf dem Wege der 3E im Körper. Eine Störung dieser 3E-Funktion bedeutet eine Beeinträchtigung der Wasserregulation von Lunge, Milz, Niere etc.

Aufgrund der Funktion der 3E kann man sie mit dem Ductus thoracicus sowohl in der Topographie als auch in der Physiologie vergleichen. Die Lymphzirkulation spielt für den Wasserhaushalt eine sehr wichtige Rolle.

6.3. Die Eigenart der 3E-Physiologie

a) Die obere Erwärmung ist wie der Nebel, wie eine Wolke

Hier im Thorax werden die aus der Nahrung gewonnenen Nährstoffe unter Mitwirkung der Lunge und des Herzens überall im Körper verteilt – sie verdampfen wie eine Wolke. Hier findet hauptsächlich die Übernahme von Nahrungs-Qi und Xue – Blut und die Vermischung mit dem Atmungs-Qi statt. Die Lunge und das Herz veranlassen, daß Qi/Xue über das Meridiansystem überall in den Körper gebracht wird.

b) Die mittlere Erwärmung ist wie die Kompostierung, „Sumpf"

Hier werden Nährstoffe aus der Nahrung durch die Mitwirkung von Magen, Milz, Blut und Qi gebildet (Umwandlung, Kompostierung etc.). Hier findet hauptsächlich die Umwandlung der Nahrung (auch in Wasser) statt (Hua).

c) Die untere Erwärmung ist wie ein Bächlein – Du

Die Niere, die Blase, der Dickdarm und der Dünndarm haben klärende und ausscheidende Funktionen. Die Reste von Nahrung kommen vom Magen über den Dünndarm zum Dickdarm und werden als Kot ausgeschieden. Die Restflüssigkeit im Körper wird durch die Qihua-Funktion der Niere und Blase zu Harn umgewandelt und auf dem Harnweg ausgeschieden. Hierbei werden also Schlackenstoffe und Wasser ausgeschieden.

Zusammenfassend sehen wir, daß die 3E mit der Nahrungsaufnahme, der Verdauung, der Verteilung und der Ausscheidung (Qihua-Funktion, Umwandlung) eng zusammenhängen. Daher wird zu den 3E in der TCM auch gesagt, daß sie „Wege für das Yuanqi, die Nahrung und das Wasser" darstellen. Yuanqi ist das Quellen-Qi. In den 3E haben wir die Subsumierung der Eingeweidefunktionen.

Über das Wesen der 3E wurde in der TCM-Literatur viel diskutiert. Im Lehrbuch „Nanjing" [68, 76] meint der Autor (25. und 38. Frage): Es gibt für 3E eine Funktion, aber keine eigene Morphologie. Derselbe Autor Qin beschreibt in der 31. Frage den 3E als den Verdauungsschlauch und manche spätere Autoren der TCM schreiben, daß das 3E das fetthaltige Gewebe um die Eingeweide ist. Moderne Autoren meinen wiederum, daß die 3E der Funktion nach dem Lymphgefäßsystem bzw. dem interstitiellen Raum entsprechen [73, 77].

Sehr interessant ist auch die folgende Hypothese: Die Haupteigenschaft von 3E ist die Regulation des Wasserhaushaltes (-weges):

– Der obere Erwärmer entspricht anatomisch den Schweißdrüsen.
– Der mittlere Erwärmer entspricht anatomisch den endokrinen Drüsen (z. B. dem Pankreas).
– Der untere Erwärmer entspricht anatomisch dem Harnleiter.

Die Physiologie der sechs Fu-Organe

	Hauptbeziehung	Physiologie	Pathophysiologie
Gallenblase	1. Bewahren und Verteilen von Gallensaft 2. Gallenblase beherrscht die Entschlußkraft	Der Gallensaft kommt von der Leber, gelangt in den Darm, fördert die Verdauung	Störung der Gallensaftsekretion; löst Ikterus, Verdauungsstörung aus; ängstlich oder schreckhaft
Magen	1. Nahrungsaufnahme 2. Nahrungsverdauung „Kompostierung" 3. Kontrolliert die Passage und Deszendenz	Das Meer der Nahrung vorverdauen Das Vorverdaute zum Darm befördern	Appetitstörung Verdauungsstörung Wenn Magen-Qi nach oben steigt, bedeutet dies eine Störung im mittleren Erwärmer; die Funktion der Qi-Abszendenz und -Deszendenz im ganzen Körper ist gestört
Dünndarm	1. Aufnahme von Vorverdautem 2. Trennung von „Klarem" und „Trübem" 3. Beherrscht die Flüssigkeit im Körper	Das Vorverdaute vom Magen wird weiter verdaut und resorbiert Trennung und Resorption von Nährstoffen Trübes gelangt in Blase als Urin und zum Dickdarm als Stuhl	Resorptionsstörung Störung im Stuhlgang und Urin
Dickdarm	1. Transport von „Trübem" 2. Beherrscht die Flüssigkeit – Jinye	Formen des Stuhls und Ausscheidung; Flüssigkeit wird rückresorbiert	Stuhlstörung
Blase	1. Harn aufbewahren 2. Harn ausscheiden	Die Qihua-Funktion der Beine ist verantwortlich für die Harnsammlung und -ausscheidung	Störung der Miktion
3E	1. Passage von Yuanqi 2. Transport, Umwandlung, von Nahrung und Wasser	Der obere 3E ist wie der Nebel Der mittlere 3E ist wie ein Sumpf Der untere 3E ist wie das Bächlein	Einfluß auf Qihua-Funktion im ganzen Körper

DIE SECHS SONDER-HOHLORGANE – QIHENG ZHIFU

Es handelt sich um Organe mit einem Hohlraum, wie die uns bekannten Fu-Organe. Diese haben aber mit Ausnahme der Gallenblase eine Speicherfunktion. Diese fünf Sonderorgane haben kein Partnerorgan, mit welchem sie in Oberflächen-/Tiefen-Beziehung stehen. Auch eine Zugehörigkeit zu der 5 Elemente-Lehre gibt es hier nicht. Diese sechs Sonderorgane haben aber eine enge Beziehung zu den Wundermeridianen. Die Gallenblase wurde als ein Fu-Organ bereits besprochen.

Die sechs Organe sind: Gehirn, Mark, Knochen, Gefäß, Uterus und Gallenblase.

1. Das Gehirn – Nao

Anatomie: Schädelinneres; hat Verbindung zum Rückenmark. Das Gehirn ist das Meer des Markes.

Physiologie: Der Kopf ist das Haus der Seele und des Geistes – Tou zhe, jing shen zhi fu. Das Gehirn kontrolliert die Empfindungen und Bewegungen. Die fünf Sinnesorgane: Augen, Ohren, Nase etc. sind im Kopf. Die höchste Yang-Position ist der Kopf, LG 20. Die fünf Emotionen – Zhi haben Beziehung zu den Eingeweiden. Die Essenz der Niere konzentriert sich im Mark und letztlich im Gehirn.

Für die Vitalität, das Gedächtnis, die körperliche Flexibilität etc. ist nach der TCM eine gesunde Niere (aber auch die anderen vier Yin-Organe) und das Gehirn notwendig.

2. Das Mark – Sui

Anatomie: Im Rückgrat und Knochen lokalisiert.

Physiologie:

1. Das Meer des Markes ist das Gehirn. Das Mark wird unter Beteiligung der Niere produziert und im Lenkergefäß transportiert, um im Segment C 6 ins Gehirn zu münden. Der Punkt B 11 ist jene Stelle, wo vom Gehirn die Verbindung zum Rückenmark hergestellt wird.

Ein angeborener oder erworbener Mangel an der Essenz-Niere ist die Ursache für das Syndrom der Markleere (Suihai kongxu): Kopfsausen, Tinnitus, Augenflimmern, Weichheit und Kraftlosigkeit in den Knien und im Lendenbereich, Gedächtnisstörung.

2. Das Mark ist auch in den Knochen. Knochenwachstum, gesunde Gelenke sind Zeichen eines gesunden Marks.

3. Beteiligung an der Blutbildung. In der Niere ist Essenz – Jing aufbewahrt; aus der Essenz – Jing entsteht Mark. Gesunde Knochen und ein gesundes

Mark sind die Voraussetzung für eine gesunde Vitalenergie – Qi und gesundes Blut – Xue.

3. Knochen – Gu

Anatomie: Die Beschreibung der Knochen ist schon in alten Texten vor über 2000 Jahren in der TCM recht genau.

Physiologie: Das Mark wird hier aufbewahrt. Der Knochen besteht aus Stützgewebe und bietet mit der Haut und Muskulatur den Eingeweiden Schutz. Die Knochen ermöglichen zusammen mit der Muskulatur die Bewegung.

4. Gefäß – Mai

Anatomie: In der TCM gibt es ein eigenes Wort für das Blutgefäß: Xuemai. Hier zirkuliert das Blut. An dieser Zirkulation ist noch die Lunge und das Herz beteiligt.

Physiologie: Mai ist der Transportweg für Vitalenergie – Qi und Blut – Xue. An diesem Gefäß können wir mittels Pulsdiagnose Information von allen wichtigen Organen des Körpers gewinnen. Die Pulstaststellen sind: Lu 7, Lu 8 und Lu 9.

5. Uterus – Nü zi bao

Anatomie: Das Organ liegt hinter der Blase und vor dem Rektum und hat Verbindung zum Yin-Kanal (Vagina).

Es gibt einige Synonyme in der TCM: Palast des Kindes – Bao gong; – Zi gong; – Zi zang.

Physiologie: Menstruation. Mit ca. 14 Jahren tritt die Geschlechtsreife ein, das Qi der Niere ist reif und voll (üppig), der Uterus ist komplett entwickelt, unter der Mitwirkung des Tiankui ist auch der Wundermeridian Chongmai voll und das KG durchgängig. Daher tritt in regelmäßigem Abstand die Menstruationsblutung ein. Um das 50. Lebensjahr (7×7 Jahre) ist das Qi der Niere langsam erschöpft, die Wundermeridiane Chongmai und KG (Konzeptionsgefäß) sind nicht mehr voll, der Monatszyklus sistiert langsam. Für den Uterus (in der TCM als Nü zi bao) sind Leber, Herz, Milz, Niere, KG und Chongmai besonders wichtig. Beim Mann ist anstelle des Palastes des Kindes das Haus des Samens (Jing shi).

6. Gallenblase – Dan

Sie wird auch zu den Sonder-Hohlorganen gezählt. Der Grund liegt darin: Sie ist wie alle Yang-Organe ein Hohlorgan, aber sie speichert Gallensaft. Speichern ist ein Merkmal der Yin-Organe. Sie nimmt an der Verdauung teil, ohne sich am Transport des Speisebreis zu beteiligen. Außerdem ist sie am Seelenleben (Entscheidung, Angst) wie das Yin-Organ Herz beteiligt. Ferner wird sie wegen ihrer „Reinheit" und dadurch Ähnlichkeit mit der Niere in der TCM auch zu den Sonderorganen (= Qiheng zhifu) gerechnet [39].

DIE BEZIEHUNG DER EINGEWEIDE UNTEREINANDER

1. DIE BEZIEHUNG ZWISCHEN DEN SPEICHER-ORGANEN (ZANG/ZANG)

Die Beziehung der Speicherorgane zueinander sehen wir in der Morphologie und in der Topographie. Für die TCM ist die physiologische und pathophysiologische Beziehung dieser Speicherorgane viel wichtiger. Diese Wechselwirkung können wir nicht einfach mit der 5-Elementen-Lehre erklären, auch wenn ein Teil ihrer Wechselwirkung mit dieser übereinstimmt. Mit der 5-Elementen-Lehre wollen wir uns in einem späteren Kapitel noch genauer auseinandersetzen. Ein anderer Aspekt der physiologischen und pathophysiologischen Zang/Zang-Beziehungen sehen wir in der Umwandlung, dem Kreislauf der wichtigen Körperstoffe wie Vitalenergie – Qi, Blut – Xue, Körpersäfte – Jinye. Jetzt wollen wir die folgenden Organpaare näher betrachten.

1.1. Beziehung zwischen Herz und Lunge

Beide Organe befinden sich im oberen 3E. Das Herz beherrscht das Blut und die Lunge beherrscht das Qi. Das Herz beherrscht die Blutzirkulation und die Lunge die Atmung. Die Organbeziehung Herz und Lunge ist eine Beziehung des Blutes mit dem Qi. Das Herz beherrscht die Gefäße und ist der Lunge zugewandt. Die Lunge beherrscht das Zongqi und verbindet sich mit Gefäßen des Herzens. Die Zusammenarbeit des Herzens mit der Lunge garantiert eine normale Zirkulation von Qi und Xue (Vitalenergie und Blut) und somit die Stoffwechselvorgänge. Wenn nur das Xue vorhanden ist und kein Antrieb von Qi da ist, stagniert die Blutzirkulation (Blutstauung). Wenn aber nur Qi da ist und das Blut fehlt, fehlt dem Qi der Träger und das Qi „verliert sich"

1.2. Beziehung zwischen Herz und Milz/Pankreas

Das Herz beherrscht das Blut, die Milz „gebiert" das Blut. Das bedeutet eine Wechselwirkung zwischen der Blutzirkulation (vom Herzen beherrscht) und der Blutbildung (von der Milz beherrscht).

210

Die Blutbildung

Die Grundlage der Blutbildung ist eine gesunde Milz. Die Blutbildung durch die Milz (Umwandlung) bedarf wieder der Ernährung durch das „Herzblut" (Xinxue) und die Beförderung durch das „Herz-Yang" (Xinyang). Dazu kontrolliert die Psyche (Xinshen) die normale Physiologie.

Die Blutzirkulation

Die Zirkulation des Blutes im Gefäß bedarf des Anschubes vom Herzen (Xinqi, Herz-Qi) und der Zügelung der Milz (Piqi, Milz-Qi), sodaß das Blut nicht aus den Gefäßen tritt. Die pathophysiologische Beziehung von Herz und Milz äußert sich in der Blutbildung und Blutzirkulation.

1.3. Beziehung zwischen Herz und Leber

Das Herz beherrscht das Blut, die Leber speichert das Blut. Das Herz beherrscht die Psyche, die Leber beherrscht die Verteilung – Shuxie.

Deshalb sehen wir die Beziehung des Herzens zur Leber in der Beziehung von Blut, Blutspeicherung und Psyche.

Wechselbeziehungen zwischen Herz und Leber

Blut: Das Herz kontrolliert das Blut, somit auch die Blutzirkulation. Die Leber speichert das Blut, somit reguliert sie die Blutmenge. Zusammen garantieren sie die Blutzirkulation.

Psyche: Das Herz kontrolliert die Psyche und alle unsere geistigen Aktivitäten. Die Leber kontrolliert die Verteilung – Shuxie, somit reguliert sie auch Emotionen. Beide Organe arbeiten eng zusammen für unser psychisches Wohlbefinden.

Von seiten des Blutkreislaufes

Das Herz beherrscht das Blut. Es ist die Schlüsselstelle für die Blutzirkulation.

Die Leber speichert das Blut. Beide zusammen regulieren die Blutzirkulation. Nur wenn ausreichend Blut im Körper vorhanden ist, kann es die Leber speichern und die Blutmenge regulieren. Dann erst beherrscht das Herz das Blut. Das Blut, welches in der Leber gespeichert wird, gehört zum Yin. Das Blut ernährt die Leber und es kontrolliert das Ganyang (Leber-Yang).

Ganyang bedeutet die „verteilende Funktion" der Leber. Diese verteilende Funktion der Leber zeigt eine Überschuß-Symptomatik am Kopf (Schmerzen, Vertigo, Tinnitus, Augenrötung, Schlafstörung, Wutanfälligkeit) bei einem Leber-Yin-Mangel.

Zur Psyche: Das Herz beherrscht die Psyche, die Leber beherrscht die „Verteilung".

Die Psyche, das Seelenleben, wird zwar durch das Herz beherrscht, aber die „verteilende Funktion" der Leber ist wichtig für die „freie Passage des Blutes". Das Blut ist das Substrat der psychischen Funktion. Ausreichend Blut, in der Leber gespeichert, garantiert, daß die „verteilende Funktion der Leber" ordnungsgemäß abläuft, und daß wir fröhlich und geistig frisch sind. Wenn das Blut in der Leber – Ganxue (Yin) ausreichend ist, wird das Leberyang – Ganyang kontrolliert, so daß es nicht „überschießt" (Ganyang shangkeng, Leber-Yang steigt auf). Die Wechselwirkung der Leber mit dem Herzen äußert sich im Mangel an Yinxue – Blut und Nervosität.

1.4. Beziehung zwischen Herz und Niere

Das Herz befindet sich im Zentrum der Brust, gehört zum Yang und zum Element Feuer. Die Niere ist im Abdomen, gehört zum Yin und zum Element Wasser. Beide benötigen einander für ihre eigene Existenz, aber sie hemmen sich auch gegenseitig. Dieses dynamische Gleichgewicht von Gegensätzen äußert sich physiologisch in drei Punkten:

„Das Feuer und das Wasser ergänzen sich"

Die Regeln von Yin-Yang, Feuer-Wasser beschreiben die Wechselwirkung von Aszendenz und Deszendenz.

Das heißt, was oben ist, soll mehr absteigen (deszendieren) und was unten ist, soll mehr aufsteigen (aszendieren). Nach dem Aufsteigen kommt der Abstieg und nach dem Absteigen kommt der Aufstieg. Das Herz ist oben im Rumpf und gehört zum Yang und zum Feuer und somit zur Mobilität. Die Nieren sind unten im Rumpf, gehören zum Yin und zum Wasser und somit zur Ruhe (das Gegenteil von Mobilität). Das Feuer des Herzens – Xinhou muß zur Niere deszendieren. Gemeinsam mit dem Nieren-Yang (Shenyang) „erwärmen sie das Yin der Niere" (Shenyin), sodaß das Nieren-Wasser (Shenshui) nicht kalt ist. Kalt – Han ist ein bioklimatischer Faktor. Das Wasser der Niere muß aber zum Herzen aszendieren (aufsteigen) und das Herz-Yang (Xinyang) „ernähren", so daß das Herz-Feuer (Xinhuo) nicht übermäßig stark wird. Diese Wechselwirkung zwischen Niere und Herz bezüglich ihrer Topographie (unten-oben), Elementenzugehörigkeit (Wasser-Feuer), Mobilität (Ruhe-Mobilität) und Yin-Yang-Zuordnung bedeutet Ergänzung und Aufrechterhaltung eines Gleichgewichtes.

Die gegenseitige Erzeugung von Xue – Blut und Jing – Extrakt, Essenz

Das Herz beherrscht das Blut. Die Niere speichert das Jing (Extrakt, Essenz, Samen). Beide sind elementare Stoffe für die Vitalität. Das Blut und die Essenz – Jing können sich gegenseitig erzeugen und umwandeln. Die Basis bilden die Niere und das Herz.

Die Wechselbeziehung Essenz – Jing und Psyche – Shen

Im Herzen ist das Shen, der Geist, die Psyche „gespeichert"; die Psyche kontrolliert das Leben.

Das Shen ist das Äußerliche der Vitalität. Das Shen beinhaltet z. B. die gesunde Hautfarbe, den Blick, die Trophik, die Mobilität, die rasche Reaktion, die klare, volle Stimme, den kräftigen und elastischen Pulsschlag etc. Einen ganz besonders wichtigen Platz nimmt in der Inspektion der TCM die Beurteilung des Blickes ein. An zweiter Stelle kommt dann die Beurteilung der Gesichtsfarbe. Die blaßrot und glänzende Farbe wird als gesund angesehen, die fahlmatt bis zu grau-zyanotische Gesichtsfarbe deutet auf einen schlechten Gesundheitszustand hin. Die fahl-matte Gesichtsfarbe und der gleichzeitig matte Blick deutet auf einen Mangel an Jingqi, auch Essenz der Niere genannt, hin. Das Shen – Psyche, Jing – Essenz der Niere und Qi – Vitalenergie werden in der TCM auch als die drei Schätze des Lebens angesehen.

Eine intakte Psyche garantiert auch das „Wohlergehen" der Essenz – Jing. In der Niere ist die Essenz – Jing gespeichert. In der Essenz ist ebenfalls die Psyche – Shen beinhaltet. Aus der Essenz entsteht das Mark; das Mark sammelt sich im Gehirn. Ein Reichtum an Jing kann die Psyche vervollkommnen. Das Jing ist das Substrat für die Psyche. Umgekehrt kommt erst in der Psyche das Jing zur Geltung (ähnlich der viszerokutanen Beziehung). Unser Seelenleben wird nach der TCM nicht nur vom Herzen gestärkt, sondern ist auch von der Niere abhängig. Pathophysiologisch gesehen besteht die Beziehung zwischen Herz und Niere in der Störung des Gleichgewichtes zwischen Yin-Yang, Feuer-Wasser und Jing-Xue (Essenz, Blut).

Zusammenfassung der Beziehungen zwischen Herz und Niere

Das Herz liegt oberhalb der Niere. Das Feuer des Herzens – Xinhuo hat den Höhepunkt erreicht, deshalb kehrt es nach unten zurück (deszendiert), um das Wasser der Niere – Shenshui zu erwärmen. Das Wasser der Niere befindet sich am tiefsten Punkt der Leibeshöhle, sozusagen auch an einem Wendepunkt, deshalb steigt das Wasser der Niere hoch zum Herzen (aszendiert).

Feuer des Herzens und Wasser der Niere ergänzen einander: das Feuer des Herzens deszendiert, das Wasser der Niere aszendiert.

Gegenseitige Unterstützung in der Umwandlung: Die Essenz der Niere – Jing kann aus dem Blut entstehen und die Essenz kann auch in Blut umgewandelt werden.

Essenz –Jing und Geist – Shen ergänzen einander: Der Geist – Shen bedarf der Ernährung des Blutes. Der Wille – Zhi wird in der Niere bewahrt. Das Shen des Herzens und die Essenz der Niere ergänzen einander.

1.5. Beziehung zwischen Lunge und Milz

Die Milz beherrscht die Umwandlung (von Nahrung in Nährstoffe). Sie ist die Quelle für Qi (Energie) und Xue (Blut).

Die Lunge beherrscht die Atmung und beherrscht das Qi (Energie) des ganzen Körpers. Die umwandelnde Funktion der Milz bewirkt, daß die Körpersäfte – Jinye vom Magen her weiter transportiert werden. Die Lunge beherrscht die Wasserzirkulation. Somit hält die Lunge die „Wasserwege" frei. Die Beziehung zwischen Lunge und Milz ist eine Beziehung zwischen Qi – Vitalenergie und Wasser.

Die Entstehung von Qi

Die Lunge beherrscht das Qi, aber die Milz bildet das Qi. Die Atmung bringt reine Luft in den Körper, die Milz wandelt aus der Nahrung Nährstoffe für den Körper um und bringt diese hinauf zur Lunge. Die Atemluft und die Nährstoffe vereinigen sich in der Lunge zum Zongqi (sobald Zongqi in die Meridiane eintritt, wird es als Yingqi bezeichnet).

Das Zongqi bildet die wichtigste substantielle Basis für alle Qi-Formen des Körpers. Es ist richtig, daß die Milz die Basis für Qi und Blut darstellt, aber dieses aus der Nahrung gewonnene Qi bedarf der verteilenden (Xuanjiang)-Funktion der Lunge, um überall in den Körper zu gelangen.

Andererseits braucht die Lunge wieder das Jingqi (Qi in Form des Körpersaftes Jing, Essenz, Extrakt) sozusagen zur Ernährung. Daher sagt die TCM, daß die Milz für das Qi der Lunge wichtig ist.

Die Stärke von Qi hängt somit sehr von der Atmung (Lunge) und der Verdauung (Milz) ab.

Wasserstoffwechsel

Die Lunge beherrscht die Wasserzirkulation und die Milz die Umwandlung von Wasser sowie Feuchtigkeit (Shi, ein bioklimatischer Faktor). Die Körpersäfte des Körpers gelangen von der Milz nach oben zur Lunge. Durch die Xuanfa- und Sujiang-Funktion der Lunge gelangt das Wasser nach unten in die Blase und überall in den Körper. Die umwandelnde Funktion der Milz bezüglich des Wassers und der Feuchtigkeit braucht die Unterstützung durch die Sujiang-Funktion der Lunge, anderseits braucht die Lunge für ihre Sujiang-Funktion die umwandelnde Funktion der Milz. Eine Störung des Wasserstoffwechsels bedeutet viel Schleim, Ödeme (Störung der Milz) und Husten (Störung der Lunge).

Die Pathophysiologie dieser beiden Organe äußert sich in der Störung des Wasserstoffwechsels und in der mangelnden Bildung von Qi.

Zusammenfassung der Beziehungen zwischen Milz und Lunge

Qi: Die Milz ist die Quelle, in der Milz entsteht Qi; das Qi der Milz steigt auf als Nahrungs-Qi zur Lunge. Die Lunge ist eine Schlüsselstelle für das Qi. In den Lungen vereinigen sich das Nahrungs-Qi und das reine Qi (Qingqi) zum Lungen-Qi – Zongqi. Das Zongqi garantiert die normale Atmung und Blutzirkulation.

Wasser: Die Milz ist verantwortlich für die Umwandlung und Zirkulation von Wasser und Feuchtigkeit im Körper (Yunhua), für die Verteilung von Wasser und Essenz. Die Lunge ist verantwortlich für die freie Passage der Wasserwege im Körper, das Verbreiten von Wasser und Essenz. Die Milz und die Lunge ergänzen einander in der Regulation des Wasserhaushaltes im Körper.

1.6. Beziehung zwischen Lunge und Leber

Die Leber ist für Shengfa („aufwärts und gedeihen"), die Lunge für Sujiang („reinigend, klärend und deszendierend"), die Leber ist für die Aszendenz und die Lunge für die Deszendenz zuständig. Beide zusammen ergeben die normale „Zirkulation von Qi-Xue" und Harmonie zwischen den Eingeweiden.

Die Aszendenz und die Deszendenz von Vitalenergie – Qi in der Physiologie (Qiji)

Die Lunge liegt topographisch oberhalb des Zwerchfells. Ihr Qi soll mehr deszendieren. Die Leber ist unterhalb des Zwerchfells und ihr Qi soll mehr aszendieren. Das Qi der Leber beginnt von links und zieht aufwärts. Das Qi der Lunge beginnt von rechts und führt nach unten.

Die Harmonie zwischen der Aszendenz des Leber-Qi und der Deszendenz des Lungen-Qi ist Voraussetzung für eine normale Physiologie des Qi des Blutes und der Körpersäfte.

Die Leber bildet im Kreislauf von Jing, Qi/Xue und Jinye (Essenz, Vitalenergie/Blut und Körpersäfte) die Schlüsselstelle.

Die Zirkulation von Qi/Xue (Blut/Energie)

Die Leber speichert das Blut und reguliert das zirkulierende Blut. Die Lunge beherrscht und reguliert das Qi im Körper.

Diese Qi-regulierende Funktion der Lunge bedarf der Ernährung durch das Blut. Die speichernde und regulierende Funktion der Leber bedarf des Qi (Qi bedeutet Energie, Funktion, energetisches Teilchen, Antrieb etc.), welches wiederum von der Lunge kontrolliert wird. Wir wissen schon, daß das

Herz die gesamte Zirkulation von Blut/Energie – Xue/Qi beherrscht, aber dazu ist die Mitwirkung der Organe Leber und Lunge unentbehrlich. Unter pathophysiologischen Umständen kann die Harmonie zwischen Leber und Lunge gestört sein. Diese Störung äußert sich hauptsächlich in der Störung von Aszendenz/Deszendenz bzw. in der Zirkulationsstörung von Qi/Xue.

Diese Wechselwirkung von Leber und Atmungsorgan sehen wir in der inneren Medizin bei Leberstauung, Rechtsherzinsuffizienz und Lungeninsuffizienz.

Zusammenfassung der Beziehungen zwischen Lunge und Leber

Aszendenz/Deszendenz: Die Lunge ist für die Deszendenz von Qi, die Leber für die Aszendenz verantwortlich. Das Aufsteigen und das Absteigen von Qi im ganzen Körper wird von diesen beiden Organen reguliert.

Zirkulation von Qi/Xue: Die Lunge reguliert das Qi, die Leber reguliert das Blut. Die Blut- und Qi-Zirkulation wird von diesen beiden Organen reguliert.

1.7. Beziehung zwischen Lunge und Niere

Die Lunge bildet die sogenannte obere Wasserquelle. Die Niere ist das Organ, welches das Wasser beherrscht. Die Lunge ist verantwortlich für die Atmung, aber auch die Niere – Naqi. Deshalb sehen wir die Beziehung zwischen der Lunge und der Niere im Wasserstoffwechsel und in der Atmungstätigkeit. Die Beziehung zwischen Niere und Lunge äußert sich somit in der Beziehung zwischen Wasser und Qi. Nach der 5-Elementen-Lehre entsteht aus dem Metall das Wasser. Das Metall ist die Mutter des Wassers. Das Wasser kann das Metall „befeuchten", und es wird somit auch vom Yin der Lunge und Yin der Niere gesprochen.

Atembewegung

Die Lunge beherrscht die Atmung, die Niere „nimmt das Qi" auf. Qi bedeutet Luft, Energie, Funktion, energetisches Partikel etc. Die Atmung wird zwar von der Lunge kontrolliert, aber die Niere muß als Inspirationsverbesserndes (Naqi, improve inspiration by invigorating kidney-energy) [12] Organ hierbei die Lunge unterstützen. Das Qi der Niere muß ausreichend sein. Erst dann kann das eingeatmete reine Qi – Qingqi durch die deszendierende Funktion der Lunge hinunter zur Niere gelangen und vermischt sich hier mit dem Qi der Niere [39].

Daher gilt in der TCM: Die Lunge beherrscht das Qi, aber die Niere ist die Wurzel des Qi. Wenn das Jingqi (Essenz der Niere) in der Niere leer ist, kann sich das eingeatmete (reine Luft, Sauerstoff) Qingqi nicht mit dem Shenqi (Qi der Niere) vermischen, die Folge ist flache Atmung, die Exspiration überwiegt die Inspiration und es entsteht Kurzatmigkeit [39].

216

Der Wasserstoffwechsel

Die Lunge bildet die sogenannte Wasserquelle (Oberlauf eines Flusses). Die Niere beherrscht das Wasser. Diese Beziehung können wir auch mit den Blättern und dem Stamm eines Baumes vergleichen. Die Lunge beherrscht und reguliert die Wasserwege, die Flüssigkeiten werden durch die „Xuanfa, Sujiang" (verdampfende und deszendierende) Funktion der Lunge überall in den Körper verteilt. Die Schlacken und die Flüssigkeit werden zur Blase gebracht. Deshalb wird der Harn aus der Blase entleert. Die „Oberquelle" dieser Flüssigkeit ist jedoch die Lunge.

Die Niere beherrscht das Wasser. Sie hat die „Qihua, Shengjiang" (verwandelnde, deszendierende/aszendierende) Funktion. Außerdem beherrscht die Niere die Öffnungen für den Harn. Die nach unten zur Niere gebrachten Flüssigkeiten werden durch die Qihua (umwandelnde) Funktion der Niere in reine und unreine Anteile getrennt. Danach wird der reine Anteil aufwärts über die Drei Erwärmungen (3E) wieder in den Körperkreislauf eingebracht. Der unreine Anteil wird zu Harn umgewandelt, kommt in die Blase und wird ausgeschieden. Im Wasserstoffwechsel nimmt die Niere eine führende Rolle ein.

Yin-Flüssigkeit

Die Yin-Flüssigkeit – Yinye in der Lunge und in der Niere ergänzen (ernähren) einander. Die Niere zählt zum Element Wasser, die Lunge zum Element Metall. Aus Metall wird Wasser erzeugt. Wenn das Yin der Lunge voll ist (ausreichend vorhanden), wird Extrakt, Essenz – Jing zur Niere transportiert, so daß die Niere genügend Yin hat. Die Niere kann optimal arbeiten. „Das Wasser kann Metall befeuchten", d. h. daß die Niere die Wurzel aller Yin-Flüssigkeiten des Körpers ist. Das bedeutet weiters, daß das Yin der Niere entlang dem Meridiansystem zur Lunge aufsteigt und diese befeuchten kann, sodaß die Lunge normal arbeitet. Die Beziehung der Lunge zur Niere äußert sich pathophysiologisch in Atemstörung, Störung des Wasserstoffwechsels und im Mangel an Yin-Flüssigkeit im Körper.

Zusammenfassung der Beziehungen zwischen Lunge und Niere

Wasser, eine Beziehung von Blättern – Biao und Stamm – Ben: Die Lunge ist die oberste Quelle, das Qi der Lunge – Feiqi, soll deszendieren. Das Wasser verteilt sich so im ganzen Körper und erreicht weiter unten die Niere. Die Niere ist das Zang-Organ des Wassers. Die Umwandlungsfunktion – Qihua-Funktion der Niere trennt die reine Flüssigkeit von der unreinen. Die reine Flüssigkeit steigt auf, die unreine Flüssigkeit mündet in die Blase.

Aus- und Einatmung: Die Lunge beherrscht das Qi, sie reguliert die Atmung, sie ist der Ort, an welcher der Luftaustausch stattfindet. Die Niere ist die Wurzel des Qi, sie beherrscht die Inspiration, das Qi erreicht die Wurzel.

Körperflüssigkeit – Yinye (Essenz, Blut, Verdauungssäfte, Tränen etc.): Aus Metall entsteht Wasser; wenn das Yin der Lunge – Feiyin optimal ist, kann die Essenz zur Niere gelangen, so daß das Yin der Niere – Shenyin optimal ist. Das Wasser kann Metall befeuchten; wenn das Yin der Niere – Shenyin optimal ist, wird die Lunge befeuchtet, die Lunge behält ihre Reinheit und ihren Frieden.

1.8. Beziehung zwischen Leber und Milz

Die Leber hat eine Shuxie(verteilende)-Funktion. Die Milz hingegen hat eine verdauende(Yunhua-)Funktion. Die Leber speichert das Blut, die Milz bildet und zügelt das Blut. Die Beziehung zwischen Leber und Milz besteht in dem Zusammenwirken bei der Verdauung, bei der Blutbildung und -zirkulation.

Verdauung

Die Leber beherrscht die „Verteilung". Sie sezerniert Galle in den Dünndarm und hilft der Milz bzw. dem Magen bei der Verdauung. Wenn die Milz durch die die Shuxie-Funktion der Leber unterstützt wird, ist ihre Aszendenz und Deszendenz harmonisch und ihre verdauende Funktion optimal. Die Milz ist für die Verdauung – Yunhua zuständig. Damit ist sie die Quelle der Bildung von Qi/Xue – Vitalenergie/Blut. Eine gesunde Milz garantiert die ausreichende Gewinnung von Nährstoffen aus der Nahrung und damit auch die Versorgung der Leber mit diesen Nährstoffen. Daher ist die Milz/Magen-Funktion (Aszendieren/Deszendieren) normal, wenn die Shuxie-Funktion der Leber normal ist.

Blutbildung, -kreislauf und -speicherung

Die Blutzirkulation wird vom Herz kontrolliert, hat aber eine enge Beziehung zu Leber und Milz. Die Leber speichert das Blut, die Milz bildet und zügelt es. Die Milz ist für die Yunhua – Verdauung zuständig, braucht aber dabei die Shuxie-Funktion der Leber. Die Leber speichert das Blut, welches aber in der Milz gebildet wird. Eine gesunde Milz garantiert eine ausreichende Blutmenge. Die Leber hat auch genügend Blut, um es zu speichern. So kann der Organismus auf eine ausreichende Blutreserve zurückgreifen. Außerdem wissen wir auch, daß die Shuxie-Funktion der Leber normal und die Zirkulation erhalten bleibt, wenn ausreichend Blut in der Leber vorhanden ist. Die Beziehung zwischen Leber und Milz äußert sich pathophysiologisch in schlechter Verdauung und Resorption von Nahrung und Blut.

218

Verteilung – Shuxie und Umwandlung – Yunhua: Die Leber verteilt den Gallensaft, fördert dadurch die Verdauung; die Milz kontrolliert die Verdauung, gibt Essenz – Jing an die Leber ab.

Blutspeichern – Cangxue und Blut kontrollieren – Tongxue: Die Leber speichert das Blut, reguliert die Blutmenge; die Milz kontrolliert das Blut, läßt es nicht aus dem Gefäß austreten.

1.9. Beziehung zwischen Leber und Niere

Die Leber speichert das Blut, die Niere speichert den Extrakt, Essenz – Jing, die Leber beherrscht die Verteilung – Shuxie und die Niere beherrscht die „Schließung" (Bicang). Diese enge Wechselwirkung hat in der TCM dazu geführt, daß man sich an den gleichen Ursprung von Niere und Leber erinnert. Die Beziehung zwischen Leber und Niere äußert sich in der wechselseitigen Entstehung und Umwandlung von Jing – Extrakt, Essenz und Xue – Blut.

Das Wasser ernährt das Holz

Die Leber hat in der 5-Elementen-Lehre die Zugehörigkeit zum Holz, die Niere zum Wasser. Aus dem Wasser kann das Holz entstehen. Die Leber hat die Aufgabe von Shuxie – Verteilung von Blut, Qi, Körpersäften etc. und die Speicherung von Blut. Die Leber ist ein Yin-Organ mit vielen Yang-Eigenschaften. Das Yin der Niere ernährt das Yin der Leber, so daß das Yang der Leber nicht übermächtig wird und aufsteigt (Ganyang shangkang, Leber-Yang steigt auf, z. B. Kopfschmerzen bei einer sogenannten roten Hypertonie).

Das Yin der Leber – Ganyin unterstützt die Neubildung vom Yin der Niere – Shenyin. Das Yin der Niere ist wichtiger. Nur wenn das Yin der Niere ausreichend ist, kann das Gleichgewicht zwischen Yang und Yin der Leber garantiert werden.

Die gegenseitige Umwandlung von Jing – Extrakt, Essenz und Xue – Blut

Die Leber speichert das Blut, die Niere speichert das Jing. Beide ergänzen einander und erzeugen sich gegenseitig. Diese gegenseitige Erzeugung und Umwandlung (Blut der Leber und Extrakt, Essenz der Niere) haben eine Gemeinsamkeit: Sowohl der Extrakt als auch das Blut wird aus der Nahrung durch die verdauende Funktion der Milz und des Magens gebildet.

Daher sagt die TCM: Jing – Essenz und Xue – Blut stammen aus der gleichen Quelle und die Leber und die Niere haben den gleichen Ursprung (Ganshen tongyuan).

Shuxie und Gushe, „verteilend und verschließend"

Die Leber ist für die Verteilung – Shuxie und die Niere für das Verschließen – Gushe zuständig. Der Samen – Jing wird durch die Funktion der Niere im Körper zurückgehalten – Gushe. Der Samenguß und die monatliche Regelblutung ist der Shuxie-Funktion der Leber zu verdanken. Da der Wirkungsmechanismus gegenläufig ist, verstehen wir auch, daß zwischen beiden ein Gleichgewicht bestehen muß.

Zusammenfassung der Beziehungen zwischen Leber und Niere

Das Wasser kann das Holz (besser den Baum) bewässern: Leber ist Holz, Kind; Niere ist Wasser, Mutter. Die Mutter-Kind-Regel.

Die Essenz – Jing und das Blut – Xue haben den gleichen Ursprung. In der Leber wird das Blut gespeichert, das Yin der Leber – Ganyin bedarf der Ernährung der Essenz der Niere – Shenjing; in der Niere wird die Essenz – Jing gespeichert, bedarf aber der Ergänzung durch das Leberblut.

Ergänzung zur Speicherung und zur Verteilung: Die Leber beherrscht die Verteilung – Shuxie, d. h. auch die Kontrolle der Speicherfunktion – Bicang der Niere; die Niere beherrscht die Speicherung, d. h. auch die Kontrolle der Verteilungsfunktion – Shuxie der Leber.

1.10. Beziehung zwischen Milz und Niere

Die Milz ist die „Energiequelle" für das Qi nach der Geburt. Die Niere ist die „Energiequelle" für das sogenannte angeborene Qi. Die Milz und die Niere ergänzen einander. Ihre Wechselbeziehung sehen wir im Wasserstoffwechsel und im Austausch von „angeborenen und erworbenen" Energien.

Der Austausch von angeborenem und erworbenem Qi

Die Milz hat die Aufgabe, aus der Nahrung und dem Wasser Qi und Xue zu synthetisieren. In der Niere wird der Extrakt, die Essenz – Jing gespeichert. Die Niere beherrscht weiters die sogenannte Feuerniere (auch Nieren-Yang). Dies entspricht etwa den hormonalen, endokrinen Aspekten der Nebenniere. Im Alter sehen wir an erster Stelle ein Syndrom der Leere an Nieren-Yang (Shenyang xu; insufficiency of kidney-yang), an zweiter Stelle ein Syndrom der Leere des Herz-Qi (Xinqi xu; insufficiency of heart-energy) und an dritter Stelle das Syndrom der Leere des Lungen-Qi (Feiqi xu) [114].

Die verdauende Funktion der Milz – Yunhua bedarf der erwärmenden Funktion der sogenannten „Feuerniere" (Feuerniere auch Shenyang oder Minghuo genannt – siehe 5.9.1.; mit eingeschlossen ist das Nebennieren-Hypophysen-Hypothalamus-System). Das Jing der Niere (Shenjing) bedarf ständig der Ergänzung durch die Nährstoffe aus der Nahrung (die Milz ist dafür verantwortlich). Aus dieser Wechselwirkung erkennen wir ganz deutlich die Abhängigkeit des sogenannten angeborenen Qi – Yuanqi und des erworbenen, im Meridian zirkulierenden Qi – Yingqi.

Wasserstoffwechsel

Die Milz beherrscht die Verteilung und Umwandlung von Wasser (Yunhua). Dabei ist aber die „erwärmende Funktion der sogenannten Feuerniere, bzw. Nieren-Yang" notwendig. Diese erwärmt sich und verdampft das Wasser.

Die Niere beherrscht das Wasser und kontrolliert die Öffnungen des Wassers. Daher ist die Resorption und Ausscheidung des Wassers geregelt.

Wir wissen aber auch, daß diverse „Wasseröffnungen" die regulierende Funktion der Niere und die Kontrolle des Milz-Qi (Milzfunktion) benötigen. In der Sprache der 5-Elementen-Lehre heißt es: Die Erde beherrscht das Wasser. Die Milz und die Niere unterstützen sich gegenseitig im Wasserstoffwechsel.

Zusammenfassung der Beziehungen zwischen Milz und Niere

Austausch zwischen erworbener und angeborener Fähigkeit: Die Umwandlungsfunktion der Milz bedarf der „Wärme der Feuerniere" – Minghuo. Die Regeneration der angeborenen Fähigkeit ist die Essenzreserve der Niere – Shenjing; hierbei garantiert die Milz den Nachschub.

Wasserstoffwechsel: Die Milz beherrscht die Umwandlung – Yunhua von Wasser und von Feuchtigkeit im Körper. In der 5-Elementen-Lehre sagen wir, daß die Erde das Wasser bändigen kann. Die Niere ist ein Zang-Organ für das Wasser. Das Yang der Niere – Shenyang ist verantwortlich für die Umwandlungsfunktion – Qihua. Die Niere reguliert die Öffnungen der Wasserwege.

2. DIE BEZIEHUNGEN ZWISCHEN SPEICHER-ORGANEN UND HOHLORGANEN (ZANG UND FU)

2.1. Allgemeines

Die Beziehung zwischen Zang und Fu ist die Beziehung zwischen Tiefe und Oberfläche, etwa wie der viszerokutane Reflex. Zang hat Yin-Charakter und Fu Yang-Charakter. Die sechs Organpaare kennen wir von der Meridianlehre sehr gut. Die Zangfu-Beziehung können wir von verschiedenen Seiten aus betrachten:

2.1.1. Die Meridiane der Yang- und Yin-Organe stehen in Wechselbeziehung durch die Sekundärgefäße

Die Sekundärgefäße, auch als sogenannte Luo-Gefäße bekannt, sind Kollaterale, welche auch in der Tiefe des Körpers verlaufen und an den Oberflächen keinen Reflexpunkt (Meridianpunkt) besitzen.

2.1.2. Die Organe eines Yin/Yang-Paares stehen sich topographisch sehr nahe

Die Gallenblase ist unterhalb der Leber. Die Milz und der Magen stehen durch ein Netz – Mo in Verbindung, die Niere und die Blase stehen durch die Harnleiter in Verbindung.

2.1.3. Die sogenannte „Qihua" (Umwandlung des Qi) verbindet die Zang- und Fu-Organe

Der Gallensaft wird aus der Leber sezerniert und in der Gallenblase für die Verdauung gespeichert.

2.1.4. Die pathophysiologische Beziehung

Wenn eine Hitzestauung in der Lunge vorhanden ist (etwa bei Pneumonie, Bronchitis), verliert die Lunge ihre „Sujiang" (deszendierende, senkende) Wirkung, so daß die stuhlfördernde Wirkung des Dickdarmes behindert ist und wir klinisch dann oft eine Obstipation sehen. Umgekehrt ruft eine Irritation des Dickdarmes, z. B. „Hitze-Symptomatik im Dickdarm" auch eine Störung der Lunge hervor, sodaß wir klinisch ein Druckgefühl im Thorax und Kurzatmigkeit sehen. Die Wechselbeziehung zwischen Zang und Fu ist für die Praxis wichtig.

222

2.2. Beziehung zwischen einzelnen Zang- und Fu-Organen

2.2.1. Die Beziehung zwischen Herz und Dünndarm

Das Herz ist Yin und der Dünndarm Yang. Beide zählen zum Element Feuer. Topographisch ist das Herz im Thorax und der Dünndarm im Abdomen.

Die Verbindungen beider Organe werden durch die sogenannten Sekundärgefäße hergestellt. Es ist dies die Oberflächen-Tiefen-Beziehung.

Das Herz beherrscht das Blutgefäß und bildet das Zentrum für den Antrieb und die Blutzirkulation. Der Dünndarm übernimmt vom Magen die Nahrung und verdaut diese weiter. Er trennt die Nährstoffe und Schlackenstoffe aus der Nahrung. Das sogenannte „Herz-Feuer" steigt in den Dünndarm hinab. Daher kann der Dünndarm die Nahrung übernehmen und weiter verdauen. Die Nährstoffe (das Reine – Qing) werden vom Körper resorbiert und durch die Milzfunktion – Piqi hinauf zur Lunge und zum Herzen gebracht und in Blut umgewandelt. Das Blut im Herzen – Xinxue wird dadurch ständig aufgefüllt.

Das Herz beherrscht das Blut; das Feuer des Herzens – Xinhuo deszendiert zum Dünndarm und garantiert dadurch die Funktion des Dünndarms für die Umwandlung der Nahrung.

Mit Hilfe des Dünndarms werden die reinen Anteile der Nährstoffe zum Herzen und zur Lunge gebracht und in Blut umgewandelt. Dadurch ist das Blut im Herz immer in ausreichender Menge vorhanden.

2.2.2. Die Beziehung zwischen Lunge und Dickdarm

Die Lunge ist Yin und der Dickdarm Yang. Anatomisch, topographisch sind beide weit von einander entfernt, aber die Sekundärgefäße verbinden sie untereinander.

Die Lunge beherrscht das Qi und die Wasserzirkulation. Der Dickdarm beherrscht den Transport und die Körpersäfte (eigentlich mehr den Jing-Anteil, den zähflüssigen Anteil). Daher kommt die Beziehung dieser beiden Organfunktionen im Transport und in der Atmung zum Ausdruck.

Transport

Die Transportfunktion des Dickdarmes bedarf der deszendierenden Wirkung der Lunge. Das Qi der Lunge deszendiert und nimmt dabei das Qi des Dickdarmes mit, sodaß dies physiologisch einen freien Stuhlgang ergibt. Daher ist in der TCM bei der Obstipationsbehandlung unbedingt die Regulation des Lungen-Qi zu überlegen. Außerdem ist die Transportfunktion des Qi eng mit der Funktion der Lunge für die Wasserzirkulation und des Dickdarmes für die Körpersäfte verbunden. Die überschüssige

Flüssigkeit wird im Dickdarm rückresorbiert. Der Stuhl wird dadurch nicht zu dünn (der Körper verliert sonst Flüssigkeit), aber auch nicht zu fest (der Körper behält zu viel Flüssigkeit, Ödem etc.).

Atmung

Die Lunge beherrscht die Atmung; das Qi der Lunge soll mehr deszendieren, dadurch kommt auch eine reinigende Funktion zustande (z. B. im Bezug zum Dickdarm bedeutet das Stuhlgang).

Für die Hohlorgane (Fu) ist die Aufgabe der freien Passage und der Transportwege wichtig, und außerdem soll in den Fu-Organen das Qi mehr deszendieren.

Von der Qihua-Funktion (Umwandlung) her gesehen, steht der Dickdarm mit der Lunge in Wechselbeziehung. Das Qi der Lunge deszendiert, daher muß das Qi des Dickdarmes auch deszendieren (freie Passage im Dickdarm). Eine freie Passage im Dickdarm bedeutet auch eine freie Lungenatmung.

Pathophysiologisch sehen wir die Störung der Lunge und des Dickdarms in der fehlenden Deszendenz der Lunge (Xuanjiang) und der mangelhaften Passage durch den Dickdarm.

Die Lunge reguliert die Atmung, das Fließen der Flüssigkeit, dabei muß die Passage des Dickdarmes frei sein. Der Dickdarm reguliert die Transportfunktion, beherrscht das Flüssigkeits-Jing, dabei ist die deszendierende Funktion der Lunge erforderlich.

2.2.3. Die Beziehung zwischen Milz/Pankreas und Magen

Milz/Pankreas und Magen gehören zum Element Erde und sind in der mittleren Erwärmung durch eine Membran (Mo) und durch Senkundärgefäße miteinander verbunden.

Milz/Pankreas und Magen bilden die Basis der sogenannten erworbenen Vitalität aus der Nahrung. Die Physiologie können wir als Aufnahme, Verdauung, Aszendenz, Deszendenz, Trockenheit und Feuchtigkeit beschreiben.

Aufnahme und Verdauung

Der Magen nimmt die Nahrung auf und verdaut diese vor. Milz/Pankreas verarbeitet die Nahrung weiter, verwandelt und verteilt die Nährstoffe. Die Energie für die Verdauung des Magens kommt aus der Milz/Pankreas-Funktion.

Aszendenz und Deszendenz

Der Magen und Milz/Pankreas sind topographisch gesehen in der Mitte des Körpers. Sie bilden sozusagen das Zentrum für Aszendenz und Deszendenz. Milz/Pankreas haben nach der TCM die Yunhua-Funktion (Verdauung und Resorption) für Nahrung und Wasser. Neben dieser Funktion haben sie noch eine verteilende Aufgabe. Hauptsächlich gehen die Nährstoffe hinauf (Aszendenz) zur Lunge und zum Herz. Erst von der Lunge und vom Herzen gelangen die Nährstoffe in den ganzen Körper.

Der Magen hat die Aufgabe, die Nahrung aufzunehmen und nach einer groben Vorverdauung weiter zum Dünndarm zu bringen. Schließlich werden durch den Dickdarm Reste der Verdauungsprodukte als Kot ausgeschieden. Die Funktion von Milz/Pankreas liegt im Aszendieren, die des Magens im Deszendieren des Speisebreis zum Dünn- und Dickdarm. Schließlich werden die Schlackenstoffe (Unreines = Zhu) ausgeschieden.

Trockenheit und Feuchtigkeit ergänzen einander

Die Milz – Pi ist Yin. Sie funktioniert aber mit Yangqi (Yang-Energie). Daher bevorzugt die Milz – Pi Wärme und Trockenheit. Die Milz hat eine Abneigung gegen die Feuchtigkeit. Der Magen ist ein Yang-Organ und bedarf der Befeuchtung durch die Yin-Flüssigkeit – Yinye. Daher muß das Magen-Yin ausreichend vorhanden sein, um richtig zu verdauen. Die Feuchtigkeit im Magen und die Trockenheit in der Milz – Pi ist die Voraussetzung für eine gesunde Verdauung. Im gesunden Zustand müssen die oben genannten drei Aspekte vorliegen, da sonst eine Störung im Magen oder in der Milz – Pi auftritt.

Aufnahme und Verdauung: Der Magen ist für die Nahrungsaufnahme zuständig, die Milz für die Verwandlung und Verteilung (Yunhua).

Die Energie für die Nahrungsaufnahme wird von der Milz für den Magen bereitgestellt.

Aszendenz und Deszendenz: Die Milz veranlaßt, daß die Nährstoffe hinauf zur Lunge gebracht (Aszendenz) werden. Der Magen sorgt dafür, daß Schlackenstoffe (feste und flüsssige) hinab zur Ausscheidung gebracht weden (Deszendenz).

Fülle und Leere wechseln einander ab.

Trockenheit und Feuchtigkeit ergänzen einander: Die Milz haßt die Feuchtigkeit. Ein gesundes Milz-Yang ist die Garantie für die Funktion zur Verwandlung und zur Verteilung – Yunhua. Der Magen haßt die Trockenheit; ein gesundes Magen-Yang ist die Garantie für die Funktion der Nahrungsaufnahme.

2.2.4. Die Beziehung zwischen Leber und Gallenblase

Die Leber ist topographisch in der rechten Körperflanke und die Gallenblase ist zwischen den Leberlappen zu finden. Die Leber und die Gallenblase gehören beide zum Element Holz und werden durch Sekundärgefäße verbunden. Die Physiologie der Leber und der Gallenblase äußert sich in der Verdauung und in der Emotion.

Die Verdauung

Die Leber ist verantwortlich für die Verteilung – Shuxie und sezerniert die Gallenflüssigkeit.

Die Gallenblase speichert die Galle und gibt diese weiter. Die Leber und die Gallenblase arbeiten zusammen, damit die Gallenflüssigkeit für die Verdauung in den Darm gelangt. Nur wenn die Shuxie-Funktion (Verteilung) der Leber in Ordnung ist, kann die Gallenblase die Galle speichern und weitergeben. Ebenso kann die Leber ihre Shuxie-Funktion nur normal ausüben, wenn die Sekretion der Galle unbehindert ist.

Emotion

Die Shuxie-Funktion der Leber reguliert auch unsere Emotionen. Die Gallenblase ist verantwortlich für die Entschlußkraft. Sie hat zu Mut und Feigheit (Ängstlichkeit) eine enge Beziehung. Die Leber fördert das Nachdenken und das Entwerfen von Strategien. Daher sagt die TCM, daß die Gallenblase und die Leber wichtig für die Emotionen sind.

2.2.5. Die Beziehung zwischen Niere und Blase

Die Niere und die Blase gehören beide zum Element Wasser. Die Niere ist ein Yin-Organ, die Blase ein Yang-Organ. Sowohl anatomisch als auch topographisch haben beide eine enge Beziehung. Beide Organe sind auch durch Sekundärgefäße (Lo-Gefäße) verbunden (Oberflächen-Tiefen-Beziehung).

Die Niere beherrscht die Öffnungen (Harnröhre etc.) und das Wasser. In der Blase wird Harn aufbewahrt und ausgeschieden. Die Qihua-Funktion (Umwandlung des Qi) der Blase ist abhängig vom Zustand und der Stärke des Nieren-Qi – Shenqi. Wir können auch sagen, daß durch das Qi der Niere die Umwandlung der Körpersäfte – Jinye und die Harnausscheidung kontrolliert wird.

Ein ausreichendes Qi der Niere ist die Voraussetzung für die Kontinenz und die Bildung von Harn. So sehen wir, daß die Niere zusammen mit der Blase den Wasserstoffwechsel reguliert.

Die Pathophysiologie der Organe Niere und Blase äußert sich somit im Wasserstoffwechsel, in der Harnsammlung und in der Harnausscheidung.

3. DIE BEZIEHUNGEN ZWISCHEN DEN HOHLORGANEN (FU/FU)

Die sechs Fu-Organe haben in erster Linie eine Transportfunktion für die Körpersäfte – Jinye und die Funktion von Verdauung, Resorption und Ausscheidung.

Physiologisch gesehen kommt die Nahrung zuerst in den Magen und wird hier „gegoren, kompostiert" – also vorverdaut. Dann wird die Nahrung im Dünndarm weiterverarbeitet. Die Gallensäfte gelangen in den Dünndarm und helfen bei der Verdauung. Der Dünndarm trennt die Nahrung in „Qing, reine" (Nährstoffe) und „Zhu, unreine" (Schlackenstoffe) Anteile. Die Nährstoffe gelangen unter Mitwirkung der Milz (in der europäischen Akupunkturtradition als Milz/Pankreas) überall in den Körper.

Die Schlackenstoffe werden zum Teil als eine verbrauchte Flüssigkeit nach unten zur Niere und Blase gebracht. Durch die Qihua(Umwandlung des Qi)-Funktion der Niere werden die Schlackenstoffe zu Harn verwandelt, gelangen in die Blase und werden durch die Harnröhre ausgeschieden. Ein anderer Teil der Schlackenstoffe ist von fester Beschaffenheit. Er gelangt vom Dünndarm in den Dickdarm. Im Dickdarm wird das Wasser teilweise rückresorbiert (Zhao-hua – Trocken-Umwandlung) und als Stuhl abgesetzt. Dieser Verdauungsablauf bedarf noch der Mitwirkung der Drei Erwärmungen (3E) im Sinne der Qihua-Funktion.

Die Verdauung ist somit eine Teamwork-Funktion aller sechs Fu-Organe. Pathophysiologisch ist natürlich eine Wechselwirkung der einzelnen Fu-Organe festzustellen, z. B. wenn in der Niere ein Hitze-Zustand (entspricht etwa einer Entzündung) herrscht, werden die Körpersäfte stark verbraucht. Als Folge kann trockener Stuhl auftreten. Wenn andererseits eine Trockenheit im Dickdarm vorherrscht (entzündliche Erkrankung mit Flüssigkeitsverlust), ist eine Obstipation (Stauung im Transportweg des Verdauungsschlauches) und eine Störung des Magens mit Übelkeit, Erbrechen, üblem Mundgeruch, Inappetenz, Aufstoßen (Magen-Qi steigt auf) zu sehen. Wenn im Magen und in der Milz Feuchtigkeit und Hitze besteht, wird die Leber und Gallenblase zu stark erhitzt. Wir sehen klinisch einen bitteren Mundgeschmack, Gelbsucht etc.

Wichtig ist für die Fu-Organe die freie Passage. Die Pathophysiologie der Passagefunktion (Transportfunktion für Nahrung) sehen wir klinisch in der Hyperfunktion (z. B. gesteigerte Darmmotilität, Diarrhoe, usw.) oder in der Hypofunktion (z. B. reduzierte Darmmotilität, Obstipation, dünner Stuhl, usw.).

4. ZUSAMMENFASSUNG DER BETRACHTUNG ÜBER DIE WECHSELBEZIEHUNGEN ZWISCHEN DEN ORGANEN IN DER TCM-PHYSIOLOGIE

In der Betrachtung der Wechselbeziehung der Organe stehen die Beziehungen der Yin-Organe (Zang/Zang) untereinander im Vordergrund. Dabei wird wieder die Beziehung der Niere mit dem Herzen und der Leber mit der Niere als Schwerpunkt gesehen. In der Wechselbeziehung der Zang- und Fu-Organe bildet die Beziehung Milz mit dem Magen den Schwerpunkt. In einem vitalen Organismus bilden die fünf Zang-Organe das Zentrum der Physiologie.

Das Herz beherrscht alle physiologischen Vorgänge (alle fünf Zang-Organe). Die fünf Zang-Organe haben unterschiedliche Aufgaben, aber sie aktivieren und hemmen sich gegenseitig. Diese Wechselwirkungen der fünf Zang-Organe haben die Ärzte im Altertum mit der 5-Elementen-Lehre zu beschreiben versucht. Diese 5-Elementen-Lehre ist aber insuffizient, da sie die physiologischen Wechselwirkungen der fünf Zang-Organe nicht ausreichend beschreibt. Daher ist es sinnvoll, neben der 5-Elementen-Lehre noch die Organlehre zur Beschreibung der Physiologie und der Pathophysiologie zu verwenden. Die Beziehung der Niere mit dem Herzen wird mit der Organlehre besser beschrieben als mit der 5-Elementen-Lehre allein (siehe im entsprechenden Kapitel über die Organlehre). Die Beziehungen der fünf Zang-Organe sind vielfältig.

Der Wasserstoffwechsel ist eine Funktion der Milz (transportiert das Wasser und die Feuchtigkeit), aber die Lunge ist auch daran beteiligt (transportiert das Wasser und reguliert die Wasserwege), wie auch die Niere (reguliert das Aufsteigen von klarem und Absteigen von unreinem Wasser).

Die Niere spielt im Wasserstoffwechsel die führende Rolle, dann kommen erst die Milz und die Lunge.

Bezüglich der Atmung sehen wir, daß die Milz die Quelle für die „Qi-Entstehung" ist. Die Lunge ist die Schlüsselzone, die Niere „speichert das Qi". Alle drei Organe haben mit der Atmung zu tun.

Pathophysiologisch heißt das in der TCM: Wenn die Lungenfunktion nicht gestört ist, hustet der Patient nicht. Wenn die Milzfunktion nicht gestört ist, hustet der Patient nicht lange. Wenn die Nierenfunktion nicht gestört ist, keucht der Patient nicht.

Aber hauptverantwortlich für die Atmung ist die Lunge.

Bei der Blutzirkulation beherrscht das Herz das Blut, die Lunge assistiert dem Herzen dabei. Die Leber speichert das Blut und die Milz zügelt das Blut. Alle vier Organe (Herz, Lunge, Milz und Leber) haben mit der Blutzirkulation zu tun, aber das Herz ist das wichtigste Organ.

In der Wechselbeziehung Zang/Fu sehen wir die Beziehung der Oberfläche und der Tiefe (kutiviszeraler Reflex). Physiologisch stehen die Zang- mit den Fu-Organen in Verbindung, aber auch pathophysiologisch sind ihre

Beziehungen eng. Die fünf Zang-Organe bilden das Zentrum. Das Herz hat unter den fünf Zang-Organen wieder eine führende Position. Die fünf Zang-Organe haben die Aufgabe, das Jing und Qi (Extrakt und Energie) zu speichern. Die sechs Fu-Organe sind hauptsächlich für die Verdauung verantwortlich. Dabei werden sie von den fünf Zang-Organen unterstützt.

Außer den Zang/Fu-Beziehungen sind die Yin/Yang-Beziehungen von großer Bedeutung: Milz mit Magen, Leber mit Gallenblase, Niere mit Blase und Herz mit Dünndarm. Diese Yin/Yang-Verbindungen der Eingeweide werden nach Ansicht der TCM durch die Sekundärgefäße hergestellt; diese bilden ein feines, tief im Körperinneren gelegenes Verbindungssystem. Die engen anatomischen und topographischen Beziehungen der Eingeweide lassen uns die Qihua-Funktion (Qi-Umwandlung) leicht verstehen. Die Lunge ist vom Dickdarm scheinbar weit entfernt, aber die Qihua-Funktion und die Sekundärgefäße verbinden sie. Das Herz ist vom Dünndarm, anatomisch-topographisch gesehen, auch relativ weit entfernt, aber die Oberflächen-Tiefen-Beziehung (Yang-Yin-Beziehung) verbindet sie. Physiologisch gesehen trennt der Dünndarm aus der Nahrung „Reines von Unreinem". Damit ist die Bereitstellung von Grundstoffen für die Bildung von Ying-Xue (ernährende Stoffe und Blut) gegeben. Die Zirkulation des Ying-Xue bedarf des Antriebes vom Herzen. Andererseits muß „das Feuer des Herzens zum Dünndarm gelangen", damit im Dünndarm „Reines von Unreinem" getrennt werden kann. Ferner übernimmt der Dünndarm die vom Magen vorverdaute Nahrung.

Die Wechselbeziehung von Zang- und Fu-Organen [12, 13, 14]

Die Milz hat zum Magen eine Oberflächen-Tiefen-Beziehung. Sie hat aber auch zum Dünndarm und Dickdarm eine Beziehung. Die Zang-, Fu-Organe haben eine genaue Arbeitseinteilung und auch eine genau umschriebene Interaktion.

Diese Interaktion der Eingeweide sehen wir in ihrer Physiologie und Pathophysiologie. Allgemein wird die Störung der Fu-Organe mit einer „Passagestörung" und eine Störung der Zang-Organe mit einer „Speicherstörung" charakterisiert. Zwischen den Zang- und Fu-Organen besteht eine Interaktion.

Das Herz – Xin ist für die Zirkulation von Blut – Xue in den Blutgefäßen – Xuemai wichtig. Störungen des Herzens sind z. B. Mangel an Qi des Herzens (Xinqi buzu), Kältestau (Han ning), Hitzestau (Rejie), Schleimverlegung (Tanzu) oder Blutstau (Yuxue); diese können Zirkulationsstörungen auslösen.

Die Lunge – Fei beherrscht das Qi. Sie ist für die Reinigung und Deszendenz zuständig (Fei zhu su jiang; lung-energy should keep for pure and descendant) und sie kontrolliert die Wasserwege des Körpers (Fei zhu xing shui; the lung controls the regulation of body fluids). Auch hier ist ein Zang-Organ, die Lunge, an der Passagestörung beteiligt.

Das Organ Milz – Pi ist für den Transport und die Umwandlung (Pi zu yun hua; the spleen is responsible for transport an conversion) zuständig. Daher ist bei einer Schleimretention die Umwandlung gestört. (Tanyin; phlegm retention and excessive fluid diseases, 1. a general term for all diseases due to pathological accumulation of fluid in the body; 2. diseases characterized by retention of fluid in the stomach and intestines.)

Das Organ Leber – Gan ist für die Verteilung (Gan zhu shuxie; the liver serves to regulate the activity of vital energy) zuständig. Wenn die Energie der Leber gestört ist, z. B. durch eine Depression, kann dies zu einer Stauung von Blut und Flüssigkeit im Körper führen.

Das Organ Niere – Shen kontrolliert das Wasser (Shen zhu shui), die Niere – Shen kontrolliert die Öffnungen Anus und Urethra. In der Niere wird die Essenz aufbewahrt (Shen cang jing; the kidney stores the essence of life). Ein Mangel an der Essenz der Niere hat zur Folge, daß die Umwandlungsfunktion – Qihua außer Kontrolle gerät und es somit zu Störungen, wie Schleimrentention (Tan yin), Ödem, Dysurie etc. kommt.

Die 5-Elementen-Lehre ist auch ein Modell zur Beschreibung der Autoregulation und des Abwehrmechanismus des Körpers. Merkmale dieser Autoregulation im Sinne der 5-Elementen-Lehre sind: Feedback, multifunktional, irreversibel und als Komplex stabil. Ist ein neu adaptiertes Modell der 7-Elementen-Lehre, 11-Elementen-Lehre oder 13-Elementen-Lehre etc. denkbar? [115]

Die Lehre von Yin/Yang

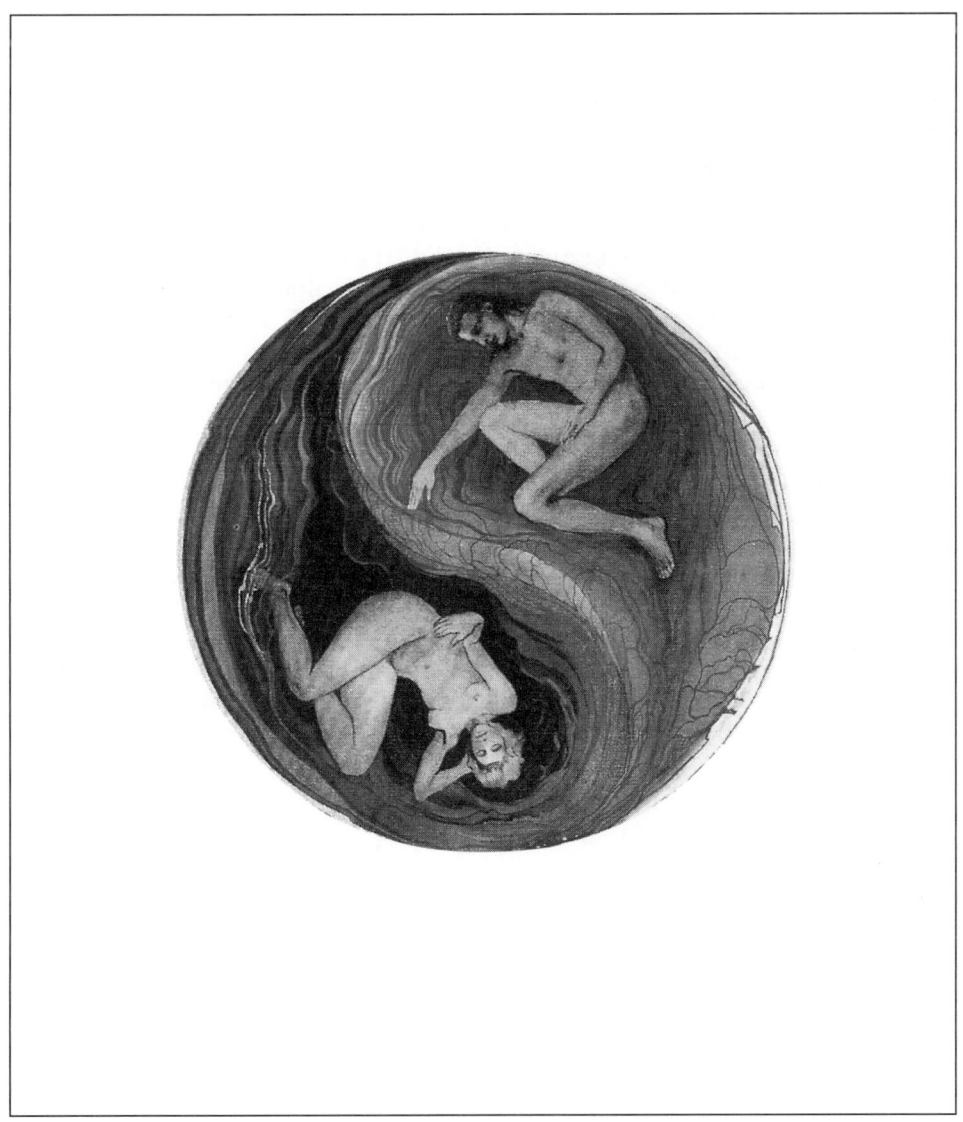

Yin/Yang als Symbol der Harmonie zwischen Körper und Psyche. Gouache von Hans Sfiligoi, Akademischer Maler und Masseur am Krankenhaus Lainz, Neurologie. 1995

1. ALLGEMEINES ÜBER DEN BEGRIFF YIN/YANG

Die Lehre von Yin/Yang und die Lehre von den 5 Elementen ist zunächst eine Naturphilosophie und Wissenschaftsmethodik, um Phänomene der Natur und des Universums zu beschreiben und zu erklären. Alles, was in der Natur vorkommt, hat eine materielle Basis. Diese Materie wird durch zwei Qi-Formen: Yangqi und Yinqi (siehe Kapitel Qi) bewegt, erzeugt, vernichtet und entwickelt. Das philosophische Prinzip der Yin/Yang-Lehre beruht auf polaren Gegensätzen.

Die 5 Elemente sind Holz, Feuer, Erde, Metall und Wasser, und diese bilden nach der chinesischen Naturphilosophie die materielle Basis. Das sind die sogenannten fünf Grundbaustoffe der Natur. Diese Lehren des Yin/Yang und der 5 Elemente wurden benützt, um die Erscheinungen und die Gesetzmäßigkeiten in der Astronomie, Wetterkunde, Kalenderkunde, Landwirtschaft, Biologie, Chemie etc. zu beschreiben. In der TCM spielt die Yin/Yang-Lehre noch heute eine sehr wichtige Rolle. Yin und Yang repräsentieren keinen konkreten Gegenstand, sondern charakterisieren Prozesse und Widerspruchspaare [73]. Das Gemeinsame und das Verbindende zwischen Yin/Yang und der 5-Elemente-Lehre ist die Lehre vom Qi.

Es folgt ein kurzer Einblick in das Geheimnis des Yijing (das Buch der Wandlungen). Die Yin/Yang-Lehre hat ihren Ursprung in der Lehre von der Bagua – Regel nach den 8 Trigrammen [73]. Das Buch der Wandlungen ist etwa 500 v. Chr. entstanden. Etwa zur gleichen Zeit lebten Laozi (Begründer des Daoismus; Lehre von der Harmonie zwischen Yin und Yang), Konfuzius (Begründer des Konfuzianismus) und andere. Der Autor des „Buches der Wandlungen – Yijing" läßt sich nicht bestimmen. Es wird angenommen, daß eine Autorenschaft, welche viel früher als Konfuzius lebte, an diesem Orakelbuch gearbeitet hat.

Die 8 Trigramme

Im Fischer TB-Verlag ist ein Buch von Martin Schönberger mit dem Titel: „Verborgener Schlüssel zum Leben, Weltformel Yijing im genetischen Code", erschienen [65]. Nun möchten wir hier kurz einige für die TCM relevante Inhalte bringen [31, 65]:

Bezeichnung	Natur	Zahl	Punkt	Richtung	Symbol
Qian	Himmel	6	MP 4	Nordwest	☰
Kun	Erde	2	N 6	Mitte	☷
Kan	Wasser	1	B 62	Nord	☵
Li	Feuer	8	Lu 7	Süd	☲
Xun	Wind	4	G 41	Südost	☴
Zhen	Donner	3	3E 5	Ost	☳
Gen	Berg	8	KS 6	Nordost	☶
Dui	Teich	7	Dü 3	West	☱

Der einfache Strich „–" symbolisiert Yang, der unterbrochene Strich „- -" bedeutet Yin. Je drei Striche bilden eine Einheit: Trigramm. 8 solche Trigramme gibt es.

Die Lingguibafa-Regel

Die sog. Lingguibafa-Regel (auch Ling gui fe teng, Fe teng ba fa oder Qi jing na gua fa) verwendet die 8 Kardinalpunkte, die 8 Trigramme, die 9 Höfe, zusammen mit der aktuellen Tages- und Jahreszeit, um entsprechend dem aktuellen Zustand von Vitalenergie – Qi und Blut – Xue einen bestimmten Hauptpunkt und einen Zusatzpunkt aus den 8 Kardinalpunkten für die Akupunktur auszusuchen. Da diese Berechnung recht kompliziert und ihre Effektivität schwer erklärbar ist, wollen wir hier nicht näher darauf eingehen. Selbst unter den TCM-Ärzten ist diese Lingguibafa-Regel umstritten.

Die 9 Höfe

Dies ist eine sehr traditionelle Regel für die Auswahl der Kardinalpunkte in der Praxis. Diese Regel erinnert uns sehr an die 5-Elementen-Lehre.

Das Bild der 9 Höfe

Süd

4	9	2
3	5	7
8	1	6

Ost (links) West (rechts)

Nord

Eine Besonderheit des 9-Höfe-Bildes ist, daß die gerade Verbindung von Zahlen dreier Felder immer eine Summe von 15 ergibt.

Ungerade Zahlen, wie 3, 5, 7, bedeuten Yang. Wir beginnen mit dem Osten, 3, und gehen im Uhrzeigersinn zu den jeweiligen Haupthimmelsrichtungen mit $\times 3$, das ergibt für Süden $3 \times 3 = 9$, für Westen 27 (nur die Zahl unter 10 wird verwendet, daher 7), für Nord $3 \times 7 = 21$ (w. o.: nur 1).

Die gerade Zahl 2, 4 etc., bedeutet Yin. Wir beginnen mit der südwestlichen Position, d. h. 2, und gehen gegen den Uhrzeigersinn mit jeweils $\times 2$, daher $2 \times 2 = 4$, hierauf $2 \times 4 = 8$ und schließlich $2 \times 8 = 16$ (hier wird nur 6 genommen; siehe obenstehende Regel). Im Zentrum steht die Zahl 5, sie wird in Trigrammen zur Zahl 2 zugeordnet und steht auch als Symbol für die Erde. In der sog. 5-Elementen-Lehre wurde das Zentrum (die Erde), das Organ Milz/Pankreas (als Spätsommer), also zwischen Süd (Sommer), dem Organ Herz (West) und Herbst (Lunge) gereiht.

Wir können uns gut vorstellen, daß die unterschiedlichen Angaben bezüglich der Reihenfolge des Nadelsetzens bei der Verwendung der Kardinalpunkte auf verschiedenen Interpretationen der Ärzte der TCM beruhen.

Interessant ist hier festzustellen, daß die Frage, ob in einer Sitzung ein Kardinalpunkt am Beginn, am Ende oder zwischendurch zu verwenden ist, in den neuen Lehrbücher der TCM-Hochschule gar keine Erwähnung findet [7, 28, 29, 30, 36, 38, 40, 42, 44, 70]!

Eine der Tageszeit, dem Datum (Yang-Datum oder Yin-Datum) entsprechende Nadelsetzung von bestimmten Kardinalpunkten oder Meridianpunkten wird in China auch von den sog. „Traditionalisten" sehr kritisch gesehen!

In den meisten Lehrbücher der Akupunktur an den Hochschulen für TCM in China findet sich zur Erklärung der Wundermeridiane lediglich eine Beschreibung des Verlaufs, des Meridiansyndroms und die Angaben über die Regel der Kardinalpunkt-Paare, mehr nicht! Daher beschränken wir uns auf die einfachen, überprüfbaren, reproduzierbaren und lernbaren Regeln des Kardinalpunkt-Einsatzes. Das ist ein Grundprinzip der Wiener Schule der Akupunktur. Nun wollen wir noch die Beziehung der 8 Trigramme mit der 5-Elementen-Lehre ansehen.

Die 5-Elementen-Lehre

Die 5-Elementen-Lehre steht in Verbindung zur Yin/Yang-Lehre, zum Buch der Wandlungen (Yijing) und zu den Kardinalpunkten. In einem eigenen Kapitel wird später noch ausführlicher über die 5-Elementen-Lehre berichtet.

Das Bild der 5-Elementen-Lehre (die 5 Wandlungsphasen)

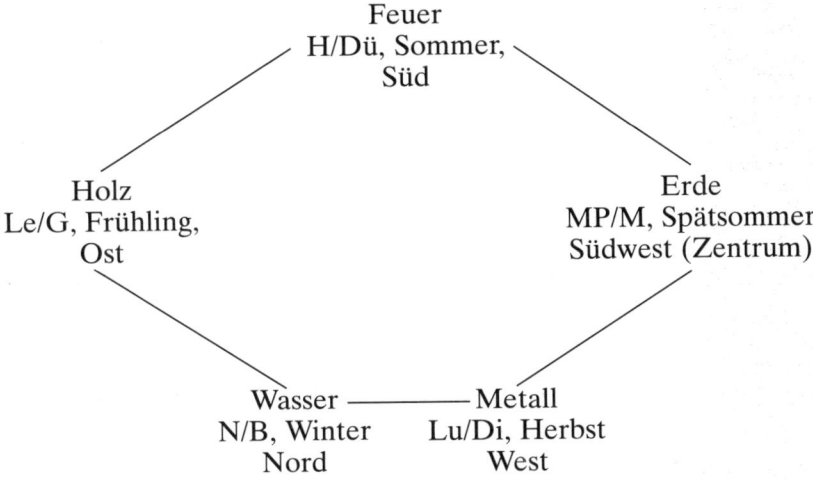

1.1. Die Yin/Yang-Lehre beschreibt den Ursprung der Menschheit

Die Yin/Yang-Lehre beschreibt den Ursprung der Menschheit, das Leben und die Physiologie sowie die Pathophysiologie des lebenden Organismus.

Für die Praxis sind diese beiden Lehren unentbehrlich. Aus historischen Gründen verstehen wir auch, daß es vom heutigen Stand der Wissenschaft hier Unzulänglichkeiten, ja sogar Fehlinterpretationen geben muß. Unsere Aufgabe ist es, diese Lehre kritisch anzuwenden. Die Yin/Yang-Lehre ist auf der Lehre vom Qi aufgebaut.

Yin und Yang stehen im Gegensatz. Sie bilden aber zugleich ein unzertrennliches Paar. Das Wasser ist kalt und hat die Tendenz nach unten. Das Feuer ist warm und hat die Tendenz, nach oben zu steigen. Daher wird das Wasser als Yin(-Charakter) und das Feuer als Yang(-Charakter) bezeichnet. Qi –

Vitalenergie hat die Eigenschaft des Erwärmens und des Antreibens. Daher ist das Qi Yang. Das Blut – Xue hat die Eigenschaft des Ernährens und des Benetzens/Befeuchtens, daher ist das Blut Yin. Yin/Yang müssen eine Einheit wie Qi – Vitalenergie und Xue – Blut bilden. Das Feuer und das Blut bilden keine funktionelle Einheit. Deshalb sehen wir sie nicht als Paar. Weiters unterscheiden wir hier auch nicht zwischen Yang/Yin.

2. YIN/YANG IST EIN ABSTRAKTER BEGRIFF

Alles in der Natur läßt sich in Yin/Yang aufteilen. Die Dynamik des Yin/Yang bedeutet Entwicklung und Änderung. Als Yang wird alles bezeichnet, was aktiv, fordert, fest und hart ist, als Yin alles, was passiv, weichlich, zerbrechlich und zurückziehend ist. Daher sind die Dynamik, Extrovertiertheit, Aszendenz, Wärme, Helligkeit und die Hyperfunktion Yang. Die Ruhe, Introvertiertheit, Deszendenz, Kaltes und Schattiges, Substantielles und Hypofunktion sind Yin. Weiters bedeutet Yin/Yang einmal die gegensätzliche Eigenschaft einer Materie (wie Hohlorgan und Speicherorgan – Fu und Zang), andererseits auch die Tendenz und der Zustand einer Dynamik (Einatmung und Ausatmung). Yin/Yang sind wohl Gegensätze, sind aber eng miteinander verbunden. Die Zugehörigkeit einer konkreten Substanz ist nicht immer absolut und unveränderlich Yang oder Yin. Sie kann sich unter bestimmten Voraussetzungen (Bedingungen) ändern.

2.1. In der sogenannten Physiologie der Qihua-Funktion kann Materie (Yin) in Funktion (Yang) umgewandelt werden

Materie (Stoff, z. B. Nährstoff) kann in Energie – Qi umgewandelt werden. Andererseits kann auch aus Energie – Qi Stoff werden.

Die Änderung des Klimas und der Pflanzen und die Physiologie/Pathophysiologie mit den vier Jahreszeiten ist die Grundlage der Qihua-Lehre der TCM, welche bereits im Lehrbuch der inneren Medizin (Neijing) festgelegt wurde. Hier ist zur Beschreibung der Gesetzmäßigkeit die Verwendung der 5-Elementen-Lehre und der Yin/Yang-Lehre der damaligen Zeit übernommen worden.

Ohne diese Umwandlungsfunktion – Qihua kann es kein Leben geben.

2.2. Yin und Yang können sich unendlich oft teilen

Die Nacht ist Yin, der Tag Yang. Der Vormittag ist das Yang von Yang, der Nachmittag ist das Yin von Yang. Jedes Ding und jede Situation können wir in zwei Hälften teilen und von zwei Seiten betrachten. Denken Sie nur an den Spruch: „Jede Medaille hat zwei Seiten".

2.3. Die Grundzüge der Yin/Yang-Lehre

Mit vier Begriffen können wir die Yin/Yang-Lehre umreißen:

1. Gegensätzlichkeit
2. Abhängigkeit
3. Ergänzung
4. Umwandlung

2.3.1. Gegensätzlichkeit [73]

Alles, was wir in der Natur antreffen, hat ein Gegenstück:

Nacht/Tag, Erde/Himmel, innen/außen, Ruhe/Bewegung, Kälte/Wärme, Bradykardie/Tachykardie, Metabolismus/Katabolismus, Passivität/Aktivität, Parasympathikus/Sympathikus, humorales System/Nervensystem, cGMP/cAMP, Proteine/Aminosäure, etc. Nur jeweils zwei zusammen ergeben eine Einheit; ohne die Gegensätzlichkeit ist diese ja auch keine Einheit. Die Gegensätzlichkeit äußert sich in ihrer Hemmung, Widersprüchlichkeit, sodaß ein dynamisches Gleichgewicht existiert.

Die vier Jahreszeiten dienen als Beispiel: Im Hochsommer ist es sehr warm, dann wird es langsam kühler (Yin nimmt zu und hemmt das Yang – die Hitze).

2.3.2. Abhängigkeit

Yin/Yang sind nicht nur gegensätzlich, sondern jeder braucht das Gegenstück für die eigene Existenz. Ohne Himmel gibt es keine Erde und ohne Oben auch kein Unten. Das Substrat ist Yin und die Funktion Yang, wie beim Blutkreislauf das Blut und der Blutstrom (Druck, Geschwindigkeit etc.). Wenn jemand viel Blut verliert (Yin-Verlust) wird auch gleichzeitig das Qi (Energie, etc.) geschwächt, sodaß wir dann klinisch eine Yang-Leere (Qi-Schwäche) sehen: kalte Hände und Füße (Zentralisierung des Kreislaufes und Kollaps).

Sollte die Störung des Yin (Substrat, z. B. Blut) oder die gestörte Funktion des Yang (z. B. Blutdruck) so stark sein, daß es nicht mehr existiert (z. B. kein Yin mehr), dann kann der Kontrahent (z. B. hier Yang) auch nicht mehr existieren. Yin/Yang sind getrennt, das Widerspruchspaar existiert nicht mehr. Das bedeutet den Tod.

2.3.3. Ergänzung

Die Gegensätzlichkeit und die Abhängigkeit sind nicht etwas Starres, sondern etwas Dynamisches: Die Zunahme von Yang bringt eine Abnahme von Yin, und die Zunahme von Yin wiederum eine Abnahme von Yang. Diese Ergänzung erfolgt aber in einem bestimmten Rahmen. Der Wechsel von Sympathikotonus in Parasympathikotonus vollzieht sich im Tages- und Nachtrhythmus. Physiologisch gesehen wird bei Zunahme der Aktivität (Yang) eine bestimmte Menge an Nährsubstrat (Yin) verbraucht. Anderseits ist bei der Entstehung der Nährsubstanz wieder eine bestimmte Menge an Energie (Yang) notwendig. Dieser Vorgang des Sprunges von Qualität (Yin) zu Quantität (Yang) hat physiologisch gesehen einen bestimmten Rahmen. Dazu paßt die Formel $e = mc^2$; Energie (Yang) kann aus Masse (Yin) entstehen. Über diese Schwelle hinaus sehen wir klinisch ein Überwiegen von Yang oder Yin, was eine Störung (Krankheit, usw.) bedeutet.

2.3.4. Umwandlung

Unter bestimmten Umständen kann Yin in Yang und Yang in Yin umgewandelt werden. Auch hier haben wir eine Umwandlung von Materie in Funktion (Energie) und umgekehrt von Energie in Materie. Aus den vier Jahreszeiten sehen wir, daß nach dem Frühling und dem Sommer (Yang) der Herbst und der Winter (Yin) folgen. Unter bestimmten Umständen können sich die Prinzipien eines Symptomenkomplexes Oberfläche/Tiefe, Kälte/Wärme, Leere/Fülle und Yin/Yang gegenseitig umwandeln.

Als Beispiel dient ein Patient mit Pneumonie (Xie re yong fei): Fieber, rote Wangen, nervös, unruhig, kräftiger und rascher Puls. Dies deutet auf ein sehr starkes Yang des Organismus (starkes Immunsystem) hin. Wir sagen dazu, daß es sich um eine Yang-, Hitze- und Fülle-Symptomatik handelt. Aber wenn der Zustand sich weiter verschlimmert, verbraucht die übermäßige Hitze (Fieber und Entzündung) zuviel Abwehrkraft des Organismus – Zhenqi – positive Energie, aber mit der Gefahr, daß alles plötzlich in eine scheinbar andere Richtung umschlägt: Gesichtsblässe, kalte Extremitäten, Niedergeschlagenheit, zarter und kraftloser Puls. Das deutet auf eine Schwächung der Abwehr mit den Charakteristika von Yin, Kälte und Leere hin. Hier sehen wir eine Umwandlung einer Yang-Symptomatik in eine Yin-Symptomatik.

Ein anderes Beispiel: Ein Patient mit Asthma bronchiale hustet, ist kurzatmig, hat hellen und dünnflüssigen Tan – Schleim, ist nicht durstig, hat einen blassen Zungenkörper (ZK), ist blaß, der Zungenbelag (ZB) ist gelblich und der Puls schnell. Dies ist ein Symptom der Kälte (Yin). Wenn ein Patient einen grippalen Infekt im Anfangsstadium hat, verursacht die Kälte eine Zirkulationsstörung an der Körperoberfläche und eine Schließung der Schweißporen. Daher entsteht eine Hitzestauung im Körper, wir sehen Husten, Kurzatmigkeit, der Tan – Schleim ist dick-gelblich, der Mund trocken, ZK rot und der ZB gelblich. Wir bezeichnen das als Symptom der Hitze (Yang).

238

3. DIE ANWENDUNG VON YIN/YANG IN DER TCM

3.1. In der Anatomie

Die Anwendung der Yin/Yang-Lehre in der Anatomie ist für uns ziemlich geläufig. Die Einteilung der Organe und Meridiane erfolgt nach Yin/Yang, dann folgt die Einteilung des Körpers, wobei sich oben Yang und unten Yin, ventral Yin und dorsal Yang befindet.

Etwas ungewöhnlich ist, daß selbst ein Organ wieder in Yin/Yang-Anteile getrennt wird, wie z. B. die Niere in Nieren-Yang und Nieren-Yin. Die allgemeine Meinung ist, daß der Yin-Anteil (-Aspekt) eines Organs dem Stofflichen und der Yang-Anteil hingegen der Funktion des Organs entspricht. Prof. Zhou Xuesheng von der medizinischen Hochschule für TCM in Nanking meint hingegen, wenn wir von Yin/Yang der fünf Zang-Organe sprechen, daß sowohl das Yin als auch das Yang dieses Zang-Organs etwas Stoffliches ist. Das Yin eines Zang-Organs hat eine „ernährende und befeuchtende" Aufgabe, während das Yang eines Zang-Organs eine „erwärmende" Funktion hat. Daher meint Prof. Zhou, daß es nicht korrekt ist, wenn wir das Nieren-Yin – Shenyin als etwas Stoffliches und das Nieren-Yang – Shenyang als etwas Funktionelles beschreiben. Denn das Stoffliche für die Nierenfunktion – Nieren-Yang ist nicht als das Nieren-Yin zu bezeichnen (Zhongyi Hanshou Tongxun, 5/1993].

Von den fünf Zang-Organen werden Herz und Lunge als Yang, Leber, Milz und Niere als Yin gesehen. Aber wenn Herz und Lunge miteinander betrachtet werden, ist das Herz Yang und die Lunge Yin; wenn Leber, Milz und Niere gemeinsam gesehen werden, ist Leber Yang und Milz sowie Niere Yin.

3.2. In der Physiologie

In der Physiologie beinhaltet Yin den Extrakt – Yinjing, auch Essenz genannt und Yang die Vitalenergie – Qi (Yang-Energie). Als Basis einer Funktion und einer Bewegung ist Yin sowohl Substrat als auch Nährstoff. Die Funktion ist Yang und die Nährstoffe sind Yin. Aus Nährstoffen entsteht Energie. Um Yinjing (Yin-Essenz) zu erzeugen, braucht der Körper Yangqi (Energie, Funktion).

Wir haben im Kapitel Qi und Organlehre gesehen, daß die Qihua-Funktion ein sehr wichtiger Bestandteil der Lebensvorgänge ist, und zwar in Form von Aszendenz, Deszendenz, Ausscheidung und Aufnahme (siehe Kapitel Qi). Yang ist verantwortlich für die Aszendenz und Yin für die Deszendenz. Wir wissen schon, daß selbst in Yin wiederum Yin und Yang unterschieden werden können. Folglich bewirkt das Yin im Yang eine Deszendenz. Die Gegensätze von Yin/Yang sind positiv für das Leben. Wenn sich Yin und Yang nicht mehr im dynamischen Gleichgewicht befinden, können sich die beiden trennen und das Leben hört auf.

3.3. In der Pathophysiologie

Der Organismus, die Umwelt und die Organe des Körpers stehen in Harmonie und Gleichgewicht. Krankheit bedeutet in der TCM die Störung des Gleichgewichtes. Zwei Gründe führen zur Krankheit:

Der erste ist Xieqi: sogenanntes verderbliches Qi und krankmachendes Qi (exogen-bioklimatische Krankheitsursachen, usw.). Es ist also ein Sammelbegriff für diverse Ursachen einer Erkrankung.

Der zweite ist Zhengqi: aufrechtes Qi und Qi für die Abwehr. Es ist also ein Sammelbegriff für alle positiven Kräfte des Organismus in der Abwehr von Krankheiten.

Zu Xieqi zählen bei Yin Kälte und Feuchtigkeit, bei Yang Wind und Feuer. Bei Zhengqi kann man Yinjing (Yin-Extrakt, Essenz) und Yangqi (Yang-Energie) unterscheiden.

Mit Xieqi und Zhengqi können wir eine Erkrankung sehr gut als einen Kampf zwischen den beiden Qi im Organismus beschreiben. Beim Kampf ist das Yin/Yang-Gleichgewicht im Falle einer Erkrankung gestört. Prinzipiell können wir hier drei Aspekte unterscheiden:

3.3.1 Yin oder Yang im Überschuß (Überfunktion)

Das bedeutet, daß Yin oder Yang einen über die Norm hinausgehenden Zustand erreicht hat. Das kommt einer Störung gleich.

3.3.1.1. Zu viel Yang, sodaß Hitze entsteht

Als verderbliches Qi (Xieqi) trifft hier meist Hitze (Shu-re, Sommerhitze) auf den Körper, sodaß Yangqi (eine Form von Abwehr-Qi) im Überfluß vorhanden ist. Wir sehen hohes Fieber, Schweißausbrüche, viel Durst, ein gerötetes Gesicht, raschen Puls etc. – alles was zur Eigenschaft Hitze gezählt werden kann. In einer solchen Situation wird verständlicherweise mehr Körperflüssigkeit verbraucht, sodaß z. B. gleichzeitig Mundtrockenheit vorkommt (viel Durst).

3.3.1.2. Zu viel Yin – eine Kälte-Symptomatik

Zu Yin zählender krankmachender Faktor – Xieqi ist die Kälte (z. B. man trinkt sehr kaltes Wasser, hält sich in kalter Gegend auf). Diese verursacht einen Überschuß an Yinqi (aus dem Paar Yangqi und Yinqi). Wir sehen klinisch Bauchschmerzen, Durchfälle, Frösteln am ganzen Körper, kalte Extremitäten, blassen, weißlichen ZK, tiefen Puls etc. – also alle Symptome einer sogenannten Kälte.

Beim Yin-Überschuß wird Yang in Mitleidenschaft gezogen. Dies sehen wir im Symptomkomplex: Frösteln und kalte Extremitäten. Die TCM erklärt, daß zuviel Yin genauso schadet wie zuviel Yang. Sowohl bei einem Yang-

Überfluß, als auch bei einem Yin-Überfluß reagiert der Körper, wie oben beschrieben, also auf ungünstige Einwirkungen (Xieqi) mit einer Überreaktion.

3.3.2. Mangel an Yin oder an Yang

In der TCM wird dies als Yin-Leere oder Yang-Leere bezeichnet. Das bedeutet, Yin oder Yang ist zuwenig vorhanden.

3.3.2.1. Kälte bei Yang-Leere – Yang-xu ze-han

Nach den Regeln von Yin/Yang heißt es, daß ein Mangel von Yang einen relativen Überschuß (Überfunktion) von Yin zur Folge hat.
Ein Mangel von Yin hat einen relativen Überschuß von Yang zur Folge.
Eine Yang-Leere kann das Yin nicht mehr bändigen, sodaß ein relativer Überschuß an Yin da ist. Die Folge ist eine Kälte-Symptomatik: Blässe im Gesicht, Frösteln, kalte Extremitäten, Müdigkeit, das Bedürfnis, viel im Bett zu liegen, leichtes Schwitzen, zarter Puls etc.
In der Blutzirkulation zeigt sich in beiden Fällen (Yang-Leere und Yin-Leere) ein Blutstau – Xueyu. Aber ihre Ursachen sind unterschiedlich. Bei der Yang-Leere ist eine relative Vermehrung der Erythrozytenzahl und bei der Yin-Leere eine relative Vermehrung des Blutplasmas zu verzeichnen (Liu Surong, Zhongguo Yiyao Xuebao, 4/1989).

3.3.2.2. Hitze bei Yin-Leere – Yin-xu ze-re

Yin ist ja ein Überbegriff für alles, was materiell bzw. substantiell ist. Daher bedeutet Yin-Leere in der TCM einen Mangel an Körperflüssigkeit (Jingje). Wenn das Yin sich im Leere-Zustand befindet, ist das Yang relativ gesehen dazu im Überschuß, d. h. wir haben eine Symptomatik der Hitze zu erwarten.
Im Rahmen einer chronischen, zehrenden Erkrankung verliert der Körper viel an Substanz (Yin). Daher sehen wir klinisch oft feuchtwarme Hände, Schwitzen ohne Anstrengung, innere Unruhe, Trockenheit des Mundes und der Zunge, zarten und schnellen Puls, also Symptome, welche wir mit Hitze charakterisieren.
Sowohl die Yang-Leere als auch die Yin-Leere wurden durch Eindringen von sogenanntem Xieqi (exogene, bioklimatische Faktoren) im Körper verursacht. Die Körperabwehr war nicht imstande, den Eindringling zu vertreiben. Die Körperabwehr – Zhenqi erleidet eine Abschwächung (Leere), sodaß wir entweder eine Yang-Leere oder Yin-Leere mit entsprechender klinischer Symptomatik vorfinden. Wichtig hierbei ist auch, daß bei einer Yang-Leere mit einer Kälte-Symptomatik ein relativer Yin-Überschuß vorhanden ist und bei einer Yin-Leere mit Hitze-Symptomatik ein relativer

Yang-Überschuß besteht. Die logische Fortsetzung des oben beschriebenen Pathomechanismus bedeutet, daß eine Yang-Leere eine Kälte-Symptomatik und einen relativen Yin-Überschuß verursacht. Schließlich, wenn ein bestimmtes Ausmaß erreicht wird, kommt das Yin auch in den Leere-Zustand, sodaß neben der Yang-Leere auch eine Yin-Leere vorliegt.

Wir müssen hier betonen, daß das oben Beschriebene nur im Falle eines krankhaften Prozesses, aber nicht in der normalen Physiologie zu sehen ist! In der TCM wird klinisch die Hitze-Symptomatik aus einer Yin-Leere und einem Yang-Überschuß streng genommen noch als „Xu-Re" (Hitze-Symptomatik infolge des Leere-Zustandes) und Shi-Re (Hitze-Symptomatik infolge des Fülle-Zustandes) bezeichnet. Gleiches gilt auch für die Kälte-Symptomatik aus der Yang-Leere bzw. dem Yin-Überschuß, Shi-Han (Kälte-Symptomatik beim Fülle-Zustand) und Xu-Han (Kälte-Symptomatik beim Leere-Zustand).

Mit der Unterscheidung von sogenannter Fülle-Hitze und Leere-Hitze ist es möglich, den komplizierten Symptomenkomplex (Yin-Leere mit gleichzeitiger Hitze-Symptomatik) zu erklären. Durch den gleichzeitigen relativen Yang-Überschuß besteht eine Hitze-Symptomatik. Das zuerst Erwähnte ist eine Leere-Hitze, das zweite eine Fülle-Hitze. Die Leere-Hitze ist das Hauptsymptom, die Fülle-Hitze ist hier nur eine Nebensymptomatik. Die Unterscheidung von Hauptsymptom und Nebensymptom ist sehr wichtig in der Befundanalyse und Therapie-Strategie.

3.3.3. Umwandlung von Yang und Yin

Unter pathologischen Bedingungen kann sich nicht nur die Relation zwischen Yin/Yang ändern (siehe 3.3.1. und 3.3.2.). Unter ganz besonderen Voraussetzungen kann das Erscheinungsbild einer Krankheit von Yin in Yang oder Yang in Yin umgewandelt werden.

Krankheit bedeutet in der TCM einen Kampf zwischen Xie (Krankheitsauslöser) und Zhen (Abwehr des Körpers). Kranke behandeln bedeutet, wir setzen Maßnahmen von außen, um den Kampf im Körper (Xie gegen Zhen) günstig zu beeinflussen.

Yin und Yang kennzeichnen Stoffe in unterschiedlichem Energiezustand. Wasser ist im Vergleich zu Wasserdampf in niedrigerem Energiezustand, daher ist Wasser hier Yin und der Wasserdampf Yang. ATP ist Yang und ADP Yin. Mit der Vorstellung des Energiezustandes und seiner Umwandlung können wir die Yin/Yang-Lehre leichter verstehen [85].

3.4. Yin/Yang-Lehre für die Differentialdiagnose

Wir haben schon gesehen, wie die Yin/Yang-Lehre für die Entstehung und den Verlauf einer Erkrankung zu verwenden ist. Alle Symptome einer Erkrankung, egal ob Puls oder Gesichtsfarbe oder psychische Verfassung, können wir mit Yin/Yang zusammenfassend charakterisieren.

Yin	Yang
Tiefe – Li	Oberfläche – Biao
Leere – Xu	Fülle – Shi
Kälte – Han	Hitze – Re

Die einzelnen Symptome können wir auch mit Hilfe von Farben in Yin/Yang differenzieren. Die Farbtöne hell und leuchtend (Gesicht, Zunge etc.) deuten auf eine Störung im Yang-Bereich hin, meist eine leichte Erkrankung. Die Farbtöne matt und dunkel lassen auf eine Störung im Yin-Bereich und auf eine meist schwerere Erkrankung schließen. So unterscheiden wir auch die Stimme, den Puls etc. in Yin oder Yang, sowie auch den Gesamteindruck.

3.5. Yin/Yang-Lehre für die Prophylaxe und die Therapie

3.5.1. Prophylaxe und gesundes Leben (Yang-Sheng)

Die TCM legt sehr großen Wert auf Prophylaxe und gesundes Leben. Die vier Jahreszeiten stehen mit unserem Leben in enger Wechselwirkung. Ein gesundes Leben verlangt von uns, daß wir im Rhythmus der Jahreszeiten leben. Im Frühling und Sommer pflegen wir das Yang und im Herbst und Winter das Yin. Genaue Verhaltensweisen für psychische Hygiene, Diät, Arbeit und Ruhe etc. sind seit Jahrtausenden in Anwendung. Hierbei spielt besonders der Daoismus eine wichtige Rolle.

3.5.2. Therapierichtlinie

3.5.2.1. Therapierichtung

Da wir in der TCM eine Krankheit immer als eine Störung des Yin/Yang-Gleichgewichtes betrachten, ist klar, daß das Ziel einer Behandlung die Wiederherstellung dieses Yin/Yang-Gleichgewichtes sein muß. Die Maßnahme dabei ist vereinfacht gesagt: dazugeben oder wegnehmen. Aber auf welcher Seite wir etwas dazugeben oder wegnehmen, hängt von der Pathogenese der Störung ab (siehe Kap. 3.3.3.).

Bei einer Gleichgewichtsstörung durch Überschuß von Yang oder Yin wenden wir eine sedierende Maßnahme an. Hierbei muß man streng darauf achten, daß weder im Yang- noch im Yin-Bereich bereits eine kompensatorische Schwäche (Ergänzungsregel von Yin/Yang) vorliegt. Bei

Mangelerscheinungen von Yin oder Yang (Leere-Zustand in Yang oder Yin) machen wir gewöhnlich keine sedierende Therapie, wie z. B. im Falle einer Hitze-Symptomatik, wenn diese Hitze-Symptomatik aus einer Schwäche im Yin (Yin-Leere) vorliegt – eine Xu-Re(Leere-Hitze)-Symptomatik. Wir versuchen durch Stärkung von Yin das Gleichgewicht von Yin/Yang wiederherzustellen.

Die Xu-Han-Symptomatik (Leere-Kälte) wird durch eine Yang-Leere (Abschwächung des Yang) bedingt und kennt einen relativen Überschuß an Yin, was klinisch Xuhuo (Leere-Feuer) bedeutet.

Die TCM verordnet keine Arznei, welche den relativen Überschuß an Yin wegnimmt (Arzneien, die Kälte-Symptomatik hervorrufen). Hier wird eine Therapie des Dazugebens durchgeführt, um die Leere in Yang (Yangxu) zu beseitigen. Wenn aber sowohl im Yang als auch im Yin eine Schwäche (Xu) vorliegt, muß sowohl Yang als auch Yin gestärkt werden, um das niedrige Niveau von Yin/Yang aufzufüllen.

3.5.2.2. Arzneizuordnung

Die Lehre von Yin/Yang ist in der TCM auch wichtig für die Zuordnung der Arzneimittel. Die Arzneien in der TCM werden nach Qi (hier im Sinne der Eigenschaft), Wei (Geschmack), Sheng (Aszendieren), Jiang (Deszendieren), Fu (Oberfläche) und Chen (Tiefe) eingeteilt.

Qi (Eigenschaft): kalt, heiß, warm und kühl.

Wei (Geschmack) : sauer, bitter, süß, herb und salzig.

Von den vier Qi-Eigenschaften der Arzneien gehören Hitze und Wärme dem Yang und die Kälte und Kühle dem Yin an. Von den fünf Geschmacksrichtungen kann „Herbes" verteilen und antreiben, das „Süße" kann Qi (Energie, Funktion, energetisches Partikel etc.) günstig beeinflussen. Deshalb sind in der TCM alle Arzneien, welche die Eigenschaft süß oder herb besitzen, Yang zugeordnet. Solche Arzneien sind: Ramulus cassiae (Gui-Zhi), Radix glycyrrhizae (Gan-Cao = Süßholz) etc.

Die Eigenschaften sauer und bitter zählen zu Yin, wie die Radix paeoniae (Shao-Yao = Hortensien) und Rheum officinale Baill. (Da-Huang) etc.

Der zarte Geschmack hat im Vergleich zum intensiven Geschmack den Charakter Yang und bewirkt eine Diurese, z. B. Poria cocos wolff (Fu-Ling) und Medulla tetrapanacis (Tong-Cao).

Übersichtstabelle: Yin/Yang-Paare [3, 11, 39]

YIN	YANG
Mond	Sonne
negativ	positiv
Frau	Mann
Erde	Himmel
gerade Zahlen	ungerade Zahlen
Norden	Süden
Blut – Xue	Vitalenergie – Qi
materiell	ideell, energetisch
unten	oben
rechts	links
innen	außen
Wasser	Feuer
Kälte	Hitze
Winter, Herbst	Sommer, Frühling
Nacht	Tag
Schatten, Dunkelheit	Licht, Strahlen
Mangel, Leere	Überschuß, Fülle
Metabolismus	Katabolismus
humorales System	Nervensystem
Hemmung	Aktivierung
Unterfunktion, Hypo-...	Überfunktion, Hyper-...
chronisch	akut
schwer	leicht
leise	laut
aufsteigend, aszendierend	absteigend, deszendierend
nach innen	nach außen
kondensieren, formen	verdampfen, Qihua – Umwandlung
Substanz, Morphologie	Funktion
Eingeweide – Zangfu	Haut, Körperoberfläche
parenchymatöse Organe – Zang	Hohlorgane – Fu
Einatmung	Ausatmung
Meridiane an der Innenseite der Extremitäten	Meridiane an der Außenseite der Extremitäten

Die 5-Elementen-Lehre

Die 5-Elementen-Lehre (Wuxing Xueshuo; [1, 3, 11, 39]) ist wie die Lehre von Yin/Yang sehr alt und als zweites Ordnungssystem über die Natur im alten China bekannt. Alles, was im Universum vorkommt, läßt sich in fünf Grundstoffe einteilen: Holz, Feuer, Erde, Metall und Wasser. Die Naturphänomene, die Entwicklung und Veränderung der Natur sind Folgen der gegenseitigen Wirkung dieser fünf Elemente.

Die TCM übernahm etwa 200 vor unserer Zeitrechnung (Neijing) die 5-Elementen-Lehre in ihre Medizintheorie.

Zuerst ein kurzer Überblick über die 4-Elementen-Lehre in der alten westlichen Medizin als Vergleich zur 5-Elementen-Lehre der TCM.

Im „Corpus Hippocraticum", jener mit dem Namen des großen Hippokrates von Kos (ca. 460–375 v. Chr.) verknüpften Sammlung ärztlicher Traktate, befindet sich das Buch über die Natur des Menschen (Perì phýsios anthropou), das einem Arzt namens Polybos zugeschrieben wird. Hier ist anscheinend erstmalig von den vier Körpersäften des Menschen die Rede, aufbauend auf älteren Ansichten, die nun in ein System gebracht wurden. Die Humoraltheorie stammt aus der Lehre von den vier Urqualitäten (Stoicheia), nähmlich „kalt" und „warm", „trocken" und „feucht", aus welchen durch Kombination von Eigenschaftspaaren die Elemente (Stomata) entstehen [Biedermann, 118].

Schematische Darstellungen der in der hippokratisch-galenischen Medizin als wirkkräftig empfundenen Analogien und Sympathien zwischen den Urprinzipien, Urqualitäten, Elementen, Jahreszeiten, Humores (Körpersäften), den „vier Temperamenten" und den sie regierenden Organen des menschlichen Körpers [118].

Passive Stoicheia		Aktive Stoicheia	
trocken	feucht	kalt	warm

Elemente	Erde	Luft	Wasser	Feuer
Jahreszeiten	Herbst	Frühling	Winter	Sommer
Körpersäfte	Schwarze Galle	Blut	Schleim	Gelbe Galle
Temperamente	Melancholiker	Sanguiniker	Phlegmatiker	Choleriker
Hauptorgane	Milz	Herz	Hirn	Leber

Die Anwendung von Analogie-Schemata hat nur in dem methodischen Ansatz Ähnlichkeit mit der 5-Elementen-Lehre der TCM, wie die Beziehung zur Psyche, zur Umwelt, zu Jahreszeiten, zu Heilpflanzen etc. Der Inhalt beider Analogien weicht stark voneinander ab. Obwohl in dieser Zeit die alte westliche Medizin schon viel Wissen von der Anatomie hatte, scheint sie aber die Verbindung zur Humoraltheorie nicht richtig gefunden zu haben. Es scheinen vordergründig nur vier Organe auf. Hingegen wurden diese analogen Prinzipien der vier Elemente mit den Gottheiten in Verbindung gebracht (siehe Tab.) [118].

Die Welt und die Überwelt mit allen Manifestationen der Gottheit wird in ein harmonisch strukturiertes Ganzes zusammengeordnet (aus „Occulty Philosophia" des Henricus Cornelius Agrippa) [118].

Engelchöre	Seraphim Cherubim Throni	Dominationes Potestates Virtutes	Principatus Archangeli Angeli	Innocentes Martyres Confessores
Engel als Hüter der Himmels-richtungen	Michael	Raphael	Gabriel	Uriel
Hüter der Elemente	Seraph	Cherub	Tharsis	Ariel
Evangelisten	Markus	Johannes	Matthäus	Lukas
Gestirne	Mars Sonne	Jupiter Venus	Saturnus Mercurius	Fixsterne Luna
Elemente	Feuer	Luft	Wasser	Erde

Diese Humoraltheorie wurde viele Jahrhunderte hindurch kaum jemals in Frage gestellt.

„Wenn wir auch über die tastenden Versuche, mit Hilfe der alten Analogie-Schemata ganzheitlich zu wirken, überlegen lächeln: bei objektiver Betrachtung müssen wir anerkennen, daß sich hier – in manchmal absonderlichem Kleid – alte Weisheiten und Erkenntnisse verbergen, die wir nur dann wiederentdecken können, wenn wir uns von jeglichem Fortschritts-Hochmut freizumachen verstehen." (Biedermann [118], Seite 26). Dieser Satz gilt auch für die Betrachtung in der TCM.

1. Inhalt der 5-Elementen-Lehre der TCM

Die Übersetzung „die fünf Wandlungsphasen" ist sehr gut. Denn gerade diese Lehre beschreibt die Wandlung, Bewegung und Wechselwirkung der fünf Grundstoffe der Natur und somit des Menschen.

Aus welchem Material der jeweilige Grundstoff besteht, beschreibt die 5-Elementen-Lehre nicht; auch auf die Wechselwirkung der Elemente geht die 5-Elementen-Lehre nicht konkret ein. Die 5-Elementen-Lehre beschreibt nur die allgemeinen inneren Beziehungen der Elemente [73].

Das chinesische Zeichen für 5 wurde im Altertum so geschrieben wie die römische Ziffer X. Es schaut bildhaft genauso aus, als ob sich Yin/Yang zwischen Himmel und Erde kreuzen. Genauso wie das Yin/Yang beschreibt die 5-Elementen-Lehre auch Widersprüche. Im Widerspruch ist eine Dynamik zur Bewegung und Änderung. Die Dynamik von Yin/Yang sehen wir in den bioklimatischen Faktoren: Wind, Hitze, Wärme, Trockenheit, Kälte, Feuchtigkeit und auch in den Elementen: Holz, Feuer, Erde, Metall und Wasser.

Wir kennen in der TCM nicht nur die Zuordnung als Entsprechungen z. B. eines Organes zu einem Element (Leber zu Holz), sondern auch, was bedeutungsvoller ist, die Wechselwirkung der 5 Elemente. Die Entsprechung oder Zuordnung in der 5-Elementen-Lehre bedeutet außer der materiellen Beschaffenheit die Funktionseigenschaft. Die 5-Elementen-Lehre ist die Abstraktion der fünf Zustandsformen der innerkörperlichen Dynamik von Yin/Yang. Die 5-Elementen-Lehre ist bereits im Lehrbuch der Inneren Medizin „Neijing" ausführlich beschrieben worden.

1.1. Die Eigenschaften der 5 Elemente

Diese basieren auf der Beobachtung aus dem Alltag.

Das Holz kennt Wachstum, kann sich biegen und strecken und hat ferner die Eigenschaft, nach oben und außen zu streben (Sheng-fa).

Das Feuer ist hitzig, hell und strebt nach oben.

Die Erde ist die Basis für das Stoffliche, aus ihr wachsen die Pflanzen, sie ist die Mutter aller Dinge. Sie charakterisiert die Entstehung – Shenhua, das Tragen (die Erde trägt alles), das Aufnehmen.

Metall hat die Eigenschaft, sauber, hart, eliminierend, beseitigend zu sein. Es kann etwas verändern und klären (siehe Kapitel Organlehre, die Lunge).

Das Wasser ist feucht, strebt nach unten und hat die Eigenschaft, etwas zu verschließen.

Diese Eigenschaften der 5 Elemente sind wichtig für die Anwendung der 5-Elementen-Lehre in der Medizin. Z. B. zählt die Leber zum Element Holz, dieses ist weich und elastisch; darüber hinaus zeigt es eine Wachstumstendenz. Die Milz ist wichtig für die Verdauung – Yunhua, sie ist die Quelle der Qi/Xue – Vitalenergie/Blut-Bildung.

Die 5-Wandlungsphasen-Lehre, die 5-Elementen-Lehre [3, 21, 24, 27, 73]

Alles, was einem Element entspricht, ist eine „Entsprechung", die Summe aller Entsprechungen eines Elementes bilden einen Funktionskreis (senkrechte Spalten).

ELEMENT	HOLZ	FEUER	ERDE	METALL	WASSER
Jahreszeit	Frühling	Sommer	Übergang	Herbst	Winter
Tageszeit	Früh	Mittag	Nachmittag	Abend	Mitternacht
Zahl	8	7	5	9	6
Himmels-richtung	Osten	Süden	Mitte	Westen	Norden
Farbe	blau/grün	rot	gelb	weiß	schwarz
Dynamik-Shenghua	hervor-bringen – sheng	wachen – zang	umwandeln – hua	einbrin-gen – shou	speichern – zang
Vollorgan	Leber	Herz	Milz/ Pankreas	Lunge	Niere
Hohlorgan	Gallen-blase	Dünndarm	Magen	Dickdarm	Blase
Geschmack	sauer	bitter	süß	scharf, herb	salzig
äußerer Faktor	Wind	Hitze	Feuchtigkeit	Trocken-heit	Kälte
innerer Faktor – Emotion	Zorn	Freude, Lust	Grübeln, Sorge	Trauer/ Melan-cholie	Angst, Schreck
Schmerz-charakter	flüchtig, nicht lokal-stabil, An-fall, Krampf	brennend, hitzend	feucht, Schwere-gefühl	trocken, juckend	tief, bohrend
Laute	rufen	lachen	singen	weinen	stöhnen
Tier	Hund	Schaf	Rind	Huhn	Schwein
Meridiane	Le/G	H/Dü	M/MP	Lu/Di	N/B
Öffner	Auge	Zunge	Wange, Lippe	Nase	Ohr
Schicht/ Gewebe	Muskeln – Kontrak-tionszu-stand–Be-wegung, Sehnen, Nägel	Subkutis/ Gefäß-Ner-venbündel	Muskeln, Quellungszu-stand – Kör-perform; Bindege-webe	Haut, Po-ren, Kör-perhaar	Knochen, Kopfhaar

ELEMENT	HOLZ	FEUER	ERDE	METALL	WASSER
dominiertes System	Bewegung, Muskulatur, Verdauung	Hirn	Verdauung, Flüssigkeitstransformation	Respirationstrakt	Hormonhaushalt, Urogenitale
komplexe Funktion	Harmonie, Emotionen, Verdauung	Intellekt, Bewußtsein, Schlaf, Sprache	Verdauung, Blut/Qi-Bildung, hält Organe und Blut an ihrem Platz	Atmung, Qi! Flüssigkeitsverteilung	Geburt, Wachstum, Entwicklung, Fruchtbarkeit, zyklischer Lebensablauf

2. Das ganzheitliche Prinzip in der 5-Elementen-Lehre

Alles, was in der Natur vorkommt, Phänomene, menschliche Organismen, die Physiologie, die Pathophysiologie etc. wird verknüpft. Danach wird ihre Wechselbeziehung beschrieben. Dann kommt die räumliche Struktur der fünf Himmelsrichtungen (Osten, Süden, Mitte, Westen und Norden) und die zeitliche Struktur der fünf Jahreszeiten (Frühling, Sommer, Spätsommer, Herbst und Winter) dazu.

Auf dieser Basis der Analogie lassen sich recht gut die Eigenschaften z. B. der Organphysiologie mit den Jahreszeiten vergleichen. Man muß aber auch im Auge behalten, daß es sich hier nur um Analogien und nicht um Gleichungen handelt, d. h. keine exakte Zuordnung möglich ist. Eine Quantifizierung liegt hier nicht vor. Die fehlende Möglichkeit der Quantifizierung im Sinne der Naturwissenschaft ist eine Schwäche der TCM. Die TCM bietet aber andererseits oft recht brauchbare Arbeitshypothesen für die Beschreibung von vorläufig noch nicht erforschten Komplexen, wie z. B. dem Einfluß von Wetter und Jahreszeiten auf das Krankheitsgeschehen etc. Eine Quantifizierung der Krankheitsbegriffe (Syndrome in der TCM) ist ähnlich schwierig wie in der modernen Medizin bei den psychosomatischen Erkrankungen.

3. Die 5 Elemente und die dazugehörigen Organe (nicht vollständig)

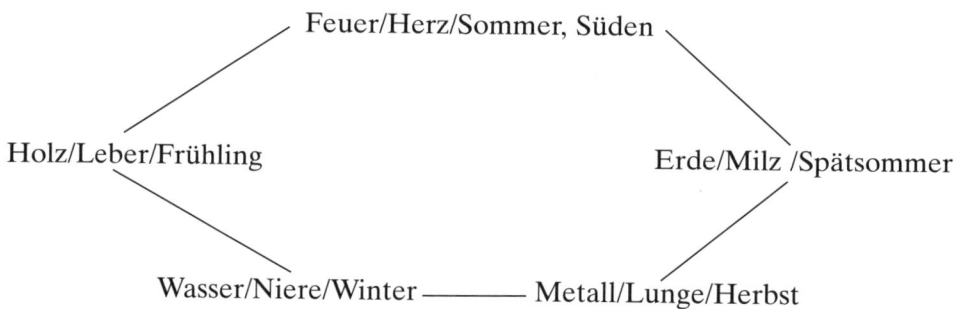

Bedeutung der 5-Elementen-Lehre

- Element: Alle Entsprechungen stehen in der gleichen Beziehung zueinander wie die 5 Elemente.
- Pathogene Faktoren schädigen das ihnen zugeordnete Organ, aber auch andere Organe (Viszero/Viszeralreflex); Organe entwickeln Symptome, die den pathogenen Faktoren gleichen („Leber-Wind").
- Jahreszeit, Himmelsrichtung: Epidemiologie, Endemiologie.
- Geschmack: Vorliebe weist auf Störung im Funktionskreis hin.
- Farbe: pathognomonisch.

4. Die 5-Elementen-Regel

Wir unterscheiden in der TCM zwei Arten von Regeln. Die eine ist diejenige, welche physiologisch vorkommt. Die zweite kommt unter pathologischen Bedingungen vor und gibt somit die Richtlinie für die Therapie.

1. Die sogenannte Mutter-Kind-Regel (Produktion-Hemmung-Regel)
2. Der Übergriff
3. Paradoxe Hemmung

Die sog. Mutter-Kind-Regel wird am häufigsten verwendet.

Die Regel der Produktion (Mutter-Kind-Regel) besagt, daß jedes Element eine Mutter hat, aus welcher das Kind gezeugt wurde. Er selbst kann wiederum ein Element zeugen. Z. B.: Das Holz zeugt das Feuer, das Feuer zeugt die Erde, die Erde zeugt das Metall, das Metall wiederum das Wasser und das Wasser wiederum das Holz. Diese in sich geschlossene Kette wird in der TCM auch als die „Produktionskette" bezeichnet. Das alles ist ein physiologisches Phänomen.

Die Regel der „Tonisierung der Mutter – Bumu" wird im Falle der Schwäche (Hypofunktion) sowohl im Mutter- als auch im Kind-Organ, oder wenn das Kind-Organ alleine geschwächt ist, angewendet.

Die Regel der „Sedierung des Kindes – Xiezi" wird im Falle des Fülle-Zustandes (Hyperfunktion) sowohl im Mutter- als auch im Kind-Organ angewendet.

In der Akupunktur kennen wir 60 den 5-Elementen zugeordnete Meridianpunkte.

4.1. Antike Punkte der einzelnen Meridiane

Die 5-Elementen-Punkte der sechs Yin-Meridiane

	H	N	KS	Le	Lu	MP
Holz	H9	N1	KS9	Le1	Lu11	MP1
Feuer	H8	N2	KS8	Le2	Lu10	MP2
Erde	H7	N3	KS7	Le3	Lu9	MP3
Metall	H4	N7	KS5	Le4	Lu8	MP5
Wasser	H3	N10	KS3	Le8	Lu5	MP9

Die 5-Elementen-Punkte der sechs Yang-Meridiane

	Dü	B	3E	G	Di	M
Metall	Dü1	B67	3E1	G44	Di1	M45
Wasser	Dü2	B66	3E2	G43	Di2	M44
Holz	Dü3	B65	3E3	G41	Di3	M43
Feuer	Dü5	B60	3E5	G38	Di5	M41
Erde	Dü8	B54	3E10	G34	Di11	M36

Die Regel der Hemmung besagt, daß jedes Element einen Widersacher hat, welcher in physiologischer Weise eine Hemmung seiner Funktion verursacht. Das Holz hemmt die Erde, die Erde hemmt das Wasser, das Wasser hemmt das Feuer, das Feuer hemmt das Metall und letztlich hemmt das Metall Holz.

Die Produktion und die Hemmung sind somit Antagonisten, ähnlich wie im vegetativen Nervensystem der Sympathikus und Parasympathikus. In der Muskelphysiologie sind das der Beuger und der Strecker. Mit einer Zunahme der Beugerfunktion muß parallel dazu eine entsprechende Abnahme der Streckerfunktion einhergehen. Das Holz wird vom Wasser gezeugt, das Holz wird aber vom Metall gehemmt.

Das Gleichgewicht zwischen den 5 Elementen ist relativ. Es muß ständig neu eingestellt werden. Eine Hyperfunktion eines Elementes wird unter physiologischen Bedingungen immer kompensiert, aber im Falle einer pathologischen Überfunktion kann es passieren, daß der Organismus nicht mehr kompensieren kann. Die Folge ist eine Befindlichkeitsstörung, Krankheit etc. Eine solche pathologische Überfunktion löst dann eine pathologische Beziehung zwischen den 5 Elementen aus. Die TCM bezeichnet dies als Übergriffe.

4.2. Übergriffe

Wenn die physiologische Wechselbeziehung der 5 Elemente durch massive pathologische Bedingungen den Organismus nicht mehr im Gleichgewicht halten kann, treten pathologische Beziehungen der 5 Elemente (Übergriffe) auf.

Wir wissen, daß unter physiologischen Bedingungen das Holz die Erde hemmt etc.:

Holz – Erde – Wasser – Feuer – Metall – Holz etc.

Unter pathologischen Bedingungen wird das gehemmte Element zu viel gehemmt (Übergriff). Die Reihenfolge dieser

Übergriffskette ist identisch mit der Hemmungskette

Holz – Erde – Wasser – Feuer – Metall – Holz etc.

Die pathologischen Bedingungen können wir uns in zwei Varianten vorstellen: Zuerst kann ein Organ selbst sehr geschwächt sein, sodaß das ihn hemmende Organ stärker Einfluß nimmt als unter physiologischen Bedingungen: Es gerät unter das normale Niveau.

Physiologisch: Das Holz hemmt die Erde. Beide befinden sich im normalen Niveau.

Pathologisch: Holz „überfällt" die Erde, das Holz ist im normalen Niveau, aber die Erde befindet sich unter dem Normniveau. Daher wird das Element Erde stärker (pathologisch) gehemmt. Wir verwenden hier den Ausdruck „Übergriff".

Eine zweite Möglichkeit für einen Übergriff liegt vor, wenn sich das hemmende Element in einem Zustand der Überfunktion befindet. Das gehemmte Element befindet sich eigentlich in Normfunktion. Durch diese Kombination wird das gehemmte Element stärker als physiologisch gehemmt – es vollzieht sich also ein Übergriff.

Physiologisch: Holz hemmt die Erde, beide befinden sich im Normniveau.

Pathologisch: Holz „überfällt" die Erde, das Holz ist in Überfunktion (über dem Normniveau, die Erde ist im Normniveau = Normfunktion). Daher wird auch hier das Element Erde stärker (pathologisch) vom Holz gehemmt. Der Ausdruck für die stärkere Hemmung ist Übergriff.

Zusammenfassung

Wir müssen in der 5-Elementen-Lehre streng zwischen der physiologischen Hemmung und der Hemmung unter pathologischen Bedingungen unterscheiden. Im Falle einer pathologischen, zu starken Hemmung, verwenden wir den Begriff „Übergriff".

4.3. Paradoxe Hemmung

Unter der paradoxen Hemmung verstehen wir eine paradoxe Situation. Jenes Element, welches von einem anderen gehemmt werden sollte, schlägt zurück, indem es das erstere hemmt.

Metall hemmt unter physiologischen Bedingungen das Holz. Metall wird vom Holz gehemmt. Hier hat sich die Richtung der Hemmung umgedreht. Wann passiert eine solche paradoxe Hemmung? Ähnlich dem Übergriff können wir uns hier auch zwei Situationen vorstellen: Zuerst die physiologische Hemmung: Metall hemmt das Holz. Unter pathologischer Bedingung, d. h. wenn das Holz in Überfunktion ist, tritt hier die paradoxe Hemmung in Kraft: Holz hemmt das Metall. Eine andere Möglichkeit ist: Wenn das Holz geschwächt ist, kann die physiologische Hemmung in Aktion treten: Metall hemmt das Holz, das Holz hemmt die Erde. Wenn alles in eine paradoxe Hemmung umschlägt, hemmt die Erde das Holz.

5. Die Anwendung der 5-Elementen-Lehre in der Medizin

Die Einbeziehung der 5-Elementen-Lehre in die Medizin hat die Entstehung eines medizinischen Systems gefördert. Diese 5-Elementen-Lehre ist eine Hilfe für die Diagnostik und die Therapie.

5.1. Beschreibung der Organphysiologie und ihrer Wechselbeziehung

Die 5-Elementen-Lehre in der Anatomie

Die TCM hat mit Hilfe der Analogie die Organe je nach Eigenschaft und Besonderheit den 5 Elementen zugeordnet. Ihre Basis sind die fünf Zang-Organe. Wir kennen ferner eine Zuordung zu den fünf Hohlorganen (Yang-Organen), zu den Sehnen, Gefäßen, Muskeln, zur Haut, Körperbehaarung und zu den Knochen. Dann gibt es noch die Zuordnung zu den Sinnesöffnungen: Augen, Zunge, Mund, Nase und Ohr. Auch gibt es eine Zuordnung zu den oberflächlichen Strukturen: Fingerspitzen, Gesicht, Lippen, Körperbehaarung und Kopfhaare.

Die Beziehung des Menschen zur Umwelt bildet eine Einheit

Gebilde und Zustände der Umwelt werden je nach ihrer Eigenschaft mit den fünf Zang-Organen in Verbindung gebracht: die fünf Himmelsrichtungen, die fünf Jahreszeiten, die fünf Geschmacksrichtungen, die fünf Farben, die fünf Klänge etc. Der Frühling z. B. entspricht der Himmelsrichtung Osten, weiters dem Wind, der beginnenden Wärme, dem beginnenden Wachstum der Pflanzen etc. Beim Menschen ist die Leber dem Frühling, dem Osten etc. zugeordnet. Daher erwarten wir in der TCM ein Maximum an Leber-Qi im Frühjahr.

Die 5-Elementen-Lehre beschreibt die Organphysiologie und die Pathophysiologie

Das Holz hat die Eigenschaft, daß es gerade sein kann, aber auch gebogen werden kann. Darüber hinaus weist es eine Wachstumstendenz auf. Daher sagt die TCM, daß die Leber die Ausgeglichenheit der Stimmungslagen bevorzugt. Depression ist der Leber nicht förderlich. Ferner wissen wir auch aus der TCM, daß die Leber die Shuxie-Funktion (Verteilung, Klärung) hat. Die Qihua-Funktion ist der Ausdruck der Wechselbeziehungen der fünf Organpaare.

Frau Tu Ya vom Archiv der chinesischen Akademie für TCM in Peking faßt ihre Ansichten über die 5-Elementen-Lehre so zusammen [110]: Die 5-Elementen-Lehre ist eine Lehre der Analogie. Der Mensch wird mit dem Universum (Himmel) verglichen. Es existiert keine Gemeinsamkeit in der Natur ohne die Individualität. Mit der 5-Elementen-Lehre ist es nicht möglich, das Echte der Welt widerzuspiegeln. Die exakte Analyse und die genaue Hinterfragung nach der Morphologie der Eingeweide vernachlässigt die chinesische Medizin. Neuzeitliche Erkenntnisse der TCM lassen sich nicht immer gut mit der 5-Elementen-Lehre erklären.

Der Mensch und die Natur bilden eine Einheit, die Natur hat deutlichen Einfluß auf die Existenz der Menschen. Um das Ziel der Erkenntnis zu erreichen, muß der Mensch die Regeln der Natur befolgen. Die TCM meint, die Befolgung der Natur muß bedingungslos sein! Die Aktivität (die Natur zu verändern) und der Erfindungsgeist wurden im alten China lahmgelegt.

Viele Entdeckungen im alten China sind letztlich Techniken der Anpassung und der Befolgungen der Natur. Eine wissenschaftliche Erkenntnistheorie resultierte daraus nicht [110].

Konstitutionstyp: Aus der epidemiologischen Untersuchung von Zhang Chaoqun (Journal for TCM Hubei, 6/1962) geht hervor, daß untergewichtige Patienten im Verlauf einer Erkrankung öfters zum Yin-Leere-Syndrom neigen.

Zusammenfassend beinhaltet die 5-Elementen-Lehre vier wichtige Aspekten für die Praxis [73]:

1. Die 5 Elemente und die mit ihnen assoziierten Begriffe bilden jeweils eine geschlossene Ganzheit und stehen untereinander in enger Wechselbeziehung. Außerdem stehen die Organe des Organismus auch mit der Außenwelt in Kontakt.

2. Die Wechselbeziehung und die Eigenschaften der Elemente im Universum sind analog denen des Organismus. Daher können wir durch die Beobachtung aus der Natur Rückschlüsse auf das physiologische und pathophysiologische Geschehen des Organismus ziehen.

3. Die Verbindungen der 5 Elemente garantieren ein relativ dynamisches Gleichgewicht. Die Beziehungen aus Produktion, Aktivierung, Destruktion und Hemmung bedeuten Biofeedback.

4. Auch die Vorgänge in der Natur werden mit der Produktion, Aktivierung und der Destruktion, Hemmung abstrahiert.

So gesehen dürfen wir von der 5-Elementen-Lehre keine exakte wissenschaftliche Erklärung erwarten. In einem bestimmten Umfang werden die Gesetzmäßigkeiten der Gesundheit und einer Erkrankung verständlich, aber über Details und auch das Wesen einer Störung kann die 5-Elementen-Lehre keinerlei Auskunft geben, auch sicherlich keine Auskunft über die komplexe Struktur des Universums.

NACHWORT

Die chinesische Medizin existiert in China seit mehr als 2000 Jahren. Viele klinische Studien zeigen deren Wirksamkeit bei verschiedenen Krankheiten und Befindlichkeitsstörungen. Die Akupunkturtherapie ist ein spezielles therapeutisches Verfahren, welches auf der Theorie der chinesischen Medizin basiert. Im Westen zeigten viele Studien, daß sich die Akupunktur besonders in der Schmerztherapie bewährt. Wir können die Akupunktur in einer relativ einfachen Form betreiben, als Anwendung von sog. „Standardprogrammen im Sinne einer neurophysiologischen Reflextherapie über die Haut mit einer einfacher Stimulationstechnik". Aber gerade weil die Akupunktur sich so rasch in Kliniken der westlichen Welt verbreitet, sollen wir mehr über ihrer Entstehungsgeschichte, ihre Basistheorie und den Unterschied zur westlichen Medizin nachdenken und Bescheid wissen.

In Österreich hat der oberste Sanitätsrat die Akupunktur 1986 als eine wissenschaftliche Heilmethode teilweise anerkannt.

Wenn es um das Thema Akupunktur geht, stehen folgende Themen oft zur Diskussion:

– Ist sie eine wissenschaftliche Heilmethode?

– Ist sie als eine reine Behandlungstechnik zu verstehen, wie etwa die reflektorische, segmentale, neurophysiologische Infiltrationstechnik, oder ist die Akupunktur eine Technik mit eigener wissenschaftlicher Grundlage (Arbeitshypothese und Basistheorie)?

Nach jahrelanger Beschäftigung mit den obigen Themen (seit 1972) bin ich der Meinung, daß wir Schulmediziner sowohl für die Akupunktur als auch zur Erweiterung unserer klinischen Tätigkeit viel aus der Bedeutung chinesischer Begriffe (Basistheorie) profitieren können.

Für die Standortbestimmung der TCM als einer zur anderen Medizin zählenden Heilkunde wollen wir aus dem ausgezeichneten Buch „Wissenschaftliche und alternative Medizin – Paradigmen – Praxis – Perspektiven" von Klaus Dietrich Bock, Springer-Verlag, 1993, einige Passagen zitieren.

Die Terminologie für die Medizin-Heilkunde nach K. D. Bock ist in der Tabelle auf S. 259 übersichtlich zu sehen.

Wissenschaftliche Medizin	Andere Medizin
(Schulmedizin)	Anthroposophische Medizin, Homöopathie, alte chinesische Medizin u. a.
	Paradigma (– Theorie)
Medizinische Wissenschaft	Nichtwissenschaftliche Vorstellung, Glaube, Weltanschauung u. a.

↘   ↙
Theoriegeleitetes ärztliches Handeln

Nach K. D. Bock heißt es: „Das **theoriegeleitete ärztliche Handeln** gründet sich auf die **medizinische Wissenschaft.** Sie ist weder eine reine Naturwissenschaft noch eine reine Geisteswissenschaft, sondern eine Anwendungs-, eine Handlungswissenschaft, die Methoden und Theorien anderer Wissenschaften, der Chemie, der Physik, der Biologie, der Psychologie und der Sozialwissenschaften unter dem Gesichtspunkt ihrer Brauchbarkeit für die Erkennung, Behandlung und Vorbeugung von Krankheiten auswählt, modifiziert und empirisch Regeln für die Anwendung in Forschung und Praxis der Medizin erarbeitet."

Nach dieser Ausführung sieht K. D. Bock klar, daß die alte chinesische Medizin nicht als wissenschaftliche Medizin einzureihen ist. Aber wie können wir die nachgewiesenen Heilerfolge auf Grundlage der Methoden und Theorien der TCM erklären?

Vielleicht können wir den obigen Satz von K. D. Bock für die TCM modifizieren und sagen: „In der TCM wird die Chemie, die Physik, die Psychologie, die Sozialwissenschaft, aber verstärkt noch die Philosophie nach ihrer Brauchbarkeit zur Erkennung, Behandlung und Vorbeugung von Krankheiten ausgewählt, modifiziert und es werden empirisch Regeln für die Anwendung in der Praxis der Medizin erarbeitet."

Bock zitiert Buchborn, welcher drei medizinische Paradigmen beschrieb:

1. das der **naturwissenschaftlichen Medizin**, das Krankheit als Betriebsstörung im biochemisch, biophysikalisch oder kybernetisch determinierten System des Organismus auffaßt;

2. das der **psychosomatischen Medizin**, die Erlebnisinhalte und biographische Zusammenhänge als ätiologische Faktoren berücksichtigt und einer Psychotherapie zugänglich macht, und

259

3. das der **Sozialmedizin**, wonach Krankheiten und Befindlichkeitsstörungen gesellschaftlich bedingt sind, und zwar durch Kränkung, emotionale Dauerbelastung (Streß), sozial bedingtes Fehlverhalten und daraus resultierende „Risikofaktoren".

In der chinesischen Medizin sind die Paradigmen **psychosomatische Medizin und Sozialmedizin** fester Bestandteil ihrer Theorie. Die Entsprechungslehre der 5 Elemente ist ein gutes Beispiel.

Die **naturwissenschaftlichen Theorien** scheinen in der chinesischen Medizin gänzlich zu fehlen. Die chinesische Medizin verzichtet bewußt auf Physiologie, Pathophysiologie, Krankheitslehre, den Weg der Analyse und Strukturorientierung. Die Kenntnisse in der Anatomie sind bescheiden. Daraus resultiert, daß die Organe in der chinesischen Medizin wohl die gleiche Bezeichnung haben wie die westliche Medizin, aber es in der Physiologie und Pathophysiologie große Unterschiede gibt. Das Problem liegt in China in der nahezu fehlenden Anwendung der lateinischen Fachausdrücke. Daher ist selbst in China auch die Definition und Erklärung der Fachsprache der Traditionellen Chinesischen Medizin notwendig.

Das vorliegende Buch: „Basistheorie der Akupunktur und der Traditionellen Chinesischen Medizin" stellt den Versuch dar, die Fachausdrücke der chinesischen Medizin, welche der **westliche Mediziner** für seine **Akupunkturpraxis** benötigt, verständlich zu machen. In erster Linie wurde die moderne Literatur der chinesischen Medizin für die Betrachtung der Basistheorie verwendet.

Die Frage ist, ob diese, auf Analogie und Philosophie basierende Theorie (Arbeitshypothese der chinesischen Medizin), auch als naturwissenschaftlich zu betrachten ist. Zahlreiche Arbeitshypothesen erwiesen sich in klinischen Studien als wirksam, und so manche Theorie der chinesischen Medizin können wir auch naturwissenschaftlich erklären.

Nach K. D. Bock gilt: „Wer heilt, hat recht". Dieser vielzitierte Satz trifft zu, aber nur unter drei Bedingungen:
1. die „Heilung" muß bewiesen sein;
2. der Kausalzusammenhang zwischen Therapie und „Heilung" muß erwiesen sein;
3. wenn, die Heilung mit einem Medikament bewirkt worden ist, so muß feststehen, daß dessen Wirkstoffgehalt hierfür verantwortlich ist.

Die Akupunkturtherapie erfüllt die ersten zwei Bedingungen. Äußerst schwierig ist daher die chinesische Pharmakotherapie, wo die Extrakte des hauptverantwortlichen Wirkstoffes aus dem Gemisch von Naturprodukten aus der Pflanzen-, Tier- und Mineralwelt hergestellt sind.

Anmerkungen zur kritischen Alternativmedizin von K. D. Bock [57], Seite 188:

K. D. Bock hat in seinem Buch einige sehr berechtigte kritische Anmerkungen zur Alternativmedizin dargestellt. Die fettgedruckten Themen habe ich in Beziehung zum heutigen Stand der Akupunktur gebracht.

Wissenschaftliche Frage: Wirksamkeit und Wirkmechanismus der Akupunktur sind teilweise belegt und bekannt.

Nutzen: Die Akupunktur eignet sich besonders zur Behandlung chronischer Schmerzpatienten.

Nebenwirkungen oder Schäden: Bei exakter Anwendung treten keine Probleme bzw. ähnliche wie beim Stich einer Infiltration auf.

Alternative Diagnostik: Diese spezielle Diagnostik der chinesischen Medizin ist eine Notwendigkeit für die optimale Anwendung der Akupunktur. Ihre Voraussetzung soll immer eine exakte schulmedizinische Diagnose sein. Daher ist es besser, von einer ergänzenden Befunderhebung und Zuordnung nach Regeln der Traditionellen Chinesischen Medizin zu sprechen und nicht das Wort alternative Diagnostik zu verwenden.

Alternative Apparatemedizin: Die chinesische Medizin kennt keine Apparate; daher ist eine alternative Apparatemedizin abzulehnen. Wenn schon Apparate verwendet werden, so sollen diese der Objektivierung der Befunde dienen. Die volle Strenge der Meßtechnik und der diagnostischen Aussagekraft der westlichen Medizin gilt hier selbstverständlich auch. Viele, derzeit unter Akupunktur angebotene diagnostische Verfahren mittels Apparaten sind fragwürdig in der Messung und deren Interpretation.

Besondere physikalische oder chemische Formen der Stimulationsmethode in der Akupunktur (Softlaser, Infrarot, Ultraschall etc.) müssen wir von Fall zu Fall auf ihre Wirksamkeit und auch auf eventuelle Unschädlichkeit prüfen.

Der Schutz der Bevölkerung: Nur Ärzte sollen die Akupunktur erlernen und praktizieren. Die Basis einer Akupunkturbehandlung außerhalb Chinas ist die westliche Medizin. Die TCM ist für uns eine sehr wertvolle, unverzichtbare Ergänzung.

Zum Schluß zwei Zitate: eines von K. D. Bock [57, Seite 26], welches er zu den großartigen Erfolgen der wissenschaftlichen Medizin der Neuzeit schrieb (das neue Paradigma in der Medizin): „Die Ärzte (in der Mitte des 19. Jahrhunderts) wechselten allmählich zum neuen Paradigma, nicht nur wegen dessen großartiger Erfolgsverheißung, sondern vor allem wegen der zunehmenden Zahl tatsächlicher Erfolge."

Der tatsächliche Erfolg der Akupunktur als Teil der TCM, also mit Paradigma, welches zum Teil nicht in die sechs Paradigmen von K. D. Bock passen, kann doch auch einen Grund für das sprunghafte Interesse in der westlichen Medizinwelt für die TCM sein.

Das zweite Zitat stammt von Karl R. Popper [119, Seite 50]: „Auch unsere am besten überprüften und am besten bewährten naturwissenschaftlichen Theorien sind nur Vermutungen, erfolgreiche Hypothesen, und sie sind auf immer dazu verurteilt, Vermutungen oder Hypothesen zu bleiben."

ABKÜRZUNGSVERZEICHNIS

AP	Alarmpunkt
AT	Autogenes Training
ATP	Adenosintriphosphat
BWS	Brustwirbelsäule
cAMP	zyklisches Adenosin-Monophosphat
cGMP	zyklisches Guanidin-Monophosphat
HWD	Halswirbeldorn
HZ	Headsche Zone
ICR	Interkostalraum
KP	Kardinalpunkt
LWK	Lendenwirbelkörper
MTM	Muskulotendinärer Meridian
NLG	Nervenleitgeschwindigkeit
OE	Obere Extremität
PdM	Point de Merveille
PSC	Propagated sensation along channels
TCM	Traditionelle Chinesische Medizin
UE	Untere Extremität
WM	Westliche Medizin
ZB	Zungenbelag
ZK	Zungenkörper
ZNS	Zentralnervensystem
ZP	Zustimmungspunkt

LITERATUR

1. Zhang, E. (ed.): Chinese Acupuncture and Moxibustion. College of TCM, Publishing House of Shanghai, 1990
2. Ma, Z. (ed.): Handbook on International Acupuncture Exchanges. Publishing House of Technological, Shandong, 1992
3. Kubiena, G., Meng, A., Petricek, E. Petricek, U.: Handbuch der Akupunktur. Orac-Verlag, Wien, 1991
4. Zhao, J. D.: Differentialdiagnose der Symptome in der TCM (chinesisch). Akademie für TCM China, Volksgesundheitsverlag, Peking 1993
5. Meng, A.: Akupunktur. In: Thomalske, G. (Hg.): Nicht-medikamentöse Therapie bei Schmerz, Band 1. Gustav Fischer Verlag, Jena 1991
6. He, P. R.: Akupunktur-Schmerztherapie, Publishing House of Technological and Sience, Peking 1987
7. Chen, Y. B. et al.: Akupunkturtherapie Chinas (chinesisch). Verlag für Technik und Wissenschaft Chinas, Peking 1990
8. Zhao, J. D.: Differentialdiagnose der Syndrome der TCM. Akademie für TCM China, Volksgesundheitsverlag, Peking 1993
9. Meng, A.: Lehrbuch der Traditionellen Chinesischen Massage – Tuinatherapie, 3. Aufl., Karl F. Haug Verlag, Heidelberg 1991
10. Sun, Y. Q., Jin, G. Y.: Acupuncture Therapy & Moxibustion Therapie. Institut für Technik und Wissenschaft der Hochschule für TCM, Shanghai, 1988
11. Li, D. X.: Basistheorie der TCM (chinesisch). Verlag für Wissenschaft und Technik, Wuhan, China, 1985
12. Ou, M.: Chinese-English Glossary of Common Terms in Traditional Chinese Medicine, Joint Publishing Co., Hongkong 1982
13. Wang, B. X., Dong, X. M.: Chinese-English Bilingual Glossary of Traditional Chinese Medicine. Verlag für Wissenschaft, Peking, 1993
14. Shuai, X. Z.: Chinese-English Terminology of Traditional Chinese Medicine. Hunan Science & Technology Press, China 1981
15. Zhao, S. J.: Therapie nach der Differentialdiagnose der Syndrome der traditionellen chinesischen Medizin (chinesisch). Verlag für Wissenschaft und Technik, Tianjing/China, 1984
16. Leng, N. F.: Die Regel der Syndrome – Differentialdiagnose in der traditionellen chinesischen Medizin (chinesisch). Verlag für die Volksgesundheit, Peking, 1989
17. Bischko, J.: Einführung in die Akupunktur, 9. Aufl, Karl F. Haug Verlag Heidelberg, 1977
18. Bergsmann, O., Meng, A.: Akupunktur und Bewegungsapparat – Versuch einer Synthese. Karl F. Haug Verlag, Heidelberg, 1982
19. Bischko, J., Meng, A.: Akupunktur für mäßig Fortgeschrittene. Text- und Bildband. 2.Aufl., Karl F. Haug Verlag, Heidelberg, 1978
20. Kaptchuk, T. J.: Das große Buch der Chinesischen Medizin. Scherz Verlag, Bern, München 1990
21. Porkert, M.: Lehrbuch der chinesischen Diagnostik. Verlag für Medizin Dr. E. Fischer, Heidelberg, 1976
22. Porkert, M., Hempen, C. H.: Systematische Akupunktur. Urban & Schwarzenberg, Wien, München, Baltimore 1985
23. Schnorrenberger, C. C.: Lehrbuch der chinesischen Medizin für westliche Ärzte. 2. Aufl. Hippokrates Verlag, Stuttgart, 1983
24. Unschuld, P. U.: Medizin in China. Verlag C. H. Beck, München, 1980
25. Hu, X. L.: Der aktuelle Stand, die Gegenmaßnahme und die Perspektive in der Forschung des Meridianphänomens. In: Chen, K. Y. (Hg.).: March of integration of TCM an WM towards 21st Century (chinesisch). Verlag für Medizin, Technik und Wissenschaft Chinas, Peking, 1991, pp. 235–244
26. Kleinmann, A.: Patients and Healers in the Context of Culture. University of California Press Berkeley, Los Angeles London, 1981
27. Xie, G. et al.: Großes Lexikon der TCM; Zhongguo Yixuedacidian. Verlag für TCM Chinas, Peking, 1994

28. Hochschule für TCM, Shanghai: Das Lehrbuch der Akupunktur (chinesisch). Verlag für Volksgesundheit, Peking 1974
29. Beijing College of TCM: Essentials of Chinese Acupuncture (english). Foreign Languages Press, Beijing, 1980
30. The Academy of TCM: An Outline Chinese Acupuncture (english). Foreign Languages Press, Beijing, 1975
31. Cheng, B. S.: Großes Lexikon der Akupunktur; Zhenjiu Daicidian (chinesisch). Verlag für Technik und Wissenschaft Pekings, 1988
32. Chen, G. T., Yang, S. S: Practical Diagnostics and Therapeutics of Integrated TCM and Western Medicine. Verlag für Technik und Wissenschaft Chinas, Peking, 1991
33. Yin, H. H.: Basistheorie der TCM (chinesisch). Verlag für Technik und Wissenschaft Shanghais, Shanghai, 1983
34. Peking-Krankenhaus für TCM : Basis der TCM (chinesisch). Verlag für Technik und Wissenschaft Shanghais, Shanghai, 1978
35. Yu, D. X.: Einführung in die TCM (chinesisch). Verlag für Volksgesundheit, Peking, 1989
36. Li, D.: Die Meridianlehre (chinesisch). Verlag für Technik und Wissenschaft Shanghais, Shanghai 1984
37. Guo, Z. Q.: Die Diagnose in der TCM (chinesisch). Verlag für Technik und Wissenschaft. Hunan, 1985
38. Hochschule für TCM Nanking: Akupunktur (chinesisch). Verlag für Technik und Wissenschaft Shanghais, Shanghai, 1980
39. Zhang, Z. Y.: Basis der TCM (chinesisch). Verlag für TCM Chinas, Peking, 1993
40. Li, W. R., He, B. Y: Praktische Akupunktur (chinesisch). Verlag für Volksgesundheit Chinas, Peking, 1982
41. Verlag für Volksgesundheit Chinas: Die meridiansensiblen Personen (chinesisch). Verlag für Volksgesundheit Chinas, Peking, 1979
42. Akademie für TCM Chinas: Abriß der Akupunktur (chinesisch). Verlag für Volksgesundheit Chinas, Peking, 1976
43. Li, L. S., Guo, H. T.: Die traditionelle chinesische Kultur und die TCM (chinesisch). Verlag der Hochschule Xiamen, China, 1990
44. Zhu, L.: Die neue Akupunktur (chinesisch). Verlag für Volksgesundheit Guangxi, China, 1980
45. Ji, Z. P.: Physiology of Modernized TCM (chinesisch). Xueyuan Verlag, Peking, 1991
46. Lin, W. Z., Wang, P.: Die Praxis der Akupunktur; Shiyanzhenjiuxue. Verlag für Technik und Wissenschaft Shanghais, Shanghai 1994
47. Ji, P. Z., Hou, C., Chen, W. Y.: Die Gedanken und die Methodik der Synthese TCM mit WM (chinesisch). Verlag für Technik und Wissenschaft, Shanghai, 1985
48. Wang, X. T.: Handbuch der Akupunktur (chinesisch). Verlag für Volksgesundheit Chinas, Peking, 1966
49. Yan, X. C.: Erkrankungen des Gehirns in der TCM; Shiyongzhongyi Naobingxue. Xueyuan Verlag, Peking, 1993
50. Lai, T., Zhan, R. W.: Pathologie der TCM (chinesisch). Verlag für Technik und Wissenschaft, Guandong, 1988
51. Huang, L. X. (Rev.): ABC der Akupunktur des Gelben Kaisers; Huandi Zhenjiu Jiayijing. Verlag für Medizin, Technik und Wissenschaft Chinas, 1990
52. Wang, Q. Q., Qian, C. H.: Die Organbildlehre der TCM (chinesisch). Verlag der Hochschule für TCM, Shanghai, 1995
53. Kuang, T. Y.: Die Forschung über die Pathologie der TCM (chinesisch). Verlag für Technik und Wissenschaft, Shanghai, 1980
54. Arbeitsgemeinschaft für Neue Medizin, Medizinische Hochschule Zhongshan Guangdong: Basistheorie der TCM (chinesisch). Volksverlag, Guandong, 1973
55. Sheng, Z. X., Wang, Q.: Abriß über die Organbildlehre (chinesisch). Verlag für Technik und Wissenschaft, Shanghai, 1984
56. Gesellschaft der TCM-Ärzte Shanghai: Die Theorie der Organbildlehre und ihre Anwendung (chinesisch). Verlag für Medizin und Gesundheit, Hongkong, 1972
57. Bock, K. D.: Wissenschaftliche und alternative Medizin, Springer Verlag, Berlin, Heidelberg, 1993
58. Garten, H.: Akupunktur bei inneren Erkrankungen, Hippokrates Verlag, Stuttgart, 1994

59. König, G., Wancura, I.: Praxis und Theorie der neuen chinesischen Akupunktur. Verlag W. Maudrich, Wien, München, Bern 1995
60. Unschuld, P. U.: Die Praxis des traditionellen chinesischen Heilsystems. Franz Steiner Verlag, Wiesbaden, 1973
61. Qu, F.: Nachdenken und Diskussion über die Theorie und die Klinik der TCM. Verlag für Medizin, Technik und Wissenschaft Chinas, 1992
62. Hochschule für TCM: Literatur über die moderne Meridianforschung (chinesisch). Verlag für die Volksgesundheit, Peking, 1980
63. Meng, A.: Die Akupunktur und chinesische Massage. Erfahrungsheilkunde 3/86
64. Cao, Y.: Kombinationsregel der Kardinalpunkte (chinesisch). Zhongguo Zhenjiu Peking, 4/1983
65. Schönberger, M.: Verborgener Schlüssel zum Leben, Weltformel I-Ging im genetischen Code, Fischer TB-Verlag, 1977
66. Zhang, D. Q.: Großes Lexikon der Akupunktur Chinas. Verlag der Sportakademie Peking, 1988
67. Yang, C. S.: Die Akupunkturtherapie (chinesisch). Verlag für Technik und Wissenschaft Shanghai, 1985
68. Akademie für TCM Chinas und Hochschule für TCM Kantongs: Einfaches Lexikon der TCM (chinesisch). Verlag für Volksgesundheit, Peking 1979
69. Yang, J. Z. (1601): Kompendium der Akupunktur. Zhenjiu Dacheng. Verlag für Volksgesundheit, Peking 1973
70. Wang, D.: Rezepte der Akupunktur. Zehnjiu Chufangxue. Verlag für Volksgesundheit Peking 1991
71. Zeng, S. X.: Kardinalpunkte und ihre Anwendung (chinesisch). Zhongyiyao Yanjiu, 1/1991
72. Xu, N. Y.: Die Kardinalpunkte in der Klinik (chinesisch). Journal of clinical acupuncture and moxibustion, China, 6/1993
73. Ren, Y.: Chinas Lexikon der Medizin (chinesisch). Band 77, Basistheorie der TCM; Verlag für Technik und Wissenschaft, Shanghai, 1989
74. Yuan, X.: The Culture of Chinese Characters (chinesisch). Chinese Character Culture, China, 4, 1995
75. Liu, L.: Journal of TCM – Henan, 1993
76. Ren, Y.: Verschiedene Lehren der TCM, Unterrichtsunterlage der Hochschule für TCM Chinas (chinesisch). Verlag für Technik und Wissenschaft, Shanghai, 1981
77. Lehrkörper für TCM-Literatur der Hochschule für TCM Nanjing: Übersetzung von Nanjing (chinesisch), The Academy Press Co., Hongkong, 1974
78. Chen, S.: 2. Uniklinik für TCM Guangxi, Zhongyi Zazhi 6/1988
79. Tang, D.: Experimentelle Akupunktur (chinesisch). Verlag für Wissenschaft und Technik Tinjing, 1990
80. Auerswald, W., König, G. u. K.: Ist Akupunktur Naturwissenschaft, Teil A: Zur Theorie, Verlag W. Maudrich, Wien, München, Bern, 1982
81. Liu, Y.: Einige Fragen im Selbststudium der TCM-Basistheorie (chinesisch). Zeitschrift für TCM, China, 11.1985
82. Meng, Q.: Die Entstehung von Organbildlehre und ihre Besonderheiten (chinesisch). Zeitschrift für TCM, China, 3, 1986
83. Meng, Q.: Hologram viewpoint of th yellow Empeatofs Internal Classic (chinesisch). China Journal of Basic Medicine in TCM, Vol. 1, No. 2 1995
84. Li, W., Li, R.: Die materielle Basis der 5 Zangorgane ist das Wesentliche des lebenden Organismus (chinesisch). China Journal of Basic Medicine in TCM, Cina, Vol. 1. No. 3, 1995
85. Yang, C., Yang, B.: Die physikalische Natur von Yin und Yang (chinesisch). China Journal of Basic Medicine in TCM, China, Vol. 1. No. 3, 1995
86. Li, S.: Untersuchung über den Ursprung der Meridianpunkte und des Meridiansystems 1, 2 (chinesisch). Shanghai Journal of Acupuncture and Moxibustion, 4, 1989 und 1, 1990
87. Kuang, T.: Ein neuer Sprung in der Geschichte der Synthese von TCM und WM (chinesisch). Zeitschrift für Synthese der TCM und WM, 5, 1980
88. Chang, C.: Vergleiche über die Wertigkeiten des Obduktionsgedankens zwischen TCM und WM. Zeitschrift über die Geschichte der Medizin Chinas, Peking, 1, 1989

89. Kleinmann, A.: Patients and Healers in the Contex of Culture. University of California Press, 1980

90. Pfeiffer, W.: Transkulturelle Psychiatrie. 2. Auflage, G. Thieme Verlag, Stuttgart, New York, 1994

91. Ji, Z.: Kurzdarstellung der Lehre von Qi/Xue in der TCM (chinesisch). Zeitschrift für Synthese der TCM und WM, 4, 1987

92. Porkert, M.: Klinische Chinesische Pharmakologie. Verlag für Medizin Dr. Ewald Fischer, Heidelberg 1978

93. Ji, Z.: Untersuchung der Ideen des Meridiansystems (chinesisch). Zeitschrift füre Synthese der TCM und WM, 8, 1987

94. Meng, Z.: Entstehung und Perspektive des Meridiansystems (chinesisch). Akupunktur Chinas, 4/5, 1982

95. Li, H.: Abhandlung über Genjie, Biaoben und Qijie im Meridiansystem und ihre klinische Anwendung (chinesisch). Yunnan Zeitschrift für TCM, 6, 1986

96. Huang, X. et al.: A concise chinese-english Dictionary of medicine. Published by the Poeple's Medical Publishing House, China 1979

97. Shi, Y.: Diskussion der TCM-Theorien betreffend das Gehirn – Naosui. Zusammenfassung der Beiträge des 1. Chinesischen Kongresses über die Pathologie des Gehirnes der TCM (chinesisch). Zeitschrift für Synthese der TCM und WM, 8,1992

98. Tang, Z.: Deutsch/Englisch/Chinesisches Wörterbuch der Medizin. Verlag für Wissenschaft und Technik, Shanghai, 1984

99. Liu, D.: Die Lehre von Jinye und ihre Klinik (chinesisch). Zeitschrift TCM-Unterricht-Zhongyi Jiaoyu, 5/1992

100. Huang, J.: Diskussion zum ganzheitlichen Konzept der TCM und eine neue Stukturierung der TCM (chinesisch). Diskussionsforum der chinesischen Medizin-Guoyi Luntan, 5/1991

101. Li, S.: Diskussion über das Lenkergefäß. Zeitschrift Akupunktur Chinas-Zhongguo Zhenjiu, 5/1986

102. Gong, Q.: Der Meridian und das Lymphgefäß im Neijing (chinesisch). Zeitschrift Akupunktur Chinas-Zhongguo Zhenjiu, 4/1986

103. Mao, L.: Ist der Meridian im Nejing ein Lymphgefäß? Zeitschrift für Akupunktur Shanghai, 3/1990

104. Cheng, Y.: TCM Sichuan (chinesisch), 2/1989, China

105. Hou, C.: Einige Ansichten über die neuen Wege in der Synthese TCM und WM (chinesisch). Zeitschrift für Synthese der TCM und WM, 5, 1994

106. Cao, D.: Zhao Xianke, eine Koryphäe in der medizinischen Yijing (chinesisch). Diskussionsforum der chinesischen Medizin-Guoyi Luntan, 3/1992

107. Kuang, T.: Dringend erforderliche methodische und konzeptuelle Erneuerung in der Synthese TCM- und WM-Basistheorien (chinesisch), Zeitschrift füre Synthese der TCM und WM, 6, 1992

108. Xue, Z.: Mein Argument zu: Das Nervensystem ist die Basis des Meridiansystems (chinesisch). Akupunktur Chinas-Zhongguo Zhenjiu, 4/1992

109. Wen, Ch.: Diskussion über die Natur des Meridians (chinesisch). Akupunktur Chinas-Zhongguo Zhenjiu, 2/1993

110. Tu, Y.: Gedanken über die Beziehung Mensch und Natur, Yantian Yanren. Vorwort zur Geschichte der Begriffe in der TCM (chinesisch). Zeitschrift über die Geschichte der Medizin Chinas, 4/1992

111. Ding, J.: Chinese Journal of Intergrated Traditional and Western Medicine (chinesisch), 12, 1992

112. Liang, M.: Zhongguo Yiyaoxuebao (chinesisch). 7, 1992

113. Fu, W.: TCM Nachricht (chinesisch). China, 3/1990

114. Zhang, Y.: Journal of TCM (chinesisch). China, 10/1986

115. Zhu, S.: Zeitung der Shandong TCM Universität (chinesisch). China, 1/1988

116. Waldeyer, A., Mayet, A.: Anatomie des Menschen. 16. Aufl. Walter de Gruyter, Berlin, New York, 1993

117. Sturm, A., Birkmayer, W.: Klinische Pathologie des vegetativen Nervensystems. Gustav Fischer Verlag, Stuttgart, 1976

118. Biedermann, H.: Medicina Magica. 3.Aufl. Akademische Druck u. Verlagsanstalt, Graz, 1986

119. Popper, K. R.: Auf der Suche nach einer besseren Welt. 8. Aufl. Serie Piper, München 1995
120. Kubiena, G., Meng, A.: Referentenskriptum der Österreichischen Gesellschaft für Akupunktur und Aurikulotherapie, (in Druck) 1996
121. Ross, J.: Zang Fu. Medizinisch-literarische Verlagsgesellschaft Uelzen, 1992
122. Veith, I.: The Yellow Emperor's Classic of Internal Medicine. New edition, University of California Press, 1949 und 1972
123. Maciocia, G.: Die Grundlage der Chinesischen Medizin. Verlag für Traditionelle Chinesische Medizin Dr. Erich Wühr, Kötzting, 1994
124. Kubiena, G.: Kleine Klassik für die Akupunktur. Verlag W. Maudrich, Wien, München, Bern, 1995
125. Chen, X. (Hg.): Chinese Acupuncture and Moxibustion. Foreign Language Press, Beijing, 1987
126. Li, D.: Lehrbuch der Akupunktur (chinesisch). Verlag für Volksgesundheit China, 1995
127. Jin, S.: Research on atlas of Viscera (chinesisch). Chinese Journal of Medical History, Vol. 24, April, 1994, Nr. 2
128. Zhang, Jiebin (1563-1640): Acupuncture and Moxibustion in Illustrated Appendices to the Classic of Categories (chinesisch, 1624). Verlag für Volksgesundheit China, 1980
129. Wang, Weiyi (etwa 987–1067 n. Chr.): Illustriertes Werk der Meridianpunkte auf dem bronzenen Modell (1027 n. Chr.) (chinesisch). Reproduktion, Verlag Chinas Peking 1987

SACHVERZEICHNIS

Meridiantafel für die chinesische Massage
Tuinatherapie - Akupressur

Dr. Alexander MENG

19 S., kart., Buch 21x30cm, Tafel 54x80cm; ISBN 3-85175-667-3; öS 298,-/DM/SFr 43,-

Die erste übersichtliche mehrfarbige Wandtafel für die Akupressur!

Die Tuinatherapie ist eine in vielen Fachkliniken beliebte Zusatzmethode der Physiotherapie. Der Laie kann unter Anleitung von ausgebildeten Ärzten, Physiotherapeuten und Masseuren diese Methode der Akupressur für die aktive Gesundheitspflege verwenden.
Zur Erleichterung bereits vorhandener Beschwerden hat sich die Akupressur bestens bewährt.
Die dekorative übersichtliche Tafel ist eine große Hilfe für die Auffindung der Reflexpunkte, welche in den Seminaren und Fachbüchern immer wieder genannt werden und somit auch eine wichtige und wertvolle Ergänzung zu der einschlägigen Fachliteratur.
Die chinesische Massage, Akupressur, Tuina wird seit 20 Jahren in Österreich von Oberarzt Dr. Alexander Meng, Neurologe im Krankenhaus Lainz, Wien, gelehrt.

Akupunktur - Arbeitsbuch für Fortgeschrittene

Dr. med. G. KUBIENA / Dr. Alexander MENG

102 S., Format: 21x28 cm, ISBN 3-85175-669-X, kart., öS 248,-/DM 35,-/SFr 35,-

Dieses Arbeitsbuch bringt die Theorien der Traditionellen Chinesischen Medizin (TCM) knapp und übersichtlich und ist sowohl auf Akupunkteure zugeschnitten, die mehr wollen als nach Rezept stechen, als auch auf alle, die sich die Grundlagen der Traditionellen Chinesischen Medizin erarbeiten. Es versteht sich als Anleitung zur Umsetzung der klassischen chinesischen Theorien in die Praxis. Dabei helfen Systematik und Gebrauchsanweisung der besonderen Punkte, die originale TCM-Diagnostik und ihre Wiener Modifizierung, eine übersichtliche Zusammenstellung chinesischer Syndrome, u. a. eine extrem knappe Zusammenstellung der wichtigsten Organsyndrome, Behandlungsanleitungen und eine Einführung in verschiedene Somatotopien. Komplizierte Inhalte werden so einfach und übersichtlich wie möglich dargestellt.
Das Arbeitsbuch ist keineswegs ein Ersatz für die vorhandene TCM- und Akupunkturliteratur, aber es ist ein wertvolles Lehr- und Nachschlagewerk. Der Inhalt ist systematisch nach den jahrzehntelangen Erfahrungen der Österreichischen Gesellschaft für Akupunktur und Auriculotherapie aufgebaut und aus didaktischen Gründen stufenweise in die Abschnitte B1, B2, B3 und C gegliedert. So wird das Erarbeiten der schwierigen Materie der Traditionellen Chinesischen Medizin zum Vergnügen.

Die neuen Extrapunkte in der chinesischen Akupunktur

Prof. Dr. med. G. KUBIENA - Dr. Alexander MENG

Lehrbuch, Atlas und Behandlungsprogramm mit den von der WHO empfohlenen und in China gesetzlich gestgelegten 48 Extrapunkten

102 Seiten, 8 Tabellen, Format 28 x 21 cm, 2 fünffarbige Tafeln (54 x 38 cm), kart.;
ISBN 3-85175-598-7; öS 390,-/DM 56,-/SFr 55,-

Fundiertes Wissen, sowohl um die Akupunktur als auch um die Schulmedizin zeichnen dieses Buch der bekannten Autoren aus. Die Begriffe "Neupunkte", "Punkte außerhalb der Meridiane" werden nun als Extrapunkte klar definiert und beschrieben. Ein umfassendes Indikationenregister dient - auch dem noch wenig Erfahrenen - als Hilfestellung. Übersichtliche Tabellen und Falttafeln machen dieses Buch besonders anwenderfreundlich.

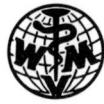

VERLAG WILHELM MAUDRICH
WIEN • MÜNCHEN • BERN

Die Kardinalpunkte in der chinesischen Akupunktur

Lehrbuch, Atlas und Behandlungsprogramme
Prof. Dr. med. G. KUBIENA - Dr. Alexander MENG   *in Vorbereitung*

Ein besonders benutzerfreundliches Buch, das nicht nur die Kardinalpunkte und "Wundermeridiane" bringt, sondern auch einen ausgedehnten Indikationsteil mit Behandlungsanleitungen hat, wo neben den Akupunktur-Programmen gleich die Punkt-Lokalisationen beschrieben sind, um das lästige Blättern zu vermeiden. Ein Kommentar zum Einsatz der einzelnen Punkte ergänzt die Programme. So ist das Buch weit mehr als eine Gebrauchsanweisung: Der Benützer lernt auch, warum wann welche Punkte indiziert sind.

Chinesische Syndrome verstehen und verwenden

Prof. Dr. med. G. KUBIENA

288 S., 7 Abb., Format: 21x29,5cm, geb.; ISBN 3-85175-653-3; öS 680,-/DM 98,-/SFr 97,-

Dieses Buch ist sowohl für Fortgeschrittene als auch für Anfänger geeignet (Grundlagen der traditionellen chinesischen Medizin im Anhang), ist Lehrbuch und Nachschlagewerk zugleich und Basis für das Verständnis zahlreicher anderer Publikationen über chinesische Syndrome. Die richtige Einordnung der gefundenen Symptome bedarf einer gewissen Systematik. Deshalb bringt das Buch die chinesischen Syndrome mit Hilfe zahlreicher Tabellen in äußerst übersichtlicher Form. Da das gleiche chinesische Syndrom ganz unterschiedliche westliche Diagnosen bedeuten kann und umgekehrt, erleichtert eine Kreuzreferenz die Orientierung, insbesondere das Aufsuchen der differenzierten aber klaren Therapieanleitungen.

Koreanische und chinesische Handakupunktur

Prof. Dr. med. G. KUBIENA - Dr. You Song MOSCH-KANG

58 S., 15 Abb., 2 Farbfalttafeln (42x54cm), kart.; ISBN 3-85175-652-5; öS 390,-/DM 56,-/SFr 55,-

Dieses Buch faßt in übersichtlicher Weise alle koreanischen und chinesischen Akupunkturpunkte der Hand zusammen. Die Hand ist eine der sensibelsten Regionen des menschlichen Körpers. Hier finden sich auf kleinstem Raum zahlreiche Akupunkturpunkte: bekannte Meridianpunkte, aber auch Extrapunkte und spezielle Handpunkte. In der Hand spiegelt sich also der gesamte menschliche Körper und das macht sich die Akupunktur zunutze. Akupunkturpunkte an der Hand sind besonders in Akutsituationen wirksam, außerdem haben sie den Vorteil, daß sich der Patient nicht ausziehen muß.

Kleine Klassik für die Akupunktur

Prof. Dr. med. G. KUBIENA

96 S., 30 Abb., 45 Tab., kart.; ISBN 3-85175-659-2; öS 240,-/DM 35,-/SFr 35,-

Das Buch selbst ist bereits ein kleiner Klassiker. Es bringt das Gedankengut der traditionellen chinesischen Medizin, die den Menschen als Mikrokosmos im Makrokosmos sieht, das Qi-Konzept, die Yin-Yang-Lehre und die 5 Elemente, Behandlungsregeln und einen Überblick über die Syndrome nach den 8 Prinzipien. Das Buch ist sowohl für den Anfänger, sozusagen als "Einstiegsdroge" in die faszinierende Welt der traditionellen chinesischen Medizin, als auch für den Fortgeschrittenen geeignet, weil es wohl einfach, aber außerordentlich übersichtlich und daher nicht nur ein Lehrbuch, sondern auch ein kleines Nachschlagewerk ist.

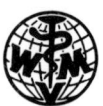

VERLAG WILHELM MAUDRICH
WIEN • MÜNCHEN • BERN

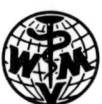

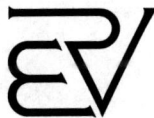

Reiner Czichos

Change-Management

Konzepte, Prozesse, Werkzeuge
für Manager, Verkäufer, Berater und Trainer

Unter Mitarbeit von
Judith Bertschi, Mike Ebner und Wulf Weinmann

Herausgegeben vom münchner trainer team (mtt)

4. Auflage

Ernst Reinhardt Verlag München Basel

Die Deutsche Bibliothek – CIP-Einheitsaufnahme

Czichos, Reiner:
Change-Management : Konzepte, Prozesse, Werkzeuge für
Manager, Verkäufer, Berater und Trainer / Reiner Czichos.
Unter Mitarb. von Judith Bertschi … Hrsg. vom Münchner
Trainer-Team (mtt). – 4. Aufl. – München ; Basel :
E. Reinhardt, 2002
   ISBN 3-497-01266-1

Printed in Germany

Ernst Reinhardt Verlag, Postfach 38 02 80, D-80615 München
Net: www.reinhardt-verlag.de Mail: info@reinhardt-verlag.de

Inhaltsverzeichnis Seite

Inhalt

3. Beraten und Verkaufen 161

Inhalt

Inhalt

Inhalt

6. Organisationsveränderung als Prozeß {#sec-6} 407

Inhalt

Vor-Wort

Dieses Buch ist eine Zu-Mut-ung für Sie. Warum? Inwiefern?

Aus vielen Gesprächen mit Managern, Beratern, Verkäufern und Trainern weiß ich, daß die meisten von ihnen/Ihnen nicht tatsächlich lesen. Sie kaufen Management-, Organisations- und Psychologie-Bestseller. Sie kaufen sie, lesen sie aber nicht, so wie man sich lesen immer noch allgemein vorstellt: von der ersten Seite bis zur letzten Seite, sich geduldig durch die Gedanken des Autors lenken lassend. Ähnlich wie der neugierige Krimileser, der die Auflösung des Mordfalles nicht abwarten kann und nach 15 Minuten erst einmal den Schluß liest, suchen dieser Tage viel-beschäftigte Professionals nach

- Überschriften
- Zusammenfassungen
- Grafiken
- Bildern
- kurzen Beschreibungen
- Anwendungsideen.

Sie sind bei Fachbüchern weniger am flüssigen Schreibstil und an der intellektuellen Brillanz, sowie am Beweis des Autors, daß er sich auskennt, interessiert, sie wollen damit etwas anfangen können.

Man kann sagen, dieses Buch ist eine Zusammenfassung von vielen Büchern. Tatsächlich ist es das Ergebnis einer 16-jährigen Seminar-, Beratungs- und Managementpraxis, in der ich mit einigen tausend Menschen arbeiten durfte, in der ich ungezählte Diskussionen mit Seminarteilnehmern, Klienten und Trainern/Beratern hatte, in der ich hunderte von Büchern und Zeitschriften "gelesen" habe. Wenn Sie so wollen, viele der Theorien, Modelle, Techniken sind "geklaut". Man findet sie, findet sie gut, wendet sie an, lehrt sie, verändert sie, macht sie zu seinem persönlichen Eigentum. Für Seminarteilnehmer ist das dann die Czichos-Methode. Viele Theorien, Techniken, Modelle habe ich selbst entwickelt, oder von anderen übernommen und weiterentwickelt und in andere Zusammenhänge gestellt. Leider kann ich bei vielen Theorien, Modellen, Techniken nicht mehr die Quelle angeben - weil ich sie eben aus Gesprächen, auch mit Teilnehmern und mit anderen Trainern/ Beratern, habe. Daher hoffe ich geradezu, daß diese Menschen ihre Gedanken wiedererkennen und mir verzeihen, daß ich sie nicht zitieren konnte.

Wie Sie mit diesem Buch arbeiten sollten

Sie brauchen Fragen, Probleme, Interessen, um das Buch für Sie selbst nützlich zu machen. Zwar ist alles durchdacht und in der Praxis erprobt, doch müssen Sie alles für sich selbst neu durch-denken und er-proben. Inhalts- und Stichwortverzeichnis, Überschriften und Grafiken helfen Ihnen, schnell zu finden, was sie suchen. Suchen Sie nicht nach langwierigen theoretischen Begründungen, nach fließenden Übergängen von einem zum anderen. Der Text ist be-wußt kurz gehalten. Mehr als 100 Grafiken und Bilder sind oft selbsterklärend. Mehrere Dutzend stichwortartige Zusammenfassungen sparen Ihnen Zeit zum eigenen Denken.

Sie haben hier ein Arbeits-Buch, das Sie nicht einmal von vorne bis hinten lesen sollten, sondern das Sie immer wieder bei auftauchenden Fragen und Problemen zu Rate ziehen können. Erwarten Sie aber keine Check-Listen und Patent-Rezepte, die Ihnen das Denken abnehmen. Sie finden Vorschläge und alternative Theorien, Modelle und Techniken. Viele Ideen werden Ihnen klarer werden, wenn Sie sie ausprobieren, Ihre eigenen Erfahrungen damit sammeln.

Rahmen des Buches

Natürlich ist das Buch nicht eine zufällige Ansammlung von Theorien, Modellen und Techniken. Der Rahmen dieses Buches ist Organisationsveränderung (Change). Zumindest in den high-tech herstellenden aber auch in den high-tech verwendenden Unternehmen wird dieses Thema immer stärker zur Herausforderung für Manager, Berater und Trainer sowie für die Professionals und alle anderen Mitarbeiter. Die Implementation z.B. von neuen Informationstechnologien (siehe Büro-Automation) verändert nicht nur die Arbeitsmittel und die Informationsprozesse, sondern auch die Anforderungen an die Mitarbeiter und die Organisationsstrukturen. Jede Veränderung des Arbeitsablaufes oder des Arbeitsplatzes kann zu einem Management-Problem werden. Das ist der Anknüpfungspunkt für Verkäufer.

Warum sollten auch Verkäufer mit diesem Buch arbeiten?

Besonders der Verkauf komplexer Systeme, die den Arbeits- und Informationsablauf in einer Organisation produktiver machen sollen, verursachen in den Kundenorganisationen oft große Veränderungsprobleme - ohne daß der Verkäufer und oft auch ohne daß die Manager dies als Problem der Organisationsveränderung erkennen. Man wundert sich dann, daß die Mitarbeiter das Neue ablehnen, daß das Neue nicht funktioniert, daß die Produktivität sich nicht erhöht, oder sich nicht so schnell und so stark erhöht wie erwartet. Ich meine, daß Verkäufer für den Kunden eine Beraterfunktion übernehmen können müssen. Denn sie verkaufen im Grunde nicht einfach ein Produkt, sondern Organisationsveränderung und Produktivitätssteigerung. Will ein Hersteller und seine Verkäufer langfristige Kundenbeziehungen aufbauen und erhalten, dann müßte es im Eigeninteresse liegen, daß die Produktberatung in eine Organisationsberatung eingebettet wird.

Welche Inhalte finden Sie?

Im ersten Kapitel finden Sie einige wichtige Grundlagen des menschlichen Denkens und Handelns. Das sind zunächst einige Modelle über das Gehirn und den Informationsverarbeitungsprozeß sowie über das Lernen. Ich meine, im Grunde ist das Gehirn, Ihr eigenes und das Ihres Gesprächspartners, das zentrale Werkzeug in der zwischenmenschlichen Kommunikation. Die zweiten Hälfte des ersten Kapitels beschäftigt sich mit einige sozialen Grundlagen. Sie gibt einen Überblick über den viel-besprochenen gesellschaftlichen Wertewandel, über die aktuellen und zukünftigen Motivationsherausforderungen sowie über einige Konsequenzen für Führungskräfte. Schließlich werden noch zwei grundlegende Kommunikationstechniken vorgestellt: wie man Fragen stellt und wie man Gesprächs-

partner auf die gleiche Wellenlänge bringt. Zusammengefaßt finden
Sie also die Grundlagen professioneller Menschen- und Gesprächs-
führung (professionell meint nicht Hochglanzpapier und dreiteiliger
Anzug, sondern gehirn- und partnergerechte sowie zielorientierte
Kommunikation!).

Das zweite Kapitel knüpft daran an. Das allgemeine Thema ist: Beeinflussungstechniken, die auf der Kenntnis menschlichen Denkens
und Verhaltens beruhen. Nach einigen allgemeinen Betrachtungen
über menschliches Verhalten finden Sie zunächst ein allgemeines
Verhaltensmodell, das ursprünglich auf die zweidimensionalen Modelle (Aufgaben- und Menschenorientierung) der Führungsliteratur
(Blake and Mouton, Reddin, Hersey and Blanchard, u.ä.) aufbauend
von der Wilson Learning Company entwickelt und von vielen anderen in immer wieder ähnlicher Form weiterentwickelt worden ist.
Diese Typologie kann Ihnen helfen, Ihr eigenes Verhaltensprogramm zu "er-ahnen" und sich in der Kommunikation besser auf Ihre
Mitmenschen einzustellen sowie besser und schneller zu einem Ja
von Ihrem Partner zu kommen. Daran schließt sich ein Modell von
Lern- bzw. Problemlösungstypen. Dieses Modell beschreibt, wie die
unterschiedlichen Typen denken, lernen und Probleme lösen. Es ist
für Sie besonders dann interessant, wenn Sie Ihre Mitarbeiter oder
auch Kunden im Veränderungsprozeß trainieren bzw. coachen
wollen. Der dritte Abschnitt stellt das Modell des situationsgerechten
Führens (nach Reddin) vor. Es soll Ihnen helfen zu bestimmen,
wann, in welcher Situation welches Führungs- bzw. Beratungsver-
halten effizient, d.h. angebracht ist. Ihr Führungs-/Beratungsverhal-
ten muß sich nicht nur am Denken und Verhalten Ihres Partners
orientieren, sondern auch an den anderen Situationsfaktoren, wie:
Organisation, Aufgaben der Gruppe und der einzelnen, Erwartungen
der Mitarbeiter, der Vorgesetzten, der Kunden, etc.. Wenn Sie so
wollen, neben der Psychologie brauchen Sie auch die Soziologie,
um ein effizienter und effektiver Manager, Verkäufer, Berater,
Trainer sein zu können.

Im dritten Kapitel wird der Verkaufsprozeß als Beratungsprozeß dargestellt. Verkäufer sind Berater! Dahinter steht die Annahme, daß
die langfristige partnerschaftliche Beziehung das Hard-Selling
verdrängt. Warum?

Besonders beim Verkauf von komplexen z.B. Informationssystemen sind eine sorgfältige Bedarfsanalyse, eine auf den Kunden abgestimmte Lösung sowie Schulung und Betreuung notwendig. Im zweiten Abschnitt soll die Botschaft vermittelt werden, daß Verkaufen/Beraten als ein Prozeß mit wohl unterscheidbaren Phasen gesehen werden muß, in dem mehr Personen als nur der Verkäufer tätig und sichtbar werden. Verkaufen/beraten wird immer weniger eine Einzelanstrengung, sondern immer mehr eine Team-Aufgabe. Der dritte Abschnitt beschäftigt sich mit der Entwicklung und Wandlung von Kunden- und Kundenbedürfnissen sowie mit dem Kundenmanagement-Prozeß. Nur auf das "Entwicklungsstadium" des Kunden abgestimmte Verkaufs-/Beratungsstrategien können langfristig erfolgreich sein. Hier finden Sie eventuell die Erklärung dafür, daß Verkäufer scheinbar plötzlich von einem bisher guten Kunden keine Aufträge bekommen: Der Kunde hat sich verändert, der Verkäufer nicht! Im vierten Abschnitt finden Sie eine ausführliche Beschreibung eines Bedarfsanalyse-Prozesses. Ich gehe davon aus, daß viele Kunden ihre Probleme und ihre Bedürfnisse nicht kennen bzw. nicht formulieren können. Es ist Aufgabe des Verkäufers/Beraters, dem Kunden zu helfen, diese zu sehen und zu fühlen. Die restlichen drei Abschnitte dieses Kapitels beleuchten das Thema "Kommunikation in der Beratung": 1. Signale, Argumente und Einwände; 2. Präsentationen; 3. Verhandlungen. Es ist selbstverständlich, daß diese Inhalte nicht losgelöst von den anderen Kapiteln, die sich mit Kommunikation beschäftigen, gesehen werden können, wie z.B.: Grundlagen des menschlichen Denkens und Handelns, Meetings, Organisationsveränderungen durchführen. Diese drei Abschnitte befinden sich im Kapitel "Beraten und Verkaufen", weil sie sich direkt auf die Verkaufs-/Beratungssituation beziehen.

Das vierte Kapitel ist ein Werkzeug-Kasten für Meetings und Problemlösungsprozesse. Der Problemlösungsprozeß soll Ihnen zeigen, welche Phasen man in welcher Reihenfolge sinnvollerweise bei Problemlösungen durchlaufen sollte. Ich habe gelesen, daß erfolgreiche Problemlöser fast zwei Drittel der Problemlösungszeit mit dem Verstehen des Problems verbringen. Um wieviel wichtiger ist die Konzentration auf die Problemdefinition in einer Gruppe! Warum? Unterschiedliche Problemdefinitionen führen zu unterschiedlichen Ideen. Ideen werden "gerne" in Meetings gekillt .

Warum? Man geht von unterschiedlichen Problemdefinitionen aus.
Die Einführung in die Moderationstechnik gibt Spielregeln für Diskussionen und ein Konzept, wie Meetings ablaufen sollten. Mit der Kartentechnik haben Sie ein einfaches, aber produktives Werkzeug für
die Beteiligung möglichst aller in einem Meeting, wenn es darum
geht, möglichst viele/alle Ideen, Informationen, Sichtweisen zu sammeln. Daran anschließend finden Sie einen Abschnitt über Kreativität
und Kreativitätstechniken. Mit diesen Problemlösungs-, Moderations-
und Kreativitätstechniken sollten Sie bereits Ihre Meetings produktiver gestalten können. Schließlich wird dieses Kapitel abgerundet mit
Visualisierungstechniken. Diese Techniken wurden bei der Firma
Digital Equipment Corporation in Zusammenarbeit mit Kari Saaren-
Seppälä und mit meiner Mitarbeitergruppe erarbeitet bzw. weiterentwickelt. Diese Visualisierungstechniken sind besonders dann
notwendig, wenn es um die Darstellung, Analyse und schließlich die
Veränderung komplexer Systeme und Prozesse geht. Es erstaunt
mich immer wieder, wie wenig Manager ihre Organisation kennen
und wie sehr sie erstaunt sind, daß sie mit Hilfe der einfachen Visualisierungstechniken erst anfangen, Ihre Organisation zu sehen.
Organisation ist mehr und viel anderes als ein Organigramm.

Das fünfte Kapitel, Organisation-Grundlagen, betrachtet die Organisation als ein offenes, in die Umwelt eingeflochtenes System.
Notwendige und mögliche Veränderungen ergeben sich aus den
Erwartungen und Trends im Umfeld und aus der eigenen Zieldefinition. Szenario-Technik und Zukunftsplanungsprozesse sollen anregen, sich kontinuierlich auf zukünftige Trends einzustellen. Sicherlich
können diese Prozesse hier nur skizzenhaft vorgestellt werden.
Meine Erfahrung zeigt jedoch, daß Führungskräfte, die sich zum
"hemdsärmeligen" Planen unter Einbeziehen möglichst vieler Mitarbeiter bekennen, diese skizzenhaften Prozesse schnell umsetzen
können, vor allem dann, wenn sie dazu die im vierten Kapitel vorgestellten Moderations- und Visualisierungstechniken einsetzen.
Abschnitt 4., 5. und 6. geben Organisations-Modelle und detaillierte
Prozesse für das Organisationsdesign. Wiederum: Es soll deutlich
werden (und auch Hilfe dafür angeboten werden), daß Organisations-Design weit mehr ist als ein Organigramm zu erstellen.

Im sechsten Kapitel wird der Versuch unternommen, Prozesse und
Techniken zu vermitteln, die nötig sind, um Veränderungen in Orga-

nisationen durchzuführen. Dieser Tage ist oft die Rede von der Herausforderung für Manager in den 90er Jahren. Hier ist eine zusätzliche: Lernen, wie man Veränderungen so durchführt, daß Produktivitätseinbrüche möglichst vermieden werden. Meine Erfahrung zeigt mir, daß hier weitgehendes Unwissen, Unvermögen und sogar Ignoranz herrschen. Nach den allgemeinen Problemen und möglichen Hilfen bei Veränderungen konzentriert sich das Kapitel auf ein Change-Modell (inklusive der Betrachtung, wie Menschen auf Veränderungen reagieren) sowie auf einen Veränderungs-Management-Prozeß (Change-Programm-Management-Process) mit einer Fülle von praktikablen Werkzeugen.

Im siebenten Kapitel schließlich wird der rote Faden des Buches "Veränderungen durchführen" mit der Betrachtung der "neuen" Manager-Rolle zu Ende geführt: Der Manager (auch der Berater und Verkäufer) als Coach von Mitarbeitern und Kunden und als Konflikt-Manager. Veränderung heißt immer gleichzeitig, daß Menschen umlernen müssen. Coachen ist inzwischen ein "ausgelutschter" Begriff. Hier finden Sie Prozesse und Techniken dafür. Und Veränderungen produzieren auch zuhauf Konflikte. Solche Konflikte zu vermeiden oder gar zu unterdrücken, wäre katastrophal für eine Organisation. Die Anpassungs- und Überlebensfähigkeit der Organisation und seiner Mitglieder würde vermindert. Die Botschaft: Konflikte sind nicht nur überall und immer vorhanden, sondern mehr noch: Sie brauchen Konflikte, um produktiv zu bleiben. Konflikte sind nützlich! Daher sollten Sie sich theoretisch und praktisch intensiv damit beschäftigen!

Viel Spaß beim Lesen und viel Erfolg bei der Anwendung.

Dank-sag-ung

Bücher, schon gar nicht solch umfassenden (leider noch lange nicht vollständige) Bücher, schreibt am Ende zwar einer allein auf seinem Personalcomputer. Und der - ich - trägt alle Verantwortung dafür. Doch sie entstehen auch durch zuhören, lesen, Informationen sammeln, diskutieren, Auseinandersetzungen, Konflikte, oder durch Ratschläge, Ideen und tatkräftige Unterstützung wie Geduld, Verständnis, Liebe und Hilfe.

Ehrlich, ich weiß in vielen Fällen schon nicht mehr, wann in welcher Diskussion mit wem ich welche Idee hatte. Oder: welches Papier von welchem Kollegen hat mich darauf gebracht, daß man Theorie XYZ so darstellen sollte und nicht anders? Bücher kann man zitieren. Selbst da, gestehe ich, habe ich viele Lücken. Wenn man sich, wie ich, voll auf Beratung und Training konzentriert, dann ist unwichtig, aus welchem Buch von welchem Autor man welche Information hat. Ich habe die meisten Bücher - entschuldigen Sie bitte die Unverschämtheit - in der Badewanne oder auf der Toilette studiert, zuhause oder in unzähligen Hotels. Genau genommen könnten viele Menschen sagen: "Aber das hat er doch von mir!" Stimmt. Ich kann es bloß nicht zurückverfolgen.

Und da sind - ich habe sie nicht gezählt - tausende von Seminarteilnehmern und Kunden/Klienten in 16 Jahren. Ich verdanke Ihnen viel. Ich habe vielleicht mehr von ihnen gelernt als sie von mir.

Um all denen, die mich gelehrt und unterstützt, geliebt und gehaßt, bewundert und angezweifelt, herausgefordert und abgelehnt haben, gerecht zu werden, mache ich - der Einfachheit halber eine Liste auf.

Ich möchte mein Buch widmen meinen Kindern:
Anne   und   Catarina

Mein Buch redet über Veränderungen und Zukunft. Sie haben dieses Abenteuer noch vor sich. Mein Leben und mein Beruf läßt mir wenig Zeit, mich mit ihnen zu beschäftigen.

Für alle die Menschen, die mich beeinflußt und unterstützt haben

Bade, Dieter	Bertschi, Judith
Bouchami, Helen	Bradatsch, Petr
Busch, Klaus-Dieter	Czichos-Tiedt, Silke
Davis, Shel	Dimo, Pierre
Ebner, Mike	Engelberts, Marie-Therese
Escher, Francois	Gaywood, Hannah
Gotschall, Arnulf	Grote, Erich
Janssen, Dick	Kamm, Raimund
Kiessel, Gerd-Georg	Lang, Ewald
Mann, George	Müller, Bernd
Niebergall, Dirk	Reuter, Lutz
Rossow, Reinhard	Ruhsert, Jens-Christopher
Stone, David	Tenner, Johan
Tillmann, Albrecht	Schußmann, Hans
Seitz, Werner	Wächter-Laupe, Ingrid
Weber, Matthias	Weinmann, Wulf
Wittling, Petra	

Schließlich noch mein Extra-Dank an Gudrun Edlinger, die viele Abende und Wochenenden damit verbracht hat, ein sauberes, fehlerloses Manuskript zu erstellen.

Grundlagen

Grundlagen menschlichen Denkens und Handelns

Manager, Berater, Trainer, Verkäufer - sie alle haben eines gemeinsam: sie arbeiten mit Informationen. Ziel ist es im allgemeinen, das Denken und Handeln der Gesprächspartner zu beeinflussen und zu verändern. Informationen werden durch die Infor-mationskanäle aufgenommen und im Gehirn gespeichert, mit vorhandenen Informationen verknüpft und durchdacht. Mit Hilfe der verbalen Sprache und der Körpersprache geben wir wiederum Informationen an andere ab.

Das klingt banal und bekannt. Sieht und hört man sich jedoch bei diesen Berufsgruppen um, dann kann man feststellen, daß das Wissen um das Gehirn, seine Strukturen und Prozesse erstaunlich gering bis nicht vorhanden ist. Allenfalls hat man begonnen, Kommunikation unter psychologischen Gesichtspunkten zu studieren und zu trainieren. Ich denke jedoch, daß Manager, Berater, Trainer und Verkäufer Denk-, Hand- und Mundwerkzeuge brauchen, die ihnen helfen, den Informationsaufnahme, -verarbeitungs und -wiedergabeprozeß zu beherrschen.

Seriöse Wissenschaftler behaupten zwar, daß man eigentlich nur verschwindend wenig über das Gehirn weiß. Fast wöchentlich kann man in wissenschaftlichen Journals über neue Ergebnisse der Gehirnforschung lesen. Doch je mehr entdeckt wird, desto mehr neue Fragen tun sich auf. Dennoch gibt es inzwischen einige einfache Modelle und Vorstellungen darüber wie das Gehirn arbeitet. Die hier vorgestellten Modelle erheben nicht den Anspruch "richtig" zu sein. Wie alle Modelle erheben sie lediglich den Anspruch, "brauchbar und nützlich" zu sein.
Besonders die Schule des Neuro-Linguistischen-Programmierens (NLP) um Bandler und Grinder hat einige Erkenntnisse der Gehirnforschung zusammen mit Erkenntnissen der Linguistik verfügbar gemacht, um Informationsaufnahme, -verarbeitung und -wiedergabe zu verstehen und in der zwischenmenschlichen Interaktion und Kommunikation zu nutzen.

Informationsverarbeitungsprozess

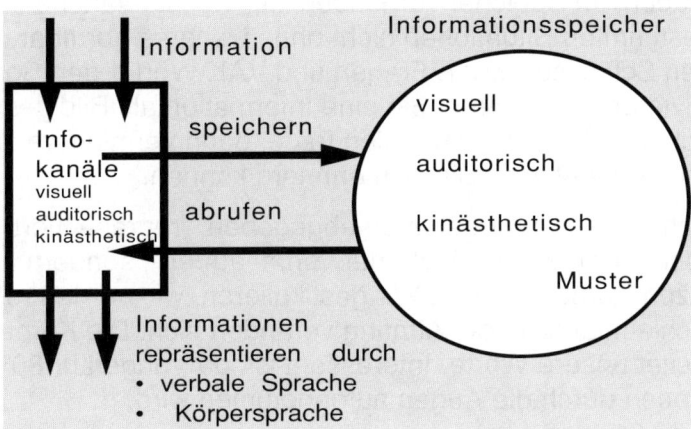

Wir nehmen alle Information durch unsere fünf Sinne wahr. Für die Zwecke dieser Übersicht genügt es, daß wir uns auf den visuellen (sehen), auditorischen (hören) und kinästhetischen (fühlen) konzentrieren. Abgekürzt: VAK.

Durch Erziehung und Erfahrung lernen wir, einen Informationskanal gegenüber dem anderen zu bevorzugen. So gibt es Menschen, die bevorzugt Informationen visuell aufnehmen, Informationen in Bildern speichern und sie mit visuellen Wörtern wiedergeben, also ihre Bilder beschreiben - wir sprechen die VAK-Sprache. Ebenso gibt es die Hör-Typen und die Fühl-Typen.

Noch einmal explizit: Wir speichern Information in Bildern, Tönen / Geräuschen und Gefühlen.

Und wir speichern Informationen in Mustern. D.h. das Gehirn assoziiert neue mit bereits bekannter Information. Das kann man leicht nachvollziehen, wenn man beobachtet, was einem alles bewußt wird auf ein bestimmtes Stichwort hin.

Das Abrufen von Informationen ist oft schwierig. Man kann sich nicht erinnern, obwohl die Information vorhanden ist. Es gibt Wissenschaftler, die behaupten, daß alles, was wir gesehen, gehört und gefühlt haben, im Speicher vorhanden ist. Nur ist manche Information in bestimmten Situationen nicht ohne weiteres abrufbar, weil die benötigten Schlüsselwörter, Fragen und VAK-Wörter den Speicher nicht aktivieren. D.h.: Wenn Sie eine Information als Bild gespeichert haben, ich Sie aber nach Gefühlen frage, dann vermindere ich die Wahrscheinlichkeit, daß Sie sich erinnern können.

Schließlich werden Informationen abgegeben - repräsentiert. Wichtig ist zu wissen, daß wir uns nicht nur verbal äußern, sondern auch mit dem ganzen Körper "reden". Wir gestikulieren, wir werden rot, der Puls beschleunigt sich, die Atmung verändert sich. Die Körpersprache begleitet unsere Worte. Interessant ist, daß ungefähr 80% aller Informationen durch die Augen aufgenommen wird.

Bewußt achten wir jedoch fast ausschließlich auf die verbalen Äußerungen. So sind wir erzogen worden. D.h. unser Bewußtsein übersieht einen immensen Reichtum an Informationen.

Wichtig ist nun aber, daß bestimmte Körpersignale nicht unbedingt eine bestimmte Bedeutung haben, wie man in vielen klugen Büchern nachlesen kann. Zum einen gibt es zu viele kulturelle Unterschiede. Zum anderen können wir wirklich nicht die Gedanken und schon gar nicht das Unterbewußte des anderen lesen. Wir können lediglich spekulieren. Unsere Beobachtungen der Körpersprache können wir jedoch benutzen, um Rapport herzustellen, d.h. um den anderen auf die gleiche Wellenlänge zu bringen (siehe weiter unten).

Zwei spezialisierte Gehirnhälften

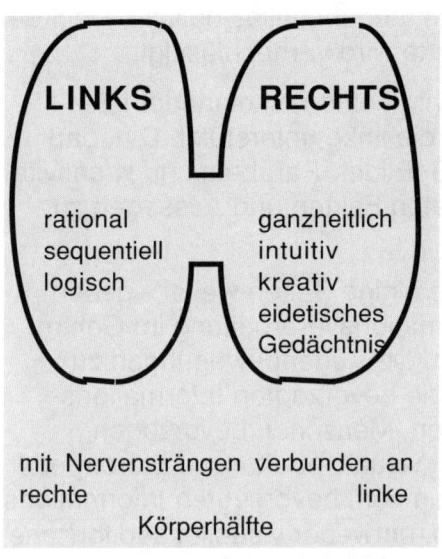

LINKS

rational
sequentiell
logisch

RECHTS

ganzheitlich
intuitiv
kreativ
eidetisches
Gedächtnis

mit Nervensträngen verbunden an
rechte   linke
Körperhälfte

Blickt man auf das Gehirn von oben, erkennt man die zwei Hälften (Hemisphären) des Denkhirns, die mit einer Brücke miteinander verbunden sind. Rein äußerlich erkennt man zahlreiche Windungen. In dieser Schicht sind zwischen 10 und 15 Milliarden Gehirnzellen, die mit unzähligen Nervensträngen miteinander verknüpft sind. Es gibt bereits seit einiger Zeit Gehirnkarten, auf denen gezeigt wird, welche Art von Informationen wo im Gehirn gespeichert ist und welche Teile des Gehirns was im Denkprozeß und im Körper beeinflussen. In diese Details möchte ich hier nicht gehen.

Wichtig in diesem Zusammenhang ist:

- Die beiden Gehirnhälften sind jeweils auf eine bestimmte Art und Weise der Informationsverarbeitung spezialisiert - wie man in der Zeichnung sehen kann.

- Von den beiden Gehirnhälften gehen Nervenstränge in die beiden Körperhälften: die rechte Seite des Gehirns ist verbunden mit der linken Körperhälfte und umgekehrt.

- Ebenso sind die Augen direkt mit den beiden Gehirnhälften durch Nervenstränge verbunden. Beim Erinnern von alten und Konstruieren von neuen Informationen bewegen sich die Augen automatisch.

Was bedeutet das für den Informationsaustausch in der zwischenmenschlichen Kommunikation ?

- Wie leicht nachzuvollziehen ist, wird in unserer westlichen
  Kultur in Schulen und Universitäten in erster Linie die linke
  Gehirnhälfte, also das rationale, sequentielle, logische Denken
  geschult. Die rechte Gehirnhälfte wird vernachlässigt.

  Man weiß aber, daß beide Gehirnhälften miteinander interagieren, daß die rechte Hälfte die linke unterstützt. D.h. daß
  man in der Kommunikation z.B. Bilder, Parabeln und Kreativität
  einsetzen kann, um die rationalen Fakten und Aussagen zu
  unterstützen.

- Die Augenbewegungen - siehe einige Seiten weiter - geben
  Hinweise auf die Art der Informationsverarbeitung im Gehirn
  des anderen. Man kann lernen, die Augenbewegungen zu
  beobachten und dann gezielt die bevorzugten Informationskanäle des anderen ansprechen. Menschen bevorzugen
  bestimmte Informationskanäle: visuell, auditorisch (hören) oder
  kinästhetisch (fühlen). Abhängig vom bevorzugten Informationskanal tendieren sie auch dazu, entweder visuelle, auditorische
  oder kinästhetische Wörter zu benutzen, um sich auszudrük-
  ken. Das gibt einen zusätzlichen Hinweis darauf, wie ich den
  Informationsaustausch optimieren kann. Sehe ich an den
  Augen und erkenne ich an der Sprache, daß der andere stark
  visuell ist, so werde ich vermehrt Bilder einsetzen und visuelle
  Wörter benutzen.

Bewußtsein - Unterbewußtsein

Das Gehirn als Informationsspeicher läßt sich mit einem Eisberg vergleichen. Nur etwa ein Siebentel der Masse des Eisbergs ragt aus dem Wasser heraus. Die restlichen sechs Siebentel sind unter der Wasseroberfläche verborgen. Ähnlich bei unserem Informationsspeicher. Die große Masse der Informationen in unserem Gehirn ist uns nicht unmittelbar greif- bzw. erinnerbar. Auf eine Frage können wir uns z.B. nicht an eine Gegebenheit erinnern. Einige Zeit später, in einer anderen Situation, kann das Bild von der gefragten Situation unvermittelt in uns hoch kommen.

Ebenso sehen, hören und fühlen wir den größten Teil aller Informationen z.B. in einem Gespräch nicht bewußt. Die Körpersprache des anderen und unsere eigene beobachten die meisten von uns nicht bewußt. D.h., daß diese Information direkt vom Unterbewußten aufgenommen wird. Dort verbinden sich die bewußt und die unbewußt aufgenommenen Informationen zu Bild-, Ton-/Geräusch- und Gefühlsmustern.

Gerade deswegen hat das Unterbewußte einen sehr großen Einfluß auf unser bewußtes Denken und Handeln. Unsere Werte, unsere Erfahrungen, das, was wir für richtig oder falsch halten, unsere Bilder von uns selbst und von den anderen bestimmen unser Denken und Handeln. In den allermeisten Fällen ist uns unser Wert-Urteil gar nicht bewußt. Durch die Werte, Erfahrungen, Wissensbestände, etc. sind wir programmiert, in bestimmten Situationen jeweils in bestimmter Art und Weise zu handeln - ohne bewußt darüber nachgedacht und entschieden zu haben.

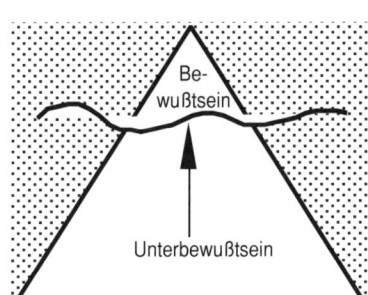

Was bedeutet das alles in der zwischenmenschlichen Kommunikation ?

- Oft können sich Gesprächspartner nicht erinnern, weil sie blockiert sind, weil sie unter Stress stehen, weil sie mit uns nicht auf der gleichen Wellenlänge sind. Was tun? Rapport-Techniken einsetzen, den Stress abbauen und die Sprache des anderen sprechen. Vor allem: Fragen stellen. Fragen wirken wie Schlüssel-Reize und aktivieren den Informationsspeicher.

- Die Körpersprache beobachten - die eigene und die des anderen. Ich spiele hier nicht darauf an, daß eine bestimmte Körperhaltung auf eine bestimmte Seelenlage des anderen schließen läßt, als ob man sehen könnte, was der andere denkt. Das mag zutreffen oder nicht.

Wichtig ist mir:
Man sollte sich die Frage stellen: Wie wirkt die Körpersprache des anderen auf mich? Dann wird für mich erklärlich, wie ich über den anderen denke und wie ich ihn behandle.

Der Spiegel des anderen zu sein, also z.B. sich ähnlich wie der andere hinzusetzen, bedeutet, daß man den anderen beobachten sollte und seinen eigenen Körper entsprechend bewegt.

Haben Sie das schon einmal beobachtet? Während Sie reden, beobachten Sie, daß Ihr Gesprächspartner seine ruhige, zugewandte und offenbar zuhörende Haltung verändert und z.B. tief atmet, einen Bleistift zur Hand nimmt und den Oberkörper nach vorne bewegt. Und: Sekunden später unterbricht er Sie, um selbst zu sprechen. Schlußfolgerung: Veränderungen der Körperhaltung kündigen eine Veränderung der inneren Haltung an. In diesem Fall: Der Gesprächspartner wollte nicht mehr zuhören, sondern selbst reden. Sie hätten genauso gut mit dem Reden aufhören können.

Gehirn und Stressmechanismus

In entwicklungsgeschichtlicher Reihenfolge setzt sich das Gehirn aus drei Teilen zusammen: Stammhirn, Zwischenhirn und Denkhirn.

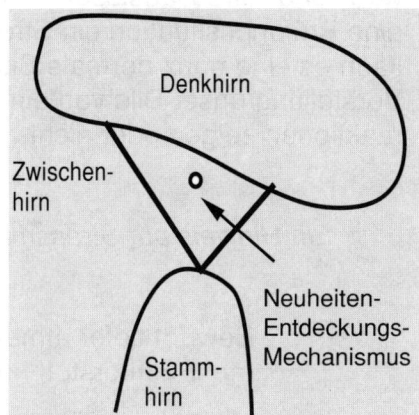

Hier interessiert das Zusammenspiel der drei Hirnteile bei der Informationsverarbeitung:

- Alle Informationen werden vorbewußt, also bevor sie bewußt wahrgenommen werden, durch den Neuheiten-Entdeckungs-Mechanismus (NEM) im Zwischenhirn daraufhin überprüft, ob sie nützlich oder gefährlich sind. Man kann sich den NEM vorstellen als die durch das genetische Erbe gegebenen und durch Erziehung und Erfahrung erworbenen Programme.

- Entscheidet der NEM aufgrund der Programme auf "nützlich", so wird das Denkhirn aktiviert. Wir können also die Informationen speichern und mit anderen Informationen vergleichen oder verknüpfen; kurz ein kreativer Denkprozeß kann beginnen.

- Entscheidet der NEM auf "gefährlich", dann wird bereits vorbewußt, also automatisch, der Stressmechanismus eingeschaltet. Genauso wie bei den Tieren wird der Körper darauf vorbereitet, entweder zu fliehen oder zu kämpfen. So spannen sich die Muskeln an, der Pulsschlag wird erhöht, die Blutgerinnung verstärkt sich. Sauerstoff wird vermehrt dem Denkhirn entzogen (dort werden normalerweise 25% des Sauerstoffes benötigt) und dem Rest des Körpers zur Verfügung gestellt. D.h. wir handeln in Stressituationen auf einem niedrigeren intellektuellen Niveau. Es fällt uns schwer, uns an Informationen zu erinnern - man fühlt sich im Nebel. Wir können nicht mehr flexibel denken und handeln. Daher fallen wir in Stress leicht auf unsere eingefahrenen, "erfolgreichen" Verhaltensprogramme zurück. Wir reagieren.

Wichtig ist es nun zu sehen, daß nicht nur körperliche Bedrohung Stress auslösen kann, sondern Informationen, z.B. auch nur die Vorstellung davon, daß ein bevorstehendes Gespräch erfolglos sein wird. Und: Stressauslöser sind individuell verschieden. Für Sie kann eine Prüfungssituation ein Stressauslöser sein. Für einen anderen kann es eine ganz normale Situation sein. D.h. also, daß unsere Vorstellung/unser Bild von einer Situation bestimmt, ob wir Stress-reaktionen zeigen oder nicht.

Ein Hinweis auf Stressmanagementtechniken

- Bewußt tiefer atmen, damit ihr Körper und ihr Gehirn mehr Sauerstoff hat.

- Muskeln benützen, um die Stressenergie abzubauen.

- Das Bild/die Vorstellung erkennen und ändern.

- Durch positive Bilder auf Situationen vorbereiten.

Wie kommt Information in das Langzeitgedächtnis ?

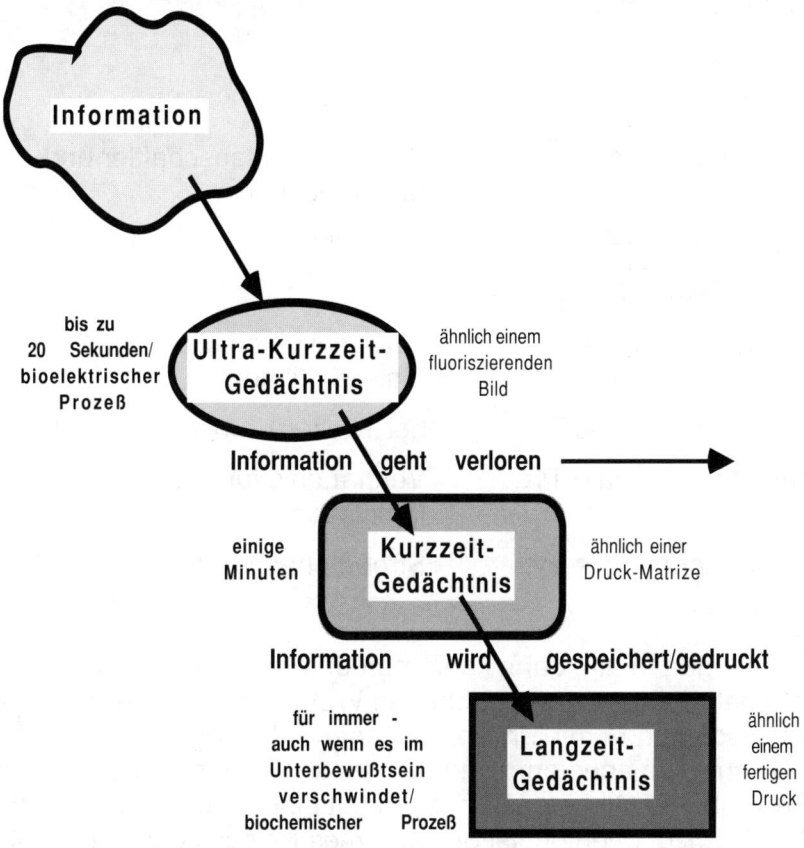

Information

bis zu
20 Sekunden/
bioelektrischer
Prozeß

Ultra-Kurzzeit-Gedächtnis

ähnlich einem
fluoriszierenden
Bild

Information geht verloren →

einige
Minuten

Kurzzeit-Gedächtnis

ähnlich einer
Druck-Matrize

Information wird gespeichert/gedruckt

für immer -
auch wenn es im
Unterbewußtsein
verschwindet/
biochemischer Prozeß

Langzeit-Gedächtnis

ähnlich
einem
fertigen
Druck

Wie kann man den Speicherungsprozeß unterstützen ?

- Redundanz durch Wiederholung
  Einsatz unterschiedlicher Methoden und Medien
  Zusammenfassungen
- mehr Zeit geben/nehmen
- anknüpfen an Bekanntes oder an Probleme/Ideen etc.
- Struktur (siehe 5-Stufen-Methode)(siehe AIDA)
- einfach, exakt und stimulierend

7 Intelligenztypen
(7 unterschiedliche Wege zu Wissen und Können)

(nach Howard Gardner)

1.	der mathematische Typ	bei Naturwissenschaftler und Mathematikern
2.	der linguistische Typ	bei Dichtern
3.	der musikalische Typ	
4.	der räumliche Typ	bei Architekten, Bildhauern, Malern, Piloten
5.	der kinästhetische Typ	bei Tänzern, Chirurgen, Athleten
6.	der interpersonale Typ	Verständnis für andere und ihre Motivationen
7.	der intrapersonale Typ	Streben nach Selbsterkenntnis

Schaut man genau hin, dann kann man erkennen, daß in unserer westlich-materialistisch ausgerichteten Welt im wesentlichen nur der mathematische und - mit Einschränkungen - der linguistische und der räumliche Typ anerkannt und gemessen werden. Der bekannte MENSA-Club, der Club der Menschen mit einem überdurchschnittlichen Intelligenzquotienten, ist ein extremes Beispiel dieser Einseitigkeit. Gardner konnte zeigen, daß Intelligenz ein vielfältigeres Phänomen ist.

Das erinnnert mich an eine wahre Begebenheit: Ein Unternehmensberater hatte zum Projekt den Intelligenzquotienten (IQ) von Managern und Verkäufern eines Unternehmens zu testen. Wie gewohnt geschah das mit den herkömmlichen Intelligenztests. Das Ergebnis war schockierend für die meisten, besonders für die eher erfolgreichen Manager und Verkäufer. Sie hatten durchschnittliche oder eher niedrige IQ-Werte.

Was war das Problem? Die Probanden waren lediglich an den herkömmlichen Standards gemessen worden. Was sie erfolgreich gemacht hatte, war eben nicht (lediglich) ihre mathematisch-naturwissenschaftliche, sondern vor allen Dingen ihre interpersonale Intelligenz.

Diese wahre Geschichte ist deswegen interessant, weil offensichtlich immer deutlicher wird, daß Führungskräfte - je stärker sie an der Unternehmensführung beteiligt sind - vor allen Dingen zwei Fähigkeiten brauchen:

- die Fähigkeit, in komplexen Situationen mit geringen oder/und unsicheren Informationen Entscheidungen zu treffen. Dazu müssen sie in der Lage sein, ihre Kreativität und Intuition einzusetzen.
- die Fähigkeit, auf die Bedürfnisse ihrer Chefs, Kollegen, Mitarbeiter, Kunden, etc. einzugehen und sie für eine Sache zu begeistern. Dazu brauchen sie vor allen Dingen interpersonale Intelligenz.

In Deutschland kann man durch eine Lehre oder durch ein Studium viele Berufe erlernen. Es ist jedoch interessant, daß es eine Reihe von Berufen gibt, die man nicht systematisch erlernen kann, für die man keinen "Meisterbrief" oder kein "Diplom" erwerben kann:

- Eltern
- Verkäufer
- Berater
- Trainer
- Manager
- Politiker

Sicherlich sind es noch einige Berufsbilder mehr. Doch diese knappe Auflistung soll eines zeigen: Hier sind Berufe aufgeführt, die unser gesellschaftliches, politisches, wirtschaftliches und berufliches Zusammenleben aktiv gestalten. In allen diesen Berufen braucht man vor allen Dingen interpersonale Intelligenz. Die vier Zielgruppen dieses Buches -Verkäufer, Berater, Trainer und Manager - sind dabei.

Grenzen unseres Denkvermögens

(aus: Michael J. Prietula und Herbert A. Simon, Die verkannten
Spezialisten, in: Harvard Manager, 3/1989, S. 7.-11)

- *Grenze der Aufmerksamkeit*

  Bei ernsthaften, größeren Angelegenheiten braucht es unsere
  ungeteilte Aufmerksamkeit. Wir können uns in einem bestimmten Augenblick immer nur auf ein Problem konzentrieren oder
  eine Entscheidung treffen.

- *Begrenzung des Arbeitsgedächtnisses (Kurzzeitgedächtnis)*

  Es ist kaum möglich, mit mehr als 7 Informationsbrocken
  gleichzeitig zu jonglieren. Das Arbeitsgedächtnis dient als
  Speicher für Informationen, die wir über ein bestimmtes Problem besitzen, für Rückschlüsse, die wir ziehen, sowie für
  Wissen, das man einbringt.

- *Zugriffsbegrenzung auf das Langzeitgedächtnis*

  Wir verlieren im Laufe der Zeit den (schnellen und problemlo-
  sen) Zugriff auf einen Großteil des im Langzeitgedächtnis
  gespeicherten Wissens, wenn wir es nicht regelmäßig nutzen.
  Voraussetzung für effektives Problemlösen ist eine trainierte
  Suchfähigkeit: Ein Großteil des Problemlösens besteht darin,
  zum richtigen Zeitpunkt relevantes Wissen aus dem Langzeitspeicher in den Arbeitsspeicher zurückzuholen.

Wie Experten denken

(aus: Michael J. Prietula und Herbert A. Simon, Die verkannten
Spezialisten, in: Harvard Manager, 3/1989, S.7-11)

- Experten nehmen nur anscheinend große Mengen von Informationen schnell auf und beurteilen sie. Tatsächlich haben sie im
Laufe langjähriger Erfahrung gelernt, Ablaufmuster zu erkennen
und sie zu Verständnisblöcken zusammenzufassen und mit
wieder anderen Blöcken zu verknüpfen. Dieses Denken in
Mustern und Blöcken beansprucht weniger Platz im Arbeitsspeicher und weniger Aufmerksamkeit.

- Bei Auftreten eines Problems werden also nur bestimmte
Einzelinformationen wahrgenommen. Einzelne Probleme sind
jedoch nicht isoliert voneinander. Aus dem Langzeitgedächtnis
werden nun ganze Muster und Blöcke abgerufen, ohne daß
weiter Detailanalyse betrieben werden muß. Man weiß aus
Erfahrung, was wie zusammengehört.

- Von außen und von Laien betrachtet hat solch ein Experte
ein anscheinend riesiges und schnelles analytisches Denkver-
mögen. Das würde bedeuten, daß er in der Lage ist, mit rasen-
der Geschwindigkeit Informationen aufzunehmen, Informationen aus dem Langzeitspeicher zu aktivieren und das alles in
einem riesigen Arbeitsgedächtnis präsent zu haben.

- Tatsächlich haben wir es hier mit Intuition zu tun. Intuition
kommt nicht "aus dem hohlen Bauch". Intuition erwächst aus
Erfahrungen, die zunächst noch nach schrittweisen Analysen
verlangten. So wie die Erfahrung zunimmt, beginnen die Experten jedoch, die Informationen zu Mustern zusammenzusetzen
unter Umgehung einzelner analytischer Schritte. So passiert es
dann, daß ein vertrautes Ablaufmuster in einer bestimmten
Situation sofort einen denkbaren Befund, einen denkbaren
Fehler oder ein denkbares Risiko nahelegt. Solche Assoziatio-
nen entwickeln sich im Laufe der Zeit und setzen sich um so
besser fest, je öfter sie für Problemlösungen aktiviert werden.
Intuition ist also immer ein Sprung.

Und derjenige, der den Sprung tut, ist sich im allgemeinen nicht bewußt, wie er zu dieser Lösung oder Schlußfolgerung gekommen ist.

- Erst im nachherein wird dann analysiert und nach Fakten gesucht, um Vorschläge zu begründen. Der Prozeß geht also von Erfahrung und Musterbildung über intuitive Erkenntnissprünge zu analytischer Begründung und Argumentation.

- Ein Schachgroßmeister muß beispielsweise imstande sein, rund 50 000 Spielverläufe zu speichern und wieder abzurufen. Man schätzt, daß es ungefähr 10 000 Spielstunden bedarf, um einen so umfangreichen Wissensspeicher aufzubauen.

Lernen und Vergessen

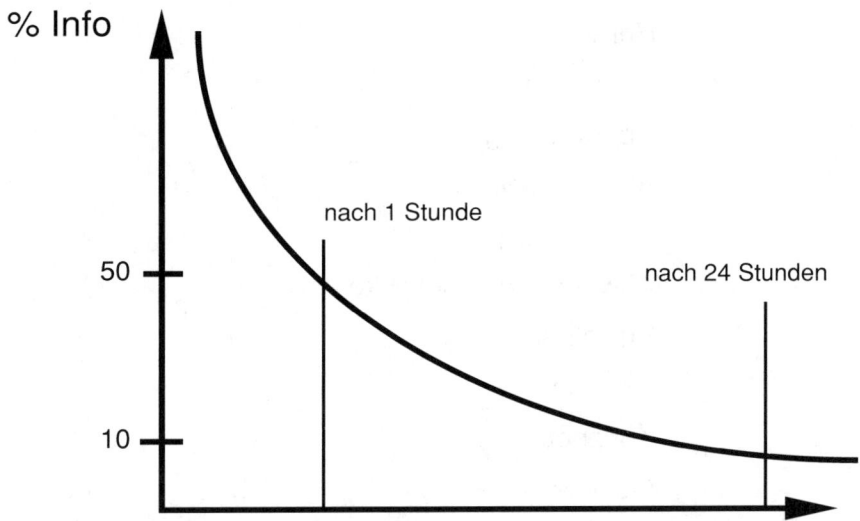

% Info

nach 1 Stunde

nach 24 Stunden

50

10

Eigentlich müßten Manager, Berater, Trainer, Verkäufer - kurz: alle Redner frustriert sein! Experimente zeigen, daß bereits eine Stunde nach einem Vortrag mehr als die Hälfte aller Informationen nicht mehr bewußt gespeichert sind.

Es sei denn die Zuhörer hätten sich Notizen gemacht und würden den "Lernstoff" bereits am nächsten Tag und dann nach einer Woche, nach 1 Monat, nach 2 Monaten, nach 6 Monaten anhand ihrer Notizen wiederholen.

Als Redner kann man jedoch diesen Prozentsatz erhöhen, indem man einige eigentlich recht einfache Techniken anwendet. Es wäre zu wünschen, wenn sich Redner bei der Vorbereitung und Durchführung ihrer Ausführungen auf ihre "Leidensrolle" als Zuhörer erinnern würden.

Die wichtigste Frage ist:

Was bleibt hängen ?

- Herausstehendes
- Analogien
- Übertreibungen
- Aha-Erlebnisse
- Verknüpfungen
- Anwendungsmöglichkeiten
- Visuelles
- Gefühle
- Konzepte
- Modelle
- was man selbst erarbeitet hat
- was verstärkt wurde (Lob, Ausprobieren, Erfolg haben, ...)
- der Anfang und das Ende

Lernerfolg steigern

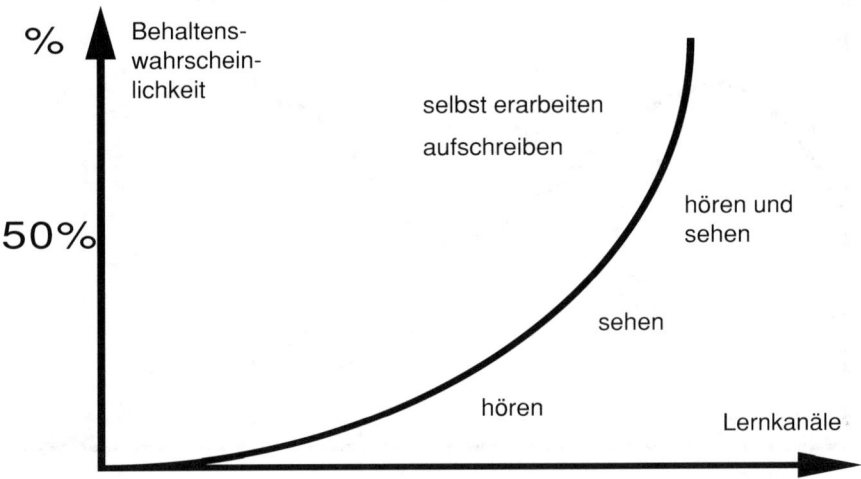

Untersuchungen haben gezeigt, daß die Wahrscheinlichkeit, daß man bestimmte Informationen behält, d.h. bewußt abrufen kann, durch die Art der Lernkanäle bestimmt wird. Je stärker der Lerner selbst an der Erarbeitung der Information beteiligt ist, desto eher wird er sie bewußt behalten und erinnern können.

Nun hört man so schnell von Trainern: "Aber ich muß dem doch das erst alles erzählen. Der weiß doch noch gar nichts von der Sache!" Das führt in die Sackgasse. Es wird wohl in allen Fällen Anknüpfungspunkte oder Parallelen geben, auf die man aufbauen kann. Im Wechselspiel zwischen Informationsvorgabe, Diskussion und selbst erarbeiten kann die Behaltenswahrscheinlichkeit erhöht werden.

Aufmerksamkeitskurve

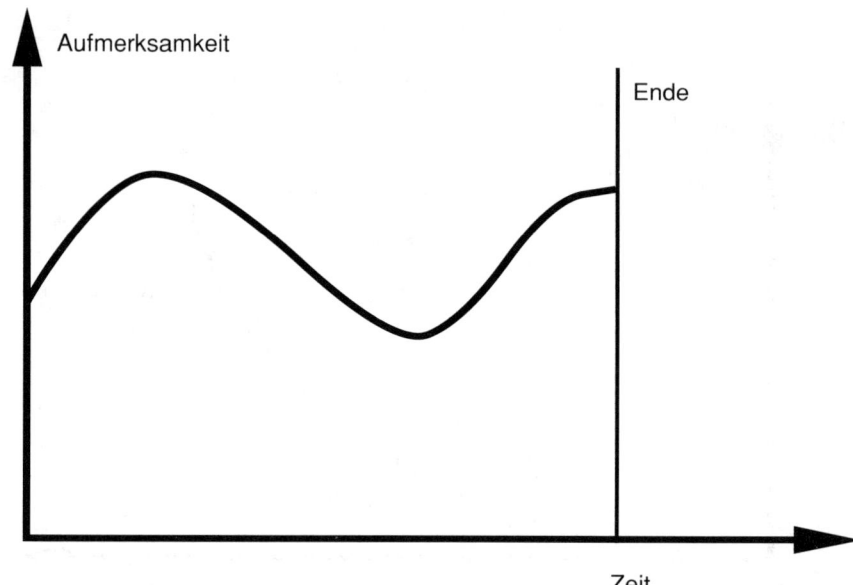

Kennen Sie dieses Phänomen?

Wenn der Redner beginnt, ist man noch nicht so richtig bei der Sache. Die Gedanken kreisen um andere Fragen und Probleme. Vielleicht beschäftigen Sie sich gerade mit dem Ärger, den Sie vor fünf Minuten am Telefon hatten. Dann versteht es der Redner, Sie für sein Thema zu interessieren. Im Laufe der Zeit geht er in einige Details, die Sie weniger interessieren. Außerdem ermüdet er sie mit seiner Vortragsart. Ihre Aufmerksamkeit sinkt ab. Sie drohen einzuschlafen. Dann kommt die Bemerkung des Redners, daß er zusammenfassen und zum Schluß kommen möchte. Und Sie: Sie wachen wieder auf.

Dieser Verlauf der Aufmerksamkeitskurve ist typisch. Nur die Kenntnis dieses Verlaufs kann den Redner davor schützen, daß man ihm nicht aufmerksam zuhört. Der Redner wird also in den Phasen hoher Aufmerksamkeit seine wichtigsten Botschaften plazieren.

In den Phasen niedriger Aufmerksamkeit wird er durch Einplanung von Besonderem - etwa eine Geschichte, ein Witz, etwas Unerwartetes, visuelle Unterstützung, Fragen - das Interesse wecken.

Der Lernprozeß
- vor, während und nach der Lernsituation

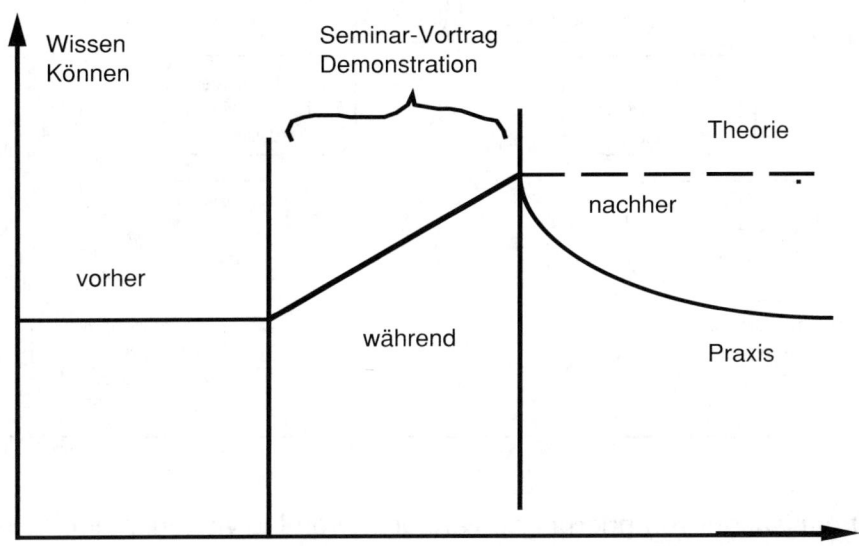

Warum dieses Problem?-weil man nichts erwartet hat

-weil man zu faul ist zu wiederholen und Angst hat, tatsächlich etwas anzuwenden

Was kann man tun?

. vorher-Erwartungen und Fragen definieren-Stärken und Schwächen
analysieren-Implementierung planen

. während-nach Antworten suchen-diskutieren und üben-Notizen machen

. nachher-kleine, erfolgreiche Schritte machen-Erfolg sichtbar machen-
wiederholen

Ideale Lehr - / Lernsequenz

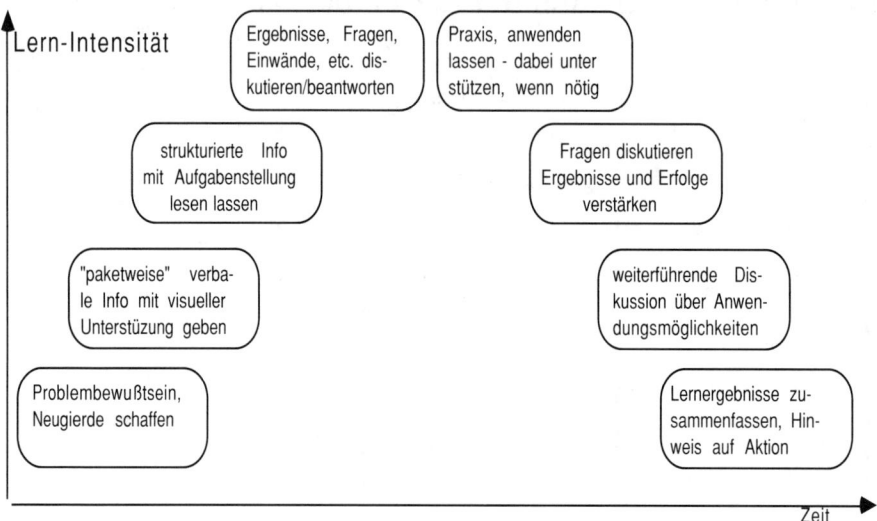

Organisationsveränderungen verlangen von Individuen in den meisten Fällen, daß sie eine neue Aufgabe übernehmen oder eine bestehende Aufgabe anders (andere Kollegen, andere Werkzeuge, andere Vorgehensweisen, etc.) durchführen. Organisationsveränderungen und Lehren/Lernen müssen also als ein Konzept verstanden werden. Ebenso ist "Verkaufen" mit Lernen verbunden: Ein neues Gerät bzw. komplexes System verlangt nicht nur zu lernen, wie man das Gerät bedient, oft verändert sich auch der Arbeits- oder gar der organisatorische Ablauf.

Der obige Lehr/Lernprozeß soll sicherstellen,

- daß beide Gehirnhälften - die linke rational und sequentiell denkende als auch die rechte holistisch und kreativ denkende - im Lernprozeß sich gegenseitig unterstützen;

- daß Personen mit unterschiedlichen Lernstilen (Analytiker, Idealist, Realist, Pragmatiker, Synthesist) angesprochen werden, daß man also ihre Lern-Stärken anspricht und nutzt.

Biorhythmus und Seminar - / Meeting - Design

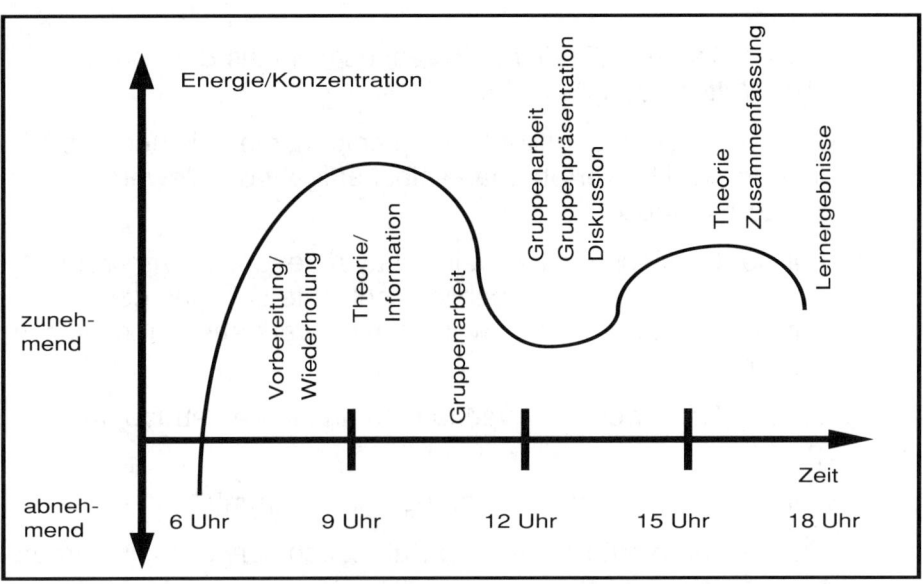

Natürlich läuft die Energiekurve jedes einzelnen Menschen etwas unterschiedlich. Sie wissen schon: Morgenmuffel und Frühaufsteher. Dennoch können Sie davon ausgehen, daß die o.a. Kurve grundsätzlich verwendbar ist für den Aufbau eines Seminar-Designs. Bei mir hat das immer recht gut geklappt.

Wichtig ist die zeitliche Positionierung der Vortrags-/Theorieteile und der praktischen bzw. Gruppenarbeitsteile.

Und denken Sie daran: Kein Teilnehmer wird mehr als 8 Stunden pro Tag lernen können. Eher nur 6 Stunden. Seminare, die bis in die Nacht gehen, sind entweder Psycho-Seminare oder werden von naiven Trainern durchgepuscht. Für mich ist klar: Lernen findet auch beim Essen, an der Bar und beim Schlafen statt.

Warum Erwachsene nicht lernen, wenn sie nicht lernen

- weil sie Seminare/Trainings/Meetings nicht als Berufsaus- bzw. Weiterbildung ansehen

- weil sie zur Theaterkritikerhaltung neigen: die Leistung des Trainers wird bewertet - man selbst entgeht der Bewertung und Lernkontrolle

- weil sie das Neue intellektuell nicht verstehen, ihr Versagen aber entweder auf die angeblich schlechte Leistung des Trainers projizieren, oder: was ich nicht verstehe, kann nicht in Ordnung sein

- weil der Trainer es nicht verstanden hat, ihren Lerntyp anzusprechen

- weil die Chemie in der Lerngruppe nicht stimmt

- weil Seminare mit Freizeit und Barbesuch verwechselt werden und man dann zu müde zum Lernen ist

- weil alles Theorie ist, was sie selbst nicht umsetzen können: es schert sie wenig, ob das alles schon Praxis bei vielen anderen Menschen ist

- weil, was sie selbst nicht verstehen, nichts taugen kann

- weil sie glauben, schon alles zu können - Eunuchen-Wissen - und nicht kapieren, daß zwischen Kennen und Können noch einige Meter liegen

- weil sie glauben, das schon immer - unterbewußt versteht sich - getan zu haben: dabei übersehen sie, daß sie noch viele entscheidende Details nicht drauf haben

- weil sie Angst haben, sich mit dem Neuen in den Augen ihrer Partner zu stark vom Herkömmlichen abzuheben: schau mal, der war wohl auf einem Seminar

- weil sie zwar schon möchten, jedoch Angst vor einer Blamage haben

- weil die Chefs sich doch anders verhalten

- weil die Chefs nicht die Anwendung des Neuen verlangen

- weil das Betriebsklima zu wünschen übrig läßt

- weil Lernen und Neues Zeit und Kraft kostet

- weil man auch mit dem alten Verhalten und den alten Techniken überleben kann: es gibt keine Konsequenzen für das Nicht-Lernen

- weil sie nicht die Notwendigkeit bzw. nicht das Problem sehen

- weil sie keinen Nutzen für sich erkennen

- weil diejenigen, die erfolgreich mit dem Neuen sind, sich nicht trauen, als Champions und Evangelisten aufzutreten

- weil sie glauben, sie seien die Einzigen, die etwas Neues tun müßten

- weil sie glauben, daß Lernen und Neues tun ein Eingeständnis ist, daß man bisher nicht gut war oder gar falsch gehandelt hat

- weil sie fordern, daß erst die Organisation und die anderen sich verändern müssen, bevor sie es tun

- weil sie glauben, schon alles versucht zu haben, aber eh keine Veränderung - bei den anderen - zu sehen war

- weil sie bei der Umsetzung alleine gelassen sind

Wie man sieht, gibt es dutzende von guten Gründen, nicht zu lernen. In Berufen, die Lernen und Veränderung von anderen verlangen - das sind alle beratenden Berufe -, sollte man sich häufiger überlegen, ob man selbst noch bereit ist zum Lernen. Die Wahrscheinlichkeit ist hoch, daß Berater, die selbst nicht mehr lernen, auch nur wenig Veränderung und Lernen bei ihren Partnern/Klienten erreichen.

Führ ihn Schritt für Schritt

Teil ihm alles mit

Laß ihn es selbst versuchen

Laß ihn Erfolg verbuchen

Bedürfnisse Motivation -
Motivierung Manipulation

Ich kann diesen Spruch schon nicht mehr hören: "Der Mitarbeiter XY muß
mal wieder richtig motiviert werden!" Leerphrase. Wer von denen, die diese
Sprüche klopfen, weiß, was motivieren etc. bedeutet? Das klingt wie Knopfdruckpsychologie. "Jeder Mensch hat seine schwachen Stellen. Die muß
man finden und darauf drücken." Das war ein Beitrag eines Managers in
einem Führungsseminar. Stellvertretend für viele. Fragt man nach, dann-
kommt meistens nicht viel mehr als dieses: "Ja, ich rede mit ihm und versuche, ihn für das Projekt zu begeistern." Fragt der Trainer: "Ja, was konkret tun Sie denn?" Antwort: "mh, ja, also, …"

Oder Sie lesen: Manfred J. Kunz und Ha. A. Mehler: Wie Profis motivieren.
Macht und Magie getesteter Motivationstechniken, Landsberg, 2. Auflage
1987. Die zweite Auflage erschien bereits im gleichen Jahr der ersten Auflage. Ein Zeichen dafür, daß der Verlag offensichtlich nicht glauben konnte,
daß sich dafür soviele Leser finden könnten. Ein Zeichen dafür, daß die
Reizwörter "Profis", "Macht und Magie", "getestet", "Motivationstechniken"
ihre Wirkung auf ratlose Manager nicht verfehlen. Die beiden Autoren sind
mit Motivations- und Incentiveprojekten für Unternehmen beschäftigt. Zuerst
zerreißen sie gekonnt die psychologischen Motivationstheorien. Das ist
offenbar immer noch populär, weil doch die meisten Manager immer noch
fürchterlich viel Angst vor Psychologie haben. Dann öffnen sie ihr Manipula-
tionsschatzkästlein. Was sind die Techniken ? Bestätigen, fördern, loben,
belohnen - Geld, Sachwerte und Reisen (möglichst mit erinnerungsträchti-
gen Überraschungen). Gottseidank: der Mensch ist korrupt. Deswegen läßt
er sich auch manipulieren - entschuldigen Sie: "motivieren" meine ich. Und
alles ist getestet. Natürlich im eigenen Erfahrungsbereich. Gründliche
wissenschaftliche Untersuchungen, die auch die Erfahrungen anderer
miteinbeziehen würden, und die die Daten theoretisch durchleuchten und
interpretieren würden, braucht man nicht. Ein markantes ironisches Wort
scheint ihr Hobby zu sein: "Entschuldigen Sie einen Ausflug in die Praxis!"

Genug der ausufernden und bissigen Ironie.

1. Kapitel

Was sind die Motivationstechniken von Kunz und Mehler?

1. Motivation durch die Magie der Persönlichkeit

2. Die Macht des Wir-Gefühls

3. Wie man das Ego streichelt oder:
    Die Kunst, Anerkennung zu zollen

4. Von der Dramaturgie, Verantwortung zu übertragen

5. Motivation durch Geld

6. Sachwerte: gewußt wie

7. Mehr als Reisen: Erlebniswerte

Wenn Kunz und Mehler es mir erlauben, würde ich gerne den theoretischen Bezugsrahmen von A.Maslow benutzen (vergl. die diesbezüglichen Ausführungen). Diese Autoren beschuldigen Maslow, verkehrt zu liegen. Sie selber bieten statt der Befriedigung von fünf Bedürfnissen bei Maslow (Grundbedürfnisse, Sicherheitsbedürfnisse, soziale Bedürfnisse, Statusbedürfnisse und Bedürfnis nach Selbstverwirklichung) nur Techniken für drei Bedürfnisebenen an, und zwar für:

- Statusbedürfnisse

- soziale Bedürfnisse

- Sicherheitsbedürfnisse

Und das Ganze à la Knopfdruckpsychologie. Selbstverwirklichung kann ich darin nicht sehen, hören oder fühlen. Offensichtlich besteht ihre Erfahrungswelt aus Produktionsunternehmen, Angestellten- und Beamtenroutine. Wo man also nicht sieht, wie man die Arbeitsaufgaben interessanter gestalten könnte - oder nicht sehen will -, da muß man um so mehr auf Incentives machen. Aber selbst hier gibt es inzwischen genügend hervorragende Beispiele von Unternehmen, wo man die Menschen ernst nimmt und die Organisation und die Arbeitsaufgaben menschenwürdig, abwechslungsreich, interessant und mit Verantwortung ausgestattet gestaltet. Selbstverwirklichung ist möglich.

Sollten Sie, lieber Leser, in einem High-Tech-Unternehmen sein, dann sind meine bissigen Bemerkungen entweder noch wichtiger für Sie oder aber ganz an Ihnen vorbeigeschrieben. Die Mehrzahl Ihrer Mitarbeiter sind hochqualifizierte Goldkragen-Mitarbeiter, die - wenn sie es wollten - sicherlich innerhalb kurzer Zeit einen anderen Job bekommen könnten. Profis wollen interessante Arbeitsaufgaben. Schulterklopfen, strahlende Chefs und Trommelwirbel sind verdächtig. Die Menschen sind viel intelligenter als man denkt.

Erwarten Sie also bitte keine Motivationsrezepte!

Ich möchte Ihnen praktischen Denkstoff geben. Sie müssen den Stoff selbst durcharbeiten, verstehen und auf Ihre individuellen Mitarbeiter oder Kunden anwenden.

Werte

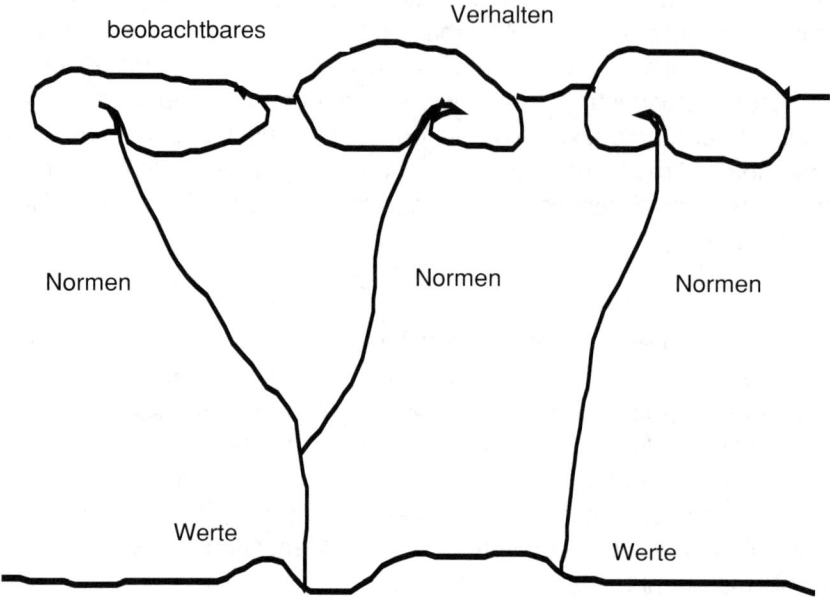

Diese Seerosen schwimmen mit ihren Blättern und Blüten auf der Teichoberfläche. Blätter und Blüten sind sichtbar - ebenso wie das menschliche Verhalten. Die Stengel und die Wurzeln im Teichgrund sind nicht unmittelbar erkennbar - ebenso wie die Normen und Werte der Menschen.

Werte   sind durch Erziehung, Erfahrung, Ausbildung etc. im Laufe des Lebens fest verwurzelte Annahmen, über das, was richtig und falsch, erstrebenswert, etc. ist.

Normen   sind definierte Anforderungen/Erwartungen daran, wie man bestimmte Dinge zu tun oder nicht zu tun hat. Sie müssen sich im Rahmen der Werte bewegen, um legitim zu sein. Ihre Einhaltung wird durch Sanktionen (Belohnung bzw. Bestrafung) sichergestellt.

Verhalten   ist das, was man tatsächlich beobachten kann, also Sprechen, Handlungen, etc. Es bewegt sich normalerweise im Rahmen der Normen und Werte.

Die Neuen Werte

(nach Herman Kahn)

1.   Risiko-Vermeidung und Umgehung

2.   Regionalismus und Lokalismus

3.   Bequemlichkeit, Sicherheit, Freizeit, Gesundheit und gelegentliche "Selbstverwirklichung"

4.   Schutz der Umwelt und Ökologie (um jeden Preis)

5.   Verlust an Willenskraft, Optimismus und Vertrauen in den ökonomischen und technologischen Fortschritt

6.   Öffentliche Wohlfahrt und soziale Gerechtigkeit

7.   Glücksgefühl und Hedonismus als direkte Lebensinhalte und Ziele

8.   Aversion gegen Technik, Ökonomie, Materialismus, Bürgerliches Leben

9.   Zunehmende gesellschaftliche Kontrolle und Gesamtplanung der Wirtschaft

10. Regulationen und Gesetze, die entgegen oder gleichgültig gegenüber Wirtschaftsinteressen stehen

11. Neue soziale und persönliche Werte bezüglich Ehe, Familie und den traditionellen Moralbegriffen

12. Beschäftigung mit dem eigenen "Ich" bis hin zur "me-generation"

Die Alten Werte

(nach Herman Kahn)

1. Religion, Tradition, Autorität (der "soziale Vertrag")

2. Biologie und Physik als Weltanschauung

3. Verteidigung der territorialen Grenzen

4. Den Lebensunterhalt verdienen, um die Befriedigung der sieben Grundbedürfnisse zu garantieren:

   • Nahrung
   • Kleidung
   • Wohnung
   • Medizinische Versorgung
   • Bestattung
   • Bildung, Erziehung
   • Schwangerschaftsunterstützung

5. Verteidigung der nationalen, ökonomischen und strategischen Interessen

6. Verteidigung der politischen, moralischen und ethischen Interessen

7. Anerkennung ökonomischer, technologischer Rationalität und Effizienz

8. Die "männliche Rolle": Heldentum, aggressive und leistungsorientierte Aktivitäten

9. die puritanische Ethik

10. Loyalität gegenüber Staat, Land, Familie, Betrieb oder Verein

11. Pflichterfüllung, Patriotismus, Ehre, Mut und Stolz

12. Sublimation sexueller, aggressiver, ästhetischer und anderer Instinkte

13. Sonstige "irrationale" Tabus, Rituale, Mythen und Kulte

Megatrends

(eine Erweiterung von J.Naisbitt, Megatrends)

Einführung

Ich möchte nicht Naisbitts Buch neu schreiben. Daher nur die Übersicht in Stichwörtern. Außerdem glaube ich, daß die Begriffe für sich selbst sprechen, wenn man sich einige Minuten Zeit nimmt zum Nach-denken. Schauen Sie um sich. Suchen Sie nach Beispielen, Bildern, Erklärungen. Oder lesen Sie Bücher über Trends. Manager, Verkäufer, Trainer, Berater können ohne diese Informationen eigentlich keinen sinnvollen, zukunftsgerichteten Job zur Zufriedenheit ihrer Mitarbeiter bzw. Kunden machen.

Trends in	von	hin zu
Gesellschaft	Industrie	Information Dienstleistung
Werte	materiell	immateriell
Demokratie	repräsentativ	partizipatorisch
Verwaltung	zentral	dezentral
Altersstruktur	wenig Alte viel Erwerbsfähige viel Junge	viel Alte weniger Erwerbsfähige weniger Junge
Organisationstyp	hierarchisch	dezentral Netzwerk, Multrix
Planung	kurzfristig	langfristig
Problemlösung	entweder/oder	entweder und oder
Technologie	alles technisch Machbare wird implementiert	high-tech und high-touch (auf die menschliche, soziale und ökologische Komponente kommt es an)
Mitarbeiter	blauer Kragen weißer Kragen	Gold-Kragen

Leit-Trends

Hedonismus	Lustprinzip steht im Vordergrund Abwechslung und Vergnügungen sind gefragt
Extroversion	Menschen suchen Kontakt zu anderen Menschen, um sich mitzuteilen, um miteinander aktiv zu sein, Spaß zu haben
Aktivität	Freude an der Aktivität Freizeitmarkt
Erotik	hierunter versteht man die Gesamtheit der Beziehungen zwischen Mann und Frau (dies ist eine pragmatische Definition, die nur zufällig verwandt zu sein scheint mit Agape, Eros, Sex): • seelisch-geistig • Liebe • Sex
Technik und bequemes Leben	Produkte haben zur Erhöhung der Bequemlichkeit beizutragen, z.B. Einfachheit der Bedienung (nicht nur bei Gütern des privaten Bereiches, sondern auch im professionellen Leben)
Umwelt	Produkte müssen erkennbar umweltfreundlich sein

Trends im Markt

Der Wertewandel ist mit der Bedürfnisstruktur des Kunden aufs Engste verbunden. Wenn der Konsument seine Lebensziele anders fühlt, sieht oder sogar formuliert, hat das einen direkten Einfluß auf sein Kaufverhalten. Das wiederum hat Auswirkungen auf die Anbieter, die Produkte, die Markt- und Verkaufsstrategien etc.. Sieht man gleichzeitig die möglichen und zum Teil schon sichtbaren Folgen des Wertewandels auf und in Organisationen bzw. auf das Führungskräfte-Mitarbeiter-Verhältnis, dann lastet ein starker Veränderungsdruck auf den Unternehmen. Der technologische Wandel - eher weniger Gegenstand dieses Buches - tut ein übriges.

Hier nun einige wesentliche *Veränderungen des Käuferverhaltens*:

früher/heute	das Große imponiert
heute/zukünftig	das Kleine wirkt sympatisch und vertrauenswürdig
früher/heute	der Konsument hat seine je individuellen Erfahrungen und behält sie für sich
heute/zukünftig	Erfahrungen werden weitergegeben - die Konsumenten sind vernetzt
früher/heute	Dinge, Objekte, Fakten stehen im Mittelpunkt
heute/zukünftig	Prozesse, Beziehungen und Abläufe dominieren
früher/heute	der Besitz einzelner Dinge ist wichtig
heute/zukünftig	der Einbezug der Dinge in einen größeren Sinnzusammenhang bzw. in ein größeres System ist wichtig
früher/heute	der materielle Anreiz dominiert
heute/zukünftig	der Erwerb des Produktes muß eine Bereicherung des Lebens versprechen

früher/heute   die Käufer haben ein begrenztes emotionales Engagement beim Erwerb

    heute/zukünftig   die Käufer investieren Gefühle und Überzeugungen

früher/heute   der Produzent-Anbieter drückt seine Auffassung im Markt gegenüber den Käufern durch

    heute/zukünftig   permanente gegenseitige Beeinflussung im Kommunikationssystem "Produzent-Handel - Konsument"

früher/heute   Kauf und Konsum innerhalb eines vorgegebenen einheitlichen Ordnungssystems (Hierarchie)

    heute/zukünftig   verschiedene Wertsysteme und Ordnungen bestehen nebeneinander und sind gleichgültig (Hetrarchie)

früher/heute   klarer Verlauf und einigermaßen berechenbarer Ausgang des Kaufvorganges

    heute/zukünftig   unsicherer Verlauf und eher zufälliger Ausgang des Kaufvorganges

früher/heute   gute Differenzierung der Produkte und Dienstleistungen

    heute/zukünftig   kaleidoskopartiger Wechsel.

Trends in Organisationen

1. Die alten hierarchischen Strukturen werden aufgebrochen zugunsten von Matrix-Management, Qualitätszirkeln, Arbeitnehmer-Beteiligungen, Kooperativen, Netzwerken, ...

2. Um flexibel, manövrierfähig und kreativ zu sein, werden verstärkt kleine funktions- bzw. bereichsübergreifende Arbeitsteams benutzt. In diesen sind die formale Position und Autorität nur von geringer Bedeutung.

3. Als ein Resultat konsequenter Einführung von Informationstechnologie werden weniger Mittelmanager gebraucht, vor allem solche, die vorwiegend administrative Tätigkeiten ausüben und als Informationsdrehscheibe bzw. -flaschenhals fungieren.

4. Anstelle Mitarbeiter fest anzustellen, werden verstärkt Arbeitskräfte geleast bzw. Spezialisten für definierte Projekte unter Vertrag genommen.

5. Es findet eine Restrukturierung der Arbeit statt durch flexible Arbeitszeiten, Job Sharing, Heimarbeit ...

6. Die Mitarbeiter fühlen sich im allgemeinen unabhängiger von einem bestimmten Chef oder einer bestimmten Organisation. Besonders gesuchte Fachkräfte - Gold Collar Workers - sind flexibel geworden und binden sich nicht "lebenslang" an ein Unternehmen oder an eine Abteilung. D.h. es wird schwerer, Loyalität und Commitment aufzubauen und zu erhalten.

7. Seit den 60er Jahren hat sich ein Wertewandel vollzogen:
   - Die Mitarbeiter erwarten, daß sich die Arbeit an ihre Art zu leben und an ihre Vorstellungen anpaßt - nicht umgekehrt.
   - Autorität, besonders Positions-Autorität wird immer weniger anerkannt.
   - Man identifiziert sich weniger mit seiner Organisation.
   - Man versteckt sich weniger hinter einer Position bzw. Rolle und erlaubt anderen auch nicht, sich dahinter zu verstecken. Daher müssen sich auch Manager oft eher persönlich exponieren (lassen).

- Man legt mehr Wert auf physische, geistige und emotionale Gesundheit.

- Man will selbst etwas unternehmen, initiieren, auf die Beine stellen (Entrepreneur).

8. Die Mitarbeiter wollen ihre Arbeitsaufgabe und ihre Rolle in einem weiteren Zusammenhang sehen und verstehen, wie sie sich auf das Ganze auswirkt. Daher wird es für Manager u.a. auch notwendig, sich über Volkswirtschaft, Politik, Soziales zu informieren, um auskunftsfähig sein zu können.

9. Immer mehr Unternehmen legen großen Wert darauf, so eng wie möglich mit dem Kunden zusammenzuarbeiten.

10. Die Menschen wollen immer mehr sich selbst weiterentwickeln.
Sie suchen sich - unabhängig von den Angeboten des Unternehmens - ihre eigenen Weiterentwicklungsmöglichkeiten.
Dies bedeutet für die organisationsinternen Weiterentwickler, daß sie kompetenter und unabhängiger werden.

11. Die neuen, für die Organisation lebenswichtigen Ressourcen sind: Information, individuelles und organisationales Lernen, Kreativität.

12. Die neue Rolle des Managers ist die des Coach, Lehrers, Mentors, Trainers, Entwicklers.

13. Manager müssen sich mehr mit Werten und Normen befassen und diese ihren Mitarbeitern vermitteln, um zu integrieren.

14. Führen heißt immer mehr, sich mit den individuellen Erwartungen zu beschäftigen. Intuition und Vision werden immer bedeutender, um die Vorstellungskraft zu mobilisieren und psychische Stabilität in einer turbulenten Welt zu schaffen, in der rationale Planung oft unangebracht ist oder viel zu kurz greift.

15. Die besten Mitarbeiter werden sich in solchen Unternehmen engagieren, die sich um das persönliche Wachstum ihrer Mitarbeiter kümmern.

Goldkragen - Mitarbeiter

(nach: Robert E. Kelley, The Gold-Collar Worker)

Vor allem in High Tech herstellenden und in High Tech anwenden-
den Organisationen gewinnt ein neuer Mitarbeitertyp an Bedeutung.
Galt früher das Interesse der Wissenschaft und des Managements
den Arbeitern mit den blauen Kitteln oder Arbeitshosen (Blaukragen)
und den Angestellten in den Büros (Weißkragen), so steht heute der
Goldkragen-Mitarbeiter im Mittelpunkt. Dies sind langjährig ausgebildete Fachkräfte/Experten. Ihre Ausbildung und ihre Expertise
stellen in vielen Unternehmen bereits eine beträchtliche Investition
dar. Solch einen Mitarbeiter zu verlieren, kann heißen, wiederum viel
Geld und Zeit zu investieren, um ihn auf dem umkämpften Arbeitsmarkt zu finden, ihn auszubilden und ihn effektiv einzusetzen.

Diese Gründe sowie die neue Situation der informationsgestützten
Organisation als auch die schnellem Wandel unterworfenen Umfeld-
veränderungen erfordern ein neues Konzept der organisatorischen
Hierarchie:

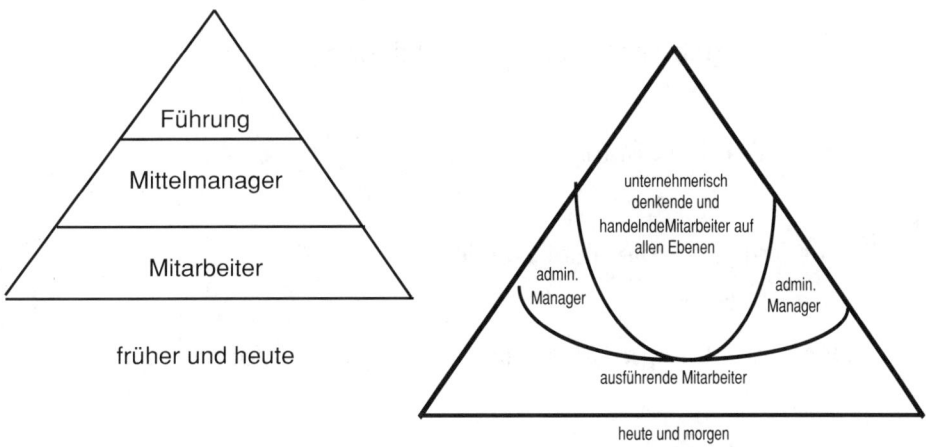

- 63 -

Wünsche an den Arbeitsplatz

(Ergebnis einer Studie der Public Agenda Foundation, 1983)

1.   Mit Menschen arbeiten, die mich mit Respekt behandeln.

2.   Interessante Tätigkeit.

3.   Anerkennung für gute Arbeit.

4.   Gelegenheit, mich weiterzubilden.

5.   Für Leute arbeiten, die zuhören, wenn man Ideen hat, wie etwas besser gemacht werden könnte.

6.   Die Chance, für mich selbst zu denken, statt nur Anweisungen auszuführen.

7.   Die Endergebnisse meiner Arbeit sehen.

8.   Unter tüchtigen Managern arbeiten.

9.   Eine Tätigkeit, die nicht zu leicht ist.

10. Das Gefühl haben, über alles Wichtige gut informiert zu sein.

Das neue Ideal: Selbstmanagement

(nach: J.Naisbitt und P.Aburdene, Megatrends des Arbeitsplatzes, 1985, S.126ff)

Heute ist der ideale Mitarbeiter nicht mehr ein Mensch, der Anweisungen korrekt ausführt, sondern ein Mensch, der Verantwortungsfreude und Initiative zeigt, der seine Arbeit selbst kontrolliert und der Manager in ihrer neuen Rolle als Förderer, Lehrer und Berater in Anspruch nimmt.

Selbstmanagement setzt Unabhängigkeit, Selbstvertrauen und Kompetenz voraus, Eigenschaften, die für den neuen Arbeitnehmer wegen verschiedener Trends unentbehrlich sind:

*   Die Computer nehmen die Information aus den Händen der Manager und geben sie jedem einzelnen Mitarbeiter direkt in die Hand. Aber Menschen, die Kopfarbeit zu leisten haben, lassen sich nicht in derselben Weise managen wie Industriearbeiter, die genaue Anweisungen ihrer Meister ausführen. Das Management muß sich also auf die Motivation des einzelnen verlassen, Qualitätsarbeit zu leisten.

*   Die starke Reduzierung des mittleren Managements bedeutet ganz einfach, daß weniger Menschen zur Kontrolle anderer verfügbar sind.

*   Die Verlagerung von Hierarchien zu Netzstrukturen hat zur Folge, daß es weniger darauf ankommt, wer Ihr Boss ist (oder wie gut der Boss Sie "managed"), als darauf, daß Sie die richtigen Verbindungen zu einem erfahrenen und hilfsbereiten Mentor oder Berater knüpfen, der auf Ihre Ideen und Vorschläge eingeht.

*   Es wächst die Erkenntnis, daß die Person am meisten von einer Arbeit versteht, die sie macht - ein Gedanke, welcher der Gründung der Qualitätszirkel zugrunde lag.

- Die neuen Unternehmensstrukturen - interdisziplinäre Teams, Partnerschaften, unabhängige Unternehmenseinheiten und "Skunkworks" (hoch motivierte, kreative Teams) - legen den Akzent auf innovatorische Initiative; Dienstalter und Position sind unwichtig.

Diese Faktoren führen zu einer unvermeidlichen Konsequenz: Die Unternehmen haben heute weder Zeit noch das Personal, noch die Mittel, die Mitarbeiter effektiv zu überwachen. Die Mitarbeiter müssen sich selbst managen. Im übrigen erbringen Menschen bessere Leistungen, wenn sie Verantwortung tragen. Menschen werden nicht durch Kontrollen zu einer positiven Arbeitsauffassung gebracht. Sie müssen die richtige Einstellung zur Arbeit mitbringen.

Auswirkungen des Wertewandels auf Organisationen

Der Wertewandel drückt sich nicht nur ganz allgemein im Denken und Handeln von Menschen in Organisationen oder etwa in der Management- und Beratungsliteratur aus, sondern inzwischen auch ganz konkret in der Art und Weise, wie Organisationen designed und geführt werden. Einige der aus meiner Sicht interessantesten und wichtigsten Veränderungen werde ich hier beleuchten:

- Genau wie einzelne Individuen so scheinen sich auch immer mehr Unternehmen ihrer Wert- und Identitätsproblematik bewußt zu werden. Die Unternehmenskultur wird analysiert und verändert beschrieben. Identität, Werte, Mission und Ziele des Unternehmens sollen zur Identifikation und Motivation der Menschen im Unternehmen beitragen.

- Mit dem Blick auf gesellschaftliche und auf Marktentwicklungen werden Zukunftsszenarien entworfen. Immer stärker werden Unternehmen als komplexe Systeme im komplexen Umfeldsystem angesehen. Begriffe wie System, Veränderungen, Herausforderungen und Markt werden wie selbstverständlich miteinander verknüpft.

- Mit hemdsärmeligem, strategischem Management will man möglichst viele Führungskräfte und Mitarbeiter in einem kontinuierlichen Strategieentwicklungs- und Umsetzungsprozeß engagieren.

- Als Antwort auf das sich schnell wandelnde Umfeld wird das Bestreben sichtbar, flexiblere Organisationsformen (selbständige, dezentrale Einheiten, Netzwerkorganisation, Multrix) zu benützen und Veränderungen aktiv zu managen.

- Moderne Informationstechnologie ermöglicht es und die Wettbewerbssituation sowie der Produktivitätsdruck verlangen es, daß die Unternehmen innerhalb der Organisation die Integration über Abteilungs- und Bereichsgrenzen hinweg vorantreiben. Vergleich die Bemühungen um CIM = Computer Integrated Manufacturing oder besser: Computer Integrated Management.

Weitere Auswirkungen des Wertewandels

(vergl. J.Leinemann, Die Angst der Deutschen. Beobachtungen zur Bewußtseinslage der Nation, Reinbek bei Hamburg, 1982, S.22-29)

- Weil nichts mehr allgemeinverbindlich ist, weil nur noch brüchige oder gar keine mehr vorhanden ist, ist Mißtrauen und Ratlosigkeit die Folge. Es gibt für jede Position ein wissenschaftliches Gutachten. Aus schlechter Erfahrung mit Statistiken weiß man, daß man nur den selbst gefälschten Zahlen glauben darf.

- Weil die Medien die Menschen mit einer Unzahl negativer Ereignisse überfluten, weil man unerfreuliche zwischenmenschliche Situationen vermeiden möchte, möchte man abschalten und sich ausklinken. Der Schlager ist typisch: "Ich bin reif für die Insel".

- Die Menschen fühlen sich gestreßt, nicht nur am Arbeitsplatz, wo sie keine Selbstverwirklichung finden und schon keine mehr suchen, sondern auch in der Freizeit, wo sie auch keine Selbstverwirklichung finden.

- Keiner will auffallen. Viele drücken sich. Die meisten beißen, auch wenn es schwerfällt, die Zähne zusammen und schlucken alles: Zumutungen und Überforderungen.

- Offenheit und Vertrauen zueinander gehen zurück.

- Obwohl Betroffene und Angehörige es nach Möglichkeit verstecken: die psychischen Ausfälle häufen sich. Wie hoch ist zur Zeit der Prozentsatz alkoholsüchtiger Manager? Über nichts schweigt die sogenannte schweigende Mehrheit so hartnäckig wie über seelische und gesundheitliche Defizite.

- Kundenspezifische Produkte und Problemlösungen, also Flexibilität, kleine Losgrößen, Beratungs- und umfangreiche Dienstleistungen werden gefordert. Informationstechnologie ermöglicht es, Verträge, Produkte, Systeme individuell (kunden- bzw. sogar anwenderindividuell) zu gestalten.

- Marktsituation und Technologie zwingen die Unternehmen auch dazu, mit anderen Unternehmen zu kooperieren, seien es Kunden, Lieferanten oder auch Mitbewerber. Das führt dazu, daß man nicht mehr ohne weiteres auseinanderhalten kann, in welchem Verhältnis zwei Unternehmen zueinander stehen: als Lieferant, als Abnehmer, als Kooperationspartner, als Konkurrent. (Vergl. das 3-K-Prinzip: Konsumieren, Kooperieren, Konkurrieren)

- Aus dem Bedarf an professionellen, qualifizierten Mitarbeitern ist ein neuer Begriff entstanden: Skillware (vergl.: Hardware, Software). Mitarbeiter werden als Goldkragen-Mitarbeiter, als wertvolle Ressourcen, besser noch, als Investitionen, angesehen, in deren Aus- und Weiterbildung man langfristig investieren und die man langfristig an sich binden muß.

- Professionelle Mitarbeiter und moderne Informationssysteme, die den Zugang der jeweils Betroffenen zu den relevanten Informationen jederzeit ermöglichen, verändern auch den erforderlichen, situationsgerechten Führungsstil. Es läßt sich nicht mehr mit formeller Macht führen. Führungskräfte werden zu Informationsmanagern. Ihre Rolle besteht mehr und mehr darin, einerseits unternehmerisch aktiv zu werden und andererseits ihre professionellen Mitarbeiter zu entwickeln und sie langfristig an das Unternehmen zu binden.

Interessant an diesen Trends in Unternehmen ist, daß hier etwas möglich ist und auch angestrebt und offensichtlich auch erreicht wird, was in der Gesamtgesellschaft nicht geleistet wird: Definition von Identität durch Werte und Ziele; Integration von scheinbar Gegensätzlichem; Eingehen auf Individuen und Individuelles; organisatorische Flexibilität.

Offenbar können wir hier die Suche nach Antworten auf Fragen beobachten, die sich aus dem gesellschaftlichen Wertewandel (Motivationsprobleme) und aus dem technologischen Fortschritt (Informationstechnologie) ergeben.

Trends im Strategischen Management

(Günter Müller, Trends im Strategischen Management, in:Harvard Manager 2 (1984, S. 106-112)

- von Kostendenken
- von Wettbewerbsstrategien
- von strategischen Programmen

- von Führungsstrukturen
- von Status-quo Verbesserungen
- von Strategieempfehlungen
- von entscheidungsorientierten
- von detaillierter wissenschaftlicher Analyse und 100%- Rezepten
- von exklusiver Planungsgruppe

- von Planung als punktuellem Ereignis
- von Vereinheitlichung

- zur Suche nach Wettbewerbsvorteilen
- zu Koalitionsstrategien
- zur unternehmenspolitischen Rahmenplanung
- zu strategischen Erfolgspositionen
- zu strategischen Suchfeldprogrammen für neue Geschäfte
- zu Strategieimplementierung
- zu problembewußten Führungsprozessen
- zu hemdsärmeligem Überblick aus der Perspektive und Erfahrung möglichst vieler Manager
- zur Verankerung des Strategischen Managements in der Führungsmannschaft
- zur Planung als kontinuierlichem Prozeß
- zu kundenorientiertem Denken und Handeln
- zur Suche nach Wettbewerbsvorteilen durch vielfältige Differenzierungsmöglichkeiten

Diese Trends sind komplementär zu dem Trend hin zu dezentralen, auf der Initiative der Manager und Mitarbeiter aufbauenden Netzwerk- oder Multrix-Organisationen. Von angeblicher wissenschaftlicher Planung, Steuerung und Kontrolle der Organisation geht der Trend hin zu einem geplanten Chaos. "Geplant" deshalb, weil Zielrahmen und Richtung für alle klar und verbindlich ist. "Chaos" deshalb, weil innerhalb dieses Rahmens und dieser Richtung jeder aufgerufen ist, auch über seinen eigenen Bereich hinaus Initiative zu ergreifen und Verantwortung zu tragen. "Chaos" auch deshalb, weil nicht mehr die "Hierarchie", die "göttliche Ordnung", zählt, sondern der Sachverstand zur Problemlösung.

Spitzenleistungen

Merkmale erfolgreicher Unternehmen

(zusammengefaßt aus: Peters und Waterman, In Search of Excellence)

- *Primat des Handelns*
  "Wir sind, was wir tun"

- *Ready, Fire, Aim*

- *Nähe zum Kunden*
  "Der Kunde ist bei uns König"

- *Freiraum für Unternehmertum*
  "Wo gehobelt wird, fallen Späne"

- *Produktivität durch Mitarbeiter*
  "Bei uns steht der Mitarbeiter im Mittelpunkt"

- *Harte und respektvoll-faire Führung von Mitarbeitern*

- *Sichtbar gelebtes Wertsystem*
  "Wir meinen, was wir sagen - und tun es auch"

- *Bindung an das angestammte Geschäft*
  "Schuster, bleib bei Deinen Leisten"

- *Einfacher, flexibler Aufbau*
  "Kampf der Bürokratie"

- *Straff-lockere Führung*
  "Kontrolle ist notwendig, Vertrauen ist besser"

Zehn Leitsätze für die Reorganisation des Unternehmens

(zusammengefaßt aus: J.Naisbitt und Patricia Aburdene, Megatrends des Arbeitsplatzes, 1985,S.74- 120)

- Die besten und intelligentesten Menschen werden sich zu den Unternehmen hingezogen fühlen, in denen sie ihre persönlichen Ziele verwirklichen können.

    - In den besten Unternehmen sind die persönliche Entwicklung der Menschen und die Entwicklung des Unternehmens kompatibel und fördern sich wechselseitig.

    - Ziehen Sie möglichst viele der erfahrensten Manager aus ihren Büros ab und lassen Sie sie mit begabten Nachwuchskräften arbeiten.

    - Führen Sie flexible Arbeitszeiten ein.

    - Schaffen Sie ein geistig anregendes Umfeld.

    - Organisieren Sie Reise-/Lern-Erfahrungen.

    - Ziehen Sie die Gewährung von Studienurlaub für kreative Mitarbeiter in Betracht.

    - Strukturieren Sie Berufsgruppen ganzheitlich, um das Können Ihrer Mitarbeiter zu erweitern, zu entwickeln und zu integrieren.

    - Lassen Sie ihre Mitarbeiter häufig rotieren, um ihre Einsatzmöglichkeiten zu erweitern.

- Die neue Rolle des Managers ist die eines Trainers, Lehrers und Mentors.

    - Manager müssen günstige Voraussetzungen für die persönliche Entfaltung schaffen und erhalten.

- Suchen Sie Leute, die Trainer und Teambauer und Anreger sind, keine Aufseher.

- Die Rolle eines Managers ist die Rolle des Dienenden. Er muß seine Leute unterstützen, ihnen Schützenhilfe geben.

- Die große Herausforderung der neunziger Jahre ist nicht die Umschulung der Arbeiter und Angestellten, sondern die Umschulung der Manager.

• Die besten Mitarbeiter wollen Miteigentum - psychisches und reales - an ihrem Unternehmen; die besten Unternehmen tragen dem Rechnung.

- In fortschrittlichen neuen Unternehmen werden die Menschen nicht für ihre Position auf dem Organisationsplan bezahlt, sondern für ihre Produktivität. Entlohnung nach Leistung ersetzt Entlohnung für Anwesenheit am Arbeitsplatz.

- Wenn ein Sänger lebenslang eine Tantieme vom Verkauf seines Produktes beanspruchen kann, warum soll das nicht auch für einen Ingenieur möglich sein?

• Die Unternehmen werden in steigendem Maße festangestellte Mitarbeiter durch von Drittfirmen gemietete Arbeitskräfte ersetzen.

- Dieser Trend ist Teil eines größeren Trends, die verschiedensten Dienstleistungen an Drittunternehmen zu übertragen.

- Personalleasing ist vielleicht für kleine Unternehmen der beste Weg, sich auf dem Verkäufer-Arbeitsmarkt die besten Arbeitskräfte zu sichern.

• Autoritäres Management macht einem menschenorientierten Netzwerk-Management Platz.

- Der vertikale autoritäre Managementstil weicht einem Netzwerkstil, bei dem die Menschen von Gleichgestellten lernen, das Können jedes einzelnen allen anderen zugute kommt und jeder Beistand und Hilfe aus vielen verschiedenen Richtungen erhält.

- Innerbetriebliches Unternehmertum schafft neue Produkte und neue Märkte und revitalisiert Unternehmen.

  - Viele Firmen wandeln sich zu Unternehmerkonföderationen, die unter einem gemeinsamen Dach operieren.

  - Wenn die Firma dem kreativen, intuitiven Entrepreneur erlaubt, Kontrolle und Verantwortung für den neugegründeten Betrieb zu behalten, dann erhält sie einen zufriedenen Mitarbeiter und schafft sich zugleich ein solideres Fundament.

  - Immer noch können die meisten Manager sich unter einem Unternehmer nur einen Mann vorstellen. Das entspricht in keiner Weise mehr der Realität.

- Qualität hat höchste Priorität.

  - Verbraucher begreifen Qualität im Sinne einer Ganzheit, nicht auf Teile bezogen. Ein Unternehmen muß Qualität in der Gesamtheit seiner Beziehungen zum Publikum bieten.

  - Mit ihrem Wunsch nach Qualität scheinen die Menschen Dauer in einer Zeit der Veränderung zu suchen.

  - Wir scheinen auf dem Weg zu einer wirklich konsumentengesteuerten Wirtschaft zu sein. Der Verkäufer wird sich vorsehen müssen.

- Intuition und Kreativität setzen sich gegen die Zahlengläubigkeit der Wirtschaftsschuldoktrin durch.

  - Der Topmanager ist ein holistischer, intuitiver Denker, der sich häufig auf Vorahnungen und Eingebungen verläßt, um Probleme zu bewältigen, die für die rationale Analyse viel zu komplex sind.

  - Intuition wird in der neuen Informationsgesellschaft gerade deshalb besonders wertvoll sein, weil es in dieser ein Übermaß an Daten gibt.

- Großunternehmen machen sich die positiven und produktiven Qualitäten der Kleinunternehmen zunutze.

    - Es ist nicht zu übersehen, daß die ehemals so erfolgreichen Strategien auf einem neuen Markt und in einem ökonomischen Umfeld versagen, das Kleinunternehmen und -unternehmer begünstigt, die flexibel und anpassungsfähig sind.

    - Wenn Sie sich gegen Leute behaupten wollen, die in einer ´ Garage angefangen haben, müssen Sie selbst in einer Garage anfangen.

    - Bei Aufkauf von neuen, kleineren Firmen sollten Sie darauf achten, den unternehmerischen Elan und die Unabhängigkeit zu erhalten und zu pflegen, die, wie das große Firmen zugeben, durch die Einbeziehung in die korporative Organisation leicht zerstört werden könnten.

    - In Fabriken und Gemeinschaften, die auf 150 Menschen beschränkt sind, kennt jeder jeden und versteht seine Rolle, die ihm im Zusammenhang des Ganzen zukommt.

- Der Aufschwung der Informationswirtschaft hat eine massive Verlagerung von Infrastruktur zu Lebensqualität in Gang gesetzt.

    - In der neuen Informations-/Elektronik-Wirtschaft können Sie einen Betrieb ansiedeln, wo Sie wollen - Sie brauchen sich nicht um die Infrastruktur zu kümmern.

    - Jetzt steht die Lebensqualität im Vordergrund: gutes Klima, gute Schulen, kulturelles Angebot, Erholungsmöglichkeiten und, in zunehmendem Maße, Arbeitsmöglichkeiten für Paare mit zwei Berufen.

Formel für das Überleben
- Neues Denken und Lernen -

Man darf jeden Fehler machen - aber nur einmal

Aus Fehlern und aus Erfolgen lernen

Geplantes Chaos

Metadenken - den ganzen Wald erkennen, nicht nur einzelne Bäume

READY

Spaß an Initiative und Verantwortung

FIRE

AIM

Problemlandkarten erstellen - nicht auf das erste Problem anspringen

Ja und Nein sagen - nicht aus Gefälligkeit handeln

Man kann anstoßen und passieren lassen
Kontrolle wird unmöglich

Konzepte definieren in Konzepten denken Übersichten erstellen

Es gibt nur eine Konstante: den ständigen Wandel

Die Welt

schafft

immer

Platz für den,

der weiß,

wohin er geht.

Wie motiviert man einen Esel ?

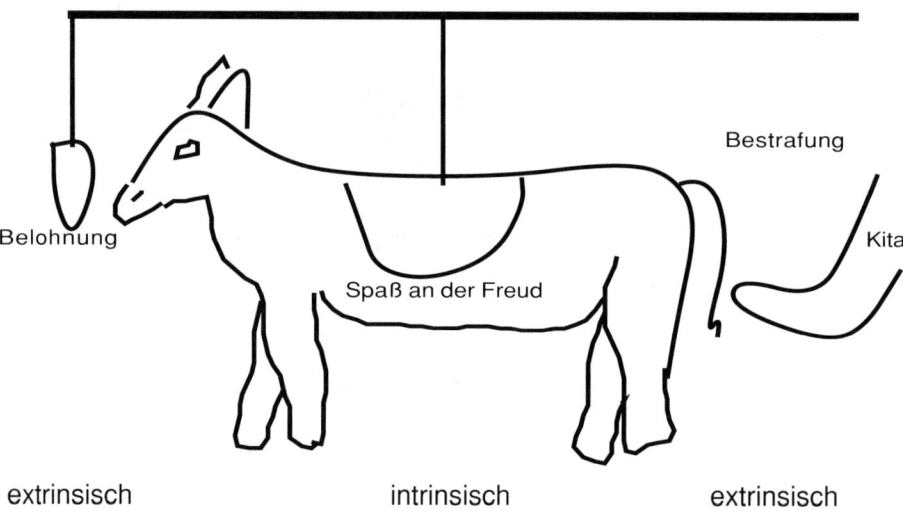

extrinsisch   intrinsisch   extrinsisch

Es scheint gewagt, einen Vergleich zwischen der Motivation eines Esels und eines Mitarbeiters anzustellen. Doch erstens bewundere ich den Esel bei uns im Dorf. Und zweitens sind manche Menschen in Unternehmen diesen Vergleich durchaus gewöhnt. Wie bringt man also einen Esel zum Laufen?

- durch (Androhen von) Bestrafung?
- durch (Versprechen einer) Belohnung?

Haben Sie es schon einmal ausprobiert? Esel laufen, wenn sie Spaß am Laufen haben. Auf Menschen übertragen: auf die intrinsische Belohnung kommt es an. Intrinsisch: wenn man eine interessante Aufgabe gut erledigt hat und sich an der Leistung freuen kann. Die Anerkennung für vollbrachte Leistung kommt hinzu.

Bedürfnispyramide

(A. Maslow)

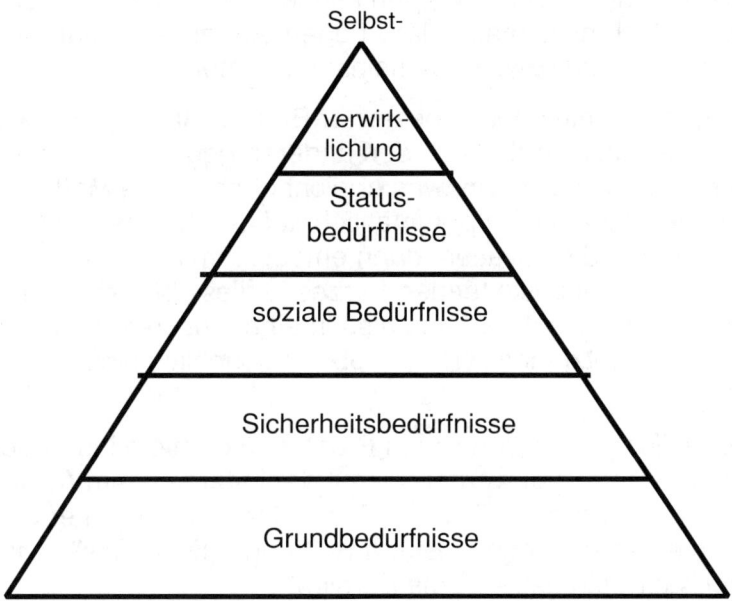

Motivationstheorien gibt es inzwischen einige - seit man sich wissenschaftlich mit Arbeits- und Verkaufspsychologie beschäftigt.
Eines der einprägsamsten Modelle im Bereich der Motivationstheorie ist die Bedürfnispyramide von Maslow. Er hat versucht, die Vielzahl der menschlichen Bedürfnisse in hierarchisch aufsteigender Reihenfolge zu klassifizieren.

Danach müssen zunächst die jeweils niedrigeren Bedürfnisse befriedigt sein, bevor die höheren relevant werden. Diese These ist in der Literatur umstritten.

Dennoch ist die Klassifizierung interessant. Sie bietet einen Überblick, an welche menschlichen Bedürfnisse man denken sollte. So kann man also im konkreten Fall die fünf Bedürfnisklassen als Überschriften dafür verwenden, um konkrete Bedürfnisse zu finden, die beim Gesprächspartner in der gegebenen Situation unbefriedigt sind.

Motivieren heißt, ein Bedürfnis zu befriedigen. Es wird angenommen, daß mein Partner z.B. dann einen Vorschlag annimmt, wenn er sieht, daß er damit seine Bedürfnisse befriedigen kann.

Motivation setzt voraus, daß ich mich mit dem anderen individuell beschäftige, ihn ernst nehme, ihn kennenlerne. Motivation setzt auch voraus, daß ich nicht manipulativ gegen den anderen handele, sondern in seinem bzw. im gemeinsamen Interesse.

Manipulation ist ein negativ besetzter Begriff. Manipulation kann einfach übersetzt werden mit: den anderen gegen sein Interesse dazu bringen etwas zu tun, was er nicht ohne meine Maßnahmen getan hätte. Schaut man pragmatisch auf den Unterschied zwischen Manipulation und Motivation, dann entdeckt man, daß im Grunde die Techniken und einzusetzenden Prozesse dieselben sind. Die Ziele sind unterschiedlich. Wer kann also in einer konkreten Situation sagen, daß er jetzt motiviert oder ob er tatsächlich nicht doch manipuliert?

Schlußendlich: Motivation ist ein Prozeß, in dem die individuellen Bedürfnisse befriedigt werden, damit der Mitarbeiter im Austausch dagegen dazu beiträgt, die Ziele des Unternehmens zu erreichen, also eine entsprechende Leistung vollbringt. "Do ut des" - wie der Lateiner sagt: "Ich gebe, damit Du gibst".

Beispiele menschlicher Bedürfnisse
(in Anlehnung an A. Maslow)

Selbstverwirklichung

kreatives Denken, eigene Ideen finden, eigene Ideen realisieren, sich selbst weiterentwickeln, besser werden, engagiert, erfüllt und zufrieden sein

Ego-/Statusbedürfnisse

Achtung, Lob, Ruhm, Wertschätzung, Prestige, sich von den anderen in etwas Besonderem abheben, Karriere

soziale Bedürfnisse

Zugehörigkeitsbedürfnis, Anlehnungsbedürfnis, Bedürfnis nach Anerkennung als Mitglied einer Gruppe, Bedürfnis nach Information, Neugierde

Sicherheitsbedürfnisse

erreichtes, ökonomisches Niveau absichern, eigene Gesundheit erhalten, Geborgenheit, Obdach, Schutz, Angstfreiheit, Bedürfnis nach Struktur, Ordnung und Grenzen

Grundbedürfnisse

Hunger, Durst, Wärme, Schlaf, Selbsterhaltungstrieb, Sexualbedürfnis, Bedürfnis nach Bewegung, Aktivität, Bequemlichkeit, Zuwendung

2 - Faktoren - Theorie

(F. Hertzberg)

Hygienefaktoren	Motivatoren
Firmenrichtlinien und Verwaltung	vollbrachte Leistung
Überwachung / Führung	Anerkennung für vollbrachte Leistungen
zwischenpersönliche Beziehungen	Arbeit an sich
Arbeitsbedingungen	Verantwortungsgefühl
Lohn	Aufstiegsmöglichkeit
Status	Wachstum
Sicherheit	
nicht erfüllte Hygienefaktoren verhindern eine Normalleistung	erfüllte Motivatoren steigern die Leistung über die Normalleistung hinaus

Das gibt zu denken. Sind Incentives wirkungsvoll, wenn die Arbeitsaufgabe uninteressant ist? Motivation mit Geld? Geld gibt die Mittel
für die Befriedigung individueller Bedürfnisse außerhalb der Arbeits-
aufgabe.Wie identifiziert man also die Mitarbeiter mit der Arbeitsaufgabe? Gewiß, die Hygienefaktoren müssen stimmen. Doch Job
Enrichment, d.h. die Anreicherung der Aufgabe um weitere Stufen im
Arbeitsprozeß (anstatt nur ein kleines Teil 1000fach pro Tag zu
produzieren, beschafft der Mitarbeiter auch das Rohmaterial, besorgt
die Maschineneinstellung, führt die Qualitätskontrolle durch, verpackt
und versendet die Produkte), könnte eine Antwort sein. Stichworte:
nicht Spezialisierung, sondern Integration; autonome Arbeitsgruppen; Produktionsinseln. Nicht: Job Enlargement - das ist z.B. wenn
man statt einer Maschine mehrere überwacht; also mehr desselben.

Elemente im Motivationsprozeß

- Ziele des Mitarbeiters
- Bedürfnisse des Mitarbeiters
- Erwartungen des Mitarbeiters an die Arbeitsaufgabe
- Erfahrungen des Mitarbeiters in ähnlichen Situationen
- Fähigkeiten, Wissen, etc. des Mitarbeiters
- Arbeitsbedingungen, Werkzeuge, etc.

- Beziehung zwischen Mitarbeiter und Manager
- Beziehung unter den Mitarbeitern
- Betriebsklima
- Menschenbild des/der Manager
- Führungsfähigkeiten der Manager

- Ziele des Unternehmens/der Organisationseinheit
- Situation/Geschäftslage des Unternehmens
- Wichtigkeit der Arbeitsaufgabe
- Attraktivität der Aufgabe

- Kommunikation im Motivationsprozeß
- aktuelle Stimmungslage des Mitarbeiters
- aktuelle Stimmungslage des Managers
- aktueller Stand der Bedürfnisbefriedigung
- Attraktivität der Belohnung

- Wahrscheinlichkeit der Zielerreichung mit den gegebenen Mitteln, Fähigkeiten, etc.
- Wahrscheinlichkeit, die Belohnung zu bekommen
- Leistungsvergleich mit Kollegen
- Vergleich der Belohnungen mit Kollegen

Von Bedürfnisbefriedigung zu Situationsmanagement

Motivationstypen

(vergl. Helmut Laufer, Wert und Wirkung, in: Management Wissen, 8 (1988), S.36-39)

Wie können Sie nun wissen, welche Bedürfnisse Ihre Mitarbeiter haben und wie Sie diese am besten befriedigen können? Allgemein gilt, daß Sie diese Frage am besten beantworten können, indem Sie Ihre Mitarbeiter nicht nur als Arbeitskräfte, sondern auch als Menschen mit Privatleben kennenlernen (und beobachten). Je öfter Sie mit den einzelnen Menschen reden, je besser Sie sie kennen, desto eher wissen Sie, was für sie wichtig ist. Und auf die Gefahr hin, daß es missionarisch und übertrieben klingt: Je mehr Sie einen Menschen wertschätzen und lieben - ja: als Menschen lieben - desto eher wird es Ihnen selbst ein Bedürfnis sein, seine Bedürfnisse zu befriedigen. Um wieder pragmatisch zu wirken: Je stärker Sie Ihre Mitarbeiter wie Ihre wichtigsten Kunden behandeln, desto größer wird Ihr Motivationserfolg sein.

Klar: Für einen Macher-Manager der alten Schule sind das leere Phrasen. Für einen Manager, der es gelernt hat, Mitarbeiter als wertvolle Investition zu sehen und der seine Rolle als Stratege einerseits und als Entwickler und Trainer der Mitarbeiter erkannt hat, ist das selbstverständlich und sogar eine Art von Handlungsanweisung (Rezept).

Trotzdem: Um die Komplexität zu reduzieren, braucht man Theorien und Modelle. Ich möchte Ihnen ein Modell vorstellen, das nicht nur den Vorteil hat, daß es weitgehend mit dem Verhaltens-, Lerntypen- und Führungsmodell in diesem Buch übereinstimmt. Es hat auch den Vorteil, daß es Grundlage für Befragungen ist und daß bereits statistische Ergebnisse vorliegen.

Die vier Typen

- ordnungsliebender Konventionalist

- aktiver Realist

- nonkonformer Idealist

- perspektivenloser Resignierter

Ordnungsliebender Konventionalist

Bedürfnisse

akzeptiert äußere Verhaltensregelungen
(Sicherheit, Ordnung, materielle Bedürfnisse)
hat traditionelle Wertvorstellungen wie
Ordnungsliebe, Fleiß, relativ unkritisches
Pflichtbewußtsein
Wahrung materieller Werte
Neigung zu selbstzufriedener Anpassung
persönliches Wohlergehen ist ihm wichtig,
weniger die allgemeinen gesellschaftlichen
Belange
weitgehende Zufriedenheit bei Normalbedin-
gungen

*Akzeptanz organisatori-
scher Regelungen*

Rückhalt in klaren organisatorischen
Regelungen

Informationsinteresse

wenig Informationsinteresse

Kontakte zu anderen

nicht besonders kontaktfreudig

Zufriedenheit

zufrieden mit dem, was er hat (will zufrieden
sein)

*Arbeitszufriedenheit
und Produktivität
durch*

- leistungsorientiertes Führen
- klare, detaillierte Ziele
- exakt abgegrenzte Aufgabenbereiche
- geregelte Arbeitsabläufe
- begrenzte Eigenverantwortung
- Bekanntgabe von Leistungsnormen
- starke Führungspersönlichkeiten

Anreize

- materielle Leistungsanreize
- Appell an innere Pflichterfüllung

*bei Organisationsver-
änderungen*

- Information geben über die Auswirkungen auf die unmittelbare Aufgabe

Aktiver Realist

Bedürfnisse	agil starke Zielstrebigkeit und Eigeninitiative starke Leistungs- und Risikobereitschaft langfristige Bedürfnisbefriedigung steckt kurzfristig zurück strebt nach Wertsynthese und sucht eigene Bedürfnisse und Gemeinschaftsbelange in Einklang zu bringen
Akzeptanz organisatorischer Regelungen	akzeptiert Sachzwänge, wenn sie für die Organisation wichtig und mit humanen Zielvorstellungen vereinbar sind pragmatisches Denken strebt nach Realisierbarkeit Kritik- und Konfliktbelastbarkeit
Informationsinteresse	ausgeprägtes und breitgestreutes Interesse
Kontakte zu anderen	ausgeprägtes Selbstbewußtsein erträgt sachliche Kritik hohes Maß an Verantwortungsbereitschaft sucht harmonische Mitarbeiterkontakte
Zufriedenheit	kritische Zufriedenheit

Arbeitszufriedenheit und Produktivität durch	• zielorientiertes Führen • Arbeitsaufgaben mit hohen Anforderungen • weitgehende Delegation mit hoher Eigenverantwortlichkeit • nur Vorgabe der Endziele • Freizügigkeit lassen in der Durchführung
Anreize	• materielle Arbeitsanreize • echte Aufstiegschancen • unverzügliche Weitergabe von Informationen
bei Organisationsveränderungen	• eingehende Information • schnelle Klärung von Fragen • gesellschaftspolitischer Nutzen

Nonkonformistischer Idealist

Bedürfnisse	starkes Bedürfnis nach Autonomie, Authenzität, Identifikation und Selbstentfaltung neigt zum Infragestellen von Wertgrundsätzen im Interesse des humanitären Fortschrittes starkes Engagement für Ziele, mit denen er persönlich identifiziert ist
Akzeptanz organisatorischer Regelungen	akzeptiert organisatorische Regelungen, wenn humane Ziele und Mitwirkung gewährleistet sind geringe Regelungsakzeptanz kämpferisches Anprangern von Mißständen setzt sich für Veränderungen ein, wenn der Mensch im Mittelpunkt steht
Informationsinteresse	hält wenig von Sachzwangargumenten ohne humane Aspekte Infragestellen von Sachzwängen
Kontakte zu anderen	zahlreiche Mitarbeiterkontakte persönlicher Einsatz für Belange anderer will sich einbringen
Zufriedenheit	häufig enttäuscht und unzufrieden, weil Ideal und Realität auseinanderklaffen
Arbeitszufriedenheit und Produktivität durch	• tolerantes Führen • weitgehende Delegation mit hoher Eigenverantwortlichkeit, Mitsprache • Übertragen persönlicher Verantwortung • allgemeine Zielvorgaben ohne genaue Spezifizierung von Mittel und Wegen
Anreize	• Sonderaufträge mit Identifikations- und Dispositionsmöglichkeiten • Verständnis für soziale Belange • Anerkennung der guten Absichten
bei Organisationsveränderungen	• eingehende Information • gesellschaftspolitischer Nutzen • Karrierechancen machen Angst, weil Vereinnahmung durch die Organisation droht

Perspektivenloser Resignierter

Bedürfnisse	passiv versucht, Leben mit geringem Kräfteeinsatz zu bewältigen Neigung zum perspektivenlosen Zweifeln und resignierten Aufgeben mangelndes Pflichtgefühl schnelles Aufgeben bei Problemen keine Risiko- und Konfliktbereitschaft
Akzeptanz organisatorischer Regelungen	beachtet organisatorische Regelungen, um unangenehme Folgen zu vermeiden Meidung unangenehmer Situationen geringe Leistungsbereitschaft
Informationsinteresse	Interesse am persönlichen Wohlergehen
Kontakte zu anderen	wenig persönliche Kontakte mißtrauisch will Ruhe schwaches Selbstbewußtsein geringe Verantwortungsbereitschaft
Zufriedenheit	fühlt sich zu kurz gekommen Gefühl ständiger Benachteiligung diffuse Unzufriedenheit

Arbeitszufriedenheit und Produktivität durch	• personenorientiertes, aber konsequentes Führen • klare, genaue Zielvorgaben • exakte Aufgabenbereiche, klare Zuständigkeiten • geregelte Arbeitsabläufe und Termine • begrenzte Eigenverantwortung • Zwischenkontrollen und häufiges persönliches Ansprechen
Anreize	• Anhören der Klagen/Befürchtungen • Hilfsangebote ohne volle Entlastung • deutliche Anerkennung guter Leistung
bei Organisationsveränderungen	• optimistische Prognosen geben • Information über Auswirkungen auf den unmittelbaren Arbeitsbereich

Motivationsstruktur von Computer-Profis

(Ergebnis aus 2000 Interviews mit Computer-Profis in den USA. Veröffentlicht in: Business Week, Februar 1985)

Die Organisationsstruktur soll folgende Kriterien erfüllen:

* egalitär
* Teams
* informelle Kommunikation
* Entscheidungen auf der niedrigst möglichen Ebenen
* Dezentralisierung
* Kreativität erlauben und fördern

Man will verstehen:

* seine eigene Rolle im Gesamtzusammenhang des Unternehmens
* Auswirkungen seiner eigenen Tätigkeit auf andere und auf die Zielerreichung

Man will sich eingebunden fühlen und engagiert sehen in einem "einmaligen" Unternehmen.

Arbeitszufriedenheit ergibt sich, wenn Gelegenheit dazu besteht,

* eine Mission zu haben
* Probleme selbständig zu lösen
* oder Probleme selbst entdecken zu können
* kurz: als Intrapreneur zu handeln

Persönliche Zufriedenheit ergibt sich aus:

* Anerkennung für gute Leistungen
* Vorwärtskommen im Beruf (nicht unbedingt Karriere)
* etwas geschafft zu haben, was die Persönlichkeit entwickelt hat

Weiterbildung und - entwicklung wird darin gesehen, daß man

* innerhalb und von der Arbeitsaufgabe selbst lernen kann
* Gelegenheit zu formaler Ausbildung hat
* offene und definierte Karrierepfade zur Verfügung hat

Motivation von Führungskräften

Machen als Motiv

(Ergebnisse einer Studie der Unternehmensberatung Ward Howell International Group aus einer Umfrage unter deutschen Führungskräften. Veröffentlicht in: Management Wissen 11(1987), S.13)

Was Führungskräfte an einem Unternehmenswechsel reizt und was sie davon abhält:

Rang	Gründe für einen Wechsel	Gründe gegen einen Wechsel
1	Mehr Handlungsspielraum und Entscheidungskompetenz	Gesicherte Aufstiegschancen im alten Unternehmen
2	Aufstieg, Aufstiegschancen	Image, Marktposition, Größe des alten Unternehmens
3	Etwas Neues anpacken	Schule, Ausbildung der Kinder
4	Größerer Aufgabenbereich	Sichere Position im alten Unternehmen
5	Höheres Einkommen	Freundes- und Bekanntenkreis, Nachbarschaft
6	Image des neuen Unternehmens	Bindung zu Kollegen und Mitarbeitern
7	Internationale Ausrichtung der neuen Aufgabe	Standort/Region des alten Unternehmens
8	Wirtschaftliche Lage/Entwicklung des jetzigen Unternehmens	Anwartschaft auf Altersversorgung
9	Langfristige Sicherheitsüberlegungen	Eigene Immobilie am derzeitigen Standort
10	Verhältnis zu Vorgesetzten im alten Unternehmen	Berufstätigkeit der Frau
11	Rechtsform des neuen Unternehmens	Fehlende Umzugsbereitschaft
12	Verhältnis zu Kollegen	Nebenberufliche Aktivitäten, Ehrenämter

Das neue Anforderungsprofil für Manager

- sowohl Stabilität herstellen und das Überleben der Organisation absichern als auch das Wachstum aktiv fördern

- Entwickler nicht Kontrolleur der Mitarbeiter

- eigene Widerstände gegen Veränderungen abbauen

- Risiko eingehen und Innovationen fördern

- angesichts der zunehmenden Herausforderungen und Veränderungen auf die eigene Gesundheit und auf die persönliche Integrität achten

- in und mit Netzwerken arbeiten, Verbindungen herstellen etc. und damit die eigene Organisation offen und flexibel gestalten

- pro-aktiv sein

- Ziele und Ergebnisse vereinbaren und kontrollieren, nicht wie und was die Mitarbeiter zur Zielerreichung tun

- Prozesse managen, nicht in die Fachgebiete der Mitarbeiter eingreifen

- Intuition und Verstand (Ratio) benutzen

- Selbstverantwortlichkeit anwenden und durchsetzen

- sich selbst immer wieder neue Herausforderungen stellen

- die eigenen Aufgaben in größeren Zusammenhängen sehen auch auf wirtschaftliche, politische und soziale Trends achten

- ein tieferes Verständnis der betriebs- und volkswirtschaftlichen Zusammenhänge entwickeln und Business verstehen

Fragen - nichts als Fragen

Es ist zuweilen sehr erstaunlich, dieselbe Person sowohl in ihrer Arbeits- als auch in ihrer privaten Welt zu beobachten. Die Kommunikation mit anderen ist in vielen Fällen sehr unterschiedlich. In der Familie oder mit Freunden wird auffällig "besser" kommuniziert als in der Arbeitswelt: mehr "zuhören", mehr "Fragen".

Welt- und Menschenbild

Gerd Gerken beschreibt in seinem Buch "Der neue Manager" etwas Ähnliches. Er meint, daß Manager für Verkauf, Marketing und Mitarbeiterführung im wesentlichen ein einfaches, linear-kausales Kommunikationsmodell benutzen. Im Kollegenkreis und in einfachen Besprechungen hingegen praktizieren sie Kommunikation meistens sehr viel vermaschter und vieldimensionaler. Diese letztere Form ist aber gerade die adäquate Kommunikation in unserer komplexen, von gegenseitigen Abhängigkeiten und vom schnellen Wandel gekennzeichneten Welt. Gerken erklärt diese "Dummheit" damit, daß die meisten Manager noch immer ein falsches Welt- und Menschenbild internalisiert haben. Sie gehen davon aus, daß sie sowohl die unternehmensexterne Umwelt als auch die im Unternehmen ihnen "unterstellten" Mitarbeiter durch geeignete Maßnahmen direkt steuern, also "manipulieren" können. Hier ist das Bild vom "großen Mann am Schalthebel der Macht". Er ist selbst das Subjekt des aktiven Handelns, während die anderen Personen zu Objekten seiner Befehle und Bitten werden.

Dieses Welt- und Menschenbild drückt sich dann im konkreten Verhalten so aus, daß man der anderen Person gegenüber auf Distanz geht, das heißt, sich auf das Sagen statt auf das Fragen verlegt. Fragen zu stellen und aktiv zuzuhören, würde Interesse an der anderen Person voraussetzen. Es würde auch voraussetzen, daß die andere Person ebenso als aktiver Partner gesehen werden müßte. Dem anderen müßte man dann auch zugestehen, nicht nur aktiv in der unmittelbaren Kommunikation zu sein, sondern auch aktiv gestaltend, kreativ und selbständig zu sein.

Manipulationsmanagement

Hierin drückt sich auch noch ein großer Anteil des von McGregor als Theorie X bezeichneten Menschenbildes aus. Danach sind Menschen in der Arbeit im wesentlichen nicht motiviert und qualifiziert zu selbständigem und selbstverantwortlichem Handeln. Ihnen muß man Vorgaben machen - also Sagen statt Fragen -, deren Befolgung durch geeignete Kontrollen überwacht wird.

Wertewandel

Dieses Prinzip und die Notwendigkeit des "Manipulationsmanagements" mag richtig und wichtig gewesen sein, ist aber sicherlich nicht adäquat in einer nach innen und außen offenen, wechselseitig abhängigen, komplexen und sich schnell wandelnden Organisation. Hinzu kommt, daß selbst in der Betriebswirtschaftslehre der Universitäten bereits anerkannt wird, daß der Faktor Mensch, also die "Skillware", zum kritischen Produktionsfaktor geworden ist. Zum einen sind die Unternehmen immer stärker von Professionals und Facharbeitern abhängig, die eher selten auf dem Arbeitsmarkt zu finden sind. Zum anderen vollzieht sich auch ein Wertewandel in unserer Gesellschaft: Individuelle Werte wie persönliches Wachstum und Entfaltung, Verzicht auf Karriere für ein erfüllteres Privatleben etc. lassen es nicht mehr zu, Mitarbeiter als Objekte zu behandeln; sie wollen selbst-entscheidende Subjekte sein, aktiv gestalten und als Individuum ernst genommen werden.

Alles das hier Gesagte trifft meiner Ansicht nach besonders in Situationen des geplanten organisatorischen Wandels zu, freilich unter der Voraussetzung, daß der Wandel in der Organisation zu höherer Produktivität und Mitarbeitermotivation führen soll.

Prozeß - nicht Ratschläge

Und hier spielt auch eine wesentliche Rolle, was in der Therapie schon längst erkannt und auch angewendet wird: Menschen haben meistens das Wissen und die Fähigkeiten, ihre Probleme zu erkennen, sie zu lösen und auch neues Verhalten zu lernen. Was sie als Hilfe brauchen, sind nicht so sehr Inhalts-Experten mit Rat-Schlägen, sondern Prozeß-Experten, die Fragen stellen können und den anderen z.B. durch einen Problemlösungsprozeß führen.

Bei Organisationsveränderungen zahlt sich Prozeßmanagement aus, vor allem wenn man bedenkt, daß die Mitarbeiter, die von zukünftigen Veränderungen betroffen sind, viel mehr von den tatsächlichen Abläufen wissen und selbst viel mehr und bessere Veränderungsmöglichkeiten im Rahmen des Gesamtkonzeptes sehen und umsetzen können als die Manager und Organisations-Experten. D.h. hier ist ein Ideen- und Motivationspotential, das Organisationsveränderungsprozesse effizienter und effektiver machen könnte.

Der langen Rede kurzer Sinn

Manager und Organisationsentwickler brauchen Prozesse, um dieses Potential zum Wohle der Organisation und der Menschen zu nutzen. Im wesentlichen werden *Prozesse* benötigt *für Kooperation* beim

- Probleme erkennen
- Probleme analysieren
- Problemlösungen finden
- Entscheidungen treffen
- Projekt- bzw. Aktionspläne aufstellen
- Pläne implementieren

In allen Prozessen kommt es wesentlich darauf an, Fragen zu stellen, aktiv zuzuhören und zu verstehen.

Wer fragt - führt

oder

Judotechnik

Zuerst das Menschenbild, dann die Techniken

Meiner Erfahrung nach kommt es dabei erst in zweiter Linie darauf an, Managern und Organisationsentwicklern die geeignetste und geschickteste Fragetechnik beizubringen. Beobachten Sie sich selbst und andere Personen, wenn Sie aneinander und an Ihrem Thema wirklich interessiert sind, um mehr zu verstehen! Sie werden entdecken, daß Sie alle diese Fragetechniken bereits beherrschen, die Ihnen clevere Trainer beibringen könnten.

Dieses Interesse und diese Techniken implizieren ein offenes und kooperatives Weltbild. Daher muß man lernen, die "offizielle" Geschäfts- oder Arbeitssituation, als "private" Situation zu verstehen, also die offizielle Distanz zu den Menschen in der Organisation durch eine Subjekt-Subjekt-Beziehung abzubauen. Das heißt: Kooperation, Involvierung, Fragen stellen, Vertrauen, etc..

Ich behaupte, zuerst muß man dieses eher philosophische Problem erkannt und bearbeitet haben, also sein Welt- und Menschenbild überprüft und gegebenenfalls verändert haben, bevor man sich den Techniken zuwendet. Denn sonst droht wiederum die Gefahr und die Notwendigkeit, daß raffinierte Fragetechniken manipulativ zur kurzfristigen Ausbeutung der Menschen eingesetzt werden - was einen sich selbst rächenden Prozeß starten würde, da es sicherlich nur wenig "dumme" Mitarbeiter gibt, die die manipulative Absicht nicht durchschauen würden (und wenn Sie tatsächlich viele Dumme hätten, dann "Viel Glück für Ihr Unternehmen!").

Fragetechniken im Frageprozeß

In einschlägigen Büchern oder Seminarunterlagen können Sie je nach Autor eine Liste von 10 oder mehr verschiedenen spezifischen Fragetechniken nachlesen und einstudieren. Wer von Ihnen ist denn schon darauf eingestiegen?

Ich möchte hier einen Fragenprozeß mit nur drei verschiedenen Fragetechniken vorstellen. Die Betonung liegt auch hier auf Prozeß. Die Fragetechniken sind in eine zeitlich-logische Reihenfolge gebracht, wie Sie sie in sinnvollen Gesprächsabschnitten anwenden können.

Welche Ziele können Sie mit dem Frageprozeß erreichen?

Die Produktivität von und die Zufriedenheit mit vielen Gesprächen leidet oft darunter, daß man sich gegenseitig nicht versteht. Man entdeckt, daß man aneinander vorbeiredet; man wird ärgerlich; man gibt eventuell auf. Ziel sollte es sein, sich zunächst gegenseitig zu verstehen, möglichst genau zu wissen, was der andere tatsächlich meint.

Auf diese Weise sollte man zunächst erst einmal viele Verstehens-Ja sammeln - wie mit Hilfe eines Trichters in einer Flasche abgefüllt. Gute Verkäufer kennen dieses Prinzip: Viele kleine Ja ergeben das große Ja. Hier ist allerdings nicht das Entscheidungs-Ja gemeint, sondern das Verstehens-Ja.

Man braucht dieses gemeinsame Verständnis als sichere Basis für inhaltlich sinnvolle Gespräche. Anzunehmen, daß man ja schon weiß, was der andere tatsächlich hinter seinen vielleicht ungeschickt gewählten Worten meint, heißt, auf fließenden Sand zu bauen. Man kann so vielleicht schnell zu einem Ergebnis kommen. Man wird dann eventuell leicht feststellen, daß das, was "verstanden und vereinbart" wurde, tatsächlich vom anderen anders interpretiert und auch anders umgesetzt wird. Frustration und die Notwendigkeit, den Mitarbeiter eventuell zu tadeln, es noch einmal zu diskutieren oder es gar alleine zu machen, da der andere ja sowieso nicht kapiert, etc. bleiben dann nicht aus.

Einige Beispiele zum Verständnis

In einem Workshop mit Verkäufern und Softwareberatern wurde über Projektmanagement diskutiert. Im Laufe der Diskussion kam zunächst Frustration darüber auf, daß beide Parteien die diskutierten Problemdefinitionen und Lösungsvorschläge der jeweils anderen nicht verstehen und akzeptieren konnten und wollten. Konflikt, aus Frustration geboren, kam auf. Man bezichtigte sich gegenseitig der mangelnden Kooperationsbereitschaft. Die Diskussion wurde vom Prozeßbeobachter unterbrochen. Im Laufe der nun folgenden Prozeßdiskussion stellte sich eine simple aber enorm wichtige Problematik heraus: Beide Parteien gingen von einer jeweils recht unterschiedlichen Definition des Begriffes "Projekt" aus. Erst nachdem eine gemeinsame Definition erarbeitet war, konnte die Diskussion über das anstehende Thema sinnvoll zu Ende geführt werden.

Probieren Sie es aus: In einem Meeting bitten Sie die Anwesenden, daß sich jeder seinen Lieblingshund vorstellen solle. Dann fragen Sie jeden einzelnen: "Was für einen Hund haben Sie gesehen?" Sie werden feststellen, daß durchweg jeder einen anderen Hund gesehen hat. Das ist sehr spaßig, kann aber sehr schnell relevant werden, wenn Sie z.B. über Hundekrankheiten diskutieren. Das Wort "Hund" löst also durchaus sehr verschiedene Bilder in den Gehirnen der Zuhörer aus. Und jeder Mensch basiert sein Denken und Handeln auf den Bildern, die er sich von den zur Diskussion stehenden Dingen macht.

Worauf beruht dieses Problem also?

Menschen haben Bilder bzw. Vorstellungen von den Begriffen, die sie benutzen. Ohne es explizit zu machen, verwenden sie einen Begriff, der für sie dann in einem bestimmten Zusammenhang von Bedeutung ist. Implizit wird dann auch die Annahme getroffen, daß der andere das gleiche Bild hat. Daß dem nicht so ist, haben wir an den Beispielen gesehen. Unterschiedliche Menschen haben unterschiedliche Ausbildung, Erfahrungen und Wertvorstellungen, die ihre Perspektive (die Sicht der Dinge) in jeweils unterschiedlicher Weise prägen.

Wie sollte man Fragen stellen?

Bevor wir die drei Fragetechniken vorstellen, müssen wir noch einige Gedanken darauf verwenden, wie man Fragen stellen sollte. Erinnern Sie sich? Da stellt Ihnen jemand eine Frage. Unmittelbar nachdem er die Frage formuliert hat, stellt er die Frage noch einmal in einer anderen Version. Und dann - vielleicht, weil er fühlt oder tatsächlich sieht, daß Sie nicht verstehen, worauf er hinaus will - gibt er Ihnen eine Erklärung, warum er die Frage stellt und einiges mehr an Informationen zum Fragenhintergrund. Lästig, nicht wahr? Aber wie stellen Sie Fragen?

Richtig ist es, weil hilfreich sowohl für denjenigen, der die Frage stellt, als auch für denjenigen, der die Frage beantworten sollte, folgendermaßen zu fragen:

Erst den Hintergrund und die Erklärungen, warum Sie die Frage stellen.

Das nenne ich den *Rahmen.*

Dann die *Frage* stellen.

Drei Fragetechniken

- offene Fragen
- Präzisionsfragen
- aktives Zuhören

Wie bereits angedeutet, macht es Sinn, diese Fragen in einem Gesprächsabschnitt in der o.a. Reihenfolge zu stellen, um Verstehens-Ja zu sammeln.

Offene Fragen

Offene Fragen sind die sogenannten W-Fragen. Sie beginnen mit Fragewörtern wie: Was? Wie? Warum? Welche? etc..
Beispiel: Wie sehen Sie den Einfluß des gesellschaftlichen Wertewandels auf die Manager-Mitarbeiter-Beziehungen?

Offene Fragen erlauben es dem Antwortenden, beliebig viel Informationen zu geben, die aus seiner Sicht die Frage beantworten. Im negativen Extremfall erhalten Sie dann viele wachsweiche Informationen mit wenig Aussage; oder aber keine Information, da der andere Ihnen nicht antworten will. Auf jeden Fall werden Sie jedoch irgendeine Äußerung erhalten. Sie haben also Informationen, mit denen Sie weiterarbeiten können.

Bedenken Sie nun aber: In vielen Fällen glaubt der andere, daß er Ihnen konkrete Information gibt, während Sie glauben, "bla-bla" zu bekommen. Das Problem liegt darin, daß der andere entweder all die andere, präzise Information als selbstverständlich voraussetzt oder aber, daß er die Details im Augenblick selbst nicht im Bewußtsein parat hat. In beiden Fällen ist es die Aufgabe des Fragers, durch weitere Fragen, auch die präzisen Details zu erfahren - falls er interessiert ist.

Dazu helfen *Präzisionsfragen.*

Ein Beispiel: *Frauen müssen immer besser sein*

Wenn Sie eine solche Meinung hören, dann können Sie sich denken "Ja, stimmt oder stimmt nicht" und weiter diskutieren, ohne zu wissen, was tatsächlich gemeint ist. Wollen Sie jedoch wissen, was gemeint ist, dann müssen Sie weiterfragen. Überlegen Sie eine Minute! Welche Fragen würden Sie stellen?

Hier sind die fünf Präzisionsfragen:

Beispiel	**Technik**
	Sie hinterfragen:
• Welche Frauen ......?	• das Hauptwort
• In was müssen sie besser sein?	• das Verb
• Immer?	• das Universalwort
• Frauen, verglichen mit wem?	Sie vergleichen
• Was würde passieren, wenn sie es nicht wären?	Sie stellen die ganze Aussage in Frage

Selbstverständlich stellen Sie nicht alle diese fünf Fragen. Mit einer oder zwei Fragen bekommen Sie eventuell schon wesentlich präzisere Information. Vielleicht sehen Sie am Ende, daß der andere meinte: "Frauen als Manager in der mittleren Managementebene besonders in großen Unternehmen der ... Industrie müssen Präsentationen in Business-Meetings sachlicher und mit mehr faktischen Beweisen halten als es ihren männlichen Kollegen erlaubt ist."

Also, wenn Ihnen das nächste Mal jemand sagt: "Wir müssen die Kosten senken", dann sollten Sie an "Frauen müssen immer besser sein" denken und präzise Fragen stellen, um präzise Informationen zu bekommen.

Aktives Zuhören

In der nachfolgenden Zeichnung funktioniert das aktive Zuhören als Verschluß der Flasche, der die Verstehens-Ja absichern soll. Aktives Zuhören soll am Ende eines sinnvollen Gesprächsabschnittes - das kann nach einem kurzen Informationsaustausch oder nach längerem Gespräch sein - sicherstellen, daß man den anderen auch tatsächlich verstanden hat.

Zunächst die Problematik. Auch Sie haben sich sicherlich schon bei folgendem Verhalten beobachtet: Ihr Gesprächspartner berichtet Ihnen über etwas Interessantes. Während er redet, fangen Sie plötzlich einen interessanten Gedanken, eine Idee, ein Problem oder eine Frage auf; und schon fängt Ihr Computer (Gehirn) an zu überlegen, was Sie antworten sollten, sobald der andere endlich aufhört zu sprechen. Den Rest des Berichtes Ihres Partners bekommen Sie nur noch halb oder gar nicht mehr mit. Endlich hört Ihr Gegenüber auf zu reden. Nun sind Sie an der Reihe...... Und Sie antworten nun tatsächlich nur auf einen Teil dessen, was Ihr Partner Ihnen berichtet hat. Ein schöner Anlaß für Mißverständnisse, Frustration und Konflikt, nicht wahr? Zuhören, aktives Zuhören fällt offensichtlich schwer, vor allen Dingen, wenn wir doch selbst so vieles zu sagen hätten.

Die *Technik des aktiven Zuhörens* ist einfach. Sie verwenden sie sehr wahrscheinlich ganz natürlich, wenn Sie an dem, was der andere Ihnen sagen will, wirklich interessiert sind. Sie fassen das, was der andere Ihnen soeben berichtet hat, in Ihren eigenen Worten sinngemäß richtig zusammen: "Wenn ich Sie richtig verstehe, dann meinen Sie also ......" Wenn der andere bestätigt, daß Sie ihn richtig verstanden haben, dann haben Sie ein Verstehens-Ja, eine *Grundlage für die gemeinsame Kommunikation und Kooperation*. Sollten Sie den anderen mißverstanden haben, dann haben Sie nun die Chance, besser zu verstehen, wenn Sie Ihren Gesprächspartner bitten, seinen Standpunkt dann doch noch einmal zu erläutern.

Aktives Zuhören hat auch einen beträchtlichen positiven Effekt auf den Sprecher. Sie können Ihr Gegenüber damit animieren, weiter zu sprechen und mehr zu berichten. Das ist noch effektiver, wenn Sie gleichzeitig mit "aha" und Kopfnicken Ihr Interesse unterstreichen. Aber bitte aufgepaßt: Ihre Gesprächspartner werden sicherlich bald merken, wenn sie manipulative Absichten haben, wenn Sie etwa aushorchen wollen - das gilt für alle Frage- und Kommunikationstechniken.

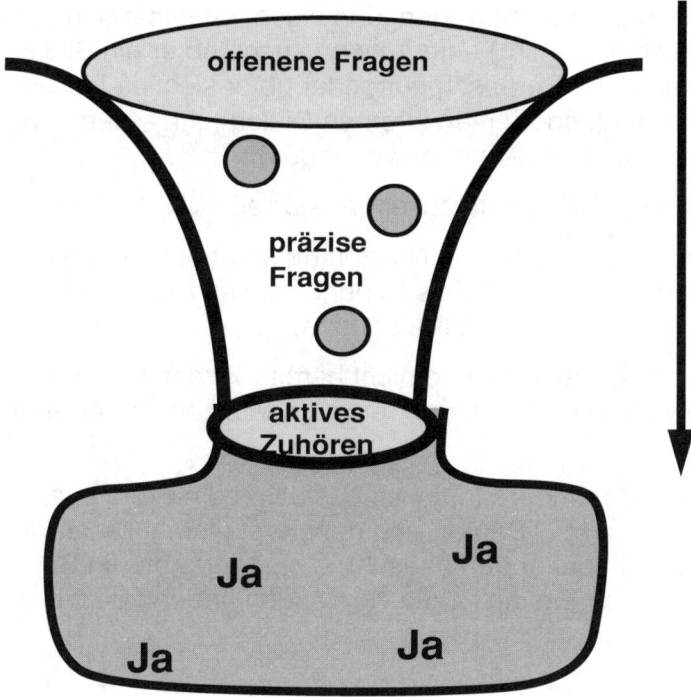

Wer fragt, führt

1. Auf die gleiche Wellenlänge bringen durch
   - Körper, Stimme, Atmen, Sprache
   - Ziele, Vorgehensweise, Themenbereich erklären

2. Für jede Frage: erst Rahmen, Hintergrund, Erklärung - dann erst die Frage stellen

3. Rahmen eventuell durch Visualisierung verdeutlichen

4. Jeweils nur eine Frage stellen

5. Frage kurz, präzise und deutlich stellen

6. Pause machen, abwarten, beobachten
   (z.B. die Augenbewegungen zeigen, ob jemand in seinem Speicher (Gehirn) eine Antwort sucht, ob er ein Bild sieht, eine Stimme/ein Geräusch hört, oder ob er sich in eine Situation hineinfühlt oder einen internen Dialog führt - siehe dazu den Abschnitt über Augenbewegungen)

7. Lockerer Blickkontakt, kein Anstarren

8. Konzentriert zuhören, Notizen (Mindmap) machen - und nicht annehmen, daß Sie als Experte sowieso schon wissen, was er im nächsten Augenblick sagen wird

9. Ausreden lassen - und nicht bereits vorher im Geiste die eigene Antwort formulieren und reinspringen, sobald der andere Luft holt

10. Wenn der andere fertig ist, bestätigend nicken, eventuell: "interessant", "Danke" und dann erst einmal zusammenfassen, was Sie verstanden haben und den anderen um Bestätigung fragen, ob Sie ihn richtig verstanden haben (aktives Zuhören)

Wer fragt, führt -
mit diesen Fragetypen

1. *Zuerst offene Fragen stellen, Fragen, die es dem anderen erlauben, das zu sagen, was er selbst für wichtig hält - so vermeidet man zu frühe Einengung und ein Nein (das ist die Gefahr bei einer gezielten oder geschlossenen Frage)*

   Beispiel: "Was denken Sie über Frauen im Berufsleben?"

2. *Dann mit Präzisionsfragen konkrete Informationen erfragen, d.h. Begriffe hinterfragen*

   Beispiel: "Frauen müssen immer besser sein"

   • Hauptwort: "An welche Frauen denken Sie insbesondere?"
   • Verb: "Was speziell müssen Frauen besser tun?"
   • Universalwort: "Immer?"
   • Vergleich: "Frauen, verglichen mit wem?"
   • in Frage stellen: "Was würde passieren, wenn sie es nicht wären?"

3. Schließlich aktives Zuhören, d.h. dann mit eigenen Worten sinngemäß richtig wiedergeben, was Sie vom anderen verstanden haben

   - so bekommen Sie ein leichtes Ja, ein Ja für das gegenseitige Verstehen
   - das ist die Grundlage für die Ja-Kette
   - und Sie vermeiden Mißverständnisse

   Beispiel: "Wenn ich Sie richtig verstanden habe, dann sagen Sie also, daß ... ! Ist es das, was Sie sagen wollten?"

Körper-Sprache

Schule und Universität lehren uns, auf die Worte der Menschen zu hören. Erst in Management-, Kommunikations- oder Verkaufsseminaren lernen viele Menschen, daß wir uns nicht nur verbal, sondern auch mit dem Körper ausdrücken. Neugierde und Faszination des Neuen verführen schnell dazu, denen zu glauben, die lehren, daß eine bestimmte Körperhaltung jeweils etwas ganz bestimmtes bedeutet. Das mag richtig sein. Ich wende mich allerdings aus zwei Gründen gegen diese Schule:

1. Es kann sein, daß die vor der Brust verschränkten Arme Ablehnung bedeuten, es kann aber auch ganz einfach sein, daß es der Person kalt ist. Oder allgemeiner: Körper-Sprache kann immer nur im Kontext mit anderen Signalen und mit der gesamten Situation, in der die Kommunikation stattfindet, gesehen werden.

2. Halbwissende Laien kehren das angebliche Wissen um die Bedeutung von Haltungen und Gesten in Interpretation der Art, daß sie meinen zu wissen, was der andere denkt. Sie machen Rückschlüsse auf Inhalte des Denkens des anderen. Ich finde, das ist für beide Partner gefährlich. Man kann nur annehmen, was der andere denkt.

Warum sollten Sie dennoch den anderen beobachten, wenn ich mit dem o.a. recht habe?

1. Veränderungen in der Körperhaltung zeigen oft Veränderungen im Denk- bzw. Kommunikationsprozeß an. Beobachten Sie Ihr Gegenüber. Während Sie sprechen schaut er Ihnen zu, lehnt zurück, macht sich eventuell hier und da Notizen. Plötzlich sehen Sie, wie er etwas unsicher seine rechte Hand hebt, den Mund öffnet, sich etwas nach vorne lehnt, tief Luft holt etc. Das sind Signale dafür, daß er nicht mehr zuhören, sondern etwas sagen will. Seine Körperhaltung hat sich verändert, weil sein Denken sich verändert hat. Es macht also nicht viel Sinn, wenn Sie noch länger reden.

2. Wie Sie unter dem Stichwort "auf die gleiche Wellenlänge bringen" lesen können, ist die Einnahme einer ähnlichen Körperhaltung, also das Spiegeln, eine der Rapport-Techniken, die besonders einfach und wirkungsvoll sind. Voraussetzung ist, daß Sie den anderen beobachten.

3. Die Augenbewegungen verdienen besondere Beobachtung, denn man hat festgestellt, daß sie Hinweise darauf geben, auf welchem Informationsverarbeitungskanal der Denkprozeß stattfindet, wie also jemand denkt (nicht was!).

Haben Sie schon einmal folgendes beobachtet?

Sie stellen ein Frage. Und Ihr Partner sagt: "Laß mich mal sehen!" Dabei schaut er überdeutlich mit seinen Augen nach oben rechts.
Ihr Partner sieht in dem Augenblick tatsächlich. Er ruft in seinem Informationsspeicher ein Bild ab.

Wenn Sie also die Augenbewegungen beobachten, können Sie erstens erkennen, ob der andere Ihnen zuhört, also nach-denkt; Sie können zweitens erkennen, wie er die Informationen verarbeitet: visuell, auditorisch (hören) oder kinästhetisch (fühlen). Auf der nächsten Seite finden Sie das Beobachtungsmuster.

Die Augenbewegungen zusammen mit der VAK-Sprache geben Ihnen Hinweise darauf, welches der bevorzugte Informationsverarbeitungskanal Ihres Partners ist.
Abhängig vom bevorzugten Kanal sprechen wir auch jeweils eine andere VAK-Sprache. Wenn Sie diese erkennen, dann steht Ihnen eine weitere Rapport-Technik zur Verfügung: Sie verwenden etwa bei einem stark visuellen Partner häufiger visuelle Wörter (studieren Sie bitte die Liste mit VAK-Wörtern).

Damit stellen Sie nun nicht nur Rapport her (gleiche Wellenlänge), sondern Sie helfen Ihrem Partner auch beim Erinnern. Wenn Sie einen visuellen Typ in der kinästhetischen Sprache ansprechen, geben Sie falsche Schlüssel-Wörter. Ihr Partner muß Ihre Wörter erst übersetzen. Visuelle Schlüssel öffnen das Gedächtnis bei diesem Partner schneller und besser.

Was man an den Augenbewegungen erkennen kann

- Informationsverarbeitungsprozesse -

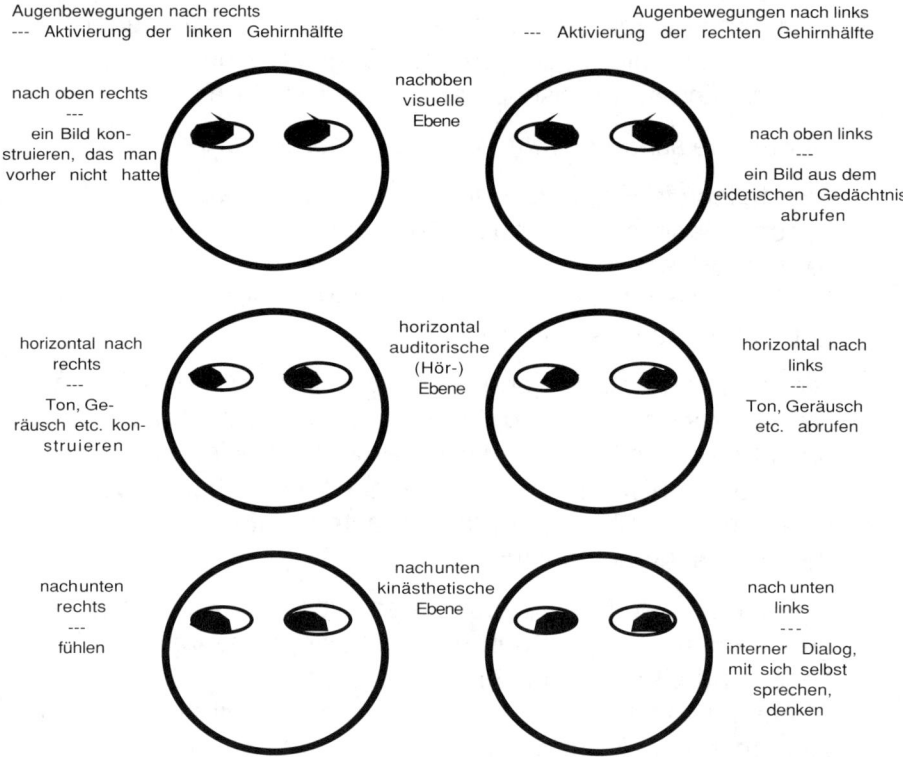

Augenbewegungen nach rechts
--- Aktivierung der linken Gehirnhälfte

Augenbewegungen nach links
--- Aktivierung der rechten Gehirnhälfte

nach oben rechts
---
ein Bild konstruieren, das man vorher nicht hatte

nachoben
visuelle
Ebene

nach oben links
---
ein Bild aus dem eidetischen Gedächtnis abrufen

horizontal nach rechts

Ton, Geräusch etc. konstruieren

horizontal
auditorische
(Hör-)
Ebene

horizontal nach links

Ton, Geräusch etc. abrufen

nachunten
rechts
---
fühlen

nachunten
kinästhetische
Ebene

nach unten
links
---
interner Dialog, mit sich selbst sprechen, denken

Sie können nicht erkennen, was Ihr Partner denkt bzw. welche Informationen er gerade verarbeitet. Sie können also in dem Sinne nicht in das Hirn schauen. Das ist alles Ihre Interpretation. Sie können aber erkennen, ob Ihr Partner Informationen verarbeitet und wie bzw. welchen Kanal er benutzt. Das gibt Ihnen wichtige Hinweise auf den bevorzugten Informationsverarbeitungskanal und eröffnet die Möglichkeit dazu, Techniken einzusetzen, wie man den anderen durch die Sprache auf die gleiche Wellenlänge bringt. Siehe dazu: auf gleiche Wellenlänge bringen.

Fragen zur Beobachtung der Augenbewegungen

Die folgende Fragenliste soll Ihnen helfen, die Augenbewegungen zu beobachten. Am besten probieren Sie diese Übung mit einem Freund aus. Achtung: Ihr Partner sollte vorher noch nichts über die Augenbewegungen wissen. Er/sie könnte die Übung als zu künstlich erleben und sich verkrampfen. Es ist dann schwerer zu beobachten. Noch besser ist es, wenn Sie zu dritt sind:

- einer liest die Fragen vor
- einer wird beobachtet (er braucht nicht verbal zu antworten, wichtig ist, daß er mental eine Antwort sucht und findet)
- einer beobachtet die Augenbewegungen (Notizen machen!)

1 Welche Farbe hat Ihr Auto?
2 Wo haben Sie letztes Jahr Ihren Urlaub verbracht?
3 Wie haben Sie sich gefühlt, als Sie das letzte Mal mit Ihrem Chef gesprochen haben?
4 Bitte erinnern Sie sich an das größte Erfolgserlebnis, daß Sie in den letzten 3 Monaten hatten.
5 Bitte erinnern Sie sich an eine Situation, in der Sie sich sehr unwohl gefühlt haben.
6 Stellen Sie sich einen rosa Elefanten vor.
7 Wie fühlt es sich an, wenn Sie über kühle Seide streichen?
8 Was würden Sie als erstes tun, wenn Sie den Job Ihres Chefs übernehmen könnten?
9 Was ist Ihr Lieblingsschlager?
10 Was werden Sie in Ihrem nächsten Urlaub tun?
11 Was werden Sie als erstes tun, wenn Sie das nächste Mal in Ihr Büro gehen?
12 Wie sieht Ihr Lieblingstier aus?
13 Wie sehen Ihre Küchenmöbel aus?
14 Stellen Sie sich verschiedene Menschen vor: einen Schwarzen, einen Chinesen, einen Japaner, einen Inder, einen Pygmäen, einen Bayern!
15 Wie hat es sich angefühlt, als Sie das letzte mal mit Ihrem Partner oder Ihrer Partnerin Liebe gemacht haben?
16 Wie hört sich das Pfeifen des Wasserkessels an, wenn das Wasser kocht?
17 Wie hört sich die Melodie von Big Ben in London an?
18 Wie fühlt es sich an, wenn Sie Ihre Hand in eiskaltes Wasser halten?
19 Was empfinden Sie, wenn Sie einen Sonnenuntergang sehen?
20 Stellen Sie sich ein lachendes Kindergesicht vor.

VAK - Sprache

VISUELL	AUDITORISCH	KINÄSTHETISCH
sehen	hören	anfühlen
schauen	sprechen	handhaben
beobachten	schreien	tasten
betrachten	das hört sich gut an	schmecken
voraussehen	klingeln	empfinden
illustrieren	singen	riechen
malen	fragen	anfassen
zeigen	harmonisieren	betroffen
klarstellen	harmonisch	schmerzlich
ein Bild machen von	komponieren	bewegen
sich einbilden	klingen	beeindrucken
anschaulich	Klang	Eindruck
das sieht gut aus	Stimme	kitzeln
deutlich	Ton	Geschmack
malerisch	brillant	Gefühl
grafisch	klar	unbequem
kurzsichtig	leise	Stimmung
weitsichtig	lauschen	reiben
Vision	horchen	anfaßbar
Perspektive	Geräusch	handlich
Blitz	Alarm	empfindsam
Aussicht	schallend	angespannt
in Aussicht stellen	rufen	scharf

Abhängig von ihren bevorzugten Informationskanälen sprechen Menschen auch entweder eher eine visuelle, eine auditorische oder eine kinästhetische Sprache. Ein einfaches Beispiel dafür, daß man dasselbe in den drei verschiedenen Sprachen ausdrücken kann:
"Das sieht sehr gut aus!"
"Das beeindruckt mich sehr!"
"Das hört sich sehr gut an!"

Hören Sie also auf die Sprache Ihres Partners. Finden Sie heraus, ob er die V-, die A- oder die K-Sprache spricht. Und dann wählen Sie selbst verstärkt die Sprache und die Wörter des anderen. Dadurch können Sie sich selbst und Ihren Partner auf die gleiche Wellenlänge bringen - zusätzlich und/oder alternativ zu den anderen Techniken.

Auf die gleiche Wellenlänge bringen

Haben Sie das schon einmal beobachtet?

- Eine Gruppe sitzt in einem angeregten Gespräch vertieft um einen Tisch herum. Jeder ist interessiert und beteiligt. Alle lehnen nach vorne mit den Armen auf dem Tisch aufgestützt. Einer aus der Gruppe lehnt sich nach hinten und streckt seine Beine unter dem Tisch aus. Nur Sekunden später lehnen sich alle anderen ebenfalls zurück und strecken ihre Beine aus.
- Ein Baby schreit. Die Mutter eilt herbei, nimmt das Baby auf den Arm, wiegt es in sanftem Rhythmus, spricht ruhig und besänftigend mit etwas höherer Stimme und fängt an ein Lied zu singen. Das Baby beruhigt sich.
- Sie sitzen bei einem schönen Abendessen mit Ihrem Partner/Ihrer Partnerin. Sie genießen es, mit ihm/ihr zusammen zu sein. Das Essen und der Wein sind exzellent. Dabei entdecken Sie, daß Sie wiederholt gleichzeitig zum Glas greifen und trinken.

Sicherlich fallen Ihnen ähnliche Beispiele ein. Beispiele, in denen Menschen auf der gleichen Wellenlänge sind. Sie erkennen das daran, daß Körperhaltung, Körperbewegungen, ja Sprache und Atemrhythmus ähnlich oder gar gleich sind. Diesen Zustand, den wir offensichtlich immer schon herstellen, wenn wir uns wohlfühlen und wenn wir die Menschen mögen, nennt man "Rapport". Oder auf deutsch: Man ist auf der gleichen Wellenlänge. Was man so selbstverständlich tut, kann man auch ganz bewußt anwenden. Zum Beispiel im Mitarbeiter-, im Verkaufs- oder im Beratungsgespräch. Die Technik besteht darin, zum Spiegel des anderen zu werden, also entweder mit dem Körper, mit dem Atmen, mit dem Sprechen oder der Sprache dem anderen ähnlich werden. Ich werde mich z.B. in ähnlicher Haltung wie der andere hinsetzen, den Atemrhythmus angleichen etc. Auf der folgenden Seite finden Sie eine lange Liste von Möglichkeiten. Probieren Sie aus. Jeder kann seine Technik finden. Am wirkungsvollsten sind jedoch die Angleichung der Atmung und der Körperbewegungen.

Machen Sie den Test: Werden Sie zunächst zum Spiegel des anderen. Wenn Sie sich wohl und sicher fühlen, ändern Sie Ihre Haltung, Atmung, etc. Wenn der andere Ihnen folgt, also zu Ihrem Spiegel wird, dann können Sie sicher sein, daß Sie Rapport haben.

Denken Sie daran: Rapport ist Voraussetzung dafür, daß der andere mit Ihnen offen redet, Ihnen zuhört, Ihnen vertraut, mit Ihnen Probleme löst. Und: Rapport kann den anderen beruhigen, ihn aus seinem Streß herausholen, entspannen, die Hitze aus einer konfliktären Diskussion nehmen. Das sind alles Voraussetzungen für eine klare, rationale Diskussion. Hochschäumende Emotionen würden zerstören.

Rapport-Techniken

Körper:	• ähnliche Körperhaltung, Bewegungen • gleicher Rhythmus von Bewegungen
Atmen:	• gleicher Rhythmus • gleicher Körperteil (obere Brust, Brust, Bauch)
Sprechen:	• ähnliche Tonlage • ähnliche Lautstärke • ähnliche Geschwindigkeit • ähnlicher Rhythmus
Sprache:	• visuelle, auditorische, kinästhetische Sprache • gleiche Expertenwörter • gleiche allgemeine Ausdrücke
Allgemeines:	• positive Einstellung zu sich selbst • positive Einstellung zum anderen • ein Ergebnis erreichen wollen, das ein Gewinn für beide ist • Interesse an den Themen, Problemen des anderen • den anderen ernst nehmen • vom anderen lernen wollen • Vertrauen in den anderen haben • entspannen • lächeln • fragen und reden lassen statt sagen • aktiv zuhören • bestätigend mit dem Kopf nicken • mmh, mmh, mmh • Notizen machen und Notizen für gelegentliche Zusammenfassungen nutzen • offene Körperhaltung und Gestik • Stacheldrahtwörter vermeiden • gefährliche Themen meiden • ähnliche Kleidung tragen • den anderen an seinem Platz treffen • Sesselecke statt Schreibtisch • sitzen statt stehen

Wir mögen Menschen, die wie wir sind.
Der Spiegel des anderen.

Stressfreie Abläufe

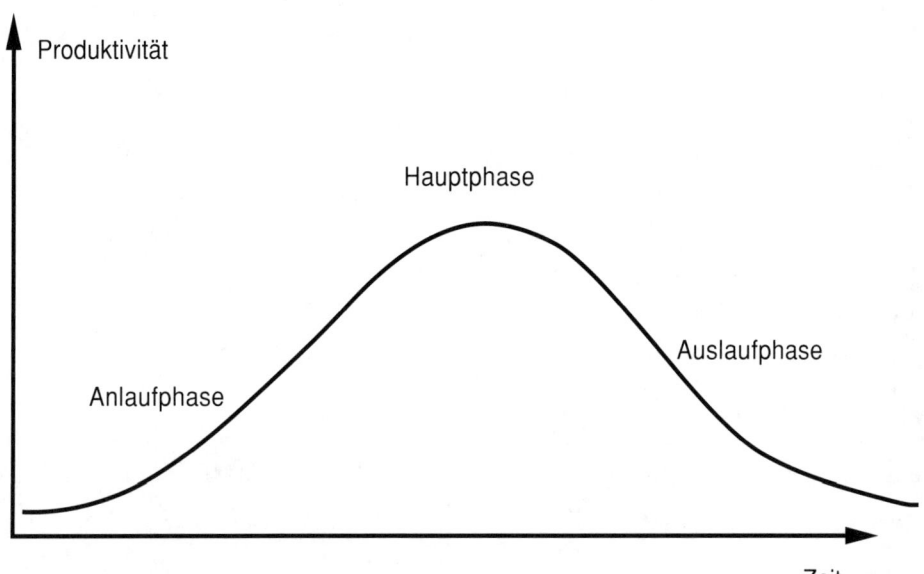

So läuft ein gutes französisches Dinner ab.

So macht man Liebe.

So sollte auch ein Meeting ablaufen.

So sollte auch eine Präsentation dramaturgisch gestaltet sein.

So sollte auch ein Seminar und jeder einzelne Teil eines Seminars ablaufen.

NICHT GLEICH MIT DER TÜR INS HAUS FALLEN!

NICHT GLEICH ABSPRINGEN UND WEGRENNEN!

Verhaltens- und Problemlösungs- typen

Situations- gerechtes Führen

Menschliches Verhalten

Ohne in den andauernden Streit über "Anlage oder Erziehung" einzugreifen, hier einige Tatsachen und Annahmen über Verhalten. Mein Ziel ist es, ein übersichtliches und brauchbares Modell darzustellen; nicht: wissenschaftliche Details zu debattieren.

Wodurch wird Verhalten geprägt?

Genetisches Erbe und Betriebsprogramme

Als Neugeborene sind wir bereits mit dem genetischen Erbe von Vater und Mutter ausgestattet. In wissenschaftlichen Experimenten ist man inzwischen auf dem langen Weg, die Genstrukturen zu entschlüsseln. Bei Pflanzen und Tieren (z.B. bei Schweinen) hat man bereits Gen-Operationen vorgenommen und damit das Erbgut verändert.

Bereits vor der Geburt hat der erste von zwei Gehirnspurts stattgefunden. In einem solchen Gehirnspurt vermehren sich die Gehirnzellen und es werden Verdrahtungen zwischen den Gehirnzellen hergestellt. Damit sind - wenn der Vergleich möglich ist - die Hardware und die Betriebsprogramme im Gehirn fertiggestellt. Der zweite Gehirnspurt findet 1 bis 2 Jahre nach der Geburt statt. Damit sind dann die grundlegenden Programme des Menschen gegeben.

Grundsätzlich ist in diesem frühen Stadium der individuellen Entwicklung der grobe Rahmen für unser zukünftiges Verhalten als Kind und Erwachsener festgelegt. Die konkreten Ausformungen der Talente, Eigenschaften und Verhaltensweisen sind noch nicht festgelegt. Die Plastizität, also die Formbarkeit des Verhaltens, ist noch sehr groß.

Erziehung

Man hat nachweisen können, daß der Fötus (das noch nicht geborene Kind) bereits im Mutterleib die Umwelt wahrnimmt und auf Reize reagiert. Wenn man so will: Erziehung findet bereits im Mutterleib statt. Auf jeden Fall setzt Erziehung nach der Geburt an. Recht unwissenschaftlich, doch für den alltäglichen Gebrauch präzise genug, kann man Erziehung als Programmierung beschreiben.

Die Bezugspersonen des Kindes -
zunächst Eltern, Geschwister und
Verwandte, später Lehrer, Priester,
Chefs, Mitarbeiter, Kollegen, Freunde, etc. - stellen Verhaltenserwar-
tungen an das Individuum mit dem
Anspruch, daß es die Erwartungen
erfüllt und sich dementsprechend
verhält. Diese Bezugspersonen können das Verhalten des Individuums

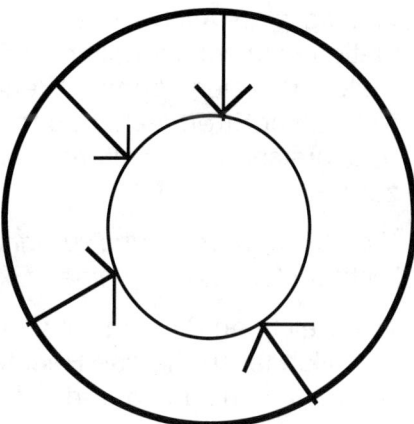

• positiv verstärken = belohnen
• negativ verstärken = bestrafen
• ignorieren

Durch diese Reaktionen auf das gezeigte/beobachtete Verhalten
erhöhen sie die Wahrscheinlichkeit, daß das Individuum sich in einer
bestimmten Art und Weise verhält. In zahlreichen Experimenten, wie
auch in jedermanns alltäglicher Erfahrung, zeigt sich, daß die positive Verstärkung die effizienteste Methode ist: also loben, wenn der
andere etwas richtig macht, statt immer nur auf die Fehler hinzuweisen. Nichts ist erfolgreicher als der Erfolg bzw. das Erfolgsgefühl.

In den meisten Fällen verläuft dieser Prozeß wohl ungeplant und unbewußt ab. Auf jeden Fall lernt das Kind, was richtig und was falsch
ist. Es lernt durch Erfahrung in seiner Beziehung zu den Bezugspersonen, was es wie tun muß, damit seine Bedürfnisse befriedigt
werden.

Man sagt, daß bis zum sechsten Lebensjahr alle Verhaltensgrund-
muster angelegt sind und daß sie sich im weiteren Leben nur durch
traumatische Erfahrungen oder durch langwierige Verhaltensthera-
pie verändern lassen.

Schlußfolgerung: Die allgemeine Art und Weise, wie sich ein Individuum in bestimmten Situationen und bestimmten Personen gegenüber verhält, um seine Ziele zu erreichen und Bedürfnisse zu befriedigen, ist festgelegt. Das bedeutet jedoch nicht, daß konkretes Verhalten im Laufe des Lebens nicht geändert werden könnte. Wie noch zu
beschreiben sein wird: Verhaltensänderung ist möglich.

Wichtig ist es auch zu sehen, daß wir in entspannten, "normalen" Situationen unser Verhalten flexibel anpassen können, ja sogar eine Rolle vorspielen können. Wenn wir jedoch z.B. in einer Konfliktsituation unter Streß stehen, dann fallen wir auf unsere eingefahrenen, "erfolgreichen" Verhaltensmuster, auf unsere gewohnten Programme zurück.

Was "Programme" und "programmiert sein" bedeutet, kann sehr leicht an folgendem kleinen Experiment nachvollzogen werden:

1.	Zeichnen Sie zunächst ein Rechteck. Nun teilen Sie das Rechteck mit nur einer einzigen geraden Linie in zwei Teile. Das ist verdächtig einfach, nicht wahr? Es gibt viele richtige Lösungen.

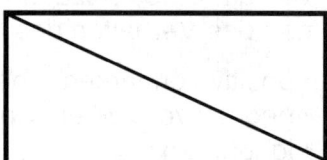

Nun, aufgepaßt: Zeichnen Sie ein Viereck und teilen Sie es mit nur einer einzigen geraden Linie in drei Teile.Das hört sich nun verdächtig kompliziert an. (Erst versuchen, dann weiterlesen!)

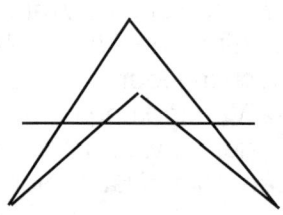

Es ist aber ganz einfach, wenn man entdeckt, daß ein Viereck nicht notwendigerweise wie ein Rechteck oder wie ein Quadrat aussehen muß.

Unser hergebrachtes Programm heißt also: Viereck = Rechteck oder Quadrat. Versuchen Sie einmal ein Viereck, das wie ein Dreieck aussieht. Sie werden die Lösung bald finden.

2.	Hier eine *kleine Auswahl anderer Programme* (entnommen aus: Vera F. Birkenbihl, Freude durch Stress, Moderne Verlags GmbH, 3. Auflage, 1983). Vielleicht erkennen Sie einige Ihrer Programme wieder:

•	Nur Männer können logisch denken.
•	Männer sollen keine Gefühle zeigen.
•	Frauen können nicht logisch denken.
•	Frauen dürfen ihre Gefühle ausleben.
•	Zärtlichkeit ist nur für Säuglinge und Kleinkinder wichtig.

- Ein erwachsener Mensch braucht keine Zärtlichkeit mehr, wenn doch, dann ist er unreif.
- Onanie ist gefährlich.
- Geschlechtsverkehr ist nur zum Kindermachen da.
- Männer oder Frauen untereinander dürfen sich nicht lieben.
- Orale Liebe ist des Teufels.

Vielleicht haben Sie soeben noch ein weiteres Programm entdeckt: "Solche Sachen schreibt man doch nicht, schon gar nicht in solchen Unterlagen."

3. **Noch einige Programme**:

- Probleme dieser ...... Art löst man so ......

- Vorgesetzten gegenüber benimmt man sich respektvoll ......

-

- "Finden Sie doch selbst einige!"

Selbstverständlich sind uns die meisten unserer individuellen Programme nicht bewußt (oder sogar alle?). Wir verhalten uns also bei Auftreten bestimmter Stimuli (Reize) in bestimmten Situationen in ganz bestimmter Art und Weise. Durch Erfahrung haben wir gelernt, daß dies die "richtige" Reaktion ist. So reagieren wir, ohne daß unser Denkhirn bewußt die Situation analysiert und bewußt entscheidet. Man muß jedoch bedenken, daß es geradezu tödlich wäre (auf jeden Fall würde es uns handlungsunfähig machen), wenn wir alles zunächst bewußt analysieren und dann bewußt entscheiden müßten.

Oft ist unsere Reaktion nicht unbedingt die richtige, sondern eventuell nur die einzige, die wir kennen, also zur Verfügung haben. Das erinnert an die Menschen, die in bestimmten Situationen immer wieder denselben Fehler machen, immer wieder scheitern, selbst aber nicht in der Lage sind, eine andere Verhaltensweise zu sehen und anzuwenden.

Hier werden *zwei weitere Schlußfolgerungen* deutlich:

- Verhaltensveränderung ist nicht Veränderung eines bestimmten Verhaltens, sondern es ist das Hinzulernen einer alternativen Verhaltensweise, die im erfolgreichen Falle nun statt des alten Verhaltens angewendet wird.

- Wir können uns umso flexibler und situationsgerechter verhalten, je mehr unterschiedliche Verhaltensweisen wir gelernt haben.

Um "Programme zu verändern" bzw. besser: *um neue Programme hinzuzulernen*, ist die wichtigste Voraussetzung, daß man die bestehenden Programme bewußt erkennt. Ich schlage Ihnen daher zunächst folgende Übung vor. Sie kann Ihnen helfen, einige Ihrer Programme in Ihren Beziehungen zu anderen Menschen zu erkennen.

1. Notieren Sie mit einigen Stichworten möglichst konkret vier Konfliktsituationen, die sie selbst durchlebt haben

   - aus der Kindheit als Kind mit Ihren Eltern
   - aus der Schule als Schüler mit einem Lehrer
   - aus dem Berufsleben mit einem Vorgesetzten, Kollegen, Mitarbeiter, Kunden, etc.
   - aus dem Privatleben mit Ihrem Partner

   Beantworten Sie so konkret wie möglich zu jedem Fall die folgenden Fragen:

   - wer war beteiligt?
   - wie haben sich die anderen verhalten, was haben sie gesagt?
   - was habe ich gemacht, gesagt?
   - worum ging es?
   - wie ist das Ganze ausgegangen?
   - wie habe ich mich gefühlt?

   Am besten ist es, wenn Sie diese Übung zusammen mit einem Freund machen. Er kann Ihnen helfen, die Situationen zu analysieren und die Programme zu erkennen.

2.   Erst nachdem Sie Ihre Notizen beendet haben, gehen Sie nun
     an den nächsten Schritt:

     Vergleichen Sie die vier Konfliktsituationen. Was haben diese
     Situationen gemeinsam? Wo erkennen Sie Ähnlichkeiten? Das
     gleiche Thema? Die gleiche Art von Personen? Oder das
     gleiche Verhalten?

     Wenn Sie ehrlich zu sich selbst sind und es ernst meinen, dann
     können Sie Ihre typischen Konfliktmuster erkennen.

Flexibles Verhalten und Streß-Verhalten

All die oben beschriebenen Annahmen schließen Verhaltensflexibilität nicht aus. Im Gegenteil, diese ist impliziert. Wir haben z.B.
gelernt, daß man sich einer bestimmten Art von Person gegenüber
so verhält, einer anderen Art von Person anders. Für einen neutralen
Beobachter liegt die Schlußfolgerung nahe, daß wir flexibel sind, da
wir uns zwei verschiedenen Personen gegenüber jeweils
unterschiedlich verhalten.

Flexibel können wir allerdings nur sein, wenn wir uns in stressfreien
Situationen befinden.

Sehen wir uns einmal an, was *Stress im Gehirn und im Körper tut*:

Wir haben gelernt (Programme!), daß bestimmte Situationen für uns
ungewöhnlich und gefährlich sind. Solche Situationen lösen in uns
Stressreaktionen aus. Der Neuheiten-Entdeckungs-Mechanismus
(NEM) im Zwischenhirn entscheidet vor-bewußt, ob Gefahr im Verzu-
ge ist oder nicht. Im Falle von Gefahr schaltet der NEM um auf die
Stressreaktion. Stressreaktion heißt, daß der ganze Körper vorbereitet wird, entweder wegzulaufen oder zu kämpfen. Diese Reaktion
läuft bei uns Menschen genauso ab wie bei den Tieren. Sauerstoff,
Lebensenergie im Körper, wird aus dem Gehirn abgezogen und dem
restlichen Körper zur Verfügung gestellt. Normalerweise wird
ungefähr 25% des Sauerstoffes im Körper vom Gehirn gebraucht.
D.h. in Stress-Situationen haben wir weniger Sauerstoff im Gehirn
zur Verfügung. D.h. wir haben dann weniger Energie zum bewußten
Denken und Handeln - wir stehen im Nebel (blackout) und handeln
quasi auf einem niedrigeren intellektuellen Niveau.

In solchen Situationen fallen wir auf unsere festeingefahrenen, automatisch ablaufenden Verhaltensmuster zurück. Der Spielraum des bewußten und flexiblen Verhaltens wird signifikant eingeschränkt. Unser Programm spult ab. Ist einmal die Situation bereinigt, wieder stressfrei, dann stellen wir oft genug fest, daß wir das doch so gar nicht tun wollten; wir hatten doch gar nicht die Absicht, daß ......!

Was ist die *Schlußfolgerung* daraus?

Wenn wir uns selbst oder andere Personen in schwierigen, eventuell stressigen Situationen beobachten, können wir Aufschlüsse über die Verhaltensprogramme, d.h. allgemein über den Verhaltenstyp bekommen.

Das ist deswegen wichtig für uns zu erkennen, weil *das Verhalten des anderen unser eigenes Verhalten beeinflußt*. Das Verhalten des anderen geht als Information in unser Gehirn. Der größte Teil dieser Information wird von unserem Gehirn unbewußt gespeichert. Durch unser Unterbewußtsein wird dann

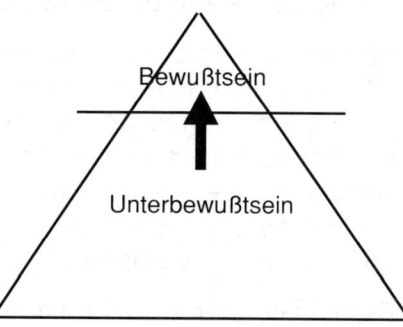

unser eigenes Verhalten geprägt. Es scheint eine Regel zu geben: Was wir unterbewußt - also nicht bewußt - wahrnehmen, beeinflußt uns stärker als unsere bewußten Wahrnehmungen.

Was ist die *Schlußfolgerung* daraus?

Wir sollten lernen, uns und unsere Mitmenschen zu beobachten. Unsere *Beobachtungen* sollten uns zu Korrekturen unserer Sicht- und Verhaltensweisen führen.

Natürlich ist Verhalten sehr komplex und detailliert und daher schwierig zu beobachten. Deswegen sollten wir Verhaltenstypologien bzw. -modelle gebrauchen. Modelle können uns helfen, die Komplexität zu reduzieren, damit wir "vor lauter Bäumen den Wald nicht übersehen". Modelle sind wie Brillen, durch die wir die Welt und die Menschen in jeweils bestimmter Art und Weise sehen.

Ein Wort über Modelle und Vor-Urteile:

Ich meine, daß unsere Vor-Urteile auf unseren nicht bewußt gemachten individuellen Theorien über das Verhalten anderer beruhen. Wir benutzen (jeder von uns) Menschentypologien, um andere zu beurteilen. Diese Typologien formen sich aus unseren Wertvorstellungen und Erfahrungen (das sind auch Programme). Oft sind diese individuellen Programme jedoch konfus, komplex oder übersimplifiziert, kurz: für den verantwortlichen Umgang mit anderen Menschen nicht geeignet. In den meisten Fällen sind uns diese Beurteilungs-Programme nicht bewußt. Unsere Aus-Rede ist: Wir haben eine gute Menschenkenntnis oder Intuition.

Unsinn!

Intuition und Menschenkenntnis kommt nicht von nichts. Sie basieren auf unseren Erfahrungen (siehe oben). Sie spulen sich unbewußt und daher unreflektiert ab.

Dahingegen können uns theoretisch abgesicherte Modelle einen einfachen und nützlichen *Bezugsrahmen* bieten, durch den wir die Vielfalt und Komplexität unserer Wahrnehmungen sortieren und gebrauchsfähig vereinfachen können. Modelle helfen also zu sehen und zu verstehen.

Außerdem helfen Modelle auch bei der gegenseitigen Verständigung. Im Austausch mit anderen Menschen können sie die gemeinsame Verständigungsbasis abgeben - sie werden dann zu einer gemeinsamen Sprache.

Objektivität und Subjektivität

Einstein hat für die Naturwissenschaften und für die Philosophie die Relativitätstheorie formuliert. Mir scheint es notwendig, auch für die Verhaltenstheorien eine Relativitätstheorie zu entwickeln.

Warum?

Haben Sie es auch schon einmal erlebt, wie ein und dieselbe Person von zwei unterschiedlichen Beobachtern unterschiedlich beurteilt wurde? Und haben Sie auch vielleicht die dann aufkommenden Streitgespräche erlebt, in denen es darum geht, wer denn nun recht hat?

Sehen Sie sich das folgende Beispiel an:

Auf der Verhaltensdimension "ordentlich - unordentlich" sind drei Personen aufgetragen: A, B und C. Wie beurteilt A das Verhalten von C? Wie beurteilt B das Verhalten von C?

* B: "C ist ein Chaot!"
* A: "C ist ein Pedant!"

B	C	A

ordentlich	Durchschnitt	unordentlich

Wer von beiden hat recht? Beide! Warum? Wir beurteilen andere Menschen immer im Vergleich zu uns selbst - meistens unbewußt. Oder: wir haben gewisse Vorstellungen davon, was z.B. "Ordentlich-keit" bedeutet. Wir haben also auch ein Programm für "Ordentlich-keit". Im besten Falle haben wir eine Liste mit Verhaltensmerkmalen, gegen die wir das beobachtete Verhalten beobachten, prüfen und in bestimmte Kategorien einsortieren, um dann zu einem Urteil zu kommen: Chaot!

Ein Wort über **Fragebogen und Fragebogenergebnisse**:

Um diese beschriebene Subjektivität zu eliminieren, stellen Psychologen Fragebogen zur Verfügung. Sie selbst und einige andere Personen, die mit Ihnen zu tun haben, füllen diese Fragebögen mit großen Fragebatterien über Sie aus. Die Ergebnisse werden sodann zu einem Durchschnittswert zusammengefaßt. Somit haben Sie dann eventuell das Ergebnis, daß Sie ein "analytischer Macher" sind.

Ich denke, daß diese Art von Feststellung nicht nur falsch, sondern auch unbrauchbar ist. Das Fragebogenergebnis ist geprägt durch die dahinter stehende Theorie, durch die Formulierung der Fragen und durch die Art und Weise, wie die einzelnen Personen die Fragen verstehen; das letztere allein kann zu sehr unterschiedlichen Ergebnissen führen. D.h., daß Sie ein Ergebnis haben durch diesen besonderen Fragebogen und von dieser besonderen Person. Leider werden dann die Antworten mehrerer/vieler Personen gemittelt - was den Aussagewert noch weiter reduziert.

Hinzu kommt, daß für mich nicht ein statistisch manipuliertes Ergebnis relevant ist, das mir den Schein der Objektivität vorheuchelt, sondern wichtig ist für mich, wie mich die andere Person sieht - sei es noch so subjektiv. Diese andere Person verhält sich mir gegenüber auf der Basis ihrer Meinung über mich. Wenn die andere Person also wichtig für mich ist, dann ist es wichtig für mich zu erkennen, wie sie mich beurteilt. Denn nur so wird ihr Verhalten erklärlich, nur so habe ich eine Chance, an meinem oder ihrem Verhalten etwas zu verändern.

In diesem Prozeß des gegenseitigen Beobachtens und Feedbacks liegt der Wert von Modellen. Sie stellen sicher, daß wir die gleiche Sprache sprechen.

Die sich selbst erfüllende Prophezeihung (self fullfilling prophecy)

Zu den grundlegenden Annahmen über menschliches Verhalten im Kontext von Verhaltensbeobachtung und -bewertung gehört auch die sich selbst erfüllende Prophezeihung. Es überrascht mich immer wieder in Seminaren, wie wenig bekannt dieses Prinzip ist. Ich möchte das Prinzip anhand der Beschreibung eines Experimentes aus der wissenschaftlichen Literatur erklären:
Bei ungefähr 100 Schulkindern hat man den Intelligenzquotienten (IQ) ermittelt. Diese Kinder teilte man nach dem Zufallsprinzip in drei Schulklassen auf. In jeder Klasse waren Kinder mit allen vorhandenen Intelligenzniveaus vertreten. Die drei Lehrer der Klassen wurden jedoch wie folgt informiert: In der Klasse A seien die intelligenten Kinder mit einem IQ von größer X; in der Klasse B seien die weniger intelligenten Kinder mit einem IQ von kleiner X; die Klasse C sei eine Kontrollgruppe mit Kindern aller vorhandenen Intelligenzniveaus.

Damit ließ man die Lehrer mit den Kindern für ein Jahr alleine arbeiten. Nach einem Jahr wurde noch einmal der IQ der Kinder ermittelt. Was denken Sie, war das *Ergebnis*?
Die Kinder, von denen der Lehrer glaubte, sie seien intelligent, hatten ein besseres Ergebnis, einen höheren IQ als vor einem Jahr - auch diejenigen in der Klasse, die tatsächlich eher zu den "dummen" Kindern gehört hätten. Die Kinder, von denen der Lehrer glaubte, sie-seien weniger intelligent, hatten einen tieferen IQ. Warum das? Was ist passiert?

Der Lehrer, der glaubte, es mit den intelligenten Kindern zu tun zu haben, hat diese wie intelligente Kinder unterrichtet. Er hat sie gefordert und gefördert, indem er sie aktiv beteiligte und sie mit interessanten Problemstellungen konfrontierte. Der Lehrer der "Dummen" hat sie wie dumme Kinder unterrichtet: mehr oder weniger Frontalunterricht; dumme Menschen kann man ja nichts fragen, man muß ihnen alles vorkauen.

Was ist also das *Prinzip* dahinter?

Wir verhalten uns anderen gegenüber auf der Basis des Bildes, das wir von ihnen haben. Gleichzeitig haben wir bestimmte Erwartungen darüber wie der andere sich uns gegenüber verhalten sollte. Diese Bilder und Erwartungen sind für uns wie ein Filter. Aus all den zur Verfügung stehenden, möglichen Wahrnehmungen filtern wir nur diejenigen aus, die zu unseren Vor-Urteilen passen. Das nennt man *selektive Wahrnehmung*.

Die erwarteten Reaktionen verstärken wir sodann durch Lob. Durch Verstärkung erhöht sich die Wahrscheinlichkeit, daß dieses Verhalten wiederholt gezeigt wird. Damit bestätigt sich im Laufe der Zeit die "Prophezeihung" immer deutlicher. Der andere verhält sich so wie wir ihn sehen.

Was bedeutet das für Manager, Verkäufer ...?

Nehmen Sie an, Sie haben einen faulen, unfähigen Mitarbeiter. Wenn Sie diesen als faul und unfähig behandeln, werden Sie am Ende immer mehr und besser Recht haben. Er wird immer fauler und unfähiger. Sie erziehen ihre Mitarbeiter. Das heißt auch, daß Sie Mitverantwortung für das Verhalten der anderen tragen. Daher sollten Sie sich Ihr Bild von den anderen bewußt machen und Sie sollten wissen, wie Sie sich gegenüber dem anderen verhalten. Ebenso haben die anderen ein Bild von Ihnen. Es wäre für Sie sinnvoll, dieses Bild zu kennen. Damit können Sie sich die Verhaltensweisen des anderen erklären.

Und *noch ein Beispiel* - probieren Sie es aus: Wenn Sie in eine Verhandlung mit dem Bild gehen, daß sie scheitern wird, dann können Sie einigermaßen sicher sein, daß sie scheitern wird. Warum?

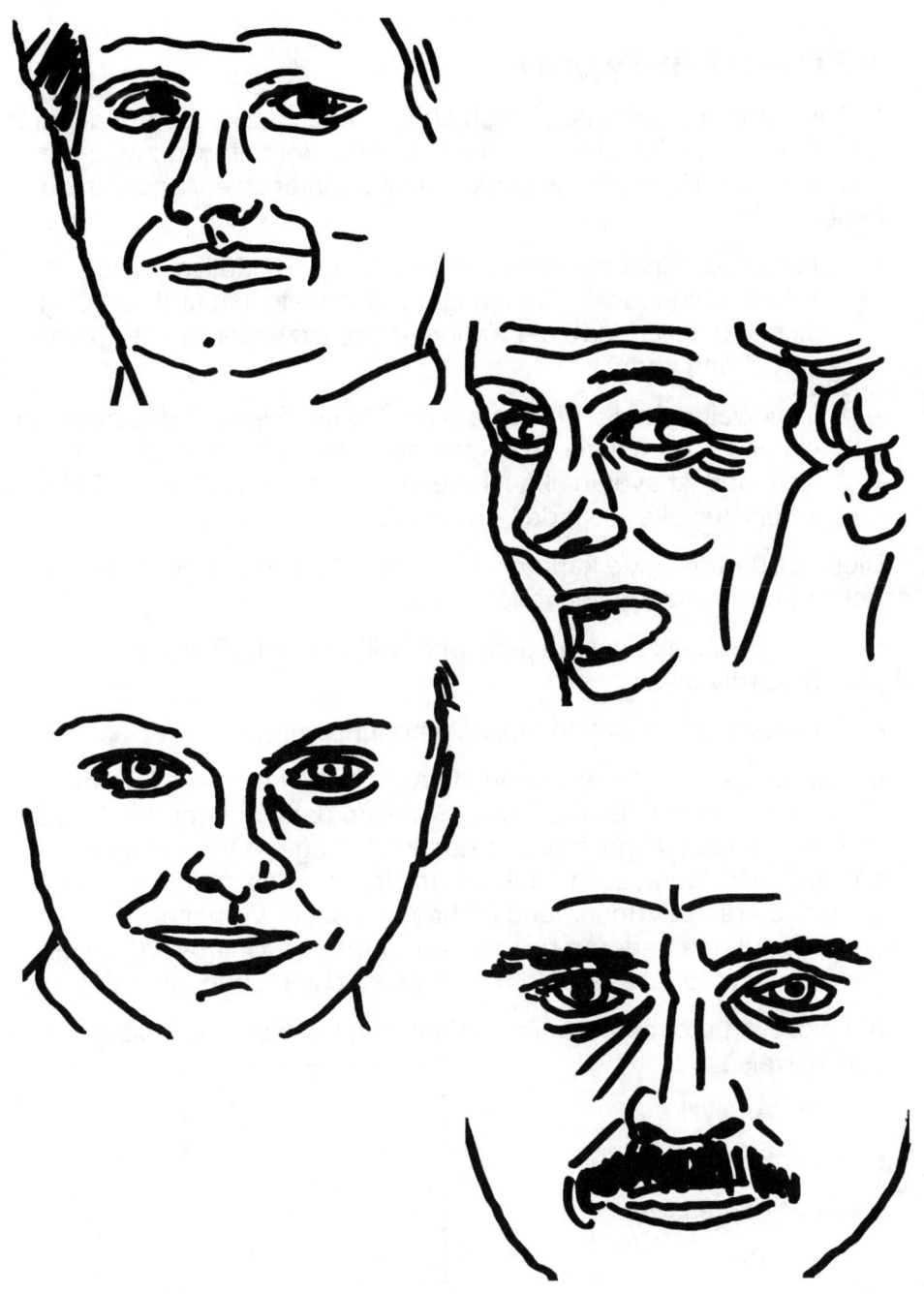

Verhaltenstypen

In Theorie und Praxis hat es sich als wissenschaftlich begründet und praktisch erfolgreich erwiesen, individuelles Verhalten in zwischenmenschlichen Kommunikationssituationen unter zwei Aspekten zu beobachten:

- Inwieweit bringt die Person sich selbst, ihre Motive, Ziele, Pläne, Standpunkte, Meinungen, Ideen, etc. ein und versucht sicherzustellen, daß der andere diese akzeptiert und sich entsprechend verhält.

- Inwieweit geht die Person auf die Motive, Ziele, ... des anderen ein und versucht sie zu verstehen; inwieweit nimmt sie Rücksicht und ist eventuell auch bereit, ihre eigenen Motive, Ziele, ... zurückzustellen, um den anderen zufriedenzustellen.

Diese beiden Aspekte kann man in einem *Verhaltensmodell* als zwei Achsen/Dimensionen verwenden:

- Ich/Durchsetzungsfähigkeit und -wille/Selbstsicherheit (Assertiveness)

- der andere/Empathie/Menschenorientierung

Mit diesen beiden Dimensionen als Achsen läßt sich ein 4-Felder-Modell konstruieren (siehe Grafik). So wird dann auf der Ich-Achse von links horizontal nach rechts das Ich-bezogene Verhalten beobachtet und "gemessen"; links, vom Ursprung ab, zunächst wenig, dann nach rechts zunehmend mehr von diesem Verhalten. Ähnlich bei dem auf den anderen bezogenen Verhalten: Unten wird jeweils eher weniger von diesem Verhalten beobachtet, oben eher mehr.

Auf diese Art ergeben sich im Verhaltensgitter vier idealtypische Verhaltensweisen:

- der Analytiker

- der Freundliche

- der Expressive

- der Macher

F	E
A	M

Bevor Sie die *Verhaltensbeschreibung studieren* sowie sich und andere mit diesem Modell beobachten und "beurteilen", sind noch *einige Anmerkungen* angebracht:

- Dieses Verhaltensgitter ist ein *Modell*. Anders als Theorien brauchen Modelle nicht richtig im Sinne von beweisbar sein. Wichtig ist, daß es theoretisch begründbar und in der Praxis anwendbar und nützlich ist.

- Gerade weil menschliches Verhalten sehr vielschichtig und *komplex* ist, gerade weil jedes Individuum sich (scheinbar) völlig unterschiedlich verhält und in unterschiedlichen Situationen wiederum andere Verhaltensweisen zeigen kann, gerade deswegen ist im *Alltag* ein einfaches Modell notwendig, um überhaupt Verhalten zu sehen, einzuschätzen und sich darauf einstellen zu können.

- Bewußt oder unbewußt benutzen wir alle gewisse *Erfahrungen* oder Theorien als Modelle und "klassifizieren" danach unsere Kommunikationspartner. Dieses Modell - wie andere auch - gibt die Möglichkeit, *bewußt* zu beobachten, zu wissen, was man beobachtet. Und es ermöglicht die *Verständigung* mit den anderen, sofern man das gleiche Modell und die gleiche Terminologie verwendet.

- Dieses Modell mit seinen zwei Dimensionen und vier Typen stimmt weitestgehend *überein mit den bekannten Modellen in der Managementtheorie.*

Besonders wichtig sind die folgenden Punkte:

- Kein Verhalten ist gut oder schlecht als solches. Verhalten sollte nur unter dem Aspekt der Effizienz gesehen werden. Es gibt Situationen, in denen das Macher-Verhalten effizient ist, also die gewünschten Ergebnisse erreichen kann. Es gibt andere Situationen, in denen man sich eher als Analytiker oder Freundlicher oder Expressiver verhalten sollte. Auf die Situation kommt es also an.

- Kein Mensch wird wohl hundertprozentig genau einem bestimmten Typ entsprechen. Man hat auch Teile von den anderen

Verhaltensweisen. Hinzu kommt, daß man in normalen, eher stressfreien Situationen durchaus "eine Rolle spielen", sich also flexibel verhalten kann. Jeder Mensch verdient also gesonderte Beachtung.

- Die Erfahrung zeigt jedoch, daß fast alle Individuen jeweils nur in einem oder zwei Verhaltensbereichen ihre *Stärken* haben. Das ist das durch Erziehung und Erfahrung gelernte, *"erfolgreiche" Verhalten* (Programmierung). Besonders in Stress-Situationen, also wenn man nicht mehr frei und flexibel denken und handeln kann (siehe Stress-Mechanismus), fällt man auf diese *"eingefahrenen" Verhaltensweisen* zurück. Diese Beobachtung wird in der Grafik "Verhalten unter Stress" mit typischen Reaktionskurven beschrieben.

- Natürlich kann man auch seinen Verhaltens*typ verändern* - auch sogenannte "alte, erwachsene" Menschen. Erfahrungsgemäß verlangt das jedoch ein langfristig angelegtes Verhaltensveränderungsprogramm und therapeutische Unterstützung. Lebenskrisen, traumatische Erfahrungen können ebenso das Verhalten verändern.

- Im *Normalfall* sollte man jedoch davon ausgehen, daß jedes Individuum *einem oder zwei verschiedenen Verhaltenstypen* zuzuordnen ist und dies sein Leben lang. Die Wurzeln dazu werden durch genetische Anlagen sowie durch Erziehung und Erfahrung in der frühen Kindheit gelegt.

Worauf es also ankommt, ist ...:
(Strategiebildung)

- die Stärken und Schwächen des eigenen Verhaltens zu erkennen;

- die Stärken und Schwächen des anderen sowie seine Bedürfnisse zu erkennen;

- und Strategien zu entwickeln, wie man die eigenen Stärken (eventuell auch Schwächen) so einsetzt, daß die Bedürfnisse des Partners erfüllt werden.

Dazu lassen sich konkrete Techniken erlernen und praktizieren, die "normalerweise" nicht zum Verhaltensrepertoire des jeweiligen Typs gehören. Zum Beispiel könnte ein ungeduldiger, stark zielorientierter Macher lernen, sich Zeit zu nehmen und zuzuhören. Oder ein Expressiver könnte lernen, sich auch um einige Details zu kümmern. Dadurch wird nicht nur das Repertoire an Techniken erweitert, sondern auch die Wahrscheinlichkeit erhöht, daß man seine Mitmenschen besser einschätzt und also entsprechend differenzierter mit ihnen umgeht. Schließlich könnte auch ein Macher, der es gelernt hat, aktiv zuzuhören, seinen Beobachtern den Eindruck vermitteln, daß er doch im Grunde ein sehr freundlicher Typ ist.

An dieser Stelle wird folgende Beobachtung verständlich:

Man weiß genau, welche bestimmten Verhaltenweisen und Techniken in bestimmten Situationen richtig und erfolgreich wären, man wendet sie jedoch trotzdem nicht an. Warum? Weil dieses Verhalten nicht zum Typ paßt; weil man diese Technik zwar kennt, aber nicht tatsächlich erlernt und trainiert hat. Ich umschreibe dieses Problem mit "*Eunuchen-Wissen*". Man weiß, wie es geht, man kann es aber nicht … Hier läßt sich auch folgende Seminarerfahrung verorten: Teilnehmer beurteilen neue Techniken als schlecht, weil sie sie nicht beherrschen. Das hält sie davon ab, neue Techniken zu erlernen.

Erstaunlich, wie viele Menschen nicht mehr lernen, also sich trainieren oder verändern wollen. *Von Sportlern erwartet man, daß sie sich trainieren, wenn sie Spitzenleistungen erbringen wollen.* Wann trainieren sich sogenannte Profis in Management, Verkauf, Beratung, Training, …? Hat man es nicht nötig? Hat man keine Zeit? Hat man Angst? Hat man …?

Verhaltens-Typologie

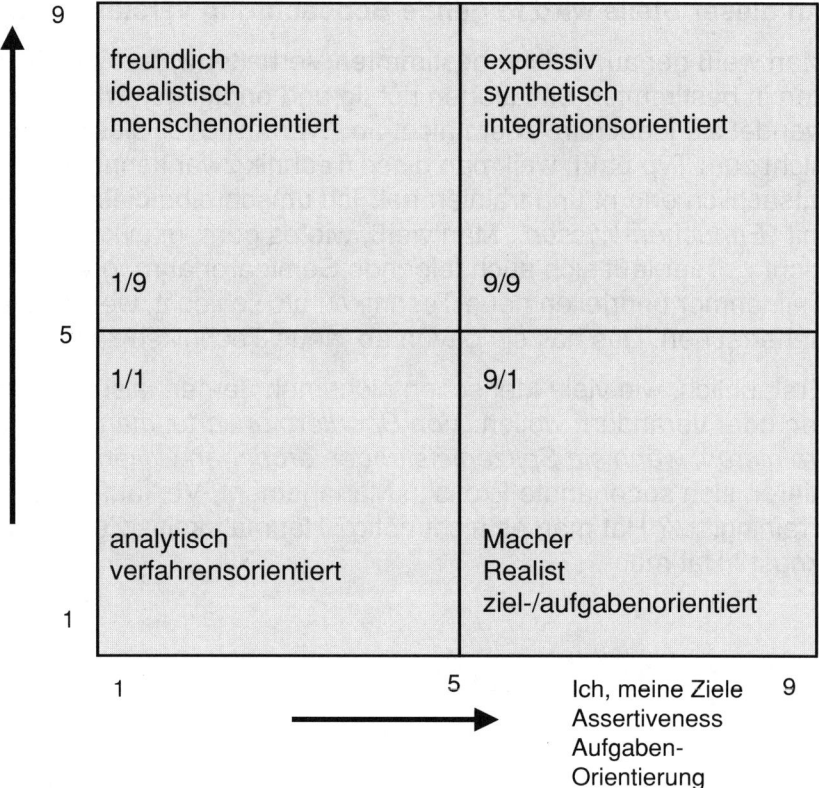

der andere
Empathie
Menschen-
Orientierung

freundlich idealistisch menschenorientiert	expressiv synthetisch integrationsorientiert
1/9	9/9
1/1	9/1
analytisch verfahrensorientiert	Macher Realist ziel-/aufgabenorientiert

9

5

1

1   5   Ich, meine Ziele   9
                                 Assertiveness
                                 Aufgaben-
                                 Orientierung

Verhaltens-Typologie

Freundlich
Menschenorientiert
Betreuer

- braucht viel Zeit in Anlaufphase
- hört zu, redet auch gern
- Menschen, Gefühle, Beziehungen sind wichtig
- fürsorglich
- lobt gerne
- vermeidet Probleme und Konflikte
- ist nicht an Details interessiert
- engagiert sich enthusiastisch für hehre Ziele
- braucht Sicherheit
- Angst vor endgültigen Entscheidungen

Expressiv
Problemlösungsorientiert
Integrator

- redet, diskutiert, präsentiert gern
- liebt und braucht andere als Forum
- hat Ideen und regt zu Ideen an
- scheint widersprüchlich und sprunghaft zu sein
- fragt, hört zu, unterbricht, redet
- abschweifend, ablenkbar
- vereinbart auch krasse Gegensätze
- einmal Begeisterung, einmal Langeweile
- Interesse nicht an Details, sondern an Konzepten
- selbstsicher, hält sich für den Größten
- begeisternd und begeisterungsfähig
- liebt Lob

Analytisch
Verfahrensorientiert
Experte

- scheint verschlossen und schwer zugänglich
- ist an Details, Fakten, Beweisen interessiert
- liebt präzise Fragen/ Antworten
- liebt es, Experte zu sein und als Experte angesehen zu werden
- logisch, rational, sequentiell
- konzentriert auf seine Aufgabe, Ziel eher unwichtig
- perfekt bis pingelig
- braucht Sicherheit
- kann nicht entscheiden, bevor alle Details ihm bekannt und unter Kontrolle sind

Macher
Ziel-/Aufgabenorientiert

- hat und verfolgt definierte Ziele
- will Ziele erreichen und setzt alle und alles dazu ein
- ungeduldig - Zeit ist kostbar
- fragt und redet präzise
- liebt keine vielen Details
- schlechter Zuhörer, scheinbar brüsk, unfreundlich
- entscheidet selbst
- hat und vertritt feste Standpunkte
- sucht seinen eigenen Vorteil
- ist einsichtig, wenn Argumente klar und deutlich und seine Ziele unterstützen
- selbstsicher

Verhalten unter Stress

Geschäftliche Situationen werden von den beteiligten Personen oft als stressig empfunden - besonders dann, wenn es darauf ankommt, wenn die Situation konfliktär ist, etc.

In solchen Situationen reduziert der Stressmechanismus den für das Gehirn zur Verfügung stehenden Sauerstoff (siehe Streßmechanismus). Unser freies, kreatives - also flexibles - Denken und Handeln wird dadurch reduziert. Das hat zur Folge, daß wir nicht mehr beliebig unterschiedliche Rollen spielen können. Wir fallen auf unser eingespieltes Verhaltensprogramm zurück und handeln nun mehr oder weniger unbewußt.

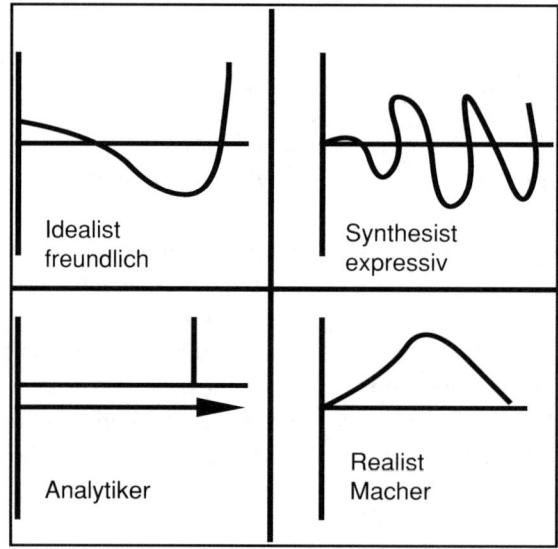

Auf der Waagerechten von links nach rechts ist die Zeitachse abgetragen. Auf der Senkrechten ist der Energieeinsatz gegen den Druck abgetragen: nach oben hin mehr Energie; nach unten hin weniger Energie.

Der Analytiker

Er kann entweder für "immer" sein Pokerface aufbehalten und weitere Details fragen und beantworten. Oder: er schaltet ohne viel beobachtbare Vorwarnung auf vollen Angriff.

Der Freundliche/der Idealist

Er wird zunächst versuchen, mögliche Konflikte zu ignorieren. Drängt man weiter, dann zieht er sich zurück in die innere Emigration oder verläßt gar den Raum. Wenn er immer noch nicht ausweichen kann, dann schaltet er von Liebe auf Haß-Angriff. In der Rückzugsphase kann man viele Vor-Warnungs-Signale beobachten: Seine Emotionen sind sichtbar.

Der Macher/der Realist

Er tendiert dazu, fast sofort dagegenzuhalten, Nein zu sagen. Drängt man weiter und liefert man ihm gute Argumente, dann kann er sehr schnell auf Zustimmung umschalten. Eh man sich versieht, denkt er dann schon daran, wie man den Vorschlag in die Tat umsetzen kann - und man redet u.U. zu viel.

Der Expressive/der Synthesist

Er wechselt zwischen Engagement (Widerspruch oder Begeisterung) auf der einen Seite und Rückzug (Desinteresse oder Nachdenken). Daher ist er schwer zu berechnen und zu fassen. Es muß ihm erst die Energie ausgehen.

JA - STRATEGIEN

Wie bekomme ich ein Ja von einem Idealisten ?

- vorher mit den Personen sprechen, die ihn beeinflussen
- persönliche Beziehung aufbauen
- angenehme Umgebung wählen
- sich viel Zeit nehmen
- lange Anlaufphase
- Austausch persönlicher Meinungen
- persönliches Interesse und Engagement zeigen
- den Rahmen des Gesprächs klar machen
- seine Ideale kennen und ansprechen
- nur wenige Themen ausführlich diskutieren und entscheiden
- offene Fragen und aktiv zuhören
- geduldig ausreden lassen und auf den anderen eingehen
- Gesprächsabschnitte zusammenfassen, am besten schriftlich
- wenn der andere schnell zustimmt, nachprüfen, ob er meint, was Sie verstehen
- wenn der andere nicht zustimmt, prüfen, ob er sich verletzt fühlt
- Argumente über Menschen, Beziehungen und Sicherheit
- persönliche Unterstützung anbieten
- Ergebnisse, Ziele, Pläne klar herausstellen und schriftlich festhalten
- selbst die Entscheidung vorantreiben
- Kontrolle im nachherein durch persönlichen Kontakt

Wie bekomme ich ein Ja von einem Synthesisten ?

- vorher mit den Personen sprechen, die ihn beeinflussen
- persönliche Beziehung aufbauen
- seine Träume, Visionen, Ziele kennen
- Mittel zur Stimulierung der Kreativität, des Sehens und der Intuition vorbereiten
- auf viel oder wenig Zeit vorbereiten
- flexibel sein und Risiko eingehen
  lange Anlaufphase mit Spaß etc.
- über Menschen und deren Meinungen reden

- stimulieren durch Fragen, Bilder, Spaß und schnelle Diskussion
- Diskussion muß abwechslungsreich und schnell sein
- offene Fragen und aktives Zuhören
- Antworten schriftlich/grafisch festhalten und bei häufigen Zusammenfassungen dem anderen zeigen
- keine Details diskutieren, auf Konzeptebene bleiben
- versuchen, Gegensätze und Ungereimtheiten unter einen Hut zu bringen
- ihn reden lassen und dabei bestärken/loben
- als-ob Diskussionen
- dramatisieren
- Referenzen von Leuten nutzen, die er kennt/mag
- Alternativen zusammenfassen, nach Entscheidung fragen, Entscheidung schriftlich
- Belohnungen, Incentives versprechen
- die Zukunft ausmalen und damit die Entscheidung attraktiv machen und absichern
- bedanken
- Nachbereitung durch persönlichen Kontakt

Wie bekomme ich ein Ja von einem Analytiker ?

- gute, detaillierte Vorbereitung auf Fakten etc.
- seine Expertise kennen
- gezielte Fakten, Fragen und Argumente vorbereiten
- viel Zeit nehmen, aber genau strukturieren im festen Rahmen
- kurze Anlaufphase
- kein Blabla, am Thema bleiben
- akkurat, präzise, realistisch
- Ziele und Themen klar und kurz darstellen
- konkret und präzise fragen und sagen
- seine Prinzipien und Kenntnisse unterstützen
- ihn Experte sein lassen
- Kriterien und Alternativen sauber beschreiben und gegeneinander abwägen
- Pros und Contras abwägen
- Entscheidungen sind mathematisches Kalkül
- nicht vom Pokergesicht irritieren lassen
- Sicherheitsargumente mit Fakten, Beweisen und Hinweis auf Experten

- strukturierten Implementationsplan
- für ihn entscheiden und nach Ja fragen
- schriftliches Ergebnis
- schriftliche Nachbereitung
- viel Datenmaterial nachreichen

Wie bekomme ich ein Ja von einem Realisten ?

- sehr gut vorbereiten auf Fakten, Problem-, Ziel- und Alternativendefinition, Materialien
- seine Ziele kennen
- begrenzten Zeitrahmen planen und planen,davon Zeit einzusparen
- eventuell vorher eine Gesprächsunterlage zuschicken oder anrufen
- eher kurze Anlaufphase
- klar, spezifisch, kurz, geradeheraus zum Punkt
- sicherstellen, daß Sie beim ersten Thema ein Ja erhalten
- wenn er nicht zustimmt, nicht lange diskutieren, sondern zum nächsten Punkt
- argumentieren auf seine Ziele und Vorteile
- konkret und präzise Fragen
- Kriterien und Alternativen konkret vorstellen und nach Entscheidung fragen
- Argumente mit Fakten und Grafiken unterstützen
- strukturiert und zielbewußt vorgehen
- aktionsorientiert
- Ergebnis kurz zusammenfassen
- danken für die Entscheidung
- nachher einen Bericht zuschicken

Problemlösungstypen

(für alle Ausführungen zu diesem Modell siehe: Allen F. Harrison and Robert M. Bramson, The Art of Thinking, 1986)

Mit diesem Modell möchte ich Ihnen eine Alternative zum klassischen Vier-Felder-Grid anbieten. Es basiert darauf, wie Menschen denken, d.h. Informationen verarbeiten, lernen, Problem lösen. Durch unsere Erziehung und unsere genetische Struktur sind wir es gewohnt, Informationen auf bestimmte Art und Weise zu verarbeiten. Wir entwickeln unterschiedliche Stärken, Es kommt wohl selten vor, daß jemand mehr als zwei oder gar drei der u.a. Stile beherrscht.

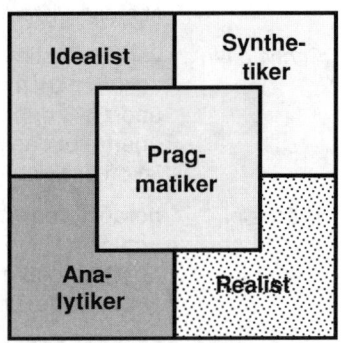

Beeinflussungsstrategie

Ihre gewohnten Beeinflussungstechniken funktionieren am besten bei Menschen, die Ihnen ähnlich sind, die Informationen auf ähnliche Art und Weise verarbeiten. Wir mögen Menschen, die uns ähnlich sind, die genau wie wir denken (inhaltlich und Informationsverarbeitung).
Wenn Sie also Ihre Beeinflussungstechniken verbessern wollen, sollten Sie die Stile der anderen erkennen und erlernen.

Strategieentwicklung

1. Was ist die spezifische Situation?
2. Welche Rolle habe ich, welche der andere?
3. Was sind meine Stärken? Was sollte ich anders tun?
4. Was sind die Bedürfnisse und die Stärken des anderen?
5. Nun versuchen Sie eine Strategie und beobachten Sie die Reaktionen des anderen!
6. Passen Sie ihre Strategie an!
7. Nach dem Gespräch: Was kann ich beim nächsten Mal besser machen?

SYNTHESIST / EXPRESSIV

Charakterisiert durch	integrierende Sichtweise sieht Ähnlichkeiten in offensichtlichen Ungleichheiten sucht Konflikt und Synthese liebt Veränderungen/Abwechslung spekuliert gerne ohne qualifizierende Interpretation sind Zahlen bedeutungslos
Stärken	schaut auf die grundlegenden Annahmen weist auf abstrakte, konzeptuelle Aspekte hin läßt sich nicht mehr als normal auf einen Punkt festlegen ist am besten in kontroversen, konfliktgeladenen Situationen regt durch Fragen, Provokationen und kontroverse Argumente lebhafte Diskussionen an stimuliert Kreativität
Schwächen	verliert Zustimmung durch kontroverse Diskussionen schürt manchmal unnötigen Konflikt überzieht den Drang nach Veränderungen und nach Neuem übertreibt das Theoretisieren ist oft scheinbar unbeteiligt und ablehnend
Erscheint	herausfordernd amüsiert anscheinend nicht beteiligt, aber sofort dabei, wenn er/sie einem interessanten Punkt nicht zustimmt
Kann sagen	"Auf der anderen Seite ..." "Nein, das ist nicht notwendigerweise so der Fall..."
Bringt zum Ausdruck	Konzepte gegensätzliche Standpunkte Spekulationen Absurditäten
Hört sich an	zynisch skeptisch herausfordernd argumentierend
Hat Freude an	spekulativen, philosophischen, intellektuellen Argumenten
Benutzt	Wörter und Sätze in Paranthese qualifizierende Adjektive und Sätze
Liebt nicht	vereinfachende, oberflächliche, höfliche, fakten-orientierte, sich im Kreis drehende Gespräche
In Stress-Situationen	macht er/sie auf Spaß

IDEALIST / FREUNDLICH

Charakterisiert durch

    hat immer das Ganze im Auge, assimiliert unterschiedliche Ideen
    liebt es, eine breite Palette unterschiedlicher Gesichtspunkte zu hören
    sucht nach der idealen Lösung
    Werte, Wertgrundlagen sind wichtig
    empfänglich für Ideen
    Zahlen und Theorien sind gleich wichtig

Stärken   konzentriert sich auf Prozesse, Abläufe und auf Beziehungen zu
    anderen Menschen
    weist auf Werte und Erwartungen hin
    ist gut im Formulieren von Zielen
    ist am besten in Situationen, die unstrukturiert sind und in denen
    Wert-Argumente wichtig werden
    gibt den anderen einen breiten Überblick, Ziele und Standards

Schwächen akzeptiert nicht und übersieht harte Fakten
    übersieht u.U. wichtige Details
    schiebt bei zu vielen Möglichkeiten die Entscheidung auf die lange
    Bank
    kann eventuell als zu sentimental erscheinen

Erscheint   aufmerksam, aufnahmebereit, zuhörend
    hat oft ein unterstützendes Lächeln und/oder zustimmendes Kopf-
    nicken
    gibt viel verbales Feedback

Kann sagen "Es scheint mir, daß..."
    "Denken Sie nicht (auch), daß...?"

Bringt zum Ausdruck   Gefühle
    Ideen im Zusammenhang mit Werte
    was gut ist für die Menschen
    Bedenken über Ziele

Hört sich an   wie ausfragend
    hoffnungsvoll
    tastend, versuchend
    enttäuscht, nachtragend

Benutzt   indirekte Fragen
    viele Hilfsmittel, um Zustimmung zu erhalten

Liebt nicht Diskussionen, in denen zu viele Zahlen gebraucht werden , die zu
    sehr auf Fakten beruhen und die nicht den Menschen berücksichtigen
    offene Konfliktdiskussionen

In Stress-Situationen   sieht er/sie verletzt/beleidigt aus

PRAGMATIKER

Charakterisiert durch wählt aus
fokussiert sich einmal hier, einmal dort
akzeptiert, was gerade funktioniert
sucht den kurzen Weg zum Erfolg
ist an Neuerungen interessiert
paßt sich an
akzeptiert jede Information oder Theorie, die zum Ziel führt

Stärken konzentriert sich auf den Nutzen
benutzt (und macht sichtbar) Taktiken und Strategien
ist gut, wenn Auswirkungen von Ideen/Problemen diskutiert werden
ist am besten in komplexen Situationen
gibt den anderen Neuerungen und Experimente

Schwächen übersieht leicht langfristige Aspekte
geht zu schnell auf den kurzfristigen Nutzen
drückt u.U. zu hart auf Machbarkeit
verläßt sich zu leicht auf das, was sich verkauft
kann aussehen, als ob er zu viele Kompromisse zu leicht eingeht

Erscheint als offen und ansprechbar
hat oft viel Humor
als ablenkbar
stimmt schnell zu

Kann sagen "Das ist gekauft ..."
"Das ist sicherlich ein möglicher Weg"

Bringt zum Ausdruck einfache, nicht-komplexe Ideen
erzählt. u.U. kleine persönliche Anekdoten, um seine Ideen
zu erklären

Hört sich an enthusiastisch
zustimmend
eventuell unaufrichtig

Hat Freude an Brainstorming über taktische Themen
lebhaftes Geben und Nehmen

Benutzt Fallbeispiele
Illustrationen
gängige Meinungen

Liebt nicht trockene, langweilige, humorlose Diskussionen
Diskussionen, in denen auf Konzepten, Philosophien, Details
herumgehackt wird

In Stress-Situationen schaut er/sie gelangweilt aus

ANALYTIKER

Charakterisiert durch	formale und logische Ableitungen, Gedankengänge
	sucht nach dem einen besten Weg
	sucht nach Modellen und Formeln
	ist an "wissenschaftlichen" Lösungen interessiert
	schreibt den anderen vor
	erstellt Theorien und Methoden über Informationen
Stärken	fokussiert auf Methoden und Pläne
	weist auf Details hin
	ist gut im Entwickeln von Modellen und von Plänen
	ist am besten in strukturierten und berechenbaren Situationen
	gibt den anderen Stabilität und Struktur
Schwächen	übersieht leicht Werte und Subjektives
	übertreibt oft beim Analysieren und Planen
	drückt zu hart auf Vorhersagbarkeit
	unflexibel und zu vorsichtig
	eventuell zu engstirnig
Erscheint	kühl und fleißig
	ist oft schwer zu "lesen"
	gibt zu wenig Feedback
	als ob er einen aushorcht
Kann sagen	"Das kann man anzweifeln"
	"Wenn Sie es logisch und sachlich betrachten"
Bringt zum Ausdruck	allgemeingültige Regeln
	beschreibt Dinge in einer systematischen Art und Weise
	gibt beweiskräftige Informationen
Hört sich an	trocken und diszipliniert
	sorgfältig
	dickköpfig und bereits entschieden
Hat Freude an	strukturierten und rationalen Untersuchungen von konkreten Themen
Benutzt	lange, ausschweifende und gut formulierte Sätze
Liebt nicht	irrationale, ziellose und zu spekulative Diskussionen
	weithergeholten und unpassenden Humor
In Stress-Situationen	zieht er/sie sich zurück, reagiert nicht

2. Kapitel

REALIST/MACHER

Charakterisiert durch	benutzt empirischen Blickwinkel induktive Logik verläßt sich auf Fakten und Meinungen von Experten sucht nach Lösungen für die gegenwärtigen Probleme ist an konkreten Ergebnissen interessiert korrigiert gerne Fakten und Zahlen stehen über der Theorie
Stärken	konzentriert sich auf Fakten und Ergebnisse weist hin auf und fragt nach Realität und Ressourcen ist gut, wenn es darum geht, etwas vereinfacht darzustellen ist am besten in gut definierten, objektiven Situationen treibt andere an und fordert Leistung (drive)
Schwächen	übersieht leicht Nicht-Übereinstimmung greift zu leicht auf über-einfache Lösungen drückt andere zu hart in Richtung Konsensus und fordert zu schnell eine unmittelbare Antwort
Erscheint	direkt und kraftvoll/mächtig drückt Zustimmung oder Ablehnung oft sehr schnell nicht-verbal aus
Kann sagen	"Das ist offensichtlich für mich" "Jederman weiß das"
Bringt zum Ausdruck	Meinungen beschreibt Situationen und Ideen eher faktisch und an Konkretem orientiert benutzt dabei kurze, pointierte Anekdoten
Hört sich an	geradeheraus, aufrichtig positiv eventuell dogmatisch und dominierend
Hat Freude an	kurzen, direkten und an Fakten orientierten Diskussionen, die um dringende Probleme gehen
Benutzt	direkte und beschreibende Aussagen
Liebt nicht	zu theoretische, sentimentale, subjektive, unpraktische und langwierige Diskussionen
In Stress-Situationen	regt er/sie sich auf

Beeinflussungstechniken

Wie beeinflussen Sie üblicherweise als Realist/Macher?

- geradeheraus
- ernsthaft
- "hier sind die Fakten!"
- "meine Meinung ist, daß..."
- starker Wunsch nach einer Übereinkunft, die auf Fakten baut
- "wir sehen also alle die realen Gegebenheiten"
- "das ist also die Situation! Und das sollten wir nun tun!"
- andere werden mobilisiert durch eine objektive Übereinkunft
- konkrete, überprüfbare Aktionen

Wie beeinflussen Sie üblicherweise als Analytiker?

- logisch
- sorgfältige Erklärung
- Zahlen/Fakten, um die Argumente zu untermauern
- "es ist ganz logisch"
- nicht aggressiv oder emotionell beteiligt
- Vertrauen darauf, daß die anderen von der zwingenden Logik und Rationalität überzeugt werden
- Sie sehen sich als einen vernünftigen Menschen und erwarten von anderen, genauso zu sein

Wie beeinflussen Sie üblicherweise als Pragmatiker?

- Sie beeinflussen durch ihren Enthusiasmus und ihre Neugierde
- Sie versuchen durch Schnelligkeit und Leichtigkeit zu motivieren
- "also, sagen wir, ich kaufe das"
- "was halten Sie von dieser brillanten Idee?"
- anpassungsfähig
- taktisches Denken
- flexibler als die anderen vier Stile
- Sie experimentieren, wie Sie am besten die gegenwärtige Motivationslage des anderen treffen können

Wie beeinflussen Sie üblicherweise als Idealist?

- Sie versuchen, andere durch hohe, ideale Ziele zu beeinflussen
- Appell an hohe Standards
- Sie suchen nach Zustimmung
- "denken Sie nicht auch so?"
- "es scheint mir, daß ..."
- "können wir damit alle übereinstimmen?"
- guter Zuhörer
- Sie nicken bestätigend mit dem Kopf
- Sie verlassen sich auf ihre Empfänglichkeit und auf die Offenheit anderer

Wie beeinflussen Sie üblicherweise als Synthetiker/Expressiver?

- eigentlich tun Sie weniger, um andere zu beeinflussen, da Sie wissen, wie schwer es ist, eine gründlich abgestimmte Übereinstimmung zu erzielen
- Sie akzeptieren die Tatsache, daß verschiedene Standpunkte recht haben können
- oft versuchen Sie, die anderen mit ihrer Tiefgründigkeit zu überwältigen: " Darf ich vorschlagen, daß wir unterscheiden zwischen ..."
- "da ist immer noch eine andere Möglichkeit, die Situation zu betrachten"
- vorausgesetzt die anderen lassen Sie, dann lieben Sie es zu debattieren und Argumente zu überspitzen
- Sie wechseln zwischen Logik und Absurdität
- Sie lieben dialektische Sprünge

Beeinflussungstechniken

Es scheint, daß unsere Beeinflussungstechniken ganz generell auf solche Menschen abgestimmt sind, die ähnlich wie wir selbst denken und sich ähnlich wie wir verhalten. Wir schlußfolgern aus unseren Motivationen und Verhalten auf die der anderen. Wir glauben, daß unsere Art zu denken, zu handeln und zu diskutieren etc. richtig und auch normal ist und also eigentlich für alle gelten sollte. Mehr oder weniger fallen wir alle in diese Falle anzunehmen, daß alle so sind wie wir. Und schließlich scheint es, daß wir die Menschen am meisten lieben, die ähnlich sind wie wir.

Es ist leider einfache Realität, daß Menschen durchaus sehr verschieden denken und handeln. Daher entdecken wir oft zu unserem Leidwesen, daß unsere Art, Menschen zu beeinflussen, bei anderen nicht funktioniert. Dann "beschuldigen" wir die anderen, daß sie "Vernunftsargumenten nicht zugänglich sind" etc.. Dann sind die anderen negativ eingestellt und starrköpfig.

Grundregel

Ihre gewohnten Beeinflussungsmethoden und -techniken funktionieren am besten bei Menschen, die Ihnen ähnlich sind, die ähnliche Werte, Motivationen und Denkstile haben.

Wenn Sie also Ihren Erfolg bei Menschen verbessern wollen, die anders sind als Sie, dann sollten Sie deren Methoden und Techniken lernen. Dann sollten Sie die Werte, Motivationen und Denkstile der anderen kennenlernen.

Das schaffen Sie, indem Sie zunächst erst einmal die anderen beobachten. Wenn Sie sich einigermaßen sicher fühlen, dann können Sie Ihr Verhalten dem Verhalten der anderen anpassen.

Beeinflussungstechniken
Strategieentwicklung

1.   Was ist die spezifische Situation?

2.   Welche Rolle habe ich, welche Rolle hat der andere in dieser Situation?

3.   Versuchen Sie eine Strategie.

4.   Beobachten Sie die Reaktionen.

5.   Passen Sie Ihre Strategie an.

6.   Wenn das Gespräch vorbei ist, fragen Sie sich, was Sie das nächste Mal noch besser machen können.

Wie Sie beeinflussen können als ......

Idealist/Freundlich

- Ich habe ein Problem - können Sie mir helfen
- Appell an hohe Ziele und Standards
- "... Die Effektivität Ihres Informationssystems beruht in erster Linie sowohl auf der Zufriedenheit und Motivation Ihrer Mitarbeiter als auch auf der Beziehung zu ... und schließlich auch auf der Qualität Ihres eigenen Kundendienstes"
- Kontakt aufrecht erhalten
- ab und zu in Erinnerung bringen, sich nicht immer verkaufen
- helfen, nicht nett zu sein und zuviel zuzustimmen, was sie nicht einhalten können
- das Ja prüfen: "Ich habe den Eindruck, Sie sind sich da nicht so sicher" "Was denken Sie darüber? Einige Leute scheinen das ja zu bezweifeln"

Analytiker

- seien Sie ein Analytiker
- akzeptieren Sie und lieben Sie sein "Pokergesicht"
- schrittweise, strukturiert vorgehen
- keine Show, logisch, seriös, ordentlich
- wenn er schweigt, schweigen Sie auch
- "macht das Sinn?"
- sehr gute Vorbereitung, auch Details
- nicht defensiv, eher: "Prima, daß Sie das gesehen haben"
- nicht lügen, daß Sie etwas wissen
- viele exakte Daten geben und nehmen
- geduldig zuhören, wenn Details kommen
- wenn Sie eine Aussage nicht akzeptieren "Was wird exakt passieren, wenn wir Ihren Plan implementieren?"
- exakte, präzise Fragen stellen, um die Gründe, die Theorie des anderen zu finden

Realist/Macher

- sehen Sie zu, daß Sie seine Aufmerksamkeit bekommen
- kommen Sie so schnell wie möglich zum Punkt
- keine Oberflächlichkeiten, Nebensächlichkeiten
- konkret, präzise und kurz argumentieren

- Ihr geschriebener Vorschlag: erste Seite eine kurze Zusammenfassung; dahinter alle Details mit Fakten und wohlsortiert
- planen, durch kleine, unwichtigere Dinge möglichst schnell ein Ja zu bekommen
- nicht lange argumentieren, zum nächsten Punkt
- seien Sie selbstsicher
- lassen Sie ihn die Situation kontrollieren,die Diskussion führen, die Entscheidung treffen
- "ich denke, wir sollten zuerst dies tun, dann das. Aber das hängt natürlich von Ihrer Entscheidung ab"
- Zeit einsparen
- bedanken

Pragmatiker
- sie nehmen sich selbst nicht als zu seriös
- also nehmen Sie sich nicht zu seriös
- nicht "gewichtig" reden
- ausprobieren und schrittweise vorgehen
- handeln und tauschen
- etwas gewinnen, etwas verlieren
- sie müssen merken, daß Sie sie mögen
- "wenn Sie an meiner Stelle wären, was würden Sie dann tun?"
- "Was denken Sie, was sind die starken und die schwachen Punkte in meinem Vorschlag?"
- versuchen Sie, die versteckten Botschaften zu hören
- zeigen Sie, was daran gut für sie ist
- Kompromisse, bei denen beide gewinnen

Synthesist/Expressiv
- Kleider machen Leute
- das Medium ist die Botschaft
- Problem kurz im Rahmen vorstellen und dann nach ihrer Lösung fragen
- laß sie ihren Spaß haben
- all den Ideen zuhören und die guten Ideen ausfiltern
- keine Fakten - die sind langweilig
- debattieren, kämpfen macht Spaß
- die Kreativität stimulieren
- ernsthaft: spielen Sie viel herum mit Ideen
- Brainstorming

Wie Sie Idealisten-Fähigkeiten erlernen können
- Konzentrieren Sie sich auf das Ganze, auf das Konzept, auf die Zusammenhänge, nicht auf den einen und besten Weg
- Schauen Sie auf die langfristigen Auswirkungen, erstellen Sie sich Langzeit-Szenarios und sehen Sie, was passieren würde, wenn...
- Beziehen Sie Vorschläge auf übergeordnete Ziele und Zusammenhänge
- versuchen Sie, in den Äußerungen anderer Wert-Aussagen und Erwartungen zu hören
- Versuchen Sie, scheinbar sich widersprechende Ideen unter eine umfassenden Theorie zu bringen (unter einen Hut)
- Ermutigen Sie andere, ihre Erwartungen zu formulieren

Wie Sie analytische Fähigkeiten erlernen können
- Studieren Sie Statistiken
- Sammeln Sie vor Entscheidungen mehr Informationen und Zahlen
- Zeichnen Sie Flowcharts von Abläufen und Plänen
- Lassen Sie andere ruhig alles quantifizieren
- Kümmern sich auch um Details; lesen Sie z.B. Ihre Briefe auf Fehler durch
- Untersuchen Sie die Rahmenbedingungen Ihrer Projekte (Zeitlimit, Ressourcen, mögliche Widerstände und Hindernisse)

Wie Sie Realisten-/Macher-Fähigkeiten erlernen können
- Konzentrieren Sie sich auf konkrete Resultate
- Fragen Sie nach den zur Verfügung stehenden Ressourcen
- Kommen Sie schnell zum Wesentlichen
- Sprechen und schreiben Sie kurze und eindeutig beschreibende Sätze
- Fragen Sie nach den praktischen Auswirkungen
- Planen Sie 30% weniger Zeit ein für Ihre Meetings und kommen Sie in dieser Zeit zu einem Ergebnis

Wie Sie Pragmatiker-Fähigkeiten erlernen können
- Denken und handeln Sie Schritt für Schritt
- Schauen Sie auf kurzfristige Vorteile
- Denken Sie taktisch
- Wenn Sie nicht alles auf einmal verkaufen können, verkaufen Sie zunächst mal einen Teil
- Nehmen Sie Ideen und Pläne nicht ernst, spielen Sie damit

Wie Sie Synthesist/expressive Fähigkeiten erlernen können
- Hören Sie in Gesprächen auf Konflikte und Meinungsverschiedenheiten
- Stellen Sie "dumme" Fragen
- Beobachten Sie in Meetings, um die konfliktären Interaktionen zu sehen
- Versuchen Sie Beziehungen zwischen Dingen herzustellen, die scheinbar nichts miteinander zu tun haben
- Seien Sie tolerant gegenüber Exzentrikern und Exzentrischem
- Wenn jemand offensichtlich danebenliegt, hören Sie auf seine Aussagen
- Versuchen Sie, das Negative herauzuhören
- Spielen Sie des Teufels Advokat

Situationsgerechtes Führen

Neben dem allgemeinen Verhaltensmodell mit den Typen
- **F** reundlich
- **A** nalytisch
- **M** acher
- **E** xpressiv

und den Problemlösungstypen (Styles of Thinking)
- **P** ragmatisch
- **A** nalytisch
- **R** ealistisch
- **I** dealistisch
- **S** ynthetisch

möchte ich Ihnen noch ein drittes Modell, nämlich über Führungsstile an die Hand geben. In diesem Modell wird Verhalten unter dem Aspekt der Menschenführung gesehen. Es basiert auf den Arbeiten von W.Reddin. Die vier Führungsstile decken sich mit den vier Verhaltenstypen des allgemeinen Modells:

- **M** itarbeiterorientierung   = Freundlich
- **A** ufgabenorientierung   = Macher
- **V** erfahrensorientierung   = Analytisch
- **I** ntegrationsorientierung   = Expressiv

Die Führungsstile können als konkrete Ausprägungen der allgemeinen Verhaltenstypen in Führungssituationen angesehen werden.

Vorweg die wichtigste Aussage dieses Führungsmodells:

> **Es gibt keinen idealen Führungsstil.**
> **Der Führungsstil muß sich der Situation anpassen.**
> **Was zählt, ist die Effizienz des Verhaltens.**

Das bedeutet für Sie als Führungskraft oder als Change-Agent/ Berater, daß Sie Ihre Situation analysieren müssen, um herauszufinden, welches der effiziente, also situationsgerechte Führungsstil ist.

Im folgenden finden Sie die Führungsstile im Detail beschrieben. Darauf folgt ein Prozeß der Situationsanalyse sowie Entscheidungskriterien für den situationsgerechten Führungsstil. Auf diese Weise können Sie herausfinden, was Sie ändern sollten (siehe Kapitel über Organisations- und Verhaltensveränderung!):

- **S** = sich Selbst
- **O** = others/andere/Mitarbeiter
- **S** = Situation/Organisation/Abläufe/Aufgaben etc.

Führungsstile

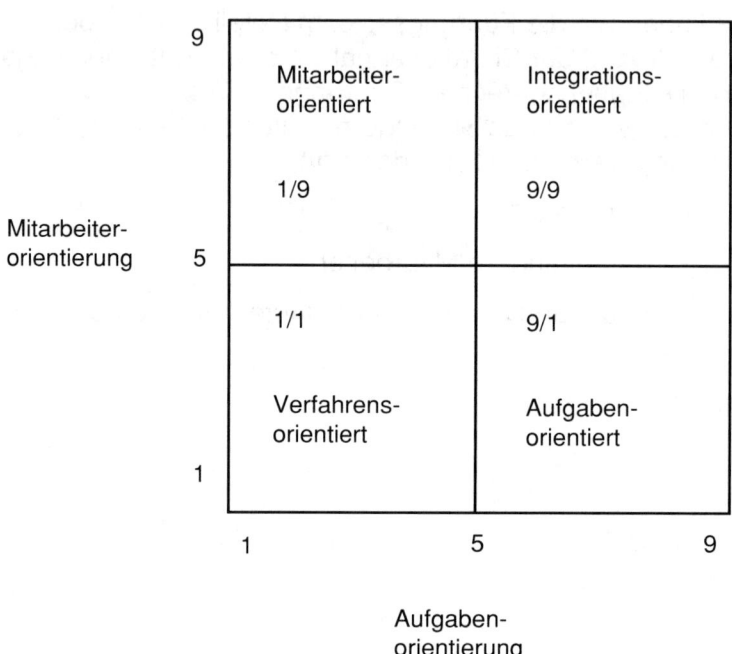

Erklärung:

1. Die erste Ziffer bezieht sich immer auf die Aufgabenorientierung.
2. Die zweite Ziffer bezieht sich immer auf die Mitarbeiterorientierung.

Bedeutung:

1/1 geringe Aufgabenorientierung/geringe Mitarbeiterorientierung

9/1 hohe Aufgabenorientierung/geringe Mitarbeiterorientierung

1/9 geringe Aufgabenorientierung/hohe Mitarbeiterorientierung

9/9 hohe Aufgabenorientierung/hohe Mitarbeiterorientierung

Persönlichkeitsbezogene Indikatoren für den Führungsstil 9/9

1. Allgemeine Ausprägung

Leitet Autorität aus Zweck, Idealen, Zielen, politischen Richtlinien ab. Integriert den Einzelnen in die Organisation. Will Mitsprache. Geringe Machtunterschiede. Bevorzugt gemeinsame Ziele, Verantwortung. Interessiert an Motivationstechniken.

2. Positive Ausprägung (Integrator)

Fällt Entscheidungen in Zusammenarbeit mit der Gruppe. Setzt Mitspracherecht situationsangemessen ein. Weckt Engagement für Ziele. Fördert höhere Leistung. Koordiniert andere in ihren Tätigkeiten.

3. Negative Ausprägung (Kompromißler)

Führt Mitspracherecht zu weit. Nachgiebig. Schwach. Meidet Entscheidungen. Trifft verwaschene, unannehmbare Entscheidungen. Betont Aufgaben und Beziehungen in unangebrachten Situationen. Mehrdeutiges Verhalten. Ihm wird mißtraut.

Persönlichkeitsbezogene Indikatoren für den Führungsstil 1/9

1. Allgemeine Ausprägung

Menschen stehen an erster Stelle. Betont Förderung des Einzelnen. Ungezwungen. Ruhig. Unbeachtet. Lange Gespräche. Mitfühlend. Verständnisvoll. Wohlwollend. Freundlich. Schafft Atmosphäre der Sicherheit.

2. Positive Ausprägung (Mitarbeiterentwickler, Coach)

Hält Kommunikationskanäle offen. Hört zu. Fördert Begabungen anderer. Bildet aus. Versteht andere. Unterstützt sie. Arbeitet gut mit anderen. Kooperiert. Man vertraut ihm. Er vertraut anderen.

3. Negative Ausprägung (Vermeider)

Vermeidet Konflikt. Immer nur angenehmer, freundlicher, herzlicher Mensch. Sucht, sich selbst anzubieten. Abhängig. Erleichtert die Dinge. Vermeidet Anregungen. Passiv. Gibt keine Anleitungen. Kein Interesse an Ergebnissen, Normen, Überwachungs- und Steuerungsmaßnahmen.

Persönlichkeitsbezogene Indikatoren für den Führungsstil 9/1

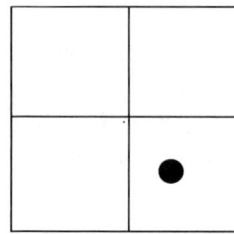

1. Allgemeine Ausprägung

Bestimmt. Aggressiv. Zuversichtlich. Geschäftig. Treibt an. Regt an. Erteilt Aufträge. Delegiert Verantwortung. Setzt Maßstäbe jeweils individuell. Selbstsicher. Unabhängig. Ehrgeizig. Lobt. Tadelt. Überwacht. Aufgaben an erster Stelle.

2. Positive Ausprägung (Macher)

Entscheidungsfreudig. Zeigt Initiative. Fleißig. Dynamisch. Führt Dinge zu Ende. Ist engagiert. Bewertet Qualität, Quantität, Verschwendung. Zeit. Kosten-, gewinn- und umsatzbewußt. Erzielt Ergebnisse.

3. Negative Ausprägung (Autokrat)

Kritisch. Bedrohlich. Trifft alle Entscheidungen selbst. Fordert Gehorsam. Unterdrückt Konflikte. Will Maßnahmen, Ergebnisse sofort. Kommunikation nur nach unten. Handelt, ohne andere um Rat zu bitten. Gefürchtet. Unbeliebt.

Persönlichkeitsbezogene Indikatoren für den Führungsstil 1/1

1. Allgemeine Ausprägung

Vorsichtig. Sorgfältig. Konservativ. Ordentlich.Vorliebe für Schreibtischarbeit, Verfahren, Techniken. Sucht nach festgelegten Prinzipien. Genau. Pedantisch. Korrekt. Perfektionistisch. Unerschütterlich. Bedächtig. Geduldig.Still.Bescheiden.Diskret.

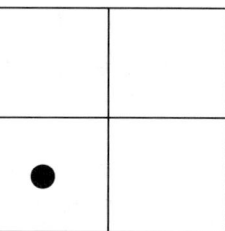

2. Positive Ausprägung (Analytiker)

Arbeitet nach Anweisungen, Regeln, Verfahrensrichtlinien. Experte. Zuverlässig. Loyal. Erhält System und laufenden Betrieb aufrecht. Kümmert sich um Details. Rational. Logisch. Analytisch. Objektiv. Faktenorientiert. Selbstbeherrscht. Gerecht.

3. Negative Ausprägung (Bürokrat)

Arbeitet nach Vorschrift. Minimales Arbeitsergebnis. Meidet Bindungen, Verantwortung, Engagement. Äußert wenige brauchbare Meinungen, Vorschläge. Unkreativ. Unoriginell. Engstirnig.Behindert andere. Erschwert die Dinge. Widersetzt sich dem Wandel. Unkooperativ. Nicht mitteilsam.

Welches Führungsverhalten kennzeichnet welchen Führungsstil

1/9	9/9	9/1	1/1

Konferenzen leiten

| auf reibungslosen Gesprächsablauf bedacht | Orchesterdirigent | hat die meisten Gesprächsbeiträge, steuert und bewertet stark | gute Tagesordnung |

Mitarbeiter fördern

| weitgehende Unterstützung des persönlichen Fortkommens | sorgt für fachliche Weiterbildung zur Vorbereitung auf höhere Aufgaben | Förderung orientiert sich an der Aufgabe | zuständig ist Personalbereich |

Mitarbeiter motivieren

| durch soziale Bedürfnisse, individuelle Bedürfnisse | Job-enrichment Erfolgserlebnisse | Belohnung Bestrafung | mit formalen Mitteln z.B. reibungsloser Arbeitsablauf, Gehalt, Arbeitsplatzgestaltung |

Aufgaben delegieren

| Delegation nach Bedürfnis, nicht nach Fähigkeit des Mitarbeiters | Delegation nach Fähigkeit, keine Details, sondern ganze Aufgaben | so wenig wie mögl., so viel wie nötig, Detaildelegation | Aufgaben sind abgegrenzt und zugeordnet, Delegation nicht nötig |

Beziehungen zu Mitarbeitern

| starker persönl. Kontakt | bevorz. Teamarbeit guter persönl. Kontakt zu Einzelnen und zu Gruppen | geschäftl. Kontakt dominiert | wenig Kontakt zu Mitarbeitern |

Probleme lösen

| zerredet Probleme, läßt andere lösen | in Zusammenarbeit mit anderen | löst selbst, fragt nach notwendigen Detailinformationen | nach erprobter Vorgehensweise und gleichem Schema |

Welches Führungsverhalten kennzeichnet welchen Führungsstil

1/9	9/9	9/1	1/1
Entscheidungen treffen			
Entscheidung von Gruppe	Entscheidung von Gruppe, eigene starke Beiträge	entscheidet selbständig	kann entscheiden
Ziele setzen			
Ziele von Mitarbeiter selbst	Ziele vereinbart	gibt Ziele individuell vor	schriftliche Zielvorgaben
Konflikte lösen			
Harmoniestreben	offene Konfliktaustragung, gezielte Konflikthandhabung	unterdrückt Konflikte	lebt mit Konflikten. keine Reaktionen
Ergebnisse kontrollieren			
Selbstkontrolle	vereinbarte Kontrollgespräche und kontrolle der Selbstkontrolle	starke, überraschende Kontrolle, Fremdkontrolle	systemimmanente Kontrolle
Leistung beurteilen			
nach Persönlichkeit und Sympathie	nach persönlicher, sachlicher Leistung Fähigkeit zur Gruppenarbeit	nach reiner Sachleistung	nach Einhaltung von Vorschriften
Infopolitik			
informell, häufig, mehr als Arbeitsinfo	zielgerichtete Besprechung, Zweiwegkommunikation	mündlich, reine Arbeitsinfo	schriftlich, Arbeitsinfo
Kreativität			
Mitarbeiter ist kreativ	ergänzt Kreativität der Mitarbeiter durch die eigene	ist selbst kreativ	nicht erwünscht

Welches Führungsverhalten kennzeichnet welchen Führungsstil

1/9	9/9	9/1	1/1

Durchführung von Veränderungen

Informationen im voraus, richtet sich stark nach den Mitarbeitern	Veränderung wird mit Mitarbeitern vorbereitet und durchgeführt, Vorgesetzter steuert	führt Veränderungen selbst durch, ordnet an	formal, ankündigen, einführen, überwachen

Fehler

lebt mit Fehlern, wird vor den Kopf gestoßen	untersucht Fehler, um daraus zu lernen	korrigiert Fehler ausgiebig	bei Fehlern neue Anweisungen

Teamarbeit

häufig, Probleme werden durch Teamarbeit von Mitarbeitern gelöst	Vorgesetzter ist Teammoderator, Team- und Einzelarbeit ausgewogen	selten, Team hat die Aufgabe, den Vorgesetzten zu unterstützen	formal geführte Besprechungen bringen mehr

Entscheidungskriterien für die Auswahl des situationsgerechten Führungsstils

Konfliktvermeidung Protektion von Mitarbeitern Bewährung der Mitarbeiter in ähnlichen Situationen Erziehung zur Eigenverantwortung Identifikation Engagement Vertrauen gewinnen	Vorgesetzter und Mitarbeiter haben gleiches Fachwissen Mitarbeiter haben detaillierteres Fachwissen Entscheidungen mit hohem Risiko Identifikation Engagement unstrukturiertes, komplexes Problem konfliktgeladenes Problem
Routine Einhaltung von Verfahren, Abläufen, Vorschriften,... Einfachheit der Aufgabe Mitarbeiter beherrschen ihre Aufgaben voll Mitarbeiter sind Experten	Zeitdruck Verantwortung Interesse an spezieller Lösung Vorgesetzter hat weitaus bessere Information als Mitarbeiter strukturiertes, einfaches Problem

Hier sind beispielhaft diejenigen Situationen angedeutet, in denen die einzelnen Führungsstile effizient, d.h. also situationsgerecht sind.

Die Botschaft: Es gibt nicht den idealen Führungsstil.

Die Forderung: Sie sind darauf angewiesen, Ihre Situation zu analysieren und den situationsgerechten Führungsstil selbst zu bestimmen.

Die Herausforderung: Das erfordert von Ihnen Verhaltensflexibilität bzw. die Fähigkeit und den Willen, die fehlenden Verhaltensweisen und Techniken durch andere Personen in Ihrem Team abdecken zu können.

Situationsgerechtes Führen
- Effizienz -

Die dritte Dimension

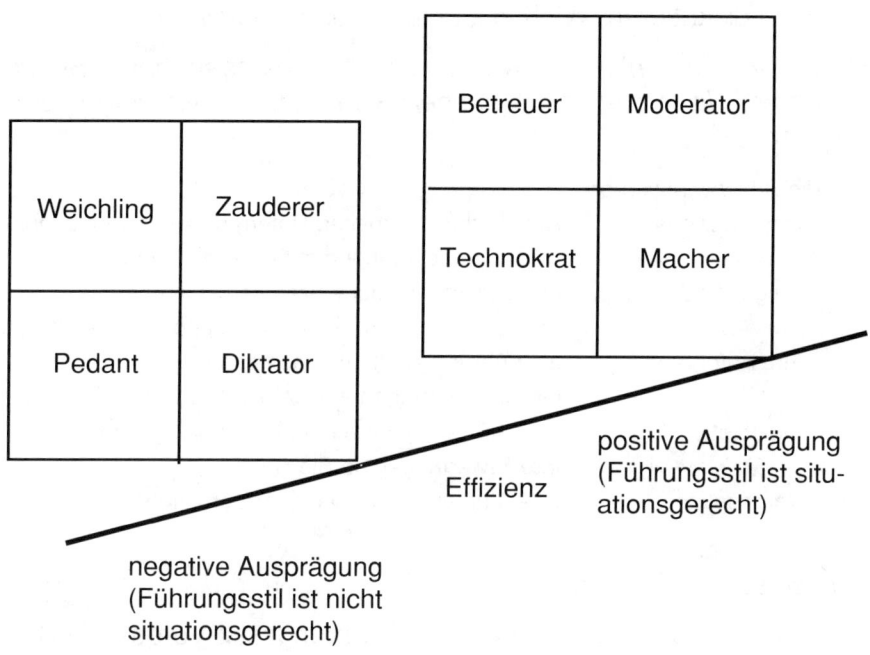

Abhängig davon, ob Ihr Führungsverhalten in der gegebenen Situation effizient ist, sehen Ihre Mitarbeiter, Ihre Kollegen, Ihr Chef Sie z.B. im aufgabenorientierten Führungsstil (9/1) als Diktator oder als Macher. Ihr (nicht-)situationsgerechtes Verhalten bestimmt das Bild, das die anderen von Ihnen haben.

Situationsanalyse

Ihre Führungssituation ergibt sich im wesentlichen aus folgenden Faktoren, die Sie untersuchen sollten. Am besten ist es, wenn Sie Ihre Gedanken visualisieren. Noch besser ist es, wenn Sie einen Kollegen, einen Freund, einen Berater bitten, Sie zu fragen und mit Ihnen zu diskutieren. Wichtig ist die folgende *Spielregel*:

Bevor Sie glauben, irgend etwas ändern zu müssen, bevor Sie die erste beste Idee greifen, versuchen Sie erst ein vollständiges Bild zu erhalten!

Hier die *Situationsfaktoren*:

•	Organisations-Struktur	Anzahl der Mitarbeiter, Untergruppen, Informations-wege, Verflechtungen mit anderen Gruppen, etc.
•	Aufgabe der Gruppe	als Ganzes und der einzelnen Mitarbeiter, Ziele, Erwartungen der internen und externen Kunden
•	Ihre Aufgabe	als Führungskraft, als Fachmann die Anforderungen aus der Aufgabe an Sie
•	Mitarbeiter	ihre Stärken/Schwächen, ihr Verhaltenstyp, ihre Erwartungen an Sie
•	Vorgesetzte	ihre Stärken/Schwächen, ihr Verhaltenstyp ihre Erwartungen an Sie

Und so sollten Sie vorgehen:

1. Beschreiben Sie Ihren eigenen Führungsstil. Vergessen Sie nicht Ihre Stärken und Schwächen.
2. Beschreiben Sie Ihre Führungssituation unter Benutzung der o.a. Situationsfaktoren.
3. Prüfen Sie, welche Anforderungen/Erwartungen der Aufgabe, der Mitarbeiter, der Vorgesetzten Sie erfüllen, welche nicht. Ist Ihr Führungsstil situationsgerecht?
4. Listen Sie mögliche Probleme (dies ist durchaus als ein Brainstorming zu sehen).
5. Listen Sie mögliche Veränderungsideen (denken Sie an SOS).
6. Entscheiden Sie sich für 3 Probleme, die Sie lösen wollen. Nicht mehr. Sie sollten nicht versuchen, Berge zu versetzen.
7. Definieren Sie Ihr Verhaltens- bzw. Organisationsveränderungsprogramm. Sie brauchen einen Aktionsplan!

Beraten
und
Verkaufen

W - Ort - Spiele
für Ver - Käufer und Be-Rater

be - **raten**

über-**zeugen**

Rat - **Schlag**

über-reden

Zu - Stimmung

Ein - **Wand**

Stand - **Punkt**

Ab - Wehr

Kunde - **kundig**

mit - **teilen**

ent - scheiden

Vor - Teil

ab - **wägen**

be - sprechen

Ver-**trauen**

Ver - trag

Ex - **perte**

Verkaufen ist Beraten

(ist Lehren/Lernen; ist Verhaltensänderung; ist Organisationsänderung)

Dies ist eine gewagte Überschrift? Etwas übertrieben? Keineswegs! Lassen Sie uns gemeinsam ein paar Überlegungen dazu anstellen.

Tatsachen sind:

- Kunden kaufen Produkte/Systeme, um Probleme im Berufsalltag oder im privaten Alltag zu lösen.
- Insbesondere für die High Tech Industrien und für die Investitionsgüterindustrie gilt, daß Sie vorwiegend nicht Privatpersonen, sondern Unternehmen - von multinationalen Großunternehmen bis zu mittelständischen und kleinen Unternehmen - als Kunden haben.
- Insbesondere die letztgenannten, aber auch private Einzelpersonen, kaufen nicht einfach ein Produkt um des Produktes willen, sondern um mit dem Produkt ein Problem zu lösen. D.h.: Kunden kaufen Problemlösungen.
- Eine Problemlösung zu verkaufen heißt, daß der Verkäufer zunächst als Berater auftreten muß, um die Problemsituation und die exakten Bedürfnisse des Kunden zu verstehen. Nur dann kann er genau das Produkt verkaufen, das der Kunde auch tatsächlich braucht.
- Die Beraterrolle des Verkäufers wird dann noch wichtiger, wenn eine oder alle der folgenden Bedingungen hinzukommen:
  - Der Kunde versteht seine eigene Problemsituation nur ungenügend.
  - Der Verkäufer will einen neuen Großkunden gewinnen. Auch wenn es nur eine Abteilung oder ein Bereich des Kunden ist, so kann doch der Verkaufszyklus einige Monate oder gar mehr als ein Jahr dauern.
  - Die Art der Problemlösung verlangt ein System von miteinander verbundenen Produkten (z.B. 50 Macs vernetzt, Kommunikation mit IBM-Maschine, spezielle Software für die speziellen Aufgaben des Kunden, und, und, und.). Diese Situation erfordert Projektmanagement. Der Verkäufer übernimmt zusätzlich die Rolle des Teamleiters, der Spezialisten einsetzt und eventuell auch noch Mitarbeiter des Kunden im Projektteam betreut.
  - Die Komplexität des Systems und der Implementierung verlangt Schulung der Kunden-Mitarbeiter oder gar Unterstützung bei der Planung und Durchführung der u.U. damit verbundenen Organisationsveränderung.

Kommunikation in der Beratung

Alle in diesem Buch angesprochenen Zielgruppen:

- Berater
- Manager
- Trainer
- Verkäufer

führen mit ihren Gesprächspartnern: • Klienten
                                               • Mitarbeitern
                                               • Teilnehmern
                                               • Kunden

häufig Beratungsgespräche. Ziel dieser Gespräche ist im allgemeinen, daß der eine vom anderen etwas lernt bzw. kauft, bzw. daß ihm geholfen wird. In jedem Fall soll der Gesprächspartner des "Beraters" nach dem Gespräch anders denken und handeln bzw. andere Vorgehensweisen bzw. Produkte anwenden. Es findet ein Lernprozeß statt - auch im Falle des (Ver-)Kaufes.

Der Stil eines solchen Beratungsgespräches hängt wesentlich von der Einstellung des Beraters zu seinem Gesprächspartner ab. Wenn ich annehme, daß Sie von einer bestimmten Sache noch so gut wie gar nichts wissen, dann werde ich Sie wohl eher umfassend informieren bzw. Ihnen direkte Vorschläge machen mit der Aufforderung, diese auszuprobieren. Die inhaltlich-sachliche Expertenmacht liegt dann voll bei mir. Ich behandele Sie als unmündig. Es entspricht jedoch der Alltagserfahrung, daß durchschnittlich begabte und ausgebildete Menschen in den allermeisten Beratungssituationen einen Großteil an Informationen über ihre Situation, Probleme, Auswirkungen von Problemen haben und ihre Bedürfnisse recht gut kennen. Vielleicht haben sie das alles noch nicht sorgfältig durchdacht, doch sie haben die nötigen Informationen. Selbst grobe Vorstellungen über mögliche Lösungen haben sie meistens bereits. Natürlich kann ihnen ein Experte immer noch bessere Problemdefinitionen und Bedürfnisse "einreden" und dann ideale Lösungen vor-schlagen.

Wenn das zutrifft, dann könnte bzw. sollte das Beratungsgespräch nicht ablaufen als ein Gespräch zwischen einem Wissenden und einem Nicht-Wissenden. Dann sollte das Gespräch ablaufen als ein Gespräch zwischen zwei gleich-berechtigten Partnern. Die Aufgabe des Beraters ist es dann, dem Gesprächspartner durch Fragen und durch das Führen durch einen Beratungs- bzw. Problemlösungsprozeß zu helfen, seine eigene Situation selbst zu sehen, sein Problem zu definieren, die Auswirkungen zu erkennen, sich neue Ziele zu setzen, neue Lösungsmöglichkeiten zu entdecken bzw. auszuwählen, den idealen zukünftigen Zustand zu erkennen und auch zu definieren, wie er dieses alles in die Realität umsetzen wird.

Meine persönliche Erfahrung sagt mir: Je öfter und je stärker man in die Experten-Falle tappt, desto öfters und desto deutlicher bekommt man die Antwort: "Nein, das geht bei mir nicht!" Offensichtlich haben es Menschen schwer, von anderen - und sei es von Experten-Beratern - zu lernen. Menschen möchten gerne von sich selbst lernen, selbst entdecken. Die Experten-Falle ist eine paradoxe Angelegenheit:

Der Berater spürt, daß der Gesprächspartner möglichst schnell eine Antwort auf sein Problem, auf seine Frage haben will. Entweder meint der Berater das nur. Oder der Gesprächspartner fragt sogar: "Was schlagen Sie mir vor?" Doch meistens kommt diese Frage nur, damit man dann den Vorschlag abweisen kann, damit man entdeckt, daß man - Gott-sei-Dank - doch nichts anders machen muß, doch nicht die Unbequemlichkeit des Lernens auf sich nehmen muß. So hilft man dem Gesprächspartner nicht. So verhindert man geradezu das Lernen.

Geschickter und effizienter sind Beratungs-, Frage- und Diskussionstechniken, die die Kraft, Emotionen und Informationen des Gesprächspartners nützen. Oder wünschen Sie sich als Manager unmündige Mitarbeiter, die ihre Probleme nicht selbständig lösen können? Können Sie es sich leisten, Mitarbeiter zu haben, die nicht selbständig arbeiten können? Haben Sie das ganze notwendige Wissen, die Zeit, die Kraft? Oder wie steht es mit Ihnen als Verkäufer? Mögen Sie Ihren Kunden etwas aufschwätzen? Wollen Sie behaupten zu wissen, was der Kunde braucht - und er ist so dumm und weiß das nicht?

Ich meine, Sie sollten lernen, wie man inhaltsfrei Beratungs- und Problemlösungsgespräche führt. Nennen Sie es indirekte oder partnerschaftliche oder inhaltsfreie Gesprächsführung! Auf jeden Fall könnte es sein, daß auch Sie dabei etwas lernen!

Der Verkaufs- als Beratungsprozeß

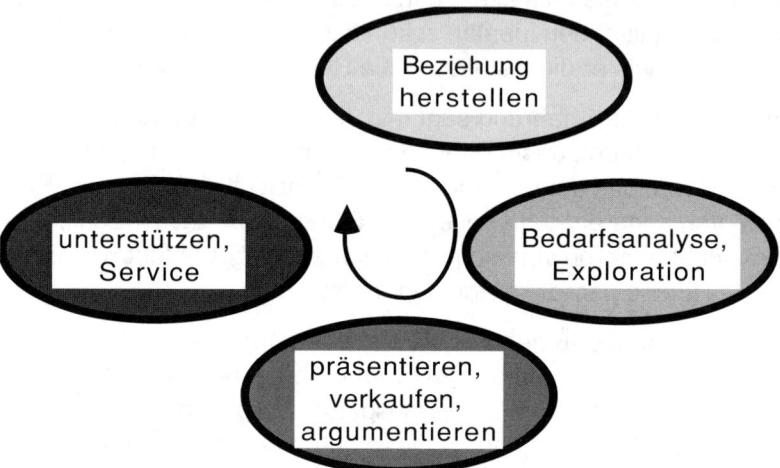

Dies ist die vereinfachte und griffige Form des Verkaufsprozesses als Beratungsprozeß. Das, was leider zu oft als Verkaufen verstanden wird, ist in diesem Prozeß lediglich die dritte von vier Phasen, die sich zudem immer wiederholen. Die Botschaft ist, lang-fristige Kundenbeziehungen aufzubauen. Nicht wie ich etwas bissig-ironisch anmerke: Einen möglichen Kunden finden, ihn so schnell wie möglich mit geschickten rhetorischen Tricks über den Tisch ziehen und dann schnell weglaufen, bevor er merkt, daß er etwas eingekauft hat, was er so gar nicht gebrauchen kann.

Langfristige Lieferanten-Kundenbeziehungen sind aufgebaut auf:

- Partnerschaft und Vertrauen
- Bedarfsanalyse
- Zuverlässigkeit
- Unterstützung und Schulung
- Service

Alles das ermöglicht Folgeverkäufe. Vor allem aus einem immer deutlicher werdenden Grund: Wenn die Produkte der konkurrierenden Hersteller ähnlicher werden, dann machen die o.a. Faktoren den Unterschied aus. Der Kunde kauft dann z.B. Partnerschaft oder Service, nicht das Produkt an und für sich.

Der Verkaufs- als Beratungsprozeß

- einige Werkzeuge -

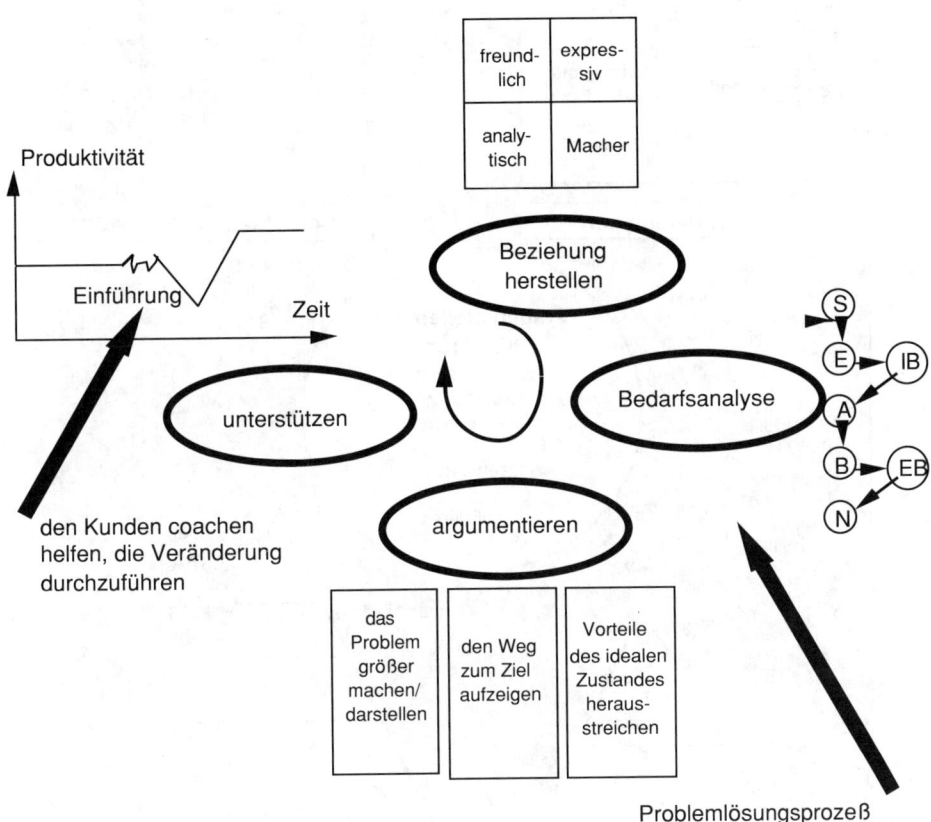

Werkzeuge

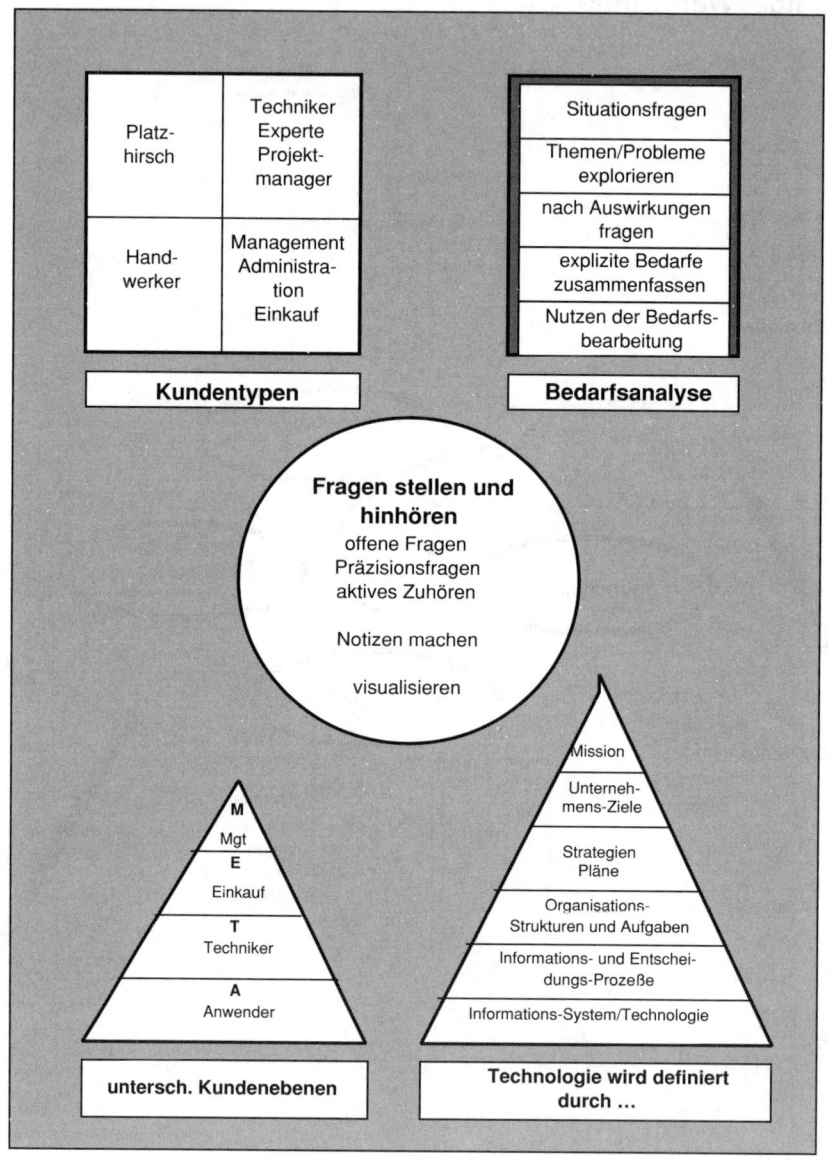

Berater - Rollen

Beobachter **Helfer** **Prozeßbegleiter** **Fragesteller** **Zuhörer**	**Partner bei der** **Problemlösung** **Diskussions-** **teilnehmer/** **-leiter**
Faktensucher **Analytiker** **Fachmann** **Detailarbeiter**	**Experte** **Advokat** **Evangelist** **Repräsentant**

Ein Blick auf die Grafik zeigt, daß die Rollen des Beraters/ Verkäufers vielfältig sind. Abhängig von der Phase im Beratungs-/Verkaufsprozeß muß man situationsgerecht die unterschiedlichen Rollen wahrnehmen können.

Vergl. die Parallele zum situationsgerechten Führen.

Als Berater sind Sie z.B. besonders gut in der Rolle des Experten.

Wenn dem so ist, dann sollten Sie entweder die anderen Fähigkeiten und Techniken erlernen oder aber mit Kollegen zusammenarbeiten, die diese Rolle für Sie übernehmen können. Man ergänzt sich im Team.

Zuhören, Fragen stellen und beobachten ist sicherlich besonders wichtig in den Anfangsphasen eines Beratungsprozesses. Man muß erst einmal in Erfahrung bringen, welchen Bedarf der Partner hat. Diese Informationen zu analysieren, das verlangt analytische Fähigkeiten und vertieftes Suchen nach Fakten. Sicherlich ist es dann angebracht, mit dem Partner über mögliche Lösungen zu diskutieren. Im Zweiergespräch oder in Meetings mit mehreren muß man dann in der Lage sein, einen Problemlösungsprozeß unter Einsatz geeigneter Problemlösungs- und Kommunikationstechniken zu führen. Und schließlich muß man seinen Standpunkt, seinen Vorschlag, sein Angebot überzeugend darstellen können und mit dem Bedarf und Ideen des Partners verbinden können.

Der Verkaufs - Beratungs - Prozeß

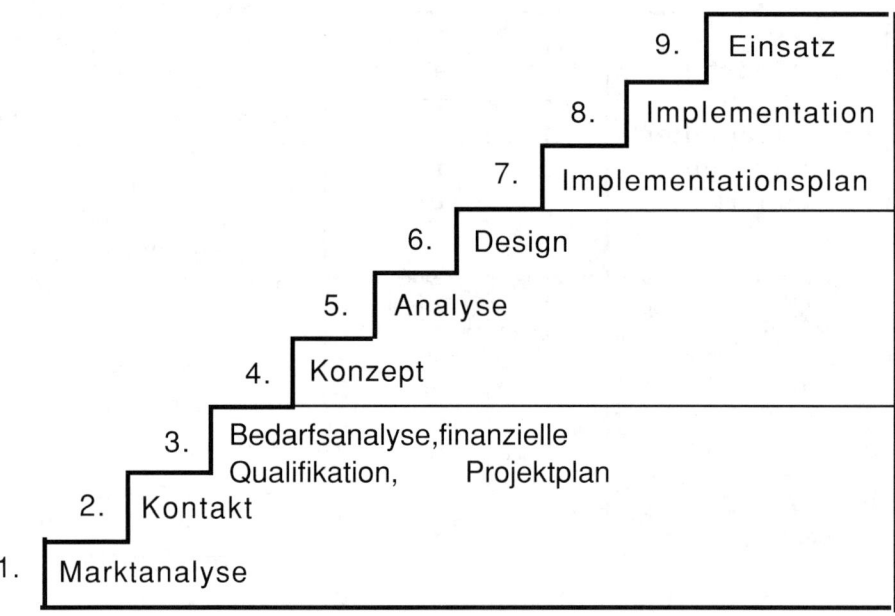

Man kann den Verkaufs-/Beratungsprozeß in 9 Phasen aufteilen. Grundsätzlich läuft jeder Verkaufszyklus so ab - auch wenn einige Phasen nur kurze Checkpunkte sind. Die Logik bleibt dieselbe. Je größer das Projekt und je mehr Stellen bei einem Großkunden involviert sind, desto stärker wird jede einzelne Phase ausgeprägt sein und desto mehr eigene sowie Kunden-Mitarbeiter werden involviert sein. Das bedeutet auch, daß der Verkaufsprozeß mit Projektplanung und Projektmanagement-Techniken durchgeführt werden muß.

Bei größeren Projekten mit technischem Entwicklungsaufwand kann insbesondere zwischen den Phasen 3 bis 6 ein zirkulärer Prozeß stattfinden - vor allem dann, wenn sich entweder die Kundenbedürfnisse ändern oder wenn die Bedarfsanalyse und die Konzepterstellung nicht sorgfältig durchgeführt worden sind.

Der Verkaufsprozeß
zirkulär

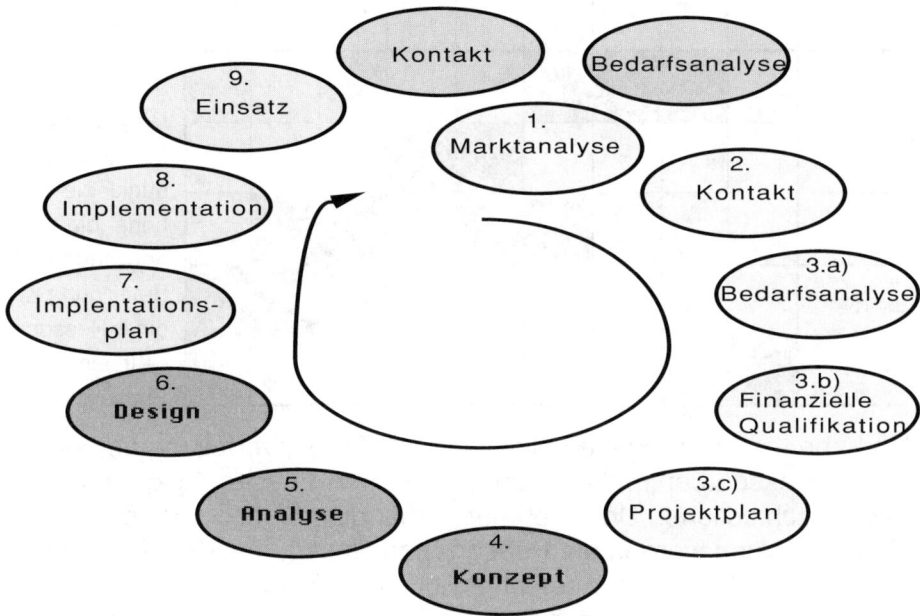

Je mehr es auf langfristige, partnerschaftliche Beziehungen zum Kunden ankommt, desto weniger kann man Verkaufs-/Beratungsprozesse als Prozesse mit eindeutigem Anfang und Ende beschreiben. Alle Ressourcen des Herstellers/Verkäufers/Beraters werden im Laufe der Beziehung in den unterschiedlichen Phasen aufgaben- und situationsgerecht eingesetzt, um vor allen Dingen dem Kunden jederzeit die richtigen Informationen und Services zu geben und - nicht zu vergessen - um jederzeit alle notwendigen Informationen über den Kunden und seinen wechselnden bzw. neuen Bedarf zu erfahren. Mitarbeiter verschiedener Funktionen (Verkäufer/Berater, Projektmanager, Servicetechniker etc.) müssen hier also zusammenarbeiten.

Wer macht was im Verkaufs - / Beratungs - Prozeß ?

	Markt-analyse	Kontakt	Bedarfs-analyse	Konzept	Analyse	Design	Implem. Plan	Implem.	Einsatz
Verkäufer	░	■	■	▨				░	░
technische Spezialisten					■	■			
Projekt-manager			░	■	▨		■	■	
Service-techniker							■	■	
Marketing	■	▨							▨

Die Kästchen-Farbe ist um so dunkler je höher die Verantwortung/ Beteiligung einer Ressource in einer Phase ist.

Ich habe Ihnen hier keine vollständige Aufgabenverteilung der einzelnen Ressourcen in den unterschiedlichen Phasen ausgearbeitet. In unterschiedlichen Unternehmen abhängig von den unterschiedlichen Projekten werden die Phasen- und Ressourcen-Benennungen sowie deren Aufgaben unterschiedlich sein. Es empfiehlt sich, für Ihr eigenes Unternehmen oder gar für ein spezielles Projekt eine solche Phasen-Matrix auszufüllen. Damit können Sie sicherstellen, daß die Mitarbeiter in einem Projekt wissen, was Sie in welcher Phase zu tun haben, wie ihre Tätigkeit zum Ganzen beiträgt (Motivation!), und wie die einzelnen Mitarbeiter mit deren Aufgaben als einzelne oder im Team zusammenarbeiten.

Wiederum eine Erfahrung aus der Beratungspraxis: Viele Verkaufsprozesse laufen unkoordiniert. Zum Erstaunen der Kunden geben sich unterschiedliche Mitarbeiter des Herstellers die Klinke in die Hand und machen u.U. dasselbe oder widersprechen sich gar. Die Gutmütigkeit oder aber die eigene Unvollkommenheit der Kunden verhindern Schlimmeres. Doch: Sie können effizienter arbeiten, wenn Sie sichtbar machen, was, wer, wie, wann tut. Leider: Ich habe oft gesehen, daß man den Sinn eingesehen, dann aber sich wieder der alten Routine zugewandt hat - es sei denn der Berater hat die Chance einen längeren "Erziehungsprozeß" durchzuführen.

Ich wußte

nicht,

was ich

sagte,

bevor ich

die Antwort

darauf

hörte!

Norbert Wiener

Entwicklung und Wandel von Kundenbedürfnissen

(vergl.: F.S.Debruicker und G.L.Summe, Aus Kunden Stammkunden machen, in: Harvard Manager, 1985, Nr. 3, S.40-47)

Debruicker und Summe benützen den Produktlebenszyklus, um zu beschreiben, wie sich das Verhältnis zwischen dem Hersteller/Verkäufer und dem Kunden/Käufer mit der Ausreifung eines Produktes verändert. Ihr Modell verwendet zwei Dimensionen:

- Kundentypen: unerfahrene Generalisten vs. erfahrene Spezialisten

- Heterogenität des Produktangebotes auf dem Markt: hoch vs. gering

Kundentypen

Unerfahrene Generalisten sind in der Regel Erstkunden von neuen, noch nicht ausgereiften Produkten. Sie legen allergrößten Wert auf technische und auf Anwenderunterstützung. Da sie wenig Erfahrung mit diesem Produkt haben, dauern ihre Entscheidungsprozesse oft lange. Daher sind sie für Entscheidungshilfen des Verkäufers dankbar. Anbieter mit einem starken Marketing- und Kundenmanagement haben hier erhebliche Wettbewerbsvorteile. Man scheitert, wenn man nicht in der Lage ist, lange Entscheidungsprozesse zu beeinflussen und abzuwarten. Ebenso werden komplette Problemlösungen erwartet.

Zu *erfahrenen Spezialisten* werden die Kunden, indem sie mit dem Produkt vertraut werden. Sie können sich dann immer eher ein eigenständiges Urteil erlauben.Die Kaufentscheidung verlagert sich dann vom General Management und von professionellen Beratern auf die eigenen Spezialisten mit genauen Produktkenntnissen und/oder auf Beschaffungsmanager. Beide benutzen bei ihren Entscheidungen definierte Spezifikationen, d.h. sie wissen recht gut, was sie brauchen. So können Kunden selbst Risiken übernehmen, die vorher gerne auf den Lieferanten abgewälzt wurden. Sie suchen nicht nach der Komplettlösung, sondern bewerten die Einzelbestandteile und sortieren sie aus, um sich selbst die Lösung zu erstellen. Jetzt wird das Preis-/Leistungsverhältnis wichtig, weniger die produktbegleitende Herstellerunterstützung.

Kundentyp und Produktlebenszyklus

Aus den beiden Dimensionen (Kunde und Heterogenität des Produktangebotes) ergeben sich vier Entwicklungsstufen. Diese können als jeweiliger Reifegrad der Industrie angesehen werden. Mit den vier verschiedenen Reifegraden werden gleichzeitig vier verschiedene Kundentypen beschrieben. Der Kundentyp verändert sich also im Laufe des Produktlebenszyklus. Wenn man weiß, in welcher Phase sich ein Produkt für den Kunden befindet, dann lassen sich unterschiedliche Strategien entwickeln, wie man den Kunden jeweils optimal an sich bindet.

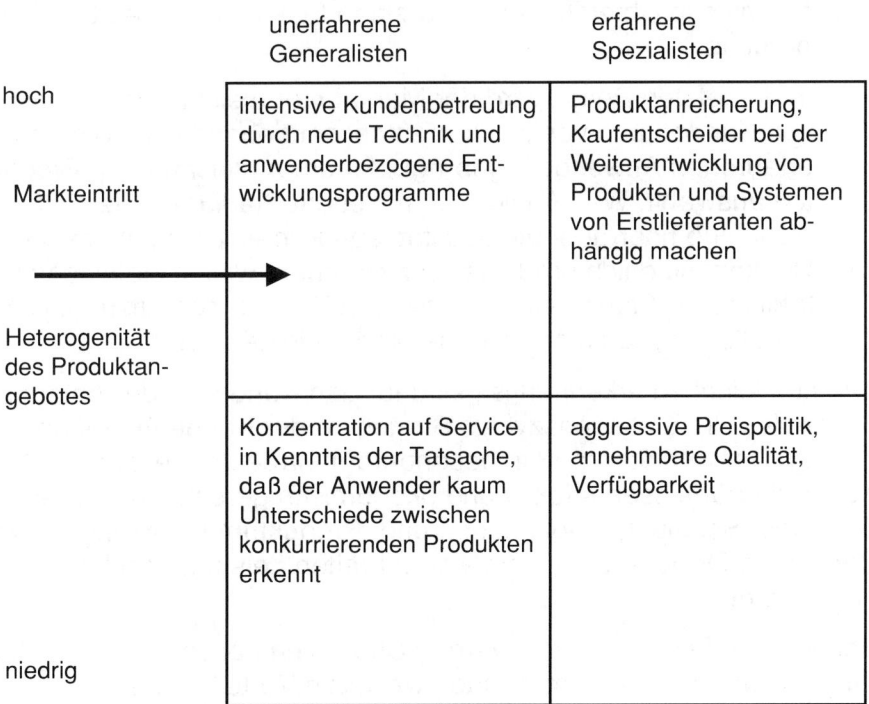

	unerfahrene Generalisten	erfahrene Spezialisten
hoch Markteintritt	intensive Kundenbetreuung durch neue Technik und anwenderbezogene Entwicklungsprogramme	Produktanreicherung, Kaufentscheider bei der Weiterentwicklung von Produkten und Systemen von Erstlieferanten abhängig machen
Heterogenität des Produktangebotes **niedrig**	Konzentration auf Service in Kenntnis der Tatsache, daß der Anwender kaum Unterschiede zwischen konkurrierenden Produkten erkennt	aggressive Preispolitik, annehmbare Qualität, Verfügbarkeit

Strategien

1. Zu Beginn des Produktlebenszyklus, also wenn eine Industrie am Anfang ihrer Entwicklung steht, erwarten die Kunden neben verläßlicher Technik auch ein großes Maß an technischer und an Anwenderunterstützung.

2. Je besser die Produktkenntnisse sind, je mehr interne, eigene Experten vorhanden sind, und je stärker ausgebaut der Einkauf ist, desto eher kaufen Kunden nach reinen Leistungskriterien. Vorteile können sich in dieser Phase die Hersteller verschaffen, indem sie dem Kunden bei der Entwicklung neuer Anwendungen helfen.

3. Nachzügler unter den Anwendern können schon von Substitutionsprodukten profitieren, die von Anbietern, die später in den Markt eingetreten sind, zu niedrigeren Preisen angeboten werden. Potentielle Kunden werden so sehr schnell preissensibel. Dies ist auch dann der Fall, wenn sie vom Hersteller noch technische Unterstützung und einen funktionierenden Service brauchen.

4. In der letzten Phase wird der Markt unter gleichzeitigem Druck von Kunden und von Konkurrenten weitgehend vom Typ des erfahrenen Anwenders geprägt, der unter gleichartigen Produkten auswählt. Was Anwender in diesem Stadium wollen, ist nicht eine überragende Qualität, sondern eine angemessene. Um kontinuierlich produzieren zu können, wollen sie eine verläßliche Verfügbarkeit und effiziente Ressourcennutzung. Und vor allem wollen sie den denkbar niedrigsten Preis.

Wie nun leicht zu erkennen ist, sind für den Kunden in der Anfangsphase des Produktlebenszyklus Strategien der Kundenbetreuung wichtig. Der Anbieter muß in besonderem Maße bestrebt sein, den Kundenbedürfnissen effektiv und ökonomisch gerecht zu werden. Beratung, Schulung, Implementierung, Produktunterstützung, kurz: Service und Kundendienst mit einem breiten Leistungsspektrum ist hier gefragt.

Bei ausgereiften Produkten werden Strategien der Produktanreicherung notwendig, um dem Kunden weiterhin Vorteile bieten zu können und ihn an sich zu binden. Der Anbieter sollte also die

Produktanforderungen - den Bedarf des Kunden genau untersuchen, um ein maßgeschneidertes Angebot machen zu können. So erscheint das Produkt auch weiterhin als einzigartig. Sicherlich spielen hier Verkauf, Beratung, Entwicklung und Produktion des Herstellers eine entscheidende Rolle. Bei bereits bekannten Kunden sind aber auch die Informationen der Kundendiensttechniker wichtig. Diese kennen den Kunden und seine Bedürfnisse aus eher kontinuierlichen Kontakten.

Will man als Anbieter in einer späteren Phase des Produktlebenszyklus unerfahrene Kunden gewinnen, sollte man konsequente Servicestrategien anwenden. Denn auch die eher unerfahrenen Kunden werden schnell sehen, daß sich Substitutionsprodukte auf dem Markt befinden und daß die Unterschiede zwischen den Angeboten konkurrierender Lieferanten minimal sind.

Vom Wunsch- zum Stammkunden

Bei der Entwicklung von Verkaufsstrategien empfiehlt es sich zu wissen, in welchem Status sich die Kunden befinden - gemessen am Interesse an der Lieferantenfirma/am Produkt und an der Bindung an die Lieferantenfirma/an das Produkt. Die Strategien werden sich jeweils unterscheiden müssen. Wunschkunden sind solche potentiellen Kunden, die sich aus einer sorgfältigen Marktanalyse ergeben haben.

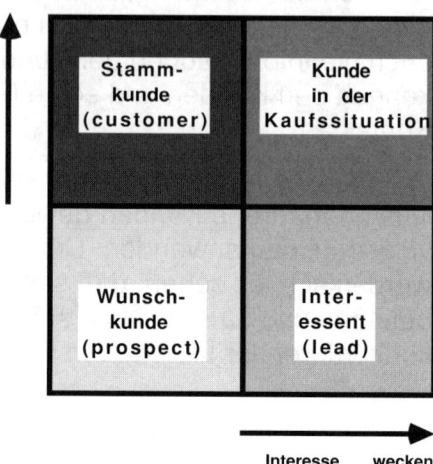

Sie spricht man z.B. mit direct mailing an. Interessenten sind solche potentiellen Kunden, die z.B. aufgrund des direct mailings anrufen oder die Rückantwort einschicken. Diese leads müssen dann durch Telefonat oder durch Besuch in Verkaufsgespräche gebracht werden. Psychologisch gesehen sind Interessenten bereits Kunden. Der Verkäufer braucht den aufkeimenden Kaufwunsch im Gespräch "nur noch" verstärken. (Deswegen möchte ich auch lästern: Verkäufer müssen lernen, die Kaufentscheidung des potentiellen Kunden nicht zu verhindern) Kunden, die einmal gekauft haben, sind potentielle Stammkunden - vorausgesetzt, sie sind mit dem Verkaufsgespräch, dem Verkäufer und dem Produkt zufrieden. Aber selbst, wenn sich Kunden beschweren, sind sie mindestens doch wiederum Interessenten (leads). Wer würde sich beschweren, wenn er kein Interesse mehr hätte. Beschwerdeführer/Interessenten sind also immer potentielle Stammkunden. Stammkunden brauchen in jedem Falle besondere Betreuung, z.B. durch regelmäßige Information, Besuche, o.ä..

Erfolgstaktiken bei Klein- und bei Großkunden

einige Ideen gesammelt in der Beratung von Projektteams

Partnerschaft

- langfristige Geschäftsbeziehungen anstreben
- höherer Zeit- und Personalaufwand im Verkaufsprozeß
- längerer Verkaufszyklus
- langfristige Ziele setzen und Pläne langfristig anlegen - nicht kurzfristige Verkäufe/Scheinerfolge anstreben
- man ist oft nicht der einzige Anbieter - Kunde sucht aus unterschiedlichen Angeboten aus
- man ist oft als Anbieter nicht die Nummer eins, sondern eine Ergänzung

Informationssammlung

- sorgfältige und umfangreiche Vorbereitung: Informationssammlung über Organisation, Kunden, Lieferanten, Produkte, Unternehmensziele, Strategien
- Informationen sind zu finden in: Werbung, Broschüren, Stellenanzeigen
- insbesondere auch die Branche und ihre Gewohnheiten kennenlernen
- die Expertensprache des Kunden, der Branche lernen
- in Erfahrung bringen, was die üblichen Informations-, Kommunikations- und Produktionsprozesse sind
- "Spionage-Mappe" anlegen
- Kunde hat u.U. eigene Produktexperten als Einkäufer
- je mehr Experten involviert, desto eher wird der Kunde genaue Spezifikationen haben und das System selbst zusammenstellen können

Verkaufen ist Projekt- und Team-Management

- mehrere Ansprechpartner beim Kunden und im eigenen Unternehmen
- Verkaufsprozeß muß als Projekt gemanaged werden

- eigene Experten (Berater, Techniker, etc.) in den Verkaufsprozeß als Projekt- bzw. Kundenteam einsetzen
- statt Einzelkämpfer nun Teammanager
- Kundenteam "managen"
- mehr Gespräche: Einzel- und Gruppengespräche
- sich nicht auf Gedächtnis und mündliche Absprachen/Versprechungen verlassen, schriftliche Zusammenfassungen, Protokolle, etc.

Unterschiedliche Ansprechpartner beim Kunden

- mehr formale Meetings und Vorgehensweisen beim Kunden
- Verkäufer vertritt sich und seine Firma (Repräsentant)
- formale/professionelle Präsentationen und Unterlagen
- Unterlagen an Ansprechpartner geben - einzeln, in die Hand
- Entscheidungen werden in Gremien getroffen
- Ansprechpartner haben oft nur Teilkompetenz für Inhalte und Entscheidungen
- Kundengruppe in die eigenen Räume für Demonstrationen und Präsentationen einladen
- Ansprechpartner sind oft in ihrem Fach oder als Manager hervorragend geschult
- Ansprechpartner stehen unter Zwängen: Erfolg, Karriere, Konflikte
- Ansprechpartner haben oft Zeit- und Stressprobleme
- Entscheidung für ein Produkt/System kann über Berufserfolg entscheiden - das bedeutet, daß Unsicherheit und Angst involviert ist
- unterschiedliche Partner in unterschiedlichen Bereichen haben unterschiedliche Wünsche
- Ziele und Strategien der Bereiche/Abteilungen kennenlernen

Gruppendynamik

- mit Gruppen verhandeln (Meetings, Präsentationen)
- einzelne Personen in den Kundengruppen können Abstimmungsprobleme oder gar offene Konflikte haben
- sich nicht in Konflikte der Gruppe hineinziehen lassen
- informale Gruppenstruktur beobachten
- die graue Eminenz auskundschaften und mit ihm/ihr Kontakt aufnehmen

Zu zweit - mit Partner - auftreten

- wenn möglich auch zu zweit auftreten - mehr als zwei schafft größere Abstimmungsprobleme
- wenn mehr als zwei, dann sollten die zusätzlichen eigenen Leute nur für fest umrissene Aufgaben und Zeiten zugegen sein
- sorgfältige Vorbereitung und Abstimmung nötig
- eventuell Rollen aufteilen: der Aktive und der Beobachter; der Manager/Verkäufer und der Experte/Techniker
- nach den Meetings unbedingt gemeinsame Auswertung und Planung/Abstimmung der nächsten Schritte

Dienstleistungen abrechnen

- man verkauft nicht nur ein oder viele Produkte, sondern eine Lösung, die auch Beratung, Schulung, technische Serviceleistung enthält
- solche Dienstleistungen lassen sich abrechnen und sollten auch abgerechnet werden
- langfristige Folgegeschäfte im selben und in weiteren Bereichen möglich
- langfristige Nachlieferungen und Nachrüstungen möglich; Einsatz von Sponsoren
- einen hochrangigen Entscheider als Sponsor ausbauen und benutzen
- so hoch wie möglich und machbar in der Kundenorganisation einsteigen und dann weitere Ansprechpartner in anderen Bereichen und auf anderen Ebenen kennenlernen
- Sponsor und andere Ansprechpartner mit Informations-, Argumentations- und Entscheidungshilfen ausstatten - diese sind Ihre kundeninternen Verkäufer
- Sponsor und Ansprechpartner müssen Vorschlag/Produkt an ihre Mitarbeiter, Chefs, Kollegen verkaufen können
- Selbstbewußtsein des Sponsors und der Ansprechpartner stärken
- persönliche Nutzen und Vorteile unterstreichen
- organisatorischen und finanziellen Nutzen erfragen und verkaufen
- Verkäufer wird zum Organisationsberater
- sich regelmäßig sehen lassen und/oder telefonieren

3 - K - Konzept

Konkurrenz

Kunde

Kooperations-
partner

Dieses Konzept beschreibt eine interessante Veränderungen der Beziehungen der Partner auf dem Markt: Lieferanten, Kunden, Mitbewerber, Kooperationspartner. Aus der Sicht eines Unternehmens kann man nicht mehr schwarz-weiß sagen, daß ein Konkurrent nur ein Konkurrent ist.

Angesichts großer Kunden oder großer Entwicklungsprojekte sehen sich Konkurrenten im definierten Rahmen gezwungen, eine Kooperation zu vereinbaren, um die gesteckten Ziele zu erreichen. Auf anderen Gebieten geht die Konkurrenzsituation durchaus weiter. Strategische Allianzen oder Joint Ventures sind im High Tech Markt üblich geworden.

Aus Kundensicht gar sind Anbindungen unterschiedlicher Herstellersysteme z.T. erwünscht. Oft sind dabei die eigenen Experten des Kunden in Konkurrenz zum Hersteller-Verkäufer eines Systems, wenn es etwa darum geht, ein Projekt durchzuführen. Schließlich noch: Manager und Professionals wechseln das Unternehmen, finden beim Kunden, Konkurrent, etc. eine neue Aufgabe, kommen eventuell in Entscheidungspositionen. Sie treffen diese wieder!

Was bedeutet das für sie als Manager, Verkäufer, Berater, Trainer?

Sie können sich keine Nullsummen-Spiele, Siege, Manipulationen, Tricks etc. mehr leisten. Partnerschaft ist angesagt. Oder Sie sind Verlierer!

Der Kundenmanagement - Prozeß

aus Verkaufs- und Service - Sicht

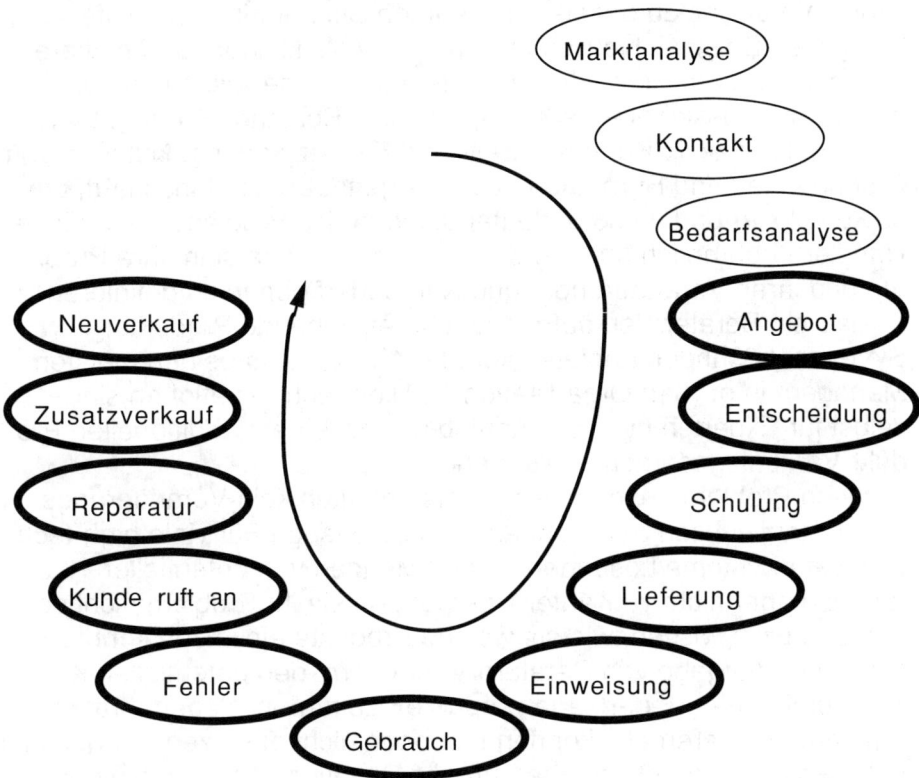

Dieser Kundenmanagement-Prozeß soll detaillierter als der Verkaufsprozeß Aktivitäten des Herstellers/Verkäufers nach dem Angebot aufzeigen. Es wird hier angenommen, daß das Angebot kein umfangreiches Projekt zur Entwicklung von Systemen/Produkten beinhaltet - dazu bräuchte man: Konzept, Analyse, Design. Hier sind im
wesentlichen alle Teil-Phasen nach der Kunden-Entscheidung, also
nach dem Kauf, beleuchtet (aber nicht beschrieben).

Die Botschaft:

Der eigentliche Kundenmanagement-Prozeß fängt nach dem Ver-
kaufsabschluß erst an!

Bedarfsanalyse

Wenn es um High-Tech Verkaufssituationen geht, ist es für den Kunden oft nicht einfach, seine Bedürfnisse zu erkennen oder gar seine Probleme alleine zu definieren. Nehmen Sie nur ein ganz einfaches, bekanntes Beispiel: Neulich las ich, daß viele kleinere und mittlere Autohändler ganz kurz vor der Pleite stehen - sie wissen es nur nicht. Unprofessionelle Verkaufsprozesse, Bestandsführung, Lagerhaltung, finanzielle Kontrolle, Zeit- und Einsatzplanung, Nutzung von Datenbanken und Büroautomation. Je genauer man hinschaut, um so komplexer und umso bedeutender wird das Problem. Viele dieser Händler - nehme ich an - werden nicht in der Lage sein, ihre Probleme und ihren Veränderungs- und Kaufbedarf genau zu definieren, so daß ein Berater/Verkäufer exakt bereitstehende Produkte, Systeme, Lösungen anbieten könnte. Ähnlich geht es den meisten Managern in großen Organisationen. High-tech Situationen sind selbst für Experten nicht auf Anhieb wie bei einem traditionellen Produkt-Verkaufsgespräch zu verstehen.

Wo kein Problem gesehen wird, entsteht auch kein Veränderungs- sprich Kaufwunsch bzw. -bedarf. Salopp gesagt: Für viele high-tech Produkte/Systeme/Lösungen gibt es Mengen von potentiellen Käufern, die aber nicht zu Käufern werden, da sie ihr Problem nicht sehen und nicht wissen, wie sie welche Produkte einsetzen könnten. Hier ist es Aufgabe von Beratern/Verkäufern, den potentiellen Kunden durch einen Bedarfsanalyseprozeß zu führen. Sagen, präsentieren, demonstrieren etc. können hier noch nicht ansetzen. Fragen sind notwendig. Für den Verkäufer, um die Situation, die Probleme und den Bedarf des Kunden kennenzulernen - Voraussetzungen für die richtige Lösung. Für den Kunden, um zu sehen und zu fühlen, daß es ein Problem gibt, daß ein Veränderungsbedarf besteht und daß ein neues Produkt/System eine bessere Lösung ist.

Aus meiner Erfahrung weiß ich, daß dieser Bedarfsanalyse-/Bedarfs- entwicklungsprozeß nicht nur notwendig ist beim Verkauf komplexer Systeme. Er ist auch notwendig bei der Unternehmens- und Organisationberatung, ebenso bei der Trainingsbedarfsanalyse und bei der Mitarbeiterentwicklung. Immer kommt es darauf an, daß der Berater gute Informationen bekommt, um die richtige Lösung zu empfehlen. Immer geht es darum, daß der Kunde, Klient, Mitarbeiter erst verstehen muß, daß eine Veränderung nötig ist.

Fragen stellen - warum?

- *Um Informationen zu sammeln, um Bedürfnisse zu erkennen.*

  Als sogenannter Experte läuft man Gefahr, aufgrund von Erfahrung in ähnlichen Situationen das Problem und die Lösung zu kennen und nicht mehr zu fragen. Das ist oft richtig (vergl.: Wie Experten denken). Oft ist man aber kein Experte, sondern glaubt das nur. Und oft hat sich die Situation verändert, so daß das Expertenwissen nichts mehr taugt.

- *In komplexen Situationen ist es für den Kunden selbst nicht einfach, seine Bedürfnisse zu erkennen und sein Problem alleine zu definieren*

  Der Kunde/Partner hat fast alle Informationen über seine Situation. Oft kennt er die Bedeutung der Information nicht, oft hat er kein Konzept, um die Informationsbruchstücke zu einem Ganzen zusammenzusetzen, um die Zusammenhänge zu erkennen. Daher kann er die Bedeutung nicht einschätzen. Daher fällt es ihm schwer, die Notwendigkeit einer Veränderung zu erkennen und zu akzeptieren. Merke: Auch der Kauf eines Produktes ist für den Kunden in gewissem Umfang immer zugleich eine Verhaltens- oder/und Organisationsveränderung. Auf jeden Fall ist die Kaufentscheidung eine Veränderung des Denkens.

- *Das Gesagte gilt besonders bei komplexen Situationen/ Problemen, die eine komplexe Lösung verlangen. Hier können weder Kunde noch Verkäufer/Berater von Anfang an das Problem definieren und eine Lösung finden.*

- *Mit Fragen hilft man dem Kunden, das Problem und das Bedürfnis und damit den Beratungs- und Kaufbedarf deutlicher zu sehen als zuvor.*

  Es ist eine alte Weisheit, daß der beste Überzeugungsprozeß so abläuft, daß der Kunde/Partner sich selbst überzeugt. Redet man auf den anderen ein, erhöht man die Wahrscheinlichkeit, daß der andere Widerstände aufbaut. Von denen kann er dann so schnell nicht mehr abrücken, ohne sein Gesicht zu verlieren. Da helfen dann auch keine rhetorischen und dialektischen Tricks mehr weiter.

- *Bedenken Sie: Sie wollen Ihren Kunden/Partner ja nicht einmal über den Tisch ziehen, ihm schnell etwas verkaufen und dann die Beziehung abbrechen. Sie wollen eine längerfristige Partnerschaft aufbauen und erhalten! Nicht weil Sie so freundlich und menschlich sind. Sondern weil langfristige Partnerschaft auch langfristigen Umsatz bedeutet.*

Siehe auch das Kapitel über Fragetechnik.

Bedarfsanalyse - Prozeß

- Übersicht -

1. Was wissen wir über den gegenwärtigen Zustand? Info über Organisation, Abläufe, Mitarbeiter, Kunden!

2. Wo gibt es Unzufriedenheiten oder Änderungswünsche?

3. Wie wirken sich die angedeuteten Probleme aus auf: Organisation, Abläufe, Menschen, Kunden, etc.?

4. Bedarfszusammenfassung : heißt das dann nicht, daß man hier etwas ändern sollte?

5. Nutzen der nun akzeptierten möglichen Veränderung des Kaufwunsches verstärken!

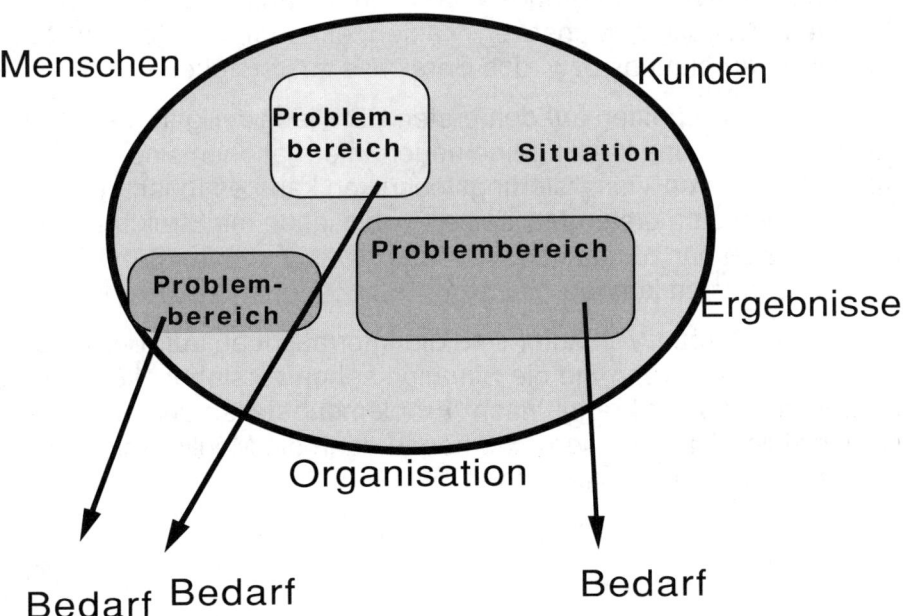

Bedarfsanalyse

1. Situationsanalyse

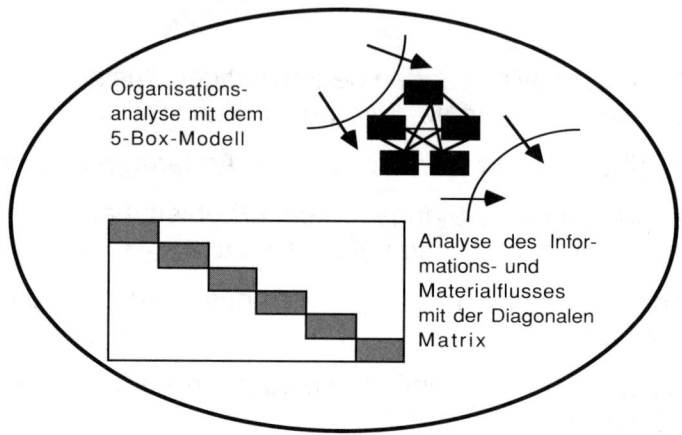

Fragen nach den Hintergründen, Zusammenhängen, Strukturen, Abläufen, Produkten, Menschen, Zahlen, etc. - um die Gesamtsituation des Unternehmens bzw. des Bereiches zu verstehen.

Diese Fragen scheinen auf den ersten Blick langweilig für den Kunden zu sein, da das für ihn keine neuen Informationen sind - meint man. Mit Hilfe von Visualisierungstechniken kann es Ihnen gelingen, dem Kunden zum ersten Mal seine Organisation mit Strukturen und Abläufen sichtbar zu machen. Ich habe hier schon öfters Aha-Erlebnisse beobachten können.

Für Sie als Berater/Verkäufer sind die Informationen auf diese Fragen wichtig. Nur wenn Sie die Situation sehen/verstehen, können Sie im weiteren Verlauf Fragen nach "Problemen" stellen und das Gespräch zielgerichtet steuern. Sie haben dann die Möglichkeit, sich auf Bekanntes zurückzubeziehen.

Bedarfsanalyse

2. Exploration von Problemen

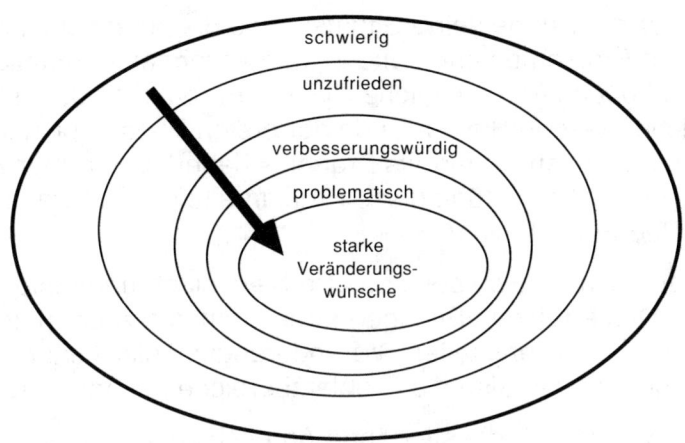

Fragen nach Schwierigkeiten, Unzufriedenheiten, Verbesserungs-
würdigem, Herausforderungen und Problemen. Wichtig: Es ist
psychologisch ungeschickt, das Wort "Probleme" zu gebrauchen.
Stellen Sie also Fragen wie:

- Wie würden Sie den idealen Zustand beschreiben?
- Warum wollen Sie ... verändern?
- Welche Änderungen/Verbesserungen haben Sie vor?
- Was versprechen Sie sich von ...?
- Worin sehen Sie Ihre besonderen Herausforderungen?

Haben Sie keine Angst, diese Art von Fragen zu stellen. Sie wollen
den wirklichen Bedarf Ihres Kunden herausarbeiten. Denken Sie
daran: Der Kunde kennt sein Problem nicht bzw. kann es nicht gut
genug formulieren. Sie helfen dabei.

Versuchen Sie aber nicht, alle Problemgebiete zu erkundschaften. 3
oder 4 können Sie gut in einem Gespräch weiterentwickeln. Wenn es
mehr sind, fassen Sie diese zusammen. Überlasten Sie Ihren
Gesprächspartner nicht.

Bedarfsanalyse

3. Ausarbeiten

Je weniger der Kunde seine Situation und die potentiellen oder tatsächlichen Probleme kennt, und je komplexer seine Situation und die mögliche Lösung (das mögliche System/Produkt) sind, desto wahrscheinlicher werden Sie am Ende der ersten Phase nur Andeutungen vom wirklichen Bedarf als Ergebnis haben. Oder aber zusätzlich: Ihr Partner sieht bzw. fühlt diese Probleme und den daraus resultierenden Bedarf noch nicht.

Ihre Strategie muß also sein, das Problem sicht- und fühlbar zu machen. Das erreichen Sie, indem Sie nach den Auswirkungen der erarbeiteten Schwierigkeiten, Veränderungsmöglichkeiten etc. fragen. Sie arbeiten also die Problembereiche aus mit Fragen wie:

*   Wie würde sich die steigende Arbeitsbelastung auf Ihre Mitarbeiter auswirken, wenn Sie diese …… nicht erneuern würden?

*   Inwiefern führt dieser Materialengpaß zu verzögerten Auslieferungen?

*   Wie wirkt sich das auf Ihre Kunden aus?

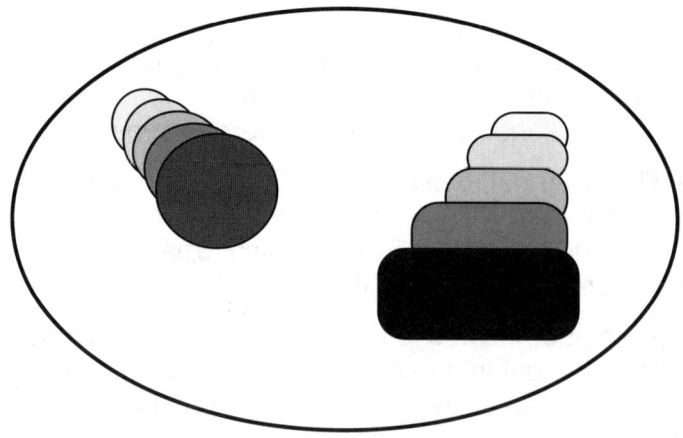

Bedarfsanalyse

4. Bedarfszusammenfassung

Bis einschließlich zur dritten Phase ist dieser Bedarfsanalyseprozeß - psychologisch gesehen - nicht sehr angenehm für den Kunden. Er sieht seine Probleme immer deutlicher. Übertrieben: Es entsteht Problemdruck und der Wunsch nach Veränderungen bzw. zum Kauf.

Das ist Ihr Ansatzpunkt für die Bedarfszusammenfassung und für die Beschreibung dessen, was man tun könnte, die Probleme zu lösen. Wenn Sie mit Visualisierungstechniken gearbeitet haben, dann können Sie jetzt Ihre Zusammenfassung auf dieSituationsanalyse und Problemdefinition beziehen. Machen Sie also Ihre Zusammenfassung etwa wie im folgenden Beispiel:

"Lassen Sie mich also noch einmal das Wichtigste zusammenfassen. Im Informationsfluß treten zwischen den Abteilungen A und B und zwischen X und Y Verzögerungsprobleme auf. Die Lieferinformationen kommen erst 1 Woche nach Eingang bei B an. etc. etc. Sie befürchten, daß bei der Zunahme von Aufträgen die Mitarbeiter in der B-Abteilung mit der Bearbeitung nicht mehr mitkommen. etc.etc. Würde das nicht bedeuten, daß man hier gewisse Vorgänge - etwa: ...... - automatisieren sollte. Ich würde Ihnen vorschlagen, daß ich Ihnen zeige, wie das Informationssystem Beta dieses Problem lösen kann."

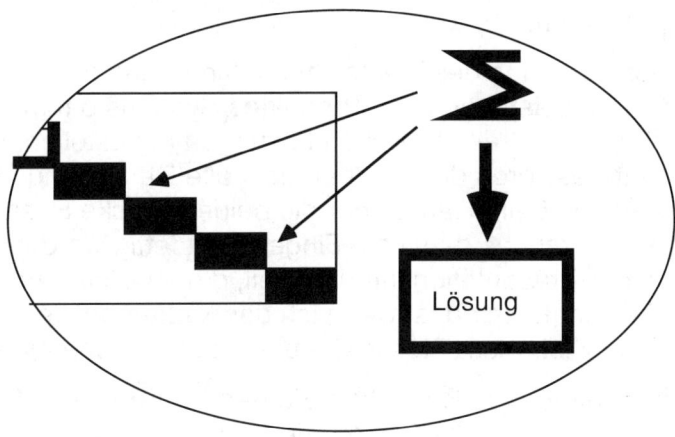

Bedarfsanalyse

5. Nutzenargumentation

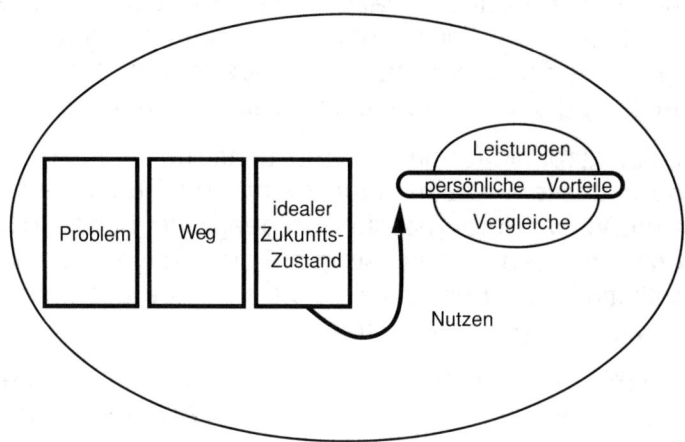

Im letzten Schritt sollte dem Kunden klar sein,

- was das zu bearbeitende Problem ist;
- wie der ideale zukünftige Zustand mit Hilfe des neuen Systems aussieht;
- wie der Hersteller/Verkäufer/Berater dafür sorgt, und was er selbst tun muß, daß die Lösung in der zur Verfügung stehenden Zeit und unter anderen Rahmenbedingungen implementiert werden kann.

Bei der Beschreibung des idealen zukünftigen Zustandes ist es zwar notwendig, die Leistungen des Produktes/Systems darzustellen und Vergleiche mit anderen möglichen Lösungen anzustellen. Doch meistens interessieren den Partner nicht alle Details und Fakten. Ähnlich wie man beim Hamburger die beiden Stücke Sesam-Brot eigentlich nur braucht, damit die Finger nicht fettig werden, suchen Kunden in der Präsentation ihren Vorteil, d.h. ihren Nutzen (also das Fleisch): Was nutzt mir das, wenn ich das kaufe und wenn das einmal im Einsatz ist. Also: Stellen Sie den Nutzen (benefit) heraus!

Zum Schluß: Bestärken Sie den Kauf-Entschluß und bedanken Sie sich.

Abschlußsignale

Woran können Sie im Gespräch erkennen, ob der Kunde bereit ist, einen Abschluß zu tätigen, zu kaufen? Die Frage ist wichtig, um das over-selling (weiter versuchen, mit tollen Argumenten zu überzeugen) zu vermeiden: Verkäufer, die zu viel schwatzen, mag man nicht. Man redet sich geradezu wieder aus dem Abschluß heraus.

1. Der Kunde findet weitere Vorteile, die für eine Zusammenarbeit sprechen, und nennt diese gegenüber dem Verkäufer.

2. Der Kunde überlegt laut, wie er Ihren Auftrag am besten im eigenen Hause "weiterverkaufen" kann. Dabei spielt insbesondere die richtige Vorteilsargumentation seinem eigenen Chef gegenüber eine Rolle.

3. Direkte Fragen nach dem Zeitpunkt der Anschaffung bestätigen auch, daß der Kunde sich bereits gedanklich als Besitzer versteht.

4. Körpersignale senden wichtige Bestätigungen. Zustimmendes Kopfnicken und ein eher gelöster Gesichtsausdruck verraten Interesse.

5. Zustimmende Bestätigungen des Kunden durch verbale Äusserungen, wie "Das glaube ich auch" oder "Das ist schon richtig, was Sie sagen".

6. Detailfragen nach Technik, Lieferzeit und Nachverkaufsunterstützung.

7. Die Bereitschaft, Informationen zu geben und an einer gemeinsamen Lösung mitzuarbeiten.

Abschlußsignale werden nicht erst am Ende einer Verkaufsverhandlung signalisiert, sondern zu jedem Zeitpunkt des Gespräches.

(vergl.: E.K.Geffroy, Verkaufserfolge auf Abruf, S.65)

Vorteile verkaufen

Finden Sie heraus:
- Persönliche und geschäftliche Bedürfnisse?
- Hierarchische Stellung?
- Arbeitsaufgabe?
- Verantwortlichkeiten?
- Ehrgeiz? Berufliche Ambitionen?
- Beziehungen zu Vorgesetzten, Kollegen, Mitarbeitern?
- Was ist mein Partner (er oder sie) im tiefsten Herzen: ein Ingenieur, ein Buchhalter, ein Programmierer, ein Verkäufer, ein Unternehmer, ein ...?
- Wie verhält er sich? Was ist sein Stil?

Sagen Sie ihm/ihr, was das Produkt/System für ihn/sie tun kann.

Gehen Sie dabei selektiv und schrittweise vor. Schütten Sie nicht alle Einzelheiten über das Produkt/System auf einmal aus - wie das Kind mit dem Bade. Lassen Sie Ihre Argumente wirken.

Wenn Sie etwas anzubieten haben (auch wenn es nur einzelne, besondere Produkteigenschaften sind), was die Mitbewerber nicht haben, erzählen Sie das nicht einfach so. Fragen Sie zuerst, um ein Bedürfnis zu erkennen - und dann verkaufen Sie den Vorteil dieser besonderen Produkteigenschaft!

Und so präsentieren Sie Vorteile
- Visualisieren Sie. Zeigen Sie. Erst dann wird das Reden wichtig (Reden ist Silber - Zeigen ist Gold).
- Gebrauchen Sie Analogien, Bilder, Geschichten, ...
- Vergleichen Sie, stellen Sie Unterschiede heraus.
- Beziehen Sie sich auf Referenzen, auf Erfolgsstories.

Einwände behandeln

Man sollte grundsätzlich annehmen: "Der Kunde hat immer recht!"
Entweder hat er tatsächlich recht; nur Sie hatten nicht gut genug hin-
gehört und wesentliche Informationen/Botschaften des anderen
überhört. Oder der andere möchte aus irgendeinem Grund nicht
ohne weiteres akzeptieren, was Sie vorschlagen. Gründe können
sein:

- Sie sind ihm zu forsch oder gar unsympathisch
- er möchte die gute Beziehung zum Verkäufer der anderen
  Firma nicht abbrechen
- er ist zufrieden mit dem anderen/alten Produkt
- er sieht keine Notwendigkeit, etwas Neues/Besseres einzukaufen
- er hat nicht verstanden
- Sie haben sich unklar ausgedrückt
- Sie sprechen mit dem verkehrten Mann - eventuell kann er nicht
  entscheiden
- Angst vor dem Neuen, Ungewohnten
- Angst davor, wie er das seinem Chef oder seinen Mitarbeitern
  beibringt
- Angst vor zusätzlichem Arbeitsaufwand durch Einführen des
  neuen Systems/Produkts
- Angst vor Verlust des Arbeitsplatzes, des ...
- etc.

Wenn Sie etwas nachdenken, können Sie diese Liste sicherlich beliebig verlängern. In jedem Fall werden Sie sehen, daß der Kunde ein
Recht auf seinen Einwand hat. Es liegt an Ihnen, ob Sie ihm böse
Absicht unterstellen und über ihn negativ denken und sich entsprechend verhalten. Es liegt an Ihnen, ob Sie den anderen nun mit
gescheiten Tricks über den Tisch ziehen wollen.
Sie könnten aber auch von einer positiven Grundeinstellung ausgehen und zunächst erst einmal versuchen zu verstehen, was der
andere meint. Auf jeden Fall sollten Sie jedoch im Sinne Ihres Ver-
kaufserfolges daran denken, daß es wichtiger ist, eine langfristige
Beziehung zum Kunden aufzubauen als eine Diskussion zu gewinnen. Ihr kurzfristiger Gewinn könnte der langfristige Verlust der
Beziehung zum Kunden bedeuten.

Einwandbehandlungsprozeß

Gesamtzusammenfassung am Ende
• Entscheidungen
• Aktionen
Frage nach Zufriedenheit

• auf Gemeinsames hinweisen
• Themen einzeln und gezielt
  besprechen
• aufschreiben/visualisieren
• jedes Thema abschließen mit
  Schlußfolgerung, Entscheidung
  und Aktion
• und bestätigen lassen

• Pause machen
• tief durchatmen
• aktiv zuhören
• präzise nachfragen
• Themen/Probleme konkret auflisten (keine großen Brocken)
• visualisieren/aufschreiben
• Liste ergänzen lassen
  korrigieren
  bestätigen
• nach Gemeinsamkeiten und
  Übereinstimmungen suchen
• Prioritäten festlegen
• fragen, in welcher Reihenfolge
  die Punkte diskutiert werden
  sollen
• sich Zeit lassen
• man muß nie sofort antworten

der Einwand/die Beschwerde
kommt
• zuhören
• ausreden lassen
• Blickkontakt
• ruhig

Einwandbehandlung im Beratungsgespräch

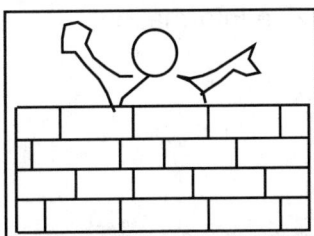

Menschen sagen schnell und oft nein. Jedes "Nein", jeder Ein-Wand ist wie eine emotionale Investition. Allmählich entsteht eine ganze Mauer, eine Wand. Es fällt immer schwerer, "ja" zu sagen. Man hat Angst vor dem Gesichtsverlust.

Daher sollte gelten: Jeder hat ein Recht auf seine Wand. Wenn Sie die Wand des anderen brechen wollen, wird er sich wehren.

Was tun? - als-ob-Technik !
- *den Standpunkt des anderen akzeptieren*
- *sich auf den Standpunkt des anderen stellen*
- *den anderen bitten, für eine Weile meinen Standpunkt einzunehmen*
- *jeweils nach den Auswirkungen fragen*
  "Nehmen wir einmal an, es träfe zu, was Sie sagen, wie würde sich das auswirken auf ......?

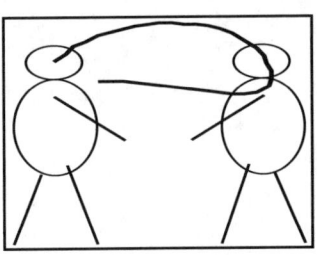

Wenn jemand sich an einer Diskussion beteiligt, eine Meinung äußert, schwierige Fragen stellt, Einwände hat, Unzufriedenheit zeigt, etc., dann hat er sich mit dem Thema beschäftigt, hat Zeit und Kraft und Emotionen investiert. Frontal dagegenzuhalten, würde zu einem sich negativ aufschaukelnden Kommunikations- bzw. Konfliktprozeß führen.

Was tun? - Judo-Technik!
- *die Kraft des anderen nutzen*
- *Fragen stellen*
- *präzise nachfragen*
- *aktiv zuhören*
- *aufschreiben, was man versteht und Verstehen sicherstellen*

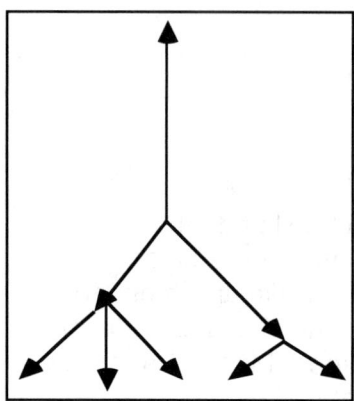

Diskussionen werden oft einerseits zu detailliert - man sieht den Wald vor lauter Bäumen nicht. Andererseits hört man Verallgemeinerungen wie "Wir müssen Kosten sparen" - eine Aussage, die zunächst wenig präzise Information hergibt.

Was tun? - Gesprächsebene wechseln !

- *wenn zu detailliert - in größere Zusammenhänge stellen durch Aufzeigen von Beispielen, Beziehen auf Ziele, Probleme, Pläne,*
- *wenn zu allgemein - Präzisionsfragen stellen*

Einwandbehandlungstechniken

- *nie sofort den Einwand abschießen*

- manchmal klappt das: erst einmal *überhören oder übersehen*: wenn es wichtig ist, wird Ihr Partner es wiederholen

- zuerst *immer einen Puffer* zwischen den Einwand und Ihrer Antwort (z.B. Pause, tief Luft holen, aktives Zuhören, etc.)

- *den Einwand aufnehmen, bestätigen* d.h., den anderen ernst nehmen - das ist noch lange nicht recht geben

- aktives Zuhören

- *Präzisionsfrage*: "Was meinen Sie genau mit ...?"

- *Meta-Frage*: "In welcher Beziehung steht das zu den gemeinsamen Zielen" (in einen größeren Rahmen stellen: "intergalaktisch" betrachtet, werden selbst große Probleme klein und lächerlich)

- *als-ob-Technik*: "Nehmen wir also einmal an, Sie hätten Recht. Was würde das dann bedeuten für xyz?" ... "Und jetzt nehmen wir an, das andere Argument träfe zu. Was würde das dann bedeuten ...?"

- *Auswirkungsfrage*: "Wie wirkt sich das aus auf xyz?"

- *Judo-Technik*: "Wenn Sie an meiner Stelle wären, was würden Sie dann antworten?"

- *Sicherheitsargumente*: Zahlen, Grafiken, Beweise, Referenzen

- *schwache Punkte zugeben*: wenn es offensichtlich ist, daß man unrecht hat, ist es besser, wenn man es zugibt

- *Ja-aber-Technik*: die meisten kennen diese Technik bereits, deswegen klappt sie auch kaum noch, man weiß schon, was kommt

Relevanzfrage

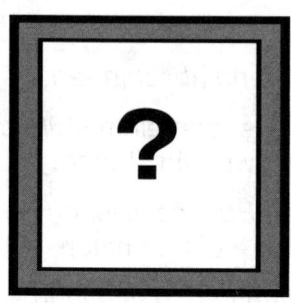

erst der
Rahmen

dann die
Frage

Es kommt wohl oft vor, daß unsere Gesprächspartner anscheinend am Thema vorbeireden oder aber eher Irrelevantes äußern. Sie bewegen sich außerhalb des Rahmens, der für Sie wichtig ist. Sehr oft merken Sie aber erst später, daß Ihre Partner doch beim Thema waren. Was tun?

Eine sehr elegante Intervention ist die Relevanzfrage. Bevor Sie sie stellen können, sollten Sie jedoch zuerst einmal aktiv zuhören:

"Lassen Sie mich verstehen, was Sie da sagen. Sie meinen also …"
"Ist es da, was Sie sagen?"
"Ja!"
"Okay. Dann helfen Sie mir bitte zu verstehen, wie relevant das für xyz ist!"

Voraussetzung ist, daß Sie vorher im Gespräch gemeinsam mit Ihrem Gesprächspartner den Gesprächsrahmen festgelegt und verstanden haben.

Fahrplan zur Vorbereitung von Präsentationen und Seminaren

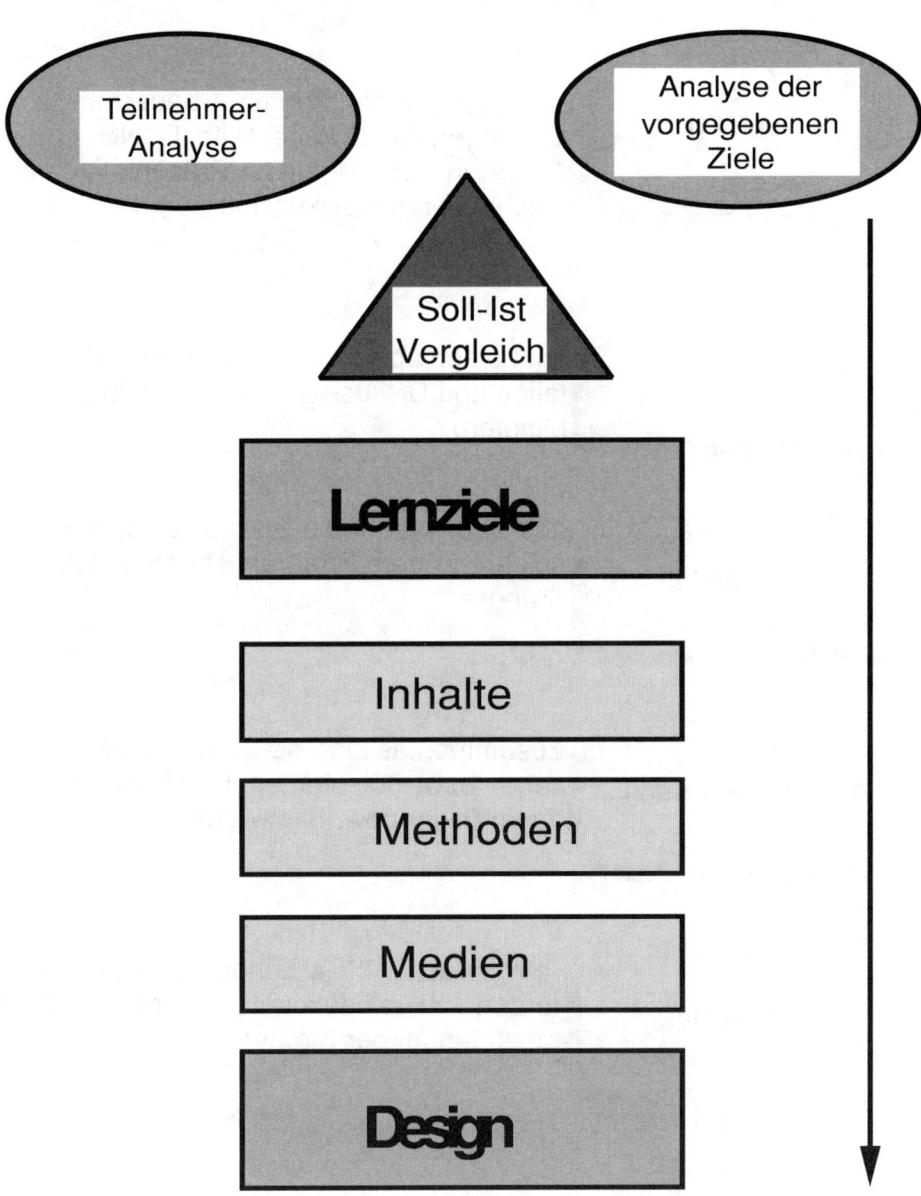

Präsentationsstruktur

(5 - Stufen - Methode)

| Einführung | Begrüßung, Ziele, Thema, Übersicht, Aufhänger, Geschichte, Witz, BANG, Vorgehen, Spielregeln für Präsentation und anschließender Diskussion |

| Information | am besten abschnittsweise jeweils Präsentation und Diskussion abwechselnd (10-15 Minuten) |

| Verknüpfung | das ist entweder die Diskussion oder Beispiele aus dem Erfahrungsbereich der "Zuhörer" |

| Zusammenfassung | Zusammenfassung der wesentlichen Aussagen bzw. Botschaften, unterstreichen durch Bilder bzw. Stichworte |

| Aufforderung | "call for action", die Zuhörer werden aufgefordert, etwas bestimmtes mit der Information zu tun (in der Kirche: "ite missa est") |

Zuhörer Aktivieren

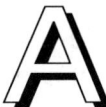 Aufmerksamkeit auf sich ziehen. Etwas Besonderes tun. Ein Bang. Mehr als. "Grüß Gott!" Unerwartetes. Auf den Tisch springen. Oder: Einfach gar nichts sagen. Wirklich, das habe ich schon gesehen.

 Interesse wecken. Rahmen, Ziele, Übersicht. Rhetorische Fragen. An Probleme und Beispiele der Teilnehmer anknüpfen. Zuhörer mit Namen ansprechen. Problem übertrieben darstellen.

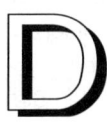 Durst machen (Desire = Wunsch). Den idealen, zukünftigen Zustand farbig ausmalen. Über persönliche Vorteile sprechen. Plastisch. Bilder. Grafiken. Folgen der Zielerfüllung. Belohnungen.

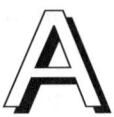 Aktionen fordern bzw. aufzeigen. So wird´s gemacht. Direkt ansprechen. Power in die Sprache bringen. Aufforderung. Zuversicht, Optimismus ausstrahlen. "Ite missa est!" Gehet hin und tut es.

Die zehn goldenen Regeln guter Rhetorik

(aus: Management Wissen, 7/1989, S. 78)

1. Gute Rhetorik beginnt vor dem Gespräch - klären Sie Ihre Ziele ab und bemühen Sie sich um Wahrheit. Sagen Sie immer die Wahrheit - Sie müssen die Wahrheit ja nicht immer sagen.

2. Begreifen Sie Ihre Rhetorik-Künste nicht als Waffe im Wettbewerb, sondern als Hilfe zur gemeinsamen Problemlösung. Als Sieger der Redeschlacht gewinnen auch Sie letzten Endes wenig. Wenn Sie aber Ihren Zuhörer zum Mitgewinner machen, gewinnen alle.

3. Hören Sie zu, wenn Ihr Gegenüber spricht. Lassen Sie drei Sekunden verstreichen, nachdem er ausgeredet hat, und richten Sie dann erst Ihr Wort an ihn oder andere. Unterbrechen Sie ihn nicht, halten Sie Blickkontakt zu ihm, bemühen Sie sich um Verständnis für seine Position, und geben Sie konstruktives Feedback. Aber halten Sie keine Monologe.

4. Verstecken Sie Ihre Gefühle nicht, wenn Sie mit jemanden sprechen, Sie wirken sonst schnell unglaubwürdig. Erst Kopf und Bauch zusammen machen Rede wie Gespräch interessant und fördern Vertrauen wie Selbstvertrauen - bei Redner und Zuhörer gleichermaßen.

5. Seien Sie während des Gesprächs locker und offen, schauspielern Sie nicht. Mehr Menschen, als Sie ahnen, haben ein feines Gespür für falsche Töne.

6. Reden Sie klar und verständlich. Fragen Sie nach, wenn Sie etwas nicht verstanden haben. Das nimmt kein Gesprächspartner übel. Im Gegenteil, er merkt dadurch erst, daß Sie seinen Ausführungen mit Interesse folgen.

7. Argumentieren Sie sachlich, unterlassen Sie Provokationen. Vermeiden Sie Herauf- und Herabsetzungen Ihres Gesprächspartners durch Schmeicheleien und Sticheleien.

8. Trennen Sie die Beziehungs- von der Sachebene. Machen Sie persönliche Beziehungen nicht von Zugeständnissen in der Sache abhängig. Versuchen Sie nicht, Beziehungsverbesserungen durch Nachgeben zu erkaufen.

9. Setzen Sie Ihre Zuhörer/Gesprächspartner nicht unter Druck. Auch nicht unter Zeitdruck. Zwingen Sie ihnen nicht Ihren Willen auf. Argumentieren Sie immer fair. Feilschen Sie nicht um Positionen.

10. Vergelten Sie rhetorische Attacken nicht mit gleichem Kaliber, bleiben Sie sachlich und stets vorbehaltlos konstruktiv.

Phänomenologie der Rhetorik mit typischen Beispielen

(aus Management Wissen, 7/1989, S. 74)

Der Spruchbeutel	**Der Vollmundige**
Der Langweiler	**Der Demagoge**

Zu welchem Typ gehören Sie? Was können Sie besonders gut? Ähnlich wie beim Situationsgerechten Führen von Reddin (es gibt nicht den idealen Führungsstil), kommt es meiner Ansicht nach beim Reden auch darauf an, den richtigen Stil für die jeweilige Situation zu finden. Flexibilität ist gefordert! Jeder Stil wirkt sich positiv aus, wenn er situationsgerecht eingesetzt wird.

Methoden - Kasten

Methoden	
Vortrag	
Lehrgespräch	
Diskussion	
Individualarbeit	
Blitzlicht	
Gruppenarbeit	
Teilnehmer tragen vor	
Teilnehmer wiederholen	
Praxis/Ausprobieren	
Videofilm zeigen	
vorspielen/vormachen	
vorgegebenes Rollenspiel	
Rollenspiel von Teilnehmern	
Video aufnehmen und zeigen	
Feedback für Rollenspiel	
individuelle Beratung	

Medien - Kasten

Medien	
Stimme	
Körpersprache	
Overhead-Folien	
Dia	
Tafel	
Magnettafel	
Flipchart	
Pinnwand	

Feedback - Karte

			ok	—
warum?	Waren die Ziele der Präsentation erkennbar?			
	Wußte der Sprecher, warum er präsentiert?			
	Wußten die Hörer am Ende, was denken, was tun?			
wer?	Hat er/sie die Sprache der Zuhörer gesprochen?			
	Waren die Zuhörer interessiert?			
	Haben die Zuhörer während der Rede reagiert?			
was?	Einführung			
	Information			
	Verknüpfung			
	Zusammenfassung			
	Aufforderung			
wie?	Stimme			
	Tempo			
	Haltung			
	Gestik			
	Augenkontakt			
	Ticks			
	Humor			
	Überraschungen			
	Wortschatz			
	Zeiteinteilung			

Name: Thema:

Werkzeuge für Präsentationen

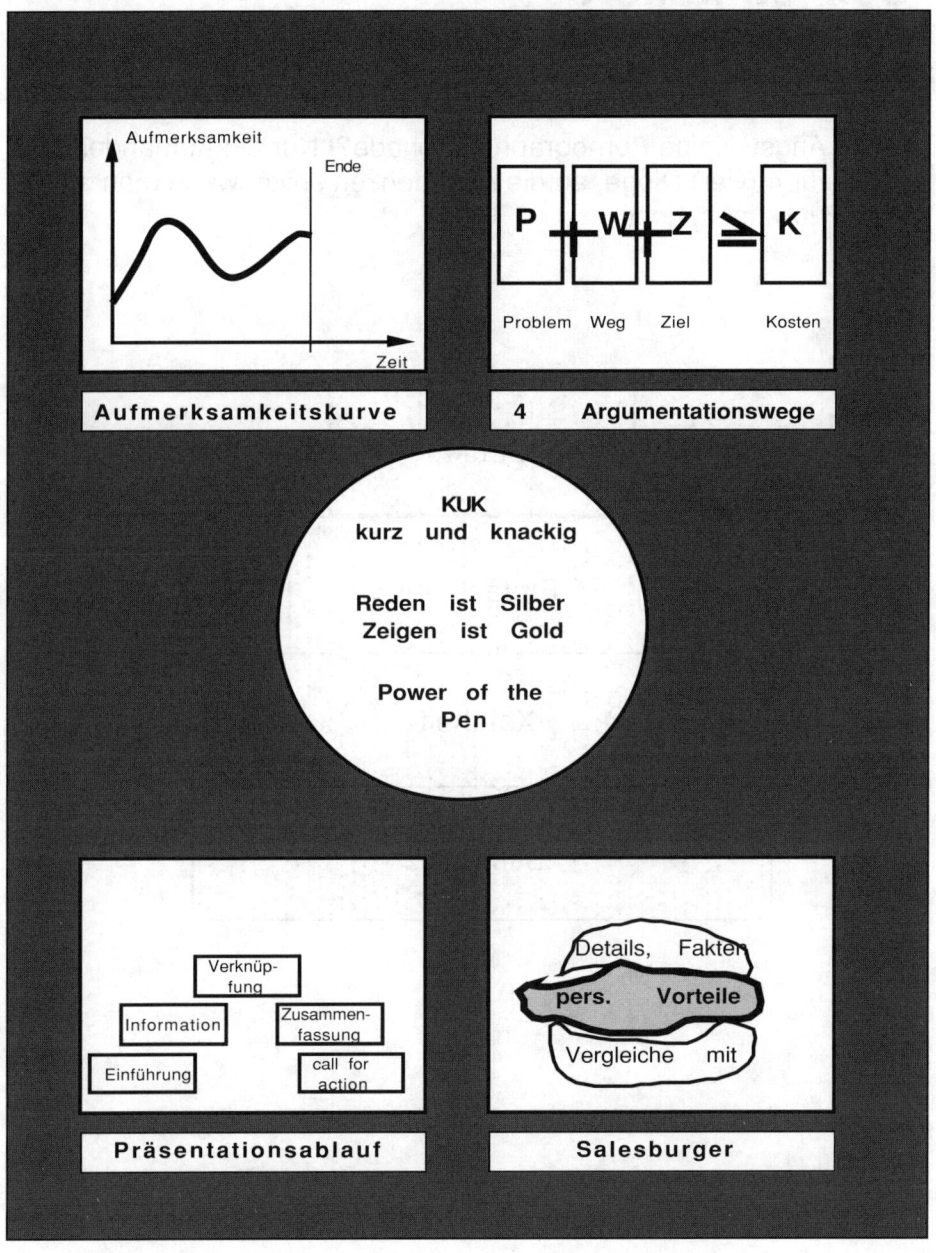

Sex stimuliert

Keine Angst! Keine Pornographie! Schade?! Nur ein Aufhänger bzw. Anker für 4 (vier) Dinge, an die man denken sollte, wenn man zu einem Publikum spricht.

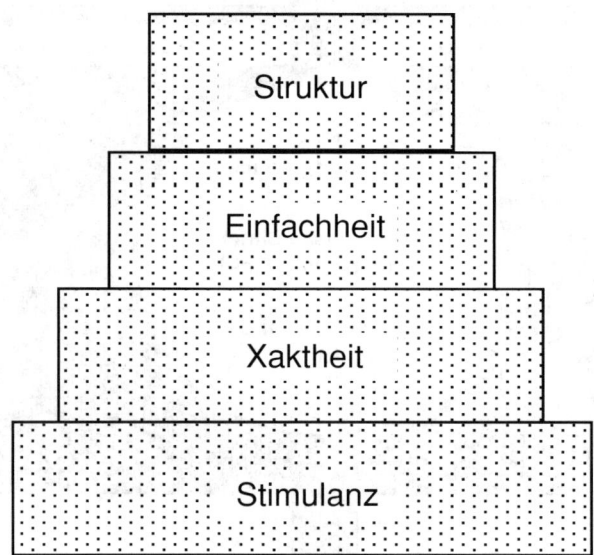

Kurt Tucholsky

man kann
über alles
reden

nur nicht
über
30 Minuten

Tips * für Vorbereitung und Durchführung von Präsentationen und Schulungen

Haben Sie es schon einmal erlebt?

1. Vorbereitung der Präsentation oder Schulung

    Welche Ziele wollen Sie mit Ihrem Thema erreichen

    Wie können Sie diese Ziele identifizieren und formulieren?

    Welchen Stoff wollen Sie bringen?

    Strukturierung des Stoffes nach dem 5-Stufen System

    Mit welchen Methoden können Sie den Stoff vermitteln?

    Medien

    Ihr schriftliches Konzept

    Zusammenfassung

2. Während der Präsentation oder Schulung

Anhang: Merkposten

Schlußbemerkung

*) Diese Tips sind gedacht für alle, die gelegentlich präsentieren oder schulen, also über ihr Fachgebiet andere informieren und schulen.

    Haben Sie nur Zeit, dieses Papier zu überfliegen, so sparen Sie sich diese Zeit. Geben Sie das Papier in den Papierkorb. Wollen Sie jedoch - ohne ein "geborener Cicero" zu sein - auch im Vortrag eine gute Figur machen und sind Sie bereit, hierfür etwas Zeit zu investieren, dann gehören Sie zur Zielgruppe dieser Tips.

Haben Sie das schon einmal erlebt?

Sie sitzen ohne große Erwartungen, geduldig wie alle anderen, in einem Raum und warten auf einen Vortrag. Dann kommt der Referent, beginnt - und er fesselt Sie mit seinem Thema, seinem Vortragsstil und seiner persönlichen Ausstrahlung. Sie sind konzentriert bei der Sache - bis zum Schluß.

Sicherlich können Sie sich auch an andere Vorträge erinnern, in denen Sie dauernd auf die Uhr blickten und aus Langeweile die Punkte auf der Krawatte des Referenten zählten.

Wie kommt das?

Es kann am äußeren Rahmen (schlechtes Licht, schwüle Luft etc.), an den Teilnehmern (müde, abgelenkt, etc.) und auch am Referenten liegen. Vielleicht spricht der Referent zu monoton, theorisiert zu viel, aalt sich in speziellen Fachausdrücken. Vielleicht wird er auch arrogant und geht zu wenig auf die Teilnehmer ein. Vielleicht erläutert er auch nur monoton eine Folie nach der anderen, sagt er alles, ohne auch mal durch Fragen die Teilnehmer zur Mitarbeit anzuregen.

Vorbereitung der Präsentation oder Schulung

Eine gute Vorbereitung ist mehr als der halbe Vortrag. Bereiten Sie Ihren Vortrag optimal vor, so wird es Ihnen leichter fallen zu sprechen, und der Vortrag kommt an.

Welche Ziele wollen Sie mit Ihrem Thema erreichen ?

Thema und Ziel eines Referates sind zweierlei: ein Vortrag zum Thema: "Möglichkeiten und Grenzen der Deckungsbeitragsrechnung" kann verschiedene Ziele haben:

- die Teilnehmer zu motivieren, sich die Grundideen der Deckungsbeitragsrechnung als Denkweise anzueignen,

- daß die Teilnehmer die Grundzüge der Deckungsbeitragsrechnung grob kennen,

- daß die Teilnehmer die Instrumente der Deckungsbeitragsrechnung anwenden können.

Sie sehen, ein und dasselbe Thema kann sehr unterschiedlichen Zielen dienen. Deshalb müssen Sie sich klar werden (gegebenenfalls in Absprache mit dem Auftraggeber), welche Ziele Sie erreichen wollen.

Wie können Sie diese Ziele identifizieren und formulieren?

Machen Sie einen Soll-Ist-Vergleich. Fragen Sie nach:

a) dem Teilnehmer Soll. Was soll der Teilnehmer nach dem Referat wissen, können, wollen oder tun?

b) dem Teilnehmer-Test. Was weiß, kann, will und tut der Teilnehmer bereits? Welche Erwartungen (Wünsche, Hoffnungen, Befürchtungen) bringt der Teilnehmer mit?

Aus diesem Soll-Ist-Vergleich gewinnen Sie Ihre Vortragsziele.

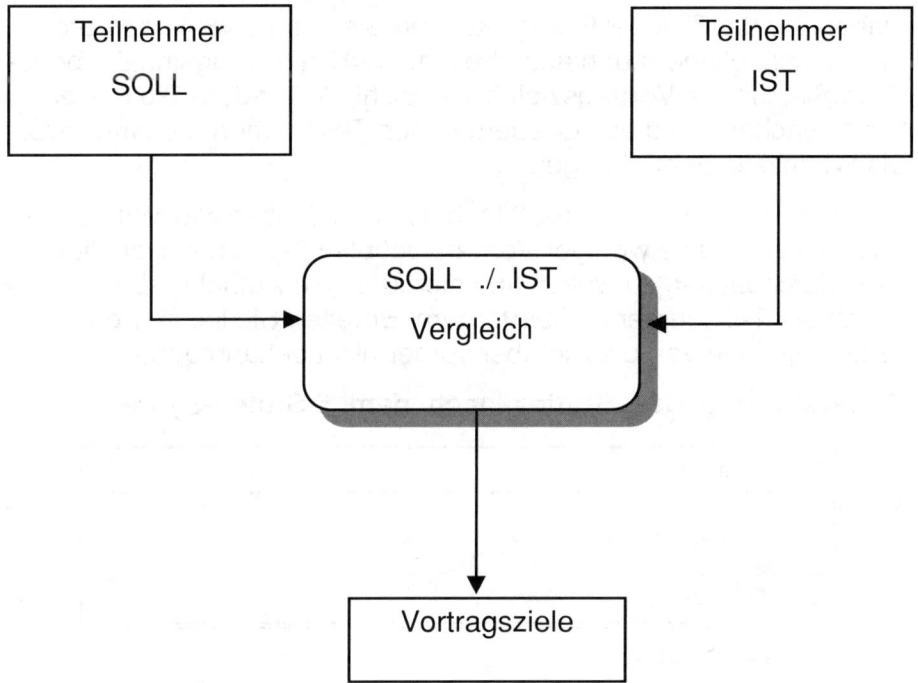

Die Vortragsziele sollen genau beschreiben, welches neue WISSEN, KÖNNEN (i.S. von Handhaben) und WOLLEN der Teilnehmer nach dem Vortrag zeigen soll.

Informationsquellen für das Teilnehmer-Ist sind:

Teilnehmerliste, Seminarauftraggeber, Gespräche mit bereits bekannten Teilnehmer usw. Sie sollten erkunden, wie sich der Teilnehmer-Kreis zusammensetzt (Alter, Geschlecht, Vorbildung, jetzige Tätigkeit, usw.)

Können Sie das Teilnehmer-Ist nicht vor dem Referat ermitteln, so erfragen Sie sich zum Beginn Ihres Vortrages einige wesentliche Informationen, z.B.:

• Aus welchen Tätigkeitsbereichen stammen Sie?
• Was stellen Sie sich unter dem Thema vor?
• Was von dieser Fragestellung interessiert Sie am meisten?

Welchen Stoff wollen Sie bringen?

Haben Sie die Ziele festgelegt, können Sie den notwendigen Stoff aussuchen, gliedern und ausarbeiten. Welche Vortragsinhalte benötigen Sie, um die Vortragsziele zu erreichen? Gliedern Sie diesen Stoff (machen Sie diese Gliederung den Teilnehmern bekannt, z.B. als Wandzeitung aushängen).

Pressen Sie nicht zu viel Stoff in Ihr Referat. Haben Sie Mut zur Inhaltslücke! Gerade weniger Vortragsgeübte neigen dazu, zu viel Stoff durchpauken zu wollen und hierdurch die Aufnahmebereitschaft der Teilnehmer zu überfordern. Bereiten Sie lieber 1 oder 2 Reservepunkte vor, die Sie aber vorher nicht bekanntgeben.

Strukturierung des Stoffes nach dem 5-Stufen-System

1. Einleitung
o   Interesse wecken o   Motivieren o   Zielsetzung

2. Darbietung
Nur ein Informationsschritt, eine logische Einheit soll dargeboten werden

3. Verknüpfung
Der dargebotene Stoff soll mit bereits bekanntem verknüpft oder durch Beispiele aus dem Alltag verdeutlicht werden.

4. Zusammenfassung
Kurz, einfach und übersichtlich die wesentlichen Gedanken wiederholen

5. Schluß
Z.B. Hinweise auf Anwendung, Übertragungsmöglichkeiten, Ausblick

Zu Beginn Ihres Vortrages stellen Sie die Weichen. Mit den ersten Sätzen können Sie den Zuhörer für sich gewinnen und seine Aufmerksamkeit auf das Thema lenken.

Beispiele guter Einstiege sind:

- aktuelles Ereignis
- eigener Erlebnisbericht
- eine als Frage formulierte Problemstellung
- Teilnehmer experimentieren lassen
- durch Begründung des Themas Einsicht in die Notwendigkeit der Trainings wecken
- Teilnehmer an Trainingsplan beteiligen
- Falle
-
-

Nach Stufe 3 kann man wieder in die Stufe 2 zurückspringen und den nächsten logischen Schritt darbieten, dann verknüpfen usw. Je nach Länge des Referates können somit Stufe 2 und 3 mehrmals durchlaufen werden.

Bei längeren Referaten sind Teilzusammenfassungen empfehlenswert.

Geschickt ist es, die letzten Minuten Ihres Referates für eine Zusammenfassung zu nutzen. Fragen und Abschlußdiskussion vor der Zusammenfassung einbauen. Erklären Sie rechtzeitig, daß Sie die letzten Minuten für die Zusammenfassung verwenden sollen. So können Sie den haftenbleibenden letzten Eindruck selber gestalten.

Mit welchen Methoden können Sie Stoff übermitteln?

Haben Sie ruhig etwas Mut, den reinen, monotonen Vortragsstil zu durchbrechen. Ihre Teilnehmer wollen auch zu Wort kommen, sie wollen sich das Thema erarbeiten und nicht "erhören".

Tragen Sie nicht alles nur vor, sondern führen Sie zeitweise ein Lehrgespräch - Fragen statt Sagen. (Denken Sie an Sokrates!) Reine Vorträge von mehr als 60 Minuten sind in aller Regel eine Zumutung. Bereiten Sie eine kleine Gruppenarbeit oder eine Fallstudie vor oder reservieren Sie Zeit für eine Anschlußdiskussion.

Gruppenarbeit

Bei kleinen Themen für die Gruppenarbeit können schon 20 Minuten Arbeitszeit ausreichen. Falls Sie schnelle Kleingruppen (SKG) von 3 Personen bilden, brauchen die Gruppenteilnehmer nur jeweils ihre Stühle zueinander zu rücken.

Plenum		SKG	

Geben Sie den Gruppen schriftliche Arbeitsaufträge (Thema - Arbeitszeit - wie werden die Gruppenergebnisse ins Plenum eingebracht?).

Durch unterschiedliche Gruppenarbeitsthemen können Sie in einem heterogenen Teilnehmerkreis mehr Teilnehmerinteressen gerecht werden.

Fallstudie / Arbeitsaufgabe

Insbesondere bei längeren Seminaren, Tagungen dürsten die Teilnehmer nach Gelegenheit zu aktiver Arbeit. Lassen Sie deshalb kleinere Arbeitsaufgaben oder ganze Fallstudien bearbeiten.

Für den Erfolg einer Fallstudie ist die Fragestellung am Ende der Studie entscheidend. Die Durchführung einer Fallstudie ist auf zwei Arten denkbar:

a) Jeder Teilnehmer liest sich individuell die Studie durch und schreibt in Kurzform seine Antworten auf die gestellten Fragen nieder. Anschließend allgemeine Diskussion der Fallstudie.

b) Bei schwierigen Problemen sollten die Teilnehmer auf mehrere Gruppen aufgeteilt werden, die in etwa 30 Minuten die Lösung erarbeiten. Jede Gruppe benennt einen Sprecher; diese führen podiumsmäßig die Schlußdiskussion.

Anschlußdiskussion

Sie müssen sich in der Vorbereitung überlegen, ob nach der Stoff-darbietung eine Anschlußdiskussion stattfinden soll. Kurze Zwischenfragen und Anmerkungen sollten Sie nach Möglichkeit während Ihres Referates immer zulassen. Planen Sie eine Anschlußdiskussion mit ein, so können Sie manche Inhalte im Vortrag bewußt kürzer halten und auf die Diskussion verschieben.
Die Anschlußdiskussion sollte kein reines Frage- und Antwortspiel sein. Ermuntern Sie zu Fragen, sammeln Sie die Fragen, strukturieren Sie die Fragen.

Versuchen Sie, gerade wenn Sie auch die Diskussion leiten, Meinungen, Thesen zu identifizieren und zu diskutieren. Unwichtigeres (nach Ihrer und der Teilnehmer Meinung) wird kurz behandelt, Wichtigeres ausführlicher - aber keine neuen Vorträge.

Tips zur Diskussionsleitung

- Thema und Zielsetzung vorab
- Leiter hält eigene Meinung zurück. Er moderiert!
- Heizt Diskussion an
- Führt zur Sache zurück
- Verdeutlicht und wiederholt
- Zieht Zwischenbilanz
- Hält Ordnung (Zeit, Wortmeldungen)
- Gibt Schluß-Zusammenfassung

Neben den hier außer dem Lehrvortrag näher beschriebenen 3 Trainingsmethoden (Gruppenarbeit, Fallstudie, Anschlußdiskussion) bieten sich weitere Methoden an, wie:

- Einzelarbeit
- Moderationstechnik
- Lernpartner
- Programmierte Unterweisung
- Audiovisuelle Unterrichtung

Experimentieren Sie mal mit einer neuen Methode!

Tips für den Gebrauch des Arbeitsprojektors

- Arbeitsprojektor nur einschalten, wenn die Information gebraucht wird. Anschließend wieder abschalten, um die Teilnehmer nicht abzulenken.

- Folien lange genug auflegen, so daß die Teilnehmer den Inhalt in Ruhe erfassen können (ggf. Text vorlesen oder vorlesen lassen). Abschalten nicht vergessen!

- Nicht zu viele Informationen auf eine Folie bringen - nur ca. 6-9 Zeilen!

- Folien bevorzugt für Zeichnungen und nicht nur für Schrift einsetzen.

- Unvollständige Folien vorbereiten und entwickeln oder von den Teilnehmer ergänzen lassen.

- Eventuell beim Vorlesen einer vorbereiteten Folie Text nacheinander aufdecken.

- Abläufe und Prozesse entwickeln, darstellen durch Kombinieren (Übereinanderlegen) mehrerer Folien.

- Folien zum Auflockern benutzen (gezeichneter Gag, Cartoon, usw.)

- Nicht das Bild mit dem eigenen Körper verdecken.

- Beim Schreiben auf Folien die Teilnehmer öfters anschauen.

- Markierungstechniken durch Farben, Pfeile usw. verwenden.

- Wischfeste Stifte benutzen, damit Ihnen feuchte Hände keinen Streich spielen.

- Ersatzlampe bereithalten.

Flipchart

Desto mehr Sie mit der Gruppe arbeiten wollen (anstelle vor der Gruppe zu präsentieren), desto mehr bieten sich Flipchart oder die mit Packpapier bespannte Pinwand an. Sie erzeugen keine Dämmerstundenatmosphäre und ermöglichen das Aushängen wichtiger Charts in Form von Wandzeitungen. Zu berücksichtigen ist auch, daß Folienvorträge manchen Teilnehmer schon "zum Halse raushängen". Der Flipchart ist gut zu transportieren und kommt ohne Kabel, Steckdose und Leinwand aus.

I S T	S O L L

Das Berichtswesen produziert zu viel Papier und bindet zu viel Arbeitskraft.

Das Berichtswesen soll veränderter Führungssituationen angepaßt werden, reduziert und rationalisiert werden.
...

Widerstände

Historisch gewachsene Berichtswege
Parkinsoneffekte
Schwerfälligkeit

Benutzen Sie den Flipchart auch in der Diskussion, um für alle den Gesprächsstand sichtbar zu machen.

Beispiel: Problemlandkarte

Neben den hier aufgeführten Medien Arbeitsprojektor und Flipchart bieten sich eine Fülle weiterer Medien an. Verwenden Sie mal: Verkaufsprodukte, Werkstücke, Modelle, Prospekte, Arbeitsblätter usw.

Anschaulichkeit fördert das Verstehen und Behalten!

Ihr schriftliches Konzept

Die Erstellung eines schriftlichen Konzepts veranlaßt einen, in der Vorbereitung zu überprüfen, ob die Folge der Lernschritte logisch ist. Beim Vortrag gibt das Konzept einem Sicherheit und macht einen unabhängiger von der jeweiligen Tagesform. Außerdem stellt das schriftliche Konzept eine wiederverwendbare Unterlage für die Vorbereitung ähnlicher Vorträge dar. Ihr Konzept soll auf 3 Säulen stehen:

- Stoff   eventuell mit Lernzielen
- Methoden und Medien
- Zeit

Stoff

Diese Säule enthält Ihre Gliederungspunkte mit stichwortartigem Inhalt einschließlich eventueller Anlagen (z.B.: Zeitungsartikel, Kopien von Folien usw.). Wichtige Fragen an die Teilnehmer sollten Sie wörtlich notieren, ebenfalls wichtige Definitionen. Die Einstiegsformulierungen und den Abschluß sollten Sie besonders sorgfältig ausarbeiten, ggf. wörtlich aufschreiben. Dies gibt Ihnen zusätzliche Sicherheit.

Methoden und Medien

Neben dem jeweiligen Stoff stehen parallel die vorgesehenen Methoden und Medien mit eventuellen Merkposten für das methodische Vorgehen (z.B. Gruppenarbeit, schriftliche Arbeitsaufgabe verteilen und kurz durchsprechen, Fünfergruppen einteilen, Arbeitsräume und Zeitrahmen bekanntgeben).

Zeit

Für jeden Vortragsabschnitt planen Sie einen Zeitbedarf ein. Schreiben Sie ebenso den beabsichtigten Zeitpunkt im Seminarablauf dazu. Bauen Sie Zeitpuffer ein. Gerade Anfänger kommen immer wieder mit ihrem Stoff nicht durch. Schieben Sie nach ca. 45 Minuten eine Minipause und nach etwa 1 1/2 Stunden eine längere Pause ein.

Zusammenfassung:
Vorbereitung des Referats

- Gewinnen Sie aus dem Vergleich vom Teilnehmer-Soll mit dem Teilnehmer-Ist Ihre *Vortragsziele.*

- Suchen Sie aus und gliedern Sie den *Stoff*, mit dem Sie die Vortragsziele erreichen wollen.

- Strukturieren Sie die Darbietung des Stoffes nach dem 5-Stufen-System.

- Bauen Sie abwechslungsreiche Methoden ein.

- Planen Sie anschauliche und attraktive Medien ein.

- Fahrplan der Vorbereitung und Durchführung von Präsentationen und Schulungen.

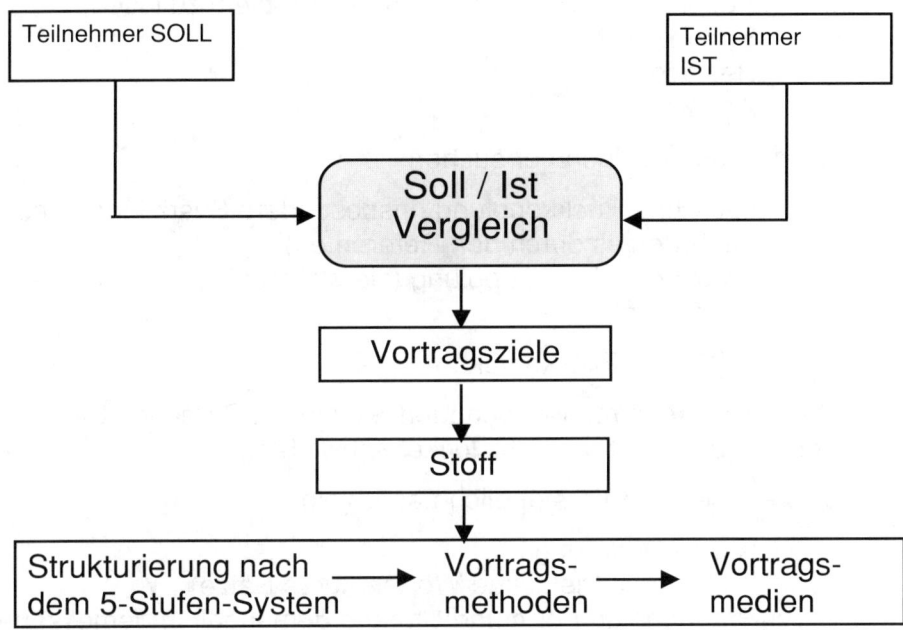

- Erstellen Sie ein schriftliches Konzept mit den 3 Spalten:

  Inhalt   Methoden + Medien   Zeit.

Während der Präsentation oder Schulung

Sie haben in Ihrem Konzept festgelegt, WAS Sie inhaltlich bringen wollen (didaktische Frage) und WIE Sie es bringen wollen (methodische Frage). Jetzt können Sie beruhigt Ihren Vortrag durchführen, wobei Ihnen einige Tips helfen sollen.

- Visualisieren Sie häufig. Keine reinen Verbalphasen von mehr als 5 Minuten. Stichworte, Skizzen auf Folie oder Flipchart oder Pinwand schreiben. Hierbei gilt: Erst schreiben - dann sprechen oder umgekehrt, aber nicht beides gleichzeitig.

- Sprechen Sie die Teilnehmer an, indem Sie sie:

  - Auffordern (z.B. gemeinsam das Problem zu lösen)
  - Ermuntern
  - Bestätigen
  - Anerkennen

  denn Seminarteilnehmer suchen:

  - sachliche Rückkopplung (insbesondere Bestätigung des Lernerfolges durch den Referenten)
  - Emotionale Rückkopplung (sie wollen als Person anerkannt sein)

- Suchen Sie den Blickkontakt.

  Wenn andere sprechen, schauen Sie sie an. Sprechen Sie selber, lassen Sie Ihren Blick locker schweifen.

- Setzen Sie die 4 Verständlichmacher ein:

  - Klare Gliederung
  - Einfachheit (geläufige Wörter, kurze Sätze)
  - Prägnanz (in Form und Umfang dem Inhalt angemessene Darstellung)
  - Stimulanz (anschauliche und lebendige Darstellung, Beispiele)

- Seien Sie offen für Teilnehmereinwände. Nehmen Sie sie auf,
  aber kalkuliert, d.h. bauen Sie sie in Ihr Konzept ein. Wollen Sie
  ausnahmsweise doch einem Einwand begegnen, so bietet sich
  die Technik der *bedingten Zustimmung* in 3 Schritten an:

  1. Einwand akzeptieren und Recht geben
     "Da sprechen Sie einen sehr bedingt
     wichtigen Punkt an ..."
  2. Neuen Gesichtspunkt bringen
     "Wenn wir allerdings ..."
  3. Abwägen lassen
     "Überlegen wir mal gemeinsam, wenn wir bedenken,..."

  Wirksam ist es auch, Einwände an die Gruppe zuzückzugeben
  und durch sie zu behandeln (diskutieren) zu lassen.

- Streiten Sie nicht mit den Teilnehmer! Hören Sie sich Kritik an
  Ihrem Verhalten ruhig an. Schießen Sie nicht zurück und recht-
  fertigen Sie sich nicht vor der Gruppe. Nehmen Sie die Kritik als
  Anregung auf und diskutieren Sie außerhalb des Plenums (ansonsten Gefahr der starken Frontenbildung) mit den Teilnehmer
  über diese Kritik.

- Neigen Sie dazu, vor einer Gruppe sich verkrampft oder hek-
  tisch zu bewegen, so nehmen Sie zum Abreagieren etwas in
  die Hand (z.B. großen Filzstift).

- In der Lerngruppe bestimmen 3 Verhaltenskategorien die
  Situation:

  - aufgabenorientiertes (Stoff, Sache)
  - ich-orientiertes (Einzelner)
  - gruppenorientiertes (Gruppe)

Dementsprechend ist es die Aufgabe des Referenten, 3 Situationsfaktoren zu beachten und im Gleichgewicht zu halten.

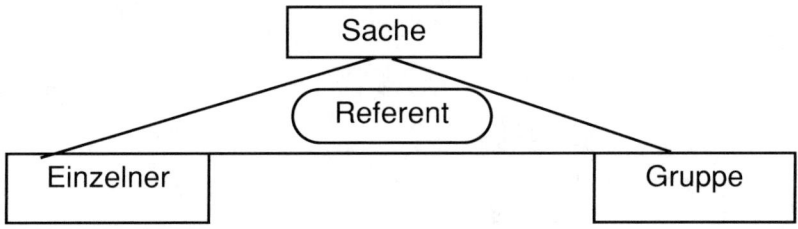

Merkposten für Vorbereitung und Durchführung von Präsentationen und Schulungen

Vorbereitung

- Was ist
  Berücksichtigen Sie das Vorwissen, die Bedürfnisse und Wünsche der Teilnehmer.

- Was soll
  Legen Sie vorab Ihre Vortragsziele fest.

- Welcher Stoff
  Wählen Sie den Stoff Ihres Vortrages entsprechend Ihren Zielen aus und gliedern Sie ihn.

- Wie
  Planen Sie abwechslungsreiche Methoden und anschauliche Medien ein.

- Wie lange und wann
  Teilen Sie Ihre Zeit entsprechend Ihrem Stoff und den vorgesehenen Methoden ein. Arbeiten Sie mit Pufferzeiten und bereiten Sie Reservepunkte vor. Schieben Sie nach ca. 45 Minuten eine Minipause und nach 1 1/2 Stunden eine richtige Pause ein.

- Konzept
  Erstellen Sie ein schriftliches Konzept mit 3 Spalten:

  Inhalt - Medien + Methoden - Zeit

Durchführung

- Einstieg

  Steigen Sie ein, indem Sie einen persönlichen und sachlichen Kontakt zu den Teilnehmer herstellen.

- Gliederung

  Geben Sie vorab einen Überblick, indem Sie Ihre Gliederung vorstellen und als Wandzeitung aushängen.

- Visualisierung

  Vergrößern Sie Ihre Wirkung durch *VISUALISIERUNG.*

- Stimulans

  Seien Sie anschaulich! Beispiele und Vergleiche.
  Lebendige Darstellung

- Einfachheit

  Verwenden Sie geläufige Wörter. Kurze Sätze!

- Fragen statt Sagen

  Aktivieren Sie die Teilnehmer, indem Sie Fragen stellen, anstatt alles nur zu sagen.

- Blickkontakt

  Schauen Sie die Teilnehmer an.

- Schluß

  Fassen Sie die Kernpunkte zusammen und steigen Sie in einem persönlichen Stil aus.

SCHLUSSBEMERKUNG

Nutzen Sie diese Tips als Anregung. Sie sollen sich nicht von der langen Liste erschlagen lassen und versuchen, alles gleich in Ihren Präsentations- und Schulungsstil umzusetzen. Gehen Sie vielmehr diese Liste häufiger mal durch, insbesondere dann, wenn Sie das dunkle Gefühl haben, Ihre Präsentationen oder Schulungen laufen nicht so richtig, ohne daß Sie hierfür Gründe wissen.

Verhandlungen

Wetten, daß ... auch Sie fast tagtäglich Verhandlungen führen! Sie
verhandeln mit Ihrer Frau, Ihrem Mann, Ihren Kindern, Ihren Kollegen, Ihrem Chef, Ihren Kunden, ...Verhandlungen finden immer
dann statt, wenn zwei oder mehr Personen bzw. Parteien bezüglich
eines Problems, das sie lösen wollen oder müssen, unterschiedliche
Vorstellungen (Definitionen, Positionen, Interessen, Erwartungen,
Lösungsvorschläge) haben.
Verhandlungen sind alltäglich. Ebenso wie Konflikte. Beide sind eine
besondere Form der Kommunikation. Oder anders: Jede Unterhal-
tung, jedes Gespräch, jedes Meeting kann eine Verhandlung werden, wenn Sie z.B. darüber "diskutieren", welches die richtige Vorgehensweise zur Lösung des XY-Problems ist. Und: Jede Verhandlung birgt den Kern möglicher Konflikte in sich,

- wenn Sie sich mit Ihrem Partner mißverstehen
- wenn Sie wegen ungeeigneter Problemlösungstechniken das
  Problem nicht lösen können
- wenn die Ausgangspositionen zu weit auseinander liegen
- wenn die Interessen zu unterschiedlich sind
- wenn also dadurch Frustration bei Ihnen oder bei Ihrem
  Partner entsteht - Frustration vermindert die Kommunikations-
  fähigkeit und erhöht damit die Chance zu weiteren Mißver-
  ständnissen etc.

Aber, so fragt man sich, hat man für Verhandlungen geradezu eine
eigene Lehrdisziplin entwickelt? Eine der möglichen Antworten ist:
Jede Gesellschaft hat zu jeder Zeit seine besonderen Formen von
Beratungs- und Entscheidungsgremien, in denen sich "Parteien" mit
unterschiedlichen Prozessen zusammensetzten, um sich mit der
anderen Partei im Rahmen bestimmter Regeln "auseinanderzuset-
zen". Das Palaver im afrikanischen Dorf. Der Thing-Platz im germa-
nischen Dorf. Das Parlament, die Tarifverhandlungen, etc. in einer
westeuropäischen Demokratie. Gesellschaften haben für die Beratung und Entscheidung über ihre vitalen Probleme "Rituale"
entwickelt.
Auch als moderne, technologisch aufgeklärte "Menschen" stehen
wir in der Tradition dieser Rituale.

Schade ist es nur, daß wir mit dem Begriff der Verhandlung und des Konflikts zu oft Begriffe verbinden wie:

- die Gegenseite
- gewinnen, verlieren
- Manipulation
- der Gegner
- Gewinn, Verlust

Es scheint, daß unser Konzept von Verhandlungen und Konflikt sehr stark mit Begriffen aus der Kampf- und Kriegssprache besetzt sind. So wird etwas an sich Alltägliches zu einem Prozeß, der höchst offiziell ist, der gefährlich und schwer ist, in dem man verlieren kann - ja sogar sein Gesicht -, für den man besondere Tricks und Techniken erlernen muß, ja, um den anderen zu täuschen, um ihn hinzuhalten, ihn reinzulegen, um selbst zu gewinnen.

Dabei wird es uns allen immer deutlicher und bewußter, daß der andere ja auch dieselben Tricks anwenden könnte, daß er - wenn er einmal Verlierer war - beim nächsten Mal gewinnen möchte, daß er also kämpft. Es wird in unserer von gegenseitigen Abhängigkeiten geprägten, offenen Welt immer deutlicher, daß wir langfristig den anderen brauchen. Man will dem Kunden nicht nur einmal ein teures Produkt verkaufen und dabei möglichst hohen Profit rausschlagen. Man will die langfristige Beziehung zum Kunden. Man will dem Mitarbeiter nicht besonders schlechte Arbeitsbedingungen aufschwatzen und zumuten, sondern dafür sorgen, daß er als Fachkraft so produktiv wie möglich arbeiten kann - weil es schwer und teuer ist, ihn als Experten zu ersetzen.

Aber es scheint, daß wir uns immer noch so verhalten, wie es unsere Vorfahren - die Tiere und die ersten Jäger und Sammler - getan haben. Für sie war es situationsgerecht und effektiv, solange wie möglich erst einmal zu fliehen, den offenen Kampf zu vermeiden. Erst wenn man keine andere Möglichkeit mehr sah, kämpfte man. Auf Gewinnen und Verlieren. Dann mußte sich herausstellen, wer der Stärkere ist, wem das Territorium gehört. In vielen Fällen geht es auch um Tod oder Leben.

Ich denke, daß wir als Menschheit gerade erst dabei sind zu lernen, wie man lernen kann, andere Verhandlungs- und Konfliktaustragungsformen zu entwickeln und tatsächlich anzuwenden als Flucht und Kampf. Selbst der Prozeß der Einschaltung Dritter - des Königs, des Richters, des Alten, des Beraters -, der offensichtlich früher funktioniert hat, funktioniert heute oft nur unzufriedenstellend.

Traditionelle Verhandlungskonzepte

(Aus: Fisher, Roger und Ury, William: Getting to yes, Negotiating Agreement without giving in. 1981, S. 9)

Der weiche Ansatz	**Der harte Ansatz**
• Freunde	• Gegner
• Ziel ist die Übereinstimmung	• Ziel ist der Sieg
• Rücksicht auf die Menschen - Probleme nur indirekt ansprechen	• Probleme hart anpacken - keine Rücksicht auf die Menschen
• Vertrauen in die anderen	• grundsätzliches Mißtrauen
• man darf seine Position flexibel verändern und ganz wechseln	• man muß an seiner Position festhalten und dafür kämpfen
• Angebote machen	• Drohungen machen
• offen mitteilen, wie weit man gehen kann/darf	• den anderen darüber in die Irre führen, wie weit man nachgeben würde
• einseitige Verluste hinnehmen, um Übereinstimmung zu erreichen	• einseitige Vorteile verlangen, um Übereinstimmung zu akzeptieren
• Suche nach der einen Antwort, die die anderen akzeptiren	• Suche nach der einen Antwort, die man selbst akzeptiert
• man will eine Übereinstimmung erzielen	• man will seine Position behaupten
• man versucht, Auseinandersetzungen auszuweichen	• man versucht, Auseinandersetzungen zu gewinnen
• man gibt dem Druck nach	• man übt Druck aus
•	•

Verhandlungsparadoxe

(Aus: Fisher, Roger und Ury, William: Getting to yes,Negotiating Agreement without giving in. 1981, S. 9)

Je mehr man sich mit Ablauf und Techniken von Verhandlungen auseinandersetzt, desto eher sieht man, daß eine Verhandlung etwas sehr Paradoxes ist. Scheinbar gegensätzliche Aussagen treffen auf das Konzept der Verhandlung zu. Denken Sie einmal über folgende Aussagen nach: Eine Verhandlung ...

• ist ein einfacher, alltäglicher Prozeß	• der nur wenig verstanden wird
• ist zwischen Individuen sehr persönlich	• ist sehr unpersönlich und offiziell zwischen Gruppen und Organisationen
• beinhaltet Wettbewerb	• für den Erfolg braucht man gegenseitige Unterstützung
• macht die Beteiligten sehr oft emotional	• es braucht jedoch im Grunde starkes analytisches Vorgehen
• ist u.U. sehr stark frustrierend	• auch in der Hoffnung auf Erfolg am Ende
• ist wie Schauspielerei	• aber tödlich ernst gemeint
• veranlaßt die Parteien zunächst soviel wie möglich zu verlangen	• wohlwissend, daß man Kompromisse eingehen muß
• ist eine pragmatische Angelegenheit	• bei der man stark auf seine Intuition vertrauen muß
• kann jederzeit zusammenbrechen	• aber jedermann zeigt sich durchweg optimistisch

Wie ißt man einen Elefanten ?

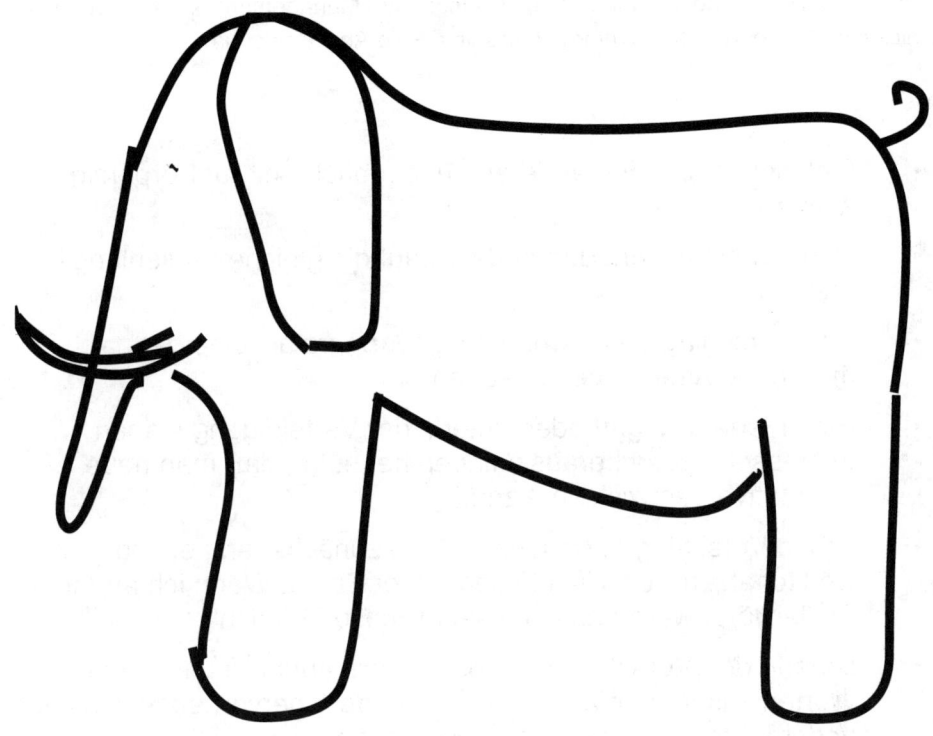

Stück für Stück für Stück für Stück für Stück

Wie sich erfolgreiche Verhandler verhalten

(nach: Genie Z. Laborde, Influencing with Integrity - Management Skills for Communication and Negotiation, Syntony Publishing, Palo Alto, California)

- Sich selbst und den anderen gut beobachten, auf Körpersignale achten.

- Rapport herstellen, den anderen auf die gleiche Wellenlänge bringen.

- Den Vorschlag des Verhandlungspartners als eine der möglichen Alternativen ansehen.

- Hinter jedem Angriff oder hinter jeder Verteidigung stehen Interessen; diese herauszufinden bedeutet, daß man neue Alternativen entwickeln kann.

- Jeden Vorschlag der anderen Seite zunächst erst einmal wertschätzen: "Das ist ein sehr guter Punkt. Wenn ich an Ihrer Stelle wäre, wäre das auch sehr wichtig für mich";

- sodann den Vorschlag/die Position des anderen mit eigenen Worten zusammenfassen und besonders hervorheben, was der andere Ihrem Verständnis nach damit erreichen will;

- die sich anschließende Entgegnung des anderen wird wiederum Aufschlüsse über seine Interessen geben.

- Nie beleidigen.

- Nie in die Irre führen.

- Nie den anderen beschuldigen.

- Bevor Sie eine Frage stellen oder einen Vorschlag machen, sagen Sie, daß Sie eine Frage stellen oder einen Vorschlag machen wollen: "Ich möchte gerne einen Vorschlag machen!" "Lassen Sie mich Ihnen eine Frage stellen!"

- Bevor Sie einen Vorschlag machen, geben Sie zuerst einige gute Gründe an, danach erst formulieren Sie Ihren Vorschlag. Diese Reihenfolge ist wichtig, weil Sie damit mögliche Einwänden von vorneherein vermeiden. Wenn ich Sie z.B. um eine Gehaltserhöhung bitten würde, wird Ihr Gehirn unmittelbar 27 verschiedene Gründe finden, warum Sie mir keine Gehaltserhöhung geben könnten. Aber wenn ich zuerst ein paar legitime Gründe angebe, werden Sie sicherlich zunächst erst einmal gegen meine Gründe argumentieren, nicht gegen meinen Vorschlag selbst.

- Geben Sie nur einige wenige, aber legitime Gründe. Der andere wird Ihre schwächste Begründung angreifen.

- Drücken Sie Ihre Gefühle aus: "Ich fühle, daß hier etwas falsch läuft". Erfolgreiche Verhandler sprechen viel häufiger über ihre Gefühle als nicht erfolgreiche.

- Heben Sie Punkte hervor, in denen Sie mit dem anderen übereinstimmen.

- Bitten Sie um eine Pause zum Nachdenken, wenn Sie über einen neuen Vorschlag erst einmal nachdenken müssen.

- Wenn Sie in eine Sackgasse geraten sind, verändern Sie Ihr Vorgehen, tun Sie etwas anders. Oder benutzen Sie die "als-ob-Technik".

Die vier Bausteine des Verhandelns

(nach: Fisher, Roger und Ury, William: Getting to yes, Negotiating agreement without giving in. 1981)

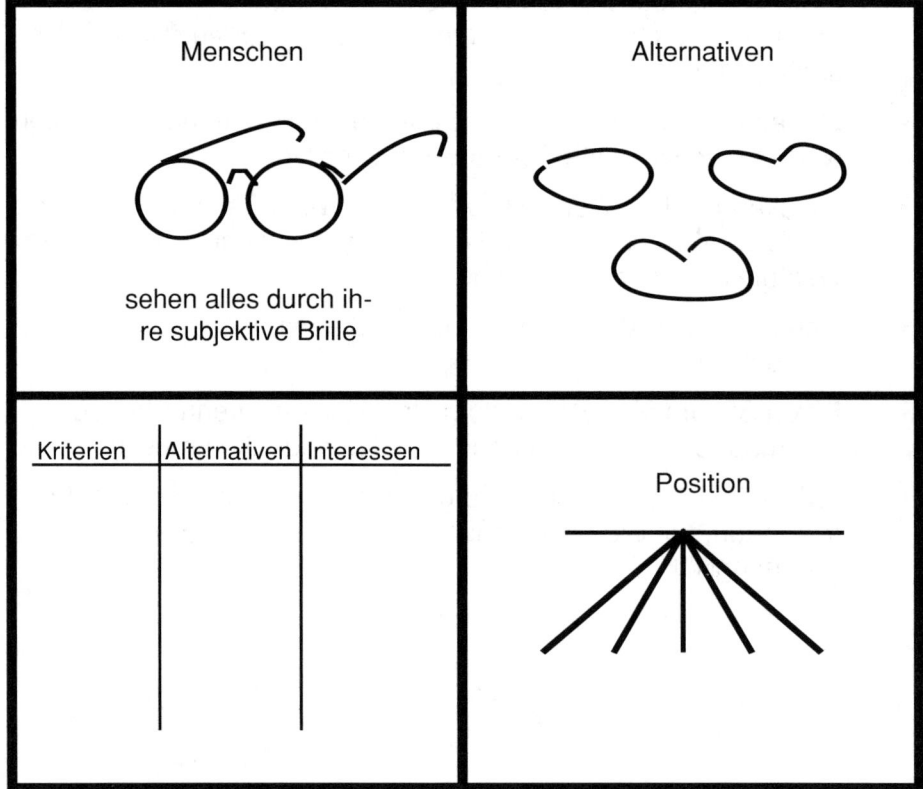

Menschen Interessen Alternativen Kriterien

(nach: Fisher, Roger und Ury, William: Getting to yes, Negotiating agreement without giving in. 1981)

Menschen

Menschen haben Gefühle, ob sie sie zeigen oder nicht. Menschen wollen anerkannt sein. Menschen wollen sich auf ihre eigene Art Wohl fühlen. Menschen sehen die Realität nur durch ihre subjektive Brille - auch wenn sie scheinbar objektiv sind.

Interessen

Hinter jeder Position verbergen sich Interessen, Bedürfnisse, Erwartungen, Zwänge. Wenn man diese durch Fragen entdeckt, eröffnet man die Chance, neue Alternativen zu entwickeln, die diese Interessen befriedigen können.

Alternativen

Verhandlungen brauchen Kreativität, um neue Lösungen zu finden, die die Interessen beider befriedigen können.

Kriterien

Man braucht möglichst objektive Kriterien, mit denen man bewerten kann, inwiefern die Alternativen (Positionen) das gemeinsame Problem lösen können..

Individuelle Perspektiven

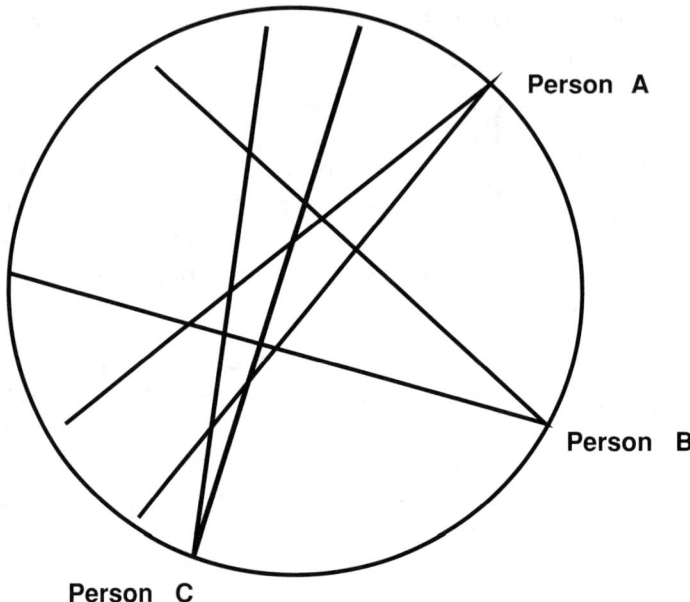

Gerade wenn es um Veränderungen und Veränderungsprozesse geht, ergeben sich leicht konfliktäre Diskussionen zwischen den beteiligten Personen. Ausgehend von ihrer individuellen Ausbildung und Erfahrung haben die Individuen ihre je eigene Perspektive. Sie sehen das Problem aus einem anderen Blickwinkel. Wenn man aber das Problem in einer bestimmten Art und Weise definiert, wird man auch nach anderen Informationen suchen und auf andere Ideen kommen als jemand mit einer anderen Perspektive.

Erschwerend in dieser Situation ist, daß die Individuen sowohl unterschiedliche oder gegensätzliche Informationen und Ideen austauschen, an denen sie sich gegenseitig reiben können, als auch ähnliche oder komplementäre. Erstaunlicherweise erkennen wir meistens nur die Unterschiede zu den Standpunkten der anderen und "hängen uns daran auf". Es wäre produktiver für die Problemlösung, zunächst die Gemeinsamkeiten zu sehen. Darauf aufbauend lassen sich Differenzen eher als Ergänzungen erkennen oder aber lösen.

Meetings

Prozesse
und
Werkzeuge

Organisationen und komplexe Probleme

Bei schnellem Wachstum, sich schnell wandelndem Markt, gestiegener Innovationsrate, Implementierung moderner Informationstechnologie etc. sind immer mehr Organisationen - auch mittlere und kleinere - mit Problemen mittlerer bis hoher Komplexität konfrontiert. Je komplexer die Probleme (sprich: Herausforderungen) sind, desto weniger haben einzelkämpferisch arbeitende Problemlöser eine Chance, eine bessere Problemlösung zu erzielen als eine Gruppe von Personen, die jeweils für einen Teilbereich des Problems kompetent sind. Mit zunehmender Problemkomplexität nimmt die Zahl der Personen zu, die man zweckmäßigerweise zur Lösungsfindung herbeizieht.

Diese Erkenntnis führt dazu, daß immer mehr Organisationen dazu übergehen (müssen), im Vorfeld von Entscheidungen - also im Problemlösungsprozeß - kooperativ zu arbeiten. In solchen Organisationen bestehen daher Teams, Task Forces, Ausschüsse, Konferenzen, in denen sich Menschen verständigen müssen, die

* unterschiedliche Vorkenntnisse besitzen
* unterschiedliche Fachsprachen sprechen
* von ihrer betrieblichen Stellung her unterschiedliche Positionen einnehmen, unterschiedliche Prioritäten setzen und unterschiedliche Interessen verfolgen.

Daher müssen wir bei derartigen Problemlösungsprozessen davon ausgehen, daß die beteiligten Personen verschiedene Auffassungen darüber haben,

* was das eigentliche Problem ist
* wie es zu lösen ist
* welchen Lösungsaufwand das Problem rechtfertigt
* welcher Nutzen sich aus der Problemlösung für den Einzelnen ergibt

Die Problemlösung wird noch komplizierter, wenn wir uns bewußt werden, daß es neben den an der Lösung beteiligten Personen auch noch diejenigen gibt, die vom Problem und dessen Lösung betroffen sind. Die Erfahrung lehrt, daß Problemlösungen aus der Sicht der Betroffenen meist anders bewertet werden als aus der Sicht der Problemlöser. Hinzu kommt, daß die Betroffenen oft mehr über Problem und Problemlösung wissen als die von der Situation distanzierten Problemlöser. Sie können mehr Detailinformation beitragen und haben oft bereits Ideen für Lösungen. Bei Nichtbeteiligung gehen diese verloren. Der Aufwand der sogenannten Experten - sprich: Manager - wird dadurch unnötigerweise größer.

Das ist der pragmatische Grund, warum es sinnvoll ist, die Betroffenen nicht nur über eine Entscheidung zu informieren, sondern sie bereits in den Problemlösungsprozeß einzubeziehen. Zweifellos erzielt man damit Lösungen, die nicht nur akzeptiert werden, sondern oft auch besser sind als die aus dem Elfenbeinturm. Bei effizienter Durchführung des Problemlösungsprozesses wird man auch schneller zu einer Lösung kommen.

Problemlösungen in der Gruppe sind um so sinnvoller und notwendiger

• je komplexer das Problem ist
• je risikoreicher eine Entscheidung ist
• je größer die Anzahl der Beteiligten und Betroffenen ist

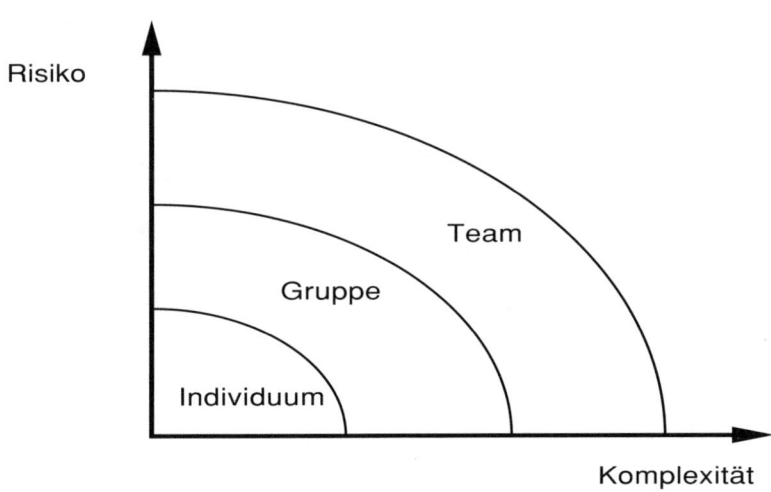

Probleme mit geringem Risiko und geringer Komplexität können von individuellen Fachleuten bearbeitet werden.

Sie beherrschen ihren Job. Steigendes Risiko und steigende Komplexität verlangen, daß alle die, die beitragen können sich zusammenfinden müssen, um das Problem mit Hilfe geeigneter Problemlösungstechniken zu lösen. Schließlich: hohes Risiko und hohe Komplexität. Hier braucht es Teams, d.h. Gruppen von Individuen, die einen besonders hohen Gruppenzusammenhalt und einen Teamspirit haben. Dies ist notwendig, um die nicht-vermeidbaren, ja sogar wünschenswerten Konflikte in den Diskussionen bewältigen und das Ergebnis, die Entscheidung und Durchführung langfristig tragen zu können.

"Erfahrungen" mit Gruppenarbeit

Vielfach wird man zwar generell den bisherigen Aussagen zustimmen, im eigenen Betrieb aber dennoch nicht mit fliegenden Fahnen
zur Gruppenarbeit übergehen. Die in Konferenzen und Ausschüssen
etc. gesammelten Erfahrungen stimmen uns oft recht skeptisch. In
traditionellen Konferenzen kann man beobachten, daß

- schließlich doch nur einer entscheidet und die Entscheidung zu
  verantworten hat

- Dauernörgler mitunter die besten Ideen zerreden

- Redelöwen und Hierarchen reden und eher zurückhaltende,
  nicht redegewandte Mitarbeiter ihre guten Ideen zurückhalten

- derjenige, der eine Entscheidung auf die lange Bank schieben
  will, am besten einen Ausschuß gründet und diesen möglichst
  oft tagen läßt

- man seine Arbeitszeit wirklich sinnvoller als in ewigen
  Besprechungen vergeuden kann

- einige bis viele Teilnehmer eigentlich nur dabei sind, um sich
  sehen zu lassen und um sich von ihrer Arbeit auszuruhen

- der bei derartigen Angelegenheiten gerne zitierte Herr
  Parkinson nachzuweisen glaubte, daß Gruppenarbeit der erste
  Schritt zur Ineffektivität ist

Solange wir nicht relevante Probleme in Gruppen lösen und bei
dieser Gruppenarbeit eine sinnvolle Arbeitstechnik anwenden, wird
es schwer sein, diese und eine große Anzahl ähnlicher Argumente
gegen die Gruppenarbeit zu entkräften.

Warum Teams versagen

(Gruppenspiele)

(siehe: Quiske, Skirl, Spiess, Denklabor Team. Konzept für kreative Problemlösungen in Forschung, Verwaltung und Industrie, dva, Stuttgart 1973, S.30)

Die Analyse von Verhaltensformen bei der Teamarbeit in Konferenzen und Projektgruppen zeigt, daß sich folgende Spiele ständig wiederholen:

- *Verlierer-Gewinner-Spiel*
  Teammitglieder versuchen, die ihrer Meinung nach jeweils falschen Inhalte in den Aussagen anderer festzustellen.

- *Ideenkiller-Spiel*
  Man versucht ständig, unbrauchbar erscheinende Ideen anderer zu korrigieren oder abzuschießen.

- *Schwarzer-Peter-Spiel*
  Wenn ein Problem im Team auftaucht, wird nach dem Schuldigen gesucht, statt Lösungsansätze zu diskutieren.

- *Diva-Spiel*
  Die Höhe des sozialen Ranges, die hierarchische Ebene oder der akademische Grad bestimmen, ob und inwieweit eine Idee richtig ist - was dann natürlich die Entscheidung beeinflußt.

- *Kompetenz-Spiel*
  Experten und Vorgesetzte geben sich arrogant. Sie erheben den Anspruch, nur ihre Aussagen seien richtig. Oft igeln sie sich ein und feuern aus allen Rohren auf die Vorschläge von Laien und "Untergebenen". Jeder vertritt stur seinen Standpunkt - ohne zuzuhören.

- *Blinde-Kuh-Spiel*
  Das Team hat keine Problemlösungsstrategie. Es bleibt in einer Sackgasse bei der Behandlung eines unwesentlichen Details stecken.

- *Profilierungsspiel*
  Der Vielredner nimmt die Rolle des Konferenzleiters ein - oder er gibt sich als unverträgliches Gruppenmitglied.

Traditionelle Konferenzen

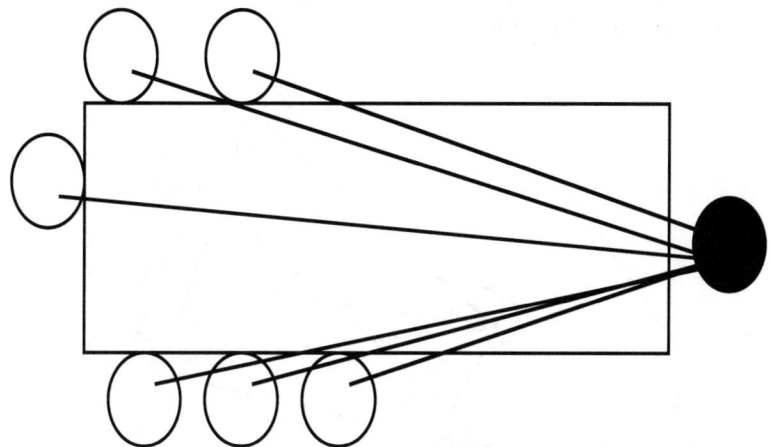

Er hat das Sagen, weil er es am besten kann. Aufgrund seiner Stellung "darf" er das auch. Und er glaubt ohnehin, mehr zu wissen als alle anderen. Er sagt, daß es ihm um die Sache gehe. Er kann die Sache jedoch nur aus seiner Sicht sehen. Aber er sieht sie a priori richtig.

Sie haben das Hören, weil sie im Sagen nicht so versiert sind. Sie behalten ihre Gedanken lieber für sich. Sie werden mit langweiliger und überflüssiger Information überschüttet. Sie sind froh, wenn die Besprechung endlich vorbei ist und sie wieder an ihre Arbeit zurückgehen können.

Moderation = Interaktion

Interaktion zwischen Moderator und Gruppe und zwischen den Gruppenmitgliedern untereinander.

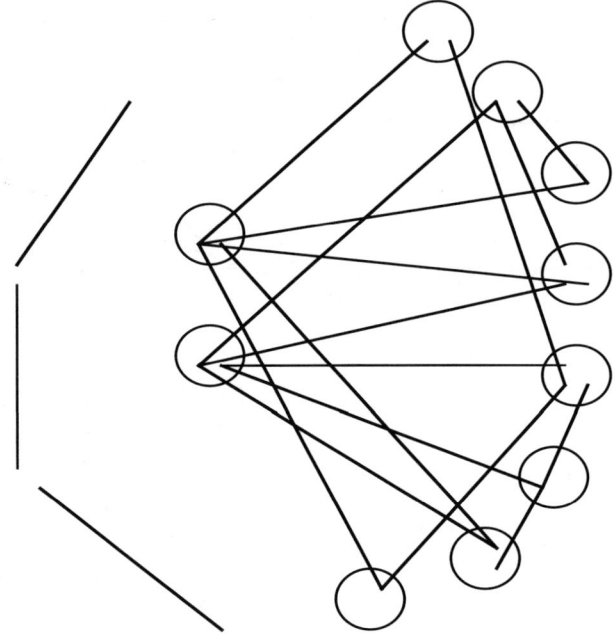

Was soll Moderation / Interaktion leisten?

• das Erfahrungspotential der Gruppenmitglieder nutzen
• Aktivitäten der Gruppenmitglieder anregen
• somit Interesse wecken und wachhalten

bei

-     Lernprozessen
-     Problemlösungsprozessen
-     Planungsprozessen

Rolle des Moderators

- keine langen Vorträge, sondern
  - in Abschnitten reden
  - Ergebnisse strukturieren
  - Teilnehmer zur Mitwirkung animieren
- animieren
  - Ideen der Teilnehmer in Fragen umwandeln
  - damit möglichst präzise fragen und Ideen stimulieren
- Organisator und Dramaturg
  - Technik und Ablauf der Präsentation und Diskusssion vorbereiten
- visualisieren
  - auf Karten schreiben
  - auf Flipchart und braunem Papier schreiben
  - Zusammenhänge mit Zeichnungen und Grafiken verdeutlichen oder von den Teilnehmern verdeutlichen lassen
- Spielregeln vorgeben und auf Einhaltung achten

Warum Spielregeln ?

- damit die Gruppe ihren Arbeitsprozeß selbst organisieren und steuern kann

- damit die Gruppenarbeit für alle Beteiligten transparent wird

- damit der Gesprächsablauf beschleunigt werden kann

Schlüsselfunktionen des Moderators

P präsentiere und kläre den Gesprächsrahmen und die Art der gewünschten Ergebnisse

E (er)kläre die Kriterien, an denen gemessen werden soll, ob das Meeting erfolgreich war

G gewinne die Zustimmung aller zu Rahmen und Kriterien

A aufmerksam beobachten, um Unstimmigkeiten frühzeitig zu erkennen

S sichere alle Ergebnisse durch Zusammenfassungen ab - am besten schriftlich

U untersuche selbst solche Argumente, die offensichtlich neben dem Thema liegen (Relevanzfrage)

S sammle alle Ergebnisse und mache sie sichtbar - und Vorschau auf nächstes Meeting

Moderationsspielregeln

1.
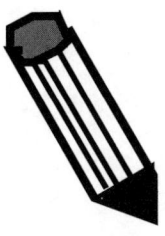

visualisieren
schreiben
Grafiken,   Bilder

**ein Bild sagt mehr
als
1000   Worte**

2.

| Interaktion:
das   ermöglicht,
daß sich jeder
einbringen   kann |

die Teilnehmer bitten, ihre Ideen,
Infos etc. mit Filzstiften auf Moderationskarten   aufzuschreiben
**was   aufgeschrieben   ist,
kann nicht vergessen werden**

3.

30 sek

**- kiss -
keep   it simple
and   straightforward**

in Diskussionen: 30 Sekunden-Spielregel
(es hört Ihnen sowieso niemand länger zu)

4.

zeigen Sie die rote Karte, wenn
jemand zu lange redet oder anders
stört
(die rote Karte wirkt eleganter
als eine abrupte Unterbrechung)

5. ? ? ? ? ?

stellen Sie Fragen
hören Sie zu
(man lernt durch Fragen und Zuhören)

6. jeder   ist Butler   für   alle

helfen Sie mit aufzuräumen

Spielregeln für / in Meetings

1. *Vorbereitung*:
   - definierte Ziele
   - Design (Agenda)
   - wer muß dabei sein?
   - Moderator (muß nicht Chef sein) festlegen
   - Einladung 14 Tage vorher
   - Todsünde: wenn man unvorbereitet zum Meeting kommt

2. Aufmerksam *hinhören und ausreden* lassen

3. 3 Sekunden *Pause* und erst mal *nachfragen...*

4. *Kurz fassen*
   (in einer Diskussion hört Ihnen niemand länger als
   30 Sekunden zu)

5. Keine Killerphrasen, sondern *konstruktiv bleiben* und das
   Thema des anderen *aufnehmen* und *weiterverfolgen*

6. *Bei der Sache bleiben* (Machtposition?, Emotionen?)

7. *Visualisieren*
   - aufschreiben (Karten, Flipchart, Pinwand) - auf jeden
     Fall immer dann, wenn es Verständigungsprobleme gibt
   - Protokoll sichtbar führen (Flipchart etc. oder Overhead-
     folie), zur Zusammenfassung nach jedem Teilthema mit
     den Teilnehmern abchecken

8. *Strukturiert diskutieren*
   - sammeln, strukturieren, Prioritäten setzen, gezielt
     diskutieren
   - vom Allgemeinen zum Besonderen
   - gegenwärtige Situation, idealer (zukünftiger) Zustand,
     Delta (= was fehlt?), Wege zum idealen Zustand
   - Themen immer abschließen
   - kein Meeting ohne Aktionsplan abschließen

9. *Zeiten*
   - ein Thema: maximal 45 Minuten, dann Themenwechsel oder Wechsel der Arbeitstechnik
   - nach 45 Minuten 5 Minuten Pause
   - nach 90 Minuten 15 Minuten Pause
   - Zeiten setzen und einhalten (mehr BlaBla bringt nicht mehr)

10. *der Moderator ist verantwortlich für*

   - Einhaltung der Spielregeln

   - Diskussionssteuerung durch Fragen und Zusammenfassungen

   - Visualisierung

Jeder
ist für den
Erfolg des Meetings
verantwortlich ! ! !

Diskussionsspielregeln für den Diskussionsleiter

- die Ziele
- die Problemstellung
- die Themen
- das Vorgehen/den Prozeß
- die Spielregeln
- die Rollen d.h.: den Rahmen definieren

- kurz fassen
  ("Man kann über alles reden, nur nicht über ... Minuten!" - Kurt Tucholsky)
- Fragen stellen (wer fragt, führt)
- aktiv zuhören
  (das ist mehr als höflich den Mund zu halten und zu lächeln)
- aufschreiben und visualisieren (power of the pen)
- man muß nicht jede Frage sofort selbst beantworten; wer fragt, hat oft schon eine bestimmte Antwort parat - daher: den Fragenden selbst beantworten lassen
- man kann auch die Frage an andere in der Runde weitergeben
- wenn jemand eine schwierige Frage stellt, bitten Sie ihn nach vorne zu kommen und zu erklären, was er meint, und fordern Sie ihn auf, den Flipchart zu benutzen - entweder hat er wirklich was zu fragen und zu sagen, oder er kneift und bleibt endlich ruhig
- Sie können auch den Quälgeist ignorieren, oder einfach stoppen, oder eine Pause vorschlagen und während der Pause mit ihm reden - oft brauchen schwierige Leute nur Ihre persönliche Aufmerksamkeit

Meeting - Ablauf

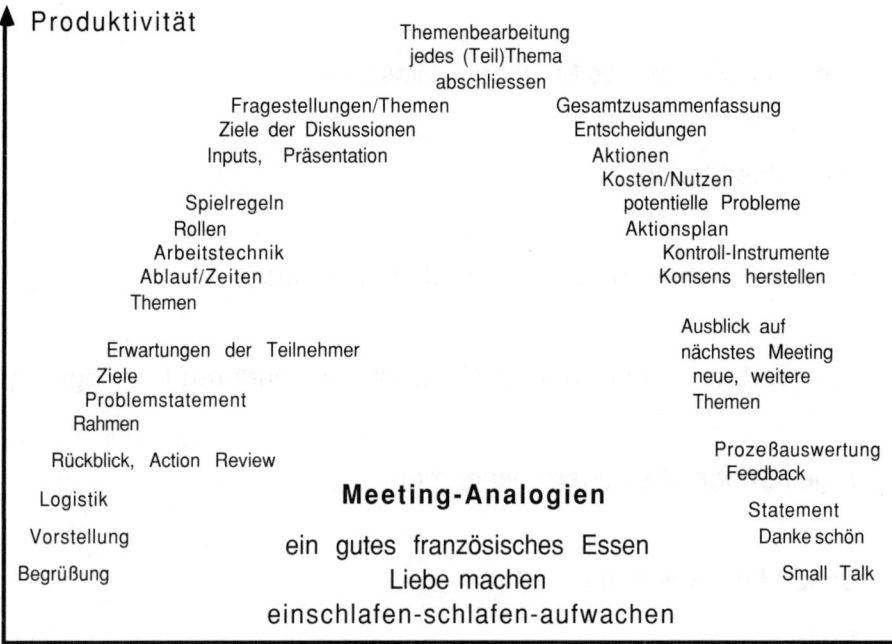

Produktivität

Themenbearbeitung
jedes (Teil)Thema
abschliessen

Fragestellungen/Themen   Gesamtzusammenfassung
Ziele der Diskussionen   Entscheidungen
Inputs, Präsentation   Aktionen
Kosten/Nutzen

Spielregeln   potentielle Probleme
Rollen   Aktionsplan
Arbeitstechnik   Kontroll-Instrumente
Ablauf/Zeiten   Konsens herstellen
Themen

Ausblick auf
Erwartungen der Teilnehmer   nächstes Meeting
Ziele   neue, weitere
Problemstatement   Themen
Rahmen

Rückblick, Action Review   Prozeßauswertung
Feedback

Logistik

Meeting-Analogien   Statement

Vorstellung   Danke schön

ein gutes französisches Essen

Begrüßung   Small Talk

Liebe machen

einschlafen-schlafen-aufwachen

Zeit

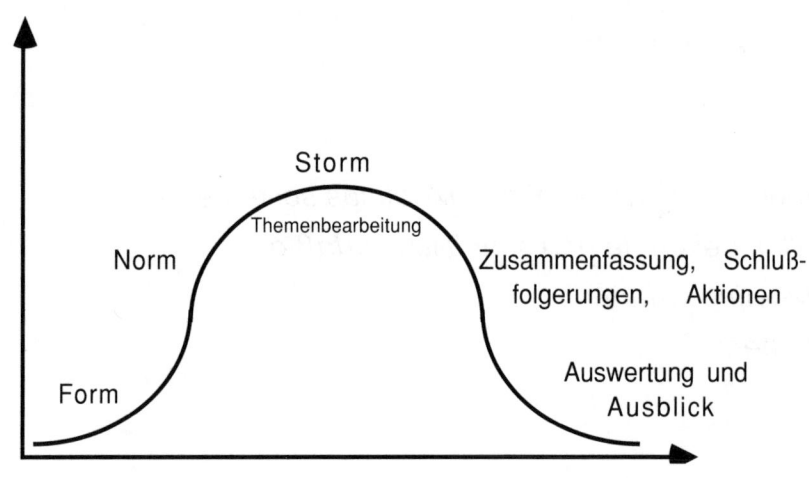

Storm

Themenbearbeitung

Norm   Zusammenfassung, Schlußfolgerungen, Aktionen

Auswertung und
Form   Ausblick

Meeting - Charter

- Sinn und Zweck des Meetings (Mission)

- Ziele des Meetings

- übliche Themen/Schwerpunkte des Meetings

- Querverbindungen/Abhängigkeiten zu/von anderen Meetings

- regelmäßige Mitglieder/Teilnehmer

- besondere Spielregeln

- Rollenverteilung

- Zeiten und Dauer

*regelmäßig abgehaltene Meetings sollten eine
allen bekannte und schriftlich verfaßte
Meeting-Charter
haben*

Wie sollte man
Meetings/Präsentationen vorbereiten
(eine etwas un-übliche Checkliste)

Platzhirsch-Prinzip

Seien Sie auf jeden Fall als erster
im Raum.
Möglichst sogar eine Stunde vorher.
Warum?
Material, Technik, Proben, Nachdenken, mentale Filme, die Teilnehmer begrüßen, ..., und nicht
etwas in der letzten Minute
machen müssen!

Spick-Zettel

• eine Mindmap auf Din-A-4
oder auf einer Moderationskarte
• auf den weißen Rändern
der Overheadfolien
• mit Bleistift klein geschrieben
auf Flipchart oder braunem
Moderationspapier
• Moderationskarten (Recht-
ecke, Ovale, Runde) mit den
Bestandteilen Ihrer Infos
• vorbereitete Flipcharts
(z.B. die Grafik ist vorbereitet
und Sie füllen dann die Daten,
die Reaktionskurve o.ä. ein
• Flipcharts an den Wänden
(Numerierung!)

Multi-Media-Show

Ich meine nicht die sogenannte
professionelle Dia- oder Videoshow.
Sondern:
• klar doch: die Leinwand
• Tisch neben dem Overhead-
projektor zur Ablage von Folien
• Agenda/Themenüberblick/Ablauf
auf Flipchartpapier an der Wand
gut sichtbar - sodaß man immer
darauf Bezug nehmen kann
• ein Flipchartständer mit ausreichend Papier - sodaß man
Fragen und Beiträge aufschreiben
kann (vor allem auch, wenn man
eine Frage zurückstellen will)
• eine oder mehrere Pinnwände,
um Beiträge auf Karten sammeln
zu können,
um wichtige Teile der Präsentation visualisieren zu können
(Info-Stand)

Logistik

• die Sekretärin als Freund und
Helfer bei Vorbereitung
• immer Filzstife, Flipchartpapier, Tesakrepp, Klebestift,
Overheadfolien und -stifte, Moderationskarten dabei!!!

Moderation in schwierigen Situationen

Probleme	*mögliche Maßnahmen*
Monologe von Teilnehmern • zur Selbstdarstellung • zur Durchsetzung von Meinungen • wegen Passivität anderer	• Karte mit Aufschrift 30 Sek hoch halten • auffordern, die Aussage zu visualisieren • anonyme Kartenabfrage zu den Äußerungen • Aussagen durch die Gruppe bewerten lassen • Transparenzfragen stellen • Killerphrasen sammeln
Sachliche Meinungsunterschiede • wegen unterschiedlichen Wissens • wegen unterschiedlichen Informationsstandes	• Transparenz nach Lern- Informationsbedarf herstellen • Bestandsaufnahme von Wissen und Informationen (evtl. in Kleingruppen) • gemeinsame Strategieentwicklung für die Deckung des Lern- und Informationsbedarfs
• abwälzen, einmischen • Prestigedenken • Rechtfertigung • Lokalpatriotismus • falsche Informationen • Vorurteile	• Transparenzfragen stellen • Themen abfragen • Pro- und Kontra-Diskussion • Rollenspiele • Utopiespiel • Bewertungen • Kleingruppen arbeiten lassen
persönliche Differenzen zwischen den Teilnehmern	• Zuordnung der Kontrahenten zu verschiedenen Gruppen • Erweiterung des Diskussionskreises • Wechsel der Kontaktpersonen
gegensätzliche Interessen	• Rollenspiel der Interessenvertreter • Pro- und Kontra-Diskussion • Interesse der Gruppe abfragen • Interessenlage durch Kleingruppe darstellen lassen

Desinteresse der Gruppe	• Interessenlage abfragen
	• Gruppenmeinung über Situation und Verhalten abfragen
	• den Rahmen noch einmal erklären
	• provozierende Fragen stellen
	• provozierende Äußerungen machen
Abhängigkeitsgefühle einzelner, hierarchische Selbstbestätigung anderer	• Offenlegung des Problems durch den Moderator
	• Hilfe durch Dritte
	• Bildung von Koalitionen
	• Aufzeigen von Verhaltensweisen
Ablehnung des Moderators	• Diskussionsleitung auf andere Gruppenmitglieder übertragen
	• Gruppe allein arbeiten lassen (wenn es gut geht, kann der Moderator ruhig nach Hause gehen)
	• Neufestlegung der Spielregeln
	• Pro- und Kontra-Diskussion über die Moderation

Karten-Technik

In Meetings mit mehr bzw. wesentlich mehr als fünf Teilnehmern ist es immer wieder schwierig, jeden einzelnen möglichst weitgehend zu beteiligen und die Meinung, Ideen, etc. jedes einzelnen zu bekommen. Die Starken setzen sich durch. Die Schwachen oder auch die Taktierer schweigen, warten ab, reden nur, wenn sie gefragt werden. Daher kommt es, daß Problemlösungen und Entscheidungen oft nur auf einem Teil der tatsächlich vorhandenen, ja sofort greifbaren Informationen beruhen.

Oft ist das Problem auch ganz einfach, daß man in eine Diskussion hineinspringt, ohne daß man bereits das Thema verstanden hat. Man greift sich die erstbeste Definition, nimmt die erste Idee und macht eine kurze Entscheidung. Man will machen, keine langen Diskussionen um den heißen Brei herum. Das Gehirn wird erst später eingeschaltet. Diese Situation wird oft karikiert mit der Geschichte, daß der Vorstand 5 Minuten benötigt, um über eine Investition von 50 Millionen zu entscheiden, aber 1.5 Stunden darüber diskutiert, ob ein neuer Fahrradständer vor die Werkshalle gestellt werden soll.

Folge dieser Situation ist oft:

* man kennt nicht das eigentliche Problem, arbeitet also an etwas Falschen

* die nicht involvierten Teilnehmer fühlen sich wenig oder gar nicht zu Aktionen verpflichtet, die Implementation wird schwierig

* die Meetingsteilnehmer sind frustriert und das nächste Meeting im selben Kreis wird wieder schwierig (sinnlos!)

Mit der Kartentechnik können Sie es jedem Teilnehmer ermöglichen, seine Informationen zum Thema beizutragen, auch wenn sie sich mündlich nicht durchsetzen können oder wenn sie zu schüchtern sind zu sprechen.

Anwendungszweck

In allen Meeting-Situationen, in denen es darum geht, möglichst viel Informationen und Information von möglichst allen zu bekommen. Das kann der Fall sein in folgenden Gesprächsphasen:

- Was erwarten die Teilnehmer?
- Themendefinition
- Problemsichten/Meinungen
- Informationssammlung
- Erfahrungsaustausch
- Ideensammlung
-

Nutzen

Umfassende Informationen und große Beteiligung. Hohe Motivation.

Nachteil

Viele Personen, nicht nur die Anfänger der Karten-Technik, haben Schwierigkeiten, ihre Informationen in einigen prägnanten Stichworten schriftlich zusammenzufassen. Daher besteht darin gleichzeitig ein Vorteil: Diese Personen lernen, sich knapp und präzise auszudrücken.

Teilnehmer

Bisher habe ich noch keine Personen- bzw. Berufsgruppe gefunden, bei denen man diese Technik nicht einsetzen könnte.

Gruppengröße

Zwischen einer Person und ca. 20 Personen. Optimal bei 10 Personen. Größere Gruppen sollte man in kleinere Gruppen aufteilen mit der Bitte, z.B. zu fünft in fünf Minuten fünf Karten zu dem vorgegebenen Thema zu schreiben.

Zeitaufwand

Zum Erklären: 5 Minuten.
Zum Karten schreiben und zur Kartensammlung: 5 bis 15 Minuten.
Zum Karten sortieren: 5 bis 30 Minuten.
Zum Bewerten: ca. 10 Minuten.

Vorgehen

1. Einigen Sie sich mit den Teilnehmern auf die Fragestellung.
   Wichtig: Je nach Frage erhalten Sie
   andere Antworten. Die Frage muß
   daher klar sein.

2. Schreiben Sie die Frage auf das
   braune Papier an der Pinwand.

3. Fordern Sie die Teilnehmer auf, ihre
   Ideen, Informationen etc. mit Filzstiften (schwarz) auf Moderationskarten
   aufzuschreiben. Jeweils eine Idee in
   kurzen Sätzen/Stichpunkten auf eine
   Karte. Jeder darf soviel Karten
   schreiben, wie er kann/will.

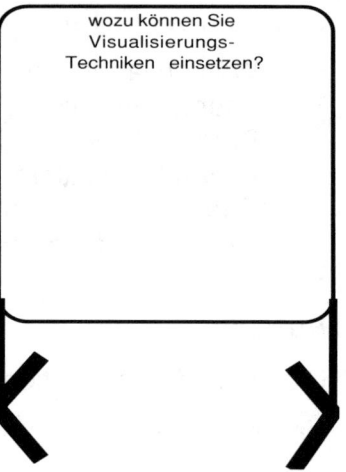

4. Geben Sie einige Zeit zum Denken und Schreiben. Dabei sollte
   keiner reden.

5. Nach 3-4 Minuten fangen Sie an, die
   Karten einzusammeln, während
   noch weitergeschrieben wird.

6. Hängen Sie solche Karten zusammen, die eindeutig zusammenge-
   hören. Am besten immer von oben
   nach unten, so daß sich Säulen
   bilden.

7. Hängen Sie alle Karten auf, auch
   wenn derselbe Inhalt bereits auf
   Karten von anderen geschrieben ist.

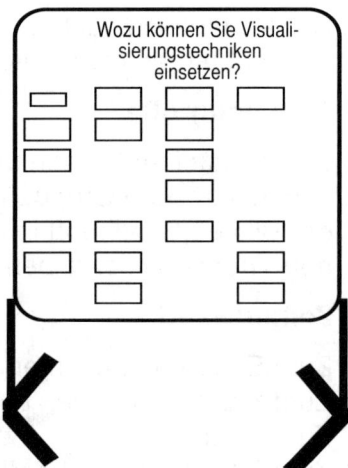

8. Wenn alle mit dem Schreiben fertig sind, fangen Sie an, die Karten zu verarbeiten. Ziel: Sie wollen in kurzer Zeit ohne Detaildiskussion eine Themenliste erstellen, die man zunächst bewertet. Die Themen werden dann nacheinander abgearbeitet.

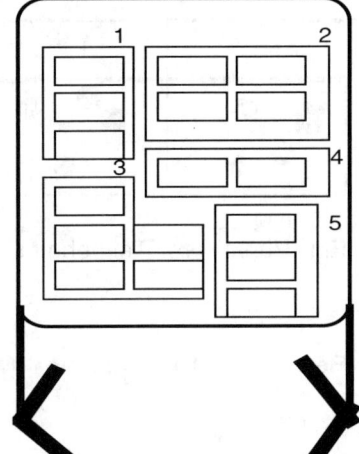

9. Lesen Sie die Karten vor, fragen Sie nach. Und fragen Sie, zu welchen anderen Karten sie gehören. So bilden Sie Klumpen.

10. Wenn die Teilnehmer bereits Details diskutieren wollen, verweisen Sie darauf, daß man erst wissen will, welches die wichtigsten Themen sind und daß man erst später diskutiert.

11. Fragen Sie, welche Überschrift man dem Klumpen geben soll.

12. Tragen Sie das Thema auf einem vorbereiteten Flipchart ein.

13. Fragen Sie nun, wie wichtig/ dringend/interessant (jeweils eine der drei Fragen!) die Themen sind. Wenn Sie z.B. 8 Themen haben, geben Sie jedem 4 Punkte (50%!), die er beliebig auf ein, zwei, drei oder vier Themen verteilen darf.

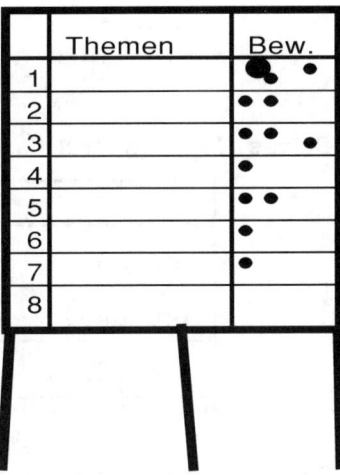

14. Erst jetzt starten Sie die Diskussion mit dem Thema, das am höchsten bewertet wurde.

Bewertungs - Techniken

++	+	0	-	- -

Ein Punkt pro Teilnehmer.

Bewerten Sie dieses Meeting!

Ergebnis

Zufriedenheit

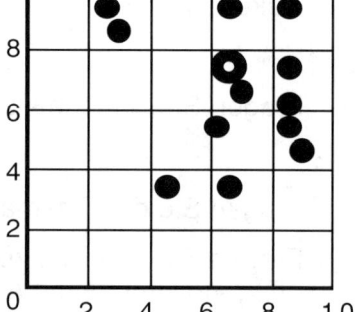

Ein Punkt pro Teilnehmer.

Dieses Meeting war ......

	2	1	0	1	2	
anregend						langweilig
produktiv						unproduktiv
kreativ						in alten Bahnen

Ein Punkt pro Frage pro Teilnehmer.

Der Problemlösungsprozeß

(nach: McMaster, Michael und Grinder, John: Precision. A new approach to communication. 1980)

Produktive Prozesse

Als produktiv und stressfrei empfundene Prozesse nehmen im allgemeinen den Verlauf einer Normalverteilung. Vom Beginn des Prozesses wird im Laufe der Zeit zunächst zunehmend mehr Energie investiert. Nach dieser Vorbereitungsphase strebt der Energieeinsatz
dem Höhepunkt zu, um dann allmählich in die Entspannungsphase
überzugehen.

Diese Art von Abläufen kann man sehr gut beobachten bei einem
guten französischen Essen mit mehreren Gängen. Oder beim Liebe
machen. Oder bei einer faszinierenden Rede. Oder bei einem erfolgreichen Meeting.

Ich meine, Problemlösungsprozesse können produktiver gestaltet
werden, wenn sie sich an dieser Grundphilosophie orientieren.

Die drei Phasen des Problemlösungsprozesses

1. Problemdefinitions-Phase

Das Ergebnis dieser Phase sollte es sein, sich zunächst erst einmal
klar darüber zu sein, was das Problem ist, das man lösen will. Oft
wird der Fehler begangen, daß man von vorneherein meint, das
Problem zu kennen, also die erste beste Problemdefinition als Ausgangspunkt aller weiteren Überlegungen macht. Wenn man dann die
Lösung in die Praxis umsetzt, sieht man, daß man offensichtlich das
falsche Problem gelöst hat.

Besonders kritisch ist diese Phase in Diskussionen mit anderen. Es
ist gefährlich anzunehmen, daß die anderen wie selbstverständlich
die gleiche Problemdefinition benutzen. Unausgesprochene, unterschiedliche Problemdefinitionen sind die Ursache für Mißverständnisse und Konflikte in Meetings, die dann sichtbar werden, wenn man
sich gegenseitig bescheinigt, daß die vorgeschlagene Lösungsidee
das Problem wohl doch nicht lösen würde. Die Brainstorming-Spiel-
regel "Keine Kritik" hat eine andere Regel zur Voraussetzung:
"Zuerst eine gemeinsame Problemdefinition!" Nur dann kann man
auch die Ideen des anderen verstehen und akzeptieren.

Die beschriebene Problematik läßt sich an folgendem Beispiel verdeutlichen:

Ein Mann steht in einer Turnhalle. Zwei Seile hängen von der Decke herab. Mit der rechten Hand hält er ein Seil fest. Er möchte auch das zweite Seil halten.

Was ist sein Problem? Und was ist demzufolge die mögliche Lösung?

Hier einige Problemdefinitionen und die dazugehörigen Lösungen:

mein Arm ist zu kurz	Arm mit einem Stock verlängern und mit dem Haken festhalten
das Seil ist zu kurz	Seil mit dem Schnürsenkel eines Turnschuhes verlängern, zum Schwingen bringen und dann mit der Hand festhalten
ich bin zu klein	auf einen Stuhl stellen, der genau in der Mitte zwischen den beiden Seilen steht, beide Seile zum Schwingen bringen und dann festhalten

Wie geht man also vor?

Zunächst müssen Informationen über die Ausgangssituation gesammelt werden - Situationsanalyse. In Meetings werden die Teilnehmer also ihre Informationen miteinander austauschen. Das sich daraus ergebende Bild dient als gemeinsame Diskussionsgrundlage. Mit Hilfe der bekannten Kartentechnik aus der Moderationsmethode kann man die Chance wesentlich erhöhen, möglichst viel Wissen der Teilnehmer zu sammeln - auf jeden Fall mehr als bei rein verbalem Austausch. In kleinen Gruppen mit einem guten Moderator eignet sich auch die Mindmap. Diese Informationen können dann zu Themengruppen zusammengefaßt und bewertet werden nach: Interesse oder Bedeutung oder Dringlichkeit oder ....

Im zweiten Schritt wird definiert, wie der ideale und/oder zukünftige Zustand aussieht oder aussehen sollte - Zieldefinition. Die Zieldefinition sollte ein möglichst klares Bild ergeben. Am besten ist es, den Endzustand so zu beschreiben, als wäre er bereits erreicht. Aus der

Beschreibung ergeben sich sodann konkrete Ziele und Kriterien. Kriterien können Muß- oder Wunschkriterien sein. Sie werden in einer späteren Phase als Meßlatte zur Auswahl unter verschiedenen Lösungsalternativen benutzt. Fernerhin dienen sie nach Implementierung der Lösung auch dazu zu beurteilen, ob man den gewünschten Zielzustand erreicht hat oder nicht. Da es hier auf möglichst hohe Konkretisierung ankommt, sollte man in der Diskussion verstärkt präzise Fragen verwenden, um genau herauszufinden und zu verstehen, was gemeint ist.

Im dritten Schritt wird die gegenwärtige Situation mit dem idealen/ zukünftigen Zustand verglichen. Die Differenz zwischen beiden ist das Problem, das es zu lösen gibt.

2. Entscheidungsfindungs-Phase

Ergebnis dieser Phase ist die Entscheidung über den oder die Lösungswege, die am besten geeignet sind, die Differenz zwischen Gegenwart und Ideal/Zukunft zu überbrücken. Oft dürfte die Schwierigkeit in dieser Phase darin liegen, genügend und gute Ideen zu finden.

Wie geht man vor?

Ideensammlung ist der erste Schritt. Anstatt im Versuchs- und Irrtumsverfahren die erste Idee zu nehmen und sie zu implementieren, sollte man sich bewußt Zeit nehmen, möglichst viele Ideen zu sammeln. Brain-storming ist die Technik dafür. Die wichtigsten Regeln sind:

- möglichst viele Ideen sammeln
- keine Kritik (Physik gilt nicht)
- assoziieren, d.h. eine Idee regt die andere an
- alle Ideen aufschreiben
- Kritik erst nach der Sammelphase - am besten durch Einordnen der Ideen in drei Kategorien:
  - unmittelbar umsetzbar
  - ganz gut, muß aber noch weiter ausgearbeitet werden
  - zunächst nicht umsetzbar

Im zweiten Schritt werden dann aus den Ideen Alternativen zur Problemlösung gebildet. Oft stellt sich heraus, daß erst mehrere Einzelideen zusammen einen möglichen Weg ergeben. Die Alternativen sollte man möglichst nach dem Schema der Kriterienstruktur beschreiben - die im zweiten Schritt der Vorphase definiert wurden.

So kann man nun im dritten Schritt die Entscheidungsanalyse durchführen, nämlich die Alternativen gegen die Kriterien prüfen, ob sie geeignet sind, den zukünftigen Zustand zu erreichen.

Kriterien	Alternative A	Alternative B

3. Aktionsplanungs-Phase

Es ist schön, eine Problemlösung zu sehen, eine Entscheidung getroffen zu haben und das Problem endlich vom Tisch zu bekommen. Gefährlich ist es jedoch an diesem Punkt, in Euphorie auszubrechen und das Meeting als beendet zu erklären. Es ist noch weitere Arbeit zu tun. Viele Entscheidungen sind deshalb nicht implementiert worden, weil sie nicht richtig und gleichartig von allen verstanden wurden oder weil sie emotional und sachlich nicht abgesichert waren.

Wie geht man vor?

Zunächst ist danach zu fragen, welche Probleme bei der Implementierung der Problemlösung auftreten könnten - jetzt oder später. Dieses bewußt negative Denken hilft, potentielle Probleme möglichst im Ansatz zu erkennen und entweder gar nicht entstehen zu lassen oder dann zu lösen, wenn sie auftreten. Dies nennt man Analyse potentieller Probleme.

Sodann sind alle die Aktionen zu planen, die unternommen werden müssen, um die Entscheidung zu implementieren. Hier sind auch die Aktionen für die Bekämpfung der potentiellen Probleme enthalten. Oft werden Aktionspläne rein verbal erstellt, in der Hoffnung, daß man verstanden hat und einverstanden ist. Aktionspläne sollten schriftlich und für alle sichtbar festgehalten werden - auf jeden Fall bei komplexen Aufgabenstellungen.

Bei komplexen Aufgaben ist es sicherlich angebracht, den Aktionsplan wie einen Projektplan zu behandeln. Einzelne Aktionen werden als Arbeitspakete zusammengefaßt und dem Verantwortlichen unter Angabe von Zeitaufwand, Datum der Erledigung und eventuell der zur Verfügung stehenden Ressourcen (andere Personen, Geld,...) direkt zugeordnet. Diese Arbeitspakete können sodann in der zeitlichen Reihenfolge geordnet werden, in der sie abhängig voneinander oder parallel zueinander erledigt werden müssen (etwa in einem Balkenplan oder in einem Netzplan).

Es hat sich als praktisch sinnvoll erwiesen, daß für jede Aktion nur ein Verantwortlicher definiert wird. Dem Verantwortlichen können weitere Durchführende zugeordnet werden, die aber ihrerseits wiederum genau wissen sollten, was sie zu tun haben.

Aktionspläne müssen Antworten auf folgende Fragen enthalten:
- was wird getan?
- was will man damit erreichen?
- welches Ergebnis in welcher Form?
- mit welchen Mitteln?
- wann? von wann bis wann?
- wer ist verantwortlich? wer führt durch?
- wann und wie finden Zwischenkontrollen statt?
- wann und wie wird festgestellt, ob die Aktionen richtig ausgeführt wurden und das Ziel erreicht ist?

Als letzter Schritt fehlt noch ein wichtiger psychologischer Schritt. Es lohnt, sich zurückzulehnen und die Frage zu stellen: "Wie zufrieden sind wir mit dem Ergebnis?"

Eine gute Technik kann sein, sich tatsächlich vor seinem geistigen Auge in einem Bild oder Film vorzustellen, wie es aussieht, wenn alle Aktionen unternommen werden und wie man dann schließlich den idealen, gewünschten Zustand erreicht hat. Je klarer man es sieht, desto besser. Dann kann man sich die Frage stellen: "Wie fühlt sich das an?" Hat man dann noch ein gewisses Unbehagen "im Bauch", sollte man besser den Prozeß noch einmal von vorne beginnen - zumindestens sollte man noch einmal mit der Entscheidungsanalyse beginnen.

Die neun Fragen des Problemlösungsprozesses

1. Worum geht es? Was liegt an? Was wissen wir über die gegenwärtige Situation?

2. Wie sieht der ideale/zukünftige Zustand aus? Welche Ziele wollen wir erreichen? An welchen Kriterien werden wir erkennen können, wann und und ob der gewünschte Zustand erreicht ist?

3. Was ist die Differenz zwischen Gegenwart und Ideal/Zukunft? Was ist das Problem, das wir lösen wollen?

4. Was könnte man alles tun, um den gewünschten Zustand zu erreichen? Welche Möglichkeiten sehen wir, um die Ziele zu erreichen?

5. Welche möglichen Alternativen ergeben sich aus den gesammelten Ideen?

6. Welche Alternative kann - gemessen an den unter 2. aufgestellten Kriterien - den idealen/zukünftigen Zustand am besten erreichen?

7. Was könnte jetzt oder später bei der Implementierung unserer Entscheidung schiefgehen? Welche potentiellen Probleme können wir sehen? Was können wir jetzt oder später bei Auftreten dieser Probleme tun, um entweder jetzt schon vorzubeugen oder im Bedarfsfalle eingreifen zu können.

8. Welche Aktionen müssen von wem in welchem Zeitraum etc. unternommen werden?

9. Wie zufrieden sind wir mit der Entscheidung?

3 - Box - Problemlösungsprozeß

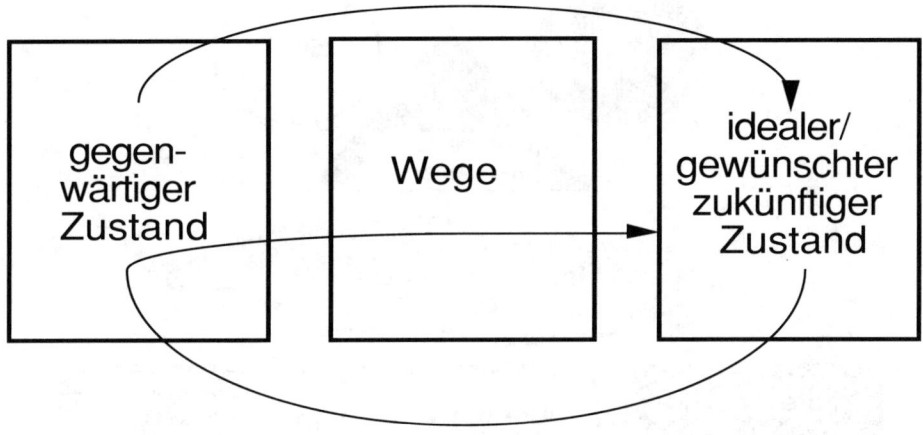

1. Analyse der gegenwärtigen Situation (auch mit SWOT-Analyse: Strengths, Weaknesses, Opportunities, Threats)

2. idealer/gewünschter zukünftiger Zustand
   Kriterien, an denen man erkennen kann, ob man ihn erreicht hat

3. die Differenz zwischen Zukunft und Gegenwart ist das Problem

4. Ideensammlung/Brainstorming

5. Alternativen aus den Ideen entwickeln

6. Entscheidung basierend auf den Kriterien in 2.

7. Analyse potentieller Probleme

8. Aktionsplan

9. letzte Überprüfung (Ergebnis und Zufriedenheit)

Der Problemlösungs - Prozeß

- Grafik -

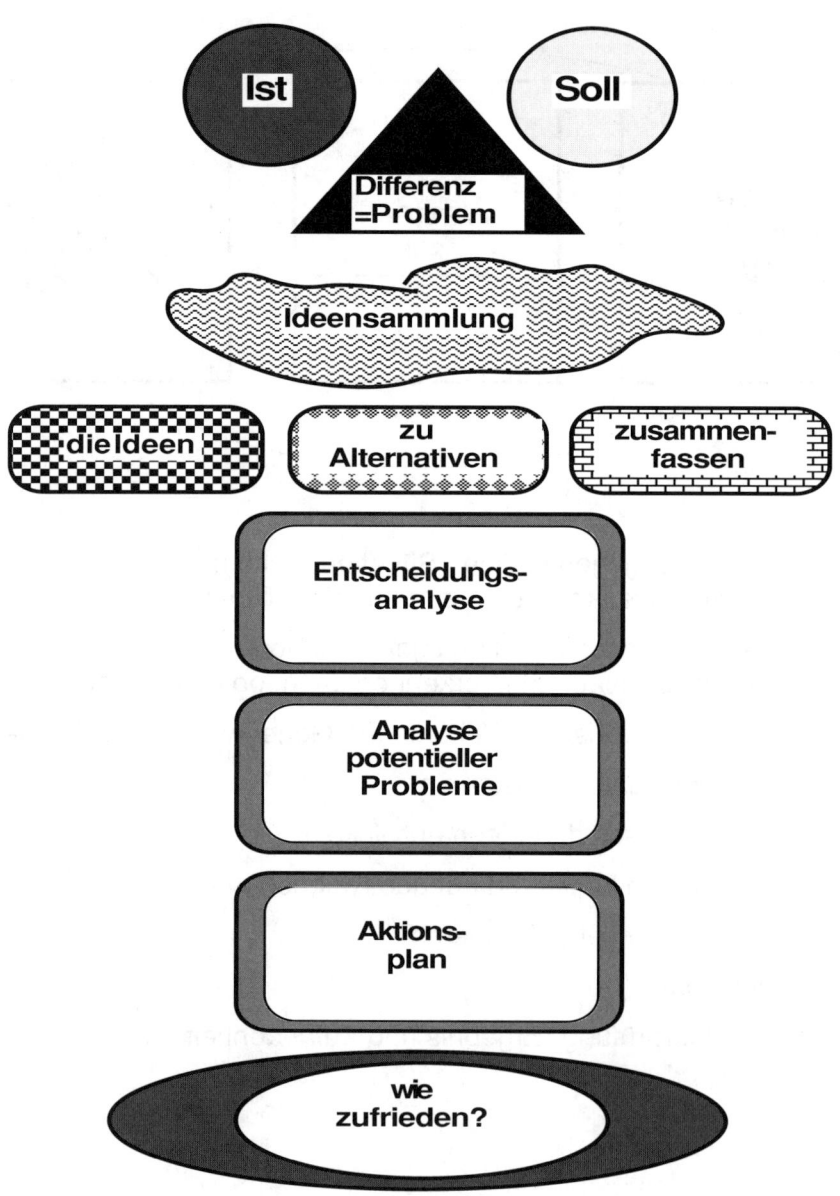

Vierstufiger Problemlösungs - Prozeß

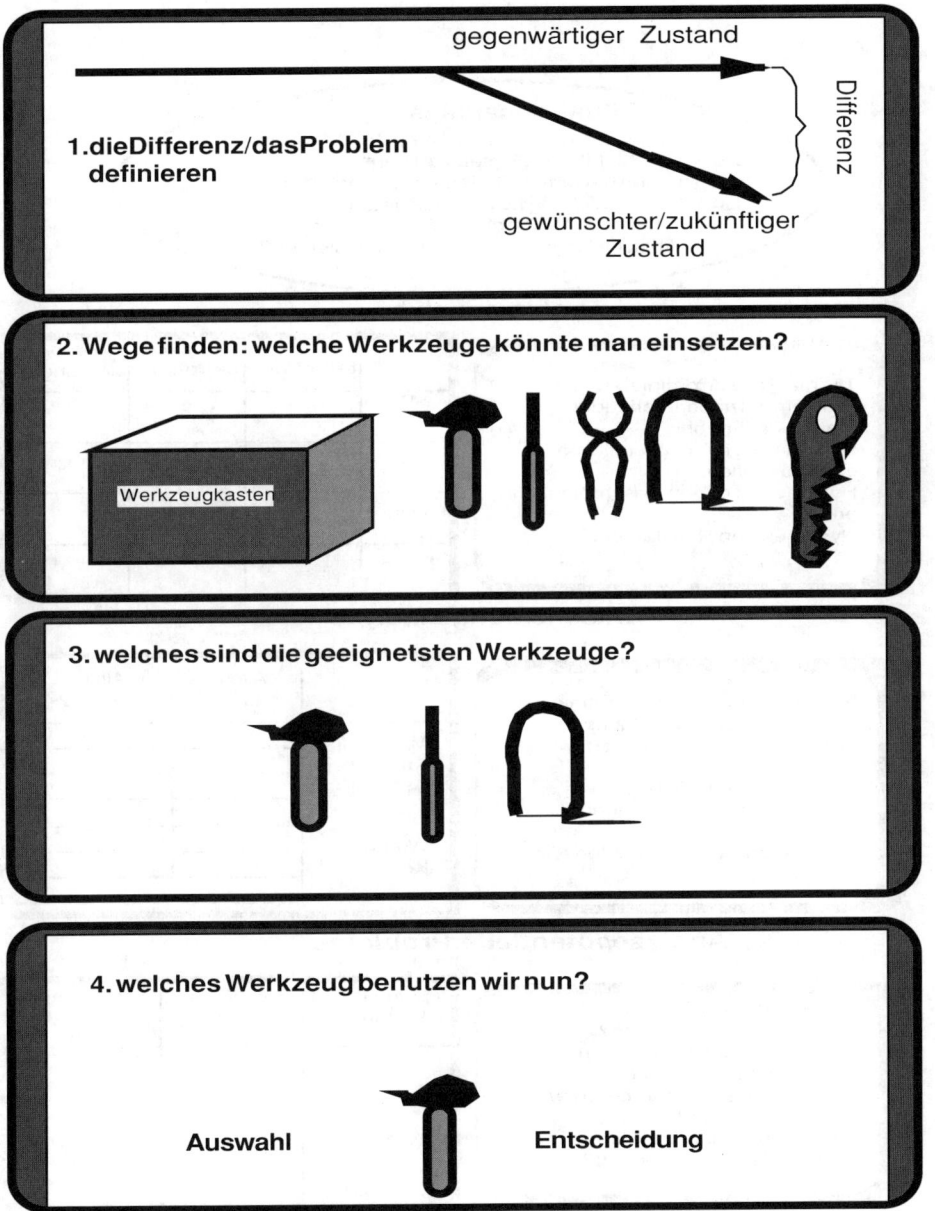

1. die Differenz/das Problem definieren

gegenwärtiger Zustand

Differenz

gewünschter/zukünftiger Zustand

2. Wege finden: welche Werkzeuge könnte man einsetzen?

Werkzeugkasten

3. welches sind die geeignetsten Werkzeuge?

4. welches Werkzeug benutzen wir nun?

Auswahl   Entscheidung

Analyse - Prozesse

(Situation, Problem, Entscheidung, potentielle Probleme)

Situationsanalyse
Info über den gegenwärtigen Zustand sammeln
Info verdichten zu Themen
Themen bewerten (Bedeutung, Dringlichkeit)
Entscheidung, ob etwas und was getan werden muß:
Ursache für Problem? Entscheidung?
Absicherung vor potentiellen Problemen?

Problemanalyse

Thema/Problemdefinieren
Problem mit nebenstehender
Matrix beschreiben
Hypothesen für mögliche Ursachen aufstellen
Hypothesen gegen Beschreibung prüfen
Hypothese an Realität prüfen

	ist betroffen	ist nicht betroffen	Beob-achtungen
wer was			
wo			
wann			
Trend			

Entscheidungsanalyse

Entscheidungskriterien definieren(Muß-/Wunsch-Kriterien)
Kriterien nach Bedeutung gewichten
Alternativen entwickeln
Alternativen gegen Kriterien prüfen
beste Alternative auswählen

	Alternative 1	Alternative 2
Muß-Kriterien		
Wunsch-Kriterien		

AnalysepotentiellerProbleme

was wurde entschieden ?
was könnte schief gehen?
welche möglichen Ursachen für die möglichen Probleme?
vorbeugende Maßnahmen, die man jetzt treffen kann?
Eventualmaßnahmen, die man im Falle des Falles ergreift?

potentielle Probleme	potentielle Ursachen	Maßnahmen

Kreativitäts - Definitionen

- sich selbst etwas ausdenken, auf das andere nicht gekommen sind

- Fähigkeit der erfolgreichen, neuheitlichen Anpassung an eine gegebene Situation

- Fähigkeit, aus dem Gefängnis der alten Ideen auszubrechen und neue zu entwickeln

- Informationen anders als üblich zu kombinieren

- intellektuelle Bewegung, die darin besteht, Informationen miteinander zu verknüpfen, und zwar auf eine Art und Weise, die nicht vorauszusehen ist und die dazu führt, daß neue Verbindungen geschaffen werden

- Bedingungen für Leistungen, die neu sind und Gesellschaft und Kultur bereichern

Bei allen Definitionsversuchen ist eines besonders wichtig: Kreativität ist nicht das Exklusiveigentum oder -recht einer relativ kleinen Zahl von sogenannten Kreativen, den Intellektuellen, den Künstlern, den Werbeleuten etc. Bei genauem Hinsehen vollbringen die meisten Menschen in ihrem Alltag kreative Leistungen. Erschreckend ist, wie viele Menschen sich als nicht-kreativ bezeichnen, wie wenige sehen, daß sie die Chancen haben, ihr Kreativitätspotential wesentlich zu erweitern.

Gerade in einer sich schnell wandelnden Umwelt oder spezieller gerade bei Organisationsveränderungen, ist jedes Individuum - seien es die Macher oder die Betroffenen - zu kreativen Leistungen herausgefordert. Neue Organisationsformen, so wie sie das Umfeld erfordert - wie: Netzwerk, Multrix, Teamorganisation, Selbstmanagement - bauen explizit auf der Kreativität und dem Engagement des einzelnen auf.

Das sind gute Gründe genug, Kreativitätstechniken als wesentlichen Bestandteil des Handwerkzeuges für Organisations-Entwickler zu sehen.

Der Verstand als Summe von programmierten Denkmustern

"Jeder Mensch wird im Laufe seiner Entwicklung ständig vor Probleme gestellt, die es zu lösen gilt. Wird ein Problem erfolgreich bewältigt, so wird dieselbe Lösungsstrategie auch bei später auftauchenden, ähnlichen Problemen wieder angewendet. Man entwickelt so im Laufe seines Lebens ein bestimmtes Repertoire an Problemlösungsritualen und reagiert auf bestimmte Informationen mit bestimmten Informationsverarbeitungsprozessen. Es bilden sich Muster, die bei häufigen "Erfolgserlebnissen" weiter verfestigt werden." (siehe, Quiske u.a., Arbeit im Team, rororo Sachbuch 1975, S.61)

Diese Musterbildung führt zu Denkblockaden, die in einfachen Experimenten jederzeit nachgewiesen werden können.

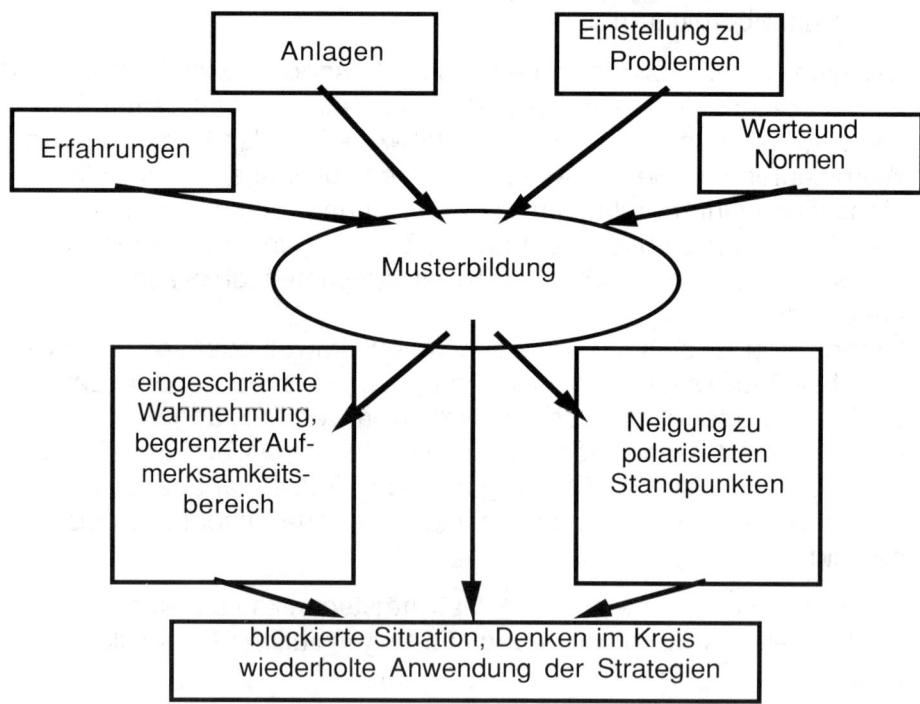

Kreativitäts - Blockaden

Impulse aus der Umwelt *- sozialer Druck -*	*resultierende Verhaltens-* *weisen, die das Kreativitäts-* *potential blockieren*
• Belohnung des Konformitätsver- haltens in Ausbildungs- und Be- rufssituationen	• Angst vor abweichendem Verhalten oder zur Minderheit zu gehören
• Gehorsamkeitsanspruch von Eltern, Kirche, Vorgesetzten	• mangelnde Risikobereitschaft, mangelnde Motivation
• autoritäres Führungsverhalten	• Passivität mangelnder Mut zu Auseinan- dersetzungen Angst, Fehler zu machen
• Überhäufung mit Routine- und Detailarbeiten	• Angst, sich lächerlich zu machen
• Forderung nach geschlechts- spezifischen Verhaltensweisen	• mangelnde Flexibilität
• Betonung des Sicherheits- aspektes	• mangelnde Initiative Widerstand gegen Änderungen
• Allwissenheitsanspruch der Experten	• Verlaß und Vertrauen in das Wissen der Experten

Kreativitätsfördernde Eigenschaften und Verhaltensweisen

- offene Haltung gegenüber der Umwelt
- stark im Ertragen von Konflikten
- Problemsensibilität
- Flexibilität und Originalität
- starke Erfolgsmotivierung
- sozial abweichend
- introvertiert
- Vorliebe für neue und komplexe Probleme
- ausdauerndes Arbeiten an Lösungen
- Anpassungsfähigkeit
- Initiative
- Vitalität
- Risikobereitschaft

Der Kreative Prozeß

Der kreative Prozeß läuft in drei Phasen ab. Diese können in der
Realität fließend ineinander übergehen.

Logische Phase

- Abgrenzung des Problems

- intensive Beschäftigung mit dem
  Problem

- Ansammlung von Wissen

- erste Lösungsversuche im bekannten
  Bezugssystem

Intuitive Phase

- äußerliches Abstandnehmen vom
  Problem, Verlagerung in das Unterbewußtsein, wo sich die Analyse und
  die Suche nach der Lösung vollziehen

- die Lösungsidee wird plötzlich in ihrer
  Gesamtheit bewußt

Kritische Phase

- die Idee wird auf ihre Brauchbarkeit
  und Realisierbarkeit über prüft

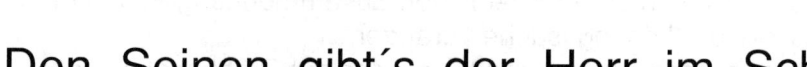

Problem-
stellung

Vorbereitung

Inkubation

Erleuchtung

Brauchbarkeit?

brauchbare
Ideen

Den Seinen gibt´s der Herr im Schlaf

Henne Berta

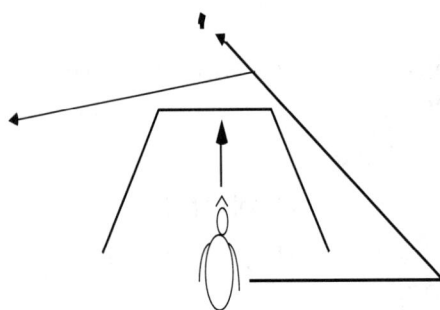

Laterales Denken

Stellen Sie sich vor: Henne Berta steht hinter einem vier Meter hohen Maschendrahtzaun. Sie kann weder darüber hinweg fliegen, noch ein Loch scharren und drunter weg kriechen. Wenn man für Berta jenseits des Zaunes Futter auslegt, wird die arme Henne immer wieder genau in Richtung Futter, also gegen den Zaun laufen. Sobald sie das Futter nicht mehr sieht, wird sie auf der Erde scharren und picken. Sieht sie es, rennt sie wieder los. Berta wird das Futter nie bekommen. Sie wird vor Hunger sterben.

Wie verhalten Sie sich, wenn Sie ein Problem lösen wollen? Immer geradewegs das Ziel im Auge? Nicht abschweifen? Linear-konsequent denken? Keine abwegigen Ideen? Wie Henne Berta? Erhalten Sie so Lösungen, kreative Lösungen?

Menschen, kreative Menschen zeichnen sich dadurch aus, daß sie auch manchen Umweg einschlagen können, daß sie die Frustration des nicht-direkten Denkens auf sich nehmen, um eben bessere, neue Lösungen zu finden. Was sind die Techniken des lateralen Denkens?

- sich auf einen anderen Standpunkt stellen - z.B. durch die Brille unterschiedlicher Berufe betrachten
- die Fragestellung umformulieren und nacheinander innerhalb der unterschiedlichen Frageformulierungen nach Ideen suchen
- das Problem in unterschiedlichen Zusammenhängen sehen
- das Ziel der Lösungssuche verändern
- Analogien analysieren und Vergleiche zur Problemstellung anstellen
- bewußt an etwas anderes denken
- sich durch Bilder und/oder Musik ablenken/anregen lassen
- auf die Lösung im Traum warten
-

Individuelle Perspektiven

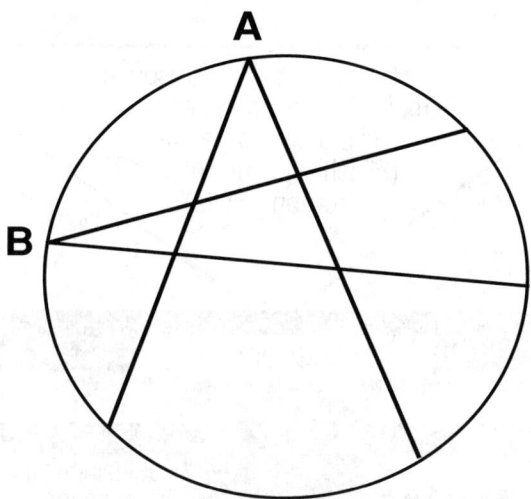

Der Kreisinhalt soll die Gesamtmenge aller Informationen zu einem beliebigen Thema darstellen. Die Winkel ausgehend von A und von B stellen die individuellen Perspektiven der Personen A und B zu diesem Thema dar.

Menschen haben ihre individuelle Perspektive. Wenn zwei Personen über dasselbe Problem nachdenken, werden sie aufgrund ihrer Erziehung, ihrer Erfahrung, ihrer Interessen etc. jeweils nur ihren individuellen Ausschnitt an Informationen und Meinungen sehen.

In der Diskussion zwischen beiden erheben sich damit zwei Fragen:
- Wer hat recht? - Konflikt!
- Inwieweit kann man beide Perspektiven als Ergänzungen ansehen? - Kooperation!

Unterschiedliche Perspektiven haben und bewußt zu nutzen für Problemumformulierungen, ist ein hervorragendes Mittel des lateralen Denkens.

Brain - storming

Spielregeln

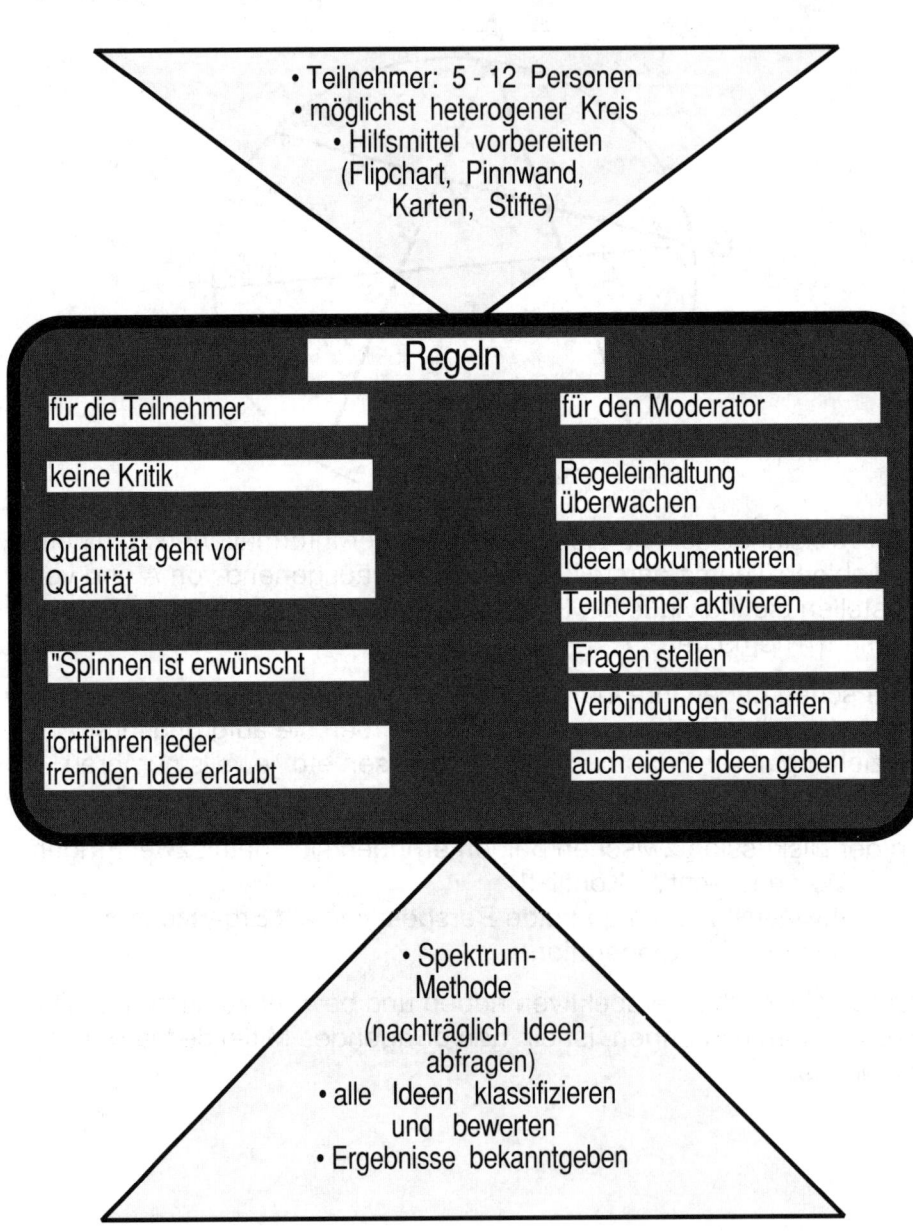

• Teilnehmer: 5 - 12 Personen
• möglichst heterogener Kreis
• Hilfsmittel vorbereiten
(Flipchart, Pinnwand,
Karten, Stifte)

Regeln

für die Teilnehmer

keine Kritik

Quantität geht vor
Qualität

"Spinnen ist erwünscht

fortführen jeder
fremden Idee erlaubt

für den Moderator

Regeleinhaltung
überwachen

Ideen dokumentieren

Teilnehmer aktivieren

Fragen stellen

Verbindungen schaffen

auch eigene Ideen geben

• Spektrum-
Methode
(nachträglich Ideen
abfragen)
• alle Ideen klassifizieren
und bewerten
• Ergebnisse bekanntgeben

6 - 3 - 5
Schriftliches Brain - storming

Viele Gruppen sind nicht "reif" oder locker genug, um ein mündliches Brainstorming, also das freie Heraussprudeln von Ideen durchzuführen. Oder aber die Teilnehmer sind eher Menschen, die lieber ruhig nachdenken als expressiv reden wollen. Das sind einige der Gründe für schriftliches Brainstorming.

Eine Form ist die Kartentechnik aus der Moderationsmethode. Einer ersten Phase des Kartenschreibens und -sammelns schließt sich die Strukturierung der Karten an. Erst beim Strukturieren wird gefragt und geklärt, was die Ideen bedeuten. Diesen beiden Phasen kann sich dann ein mündliches Brainstorming anschließen, um aufbauend auf den Karten-Ideen oder auch losgelöst davon mit lateral umdefinierter Fragestellung weitere Ideen zu sammeln.

Eine noch effektivere Technik ist die 6-3-5 Technik:

6 Teilnehmer
3 Ideen pro Runde
5 Runden

Stellen Sie sich vor:
6 Personen sitzen in einer Runde. Sie haben jeweils ein Din-A-4-Blatt vor sich, das in 3 Spalten und 6 Vertikalen aufgeteilt ist, sodaß sich 18 Kästen ergeben.

1. Thema definieren
2. Erste Runde: Jeder schreibt 3 Ideen in die ersten 3 Kästen (horizontal von links nach rechts). Keine Runde sollte länger als 5 Minuten dauern! Sie brauchen also einen Zeit- und Taktgeber!
3. Zur zweiten Runde: Jeder gibt sein mit 3 Ideen ausgefülltes Blatt an seinen rechten Nachbarn weiter.

4. Zweite Runde: Jeder erhält ein mit 3 Ideen von seinem linken Nachbarn ausgefülltes Blatt. Man darf die Ideen lesen und darauf aufbauen, man darf sie aber auch einfach ignorieren. Jeder schreibt nun wieder 3 Ideen auf.
5. Dritte bis fünfte Runde: siehe oben.

Weitere Spielregeln:

Sollten einem in den 5 Minuten pro Runde einmal keine 3 Ideen einfallen: einfach die Kästen frei lassen oder noch einmal dasselbe schreiben.

Bitte nicht reden!

Wie werten Sie das Brain-storming aus ?

Sie haben jetzt 6 mal 3 mal 6 = 108 Ideen in 5 mal 5 Minuten gesammelt. Sehr effektiv!

Schneiden Sie jetzt alle einzelnen Kästchen aus und sortieren Sie die Ideen so, wie Sie es nach einem mündlichen Brainstorming auch tun.

Morphologische Matrix
Strukturiertes Brain - storming

Stellen Sie sich vor, Sie sollten das Personen-Fortbewegungsmittel für das Jahr 2222 entwickeln. Eine Herausforderung. Wenden Sie hierfür die Morphologische Matrix an.

1. Zerlegen Sie solch ein Fortbewegungsmittel in seine wesentlichen Elemente (ausgehend vom heutigen PKW wird das nicht schwerfallen). Tragen Sie diese Elemente in die linke Spalte der Matrix ein.

2. Nun sammeln Sie pro Element (also in der Horizontalen von links nach rechts) zunächst all die bereits bekannten und genutzten Möglichkeiten ein. Zum Beispiel für den Antrieb: Benzin, Sonne, Wind, ...

3. Anschließend dürfen Sie auch wieder anfangen zu "spinnen". Lassen Sie sich Neues einfallen. Pro Element sammeln Sie neue Ideen. Dazu wenden Sie die Brainstorming-Spielregeln an. Sie werden jedoch am Ende sehen, daß Sie gar nicht Neues finden müssen!

4. Schließlich "basteln" Sie sich aus den vielen Möglichkeiten neue Personen-Fortbewegungsmittel zusammen, indem Sie pro Element je ein oder mehrere Möglichkeiten kombinieren.

Wenn Sie 5 Elemente haben und pro Element "nur" 4 Möglichkeiten haben, wieviel verschiedene Personen-Fortbewegungsmittel können Sie dann zusammensetzen?

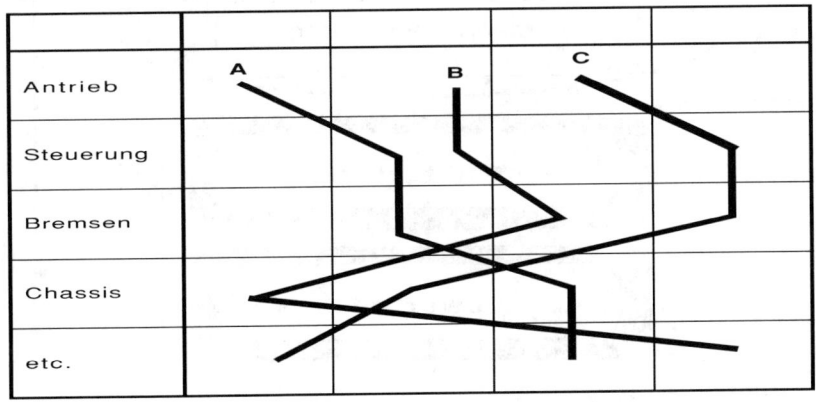

Kreativitätssitzung

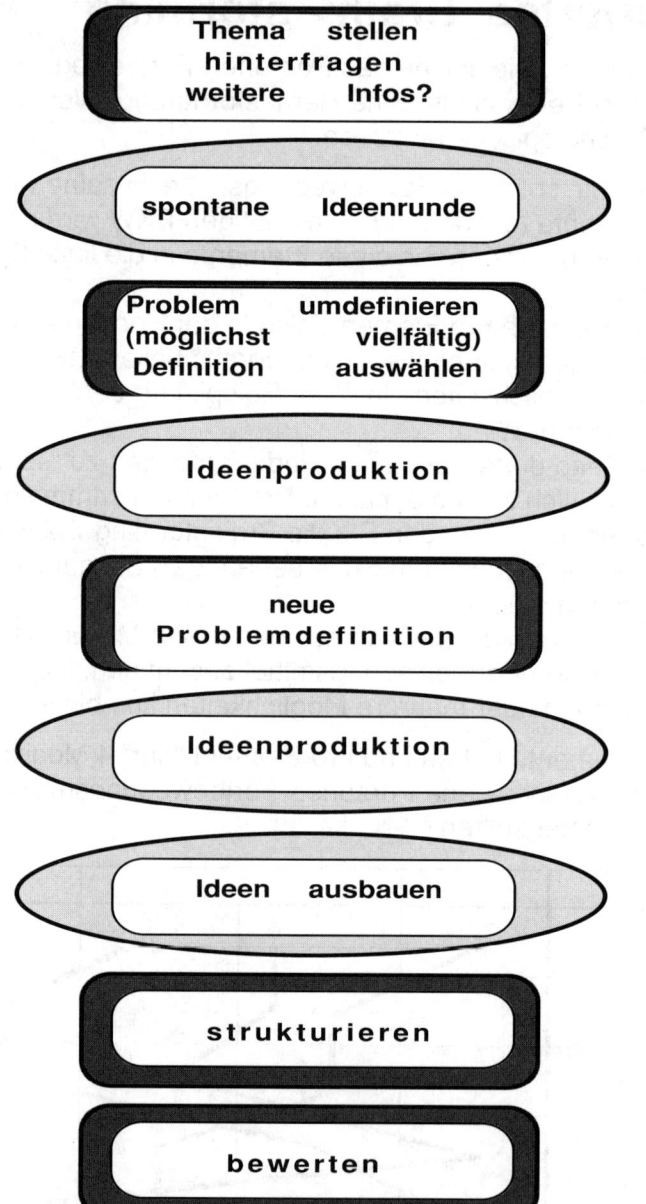

Fragen zur Aktivierung der Kreativität

Was läßt sich ändern?

Wie lassen sich

- Bedeutung
- Wirkung
- Farbe, Aussehen
- Klang, Lautstärke
- Bewegung, Gangart, Antrieb
- Material und Technologie

ändern, umdrehen, umkehren, anders anordnen

Was läßt sich kombinieren?

Wie läßt sich etwas

- kombinieren
- mischen
- verteilen
- sortieren

Was läßt sich vermindern?

Was läßt sich

- weglassen
- ausschalten
- aufteilen
- kondensieren
- konzentrieren
- bewußt mildern
- abschwächen
- leichter machen
- verkleinern

4. Kapitel

Was läßt sich vermehren?

Was läßt sich

- vermehren
- verstärken
- vergrößern
- verlängern
- besonders hervorheben
- übertreiben

Was läßt sich entlehnen oder anpassen?

- was läßt sich aus der Natur entlehnen
- was läßt sich aus der Vergangenheit ableiten
- was läßt sich nachmachen
- welche Anregungen bringt
- wem kann man nacheifern
- wie ist die Lösung, die Idee sonst noch verwendbar

Visualisierungstechniken

Ein Bild sagt mehr als tausend Worte. Ein altes Sprichwort. Wir wissen, daß Informationsaufnahme und -verarbeitung effizienter verlaufen, wenn wir neben dem Hör-Kanal auch den Seh-Kanal benutzen. Komplexe Themen können so für andere verständlicher dargestellt und bearbeitet werden.

Schätzen Sie einmal: Wieviele Ihrer Konferenzen (conferre = zusammentragen) halten Sie im Sitzen (= Sitzungen) ab, zwar mit einem Vor-Sitzenden, aber ohne Visualisierungstechniken? Wenn man nach einer Stunde rein verbaler Diskussion Sie testen würde, was Sie vom Inhalt der Diskussion behalten haben, an wieviel würden Sie sich noch erinnern? Wenn ein Diskussionspartner in zwei Minuten über einen komplexen Sachverhalt berichtet, werden Sie sich nach den zwei Minuten noch an seinen Anfangssatz erinnern? Wie oft sind Sie schon "verzweifelt", wenn Sie Ihrem Chef/ Mitarbeiter/Kunden etc. etwas erklären und der das dann immer noch nicht versteht? Sie haben es ihm doch schon einmal ausführlich und detailliert erklärt! Wie oft drehen sich Meetings immer im Kreise und dauern endlos lang, weil man nicht zum Kern kommt, nicht zum Kern kommen kann, weil keiner imstande ist, die Beiträge der einzelnen gut genug zu erfassen und zu einem Ganzen zusammenzufügen?

Sie können diese neugierigen Fragen beruhigt als einen Beicht-Spiegel ansehen, der Ihnen bei der Erforschung Ihrer eigenen Sünden gegen das Gebot der effizienten Informationsverarbeitung hilft. Erstaunlich, wieviel Un-Produktivität gerade die auf Produktivität fokussierten Manager in Meetings zulassen oder selbst produzieren, obwohl sie wissen oder in diesem Beruf wissen sollten, daß es bessere Meetingstechniken gibt. Erstaunlich auch, daß in manchen Unternehmen wegen der selbstverschuldeten Produktivität von Meetings entschieden wird, z.B. auf regelmäßige Abteilungs-Meetings zu verzichten, um dann festzustellen, daß der Informationsfluß, die Problemlösungs- und die Entscheidungsprozesse zu lange und verkehrt laufen. Ein Teufelskreis. Wieviel Nicht-Wissen können sich Manager, Berater, Trainer, Verkäufer leisten? Wieviel Wissen und Techniken dürfen sie ignorieren und wie stark dürfen sie borniert auf ihre sogenannte Erfahrung und auf die Praxis hinweisen? Wie unproduktiv dürfen sie sich erlauben zu sein?

Visualisationstechniken
- wozu ? -

• Vorbereitung •

• Notizen machen •
• Erklärungen •
• Verkaufsgesprächsunterstützung •
• Präsentationen •
• Schulungen •
• Informationsstände •

• Teilnehmer effizient involvieren •
• Energie, Motivation und Engagement der Teilnehmer erhöhen •
• Diskussionen sichtbar machen, verfolgen, zusammenfassen •
• Diskussionen steuern •
• Teilnehmer im Gesprächsrahmen halten und/oder darauf
zurückführen •
• Unterstützung der Fragen •
• Antworten/Beiträge aufnehmen •
• Teilnehmer ernst nehmen •
• effizient und effektiv mit Gruppen arbeiten •

• komplexe Strukturen und Prozesse sichtbar und veränderbar
machen •
• Konzepte sichtbar machen •
• Details im Zusammenhang sehen und diskutieren •
• Problemlösungen sichtbar machen •
• Entscheidungen sehen •

• Projektplanung, -durchführung, -überwachung •

• Protokoll •
• Berichte •

Welche Techniken ?

• Mindmapping

• Input-Output-Analyse

• Diagonale Matrix

• Wallchart

Werk - Zeuge

- farbige Moderations-Karten
  - rechteckig, rund, oval (alle Größen)
  - Farben: weiß, blau, rot, grün, gelb,
    rosa, braun, grau (keine starken Farben!)

- schwarze Filzstifte aller Größen (schwarze Schrift auf farbigen Karten!)
- farbige Stifte nur zum Anmalen, ansonsten sollten sie verboten werden

- BluTack (Klebemasse)
- Klebstifte
- Pinn-Nadeln
- Klebestreifen

- Flipchart-Ständer und Flipchartpapier (Papier mit Linien)
- Pinn-Wände und braunes Papier
- möglichst glatte Wände zum Aufhängen der Charts

- Schere
- Lineal
- glatter Tisch ohne Tischtücher

- Papierkorb

- Fotoapparat und Film zum Fotografieren und Dokumentieren der Ergebnisse (Polaroid-Fotos sind zu klein, man kann die Schrift kaum lesen!)

Farben sind Symbole

blau
- Personen
- Organisationseinheiten

grün
- Aktivitäten, Aufgaben
- Prozesse

gelb
- Daten, Informationen

braun
- Produkte
- Materialien

rot
- Probleme
- Alarm!

rosa
- Ideen
- Wünsche

grau
- Hintergrund

Grund - Prinzipien für die Arbeit mit Pinnwänden und Flipcharts

- möglichst immer auf Karten schreiben, die auf Flipchart- oder braunes Papier gehängt/geklebt werden
- man kann kleinere Karten auf größeren Karten befestigen (overlay-Technik)
- zuerst mit BluTack oder Pinn-Nadeln befestigen - erst wenn die Arbeit fertig ist, nicht mehr verändert zu werden braucht, wird mit Klebestiften befestigt

Mit diesen Techniken bleiben Sie flexibel. Sie können die visualisierten Strukturen/Prozesse/Informationen während der Diskussion flexibel jeweils so umordnen, wie es dem jeweiligen Diskussionsstand entspricht. Wollen Sie Zwischenergebnisse festhalten, dann sollten Sie zwischendurch ein Foto machen.

Diagonale Matrix

Anwendungszweck

Beschreibung, Analyse und Veränderung von komplexen Prozessen. Besonders geeignet für Informations- und Materialflüsse zwischen Individuen, Gruppen, Abteilungen, Bereichen innerhalb eines Unternehmens sowie auch zwischen dem Unternehmen und Einheiten außerhalb (Lieferanten, Kunden etc.).

Nutzen

Wenn man alle wesentlichen Inputs und Outputs sichtbar macht, kann man relativ gut erkennen, in welchem Ausmaß die Individuen, Gruppen, etc. im Informations- und Materialfluß miteinander verknüpft sind. Informationsengpässe werden sichtbar genauso wie mangelnde Information.
Auf diese Weise kann als Vor-Schritt zu weiterer Analyse bestimmt werden, welcher Ausschnitt des gesamten Informations- bzw. Materialflusses eingehender analysiert werden soll.

Nachteil

Rückkoppelungsprozesse kann man bei einem fertigen Chart zwar darstellen und auch verfolgen. Man kann sie aber nicht auf den ersten Blick und nicht leicht erkennen. Jemand, der an der Ausarbeitung teilgenommen hat, sollte den Ablauf präsentieren.

Teilnehmer und Gruppengröße

Es sollten nicht mehr als fünf Teilnehmer an einem Chart arbeiten. Ein Teilnehmer sollte dabei die Steuerung durch Fragen und Zusammenfassung übernehmen. Ein weiterer sollte die Karten beschriften, die dann von den anderen Teilnehmern diskutiert und an die richtige Stelle angehängt werden.
Die Erfahrung zeigt, daß diese Technik besonders für eher logisch und analytisch denkende Personen geeignet ist.

Zeitaufwand

15 Minuten, um es Neulingen beizubringen.
1 bis 2 Stunden, um die wesentlichen Zusammenhänge darzustellen.

Lieferanten						
	Warenein-gang					
		Lager				
			Produktion			
				Waren-ausgang		
					Buch-haltung	
						Kunden

Wie geht man vor:

1. Die Funktionen/Aufgabenbereiche sammeln (auf blauen Karten).

2. In eine logisch richtige Reihenfolge anordnen, von oben links nach unten rechts (Diagonale!).

3. Informations- bzw. Materialfluß beschreiben (Information auf schmalen gelben Karten, Material auf schmalen braunen Karten.

   Wichtig: Nur die wesentlichen Informationen bzw. Materialen beschreiben oder aber zusammenfassen zu Bündeln. Grund: Platzmangel und Übersichtlichkeit!

   Ein Beispiel (siehe Zeichnung):

   • Information (2) über Wareneingang und Lagerung geht an Produktion
   • Produktion ruft Material vom Lager ab (3)

   also: Der Informationsausgang wird rechts neben der aussendenden Funktion notiert. Der Ausgang ist gleichzeitig ein Eingang an den Empfänger und ist oberhalb der Empfänger-Funktion notiert. Geht eine Information von einer logisch nachgeordneten (also weiter unten rechts stehenden) Funktion an eine logisch vorgeordnete, so erscheint die ausgehende Information links neben dem Absender und unterhalb der Empfänger-Funktion.

4. Jetzt den Ausschnitt des Gesamtbildes bestimmen, der näher - mit anderen Techniken wie z.B. der Input-Output-Analyse oder der Wallchart-Technik - untersucht werden soll. Das macht man mit langen, schmalen grünen Streifen sichtbar (siehe in der Grafik den dicken Rahmen).

Input - Output - Analyse

Anwendungszweck
Zur Detailanalyse einzelner Aufgabenbereiche.

Nutzen
Man kann jeweils auf einem Bogen Flipchartpapier die Aufgaben recht präzise in Hauptaktivitäten aufgliedern und alle Inputs sichtbar machen. Überflüssige, redundante oder fehlende Informationen und Materialien können erkannt werden. Man kann die Technik weiter ausbauen, indem man auf den Input-Karten vermerkt, von wem der Input kommt. Ähnlich auf den Output-Karten: Wohin geht er?
Wenn man zusätzlich z.B. die realen Berichte, Formblätter etc. zeigen möchte, dann empfiehlt es sich, diese durchzunumerieren und die entsprechende Nummer auf der Karte zu versehen.

Nachteil
Durch die Darstellung jeweils einer Aufgabe auf einem Blatt kann man die Vernetzung mit anderen Aufgaben nicht sehen.

Teilnehmer und Gruppengröße
Der Mitarbeiter, der diese Aufgabe in der Organisation hat, sollte sie selbst mit Hilfe von maximal vier weiteren Personen beschreiben. Rollenverteilung: Einer fragt und steuert. Einer schreibt.

Zeitbedarf
Pro Aufgabe etwa eine Stunde, vorausgesetzt die detaillierte Information ist vorhanden entweder in Form von Unterlagen oder in Form von Kollegen, die die vor- und nachgelagerten Aufgaben erledigen.

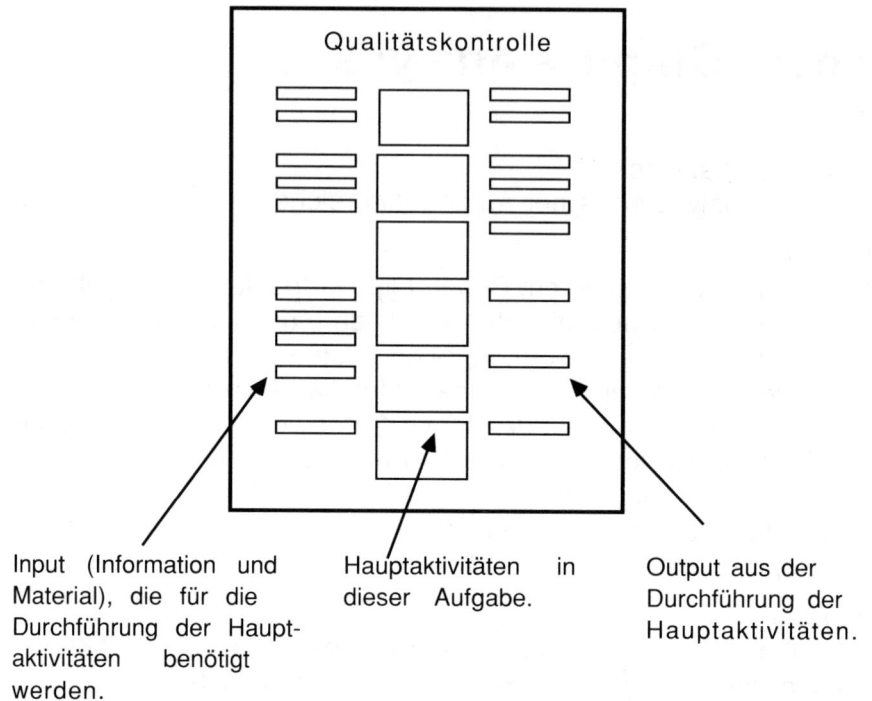

Input (Information und Material), die für die Durchführung der Hauptaktivitäten benötigt werden.

Hauptaktivitäten in dieser Aufgabe.

Output aus der Durchführung der Hauptaktivitäten.

Wie geht man vor

1. Name des zu analysierenden Aufgabenbereiches. Es empfiehlt sich, eine Foto oder eine Zeichnung von dieser Aufgabe hinzuzufügen.

2. Alle Hauptaktivitäten des Aufgabenbereiches sammeln. Auf blaue Karten schreiben. Was eine Hauptaktivität ist, ist jeweils eine Definitionssache der Beteiligten. Briefmarkenkleben ist sicherlich keine Hauptaktivität. Aber die Ausgangspost aller Sachbearbeiter einsammeln und zum Postamt bringen, ist eine. Lange Diskussionen darüber sind sinnlos. Wählen Sie den pragmatischen Ansatz: Erst aufschreiben und dann diskutieren. Im Zusammenhang mit anderen Hauptaktivitäten klärt sich so manche Definition auf.

3. Hauptaktivitäten in eine logische Reihenfolge von oben nach unten bringen.

4. Links neben den Hauptaktivitäten werden jetzt die Inputs zugeordnet.

5. Rechts daneben werden die Outputs zugeordnet.

6. Erst jetzt kommt die Frage nach a) Vollständigkeit und b) Veränderungsbedarf.

Wallchart - Technik

Befestigen Sie braunes Papier an Pinnwänden oder an glatten Wänden. Gut befestigen. Es darf nicht verrutschen. Entweder einsprayen (Ozonloch!) oder BluTack vorbereiten.

Definieren Sie zunächst die Phasen des Prozesses. Schreiben Sie diese auf große runde, grüne Karten auf. Befestigen Sie diese Karten am oberen Rand von links nach rechts in der logisch richtigen Reihenfolge. Raum nutzen!

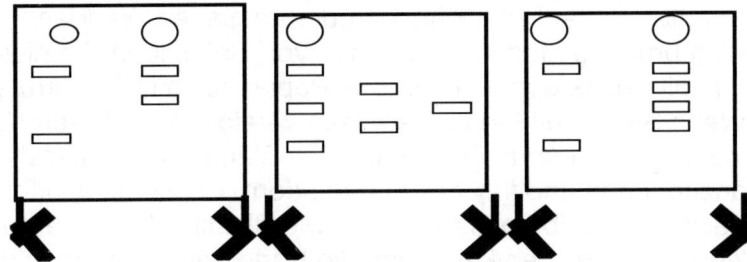

Jetzt definieren Sie getrennt für jede Phase:
1. die beteiligten Organisationseinheiten
2. deren Hauptaktivitäten
3. deren Output (Information, Papier, Material)

Befestigen Sie die Karten mit den Aktivitäten und Output jeweils unterhalb der Karte mit dem Namen der Einheit.

Wenn Sie alle Phasen so mit Einheiten, Aktivitäten und Output beschrieben haben, stellen Sie die Vernetzung mit den Pfeilen dar. Die Pfeilspitzen sollten immer die Richtung des Informations- bzw. Papier- und Materialflusses anzeigen.

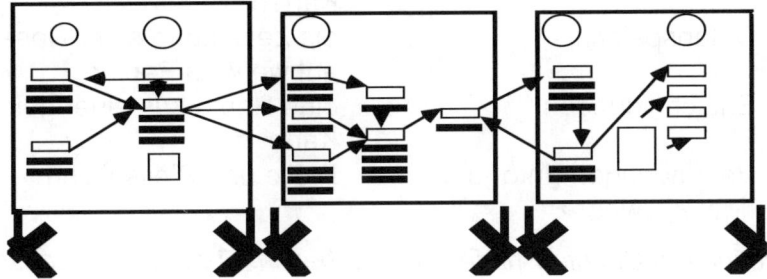

Wallchart - Technik

Die Wallchart-Technik (Wallchart = Wandbild) vereinigt wohl die meisten Vorteile der anderen Visualisierungstechniken in sich. Auf dem ersten Blick erkennt man ein Netzwerk von mit Pfeilen miteinander verbundenen Organisationseinheiten. Diese Technik ist besonders geeignet für die Darstellung von Prozessen/Abläufen. Ein Farb- und Formcode stellt sicher, daß jeder das Bild lesen kann.

Wie geht man vor ?

0. Bereiten Sie auf Pinnwänden oder an glatten Wänden 3 bis 4 Blatt braunes Moderationspapier vor. Befestigen Sie diese gut mit Tesakrepp. Das braune Papier sollte nicht verrutschen. Wenn Sie es mit Ihrem Gewissen vereinbaren können (Ozonloch), dann besprayen Sie nun alle Blätter, um später die Karten anzubringen und flexibel zu verändern. Besser finde ich Blu Tack, eine Klebemasse ähnlich wie Plastilin. Mit jeweils einem kleinen Kügelchen kann man die Karten gut befestigen und flexibel bewegen.

1. Definieren Sie mit den Teilnehmern den Farb- und Formcode. Sie brauchen mindestens Symbole für:

    - Phasen (eines Prozesses)
    - Organisationseinheiten
    - Aufgaben, Aktivitäten
    - Papier (Berichte, Formblatt)

    - große runde, grüne Karten
    - große runde, blaue Karten
    - rechteckige grüne Karten
    - rechteckige weiße Karten (wenn vorhanden sollten Sie die wirklichen Berichte anhängen)

    - Materialien
    - Datenspeicher
    - Entscheidungen
    - Verbindungen (Info- und Materialwege)

    - Zeichnungen auf braunen Karten
    - die Zeichnung einer Dose auf weißem Papier
    - eine Raute aus einer gelben Karte
    - Pfeile und Pfeilspitzen

2. *Definieren Sie die Phasen des zu beschreibenden Prozesses,*

z.B. Produktmanagement-Prozeß; Projektmanagement-Pro-zeß; Verkaufsprozeß; Auftragsbearbeitung; etc.. Befestigen Sie diese großen runden, grünen Karten vorläufig am oberen Rand der braunen Blätter von links nach rechts. Nutzen Sie den Raum.

3. Nun fragen Sie die Teilnehmer nach den Beteiligten. Am besten geht das, wenn sie wie im Brainstorming arbeiten: erst einmal alles auf Karten aufschreiben. Wenn eine Einheit in mehreren Phasen aktiv ist, dann bitte pro Phase eine Karte.

4. Jetzt können Sie Phase für Phase die Einheiten auf dem Papier so befestigen, daß die *Aufeinanderfolge oder Parallelität von Einheiten* und Aktivitäten sichtbar wird. In offener Diskussion mit der Gruppe wird sich jeweils ein Konsensus ergeben. Wichtig ist, daß Sie die Karten auf Vorschlag eines Teilnehmers hin immer zuerst aufhängen. Man kann dann besser sehen, was gemeint ist. Sie können die Karte dann immer noch woanders hinhängen.

5. Wenn sie die Akteure logisch richtig und unter Ausnutzung des Platzes sauber plaziert haben, sollten Sie nun die *Hauptaktivitäten pro Akteur/Einheit* sammeln und jeweils unter die Karte mit dem Namen des Akteurs hängen. Begrenzen Sie sich auf maximal 5 bis 7 Hauptaktivitäten. Meistens sind es sogar weniger.

6. Fügen Sie den wesentlichen *Output* der Einheiten hinzu - etwa ein Bericht etc. (auf weißen Karten oder die realen Beispiele).

7. Zeigen Sie durch gelbe Rauten an, *wo wichtige Entscheidungen* getroffen werden.

8. Machen Sie *mit Pfeilen den Informations-, Papier- und Material fluß deutlich.* Bei Rückkoppelungsprozessen empfiehlt es sich, durch Zahlen auf den Karten die Reihenfolge anzudeuten.

9. Eventuell entdecken Sie jetzt, daß Sie das ganze Bild *sauberer und übersichtlicher bzw. großzügiger gestalten* sollten. Das geht relativ einfach, da Sie ja die Karten mit BluTack flexibel angeheftet haben.

10. Jetzt bitten Sie jemanden aus der Gruppe, das Wallchart zu

präsentieren. Wenn man das Bild so durchspricht, entdeckt man etwaige Lücken oder Fehler.

11. Erst jetzt sollten Sie daran gehen und entweder *Probleme und/ oder Wünsche/Ideen* einzuhängen (Rote bzw. rosa Karten). Man kann dann auf einen Blick sehen, an welchen Stellen im Prozeß Veränderungen stattfinden sollten.

12. Machen Sie ein *Foto* für die Dokumentation!

13. Sobald das Chart von der Gruppe akzeptiert ist und Sie ein gutes Foto haben, können Sie sich an die Veränderung des Bildes begeben. Sie können nun den *idealen künftigen Ablauf* darstellen. Entweder benutzen Sie dazu das vorhandene Bild, das Sie verändern. Oder Sie fangen auf neuen Blättern mit neuen Karten von vorne an.

Wichtige Spielregeln

• Immer erst aufschreiben und anhängen.

• Detaildiskussionen vertagen bis das Gesamtbild fertig ist. Denn viele Details haben erst im Gesamtzusammenhang Bedeutung.

• Ruhig auch das Chaos zulassen. Je stärker die Teilnehmer engagiert sind, desto besser werden sie es selbst wieder ordnen.

Mindmap - Technik

Gehirnlandkarte
(nach Tony Buzan, Use Your Head, London, BBC, 1974)

Wie machen Sie Ihre Notizen im Mitarbeiter-, Beratungs-, Verkaufs-gespräch? Wie machen Sie Ihre Zusammenfassungen von Büchern, Aufsätzen? Wie bereiten Sie sich auf ein Gespräch vor, auf ein Mee-ting, auf eine Präsentation?
Erstaunlich wenig Leute machen sich richtige Notizen in Gesprä-chen. Kein Wunder. Die Gespräche laufen entweder schnell und/oder interaktiv. Außerdem verhindert die traditionelle Technik das Notizen machen. Sie nehmen sich ein Blatt Papier, möglichst liniert oder kariert. Es liegt vertikal, vor Ihnen. Dann beginnen Sie oben links zu schreiben. Sie schreiben meist ganze Sätze, manchmal Stichwör-ter oder Abkürzungen. Wenn Sie unten auf dem Blatt angekommen sind, merken Sie, daß Sie gerade jetzt etwas besprechen, was be-reits am Anfang besprochen wurde. Aber da ist kein Platz mehr. Sowieso. Die Übersicht!? Sie haben keine Übersicht mehr. Dazu die schlechte Schrift. Entmutigt geben Sie auf. Sie machen sich nur noch die allerwichtigsten Notizen bzw. besser keine. Sie werden sich eh merken, was diskutiert wurde. Etc., etc.
Wieviele Gespräche und Meetings sind schließlich doch im Sand verlaufen, weil sich nachher kaum einer noch an alles Interessante und an alle Entscheidungen erinnern kann. Moderationstechnik? Nun ja. Wenn man einen Moderator hat. Notizen? Nun ja. Wer Notizen macht, kann nicht mitreden. Also lieber mitreden.

Die Mindmap-Technik ist eine Notier-Technik, die
* Sie schnell erlernen können
* Sie während eines Gespräches anwenden können, während Sie gleichzeitig aktiv daran beteiligt sind
* Ihnen hilft, sich nach dem Gespräch an fast alle Inhalte zu erinnern
* beide Seiten Ihres Gehirn nutzt sowie alle elementaren Prin-zipien des Erinnerns
* Sie einigen persönlichen Mut kostet, weil Sie nicht nur irgendetwas Neues lernen, sondern mit der Tradition brechen
* Ihnen Spaß und Erfolg bringt.

Wie funktioniert Mindmapping ?

- verwenden Sie möglichst unlinierte Blätter (Din-A-4)
- legen Sie das Blatt immer quer/horizontal vor sich
- benützen Sie Bleistifte und Farbstifte (Sie sollten radieren können)
- Sie starten Ihre Notizen von der Mitte der Seite:
  - schreiben Sie hier möglichst in einem Wort das Thema oder die Zentralidee oder den Namen Ihres Gesprächpartners

  - das ist Ihr Erinnerungs-Schlüssel
- vom Erinnerungs-Schlüssel/Zentrum gehen Linien aus
- auf den Linien schreiben Sie Schlüssel-Wörter (keine langen Sätze - Ihr Gehirn braucht nur die Schlüssel!)
- starten Sie Ihre Notizen mit einem Hauptast z.B. in der rechten oberen Hälfte Ihres Blattes
- gehen Sie im Uhrzeigersinn vor
- meistens werden Ihnen 4 - 6 Hauptäste genügen (Über-Sicht)
  - auf den Hauptästen schreiben Sie die Hauptthemen, so wie sie sich im Gespräch ergeben
  - oder wie Sie sie als Fragen/Themenbereiche für Ihr Interview vorbereitet haben
- von den Hauptästen zweigen andere Linien ab
  - auf diesen notieren Sie weitere Unterteilungen bzw. Informationen/Details zum Thema
- notieren Sie
  - in Groß- und Klein-Buchstaben
  - (wenn Sie gut sind und wenn es nicht schnell gehen muß) in Druckbuchstaben
  - in Ihnen gewohnten Abkürzungen
  - in Farben
  - in Bildern/Grafiken/Symbolen/Pictogrammen (ein Bild sagt tausend Worte)
  - Verbindungen zu anderen Unterthemen mit Pfeilen

Hier noch einige Ideen:

- Aller Anfang fällt leicht. Die Technik an und für sich ist leicht - wenn man erst einmal damit anfängt. Doch es ist ungewohnt. Viele Leute möchten bald aufhören, weil die Technik Ihnen unseriös erscheint oder weil sie Angst haben, damit in Gesprächen unseriös zu wirken. Denken Sie daran: Was zählt ist die Effizienz! Mut!

- Versuchen Sie nicht eine logische, starre Struktur in die Mindmap zu bringen. Notieren Sie so, wie es Ihnen gerade richtig erscheint. Lassen Sie es fließen.

- Sie dürfen ruhig von einem Ast zum nächsten wechseln, auch wenn Sie ein Unterthema noch nicht abgeschlossen haben. Gespräche laufen meistens nicht linear, sondern zirkulär. Also springen Sie.

- Schreiben Sie immer vom Zentrum bzw. vom Anfang einer Linie aus. Damit nützen Sie den Raum besser.

- Wenn Sie für Ihre Notizen ein Din-A-4-Buch benützen, machen Sie auf der rechten Seite (quer legen!) Ihre Mindmap. Lassen Sie die linke frei für lineare Notizen, für Zusätze, für Statistiken, für das Überarbeiten.

- Wenn Sie Mindmapping in Gesprächen benutzen, werden Sie bald
    - Neugierde bei Ihrem Partner wecken
    - gefragt werden, was Sie da tun und die Gelegenheit haben, Ihren Partner aufzuklären
    - feststellen, daß Ihre Gesprächsführung wesentlich besser wird, weil Sie
        - hervorragende Zwischen- und Gesprächszusammenfassungen machen können - und damit Ihren Partner erstaunen (aktives Zuhören)
        - gezielter Fragen können (Präzisionsfragen)
    - feststellen, daß Ihr Gesprächspartner auch auf die Mindmap schaut und auf Notizen hindeutet - Sie beide werden also das Papier als Arbeitsunterlage benutzen.

- Sie werden sehen, daß Ihnen für viele Gespräche - sagen wir von 30 Minuten Dauer - ein Blatt ausreicht. Da ich sehr viel und sehr schnell notiere, beschreibe ich in einem 1-stündigen Interview meistens zwischen 5 und 8 Seiten - die kann dann allerdings niemand außer mir selbst mehr lesen. Dafür kann ich mich an jedes Detail erinnern.

- Wenn Sie wollen, überarbeiten Sie die Mindmap nach dem Gespräch:
  - heben Sie mit Farben das Wesentliche hervor
  - fügen Sie Ergänzungen ein
  - numerieren Sie die Themen
  - Datum vermerken
  - übertragen Sie alles in lineare Form - wenn Sie müssen

- Ich verwende Mindmaps sogar, um in Meetings und Seminaren zu präsentieren. Auf Flipchartpapier oder auf braunem Pinwand-papier lassen sich komplexe Zusammenhänge in Mindmapform sehr einfach und einprägsam zusammenfassen und darstellen. Und dazu kommt: Man kann damit richtige Präsentationskunst-werke schaffen. Kleider machen Leute!

- Und nun viel Spaß - falls Sie nicht bereits schon angefangen haben!

Benutzen Sie das Beispiel als Trainingsvorlage!

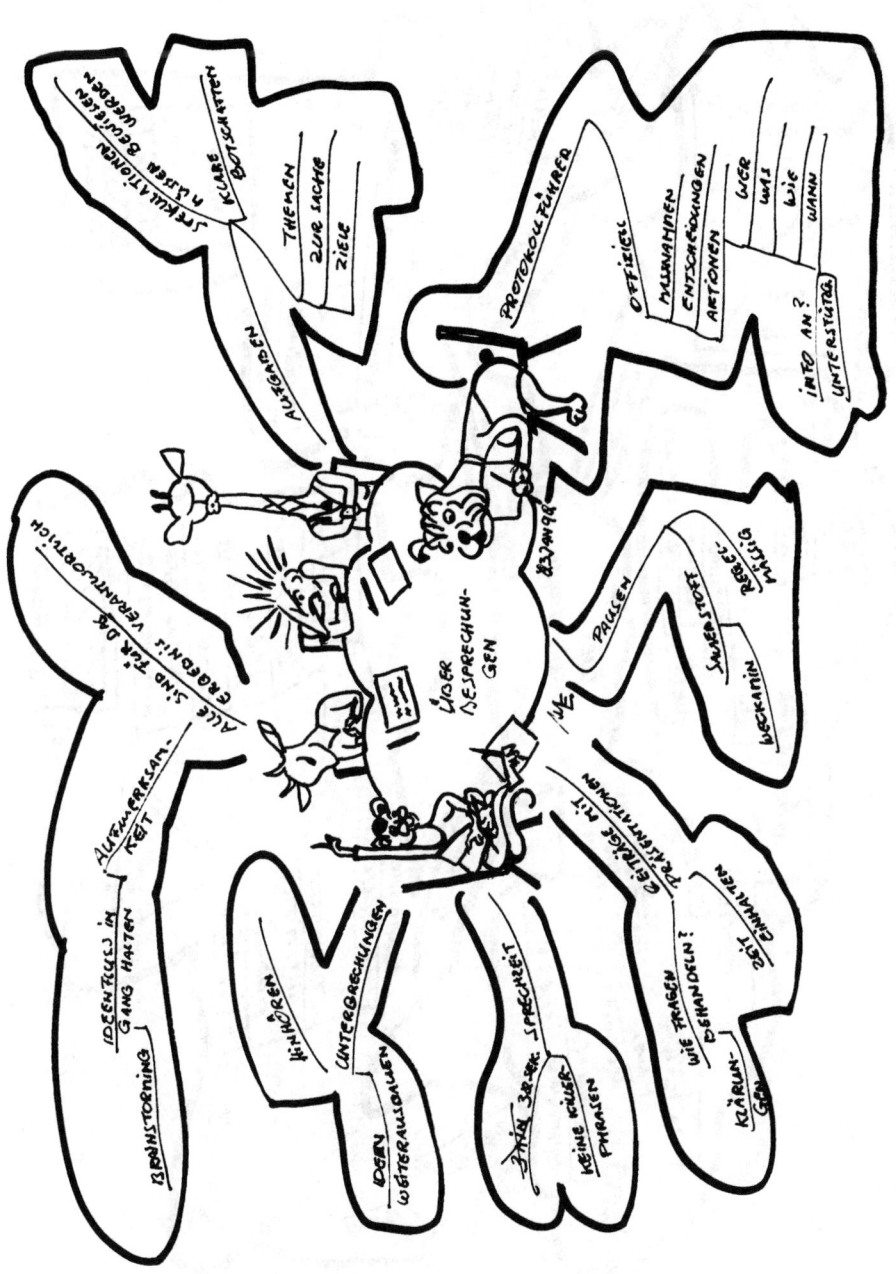

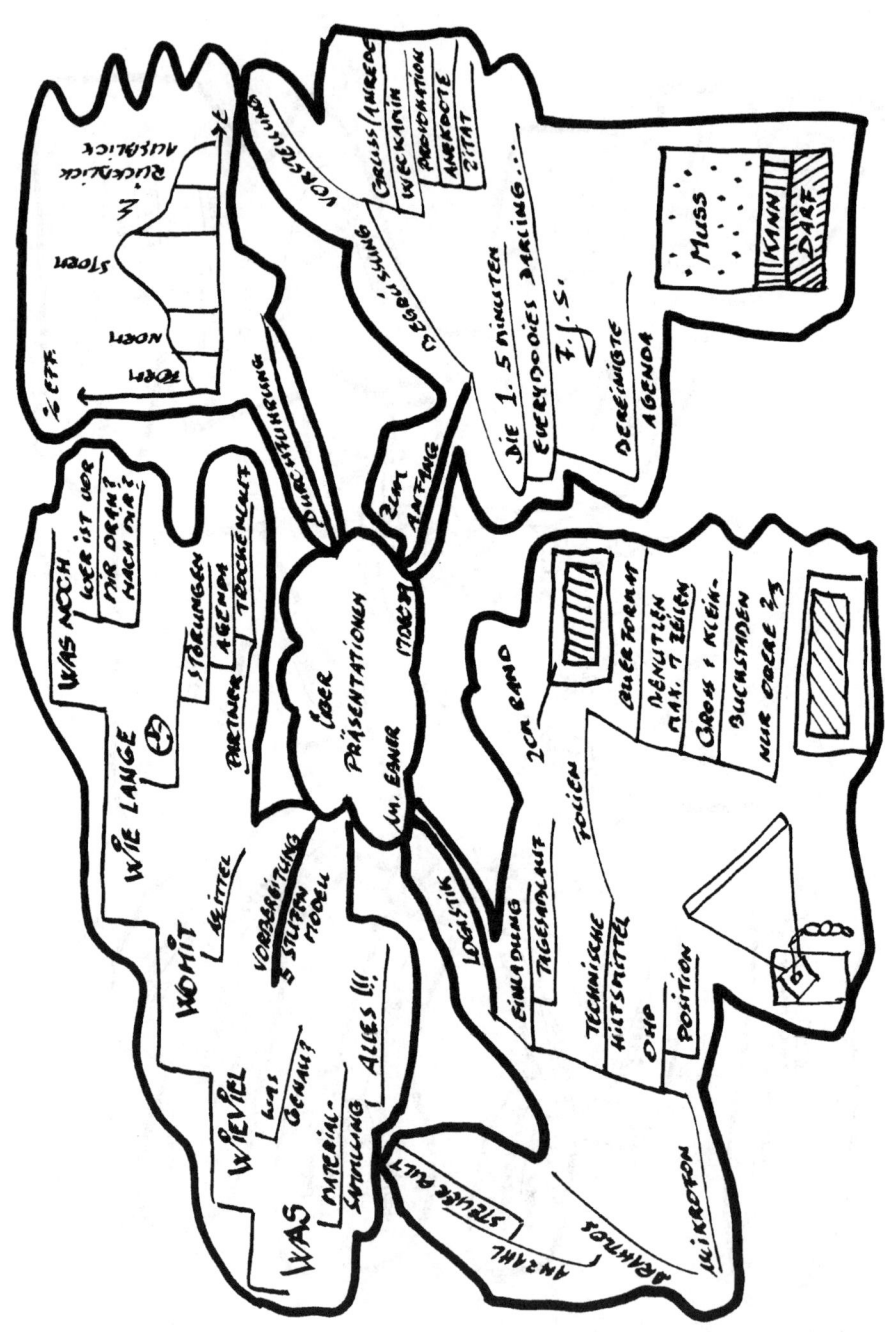

Organisation

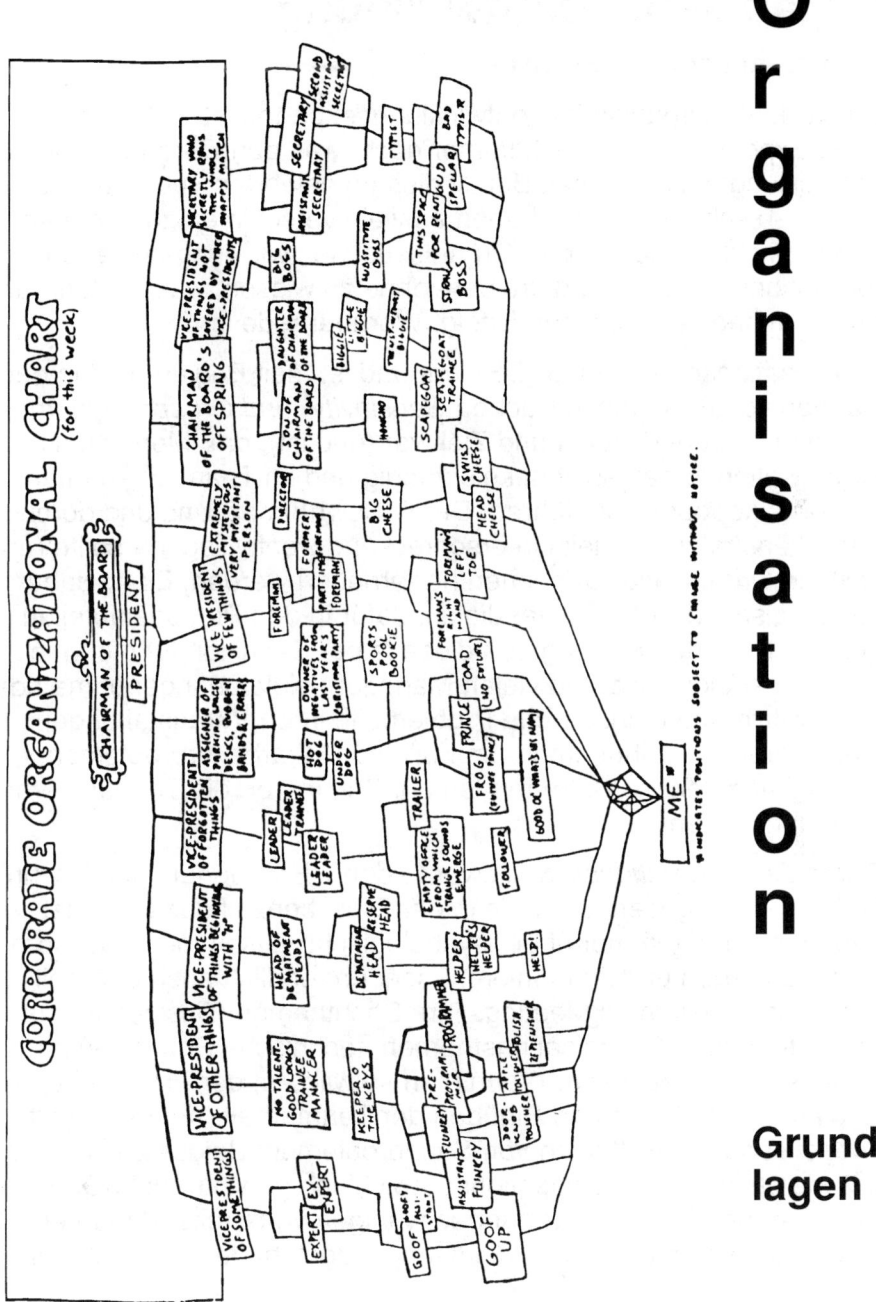

Grund
lagen

Organisationsentwicklung

- unter neuem Blickwinkel -

Die Welt der Organisationsentwicklungsexperten ist im Umbruch. Viele Experten streiten sich immer noch, was denn Organisationsentwicklung eigentlich sei. Bei all diesem gelehrten, theoretischen Streit - so scheint es mir - haben es viele verschlafen zu bemerken, daß inzwischen viele Nicht -Organisationsentwicklungsexperten Organisationsentwicklung betreiben, ohne zu wissen, was sie tun - und trotzdem haben sie einigen Erfolg. Worüber rede ich?

Organisationsentwicklung (OE) war und ist "seit Beginn" fest in den Händen von Experten in Sachen *Sensitivity- und Gruppendynamik-Training*. Ausgangspunkt und Ziel war (und ist), daß Menschen in Organisation lernen sollten, selbständig und im Team zu arbeiten und/oder kooperativ zu führen. Durch Bewußtmachung und durch Verhaltenstraining - meist in erschreckend wenig Tagen - sollte (und soll) die Organisation von innen her erneuert werden. Es ist daher auch logisch, daß die Zuständigkeit dafür in den Personalabteilungen der Unternehmen liegt, da diese ja per Definition für die Menschen zuständig sind und vielen Managern viele unangenehme administrative und menschliche Probleme in ihren Veranstaltungen (Seminaren etc.) abnehmen. Im Falle von Mitarbeiterproblemen schickt man den/die Betreffenden auf Seminare - die Trainer werden es schon richten.

Durch die *Moderationstechnik* wurde den OE-Experten eine Technik in die Hand gegeben, die viele in der Zwischenzeit dazu genutzt haben, nicht nur immer über psychologische Zusammenarbeitsprobleme zu reden und zu trainieren, sondern endlich auch den Teilnehmern zu helfen, in Meetings ihre Sachthemen (Business-Ziele und -Strategien, Organisationsthemen, technische Probleme) zu diskutieren und zu lösen. Wenn man so will: Auf der Prozeßebene ist dies das Vorleben und Einüben der Teamarbeit. Auf der Inhaltsebene ist das Bewältigung von Sachproblemen. Beides zusammen hat wie punktuelle Organisationsentwicklung gewirkt. Viele OE-Prozesse bestanden zwar nur aus wenigen vorbereitenden Interviews und einem oder zwei Workshops, doch haben sie punktuell die Organisation verändert - falls die Aktionspläne dann in die Tat umgesetzt wurden.

Gleichzeitig fand Organisationsentwicklung quasi schon immer - und immer noch - durch wissenschaftliches Management (siehe Frederik Taylor), durch Rationalisierungsbemühungen, durch Arbeitsplatzbewertung, durch Operations Research, durch Analyse komplexer Zahlenwerke etc. statt. Das ist der Ansatz immer noch der meisten Unternehmensberatungsunternehmen. Deren Ergebnis ist meistens ein dreifaches: Erstens liefern sie nach monate- oder jahrelanger Analyse ein umfangreiches analytisches Machwerk ab, das möglichst geheim gehalten wird, das sowieso niemand vollständig liest, weil es zu dick ist. Zweitens wird die Empfehlung ausgesprochen, einige Dutzend oder Hundert Stellen einzusparen oder Werke stillzulegen, um den Profit möglichst schnell und sichtbar zu erhöhen. Drittens wird der Klient damit alleine gelassen. Man arbeitet für den Klienten, aber nicht mit ihm.

In einigen Unternehmen, die besonders flexibel auf den technologischen und auf den Marktwandel re-agieren - ja besser noch pro-agieren - müssen, ist es einigen "OE-Experten" gelungen, direkt in den Führungsteams mitzuarbeiten. Hier werden Zukunftsszenarien diskutiert, Ideen für neue Unternehmensziele geboren und in Strategien umgesetzt. Die Aufgabe der Berater ist es, die Anforderungen an die zukünftigen organisatorischen Abläufe und Strukturen ebenso wie die Anforderungen an die Mitarbeiter zu definieren und im Organisations-Design ebenso wie im Personalentwicklungsplan umzusetzen. Organisationsentwicklung geschieht hier nicht aus einem humanistisch-idealen Ziel heraus noch aus schierem Zahlen-Fetischismus oder Rationalitätsglauben, sondern aus der pragmatischen Einsicht, daß sich das Umfeld immer schneller und stärker wandelt, und daß nur solche Unternehmen überleben werden, die es schaffen, eine lernende, also sich ständig verändernde Organisation zu implementieren und gleichzeitig ihr Geschäft von der Zukunft aus - also mit Vision, Mission und Zielen - betreiben. Fast alle Denk-, Mund- und Handwerkzeuge in diesem Buch sind in der beschriebenen Tätigkeit entwickelt bzw. angewendet und weiterentwickelt worden.

Schließlich noch die fünfte Gruppe: Dies sind die Berater - sie nennen sich auch Management-Berater -, die den Unternehmen helfen, die optimale Informations-Technologie für ihre Zukunftsstrategien zu finden und zu implementieren. Meiner Schätzung nach sind fast alle diese Experten von ihrem Hintergrund her entweder Informationstechnologie-Experten oder - davon allerdings beträchtlich weniger - Experten in den Anwendungsbereichen der Informationstechnologie. Einer der größten Computerhersteller der Welt hat das Ziel, im Zeitraum von fünf Jahren - bis 1990 - mindestens 500 dieser Berater auszubilden bzw. einzustellen. 1985 waren es nur etwa 20 in ganz Europa.

Interessant und wichtig für alle OE-Experten ist, daß diese Berater keine OE-Experten sind. Dennoch sind gerade sie es, die mit Hilfe von Informations-Systemen die Organisations-Strukturen und -Prozesse sowie die Anforderungen an die Mitarbeiter signifikant verändern. Der Grund: Wenn man Organisationen als Systeme betrachtet, dann ist es einsichtig, daß alle Subsysteme aufeinander abgestimmt sein müssen. Ausgehend von den Zukunftszielen und Strategien wird ein optimales Informations-System entworfen. Alle weiteren Strukturen und Prozesse müssen sich anpassen. Nur ein Anstoß hier: Was wird CIM - gleich: Computer Integriertes Manufacturing; oder besser vielleicht: Computer Integriertes Management - alles verändern? Man liest über CIM in Zeitschriften für Technologie-Freaks, kaum aber in der Literatur für OE-Experten.

Auffällig ist, daß diese Informationstechnologie-Experten bereits mit den Organisations-Design-Experten zusammenarbeiten. Wenig allerdings mit den traditionellen, humanistisch orientierten OE-Experten und mit den Zahlen-Experten. Informationstechnologie scheint auch das OE-Feld zu verändern. Interessanter noch scheint mir jedoch ein weiterer Trend zu sein: In der High-Tech-Branche, besonders in der Computer-Industrie, werden Verkäufer und Manager zu Changemanagement-Experten ausgebildet. Sie sollen in der Lage sein, sowohl intern als auch den Kunden gegenüber zu helfen, notwendige Organisationsveränderungen zu erkennen, zu akzeptieren und möglichst ohne größere Friktionen für die Produktivität der Organisation und für die Zufriedenheit der Mitarbeiter zu implementieren. Und hier ist auch die aktuelle und wachsende Herausforderung für (Management-) Trainer: Sie müssen sich in die Problematik von Informationstechnologie und Changemanagement einarbeiten und die Praxis der Organisationsentwicklung in diesem Rahmen kennenlernen - wenn sie nicht einfach immer wieder nur auf Psychologie machen wollen.

Richtig: Der Mensch ist der Faktor, der am Ende eine Organisation ausmacht und zum Leben bringt. Insofern sind die Themen "Kommunikation, Kooperation, Führungsstil, etc." weiterhin angebracht. Nur die Bedeutung dieser Themen wandelt sich mit dem technologischen und organisatorischen Wandel.

Wichtig: Je mehr dezentrale Informationssysteme implementiert und effektiv genutzt werden sollen, desto besser muß die Kommunikation und Kooperation sein - und desto eher wandelt sich die Rolle des Managers vom "Befehlsausgeber" und Administrator hin zum Entwickler, Berater und Trainer seiner Mitarbeiter.

Organisationsentwicklung
- "Schulen" -

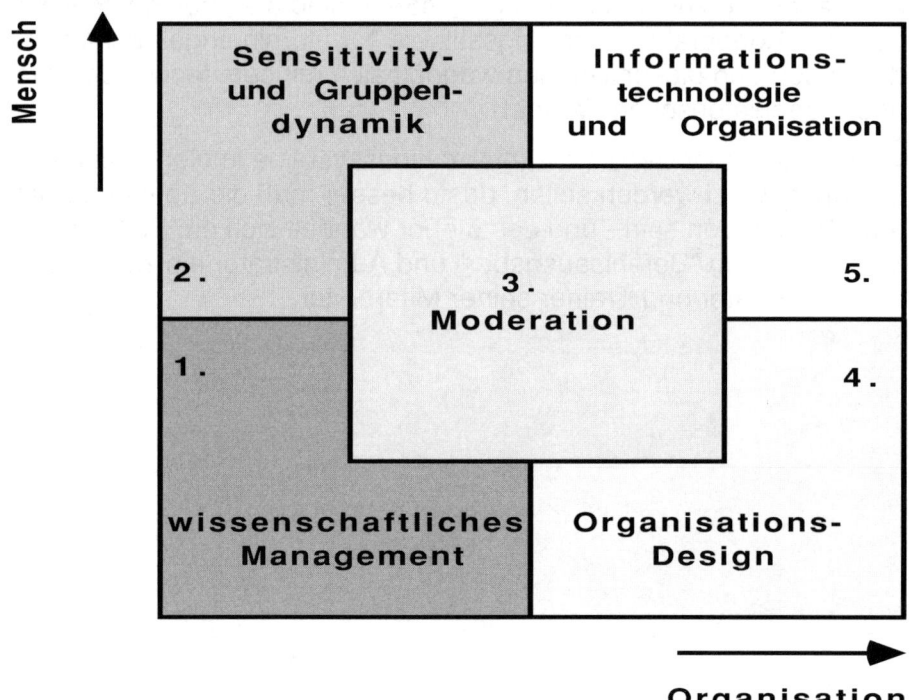

Diese Übersicht über die "Organisations-Entwicklungs-Schulen" beansprucht keineswegs, vollständig und "richtig" zu sein. Grafik und schriftliche Ausführung sollen einen Trendbericht geben, der sicherlich/hoffentlich in Fachkreisen diskutiert wird. Für Manager, Berater, Trainer, Verkäufer - der Zielgruppe dieses Buches - könnte die Übersicht eine wertvolle Orientierungshilfe sein. Sie soll helfen zu sehen, daß man sich nicht auf jeweils nur eine der fünf "Schulen" stützen sollte, wenn man Organisationen verändert.
Bei größeren Veränderungen werden sicherlich alle fünf ihre Rolle haben. Gefragt ist der Generalist, der die Experten einsetzen kann.

Unternehmen - Organisation - System

Unternehmen sind/haben Organisationen. Organisationen sollen verstanden werden als Systeme. Diese Sichtweise ist entschieden anders als die, die die Organisation mit dem Organigramm gleichsetzt.

Systeme können verstanden werden als das *Zusammenspiel von
Subsystemen und Elementen.* Diese sind wechselseitig abhängig
miteinander *vernetzt.* Veränderungen in einem oder in mehreren
Subsystemen oder Elementen führen - geplant oder ungeplant - zu
Veränderungen in anderen Subsystemen oder Elementen.
Organisationen müssen als *offene Systeme* gesehen werden. Sie
nehmen *Input*s aus dem *Umfeld,* d.h. aus anderen Systemen, auf
und *verarbeiten* sie. Sie geben ihrerseits auch wiederum Outputs an
die Umfeldsysteme ab, die sodann wiederum Inputs bzw. "*Störun-
gen*" für diese bedeuten. Ungleichgewichte, d.h. nicht ausgeglichene
Beziehungen zwischen zwei oder mehr Systemen/Subsystemen/
Elementen, drücken sich in *Spannungen* bzw. Konflikten aus.
Gleichzeitig sind Bemühungen im Gange, immer wieder ein *relatives
Gleichgewicht,* eine Balance, herzustellen, also die Beziehungen
und Prozesse zwischen den Teilen wieder zu *optimieren.* In der organisatorischen Realität ist ebenso sehr oft zu beobachten, daß viele
Personen daran interessiert sind, entweder das bestehende, einge-
fahrene Gleichgewicht gar nicht erst zerstören zu lassen oder aber
nach einer Störung so schnell wie möglich wieder zum alten oder zu
einem neuen Gleichgewicht zurückzukehren.

Jede Organisation besteht aus fünf Subsystemen:

- *Menschen* - Anzahl, Qualifikation, Bedürfnisse, Interessen,
  Probleme, Erwartungen, etc.
- *Arbeitsaufgaben,* die von Menschen oder Maschinen übernom-
  men werden; hierzu rechnen auch die dazugehörigen Werkzeu-
  ge, Prozesse, Technologien.
- *Organisationsstruktur,* d.h. die definierten (formalen) und infor-
  malen Zusammenarbeits- und Berichtsbeziehungen.
- *Bemessungs-, Bewertungs- und Vergütungssysteme.*
- *Entscheidungs- und Informationssysteme und -prozesse.*

Wie die einzelnen Subsysteme und ihre Beziehungen untereinander und hin zur Außenwelt beschaffen sind oder sein sollen, wird durch die *Input-Determinanten* bestimmt. Dies sind die Erwartungen der Kunden, Lieferanten etc. sowie das Leitbild, die Ziele, Strategien und Aktionspläne des Unternehmens.

Ein *Beispiel* soll verdeutlichen, was mit *wechselseitiger Abhängigkeit* gemeint ist:

Nehmen wir an, daß eine Verkaufsinnendienstabteilung von manueller Informationsverarbeitung auf Büroautomation umgestellt wird.

Was verändert sich?

Zunächst die Informationsprozesse und die Arbeitsaufgaben sowie offensichtlich die benützten Werkzeuge (Technologie). Damit müssen sich gleichzeitig auch die Anforderungen an die Fähigkeiten der Mitarbeiter ändern; diese müssen neues Wissen und neue Fertigkeiten erwerben, um mit der neuen Technologie umgehen zu können. Ebenso muß die Personalabteilung die Bemessungs- und Bewertungssysteme verändern und die Vergütung eventuell an die neuen Qualifikationen und Arbeitsaufgaben anpassen. Gegebenenfalls müssen nun auch die Organisationsstrukturen geändert werden; es könnte Sinn machen, daß jetzt weniger Menschen in unterschiedlicher Gruppenaufteilung mit den Aufgaben betraut werden. D.h. auch, daß die Vorgesetztenstruktur verändert werden sollte. Etc. Etc.

Systeme sind also offen und dem ständigen Wandel durch Inputs von der Außenwelt oder von Innen unterworfen. Nicht-Anpassungen führen zu Friktionen und Produktivitätsverlusten - früher oder später.

Die folgenden Grafiken sollen insbesondere die Eigenschaften 2., 3. und 4. illustrieren.

Eigenschaften von Systemen
Eigenschaften von Organisationen

Um diesen Ansatz "Organisation ist gleich System" besser zu verstehen, sind einige systemtheoretische Grundlagen notwendig. Organisationen als Systeme weisen die folgenden Eigenschaften auf:

1. sie sind offen
    *   sie existieren in und interagieren mit einem weiteren Umfeld von anderen Systemen - sie sind Bestandteil größerer Systeme
    *   sie beeinflussen diese anderen Systeme und werden ebenso von diesen beeinflußt - sie nehmen Inputs von den anderen Systemen auf und geben Outputs an diese ab
    *   die Komplexität und die Vielfältigkeit der Inputs und Outputs steigt mit der Komplexität des ganzen Systems
    *   der Input von außen wird verarbeitet/transformiert, der Output ist das Ergebnis des Transformationsprozesses
    *   Kommunikation und Kontrolle fließen als Rückkoppelungsschleifen (Feedback-Loop) in einem kontinuierlichen Informationsfluß zwischen den Teilen

2. sie setzen sich aus einer Vielzahl von Subsystemen und Teilen zusammen, die wiederum komplex miteinander verbunden und in ihrer Funktion wechselseitig abhängig sind

3. sie nehmen Inputs (Energie, Ressourcen, Ziele, Erwartungen etc.) als Inputs auf, transformieren/verarbeiten sie und geben Outputs wiederum an das Umfeld ab

4. sie sind nicht statisch, sondern verändern sich abhängig vom Kräftespiel der Veränderungs- und Status-Quo-Kräfte; sie sind also immer nur vorübergehend in einer instabilen Balance

Systeme sind offen

- sie existieren in und interagieren mit einem weiteren Umfeld von anderen Systemen

- sie beeinflussen diese anderen Systeme und werden ebenso von diesen beeinflußt - sie nehmen Input von den anderen Systemen auf und geben Output an diese ab

- die Komplexität und Vielfältigkeit des Inputs und des Outputs steigt mit der Komplexität des ganzen Systems

- der Input von außen wird verarbeitet, transformiert - der Output ist das Ergebnis eines Transformationsprozesses

- Kommunikation und Kontrolle fließen als Rückkopplungsschleifen (Feedback-Loop) in einem kontinuierlichen Informationsfluß zwischen den Teilen

- das System braucht Energie von außen zu seiner eigenen Aufrechterhaltung

Komplexität und gegenseitige Abhängigkeit

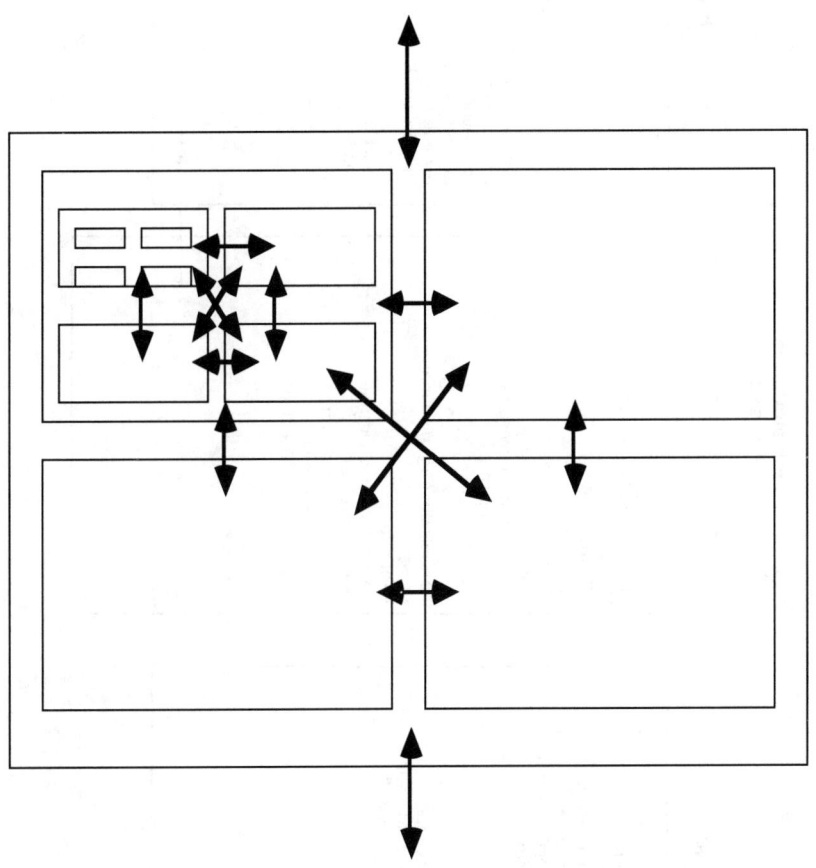

Input - Transformation - Output

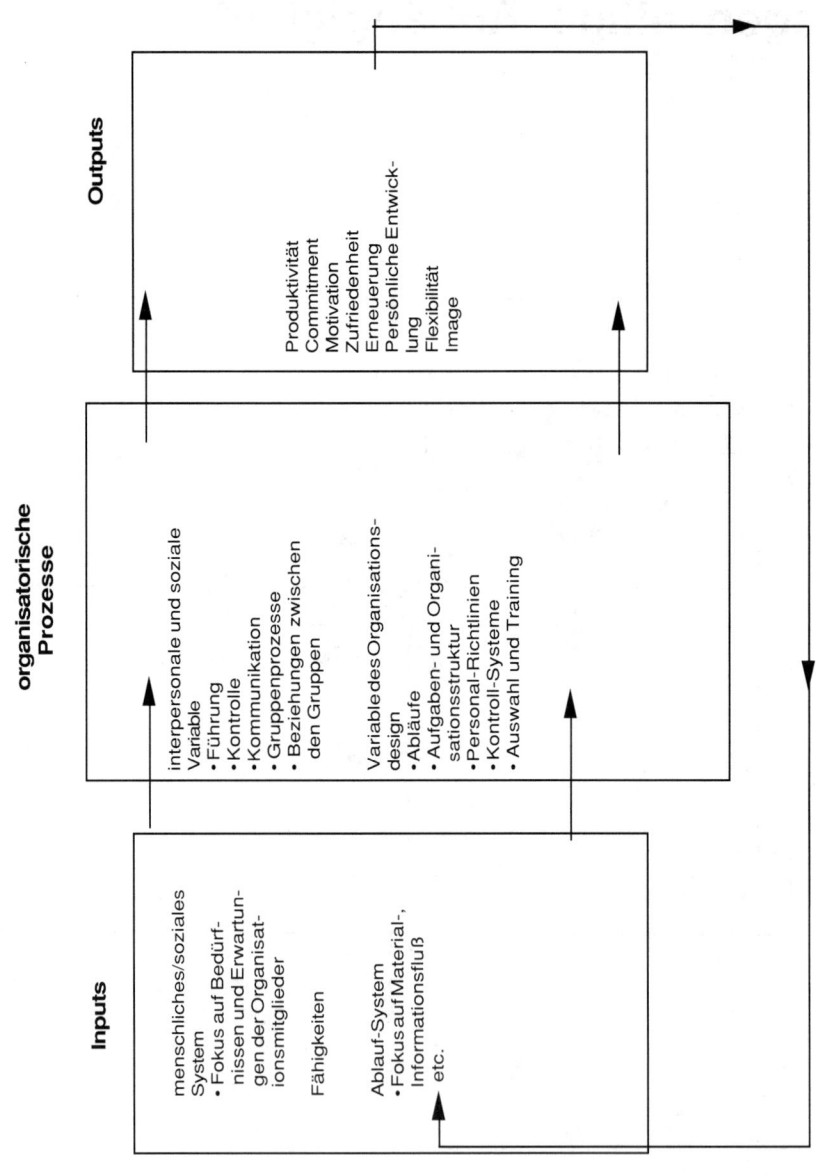

Balance

Organisationen als Systeme sind nicht statisch, bleiben nicht unver-
ändert. Abhängig von Kräften aus dem Umfeld und als Antwort auf
diese können Organisationen entlang einem Kontinuum - oder
besser auf einer großen, unebenen Fläche - jeweils einen Balance-
punkt einnehmen und für eine gewisse Zeit erhalten.

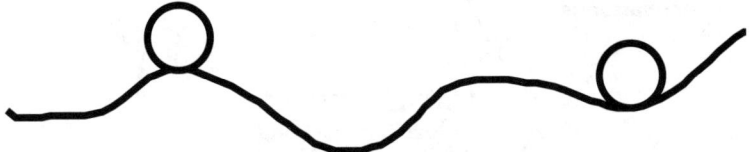

In jeder Situation gibt es Kräfte im Umfeld, die auf Veränderungen
drängen und andere Kräfte, die den Status quo erhalten wollen. Das
Resultat dieser Kräfteeinwirkungen ergibt den Gleichgewichtszu-
stand des Systems.

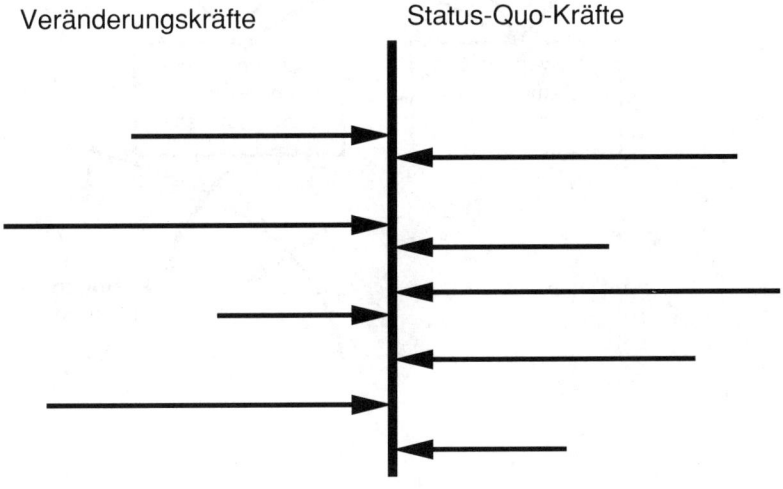

Veränderungskräfte Status-Quo-Kräfte

Elemente einer Organisation

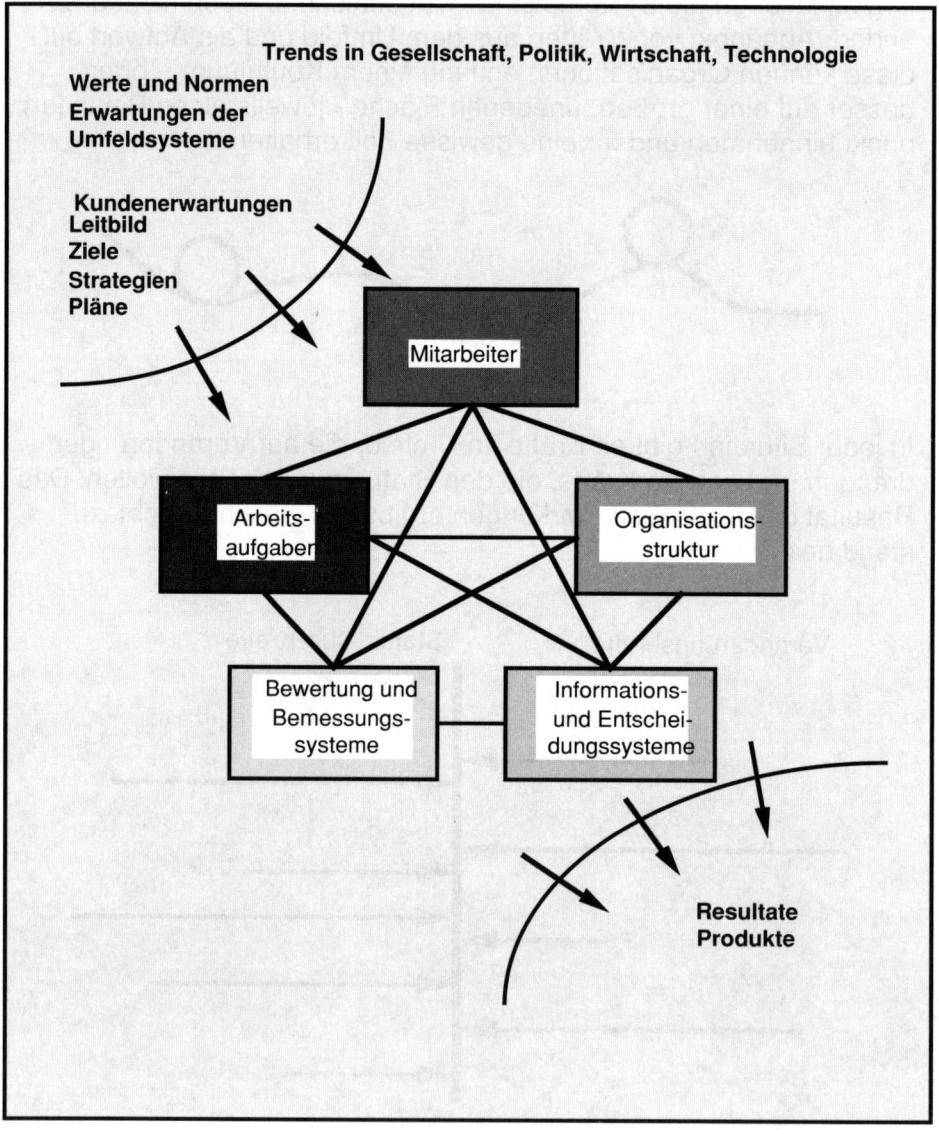

"Bubble - Organisation"
Elemente einer Organisation

Beispiel einer wachsenden und flexiblen Organisation

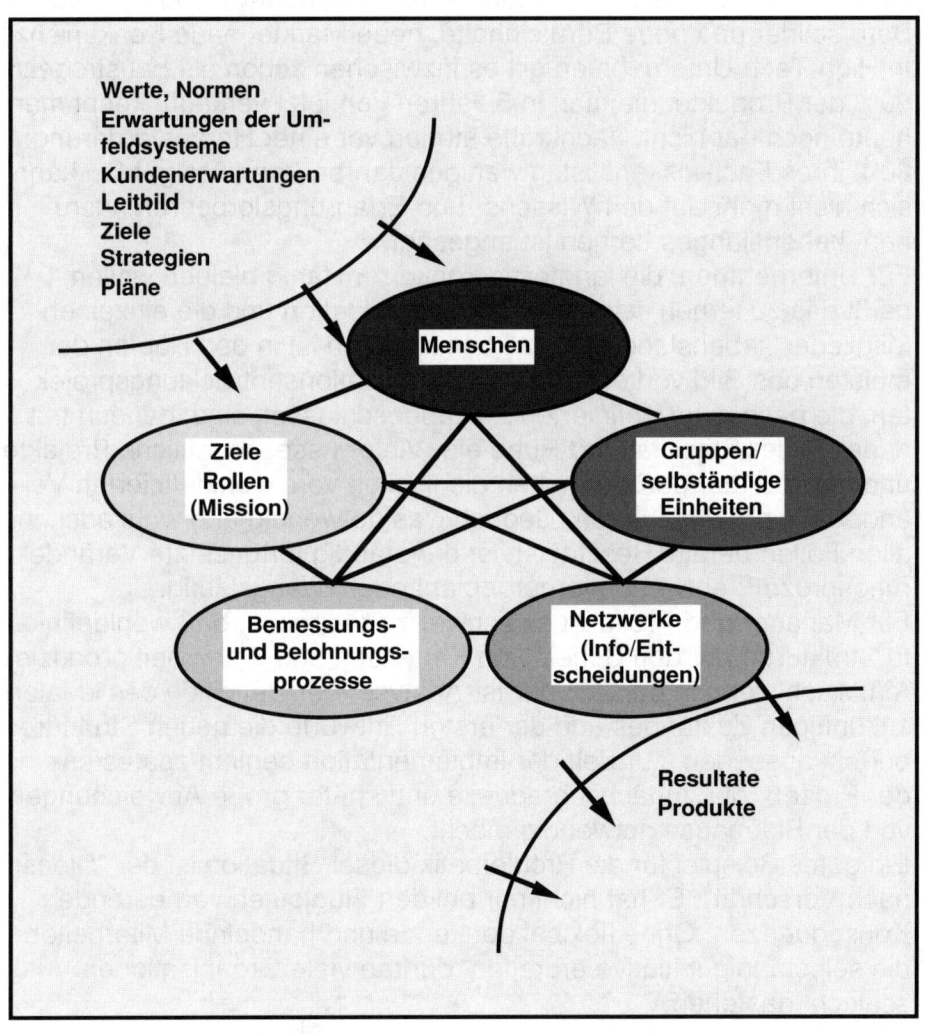

"Bubble - Organisation"

Organisation für Wandel und Wachstum

(nach: David K. Hurst: Harvard Business Review, Mai/Juni 1984, S. 80-88)

Es hat sich herumgesprochen: Die einzige Konstante im Leben von Organisationen ist der ständige und offensichtlich sich beschleunigende Wandel.

Neue Technologien, neue Produkte, neue Kundenwünsche, neue Berufsbilder und neue Berufsinhalte, neue Märkte, neue Konkurrenz. In High-Tech Unternehmen gilt es inzwischen schon als Faustregel: 90% der Produkte, die man in 5 Jahren von jetzt verkauft, kennt man heute noch gar nicht. Fachkräfte stehen vor einer Herausforderung: 80% ihres Fachwissens ist in wenigen Jahren überflüssig. Man kann sich nicht mehr auf den Wissens- und Erfahrungslorbeeren ausruhen. Lebenslanges Lernen ist angesagt.

Für Unternehmen, die langfristig konkurrenzfähig bleiben wollen, heißt das zu lernen, wie die ganze Organisation und die einzelnen Mitglieder "lebenslang" lernen können. Noch ist in den Köpfen der meisten das Bild von den großen Organisationsentwicklungsprojekten, die nach einer definierten Zeit abgeschlossen sind; danach tritt dann wieder Stabilität und Ruhe ein. Viele wissenschaftliche Projekte und die Literatur darüber halten die Illusion vom wohldefinierten Veränderungsprojekt aufrecht. Jedoch was notwendig und wohl auch in allen Fällen bereits Realität ist, ist der ständig fortgesetzte Veränderungsprozeß: entweder vorhergeplant oder zwangsläufig.

Für Manager und Profis ist es schwer zu begreifen, daß wohldefinierte Strukturen nur den Schein von Perfektion und Sicherheit produzieren. Auch wenn in der Zeit der Ist-Analyse, der Definition des idealen zukünftigen Zustandes und der ersten Entwürfe die neuen Strukturen perfekt aussehen, zur Zeit der Implementation beginnt spätestens der Prozeß, der zunächst graduelle und später große Abweichungen von der Blaupause notwendig macht.

Ein gutes Beispiel für die Problematik dieser Situation ist der "Dienst nach Vorschrift". Er hat nicht nur bei den Fluglotsen verheerende Konsequenzen. Ohne flexibel denkende und handelnde Mitarbeiter, die selbständig Initiative ergreifen, dürften viele Organisationen schlecht dastehen.

Unternehmen als Systeme sind natürlich eingebettet in eine Reihe von Systemen in der Außenwelt:

- Gesellschaft
- Wirtschaft
- Politik
- Technologie
- Märkte

Wie spätestens seit dem Bericht des Club of Rome oder seit Naisbitts "Megatrends" (es ist erstaunlich, daß man immer noch sehr viele Führungskräfte antrifft, die sich mit der Thematik noch nicht beschäftigt haben) in weiten Managementkreisen bekannt ist, sind diese Systeme einem ständigen und sich beschleunigenden Wandel unterworfen sind. Davon sind die Unternehmen als offene Systeme direkt betroffen.

"Kein Unternehmen ist eine Insel". Unternehmen müssen Veränderungen im Umfeld erkennen, deren gegenwärtige und zukünftige Relevanz einschätzen und sie in ihre Ziele, Strategien und Pläne einbeziehen. Das gilt nicht nur für ein Unternehmen als Ganzes, sondern auch für jede einzelne Abteilung und Gruppe sowie für jeden einzelnen Mitarbeiter.

Ein Paradoxon: *Wir wissen nur zwei Dinge über die Zukunft!*
- Wir wissen, daß wir nichts sicher wissen.
- Wir wissen, daß sich viel dramatisch verändert.

Und trotzdem genügt nicht mehr nur die kurzfristige reaktive Anpassung an Umweltveränderungen. Das würde bedeuten, sich ziel- und planlos zu bewegen und dann zu zerbrechen. Mittel- und langfristige Trends müssen erkannt werden; diese müssen in Ziele, Strategien und Pläne umgesetzt werden, um pro-aktiv tätig zu werden.

Hier schließt sich ein weiteres *Paradoxon* an:
Nicht die Pläne an und für sich sind wichtig.
Ein alter chinesischer Philosoph hat einmal gesagt:
Wir machen Pläne , um sie zu zerreißen.

Der Prozeß des Planens selbst ist wichtig. Führungskräfte und Mitarbeiter betätigen sich im Planungsprozeß als Sensoren, Entscheider und Umsetzer. Die einzige Konstante ist die Veränderung. D.h., wenn man sich starr an einen Plan halten würde, würde man sehr wahrscheinlich etwas umsetzen, was auf eine Situation paßt, die längst nicht mehr gegeben ist.

Angesichts dessen mutet es fast schon anachronistisch an, wenn
z.B. traditionell orientierte Personalabteilungen großen Aufwand betreiben, um Stellenbeschreibungen zu produzieren und zu implementieren, die, sobald sie veröffentlich werden, schon wieder falsch sind.
Es stellt sich die Frage:Was soll man denn dann machen, um Strukturen zu definieren und die Organisation sicht- und kontrollierbar zu
machen?
Für Menschen, die wohldefinierte Sicherheit brauchen, gibt es leider
nur Antworten, die wieder neue Fragen aufwerfen.

- Organisationen und Individuen müssen lernen zu lernen.
- Rollen- statt Stellenbeschreibungen werden benötigt.
- Anstelle rigider Organisationsstrukturen müssen flexibel arbeitende, hetero-
  gene Gruppen aus Fachleuten unterschiedlicher Herkunft treten.
- Flexible Belohnungssysteme müssen wohldefinierte Bewertungs- und Bemes-
  sungssysteme ersetzen.
- Informationsnetzwerke müssen an die Stelle rigider Informations-, Entschei-
  dungs- und Berichtssysteme treten.
- Vertrauen wird zum tragenden Prinzip, nicht Kontrolle.

Wo definierte Strukturen überflüssig oder gar hinderlich werden,
müssen Manager und Mitarbeiter lernen, prozessual und systemisch
zu denken und zu handeln. Sie müssen lernen, Ambiguitäten -
Mehrdeutigkeiten und gar Widersprüchliches - zu erkennen, auszuhalten und wertzuschätzen. Sie müssen lernen, Konfusion und Frustration auszuhalten. Probleme müssen zu Herausforderungen werden. Fehler müssen als Lernanlässe gesehen werden. Sie müssen
lernen, sich mit Experten unterschiedlicher Fachrichtungen - d.h. unterschiedlicher Denkweise, unterschiedlicher Sprache, unterschiedlichen Interessen, unterschiedlichem Verhalten - konstruktiv zu verständigen und sie nicht als anders und daher als "Feind" zu behandeln. Sie müssen individuelle Leistung und individuellen Ehrgeiz in
Gruppenleistung einbringen können. Sie müssen lernen, Aufgaben
anzugehen und zu bewältigen, von denen sie (zunächst) nichts verstehen. Organisationen brauchen professionelles Management von
Veränderungen. Es soll inzwischen schon Organisationen geben, in
denen Management-Teams in regelmäßigen Abständen ganz bewußt die Organisation oder Teile davon verändern, um die Flexibilität
und Lernbereitschaft zu erhalten und zu verbessern. Wer stehen
bzw. sitzen bleibt, verliert. Wer rastet, rostet.

Elemente von Organisationen

traditionell - Zukunft

Mitarbeiter	*Mitarbeiter*
rational	sozial
produktiv	kreativ
denken	Phantasie
mitteilen	begeistern
arbeiten	spielen

Aufgaben	*Rollen*
Statik	im Fluß
Klarheit	Ungewißheit
Bestand	Entwicklung
Fakten	Wahrnehmungen
Können	Geschick

Strukturen	*Gruppen*
kalt	warm
formal	informell
geschlossen	offen
Gehorsam	Vertrauen
Unabhängigkeit	Selbständigkeit

Informations- Prozesse	*Netzwerke*
hart	sanft
schriftlich	mündlich
Wissen	Gefühl
Kontrolle	Einfluß
Entscheidung	Ausführung

Vergütungssysteme	*Belohnungen*
direkt	indirekt
objektiv	subjektiv
Gewinn	Freude
Versäumnisse	Fehler
Hygiene	Motivation
Management	Fürsorge

Strategien	*Missionen*
Zielsetzungen	Werte
Normen	Richtlinien
Vorhersagen	Visionen
Räderwerk	Rahmenkonzept
richtig	nützlich
Ziel	Richtung
Präzision	Vagheit

Harte Denkstruktur *Harte Kiste*	*Sanfte Denkstruktur* *Zarte Seifenblase*
lösen	auflösen
vertikal	lateral
linke Hirnhälfte	rechte Hirnhälfte
ernsthaft	humorvoll
erklären	sondieren
rational	intuitiv
bewußt	unbewußt
lernen	erinnern
Wissen	Weisheit
Linse	Spiegel
voll	leer
Wörter	Bilder
Gegenstände	Symbole
Beschreibung	Parabel

Wandel - Motoren
Szenario - Technik

Ist es nicht sinnvoll, zunächst erst einmal zu wissen, wohin man gehen will, bevor man losrennt? Wenn man nicht weiß, wohin man will, wird man auch nicht sagen können, ob man angekommen ist. Aus meiner Beratungstätigkeit weiß ich, daß sich Manager auf allen Ebenen damit schwer tun. Trotz aller Management-Literatur - die geradezu zentnerweise ignoriert wird - machen Manager häufig zwei Fehler:

- Sie schauen vorzugsweise nach Innen, auf ihre Organisation und auf ihr Produkt. Allenfalls gerät der Kunde - aber wer ist der Kunde? - in den Blickpunkt. Auch die technologische Entwicklung, aber fast nur die des betreffenden Fachgebietes.

- Sie schauen vorzugsweise auf heute und die nächsten drei Monate. Jawohl. Auch die Deutschen. Nicht nur die Amerikaner mit ihren kurzfristigen Geschäftszielen. Typischer Kommentar: "Man weiß doch gar nicht, was alles passieren wird. Also kann ich doch keinen Plan machen, der 2 bis 5 Jahre in die Zukunft reicht."

Es scheint mir mindestens drei Gründe zu geben für diese Situation:

- So wie man die zukunftsorientierten Management-Prozesse erlebt, sind sie akademische Übungen von Stabsabteilungen. Die Ergebnisse wandern in Schubladen. Außerdem stören sie unnötigerweise im stressigen Tagesgeschäft. Und sowieso: Viel zu kompliziert. Ich habe schon regelrechten aktiven Widerstand gegen den Vorschlag erlebt, daß man sich doch einmal die Zeit nehmen sollte, ein Zukunfts-Szenario des Umfeldes und dessen Auswirkungen auf das Unternehmen zu erstellen und daraus Mission und Ziele zu entwickeln.

- Man hat durchaus schlichtweg keine Begriffe, die etwa helfen könnten zu verstehen, um was es geht. Nehmen Sie das Beispiel "Szenario"-"Mission"-"Ziele"-"Strategie"-"Plan". Zum einen sind die Begriffe Szenario und Mission kaum bekannt. Zum anderen werden Ziele, Strategien und Pläne miteinander verwechselt. Der Begriff Plan ist bekannt und gewohnt. Schlimm nur: Er durchdringt alle anderen Begriffe. Ein Plan ist etwas sehr Konkretes.Da gibt es Zahlen und Daten und Aktionen und Namen. Dieser Begriffsinhalt wird auf all die anderen Begriffe übertragen. Darum: "Wie kann ich 5 Jahre im voraus planen?"

• Schließlich kommt noch hinzu, daß man zu häufig noch nur reagiert: "Ich muß mich doch den Veränderungen ständig anpassen! Wenn ich jetzt XY plane, ist das in 6 Monaten schon verkehrt." Es fehlt der Begriff "pro-aktiv". Dieser Begriff macht darauf aufmerksam, daß ich durch meine Ziele, Strategien und Pläne das Umfeld mitgestalten kann.

Aus diesen Gründen möchte ich drei üblicherweise kompliziert beschriebene Konzepte der Zukunftsschau einfach und für den unmittelbaren Gebrauch darstellen.

• externe und interne Motoren des Wandels

• Szenario-Technik

• Long Range Planning

Ich unterstelle als selbstverständlich, daß in der Praxis Diskussionen in Gruppen stattfinden und daß die Moderations- und Visualisierungstechniken (siehe die betreffenden Kapitel) eingesetzt werden.

Verändern - aber was ?

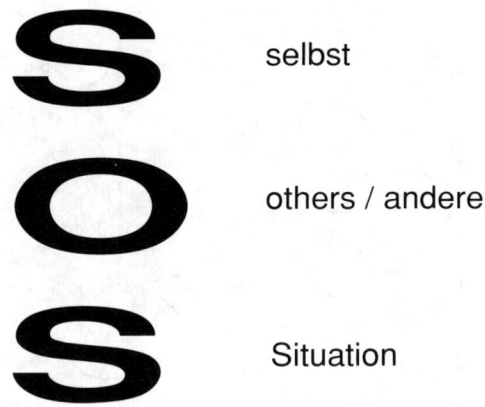

S selbst

O others / andere

S Situation

Manager sind oft personenorientiert in dem Sinne, daß sie in Problemsituationen als erstes daran denken, daß der Mitarbeiter an sich arbeiten muß, sein Verhalten verändern muß. Dabei wird verdeckt, daß der Manager selbst Bestandteil der Gruppe/Abteilung ist. Sein Verhalten beeinflußt das Verhalten der Mitarbeiter. Es könnte einfacher und effizienter sein, bei sich selbst mit Veränderungen anzufangen.

Eine Frage jedoch: Woher nehmen wir das Recht, das Verhalten unserer Mitarbeiter ändern zu wollen? Sind wir "erziehungsberechtigt"?

Menschen sind nur ein Bestandteil - wenn auch ein wesentlicher - der Situation. Die Organisationsstrukturen, Arbeitsabläufe, Aufgabendefinitionen, Informations- und Entscheidungsprozesse, Bemessungs- und Belohnungssysteme, etc. sind ebenfalls Bestandteile der Situation. Veränderungen in der Situation haben verändertes Verhalten zur Folge. Oder aber: bisher als falsch gesehenes Verhalten kann durch eine Situationsveränderung richtig werden. Sie kennen doch den Spruch: Es gibt keine ungeeigneten Mitarbeiter - es gibt nur ungeeignete Arbeitsaufgaben für die Mitarbeiter.

Externe und Interne Motoren des Wandels

Hier finden Sie Faktoren beschrieben, die innerhalb und ausserhalb von Organisationen Veränderungen bewirken bzw. von Veränderungen betroffen werden. Betrachten Sie diese Faktoren als Untersuchungsfelder, in die Sie hineinschauen sollten, um Trends zu erkennen.

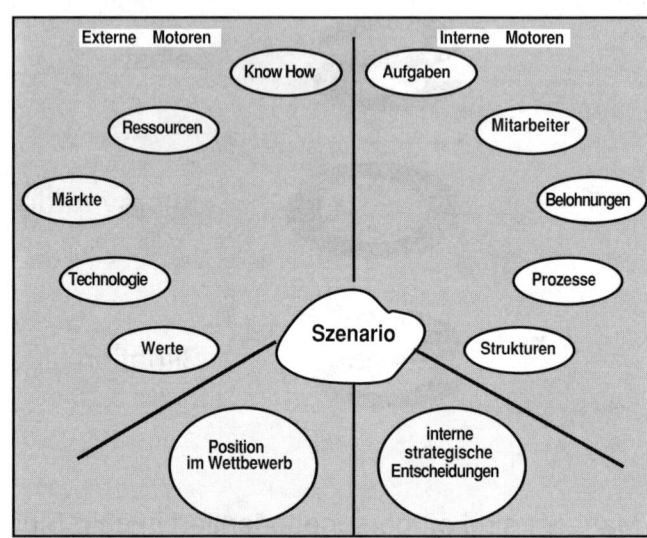

Informationen
über Trendannahmen und Ist-Zustand in allen diesen Feldern finden Sie
*   in "wissenschaftlichen" Publikationen
*   in Papieren des Batelle-Instituts oder des Prognos-Instituts o.ä.
*   in Ihrem eigenen Kopf und in den Köpfen Ihrer Mitarbeiter, Kollegen, Chefs, Kunden, …
*   in Analysen und Berichten Ihrer Organisation
*   in den Zielen, Strategien und Plänen Ihrer Organisation

Sie haben bereits einen Riesenschritt in Richtung zukunftsorientierter Unternehmensführung getan, wenn Sie nur ein unstrukturiertes Brainstorming über diese Felder machen. Damit verändern Sie das Denken der Beteiligten und können Ziele und Strategien bereits von der Zukunft her erstellen. Trauen Sie sich, Annahmen zu machen, auch recht mutige. Die sogenannten Experten erhalten ihre Informationen auch aus Interviews mit Leuten wie Sie. Seien Sie hemdsärmelig!

Strategische Rahmenplanung

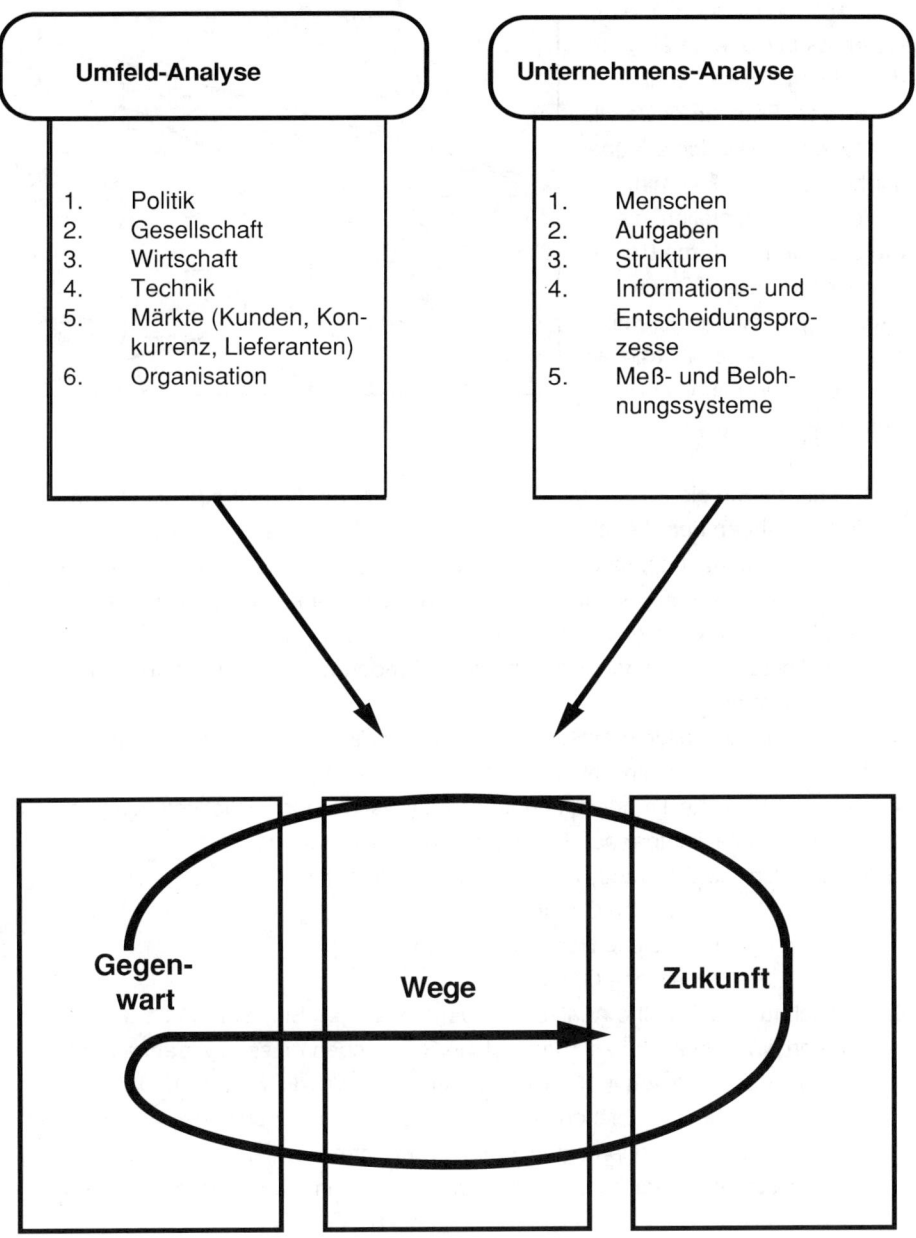

Szenario - Technik

Ein Szenario ist ein Bild, ein Überblick in diesem Fall über die Zukunft. Diese Technik wurde vom Frankfurter Batelle-Institut entwickelt. Ich erlaube mir hier, eine stark vereinfachte Version vorzustellen, die Sie auch ohne externe Berater anwenden können. Diese Technik geht einen wesentlichen Schritt weiter als das einfache Brainstorming in den Suchfeldern.

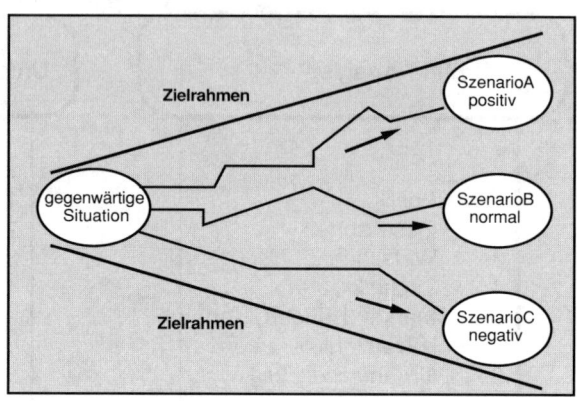

So sollten Sie vorgehen:

1. Definieren Sie die Felder, die Sie nach Zukunftstrends untersuchen wollen. Das gibt Ihnen den Zielrahmen.
2. Erstellen Sie nacheinander oder parallel in Gruppen (das letztere hat sich als besser erwiesen) für dieselben Felder drei Szenarien: ein optimistisches, ein pessimistisches und eines unter der Annahme, daß alles normal weiterlaufen wird. Achtung: Ermutigen Sie sich und die anderen dazu, ver-rückte Gedanken aufzuschreiben!
3. Bewerten Sie in allen drei Szenarien alle Trends nach der geschätzten Eintretens-Wahrscheinlichkeit: hoch, mittel, niedrig.
4. Schreiben Sie die Trends mit hoher Eintretens-Wahrscheinlichkeit neu und sauber für alle sichtbar auf. Das ist Ihr Zukunfts-Szenario.
5. Diskutieren Sie die Frage, welche Auswirkungen das auf Ihre Organisation hat:
   - Welche Chancen?
   - Welche Herausforderungen?
   - Welche Gefahren?
6. Danach führen Sie eine Analyse der gegenwärtigen Situation durch: Welche Stärken können wir nutzen und welche Schwächen müssen wir abbauen?
7. Auf der Grundlage von 4., 5. und 6. können Sie nun die Mission und die Ziele Ihres Unternehmens ableiten: Welche Ziele müssen wir uns setzen, um in dem wahrscheinlichen Szenario nicht nur zu überleben, sondern auch zu gewinnen?
8. Jetzt erst ist es an der Zeit, Veränderungsprogramme und Strategien zu entwickeln, wie diese Ziele erreicht werden sollen.

Zukunftsszenario

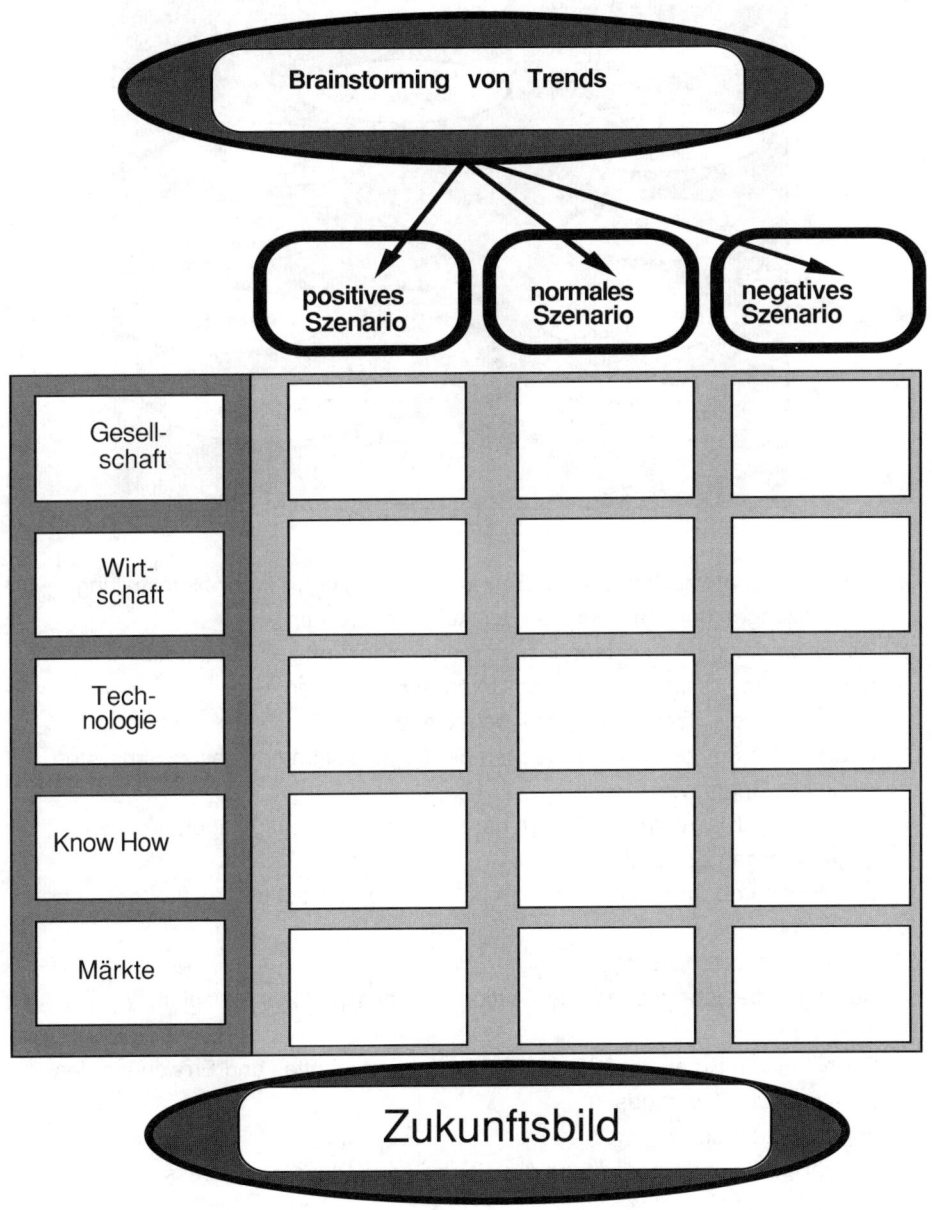

Long Range Planning

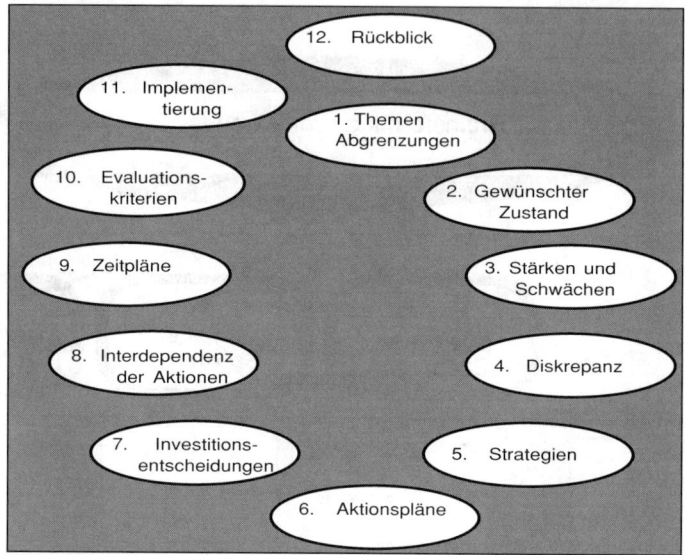

1. Festlegen strategisch wichtiger Themen. Beschreiben der Problemstellung. Abgrenzungen und Restriktionen der Aufgabenstellung.
2. Definition des gewünschten, anzustrebenden zukünftigen Zustandes (formuliert in Mission/ Leitbild und Unternehmenszielen.
   ACHTUNG: die Szenario-Technik baut diesen 2. Schritt weiter aus!
3. Analyse der Stärken und Schwächen der Organisation und seiner Subsysteme in der Gegenwart.
4. Analyse der Diskrepanz zwischen dem gewünschten zukünftigen und dem gegenwärtigen Zustand.
5. Entwickeln von Strategien zur Erreichung des gewünschten Zustandes.
6. Aktionspläne.
7. Investitionsentscheidungen.
8. Aufzeigen der interdependenten Aktionen - etwa in einem Netzplan.
9. Zeitpläne.
10. Definition von Kriterien zur Evaluierung des Fortschrittes und Erreichung des gewünschten Zustandes.
11. Implementierung.
12. Rückblick auf und Überprüfung des Long Range Planning Prozesses.

SWOT - Analyse

	Mitarbeiter	Kunden	Produkte	Services	Strukturen	Prozesse			
Threats (Gefahren)									
Opportunities (Gelegenheiten)									
Weaknesses (Schwächen)									
Strengths (Stärken)									

Die Rolle von Leitbild und Unternehmenszielen

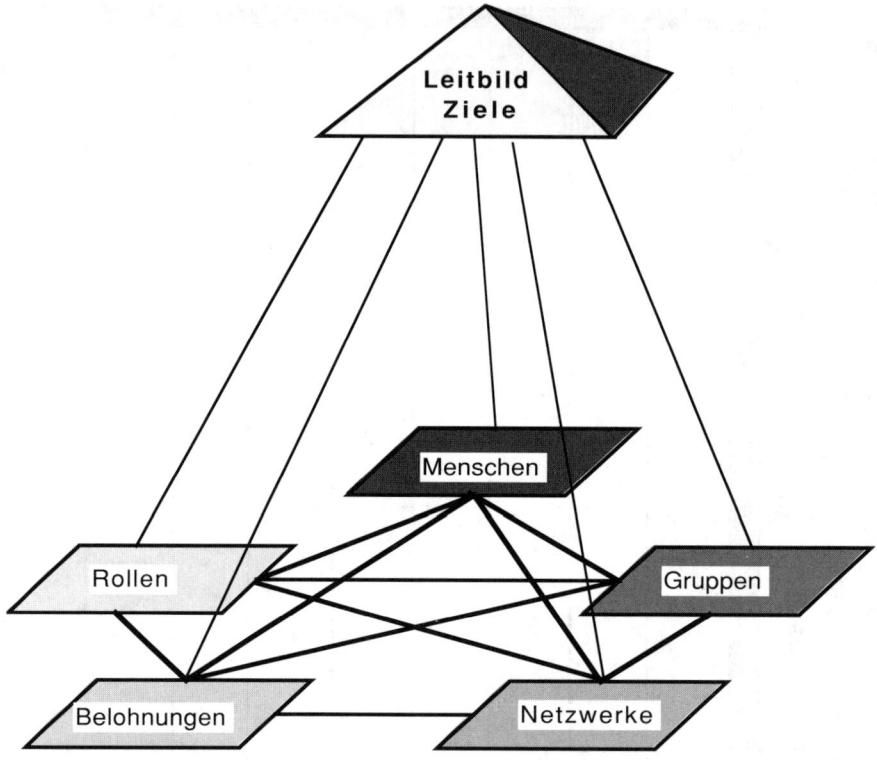

Leitbild und Ziele und die von ihnen abgeleiteten Strategien und Pläne bestimmen die Art des Organisations-Designs (Strukturen und
Abläufe). Die Organisation soll so definiert sein, daß die Erreichung
der Ziele und das Streben in Richtung Leitbild optimiert werden.
"Structure follows strategy!"
Regelmäßige Ziel- und Strategie-Workshops unter Einbeziehung der
wichtigsten Führungskräfte stellen sicher, daß Ziel- und Strategiede-
finition kein einmaliges Ereignis mit einem Schreibtisch-Produkt
bleibt, sondern daß ein kontinuierlicher Erarbeitungsprozeß stattfindet. Das ist notwendig, um die Organisation flexibel den Umfeld-Ver-
änderungen anzupassen und gegebenenfalls pro-aktiv und steuernd
einzugreifen.

Wege zum Leitbild

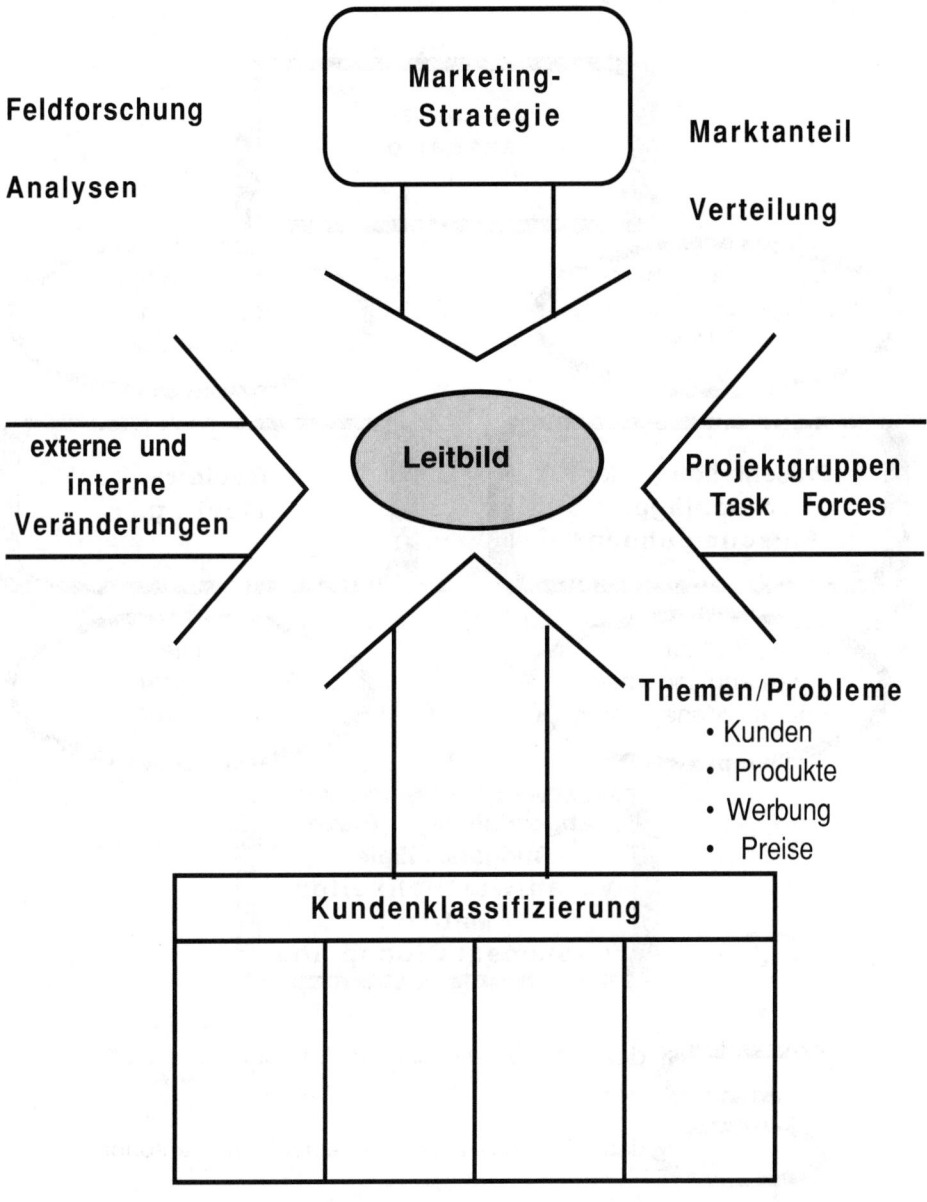

Feldforschung

Analysen

Marketing-Strategie

Marktanteil

Verteilung

externe und interne Veränderungen

Leitbild

Projektgruppen Task Forces

Themen/Probleme
- Kunden
- Produkte
- Werbung
- Preise

Kundenklassifizierung

Integrierter Planungs-, Zielsetzungs- und Review - Prozeß

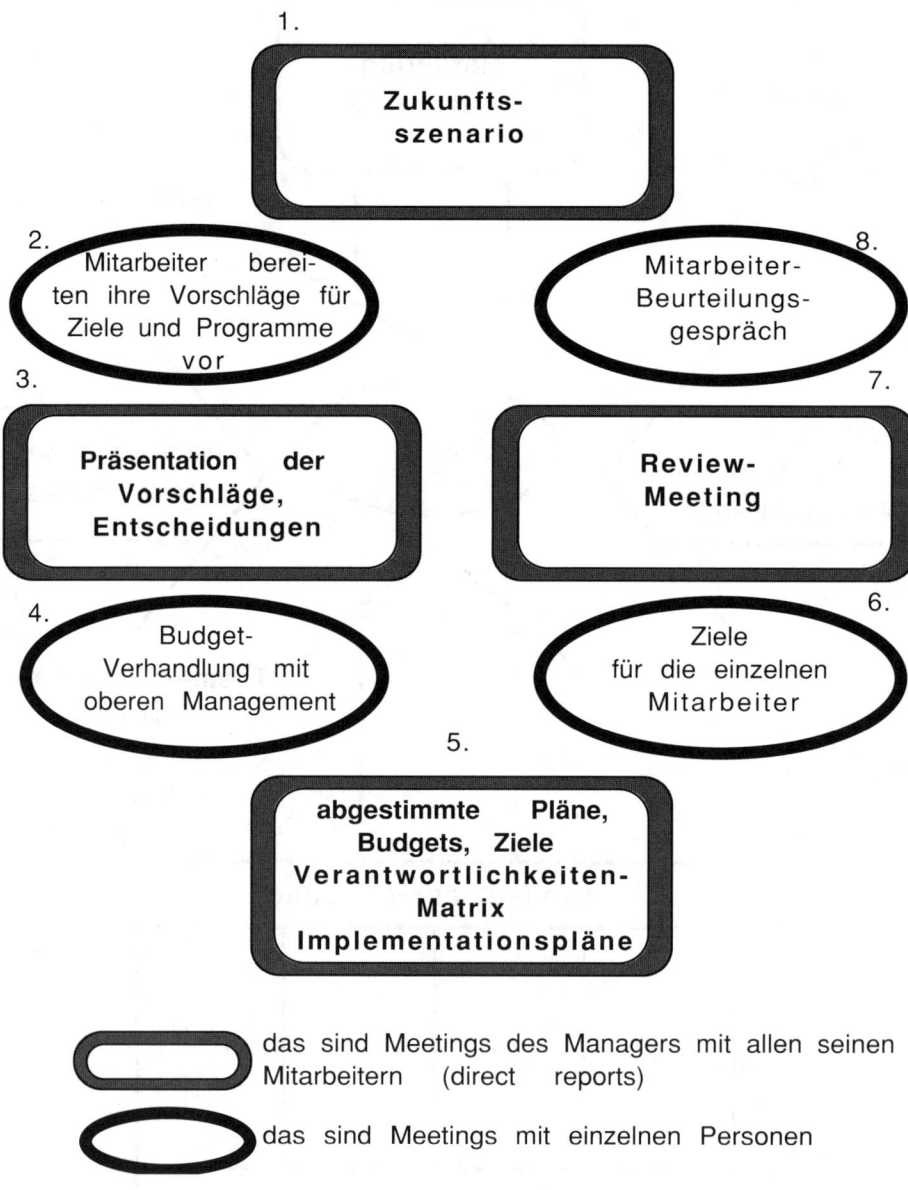

1.
Zukunfts-szenario

2.
Mitarbeiter bereiten ihre Vorschläge für Ziele und Programme vor

8.
Mitarbeiter-Beurteilungs-gespräch

3.
Präsentation der Vorschläge, Entscheidungen

7.
Review-Meeting

4.
Budget-Verhandlung mit oberen Management

6.
Ziele für die einzelnen Mitarbeiter

5.
abgestimmte Pläne, Budgets, Ziele Verantwortlichkeiten-Matrix Implementationspläne

das sind Meetings des Managers mit allen seinen Mitarbeitern (direct reports)

das sind Meetings mit einzelnen Personen

Unternehmensziele

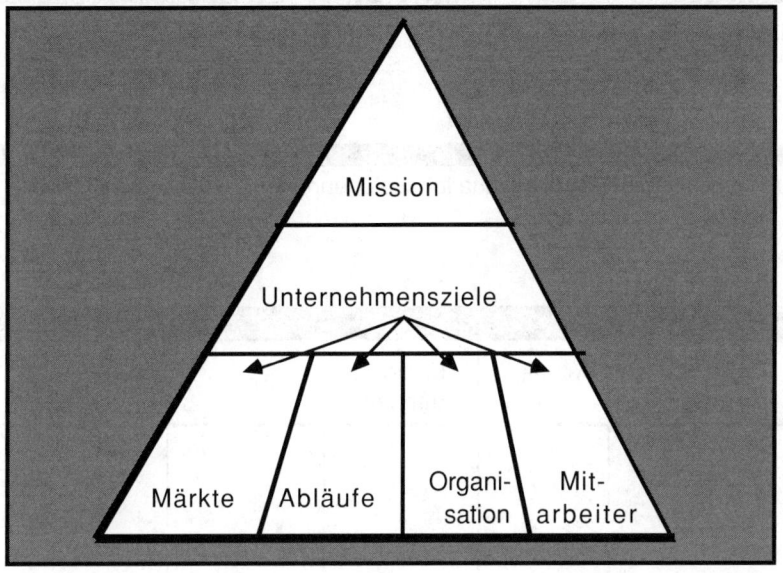

Unternehmensziele sollten einerseits von der Mission des Unternehmens abgeleitet sein und mit dieser übereinstimmen. Andererseits
sollten Ziele mindestens im Hinblick auf die vier aufgeführten Kategorien formuliert sein:

M	Märkte
A	Abläufe
O	Organisationsstrukturen
MA	Mitarbeiter

Die Ziele der Funktionen/Bereiche und der Abteilungen und Gruppen
lassen sich dann nach derselben Struktur formulieren.

Individuelle Ziele

Mission der Aufgabe:

Ausgangssituation/Problemsituation/Gelegenheiten:

Nr.	Ziele	Priorität	Erfolgs-kriterien	Zeit	Unterstützung

The Tomato Plant Challenge

**Don't put out more tomato plants
than you can carry water to**

If you do, a limited amount of water can
either be spread over all the tomato plants
with the probable result that all will die
or some plants will get enough water and
others will die.

Auch bei Organisationsveränderungen gilt, was im Selbstmanagement gilt: Man kann nicht gleichzeitig mehr als 5 plus/minus 2 Veränderungsprogramme gleichzeitig managen und verkraften. Die Programme sollten wohl-definiert sein und definierte Programm-Manager sollten die Verantwortung haben (siehe CPMP). Wenn Sie mehr als 5 Programme durchführen müssen, dann sollten Sie die zusätzlichen eventuell zunächst erst einmal vorbereiten bzw. studieren/analysieren lassen. Nichts weiter. Wenn dann eines der 5 Programme in die Implementierungsphase kommt, läuft eines der neuen Programme an.

Also: Planen Sie Ihre Organisationsveränderungsprogramme!

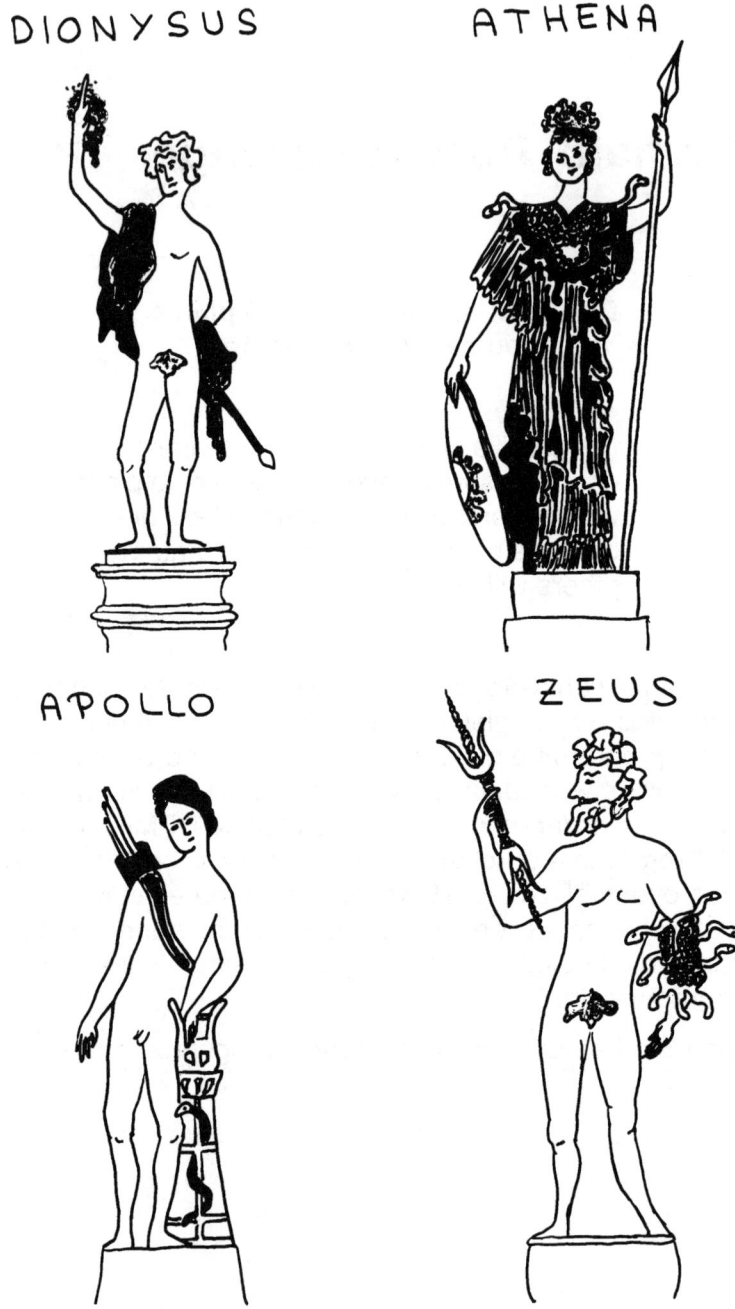

Situationen/Aktivitäten von Organisationen

(nach: Charles Handy, Gods of Management, 1978)

Jede Organisation kann sich grundsätzlich in vier verschiedenen Situationen befinden, in denen jeweils bestimmte Arten von Aktivitäten gruppiert werden:

- Stabilität (steady state)
- Krise
- Innovation/Entwicklung
- Entscheidung über Ziele/Richtlinien

Innovation / Entwicklung
Forschung und Entwicklung
die kreativen Teile von Marketing
die Entwicklungsteile der Produktion
zentrale Planung
Organisation und Methoden
Teile der Finanzabteilung

Ziele und Richtlinien
Prioritäten setzen
Standards definieren und durchsetzen
Ausrichtung und Allokation von Ressourcen
Aktionen starten

Krise
alle Aktivitäten in allen Bereichen, die mit
dem Unerwarteten zu tun haben
Marketing
Teile der Produktion
Topmanagement

Stabilität
alle Aktivitäten, die programmiert werden können
die Infrastruktur der Organisation
das Abrechnungssystem
das Sekretariatssystem
Bürodienstleistungen
die Produktionsteile der Herstellung
die meisten Verkaufsaktivitäten

Definition der Organisationskulturen

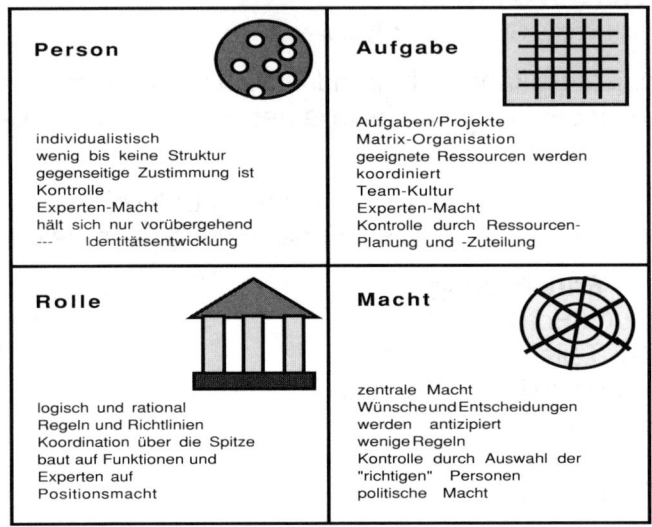

Person	Aufgabe
individualistisch wenig bis keine Struktur gegenseitige Zustimmung ist Kontrolle Experten-Macht hält sich nur vorübergehend --- Identitätsentwicklung	Aufgaben/Projekte Matrix-Organisation geeignete Ressourcen werden koordiniert Team-Kultur Experten-Macht Kontrolle durch Ressourcen- Planung und -Zuteilung
Rolle	Macht
logisch und rational Regeln und Richtlinien Koordination über die Spitze baut auf Funktionen und Experten auf Positionsmacht	zentrale Macht Wünsche und Entscheidungen werden antizipiert wenige Regeln Kontrolle durch Auswahl der "richtigen" Personen politische Macht

Erklärung der Symbole

Der Kreis mit den vielen kleinen, willkürlich verstreuten Kreisen (oben links) soll den eher lockeren organisatorischen Zusammenhang der individualistischen Experten/Entrepreneure im Rahmen ihrer gemeinsamen Idee darstellen.

Der griechische Tempel (unten links) ist das Symbol für wohldefinierte organisatorische Strukturen und Prozesse, die über lange Zeit stabil bleiben (können).

Das Spinnennetz (unten rechts) stellt im Zentrum die Macht dar. Die konzentrischen Kreise sind die verschiedenen Hierarchieebenen. Die vom Zentrum ausgehenden Linien symbolisieren die Berichts- und Kontrollwege.

Das Gitter (oben rechts) soll symbolisieren, wie im Rahmen einer Aufgabe oder eines Projektes die jeweiligen Experten zusammenarbeiten (die Stäbe kreuzen sich, sind also miteinander verbunden). Für unterschiedliche Aufgaben können unterschiedliche Experten miteinander koordiniert sein. Eine flexible, jedoch gleichzeitig für eine jeweils vorgesehene Aufgabe und über einen festen Zeitraum wohldefinierte Organisation.

Vor- und Nachteile der Organisationskulturen

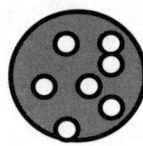

Kleine Beratungsfirmen
+ individuelle Werte
- Ziele
- Kontrolle
- Identität
entwickelt sich in die Macht-
oder Rollenkultur

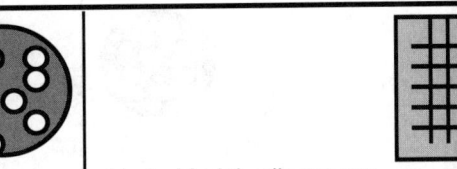

Harte Marktbedingungen
Produktgruppen
+ Flexibilität und Sensibilität auf
  dem Markt
Kontrolle
Kampf um Ressourcen
entwickelt sich zur Machtkultur

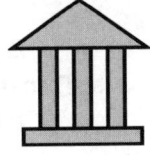

Stabiles Umfeld
+ Sicherheit und Vorhersagbarkeit
+ um Expertise auszubauen
- Einsicht, daß Veränderungen
  sein müssen
- Veränderungen

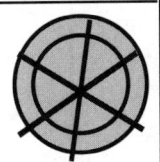

Unternehmerische Organisation
+ stolz und stark
+ schnelle Re-Aktionen
- abhängig von der Machtperson/
  Stimmung
- Nachfolge
- viele Aktivitäten/Größe

Wann welche Organisationskultur ?

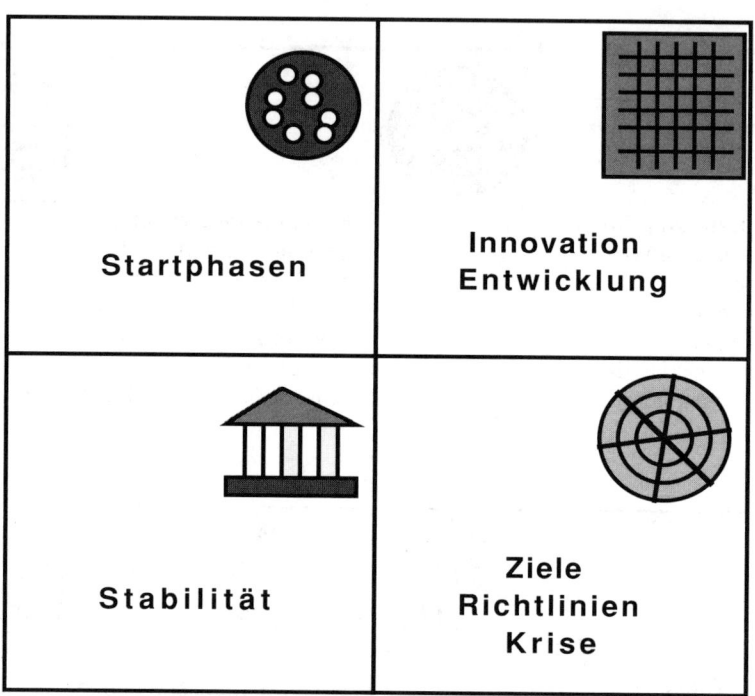

Organisationskultur und effiziente Situation

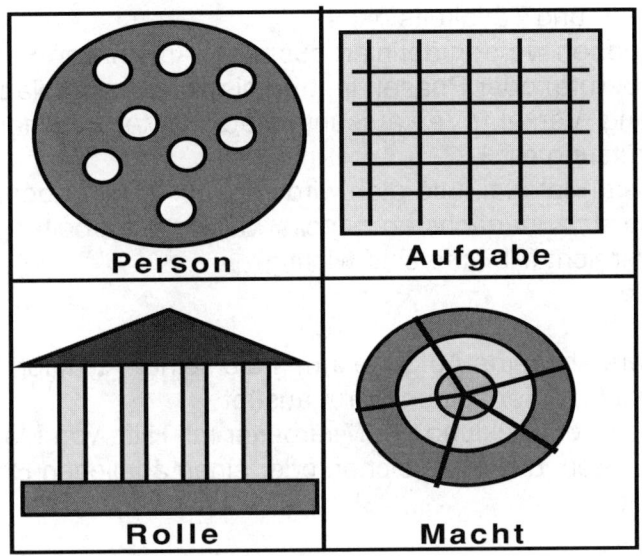

Organisationskultur	effektive Situation
Rolle	stabil, Routine
Person	kleine, innovative Organisationen Anfangsphasen
Macht	Krise Grundsatzentscheidungen
Aufgabe	Projektarbeit Experten arbeiten zusammen

In einem Unternehmen wird man mit hoher Wahrscheinlichkeit alle diese Organisationskulturen antreffen - in verschiedenen Bereichen.

Funktionale Organisation

(sie ist immer ergänzungsbedürftig durch ein anderes Orga-Prinzip)

1. Fokus
- Aufgaben- und Tätigkeitsfokus
- die Aufgaben werden definiert aus einer Anzahl von Fertigkeiten (etwa: Berufe) oder Phasen im organisatorischen Ablauf (z.B.: Marketing, Verkauf, Verkaufsunterstützung, technischer Unterstützung etc.)
- die Arbeit (Material, Info etc.) wird von einem Aufgabenbereich/ Arbeitsplatz zum nächsten zwecks weiterer Bearbeitung weitergereicht (Abläufe sind wichtig)

2. Vorteile
- Klarheit
- jeder versteht seine Aufgabe innerhalb seiner Funktion bzw. Teilfunktion, da er seinen Beruf ausübt
- gute Weiterentwicklung der Mitarbeiter mit Hilfe von Managern und Kollegen, die den gleichen oder einen ähnlichen Beruf haben
- Stabilität

3. Nachteile
- für die einzelnen Mitarbeiter in den jeweiligen Funktionen wird es schwer, die Gesamtzielsetzung und -aufgabe zu verstehen
- die Top-Entscheidungen können in den Funktionen mißverstanden werden, da sie oft scheinbar nicht die jeweilige Funktion betreffen
- eher rigide
- eher viel Widerstand gegen Veränderungen
- es ist schwer, neue Ideen einzubringen
- die Vorbereitung und Entwicklung der Mitarbeiter auf die Zukunft (wenn etwa neue Berufsbilder erforderlich sind) wird schwer

4. Voraussetzungen
- im wesentlichen nur ein Produkt bzw. nur eine Art von Aufgaben
- stabile Umwelt
- nur eher wenig Kopfarbeiter
- die internen Abläufe dürfen sich nicht ändern
- nur wenig unterschiedliche Märkte

Dezentrale Organisation

(für autonomes Business)

1. Fokus
- der Fokus liegt auf der Erreichung von Resultaten und auf den Beziehungen zwischen den einzelnen organisatorischen Einheiten
- wichtige Frage: welche Ergebnisse sollen erreicht werden?
- zuerst muß das Business im definierten Markt definiert sein

2. Vorteile
- das Topmanagement wird frei für Topmanagement-Aufgaben, da die dezentralen Einheiten business-mäßig denken, entscheiden und handeln - im Rahmen der Gesamtziele
- die Manager und Mitarbeiter sehen die Zielerreichung unmittelbar
- Manager können sich so durch Verantwortung und Selbständigkeit bewähren und weiterentwickeln
- die Mitarbeiter in den eher kleinen Einheiten verstehen ihre eigene Aufgabe und die ihrer Kollegen
- die Organisation ist klar und übersichtlich - man kennt sich
- relativ hohe Wirtschaftlichkeit
- gleichzeitige Stabilität und Anpassungsfähigkeit
- nah am Kunden und Verantwortlichkeit für die Kunden

3. Nachteile

- ???

4. Voraussetzungen
- die Topmanagement-Rolle muß klar definiert sein
- Topmanagement entscheidet für alle dezentralen Einheiten über: die zu verwendende Technologie; die Ressourcen-Allokation; die Produkte; die Märkte
- es braucht ein wohl-definiertes und gemeinsames Bemessungs- und Belohnungssystem
- es braucht zentrale Kontrollprozesse
- und es braucht eine gemeinsame Vision und Mission

Simulierte Dezentralisation

(für ein einzelnes Produkt)

1. Fokus
- der Fokus liegt auf der Erreichung von Resultaten und auf den Beziehungen zwischen den organisatorischen Einheiten
- kleinere organisatorische Einheiten werden werden dezentral, um das Produkt zu vermarkten
- die Einheiten entscheiden und handeln autonom, als ob sie ihr eigenes Geschäft/Business hätten

2. Vorteile
- es gibt einen eindeutigen Fokus, der für alle Mitarbeiter sicht- und erlebbar ist
- die Mitarbeiter kennen ihren eigenen Job
- die Mitarbeiter arbeiten in einem Team von Menschen mit einem eindeutigen Ziel

3. Nachteile
- die Kommunikation zwischen den dezentralen Einheiten gestaltet sich schwierig
- relativ hohe Ablaufkosten, da die dezentralen Einheiten so ausgestattet sein müssen, daß sie autonom entscheiden und handeln können

4. Voraussetzungen
- die Informations- und Entscheidungsprozesse in der Gesamt-Organisation müssen klar definiert sein und befolgt werden
- die Anforderungen an die Mitarbeiter sind sowohl fachlich als auch menschlich recht hoch
- die Mitarbeiter und die einzelnen organisatorischen Einheiten müssen Toleranz gegenüber den anderen aufbringen

Team - Organisation

(als Komplement zur funktionalen Organisation)

1. Fokus

- die Organisation ist aufgebaut auf die Definition von Projekten/ Aufgaben für Teams und Individuen
- die Mitarbeiter in den Teams sind Experten mit unterschiedlichem Wissen und unterschiedlichen Fertigkeiten, sodaß die Teamaufgabe in der Koordination aller Teammitglieder erledigt werden kann
- die Mitarbeiter rekrutieren sich für die definierte Aufgabe aus den verschiedenen Teilen/Funktionen der Organisation
- die Zusammensetzung in den Teams kann sich im Laufe des Projektes je nach Bedarf an bestimmten Experten verändern

2. Vorteile

- die Mitarbeiter kennen ihren Verantwortungsbereich innerhalb des Teams und tragen auch die Verantwortung
- die Mitarbeiter beherrschen ihre Aufgabe und können sie mit ihrem Know How und mit ihren Fertigkeiten bewältigen
- relative hohe Flexibilität und Anpassungsfähigkeit

3. Nachteile

- insgesamt geringere Effizienz der Organisation, da sich Projekte und Teams immer wieder neu bilden müssen
- geringe Stabilität

4. Voraussetzungen

- die Teamleiter müssen die Gesamtziele kennen und in der Lage sein, das Team von Fachleuten sowohl fachlich als auch menschlich auf die gemeinsame Zielerreichung hin zu koordinieren
- hohe Aufmerksamkeit des Topmanagement für die Organisation
- Mission, Leitlinien und Unternehmensziele müssen für eine längere Zeit stabil und für alle klar bleiben, damit Flexibilität in Struktur und Abläufen möglich bleibt
- die Mitarbeiter müssen aufgabenorientiert im Team arbeiten, ihren individuellen Beitrag zum Ganzen kennen, die Aufgaben der Kollegen kennen und wertschätzen sowie individuelle Verantwortung tragen können und wollen.

System - Organisation

1. Fokus
- der Fokus liegt auf der Erreichung von Resultaten und auf den Beziehungen zwischen den organisatorischen Einheiten
- die unterschiedlichen Einheiten sind unterschiedlich spezialisiert
- die System-Organisation ist eine erweiterte Team-Organisation
- es entstehen Teams auf höherer Ebene, d.h. Teams von Subsystemen/organisatorischen Einheiten, vertreten durch ihre Manager
- alle anderen Design-Prinzipien (Team, Dezentralisation, Funktion) sind hier wiederzufinden

2. Vorteile
- Flexibilität
- aufnahmebereit für neue Ideen und für Veränderungen

3. Nachteile
- eher geringe Klarheit
- es besteht die Gefahr, daß die einzelnen Mitarbeiter ihre Aufgaben und ihren Beitrag zum Ganzen nicht mehr erkennen
- eher geringe Stabilität
- die Kommunikation zwischen den Subsystemen gestaltet sich eher schwierig

4. Voraussetzungen
- Mission, Leitlinien und Ziele müssen für alle absolut klar sein
- es braucht direkte Beziehungen zwischen den einzelnen Subsystemen
- die Verantwortung darf nicht jeweils auf eine begrenzte organisatorische Einheit (Subsystem) gesehen werden, sondern muß weit darüber hinaus auf das Gesamte gerichtet sein
- die unterschiedlichen Subsysteme müssen auf das gemeinsame Ziel hin koordiniert und gesteuert werden
- dennoch müssen die Subsysteme ihre eigenen speziellen Abläufe behalten und einhalten (Einheit trotz Vielfältigkeit)
- hohe Selbstdisziplin aller erforderlich

Netzwerk als "bekanntes" Organisationsmodell

(nach Robert K. Mueller, Betriebliche Netzwerke, Rudolf Haufe Verlag, Freiburg im Breisgau, 1986, ISBN 3-448-01796-5)

Eigentlich ist eine Netzwerkorganisation gar keine neue Organisationsform. Lediglich ein neuer Begriff für etwas Bekanntes?

In Soziologie, Sozialpsychologie und Betriebswirtschaftslehre wird der Begriff "informale Organisation" gebraucht, um all die Beziehungen zwischen den Menschen in Unternehmen zu beschreiben, die nicht im formalen Organisationsplan vorgesehen sind. "Jeder" weiß jedoch, daß diese informalen Beziehungen eigentlich ein Unternehmen erst zum Leben erwecken. Der Dienst nach Vorschrift ist ein Hinweis darauf, daß die geplanten Strukturen und Prozesse nicht ausreichen, um eine Organisation arbeitsfähig und produktiv zu machen.

Einige Beispiele seien dazu aufgereiht:

• Besonders in High-Tech-Unternehmen findet man häufig den Brauch, z.B. Freitag-Abend-Bier-Partys zu veranstalten, um es den Mitarbeitern zu ermöglichen, sich gegenseitig auch privat kennenzulernen.

• In eher forschrittlich orientierten Unternehmen werden Projektteams und Task Forces mit Mitgliedern aus verschiedenen hierarchischen Ebenen und aus verschiedenen Unternehmensbereichen entweder auf Dauer oder für definierte Probleme zusammengesetzt. Wichtig ist nicht die Position, sondern das Know How und die möglichen Beiträge der Mitglieder dieser Teams.

• Einen interessanten, neuen Stellenwert erhalten Netzwerke in Organisationen durch die Möglichkeiten der Informationstechnologie. Ein Beispiel: Bei einem der führenden Computerhersteller wird mittlerweile schon fast 20 Jahre lang ein Computernetzwerk mit gemeinsamer Datenbank - die Node-Files - benutzt. Alle Ingenieure dieses Herstellers sind damit weltweit verbunden.

Kommuniziert wird nicht nur über Projekte, sondern auch über Hobbies oder darüber, wo man in Boston besonders gut essen kann. Jeder kann eingeben und abrufen, was und wann er will. Es ist bekannt, daß sehr viele professionelle Probleme vorbei an und ohne Wissen der Manager durch Kommunikation in diesem Netzwerk gelöst worden sind.

So z.B. anläßlich einer großen Ausstellung dieses Herstellers. Ein schwerwiegendes Software-Problem war aufgetreten. Die anwesende Creme de la Creme der europäischen Ingenieure konnte dieses Problem nicht lösen. Also gab man das Problem an das Netzwerk. Sechs Stunden später kam die Antwort mit der Lösung - aus Australien.

• Computernetzwerke nicht nur großer Unternehmen, sondern auch die privaten elektronischen Netzwerke und Datenbanken, die über die Telefonleitung zugänglich sind, gibt es inzwischen so viele, daß unzählige Kommunikationsnetzwerke nicht nur zwischen Computerfreaks, sondern zwischen Wissenschaftlern, Beratern, Trainer oder nur an bestimmten Themen Interessierte entstanden sind. Gemeinsame Themen/Interessen sowie die Mailboxen und Datenbanken halten sie zusammen.

• Aber ich möchte auch die losen Netzwerke von Beratern und Trainern erwähnen, die es eigentlich schon immer gibt. Man kennt sich, ruft sich gegenseitig an, schiebt ab und zu mal dem Bekannten einen Kunden zu, trifft sich zum Erfahrungsaustausch. So habe ich z.B. noch nie einen Kunden aktiv aquiriert. Es war bisher immer ein guter Bekannter, der mich aus irgendeiner Firma, irgendeiner Veranstaltung kennt, der mir den Namen eines interessierten Kunden verschafft hat. Ich verdanke meinem Netzwerk meinen Erfolg.

Wandel / Change als Notwendigkeit zur Netzwerkorganisation

Ich kann das Wort und den Begriff Change/Wandel/Veränderung fast schon nicht mehr hören. Besonders die amerikanische und britische Literatur strapaziert mich mit reißerischen Aufmachern wie

- Managing Change and Making It Stick;
- Riding the Waves of Change;
- The Third Wave;
- Thriving on Chaos.

Meistens bieten sie nicht viel mehr als viele Beispiele/Geschichten, die guten alten psychologischen und management-theoretischen Erkenntnisse sowie auch einige Ideen, wie man das in die Praxis umsetzen kann. Vor lauter Pragmatik kommen sowohl die theoretischen Grundlagen als auch die praktische Umsetzung zu kurz. Doch die Zusammenfassungen und die Botschaften in diesen Büchern sind herausfordernd und faszinierend. Und also sind diese Bücher nötig - eher noch als die teils ins Mystische abschweifenden New-Age-Bücher.

Und: Trotz allen publizistischen Aufwandes ist immer wieder erstaunlich, wie wenig der Begriff Change, Wandel, Veränderung in das Bewußtsein und Handeln von Managern und Professionals im betrieblichen Alltag eingegangen ist. Die Sehnsucht und das Streben nach Stabilität beherrschen die Diskussionen und Entscheidungen. "Schon wieder eine Organisationsveränderung!" Leider haben viele mit dieser Klage recht. Denn man verändert nicht Strukturen und Prozesse, sondern Besitzverhältnisse, "Fürstentümer", Namen - kurz: man verändert nicht das Konzept, sondern ordnet im alten Konzept um. Erreicht wird so nichts Neues, nichts Besseres.

Tatsache ist, das Umfeld von Unternehmen verändert sich in atemberaubender Geschwindigkeit. Das einzig Stabile scheint der Wandel zu sein. Die große Frage und Herausforderung ist die nach einer geeigneten Form organisatorischer Strukturen und Prozesse, die den schnellen Wandel verkraften, ja mit-steuern könnte.

Informationstechnologie als treibende Kraft

(vergl. Gareth Morgan: Riding the Waves of Change. Developing Managerial Competencies for a Turbulent World, S. 9 ff.)

Eine große Veränderungswelle wird vielen Managern und Professionals erst allmählich bewußt. Informationstechnologie (r)evolutioniert die Strukturen und Prozesse von Organisationen und das Verhalten von Menschen in Organisationen. Gareth Morgan beschreibt dazu ein faszinierendes, für viele erschreckendes Szenario:

- Das wirkliche Potential der Informationstechnologie liegt darin, daß sie Dezentralisierung, Netzwerk-Organisation und Selbstmanagement ermöglicht, ja sogar verlangt. Dezentrale Computernetzwerke, die jedem (nicht nur) im Rahmen seiner Aufgabe Zugriff auf Datenbanken und direkte Kommunikation mit Kollegen, Kunden oder Lieferanten - weltweit - ermöglichen, schaffen dezentrale Organisationen, Netzwerke aus kleinen, überschaubaren Unternehmenseinheiten - nah am Kunden. Diese Einheiten brauchen keine hierarchische Führung, sie werden eher locker koordiniert und integriert.

- Consultants der großen Computerhersteller haben diese Herausforderung längst erkannt. Sie helfen den Kunden zu verstehen, wie einerseits ein bedarfsgerechtes Informationssystem von Mission, Ziele und Strategien des Unternehmens abgeleitet werden soll - denn Informationssysteme sollen die Erreichung der Ziele ermöglichen, nicht umgekehrt - und wie andererseits die Implementierung neuer Informationssysteme immer gleichzeitig ein neues Organisationsdesign verlangt, also Organisations- und Personalentwicklung.

- Ähnlich wie innerhalb von Organisationen Hierarchien, Funktionen/Bereiche und Standorte fließende Grenzen bekommen, werden auch die Grenzen zwischen Herstellern, Subcontractors, Lieferanten, Handel, Kunden, Gewerkschaften durchlässig. Das wird besonders sichtbar beim "Just in Time" Management. Das erfordert eine neue Sichtweise einer Organisation. Wo definiert man die Grenzen einer Organisation? Solche durch vielfältige Arbeits- und Informationsbeziehungen verbundenen Unternehmen stellen eher ein offenes, flexibles Netzwerk-System dar als einige/viele nebeneinander existierende, wohl definierte Organisationen. Das Kriterium der rechtlichen Definition eines Unternehmens kann dabei lediglich als künstliche Konstruktion gesehen werden, die darüber entscheidet, wie die Finanzen geregelt werden.

Wozu braucht man also Netzwerke?

(Die u.a. Liste ist zum Teil entnommen aus: Robert K. Mueller, Betriebliche Netzwerke, a.a.O., S. 194)

Netzwerke können den Zweck haben,

- Umfeldveränderungen in Technologie, Gesellschaft, Politik, Wirtschaft zu erkennen, zu verarbeiten, auf sie zu reagieren - und auch: proaktiv darauf Einfluß zu nehmen
- den größeren vernetzten Wirtschaftsraum der EG 1992 zu nutzen, indem man selbst oder durch Partner im Ausland präsent ist
- Verbindungen herzustellen zwischen Einzelpersonen, zwischen Organisationen oder zwischen einzelnen und Organisationen
- notwendige organisatorische Veränderungen /Anpassungen flexibel zu planen und durchzuführen
- Marktnischen und Geschäftsideen zu erkennen und zu nutzen
- nah am Kunden: individuelle Kundenwünsche zu erkennen und individuelle Lösungen anzubieten
- dem Kunden gegenüber stark und groß zu erscheinen (wenn nötig: auch klein) - nach innen klein und überschaubar zu bleiben
- Initiative und Kreativität der Mitarbeiter nicht nur zu erlauben, sondern aktiv zu fördern und zu nutzen
- Produktivität zu erhöhen
- Selbsthilfe der dezentralen Einheiten zu fördern und zu fordern
- Ressourcen flexibel einzusetzen und zwischen den dezentralen Einheiten auszutauschen
- Lernprozesse durch interdisziplinäre Zusammenarbeit in kleinen Einheiten und durch Job Rotation zu fördern
- das Arbeitsleben der Mitarbeiter sinnvoll zu gestalten und dadurch Motivation und Leistung zu erhöhen
- den Kontakt mit bestimmten Leuten aufrechtzuerhalten, mit denen uns gemeinsame Interessen oder Ziele verbinden
- auf dem laufenden zu bleiben und mit anderen Informationen auszutauschen
- ohne unangemessenes Risiko, aber mit geringen Kosten und verbesserter Stabilität, das Bewußtsein davon zu steigern, was wir persönlich anderen anzubieten haben
- unsere intellektuellen, sozialen und Freizeitaktivitäten zu erweitern

Wie findet Netzwerk statt ?

Ob nun Netzwerke in und neben formalen Organisationen oder ob Netzwerke zwischen einzelnen Personen oder zwischen Organisationen oder zwischen einzelnen Personen und Organisationen betrieben und genutzt werden, im Prinzip finden dieselben Prozesse statt und im Prinzip werden dieselben Anforderungen an die Teilnehmer im Netzwerk gestellt. Der Einfachheit halber verwende ich als gedanklichen Rahmen das Netzwerk als Organisationsform von Unternehmen - nicht die eher losen (sozialen) Netzwerke vieler kommunizierender Personen.

Netzwerk-Prozesse

- gemeinsame Vision, Ziele, Themen, Prozesse, Symbole, Interessen,Sprache, Prospekte, Visitenkarten

- gegenseitige Freunde
- Workshops und Meetings
- Telefonanrufe
- elektronische Post und gemeinsame Datenbanken
- Parties und Erfolge feiern
- Korridorgespräche
- MBWA (Management by Walking Around)
- Gipfeltreffen
- gemeinsame Essen
- Phantom-Organisationen

- Briefe schreiben
- Bücher ausleihen
- Papiere verschicken
- Photokopien
- Pamphlete verfassen und Zeitschriften herausgeben
- Audio- und Videotapes anfertigen

Ein wesentliches Merkmal von Netzwerken ist die Kreativität der Mitglieder darin, wie man mit den Partnern Kontakt aufrechterhält. Daher kann diese Liste gar nicht vollständig sein.

Zentren und Dörfer

Die Einheiten in Netzwerken kann man als Zentren und Dörfer bezeichnen. Ein Zentrum kann eine besonders "starke" oder treibende Person sein oder auch eine Organisation oder organisatorische Einheit. Dörfer sind die mit dem oder den Zentren verbundenen und kommunizierenden Personen und organisatorischen Einheiten.

Die Zentren können ihren Einfluß und ihre Koordinations- und Integrationsaufgabe nicht auf hierarchische Macht aufbauen. Es gibt kaum und schon gar nicht abgesicherte und fortdauernde zentrale Macht. Zentren können sich im Laufe der Zeit je nach Zielrichtung und Interessenlage verlagern. Zentren bauen ihren Einfluß auf der Erfüllung folgender Anforderungen auf.

Anforderungen an die Zentren

- Vision
- Imagination
- Sensibilität
- andere Standpunkte verstehen und berücksichtigen
- Geduld
- Taktgefühl
- Gruppen führen
- geschärfte Wahrnehmung

Aufgaben der Zentren

- Planung
  - vorbereiten
  - Übereinstimmung erzielen
  - ankündigen/informieren
  - Implementation koordinieren

- die Interdependenz der Dörfer managen
- die individuellen Bedürfnisse der Dörfer erkennen und berücksichtigen
- die unterschiedlichen Kräfte und Strömungen ausgleichen

Aufgabenerfüllung geschieht durch folgende Prozesse

- verhandeln
- anpassen
- überzeugen
- Kompromisse erreichen

und durch diese bürokratischen Funktionen:

- überwachen (audit)
- Informationen sammeln und verteilen
- Rechnungswesen
- Finanzierung
- administrative Unterstützung und Planung

gemeinsame Basis für alle ist:

- gemeinsame Vision und Zielsetzungen
- Informalität
- Führung/Charisma
- Individualität und Gemeinschaftssinn
- Ehrlichkeit
- Initiative

Anforderungen an die Dörfer

Die Personen bzw. organisatorischen Einheiten, die als Dörfer mit den Zentren verbunden sind, dürfen sich nicht als Konsumenten oder als losgelöste und vollkommen selbständige Einheiten verstehen. Damit ein Netzwerk funktionieren kann, muß sich jeder Teil als aktiv mitverantwortlich und treibend fühlen und verhalten. Insbesondere sind folgende Fähigkeiten wesentlich:

- nein sagen können

- Kontrolle durch Planung und Input

- Vertrauensbeziehungen aufbauen

- durch und mit Gruppen managen

- wissen, wer und was man ist und sein will

- selbst-sein und -bleiben

- die eigene individuelle Energie kontrollieren, um nicht aufgerieben zu werden

- konzeptuell und prozeßhaft denken und handeln

- durch Symbole, Beispiele, Geschichten, etc. führen

- immer wieder die gemeinsame Aufgabe, die gemeinsamen Ziele und Resultate betonen

Wie man informale Netzwerke konzipiert und aufbaut

(vergl. Robert K. Mueller, Betriebliche Netzwerke, Rudolf Haufe Verlag, Freiburg im Breisgau, 1986, S. 194-204)

Mueller stellt eine Reihe von Einzelschritten zum Aufbau eines Netzwerkes vor. Ich erlaube mir, seine Vorschläge in verkürzter, leicht veränderter und übersichtlicherer Form darzustellen:

1.   Definition von Ziel und Zweck des Netzwerks (Mission bzw. Leitbild)

2.   Ressourcen - Inventur

- materielle Ressourcen, die für andere im geplanten Netzwerk nützlich sein können
    - Vermögen
    - Büroausstattung
    - Kommunikationseinrichtungen
    - Clubmitgliedschaften
    - Mitgliedschaft in wissenschaftlichen Gesellschaften, Berufsorganisationen und Vereinen
    - Zugang zu besonders spezialisierten Personen oder Personen mit besonderem Status
    - Büroräume
    - geschäftliche und private Karteien
    - Transportkapazitäten

- immaterielle Ressourcen
    - Fertigkeiten
    - Erfahrungen
    - Kontakte
    - Interessen
    - Werte
    - Überzeugungen
    - Glaubensgrundsätze
    - Wünsche
    - Erwartungen
    - Talente

3. Feststellung der Ressourcen - Lücke

Nach dieser Bestandsaufnahme erstellen Sie nun eine eventuell erweiterte Liste mit allen den (zusätzlichen) erforderlichen Ressourcen, die Sie benötigen, um die definierten Netzwerkziele zu erreichen.

4. Aktoren - Bewertung

- welche Einzelpersonen haben großen Einfluß auf andere?
- wer steht im Brennpunkt der Kommunikation?
  - Knoten (Sub-Zentren)
- wer sind die weniger kommunikativen Personen?
  - Isolierte
- wer kann Vermittler-Rollen zwischen anderen übernehmen?
  - Linkers
- wer sind die grenzüberspannenden Leute, die wie etwa in großen Unternehmen aus der Forschungs- und Entwicklungsabteilung heraus in engem Kontakt mit den kundenorientierten Abteilungen sind?
  - Gatekeepers

Zeichnen Sie diese Netzwerkbeziehungen in der Form einer Soziogramm-Analyse auf.

5. Der eigentliche Netzwerkprozeß

Netzwerken ist, "genau wie Sex, eine der wenigen Aktivitäten, bei denen ein begabter und begeisterter Amateur einen natürlichen Vorteil vor dem reinen Profi hat". (Tim Head, Networks, Who We Know and How We Use Them, Holder and Stoughton, London, 1983, S.178).

- keine Über- und Unterordnung
- Vertrauen und gegenseitige Übereinstimmung entwickeln lassen
- geben und nehmen
- Konkurrenz spielt keine Rolle
- Ausforschen der Möglichkeiten von Verbindungen und Informationsaustauschprozessen - ohne Beschränkung
- Management by Objectives verträgt sich nicht mit Netzwerkprozessen

6. Die Anlage von Informations - Datenbanken

Legen Sie für die Partner im Netzwerk und für sich Datenbanken für Ideen und Informationen an:

- Computer-System
- Bibliothek
- Kartei

7. Praktisches Netzwerkhandeln

- welches sind die interessierten Parteien? - nehmen Sie Kontakt mit ihnen auf

- bei Hilfeleistungen und Anfragen - denken Sie an Höflichkeit und Dankbarkeit (Timing, Kosten erstatten, nicht mehr als nötig fragen, Zeiteinteilung der Kontaktperson respektieren, Fragen exakt formulieren, Danke schön, geben Sie Rückmeldung)

- Common-Sense-Regeln beachten (Langweilen Sie die anderen nicht, hören Sie hin, stellen Sie Fragen, stellen Sie keine Vermutungen an)

- diskutieren und definieren Sie Zielschwerpunkte (Mission, Leitbild), nicht spezifische Einzelziele

- es braucht eine zentrale Figur im Netzwerk ("Mutter", "Vater", Führer, Initiator, Arrangeur, Kommunikationszentrale), die weiß, was läuft und Kurs hält

- geben Sie einfache, aber regelmäßige Infos oder Mitteilungsbriefe heraus

- veröffentlichen Sie eine Mitgliederliste

- institutionalisieren und strukturieren Sie die Netzwerktätigkeit nicht - es kommt nicht auf die Struktur an, sondern auf die Menschen

- legen Sie einen Termin für das nächste Meeting fest, auf dem alle Partner über ihre Aktivitäten berichten

Wie sollten Mitarbeiter geführt werden?

Hochqualifizierte Mitarbeiter sind trotz relativ hoher Arbeitslosenrate Mangelware auf dem Arbeitsmarkt. Suche, Einstellung und Ausbildung eines solchen Mitarbeiters kommen einer Investition oft von mehr als 100.000 DM gleich. Das ist einer der Gründe, weswegen in der amerikanischen Literatur diese Mitarbeiter bereits als "Gold Collar Worker" bezeichnet wurden (im Gegensatz zum Blaumantel und Weißkragen). Die Spielregeln für den Umgang mit Mitarbeitern in Netzwerkorganisationen kommen dem Motivationsprofil der Goldkragen-Mitarbeiter entgegen:

- Ein Mitarbeiter kann gleichzeitig mehrere Vorgesetzte haben, je nachdem in wievielen verschiedenen Projekten er beteiligt ist.
- Die dezentralen selbständigen Teams müssen darauf eingestellt sein, daß sich die Zugehörigkeit zu einem Team mit dem Wechsel der Aufgabenstellung verändern kann.
- Entscheidungen müssen im Konsensus der Beteiligten und Betroffenen getroffen werden, damit die Menschen sich damit identifizieren können, um sie selbstverantwortlich durchzuführen.
- Wegen der hohen Investition in die Qualifikation der Mitarbeiter muß das Management darauf achten, die Mitarbeiter langfristig an das Unternehmen zu binden; d.h auch, daß die Organisation den Mitarbeitern langfristige Beschäftigung - das muß nicht unbedingt im selben Job sein - garantiert.
- Mitarbeiter werden als Menschen, nicht nur als Arbeitskräfte gesehen und behandelt. Sie brauchen menschliche Zuwendung, Lob und Tadel; sie brauchen den Kontakt mit anderen in Gruppen; sie brauchen die Gelegenheit zur Selbstverwirklichung.
- Beförderung in höhere Karrierestufen ist nur langsam möglich, da das Know How der Fachkräfte gebraucht wird. Wahrscheinlicher ist die "Beförderung" bzw. der Stellenwechsel auf der gleichen Ebene oder sogar auf eine niedrigere Ebene. Hierarchische Niveaus dürfen keine größere Rolle mehr spielen.
- Die beruflichen Karrierepfade sind eher vage spezialisiert, um die Breite des beruflichen Spektrums und das Know How zu erhalten, auszutauschen und zu fördern.

- Eine "Lösung" des damit angedeuteten Problems kann die Einrichtung paralleler Karrierepfade sein. Man braucht nicht Manager zu werden, um Karriere zu machen. Man kann parallel zur Manager-Karriere in einer Professional-Karriere nach oben steigen. So wird vermieden, daß man eventuell einen demotivierten, schlechten Manager bekommt und dafür einen motivierten, hochqualifizierten Professional verliert.
- Die Rolle der Manager in den beruflich orientierten Funktionen des Unternehmens wird die des Personal- und Organisationsentwicklers, die des Trainers und des Coaches.
- Die Mitarbeiter werden ermutigt, ihr Business in kleineren und unternehmerisch selbständigen Einheiten unter Mitbestimmung aller Personen der Einheit zu führen. Das ermöglicht intensive Weiterbildung jedes einzelnen Individuums.
- Selbständige Einheiten müssen gefördert und so ausgestattet werden, daß sie sich flexibel und schnell auf die Kundenbedürfnisse einstellen können.
- Wo immer es geht, muß die Informationstechnologie genutzt werden, um schnellen und gemeinsamen Informationsaustausch sicherzustellen.
- Moderne Technologien und professionelle Denk-, Mund- und Handwerkzeuge unterstützen die Effizienz und Effektivität.
- Arbeitsaufgaben können nicht in bürokratischen Stellenbeschreibungen definiert werden, sondern müssen als Rolle mit Mission flexibel gestaltbar sein.
- Die Mitarbeiter müssen in der Lage sein, ihre Arbeitsaufgaben flexibel zu wechseln.
- Die Bürokratie muß so klein wie möglich gehalten werden und darauf ausgerichtet sein, die Menschen zu unterstützen - und nicht in erster Linie zu kontrollieren.
- Die zentralen Dienstleistungen müssen so organisiert sein, daß sie von den dezentralen selbständigen Einheiten für gewünschte Aufgaben kontraktiert werden können.

Und was ist der erforderliche Managementstil?

- Informalität und Gleichheit werden zu den obersten Werten, von denen alle anderen abgeleitet werden.

- Kommunikation kann in alle Richtungen laufen, nach oben, zur Seite, nach unten. Manager sind daher nicht mehr Informationskontrolleure und -verteiler, sondern ein Knotenpunkt im Netzwerk neben anderen.

- Die Struktur ist interdisziplinär auf Zusammenarbeit ausgerichtet. Die Manager müssen daher bereit und fähig sein, interdisziplinär zu kooperieren - genauso wie die Mitarbeiter (Manager sind auch Mitarbeiter!).

- Effektive Manager sind anerkannte Teamführer. Als Teamführer müssen sie auch in der Lage sein, das Team sich selbst zu überlassen oder einem der Teammitglieder die Führung zu überlassen, wenn dieser für die Aufgabe die bessere Kompetenz hat.

- Manager werden zu Betreuern und Trainern von Mitarbeitern - nicht unbedingt nur von ihren "eigenen" Mitarbeitern.

- Auf der unteren Ebene werden weniger "Nur-Manager" gebraucht, sondern Mitarbeiter, die neben der Ausübung ihrer professionellen Expertise für eine bestimmte Zeit und Aufgabe Führungsfunktionen übernehmen können (Working Supervisor).

- Daher wird es auch stärker auf die Aus- und Weiterbildung der professionellen Mitarbeiter auch in Führung von Teams und Individuen, in Kommunikation und vor allen Dingen im Selbst-Management ankommen als auf das eher elitäre Management-Training.

Netzwerk - Bilder

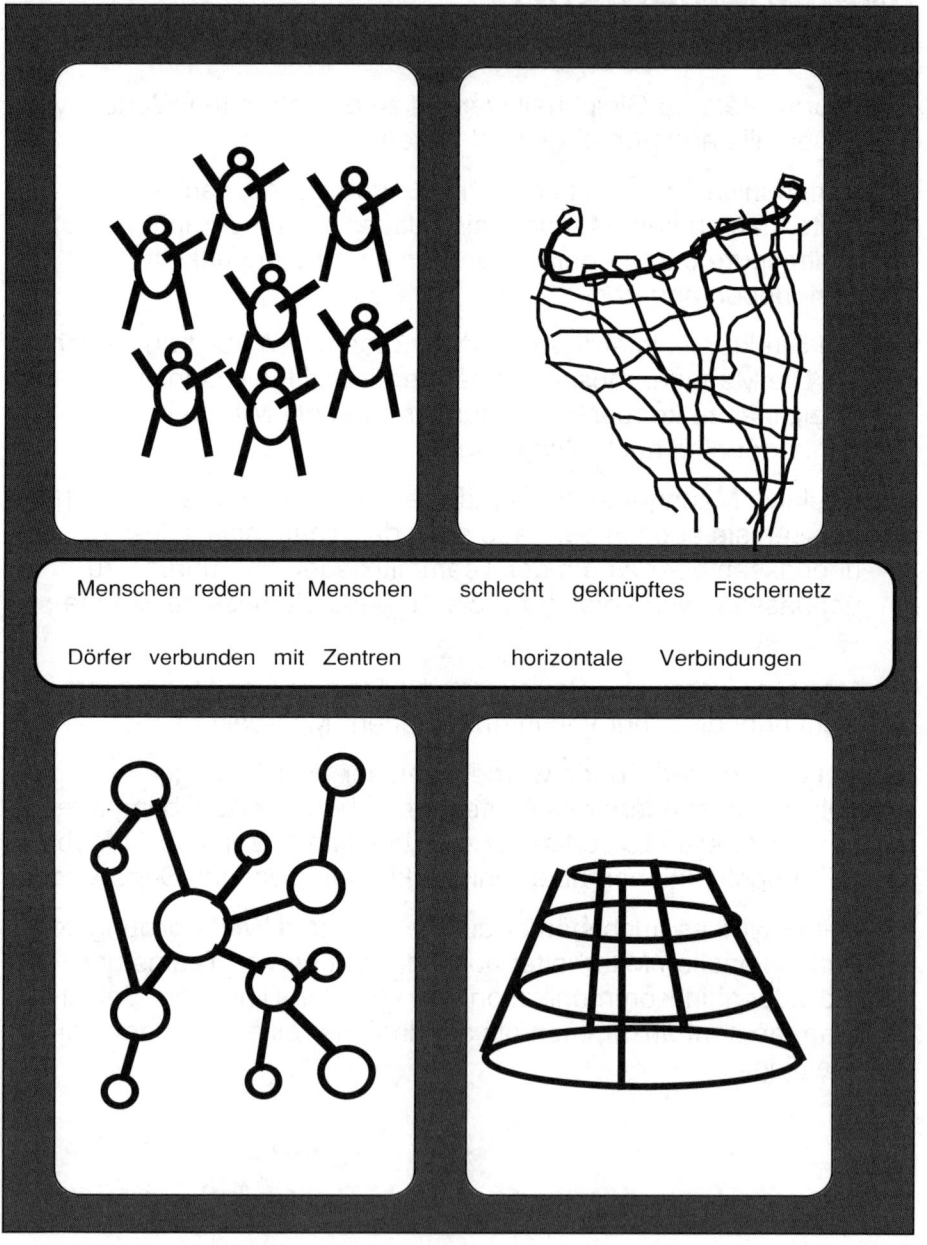

Menschen reden mit Menschen schlecht geknüpftes Fischernetz

Dörfer verbunden mit Zentren horizontale Verbindungen

Organisations - Design

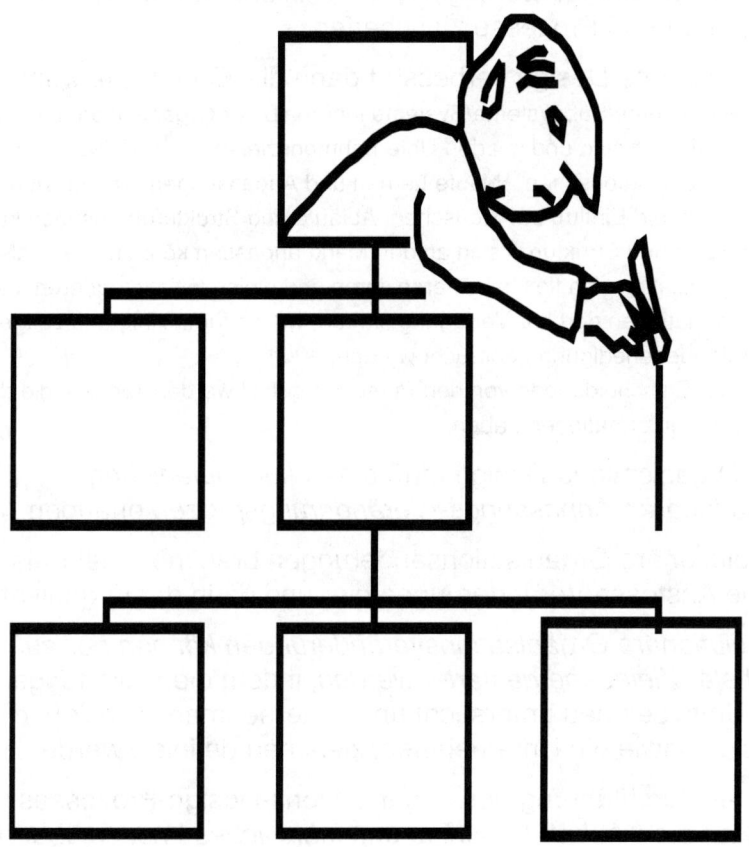

Organisations - Design

- Organisations-Design ist ein *Abschnitt des Strategie-Entwicklungsprozesses*: structure follows strategy.

- Organisations-Design hat zum Zweck, *pro-aktiv* - d.h. im Hinblick auf zukünftige Bedingungen - effiziente organisatorische Strukturen und Prozesse zu schaffen.

- Organisations-Design verbessert dann die *Effektivität,* wenn
  - die Elemente/Subsysteme/Systeme innerhalb der Organisation untereinander stimmig sind und mit den Unternehmenszielen zu vereinbaren sind;
  - die organisatorischen Abläufe Lernen und Anpassungen ermöglichen;
  - das Umfeld Einfluß auf Menschen, Abläufe und Strukturen ausüben kann;
  - Abläufe und Strukturen sich an den Markt anpassen können, wenn also die Organisation sich flexibel differenzieren und gleichzeitig integrieren kann;
  - Informationen dort zur Verfügung stehen, wo sie für flexible und zeitgerechte Aufgabenerledigung gebraucht werden;
  - wenn Entscheidungen von den Personen gefällt werden können, die die besten Informationen haben.

- Das Organisations-Design muß einen *kontinuierlichen evolutionären Anpassungs-/Veränderungsprozeß* erlauben.

- Revolutionäre Organisationsänderungen brauchen mehr als kleine Anstösse/Veränderungen hier und da in der Organisation.

- *Revolutionäre Organisationsveränderungen können nur auf höchster Zielebene gestartet werden*, indem die Erwartungen des Umfeldes neu untersucht und Unternehmenszweck und Mission sowie die Unternehmensziele neu definiert werden.

- Bei der Durchführung des Organisations-Design-Prozesses müssen sich *Ablauf-Expertise und inhaltliches Wissen* über die einzelnen Aufgaben ergänzen.

- Organisationen haben *Strukturen, um folgende Bedürfnisse zu befriedigen:*
  - Klarheit
  - Vision, Richtung
  - Entscheidungsfähigkeit
  - Überleben und Selbststeuerung
  - Wirtschaftlichkeit
  - Verständlichkeit
  - Stabilität und Anpassungsfähigkeit

Logik des Organisations - Design

Idealerweise sind Organisationen immer vieldimensional orientiert an

- Art der Aufgaben
- Leistung
- Entscheidungen
- Art der Ergebnisse
- Beziehungen

In der Praxis herrscht gewöhnlich eine der Dimensionen klar vor.

Es bleibt also keine Möglichkeit, nicht eindeutig zu entscheiden, welche Dimension vorherrschen soll und welche Organisationsform man folglich haben wird. Man muß sich, um Klarheit nach innen und aussen zu schaffen, für eine Organisationsform entscheiden.

Hierbei gilt eine ähnliche Philosophie wie sonst im Leben: Es gibt keine risikofreie Organisationsform.

Beeinflussungsfaktoren

- Mitarbeiter
- verwendete Technologie
- Unternehmensziele
- Umfeld der Organisation
- Größe der Organisation

Kräfte, die auf das Organisations-Design wirken

Uniformität	Diversifikation
• Standardisierung ermöglicht niedrigere Kosten und Preise	• regionale Unterschiede
• Austauschbarkeit von Ressourcen, Technologien, etc	• unterschiedliche Marktgegebenheiten
• Prozeßkontrolle	• Besonderheiten unterschiedlicher Produkte
• Spezialisierung und Professionalisierung der Mitarbeiter	• Besonderheiten der angewendeten Technologie
• Einsatzgruppen von Experten	• unterschiedliche Ziele
• zentrale Kontrolle	• Selbständigkeitsbestreben der organisatorischen Einheiten

Organisations - Paradoxe
Herausforderungen an Manager

- statt "entweder-oder"
  - "entweder und oder"

- kurzfristiger Gewinn
  - und langfristige Entwicklung und Unternehmenssicherung

- sich an die Regeln halten
  - und selbständig die Initiative ergreifen

- große Organisationen
  - in kleinen Einheiten entscheiden und handeln

- dezentrale Informationen
  - zentral definierte Prozesse

- dezentrale Entscheidungen
  - orientiert an gemeinsamen Zielen

- Konkurrenz
  - als Kooperationspartner

- als Manager und Vorgesetzter
  - die Randbedingungen für den Erfolg der Mitarbeiter schaffen

- rational-logisch entscheiden
  - und kreative Problemlösungen ermöglichen

Empfehlungen

Welche Organisationsstruktur, welche Organisationsform? Grundsätzlich gibt es keine Patentrezepte. Es gibt nur Annäherungen an ideale Formen. Die Realität von Struktur und Kultur wird schließlich von den Aktivitäten der Menschen, vor allem auch vom Beispiel (Modell) der obersten Führungskräfte geprägt.

Hier einige allgemeine *Empfehlungen*:

- Strukturen, Aktivitäten und Kultur müssen dem externen und internen Umfeld angepaßt werden, deren Erwartungen funktionell erfüllen.

- Organisationen müssen ihre Struktur und Kultur so differenzieren, daß sie vor allen Dingen auf die vorherrschenden Aktivitäten ausgerichtet sind, diese also unterstützen.

- Es sollte nicht eine einzige Organisationskultur die ganze Organisation durchdringen. Es sollten durchaus andere Kulturen bestehen und situationsgerecht genutzt werden. Z.B.: Verkauf und Services haben üblicherweise unterschiedliche Kulturen - bedingt durch Anforderungen der Aufgaben und auch durch die Persönlichkeitsstruktur und Ausbildung der Mitarbeiter.

- Je größer die Unterschiede zwischen den verschiedenen Kulturen in einer Organisation, desto höher ist die Konfliktwahrscheinlichkeit.

- Differenzierung kann zu Fragmentation führen.

- Erfolgreiche Differenzierung setzt den Einsatz von Integrationsprozessen voraus.

Die sechs Stufen des Organisations-Design-Prozesses

1. Definition des Veränderungsproblems

2. Definition des idealen zukünftigen Zustandes

3. Analyse des gegenwärtigen Zustandes im Vergleich zum idealen zukünftigen Zustand

4. Design

   4.1. Entwicklung des Struktur-Modells

   4.2. Design der Informations- und Entscheidungsprozesse

   4.3. Design des Bemessungs- und Belohnungssystems

   4.4. Entwicklung des Personalsystems

   4.5. Design des Systems zur Organisationserneuerung

   4.6. Integration aller Design-Elemente

   4.7. Test des Modells

5. Implementierungsplanung

6. Durchführung

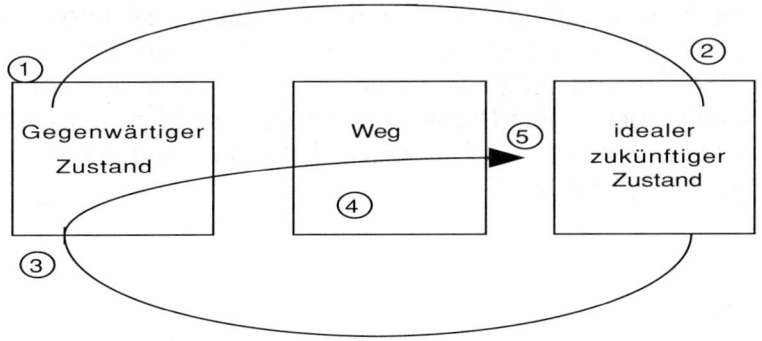

Definition des Veränderungsproblems

1. Was soll/muß geändert werden?

2. Warum? Was ist der (konkrete) Anlaß?

3. Welche Umstände sprechen für eine Änderung, welche dagegen?

4. Wer wird von der Änderung wie betroffen sein?

5. Welche Personen bzw. Gruppen werden einer Veränderung positiv gegenüberstehen (sie also gegebenenfalls unterstützen), welche werden potentiell Widerstand leisten?

6. Wieviel Zeit steht zur Verfügung?

Wichtig !

Der Anlaß für eine Veränderung kann einerseits ein Problem derart sein, daß eine Abweichung der tatsächlichen Abläufe von den geplanten bzw. gewünschten festgestellt wurde. In diesem Fall liegt die Ursache für das Problem logisch und zeitlich vor der Feststellung des Problems, also bereits hinter dem Betrachter.

Der Anlaß kann aber auch sein, daß z.B. das Management-Team aufgrund einer Zukunftsanalyse in einer Strategie-Sitzung neue Ziele, neue Märkte, neue Produkte etc. angehen will. Der ideale zukünftige Zustand soll anders aussehen. Das kann auch der Fall sein, wenn (noch) keine Probleme im gegenwärtigen Zustand gesehen werden. In diesem Fall ist also das Problem eine Herausforderung aus der Zukunft.

Definition des idealen zukünftigen Zustandes

Ziele und Design - Kriterien entwickeln

1. Definieren Sie:
   - Mission (Leitbild, Unternehmenszweck) und Ziele der Organisation;
   - gewünschte Organisations-Kultur/Leitlinien/Führungsphilosophie/Verhaltensregeln;
   - gewünschte Beziehungen zur Außenwelt (Kunden, Lieferanten, Konkurrenten,...);
   - und leiten Sie aus A,B und C Design-Kriterien ab: Welche Muß- und welche Wunsch-Kriterien soll die Organisation erfüllen?
2. Welche konkreten Zustände und Ergebnisse werden erwartet? Von wem? Zu welchem Zeitpunkt?
3. Welche Organisations-. und Aufgabenstrukturen werden dazu benötigt?
4. Welche Informations- und Entscheidungsprozesse und -strukturen müssen dazu implementiert werden?
5. Was sind die Anforderungen an die Mitarbeiter-Qualifikationen (Wissen, Können, Wollen)? Welche Kompetenzen brauchen die Mitarbeiter, um die Anforderungen erfüllen zu können? Wieviel Mitarbeiter von welcher Kategorie werden benötigt?
6. Wie muß das Bewertungs- und Belohnungssystem aussehen, um nicht nur Belohnungsgerechtigkeit, sondern auch erhöhte Motivation zu erreichen? Welche Zielsetzungs- und Beurteilungsprozesse braucht es dazu?
7. Welche externe Unterstützung braucht man dazu?

Wichtig!

Der ideale zukünftige Zustand sollte so konkret wie möglich beschrieben werden. Natürlich kann man dazu ausschweifende Beschreibungen verfassen und Bücher zusammenstellen, die niemand liest. Besser wäre es, den idealen zukünftigen Zustand folgendermaßen zu beschreiben:

- Kurze Beschreibungen

- Antworten auf die Frage: Woran werden wir erkennen, ob wir den gewünschten Zustand erreicht haben? (Definition der gewünschten Ergebnisse bzw. der Meßkriterien)

- ein Bild sagt mehr als 1000 Worte - also benutzen Sie Visualisierungstechniken wie : Diagonale Matrix, Input-Output-Analyse, Wallchart-Technik

Bei all dem ist wichtig, daß die Betroffenen zum einen bei der Definition des idealen Zustandes beteiligt sein sollten - sie wissen meistens mehr über die konkrete Situation ihrer Aufgabe als sogenannte Fachleute. Zum anderen sollte der ideale Zustand nicht bürokratisch detailliert beschrieben sein. Dieser Perfektionismus würde jegliche Kreativität, Flexibilität und Selbständigkeit der Betroffenen/Ausführenden einschränken oder verhindern. Außerdem dürfte das Ergebnis dieses Perfektionismus erst vorliegen,wenn sich die Situation und die Anforderungen bereits wieder verändert haben.

Analyse des gegenwärtigen Zustandes im Vergleich zum idealen zukünftigen Zustand

1. Vergangene und gegenwärtige Ergebnisse/ Zustände?

2. Was sind die Gründe für den gegenwärtigen Zustand?

3. Die gegenwärtigen Organisations- und Aufgabenstrukturen - warum sind sie so wie sie sind?

4. Wie sehen die gegenwärtigen Informations- und Entscheidungsprozesse und -strukturen aus? Warum sind sie so gestaltet? Wie wirken sie auf die gegenwärtigen Ergebnisse und Aufgabenstrukturen?

5. Wie sieht das gegenwärtige Bewertungs- und Belohnungssystem aus? Warum ist es so gestaltet? In welcher Beziehung steht es zu den Ergebnissen, Strukturen, Informations- und Entscheidungsprozessen und -strukturen?

6. Welche Qualifikationen haben die Mitarbeiter (Wissen, Können, Wollen)? Was sind die Gründe, daß man Mitarbeiter mit diesen Qualifikationen hat? Wie wirken sich gegenwärtig diese Qualifikationen auf die Ergebnisse, Strukturen und Abläufe aus?

7. Welche externen Faktoren beeinflussen den gegenwärtigen Zustand? Welche externen Faktoren werden vom gegenwärtigen Zustand beeinflußt?

8. Wie steht es bei den Mitarbeitern (und bei externen Partnern) mit der Bereitschaft zu Veränderungen?

Design

1. Struktur - Modell

1. Identifizieren Sie im Brainstorming - am besten mit der Karten-technik der Moderationsmethode - alle die Aufgaben, die zur Erreichung des Zweckes und der Ziele der Organisationseinheit erledigt werden müssen. Beginnen Sie mit den Hauptaufgaben der Bereiche der Organisation, die zur Erreichung des Unterneh-menszweckes notwendig sind (z.B. Produktion).

2. Gruppieren Sie diese Aufgaben nach Zusammengehörigkeit und Interdependenz. Die so gewonnenen Aufgabensegmente stellen Sie nun in der logischen Folge (Prozeß, Ablauf) dar, so daß erkenntlich ist, welche Aufgabe zuerst erledigt wird, welche darauf folgt usw. So können Sie die Aufgabenabfolge und die gegenseitigen Abhängigkeiten sichtbar machen. Dazu verwenden Sie entweder die herkömmliche Flowchart - Technik oder die Wallchart-Technik. Damit bekommen Sie den Überblick über den logischen Informations- bzw- Materialfluß.

3. Identifizieren Sie im Ablauf solche Punkte, an denen Sie die Effizienz sichtbar messen können.

4. Identifizieren Sie in jedem der Aufgabensegmente die Variablen, die auf die Effizienz bzw. Leistung (gemessen in Kosten, Qualität) Einfluß haben. Benützen Sie hierbei als Erweiterung der Diagonalen Matrix die Input-Output-Analyse.

5. Legen Sie fest, wo und wann genau diese Variablen wirksam werden,wo und wann sie kontrolliert und verändert werden können.

6. Gruppieren Sie die Aufgabensegmente in zusammengehörige organisatorische Einheiten (soziale Systeme), die ausreichend abgegrenzt von den Nachbareinheiten und ausreichend selb-ständig sind.

7. Nun identifizieren Sie die unterstützenden Aufgaben, die zusätz-lich erledigt werden müssen, um die Hauptaufgaben zu erfüllen.

8. Gruppieren Sie auch diese unterstützenden Aufgaben nach Zusammengehörigkeit und Interdependenz und wiederholen Sie für sie die Schritte 2. bis 6. Auf diese Weise konstruieren Sie ein Unterstützungssystem für die den Unternehmenszweck tragenden Systeme.

9. Überprüfen Sie nun explizit, inwieweit Ihr Modell die definierten Design-Kriterien erfüllen.

10. Identifizieren Sie schließlich auch die Managementaufgaben, die nötig sind, um das Hauptaufgaben- und das Unterstützungssystem funktionsfähig zu erhalten. Gehen Sie auch hier die Schritte 2. bis 6. durch.

2. Informations- und Entscheidungsprozesse

1. Bestimmen Sie, welche Informationen innerhalb und zwischen den Hauptaufgaben fließen müssen, damit die Aufgabenstruktur optimal funktionieren kann.

- Beginnen Sie mit der Identifizierung der Entscheidungen, die im Aufgabenablauf getroffen werden müssen. Lokalisieren Sie, wo im Ablauf die Entscheidungen getroffen werden müssen.

- Bestimmen Sie, welche Informationen benötigt werden, um diese Entscheidungen zu treffen.

- Definieren Sie nun den Ablauf/die Reihenfolge der Informationen und Entscheidungen. Sie können wiederum entweder die Flowchart- oder die Wallchart-Technik benutzen.

2. Gehen Sie ebenso vor bei der Definition der Informations- und Entscheidungsprozesse für das Unterstützungssystem und für das Managementsystem.

3. Machen Sie sich auch ein Modell für die vertikalen/hierarchischen Informations- und Entscheidungsprozesse.

4. Überprüfen Sie nun explizit, ob und inwieweit diese Prozesse mit den Design-Kriterien übereinstimmen.

3. Bemessungs- und Belohnungssystem

Gehen Sie die folgenden Schritte für jedes der drei Systeme durch:

- Hauptaufgaben-System
- Unterstützungssystem
- Managementsystem

1. Überlegen Sie, welche Belohnungen direkt von der Erledigung der Arbeitsaufgaben ausgehen (intrinsische Belohnungen). Aufgaben mit wenig intrinsischen Belohnungen sollten Sie nun anreichern durch z.B. zusätzliche Aufgaben, die der Hauptaufgabe vor- oder nachgelagert sind (Beispiel: nicht nur Produkte herstellen, sondern auch selbst für die Materialversorgung und für den Produktversand sorgen). Auf diese Weise ermöglichen Sie größere Verantwortung, ein größeres Gefühl, etwas sinnvol les leisten zu können, und auch individuelle Weiterentwicklung.

2. Finden Sie Wege, wie die Individuen "vorwärtskommen" können, wie sie interessantere Aufgaben übernehmen können. Definieren Sie die dazu nötigen Systeme und Prozesse.

3. Legen Sie die finanziellen Ent- und Belohnungen fest, die notwendig sind, Mitarbeiter einzustellen und zu behalten.

4. Legen Sie auch attraktive zusätzliche (nicht)finanzielle Anreize fest, die zusammen mit den normalen Ent- und Belohnungen ein attraktives Paket ergeben.

5. Überprüfen Sie dann explizit, ob und wieweit dies mit den Design-Kriterien und den Design-Elementen, die Sie bisher entwickelt haben, übereinstimmt.

4. Personal - System

1. Definieren Sie die Anforderungsprofile an Mitarbeiter, die die bisher festgelegten Aufgaben erfüllen sollen - in allen drei Systemen (Hauptaufgaben, Unterstützung, Management).

2. Definieren Sie einen Einstellungs- und Auswahlprozeß, mit dem Sie sicherstellen können, daß ausreichend Mitarbeiter mit den entsprechenden Qualifikationen eingestellt werden können.

3. Nun sollten Sie das Aus- und Weiterbildungssystem definieren. Dieses benötigen Sie, um den Mitarbeitern die Möglichkeit zu geben, die geforderten Qualifikationen zu erwerben, zu trainieren und weiterzuentwickeln.

4. Legen Sie auch fest, wie Sie sicherstellen wollen, daß die richtigen Mitarbeiter die richtigen Aufgaben übernehmen können.

5. Überprüfen Sie wieder die Übereinstimmung mit den Kriterien.

5. System zur Organisationserneuerung

1. Definieren Sie, wie Sie am besten und so frühzeitig wie möglich Mißstände und Fehler in Strukturen und Abläufen entdecken können.

2. Legen Sie fest, wie Sie diese Mißstände so schnell wie möglich beseitigen können.

6. Integration aller Design-Elemente in ein ideales Organisationsmodell

1. Überprüfen Sie alle Systeme und Prozesse gegen Unternehmenszweck und -ziele. Überprüfen Sie auch, wie die einzelnen Systeme untereinander zusammenpassen.

2. Eliminieren Sie die Unstimmigkeiten.

7. Testen Sie Ihr Modell

Implementierungs-Planung

1. Aktionsplan entwickeln

1. Was muß alles getan werden, um die Organisation und die Mitarbeiter vom gegenwärtigen Zustand weg und zum idealen zukünftigen Zustand hin zu bewegen? Welche Aktionen braucht man innerhalb und außerhalb der Organisation?

   Wichtig!

   Sie sollten zunächst ein Brainstorming zu all diesen Aktionen machen. Erst sammeln. Am besten, wenn Sie alle Aktionen auf Karten aufschreiben. Diese können Sie dann flexibel zusammenfassen und strukturieren. Sie brauchen dann nicht immer alles neu zu schreiben, wenn sich in dieser Planungsphase Veränderungen ergeben.

2. In welcher Reihenfolge und in welchem Zeitrahmen müssen diese Aktionen erfolgen?

3. Welche Kosten werden vermutlich anfallen? Wie kann man sie optimieren/minimieren?

4. Analyse potentieller Probleme: Was kann bei der Durchführung des Aktionsplanes schief gehen? Was sind mögliche Gründe für diese möglichen Probleme? Was kann man jetzt oder später - wenn diese Probleme auftauchen - dagegen tun?

5. Einplanen der Aktionen gegen potentielle Probleme in den Aktionsplan!

2. Entwicklung eines Commitment-Planes

1. Wer muß vom Veränderungsziel und -plan überzeugt sein und ihn unterstützen? Warum?

2. Wer ist der Sponsor aus dem oberen Management-Team? Wer ist der Programm-Manager? Wer sind die Experten? Wer sind die Projekt-Manager?

3. Welche Personen oder Gruppen werden von der Veränderung betroffen? Wie?

4. Wer sind möglicherweise interessierte Zuschauer, aber nicht direkt Betroffene? Innerhalb oder außerhalb der Organisation?

5. Welches Minimum an Unterstützung und Aufwand braucht man von diesen Betroffenen und Interessierten, um sicherzustellen, daß man die Veränderung auch tatsächlich durchführen kann?

6. Wie kann man die Beteiligten und Betroffenen/Ausführenden überzeugen und ihre Unterstützung sicherstellen?

   - Sie in der Analyse und/oder Planungsphase beteiligen?

   - Sie frühzeitig vor der Organisationsveränderung und umfassend schulen?

   - Belohnungen für Unterstützung?

   - Sie in Meetings, Präsentationen begeistern und mitreißen? (charismatische Führung)

   - Sie zur Mitarbeit überreden/zwingen?

3. Entwicklung eines Evaluierungsplanes

1. Welche Meßkriterien sollen benützt werden, mit deren Hilfe man beurteilen kann, ob man erreicht hat, was man erreichen wollte?

2. Wann und wie und von wem wird diese Beurteilung vorgenommen?

3. Wie kann man während des Veränderungsprozesses die Auswirkungen der bereits erfolgten Veränderungen beobachten?

   • Welche Informationen brauchen wir dazu?
     Wo und wie können wir sie bekommen?

   • Wie werden wir diese Informationen verarbeiten, um während des Veränderungsprozesses immer sagen zu können, wo wir gerade stehen?

   • Wer tut was im Evaluierungsprozeß?

   • Wie und wo werden die Informationen dokumentiert?
     Programm-Ordner bzw. -Datenbank?

   • Wer hat Zugriff zum Programm-Ordner bzw. zur Programm-Datenbank?

4. Entwicklung eines Stabilisierungs-Planes

1. Was muß unternommen werden, um sicherzustellen, daß die geplante Veränderung auch tatsächlich von einiger Dauer ist?

2. Wie müssen diese Maßnahmen ausgeführt werden?
   Von wem?

5. Entwicklung eines Management - Planes

1. Nachdem nun sichtbar ist, was alles im Veränderungsprozeß getan werden muß: Wie sollen diese Tätigkeiten organisiert werden?
Welche Personen oder Gruppen sollen was tun?

2. Wie sollen alle diese Aktivitäten koordiniert und integriert werden?

3. Wie soll nun die sich aus dem Veränderungsprozeß ergebende Organisations-Dynamik gemanaged werden?

   • Ängste aus Unsicherheit

   • Instabilität wegen der Veränderungen

   • wahrgenommene Inkonsistenzen in Wort und Tat

   • Gewinnung neuer Energien

   • Bedürfnis nach mehr Kontrolle des Veränderungsprozes-ses

   • Konflikte zwischen einzelnen Personen und in und zwischen Gruppen

   • Ruf nach starker, sichtbarer und kompetenter Führung

   • Bedürfnis zu den guten alten Tagen zurückzukehren

   • Bedürfnis nach klarer und regelmäßiger Information darüber, wann was passiert und warum

6. Management - Struktur für den Veränderungsprozeß
(wer wird wann was mit wem tun?)

1. Verknüpfung der Struktur für das Veränderungs-Management mit der bestehenden Organisations-Struktur

2. Task Force/Komittee/Programm-Team für die Veränderung

3. den Prozeß mit Projektmanagement-Methoden und -Techniken durchführen

4. Programm- und Projekt-Manager etablieren

5. mit informalen Gruppen von Champions und natürlichen Führern Kontakte etablieren und an Fragestellungen arbeiten (Küchen-Kabinett)

6. Lobby bei Managern/Mitarbeitern, die als Multiplikatoren in der Organisation wirken

Organisationen haben zwei sich widerstrebende Tendenzen

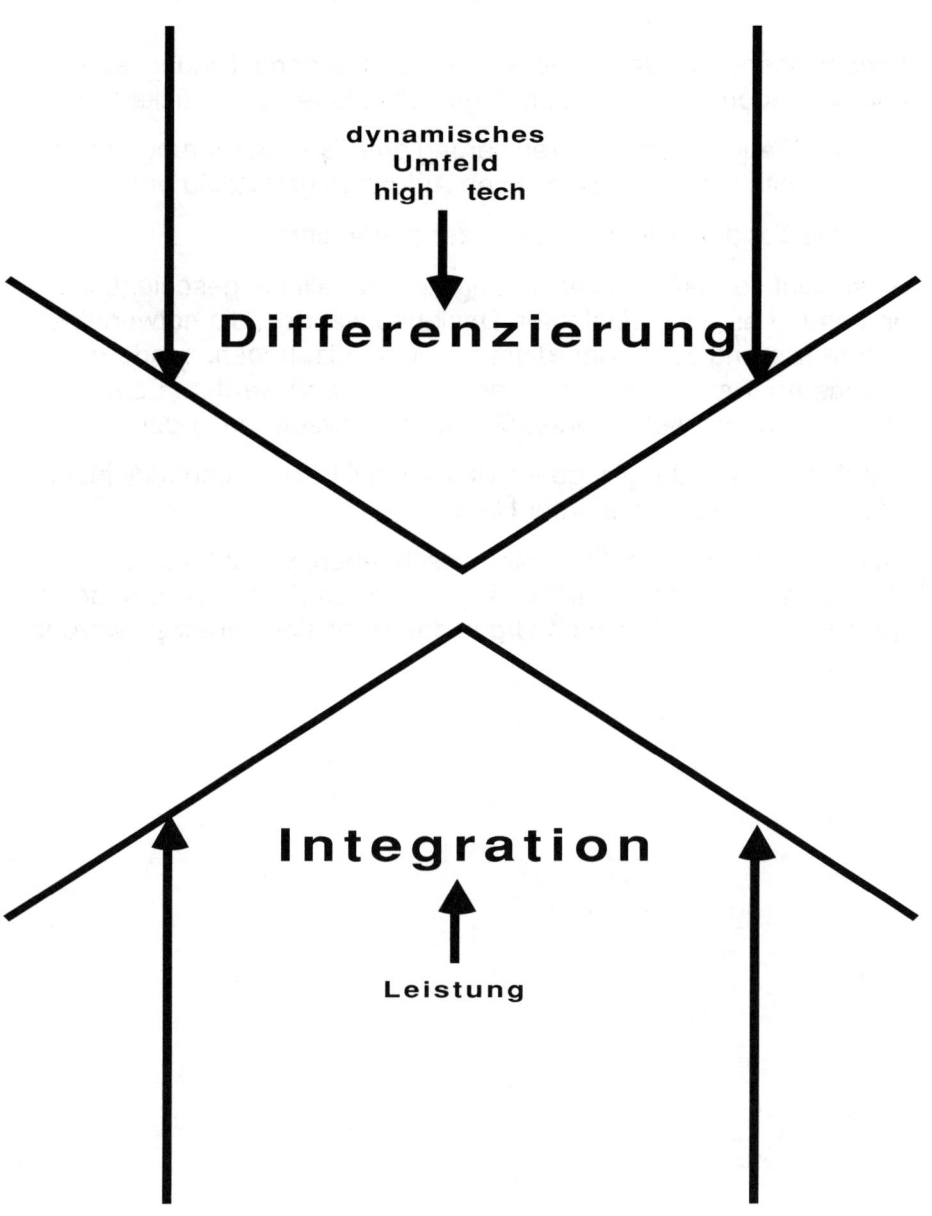

dynamisches
Umfeld
high   tech

Differenzierung

Integration

Leistung

3 Wege zur Integration in Organisationen

Organisationen müssen zwei sich widerstrebende Tendenzen miteinander koordinieren und im Organisationsdesign berücksichtigen:

- die Tendenz zur Differenzierung oder Spezialisierung (siehe Arbeitsteilung bei komplexen Aufgaben und Abläufen)

- die Tendenz/Notwendigkeit zur Integration

Es scheint so, daß Differenzierung fast von alleine geschieht. Dagegen bedarf es eines geplanten Designaufwandes, die notwendige Differenzierung durch Koordination nicht aufzuheben, sondern zu integrieren. Beides muß miteinander vereinbart werden. Es kann nicht gelten: entweder - oder. Sondern: entweder und oder.

Daß hier die Ausgangslage für viele Konflikte zwischen Individuen und Gruppen ist, liegt auf der Hand.

Im folgenden sind drei Prozesse beschrieben, die abhängig von der Bedeutung und Komplexität des zu lösenden Problems bzw. der zu treffenden Entscheidung im Organisationsdesign verankert werden können:

Sie sollten anstreben:

1. Phase: **Spontane Integration**

wenn

- das Problem nicht Routine ist
- eine einmalige Einigung über eine bestimmte Entscheidung notwendig ist
- es wichtig (kritisch) ist, daß sich Mitarbeiter einigen

Sie erreichen dabei

- eine Einigung über eine Entscheidung

Vorteile

- Konsensus, Einigung
- kurzfristig erreichte Problemlösung
- geringe, einmalige Kosten

Nachteile

- diese Form kann zum ungeplanten Krisenmanagement degenerieren, wenn man sie öfters einsetzt
- ein Konsens mag nicht angebracht oder nicht möglich sein
- Entscheidung basiert nicht aus systematischem Vorgehen und Spielregeln

2. Phase: **Prozeß-/Ablauf-Integration**

wenn

- es sich um ein Routineproblem handelt, oder wenn man es zur Routine machen kann
- wiederholt Entscheidungen notwendig sind
- eine Einigung über bestimmte Entscheidungen für die Implementation nicht notwendig ist

Sie erreichen dabei

- eine Einigung darüber, wer die Entscheidungsautorität hat, wer also bei Wiederauftreten des Problems entscheiden darf

Vorteile

- so wird der Problemlösungs- und Entscheidungsprozeß systematisiert
- Entscheidungsverantwortung und -autorität wird definiert
- geringe Kosten

Nachteile

- berührt nicht die Einigung über Problem und Entscheidung selbst
- versteckt u.U. das Problem der unproduktiven Zusammenarbeit zwischen den betroffenen Managern
- kann zur Bürokratisierung entarten

3. Phase: **vollständige Integration**

wenn

- maximale Integration notwendig oder wünschenswert ist
- eine endgültige und anhaltende Entscheidung gewünscht ist
- Konsensus und klare Entscheidungsautorität für die Implementation notwendig sind

Sie erreichen dabei

- eine Einigung über das anstehende Problem und über die Entscheidungsautorität bei weiteren ähnlichen Fällen

Vorteile

- klare Entscheidungsstrukturen
- volle Integration von sich überschneidenden Spezialisten/Aufgaben
- große Kontinuität der Mangementarbeit

Nachteile

- schwer zu implementieren
- es wird volles Commitment für die organisatorischen Ziele verlangt
- hohe Kosten

Prozesse zur Differenzierung und Integration

Angesichts der unterschiedlichen Erwartungen, Kräfte und Erfordernisse müssen Organisationen ständig daran arbeiten, einerseits zu integrieren, also den gemeinsamen Zusammenhang herzustellen, und andererseits Differenzierung, also Selbständigkeit und Dezentralisierung, zu ermöglichen und zu fördern. Dazu gibt es eine Reihe von Prozessen und Einrichtungen, die komplementär zur "formalen Organisation" wirksam sind:

- Regeln, Richtlinien, Prozeduren

- direkte Managementkontrolle

- hierarchische Entscheidungen

- vorübergehende cross-funktionale Teams

- ständige cross-funktionale Teams

- individuelle Initiative und Koordination

- Koordinationsabteilung

Je nach vorherrschender Organisationskultur wird eine Organisation jeweils andere Prozesse zur Integration und Differenzierung einsetzen. Zwar gibt es keine allgemeingültigen Rezepte dafür, welche dieser Prozesse die geeignetsten sind, doch kann man einige philosophische Aussagen machen:

- jede Organisation benötigt Integration

- ständiges Lernen, Experimentieren und Anpassen ist der einzige Überlebens-Prozeß

- je mehr unterschiedliche Teil-Kulturen eine Organisation in den verschiedenen Fachbereichen oder Standorten aufzuweisen hat, desto mehr unterschiedliche Integrations-/Differenzierungs-Prozesse müssen eingesetzt werden

Integration
Phasen und Kriterien

	Phase 1 Spontane Integration		Phase 2 Prozeß- Integration		Phase 3 vollständige Integration	
	niedrig	hoch	niedrig	hoch	niedrig	hoch
Informations- austausch		x		x		x
Einigung über Entscheidungen		x	x			x
Einigung über Entscheidungs- autorität	x			x		x

Organisations-Integration Probleme und Fragen

Nehmen Sie sich einige Minuten, um einmal zu untersuchen, wie es um die Organisations-Integration in und um Ihre Gruppe/Abteilung/ Bereich/Division/etc. steht. Wie hoch ist die Integration? Um diese wichtige Übung zu machen, brauchen Sie nicht notwendigerweise der Manager sein.

Hier sind zunächst *einige typische Integrationsprobleme*:

- Geringer Informationsaustausch: Die Informationen, die Sie brauchen, um Ihre eigenen Aktivitäten mit denen anderer zu koordinieren, fehlen ganz, sind unvollständig oder kommen zu spät. Integration ist schlicht unmöglich.
- Zuviele Informationsaustausch-Mechanismen, wie z.B. Meetings und Memos. Zuviel Informationsaustausch führt zu Informationsüberflutung, Informationsverwässerung und auch zu Zeitverlusten. Das Ergebnis ist auf jeden Fall: verringerte Integration.
- Zu wenig Einigung bei Entscheidungen und zu wenig Commitment: Die Beteiligten und Betroffenen beklagen sich ständig über Entscheidungen und versuchen, sie zu umgehen.
- Organisationseinheiten arbeiten nicht mit-, sondern gegeneinander oder überschneiden sich in ihren Aufgabenbereichen. Normalerweise sind die Gründe dafür: zu wenig Informationsaustausch, politische Differenzen, keine oder zu wenig gemeinsame Ziele.
- Man weiß nicht, wer autorisiert ist, eine Entscheidung zu treffen: Die Beteiligten und/oder die Betroffenen kennen sich in der tatsächlichen organisatorischen Machtverteilung nicht aus; die Macht ist meistens nicht so verteilt, wie es das Organisationschart zeigt.
- Die Entscheidungsstrukturen und -prozesse sind nicht klar: Niemand weiß, wer für eine bestimmte Entscheidung verantwortlich ist. Das Resultat ist Desintegration und Passivität.

Fragebogen

Wie man sieht, kann Integration anhand dreier Kriterien gemessen werden:

- Informations*austausch*
- Einigung über eine jeweils *bestimmte Entscheidung*
- Einigung über die generelle *Entscheidungsautorität*

Dieser Fragebogen soll Ihnen helfen, die Beziehungen zwischen Ihrer Organisationseinheit und den für Sie wichtigsten anderen Einheiten zu analysieren. Schreiben Sie also bitte zunächst den Namen Ihrer eigenen Einheit auf und dann die Namen aller für Sie wichtigen organisatorischen Einheiten:

Meine eigene Einheit: _____

Einheit A: _____

Einheit B: _____

Einheit C: _____

Einheit D: _____

Einheit E: _____

Einheit F: _____

Einheit G: _____

Nun beantworten Sie bitte die folgenden drei Fragen bezüglich der Beziehung zwischen Ihrer Einheit und allen den gerade aufgelisteten Organisationseinheiten. Verwenden Sie dabei die Buchstaben A, B, C, D, E, F. Plazieren Sie den jeweiligen Buchstaben oberhalb der jeweils "richtigen" Prozentzahl. Wenn z.B. die Einheit B nur etwa 10% optimale Information mit Ihrer Einheit austauscht, dann schreiben Sie den Buchstaben B oberhalb der 10%-Marke.

1. *Informationsaustausch*
   Wie hoch schätzen Sie den Informationsaustausch zwischen
   Ihrer Einheit und den anderen Einheiten?

   ----

   0 10% 20% 30% 40% 50% 60% 70% 80% 90% 100%

2. Einigung über Einzelentscheidungen: Inwieweit stimmen Ihre
   Einheit und die jeweils anderen Einheiten bei Entscheidungen
   überein, die jeweils beide Einheiten betreffen:

   ----

   0 10% 20% 30% 40% 50% 60% 70% 80% 90% 100%

3. Einigung über Entscheidungsautorität: Inwieweit ist sich Ihre
   eigene Einheit und die jeweils andere Organisationseinheit einig
   über die generellen Entscheidungsbefugnisse?

   ----

   0 10% 20% 30% 40% 50% 60% 70% 80% 90% 100%

Fragebogen - Auswertung

Name Ihrer Einheit: _____

Namen der Organisations-einheiten	% Informations-austausch (0-100%)	% Einigung über Entscheidungen (0-100%)	% Einigung über Entscheidungs-autorität (0-100%)
A			
B			
C			
D			
E			
F			
G			
H			
I			
J			

Spontane Integration — vollständige Integration

Prozeß-/Ablauf-Integration

Integrations - Aktionsplan

Überprüfen Sie nun den Integrationsstatus und legen Sie fest, wie der ideale Zustand aussehen soll. Danach notieren Sie die Aktionen, die notwendig sind, um den idealen Zustand zu erreichen

Name Ihrer Einheit: _____

Namender Organisations-einheiten	Phasen der Integration						Aktionsplan
	gegenwärtiger Zustand			gewünschter Zustand			
	I	II	III	I	II	III	
Beispiel: Verkauf	x				x	x	Meeting mit Krause und Lange

Integrations - Matrix

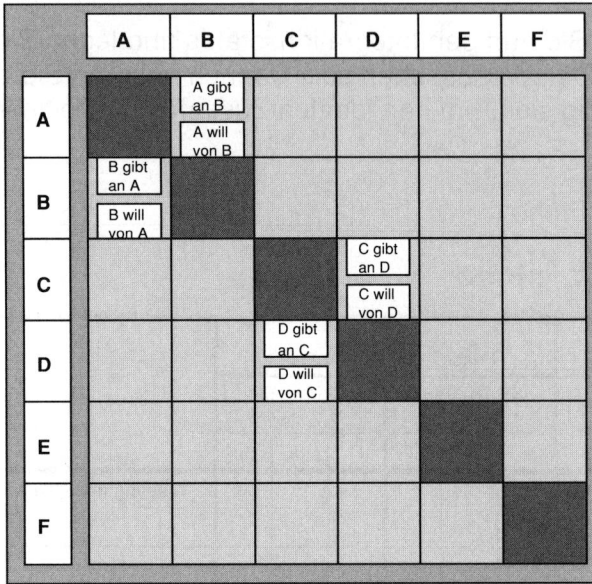

Die Integrations-Matrix ist ein Werkzeug, das Ihnen dabei hilft, die einzelnen Mitglieder Ihres Teams miteinander zu verflechten.
Der Prozeß läuft so ab:

0.   bereiten Sie die Matrix vor und erklären Sie den Ablauf
1.   jeder schreibt für jeden anderen zwei Karten
   •   das biete ich dem anderen
   •   das will ich (dafür) von dem anderen
2.   alle hängen ihre Karten in die vorbereiteten Felder
3.   stellen Sie die Übersicht durch Vorlesen im Team her und stellen Sie jedesmal die Frage, ob Angebot und Nachfrage sich entsprechen (einige Konflikte werden so im ersten Durchlauf bereits sichtbar - notieren Sie diese auf Flipchart)
4.   arrangieren Sie kleine Meetings zwischen jeweils zwei Ihrer Mitarbeiter - in diesen Meetings sollen sie durch Verhandlung zu einem gegenseitigen Vertrag der Zusammenarbeit kommen.

Organisations - Design

Definitionen

Charter

Organisationseinheiten außerhalb der Grenzen Ihrer eigenen Organisationseinheit (z.B. höhere hierarchische Ebenen oder die größere Organisationseinheit oder auch Organisationen außerhalb Ihres Unternehmens - wie z.B. Lieferanten, Kunden, Mitbewerber) haben bestimmte Erwartungen an Sie und ihre eigene Organisationseinheit. Sie können davon ausgehen, daß sehr viele Erwartungen an Sie gerichtet sind. Man möchte, daß Sie bestimmte Leistungen erbringen, Informationen verarbeiten und weitergeben etc. Sie können weiters davon ausgehen, daß einige dieser Erwartungen nicht gerade Ihren eigenen Erwartungen entsprechen, untereinander einige erhebliche Unterschiede aufweisen oder gar konfliktärer Natur sind. Alle diese Erwartungen sollten Sie in möglichst konkrete Charter-Aussagen zusammenfassen.

Eine Charter besteht aus einer Reihe von Aussagen, Meinungen und begründeten Annahmen der Schlüsselpersonen Ihrer Organisationseinheit über die (vermutlichen) Erwartungen von Organisationen, Gruppen, Individuen (z.B. Kunden, Lieferanten, Mitbewerber, gesellschaftliche, wirtschaftliche oder politische Verbände etc.) an das Unternehmen.

Abhängig von der Situation mögen diese Annahmen von einzelnen Individuen gut genug sein. Es kann aber auch sein, daß die größere Organisationseinheit zunächst erst einmal einen Prozeß durchlaufen muß, um die Annahmen über die Erwartungen des Umfeldes zu verstehen und zu integrieren. Doch Vorsicht: Wenn Sie Individuen in anderen Organisationseinheiten befragen, sollten Sie sicherstellen, daß sie nicht nur banale Antworten erhalten. Oder aber Sie leiten deren Erwartungen z.B. aus ihren Zielen ab.
Im Normalfall kann der folgende Prozeß ausreichend sein: Lassen Sie die Mitglieder einer Task Force die wichtigsten Einflußgruppen/ Organisationen/ Organisationseinheiten innerhalb und außerhalb Ihrer eigenen Organisationseinheit auflisten. Fragen Sie dann nach den wichtigsten Erwartungen, die diese an Sie und Ihre Organisa-

tionseinheit haben. Versuchen Sie bei dieser Auflistung eine
pragmatische Übereinstimmung zwischen den Mitgliedern der Task
Force zu erreichen. Sollte diese pragmatische Vorgehensweise und
Übereinstimmung nicht möglich sein, dann bleibt es Ihnen nicht
erspart, die Ziele dieser Organisationen und Organisationseinheiten
zu studieren oder/und sie direkt zu befragen.

Unternehmenszweck

*Dies ist eine Aussage über die Natur und das Ausmaß der Aufgabe
des Unternehmens. Kurz: Er soll die Daseinsberechtigung des Unternehmens begründen. Abgeleitet wird der Unternehmenszweck
aus den Charter-Aussagen.*

Diese konkrete, möglichst zusammenfassende Aussage soll so
definiert sein, daß die Organisationen bzw. Organisationseinheiten
im Umfeld sie akzeptieren können. Es sollen darin keine Trends oder
Zukunftsvorstellungen erfaßt werden. Für Organisationseinheiten ist
diese Aussage weitestgehend bestimmt durch die Anforderungen der
größeren Organisationseinheit.
Zur Vorgehensweise: Es könnte sinnvoll sein, daß man die Entwicklung des Unternehmenszweckes damit einleitet, daß man einige Beispiele aus den Jahresberichten erfolgreicher Unternehmen vorgibt.

Mission/Leitbild oder Energiequelle

*Das Leitbild soll eine Aussage sein, die durch ihre Kraft die Energien
von Individuen /Mitarbeitern mobilisieren kann. Dies wird dadurch
erreicht, daß sie den einmaligen und besonderen Beitrag der
Organisation bzw. Organisationseinheit zum Erfolg des Gesamten
beschreibt.*

Verglichen mit den Charter-Aussagen ist diese Aussage eher persönlich. Und es wird sich im Laufe der Zeit verändern. Das Leitbild
drückt aus, was die Organisation für das Umfeld leisten will. Daher
ist es die Grundlage für die Ableitung von Unternehmenszielen und
Zuteilung von Verantwortlichkeiten für die Zielerreichung.

Wie geht man vor: Wie man zum Leitbild kommt, ist in der Grafik "Wege zum Leitbild" (s. Seite 340) veranschaulicht. Ergänzen könnte man diese Vorgehensweise durch drei eher individuelle Schritte:

- Entwickeln Sie Vorstellungen darüber, wie man ideale Ergebnisse erreichen könnte: Was würden Sie idealerweise tun?

- Listen Sie solche Aktivitäten und Erfahrungen auf, die Sie "anmachen" und auch die, die Sie eher demotivieren.

- Versuchen Sie solche Dinge zu identifizieren, die

  - Sie selbst erreichen möchten;
  - die Organisation erreichen sollte;
  - man über Ihre Aufgaben berichten sollte.

Leitlinien

Leitlinien sind eine Liste von Aussagen darüber, wie man sich zu verhalten hat, wie man das Business betreiben soll. Insofern sind sie ein Verhaltenskodex.

Individuelle Bedürfnisse und Ansichten von Schlüsselpersonen bestimmen die Arbeitsethik und Arbeitsqualität. Diese werden zusammengefaßt in Richtlinien für Job-Design und alltäglichen Betriebsablauf. Sie sollten allen Mitarbeitern bekannt sein: Management by Culture.

Und wie kommen Sie zu den Leitlinien? Normalerweise genügt es, wenn man die expliziten Werteaussagen der Schlüsselpersonen (Top-Manager, Eigentümer) zusammenfaßt und darüber die Mitarbeiter informiert. Wenn es Ihnen gelingt, diese Aussagen schriftlich zusammenzufassen und allen Organisationsmitgliedern mitzuteilen, dann haben Sie einen außerordentlichen Beitrag geleistet.

Interessen-/ Verantwortungsbereiche

In diesen Aussagen wird in groben Zügen die Zielrichtung der Aktivitäten des Unternehmens angegeben. Diese Bereiche haben innerhalb des Unternehmenszweckes und des Leitbildes besondere Priorität; in diese sollen verstärkt Ressourcen investiert werden.

Ziele

Ziele ergeben sich logisch aus den Erwartungen des Umfeldes (in der Charter), dem Unternehmenszweck, den Leitlinien, der Mission und den Interessenbereichen. Sie müssen definiert werden für das Unternehmen als Ganzes und für die Funktionen/Divisionen/ Bereiche/etc. des Unternehmens. Von dieser hohen Ebene können sodann Ziele aller "untergeordneten" Organisationseinheiten abgeleitet werden.

Zieldefinitionen müssen

- den Verantwortungs-/Aufgabenbereich beschreiben;

- die Art der gewünschten Ergebnisse enthalten;

- das Ausmaß der gewünschten qualitativen und quantitativen Zielerreichung beschreiben, d.h. meßbar sein;

- den gewünschten Zeitrahmen der Zielerreichung angeben;

- die limitierenden Faktoren bezeichnen.

Im Prozeß der Zieldefinierung findet gleichzeitig ein Test statt, ob die bis dahin festgelegten Aussagen voll verstanden sind oder weiterer Klärung bedürfen.

Unterstützende Werkzeuge für das Organisations-Design
(Übersicht)

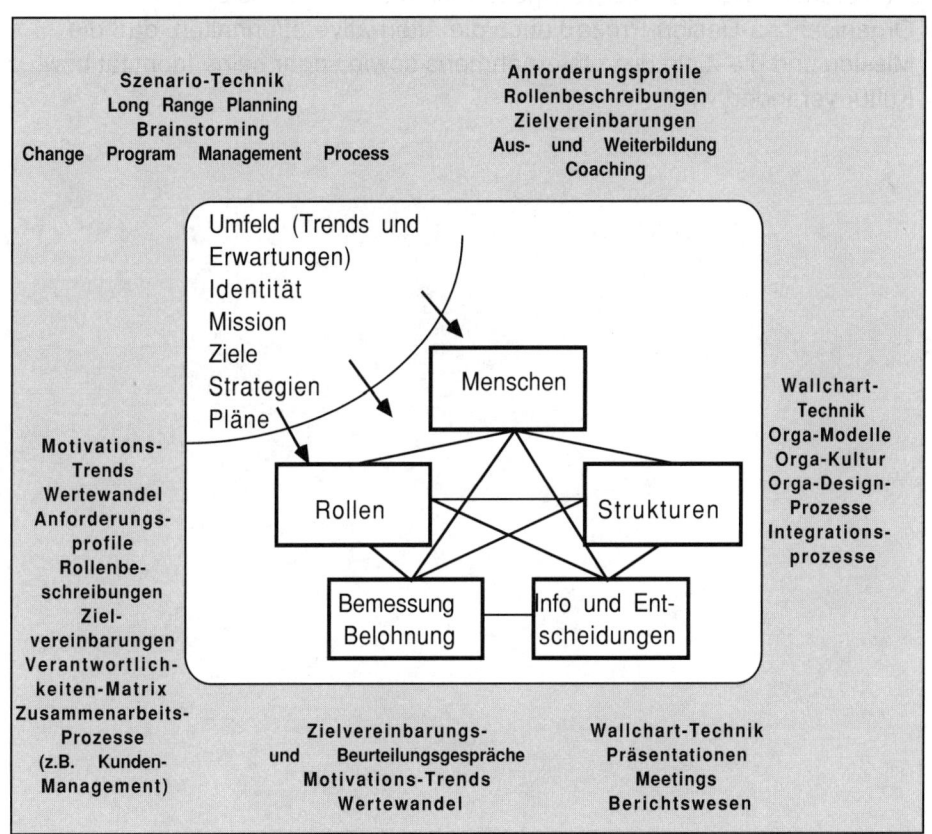

In dieser Grafik sind einige der unterstützenden Werkzeuge für das Organisations-Design erwähnt. Sinn ist nicht Vollständigkeit. Sinn ist jedoch zu zeigen, daß Organisations-Design weit mehr ist, als ein Organigramm zu malen, in dem ich als Manager oben an der Spitze stehe. Organigramme sind oft das Papier nicht wert, auf dem sie geschrieben sind.

5. Kapitel

Organisatorische Prozesse, Beziehungen und Strukturen müssen vielmehr auf die Ziele des Unternehmens, auf die Menschen, das Know How und die Ressourcen sowie auf die wahrgenommene bzw. gewünschte Unternehmensidentität abgestimmt sein.

Alle Elemente müssen zueinander passend definiert werden. Und schließlich muß das Design angesichts des sich schnell wandelnden Umfeldes und der Erwartungen der Kunden, Lieferanten, Mitarbeiter, etc. Flexibilität für Veränderungen erlauben. Und letzlich muß dieser nie endende Organisations-Design-Prozeß auch die Alternative offenhalten, daß die Mission und die Ziele des Unternehmens sowie sogar seine Identität bzw. Kultur verändert wird.

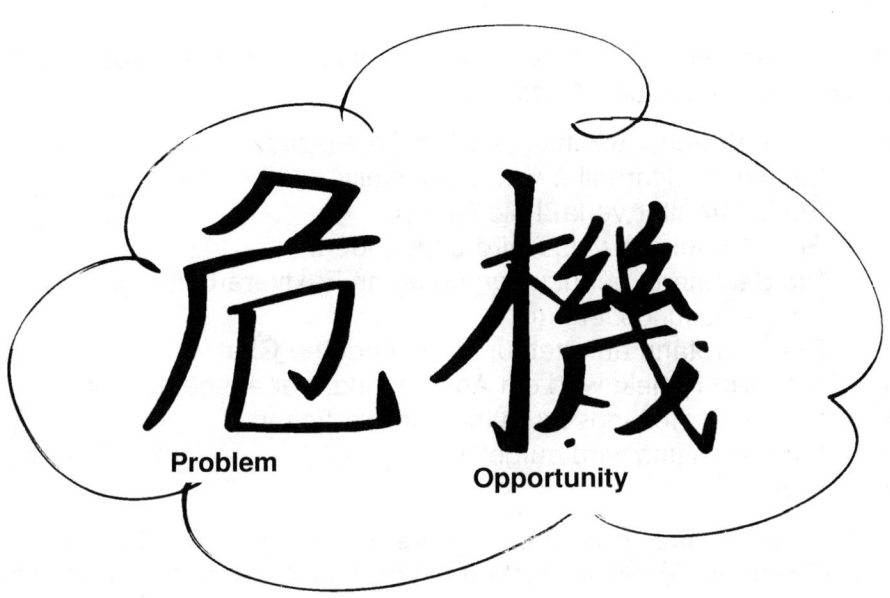

Organisationsveränderung als Prozeß

Organisationsveränderungen - Veränderungen in Organisationen

Veränderungen in Strukturen und Prozessen finden in großen Organisationen fast tagtäglich statt:

- Ein Mitarbeiter wechselt seinen Arbeitsplatz.
- Ein neuer Mitarbeiter wird eingestellt.
- Ein Mitarbeiter verläßt die Gruppe.
- Eine Vorgehensweise wird abgeändert.
- Die Sekretärin benutzt von heute an Textverarbeitung.
- Eine Abteilung zieht um.
- Die Sekretärin arbeitet für einen anderen Chef.
- In einem Projekt wird ein Ansprechpartner ausgetauscht.
- Das Unterstellungsverhältnis wird verändert.
- Eine Abteilung wird aufgelöst.
- usw.

Jede dieser kleinen oder größeren Veränderungen kann für die einzelnen betroffenen Menschen ein großes Problem oder aber eine große Chance darstellen. Aber nicht nur die unmittelbar Betroffenen, sondern auch die Kollegen, die Nachbarabteilungen, die Abteilungen, mit denen man zusammenarbeitet, ja selbst die Lieferanten und Kunden etc. sehen, hören und fühlen nicht nur diese Veränderungen, sondern auch deren Auswirkungen auf sie selbst.

Für einen Lieferanten bzw. für einen Verkäufer kann das bedeuten, daß er neue Ansprechpartner finden muß oder überraschend vorfindet. Es kann bedeuten, daß sich die Problem- und Bedarfslage des Kunden verändert. Er muß sich also auch umstellen, verändern.

Üblicherweise werden solche "Fälle" nicht in der Literatur über Organisationsentwicklung erfaßt. Üblicherweise werden nur große, einmalige Organisationsveränderungen untersucht und beschrieben. Die meisten Handlungsanweisungen beziehen sich darauf.

Die kleinen Veränderungen fallen implizit in den Bereich der allgemeinen Managementtheorie, wenn man etwa über Planen, Organisieren, Delegieren, Motivieren, Kontrolle und Feedback - also über den Führungsregelkreis - redet. Leider wird dieser Theorie- und Praxisbereich selten im Zusammenhang mit dem Problem der Veränderungen in Organisationen gesehen.

Es drängt sich der Eindruck auf, daß die allgemeine Managementtheorie, wie sie auch in der Seminarpraxis von Trainern an Manager-Teilnehmer weitergegeben wird, konzipiert und gültig ist nur für eine eher stabile Situation. Damit wird der Weg verbaut, all die theoretischen und praktischen Erfahrungen aus der Praxis der Organisationsentwicklung und der Verhaltensveränderung zu nutzen. Tatsache ist, daß selbst eine so kleine Veränderung wie z.B. "Ein neuer Mitarbeiter" - wenn man den Fall unter Systemgesichtspunkten betrachtet - die Organisation der Gruppe verändert. Tatsache ist auch - und das kann aus der Managementpraxis tagtäglich bewiesen werden, daß die Detailarbeit der großen Organisationsveränderung in der alltäglichen Führungspraxis, also in den beteiligten und betroffenen Gruppen und Abteilungen von den Meistern, Gruppenleitern und Abteilungsleitern und deren Mitarbeitern geleistet wird. Den "unteren Führungskräften" fällt die Aufgabe zu, ihren Mitarbeitern die Details des Neuen zu erklären und ihnen im Umstellungs- bzw. Lernprozeß zu helfen.

Dieser Tatbestand verlangt geradezu eine theoretische und praktische Verbindung der allgemeinen Führungstheorie und der Theorie der Organisationsveränderungen.

Üblicherweise wird Organisationsentwicklung anhand von großen, einmaligen Projekten untersucht und beschrieben. Diese Projekte scheinen alle einen wohldefinierten Anfang und ein wohldefiniertes Ende zu haben:

- die Problemsituation ist analysiert
- die Ziele sind definiert
- der ideale Endzustand ist definiert
- es ist ein Zeitplan mit Anfang und Ende und konkreten Zwischenschritten definiert
- die Treiber und Betroffenen sind bekannt und entweder aktiv involviert oder "lediglich" Untersuchungsgegenstand der Begleitforschung

Implizit - und oft auch explizit - geht man von der Annahme aus, daß das Veränderungsprojekt in geplanter und kontrollierter Weise die Organisation von einem (ungewünschten) Zustand A zu einem (gewünschten) Zustand B bringt. Gleichzeitig wird angenommen, daß, sobald der Zustand B erreicht ist, wieder eine relativ normale, d.h. stabile Situation eintritt. Das jedoch widerspricht den Erfahrungen.

Üblicherweise werden große Veränderungen vom Top-Management, Stabsabteilungen und internen und externen Beratern/Trainern für die Betroffenen durchgeführt. Nach impliziter Definition sind die Linien-Manager vor allem der unteren und mittleren Ränge nicht zuständig für Veränderungen und organisatorischen Wandel. Sie sind zuständig für das normale Alltagsgeschäft in stabilen Situationen. Allenfalls wird ihre Bedeutung für die Implementierung der Veränderungsdetails erkannt und anerkannt.

D.h. nun, daß es für viele Führungskräfte eher ungewohnt ist, sich als Teil von Veränderungsprozessen zu verstehen. Angesichts der Implementierung von computergestützten Informationstechnologien fühlen sich im Gegenteil viele Führungskräfte als Betroffene und Opfer. Traditionell orientierte Mittelmanager z.B., die eher als Administratoren oder Informationsverteiler fungieren, werden ersetzt durch Kommunikationssysteme. In der Literatur ist bereits die neue Rolle der Mittelmanager konzipiert: Trainer, Entwickler und Betreuer für die Mitarbeiter.

Warum?

Die organisatorischen Wandelprozesse verlangen, daß Mitarbeiter sich flexibel an neue Gegebenheiten und Anforderungen anpassen können.

Manager werden so zu Change-Agents im Organisationsalltag. Damit sollte auch der Begriff des Change-Agents nicht mehr nur für die wenigen Stabsleute und Sponsoren, den angeblich Treibenden der großen Veränderungsprogramme, reserviert bleiben. Die Notwendigkeit, kleine und große Veränderungen zu erkennen und Veränderungsprozesse anzuregen, zu initiieren und durchzuführen muß zur Aufgabe aller Führungskräfte werden.

Organisatorische Veränderungsprogramme beeinflussen - auch wenn sie nur auf einen definierten Teil der Organisation ausgerichtet sind - die ganze Organisation. Anpassungen finden geplant oder ungeplant statt. Durch ein Veränderungsprogramm werden weitere Veränderungsnotwendigkeiten oder -wünsche relevant. Zusätzliche Veränderungen finden also statt. Oder es tritt der Fall ein, daß gegen Ende des definierten Veränderungsprogrammes, wenn also die neuen Strukturen und Prozesse implementiert sind, sich die Umfeldbedingungen bereits geändert haben, sodaß die neue Organisation bereits ineffizient ist. Diese Beschreibung trifft wohl besonders auf diejenigen Organisationen zu, die entweder High-Tech Produkte erzeugen und verkaufen oder auf solche, die sich in einem harten Wettbewerbsmarkt befinden und eventuell daher neue, produktivitätssteigernde Technologien planen und einsetzen. Technologischer, sozialer und wirtschaftlicher Wandel zwingen zu Anpassungen und zur Flexibilität.

Wenn diese Ausführungen die Realität beschreiben, dann läßt sich sicherlich eine Schlußfolgerung daraus ziehen: Das einzige Konstante im Leben einer Organisation ist der Wandel. Das heißt aber auch, daß in den Köpfen der Theoretiker und Praktiker ein Paradigmenwandel stattfinden muß:

Organisationsveränderungen - zumindest in großen Organisationen - sind ein kontinuierlicher, nie endender Prozeß. Von Zeit zu Zeit manifestiert sich Organisationsveränderung in großen, geplanten Programmen. Diese großen Veränderungsprogramme schwimmen aber sozusagen auf einem Fluß ständiger kleiner Veränderungen.

Das verlangt natürlich danach, daß die entsprechenden Voraussetzungen geschaffen werden. Im folgenden möchte ich die wichtigsten Voraussetzungen aus meiner Sicht auflisten. In den folgenden Abschnitten werden dann einige dieser Themen inklusive theoretischer Konzepte und Handlungsanweisungen näher beschrieben.

Organisationsveränderung als kontinuierlicher Prozeß - einige Voraussetzungen

- Das Anforderungsprofil für Manager muß definiert sein als Initiator und Durchführender von Veränderungen sowie als Berater, Betreuer, Trainer und Entwickler der Mitarbeiter.

- Manager sehen das Management von Veränderungen nicht mehr als eine zusätzliche und störende Aufgabe, sondern als einen integralen Bestandteil ihrer Managementaufgabe.

- Das Managementtraining ist nach diesem Anforderungsprofil konzipiert.

- Das Mitarbeitertraining beinhaltet neben Training für die Erfüllung der beruflichen und Stellenanforderungen auch Training in Kommunikation, Kooperation, Selbstmanagement und Implementierung sowie Durchführung von Veränderungen.

- In Meetings - gleich ob als Informationsveranstaltung oder als Problemlösungs- und Entscheidungsprozeß - muß das Thema "Wandel und Organisationsveränderung" ein ständiges Thema sein.

- Veränderungsprogramme dürfen nicht als nur in der Verantwortung von zentral und hierarchisch hoch angesiedelten Stäben oder der sogenannten Organisationsabteilung gesehen werden - es braucht Prozesse, in denen die Betroffenen und Beteiligten involviert werden.

- Funktions-, bereichs- oder abteilungsüberschreitende Arbeitsgruppen (Task Forces) bieten sich an, um Veränderungen in ihrer Komplexität und in ihren Abhängigkeiten und Auswirkungen zu sehen, zu verstehen und zu managen. Darüberhinaus lernen die Mitglieder solcher Teams, die Situation der anderen Abteilungen etc. besser zu verstehen. Verbesserung der Kommunikation in den Arbeitsbeziehungen ist die Folge.

Eine Geschichte zum Nachdenken

Vor einigen Jahren fand bei einem Computerhersteller ein großes
Sales-Meeting statt, ein Kick-off-Meeting für das neue Geschäfts-
jahr. 240 Anwesende. Die ganze Salesmannschaft sollte in einem
dreitägigen Meeting eingeschworen, motiviert, vorbereitet werden.
Der erste Tag des Meetings lief hervorragend. Der Diskussions-
Markt war ein voller Erfolg.
Am Abend des ersten Tages erreichte uns ein Telegramm aus den
USA, vom Headquarter. Darin stand, daß es der Firma sehr gut
gehe, der Profit so hoch wie nie zuvor, der Auftragsbestand hervorragend. Andererseits gab es große Cash-Probleme. Es fehlte an
flüssigem Geld in der Kasse, um weitere Wachstums-Investitionen
zu finanzieren. Daher wurde angeordnet, daß weltweit die Gehälter
für 6 Monate eingefroren werden. Der Geschäftsführer, der Sales-
Manager, der Marketing-Manager und ich lasen das Telegramm.
Schock. Krisensitzung. Nach 2 Stunden Beratung stand die Entscheidung über die Vorgehensweise fest. Man war der Meinung, daß
weiterhin auf Motivation und Begeisterung gemacht werden sollte.

Am nächsten Morgen, der Beginn des zweiten Tages, hielt der
Sales-Manager eine flammende Rede. Ich kann mich nicht mehr an
die Details erinnern. Doch fantastisch: Nach 15 Minuten beendete er
seine Rede. Brausender Applaus. Standing Ovation. Die Leute
waren begeistert. Trotz des Gehaltsstops. Offensichtlich hatte jeder
verstanden: Dies ist die Herausforderung an alle; dies ist kein Opfer,
sondern eine Investition für unser gemeinsames Anliegen.
Das Meeting lief sehr gut. Am dritten Tag verließ jeder das Hotel mit
einer nie dagewesenen Motivation.

Die nächsten drei Monate nach diesem Meeting waren die schlechte-
sten Geschäftsmonate für diese Firma in diesem Land. Was war
passiert?
Katerstimmung. Nach dem Meeting fingen die Verkäufer an nachzudenken. Sie konnten nach 15 Minuten "Hurra" rufen. Sie konnten
jedoch nicht verstehen, was das für sie bedeutet. Das Nachdenken
und das Diskutieren, die Gerüchte und der Ärger, die Demotivation
und das Sich-verschaukelt-Fühlen kamen nachher - und beeinflußten
den individuellen und den Gesamterfolg.

Wandel - Treppe

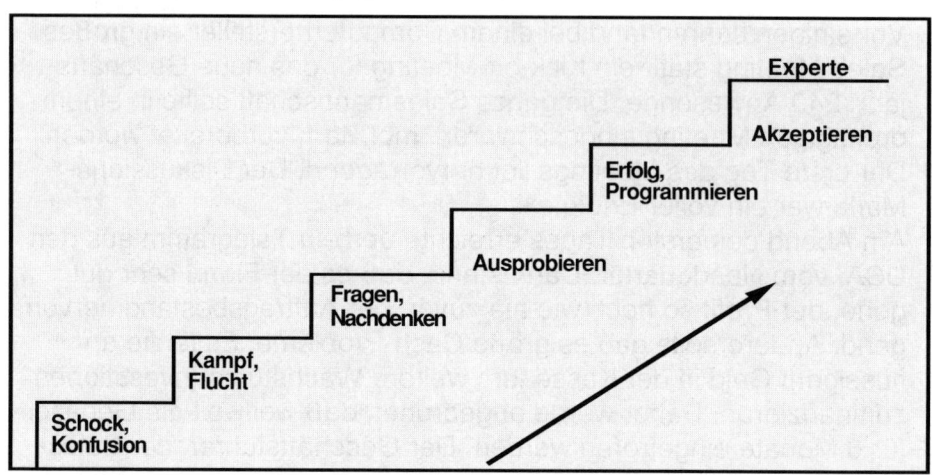

Diese Zeichnung soll verdeutlichen, wie Menschen auf Veränderungen, die für sie überraschend kommen, reagieren. Erinnern Sie sich an eine Situation, in der Sie unvorbereitet mit etwas Neuem konfrontiert wurden? Im Beruf? Oder auch im Privatleben?
Die erste Reaktion ist Schock. Man steht erst einmal im Nebel. Stressreaktion. Man muß sich orientieren, das Neue einordnen. Falls das Neue als unangenehm oder gar gefährlich bzw. gegen die eigenen Interessen empfunden wird - siehe Neuheiten-Entdeckungs-Mechanismus -, dann schaltet unser Zwischenhirn auf Kampf bzw. Flucht. Da wir nicht tatsächlich weglaufen oder kämpfen dürfen, unsere tierische Reaktion nicht ausleben dürfen, starten wir verbale Angriffe in unseren Auseinandersetzungen mit dem Gegenüber.
Erst nach einiger Zeit des Widerspruches kommen Fragen, um mehr darüber zu entdecken, was denn daran sein könnte. Hier, denke ich, ist die kritische Phase für den, der das Neue vorschlägt. Er muß nun in der Lage sein, sachliche Informationen - ohne aufgestauten Ärger über den Widerstand - attraktiv zu geben. Fragen sind "Kaufsignale". Die richtige Antwort kann den Betroffenen dazu bewegen, einmal auszuprobieren und dabei Erfolg zu haben. Erst der Erfolg mit dem Neuen schließt den Veränderungs- bzw. Verkaufsprozeß ab. Erst jetzt wird das Neue in den normalen Ablauf voll integriert und als selbstverständlich angesehen.

Reaktionskurve bei der Übernahme von Veränderungen

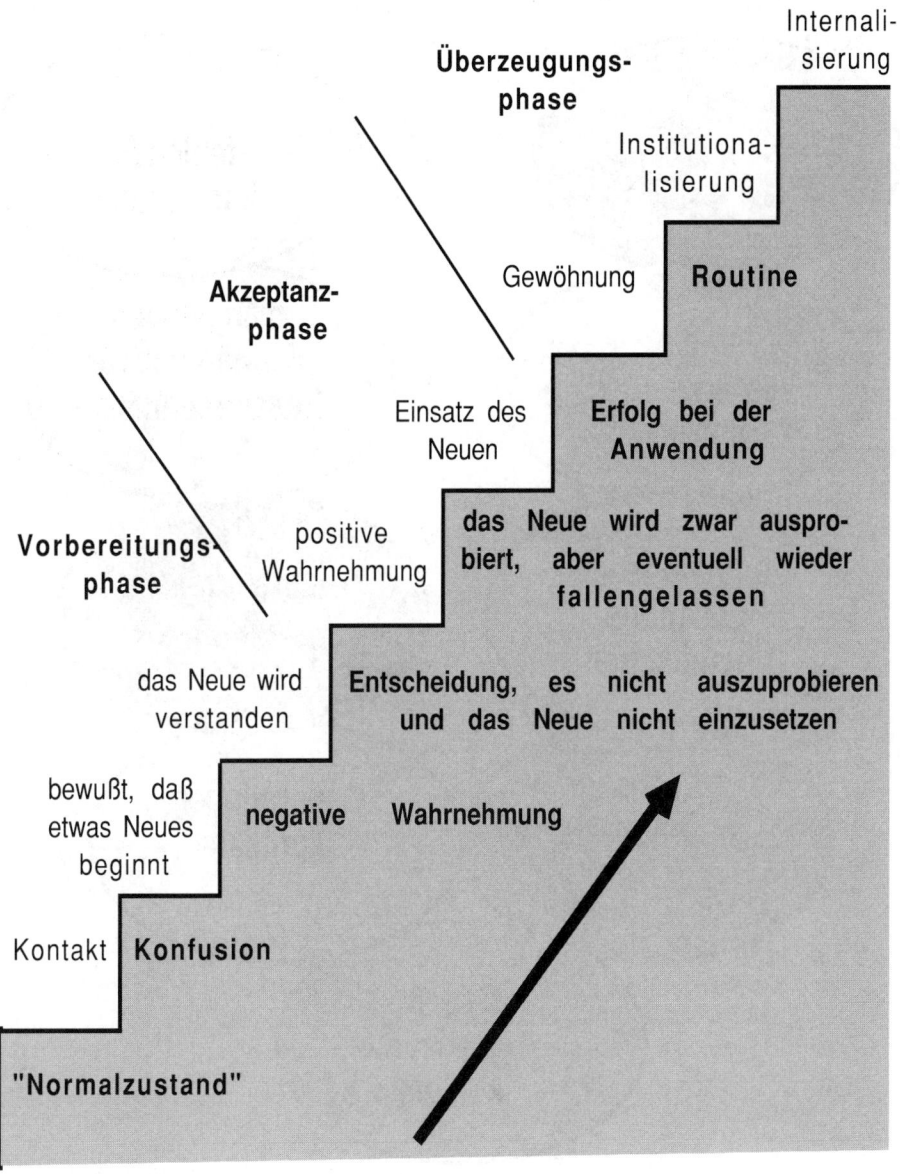

Überzeugungs-phase

Internali-sierung

Institutiona-lisierung

Gewöhnung **Routine**

Akzeptanz-phase

Einsatz des Neuen

Erfolg bei der Anwendung

positive Wahrnehmung

das Neue wird zwar auspro-biert, aber eventuell wieder fallengelassen

Vorbereitungs-phase

das Neue wird verstanden

Entscheidung, es nicht auszuprobieren und das Neue nicht einzusetzen

bewußt, daß etwas Neues beginnt

negative Wahrnehmung

Kontakt **Konfusion**

"Normalzustand"

Probleme, Herausforderungen und Gelegenheiten in Veränderungsprozessen

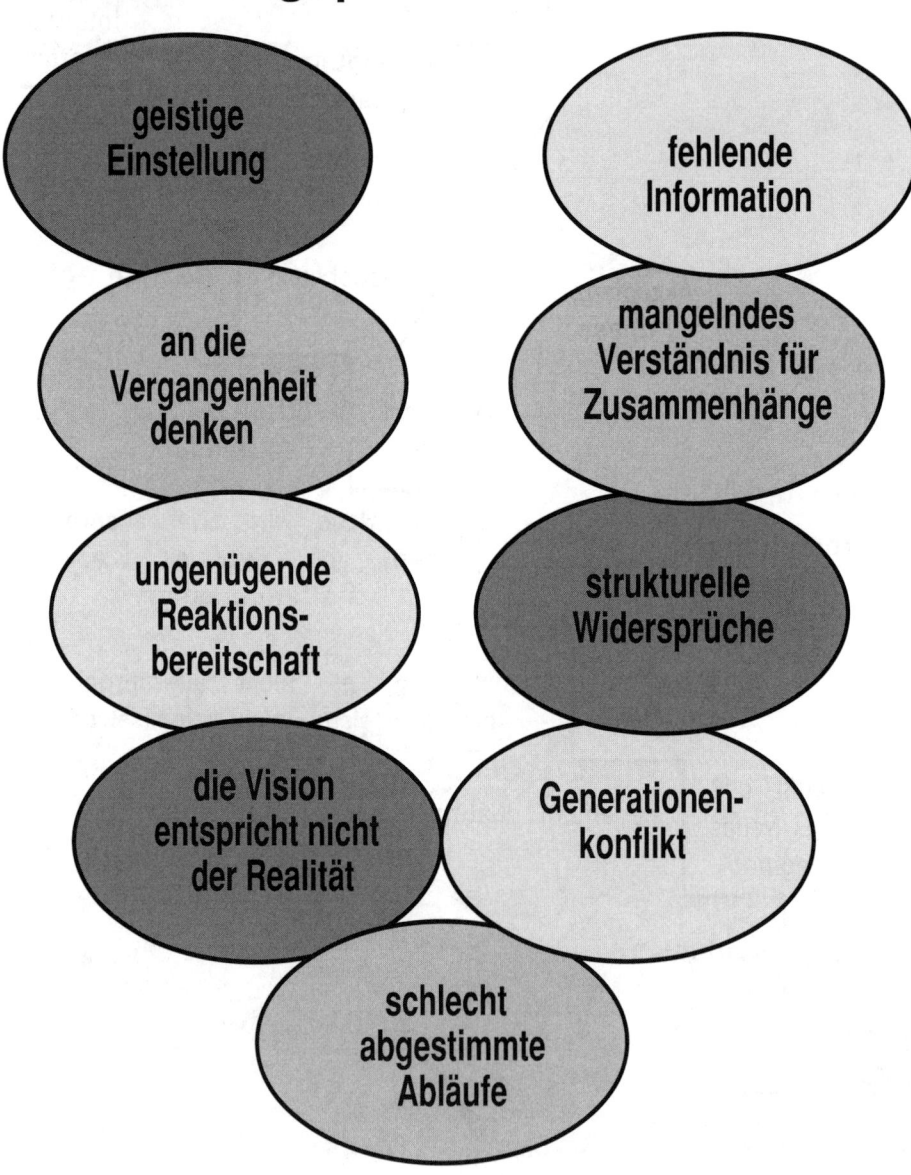

Was Menschen als "Hilfe" bekommen und was sie brauchen und wünschen, wenn sie eine Veränderung verarbeiten müssen

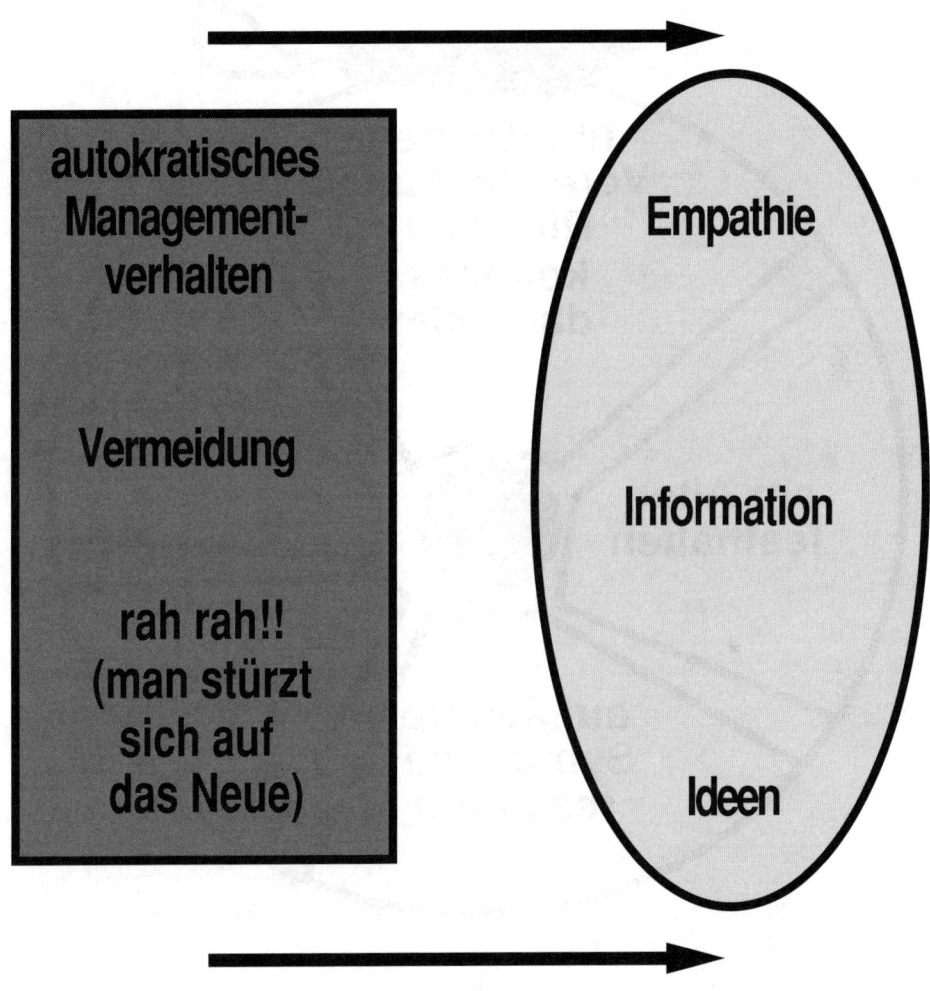

Was hindert bei Veränderungen ?

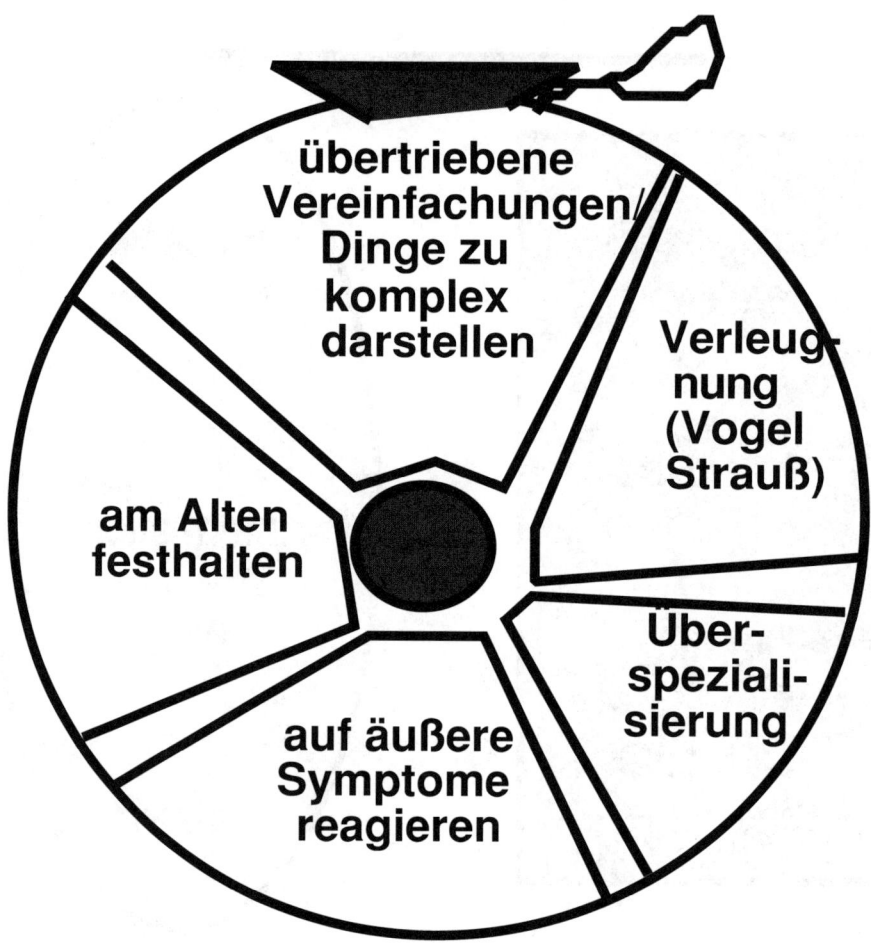

übertriebene Vereinfachungen/ Dinge zu komplex darstellen

Verleug-nung (Vogel Strauß)

am Alten festhalten

Über-speziali-sierung

auf äußere Symptome reagieren

the bomb doesn´t

Veränderung und Reaktionen der Menschen

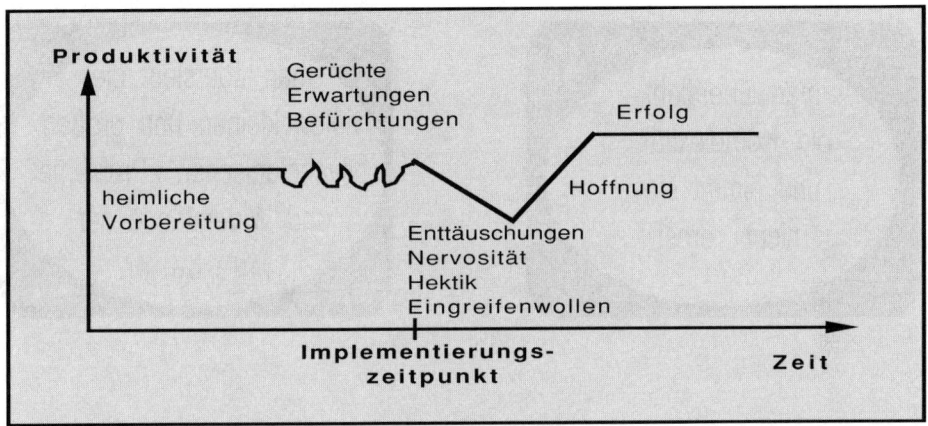

Diese Kurve soll die Produktivitätsproblematik in Organisationsverän-derungsprozessen beschreiben. Vorausgesetzt ist hier eine Organisationsveränderung, die heimlich, ohne Involvierung und frühzeitige Information der Mitarbeiter vorgenommen wird. Diese Kurve ist kein theoretisches Konstrukt, sondern aus Beobachtungen und Messungen in der Praxis abgeleitet. Natürlich hier stark vereinfacht.

Was sind die Probleme?

- keine rechtzeitige Information und Schulung, Mitarbeiter kennen und können das Neue nicht

- Gerüchte, Überraschungen, Enttäuschungen, Widerstände, Sabotage

- Widerstände werden nicht erkannt und nicht bearbeitet

- keine Hilfestellungen und keine Umstellungszeit

- erneutes Eingreifen, Hektik, Demotivation, …

- die Manager, Mitarbeiter, die gesamte Organisation verpaßt Informations- und Lernchancen

Mismanagement bei Veränderungen

man übersieht
die Komplexität
und nimmt sie
nicht ernst

man übersieht die
vielen kleinen und großen
psychologischen Probleme
und Widerstände der
Mitarbeiter

man verletzt
geheiligte
Werte und
Normen

man will zu
schnell vorgehen und
sichtbaren Erfolg vorwei-
sen können

man beteiligt die
Mitarbeiter zu wenig und
gibt keine Zeit für
die Ausbildung

althergebrachte The-
orien über Mitarbeiter-
Motivation und -Werte
(Wertewandel!)

Veränderungen und Management - Fehler

Der Fall des falschen Veränderungsmanagements

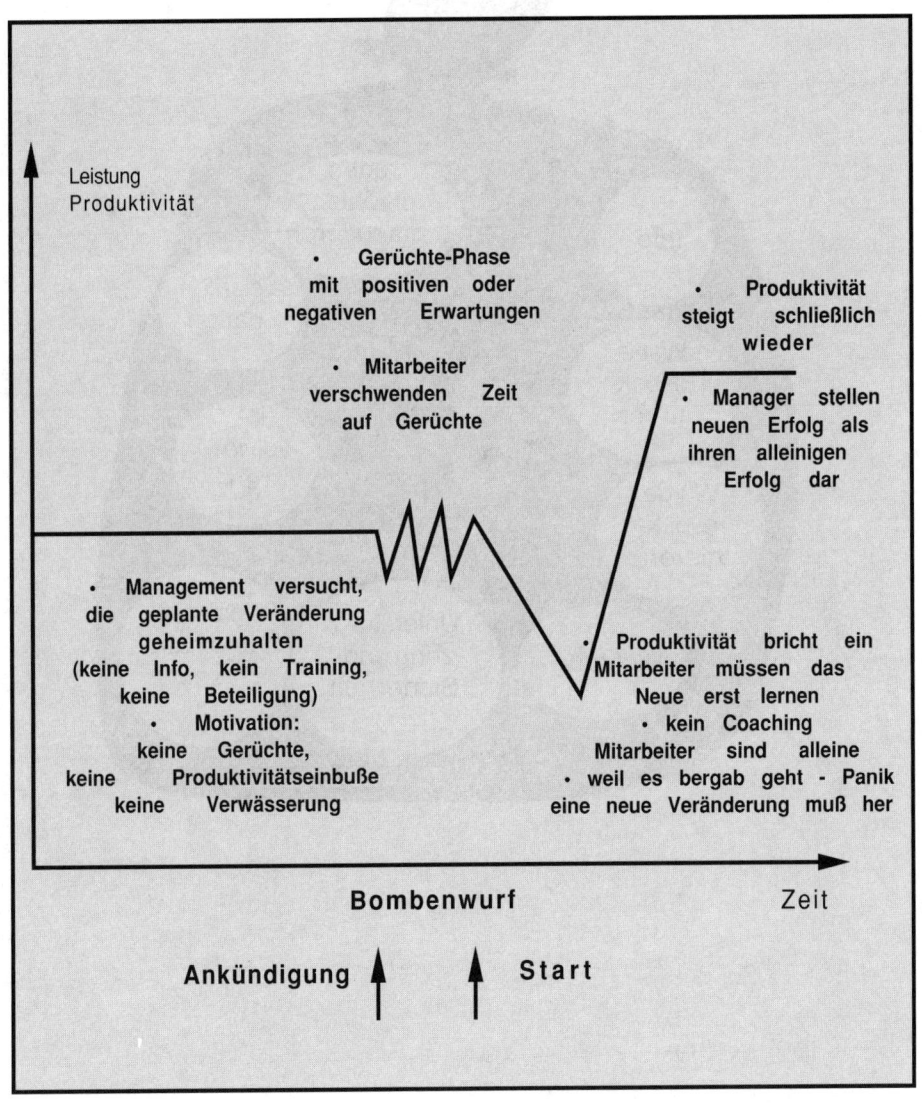

Was hilft bei Veränderungen ?

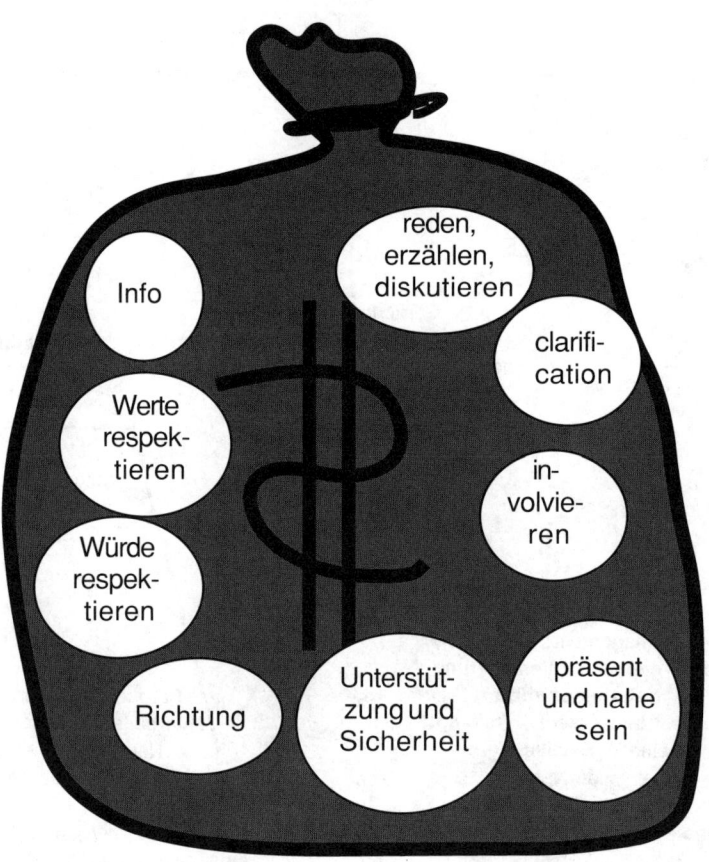

Was tun - im Veränderungsprozeß ?

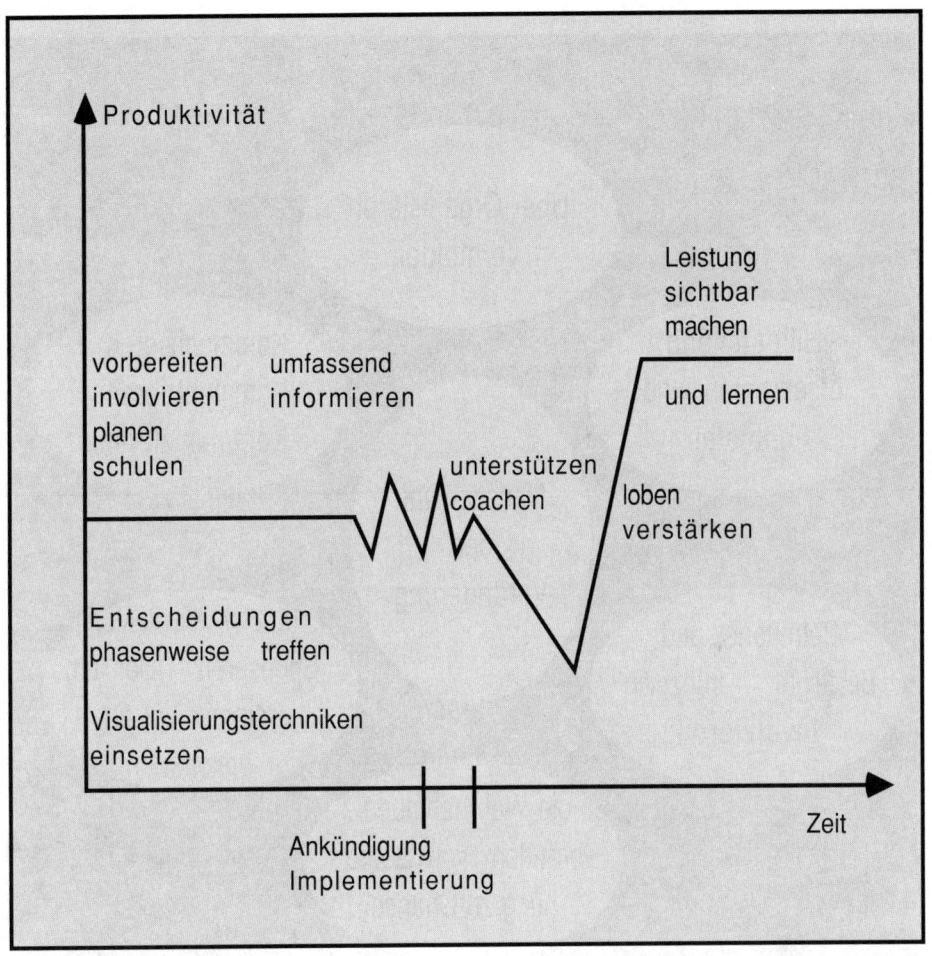

Strategien für erfolgreiche Implementierung

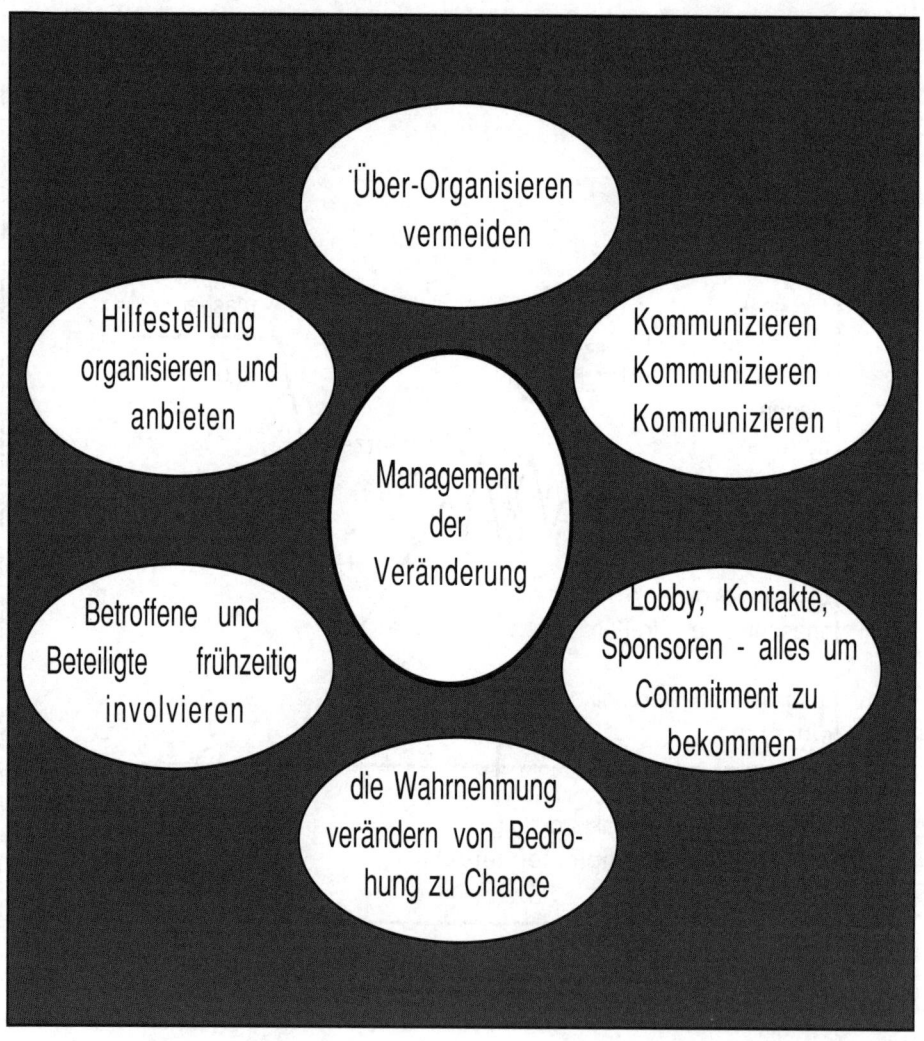

Taktiken des Veränderungsmanagements

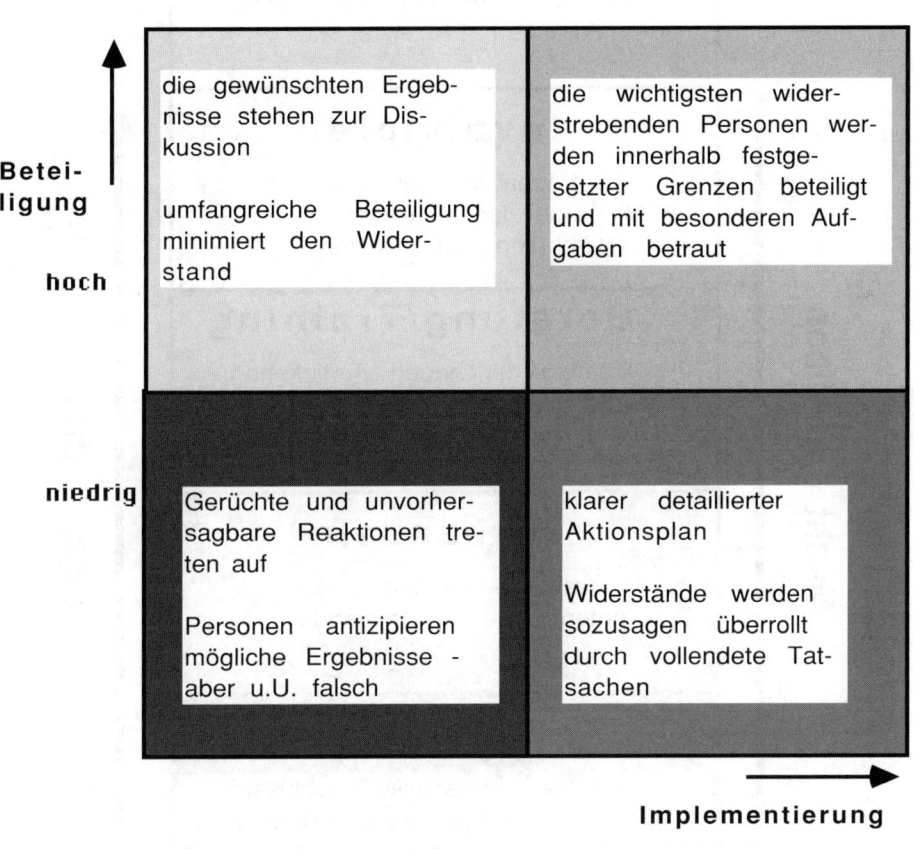

Betei-
ligung

hoch

die gewünschten Ergebnisse stehen zur Diskussion

umfangreiche Beteiligung minimiert den Widerstand

die wichtigsten widerstrebenden Personen werden innerhalb festgesetzter Grenzen beteiligt und mit besonderen Aufgaben betraut

niedrig

Gerüchte und unvorhersagbare Reaktionen treten auf

Personen antizipieren mögliche Ergebnisse - aber u.U. falsch

klarer detaillierter Aktionsplan

Widerstände werden sozusagen überrollt durch vollendete Tatsachen

Implementierung

langsam   **schnell**

Mit Widerständen umgehen

Macht ausüben (downward arrow, left side)

Macht teilen (upward arrow, right side)

Information
- im vorhinein
- über das Neue, die neuen Anforderungen, Prozesse, etc.

Involvieren
- fragen und hin-hören
- Hinweise der Mitarbeiter ernst nehmen und befolgen

Beratung/Training
- Training der neuen Fertigkeiten
- hin-hören
- beraten, Zeit haben

Verhandeln
- Incentives für aktive bzw. potentielle Widerständler

Einbinden
- negative eingestellte Schlüsselpersonen einbinden durch Aufgaben innerhalb des Veränderungsprogrammes

Zwang
- die Mitarbeiter unter Androhen und Einsetzen von Machtgebrauch zwingen

Die Eisbären - Story

Es war einmal ein Zoo. Alle Tiere waren in engen Käfigen eingesperrt. Nur wenige Quadratmeter zum Hin- und Herlaufen. Tiere im
Schaukasten. Ein alter Zoo - wie im letzten Jahrhundert. Eines Tages
übernahm ein neuer, junger Zoodirektor die Leitung des Zoos. Er war
voll des guten Willens und voller Bewunderung für alle Tiere.

Bereits am ersten Tag, bei einem Rundgang durch seinen Zoo, sah
er den Eisbären in seinem Käfig. 5 mal 4 Meter Auslauf. Ein großer,
kräftiger Eisbär. Offensichtlich noch mit ungebrochener Lebenskraft.
Auf und ab. Hin 5 Meter. Wendung. Zurück 5 Meter. Auf und ab. In
rhythmischer Gleichmäßigkeit. Bei jeder Wendung ein dröhnendes
Grollen. Furchterregend schön. Doch der Zoodirektor hatte Mitleid
mit diesem stolzen Tier. Diese prächtige Vitalität, eingesperrt auf 20
Quadratmeter.

Also beschloß er, ein großes Freigehege bauen zu lassen. Mit
Felsen zum Klettern und Sonnen und mit Wassergräben zum
Schwimmen und Tollen. Das Geld war nach anfänglichen Schwierigkeiten bald aufgebracht. Die Bauarbeiten konnten beginnen. Der
Zoodirektor fieberte mit wachsender Spannung auf den Tag, an dem
der Eisbär aus seinem engen Verließ in das große Freigehege springen würde. Ihm schien es gar, daß der Eisbär von Zeit zu Zeit
neugierig dem Schaffen und Treiben der Bauarbeiter von seinem
Käfig aus zuschaute.

Dann kam endlich der monatelang heißersehnte Tag. Viele, alle waren eingeladen, beim großen Ereignis dabei zu sein. Die lokalen
Politiker aller Parteien ließen es sich nicht nehmen, die Wichtigkeit
des Ereignisses durch ihre Anwesenheit zu unterstreichen. Ebenso
die Bischöfe beider großen Konfessionen. Die Journalisten der
Lokalblätter und sogar zweier überregionaler Blätter warteten mit
ihren Fotografen auf sensationelle Bilder. Zoodirektor, Bürgermeister
und Bischöfe hielten ihre kurzen, aber besinnlich schönen Reden.
Dachten doch auch alle an die neue Attraktion der Stadt, die sicherlich viele Touristen anlocken würde - und damit auch Geld.

Dann, endlich, kam der große Augenblick.

Der Tierarzt des Zoos nahm ein Gewehr und schoß dem Eisbären eine Ampulle mit Betäubungsmittel in den Pelz. Nach einer halben Minute schlief der Eisbär fest. Die Bauarbeiter hatten genügend Zeit, die Gitterstäbe des alten Käfigs auszubauen und wegzutragen. Der Eisbär lag im Freien.

Alle warteten nun darauf, daß der Bär aufwacht, aufspringt und in das Gelände läuft, um es in Besitz zu nehmen. Der Bär wacht auf. Reckt sich. Schreit dröhnend, so daß jederman erschrickt und das animalische Verhalten bewundert. Jetzt, jetzt muß er doch endlich loslaufen! Alle halten gespannt ihre Hände zum Klatschen und ihre Münder zum Jubeln und Aufschreien bereit.

Doch - der Bär steht auf und nimmt seinen Trott wieder auf: 5 mal 4 Meter. Hin 5 Meter. Wendung. Zurück 5 Meter. Auf und ab. In rhythmischer Gleichmäßigkeit. Bei jeder Wendung ein dröhnendes Grollen. Furchterregend schön.

Reaktionen von Menschen auf Veränderungen

Erich Kästner sagt in seinem Gedicht "Die Entwicklung der Menschheit", daß wir (die Menschen) im Grunde doch immer noch die alten Affen sind. Er hat nicht nur aus kultur-kritischer Sicht recht, sondern auch aus biologischer und psychologischer Sicht.

Wie oft haben Sie schon Personen in Organisationen erlebt, die begeistert und vorbehaltlos einen Veränderungsvorschlag aufgenommen hätten? Wie oft haben Sie dagegen Widerstand in allen möglichen Formen erlebt? Ich denke, daß die Mehrzahl Ihrer Erfahrungen sich auf Widerstand beziehen.

Das scheint eine normale Reaktion zu sein. Die erste Reaktion auf Veränderungen ist bei uns Menschen genauso wie bei den Tieren. Der Stressmechanismus läuft bei uns wie bei den Tieren gleich ab. Alles Neue wird daraufhin überprüft, ob es nützlich oder gefährlich für uns ist - und das vorbewußt, bevor unser bewußtes Denken beginnt. Das Neue wird abgeprüft gegen unsere gewohnten Wert-, Denk- und Verhaltensmuster bzw. Programme.

Paßt das Neue nicht in das Gewohnte, dann ist die erste Reaktion der Schock bzw. die Konfusion: Was soll das? Das verstehe ich nicht! In dieser Phase wird über den Stressmechanismus der ganze Körper auf Kampf oder Flucht vorbereitet. Dazu wird dem Denkhirn vermehrt Sauerstoff abgezogen und dem Rest des Körpers für die Flucht- bzw. Kampfreaktion zur Verfügung gestellt. Wir sind unter Stress also auf einem niedrigeren intellektuellen Niveau. Wir erfinden und erinnern uns an genügend Argumente gegen das Neue: Das hat bei uns noch nie geklappt! Das ist theoretisch sehr gut, die Praxis sieht aber doch ganz anders aus! Wieviele dieser Killerphrasen kennen Sie?

Erst nach dieser Phase, wenn die Aufwallung vorüber ist, fängt man an nachzudenken und zu fragen. Man sucht nach Antworten, nach Sinn. Man möchte das Neue integrieren in seine Programme. Dies ist eine kritische Phase: Wenn man bereits Nein gesagt hat, Widerstand geleistet hat, Einwände erhoben hat, dann hat man leicht das Gefühl, daß man sein Gesicht verliert, wenn man einlenkt, wenn man plötzlich Interesse zeigt. Daher sollte derjenige, der die Veränderung vorschlägt oder verlangt, geduldig vorgehen und sachlich richtig und umfassend informieren - auch wenn die Einwände und Fragen irrational und emotional erscheinen. Aus dem Verkaufsgespräch weiß man, daß man auf Kaufsignale achten sollte: Wenn der Käufer/der Betroffene zu fragen beginnt, dann fragt er sich allmählich in den Kauf hinein. Was er erwartet, ist eigentlich nur, die Bestätigung dafür, daß sein aufkommender Kaufwunsch in Ordnung ist. Der Käufer sucht nach Antworten und Argumenten, die er sich selbst gegenüber als Rechtfertigung für das Ja, für den Kauf, verwenden kann.

In der nächsten Phase des Veränderungsprozesses beginnt ein Ausprobieren des Neuen - entweder geistig und/oder in der Praxis. Das geschieht unter dem Vorbehalt, daß man ja immer noch nein sagen kann, wenn man durch die Anwendung entdeckt, daß das Neue nichts taugt und scheitern wird. Sollte man jedoch Spaß am Neuen haben, sollte man damit Erfolg haben, wenn es also klappt, dann kann man sich das selbst gut schreiben. Nichts ist erfolgreicher als der Erfolg - wie man unter Künstlern und Sportlern sagt. Je öfter und je intensiver dieser Erfolg erlebt wird und/oder zusätzlich bei anderen beobachtet wird, desto besser und nachhaltiger programmiert man sich dann selbst auf die Anwendung des Neuen. Es wird zu einem Teil des gewohnten Denkens und Handelns. Schließlich ist das Neue voll akzeptiert und integriert. Darüber hinaus wird man selbst zum Advokat, zum Champion des Neuen. Schließlich wird man zum Experten und kommt selbst in die Lage, andere Personen anlernen zu können bzw. zu müssen.

Damit könnte dann allerdings der nächste Lern- und Veränderungsprozeß bereits beginnen - und wiederum schwerfallen. Nichts ist unangenehmer als einzusehen, daß das Expertenwissen und -können obsolet ist, daß es durch neues Denken und Handeln ersetzt werden muß. Warum denn? Was soll das?
Das klingt ironisch-sarkastisch. Ziel ist: Zu erkennen, daß Lernen ein immer wiederkehrender Prozeß ist - in einer sich immer schneller verändernden Welt. Und auch zu erkennen, daß man als Verantwortlicher, als Manager, Berater, Trainer, Verkäufer den anderen, den Betroffenen helfen muß und kann, das Neue zu akzeptieren und zu lernen.

Ende - Übergang - Anfang
- Ein Veränderungsmodell -

(nach: Harry Woodward und Steve Buchholz, Aftershock, New York e.a., 1987, S.56)

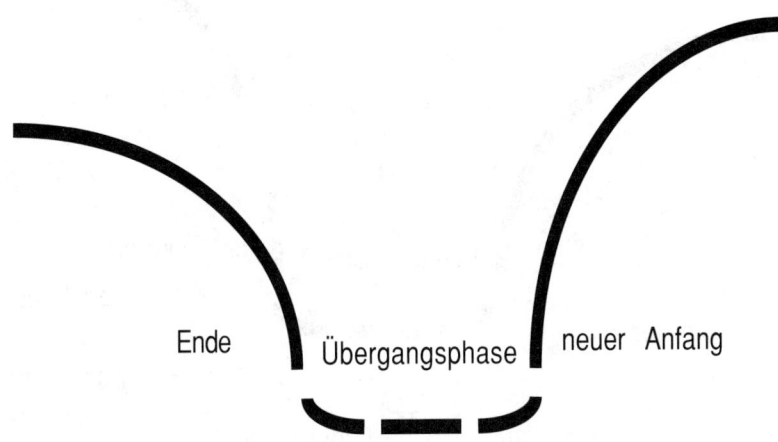

Ende   Übergangsphase   neuer Anfang

Die meisten Menschen sehen eine Veränderung als einen Prozeß, in dem etwas zu Ende geht und etwas neues anfängt. Analogie: der Artist der das erste Trapez losläßt, in der Luft Salti macht in der Hoffnung, daß das andere Trapez bzw. die Arme des Fängers zur Stelle sind.

Man muß loslassen können, um das Neue zu bekommen.

Die Funktion der Übergangsphase ist also die Neuorientierung.

Veränderung ist ein Prozeß

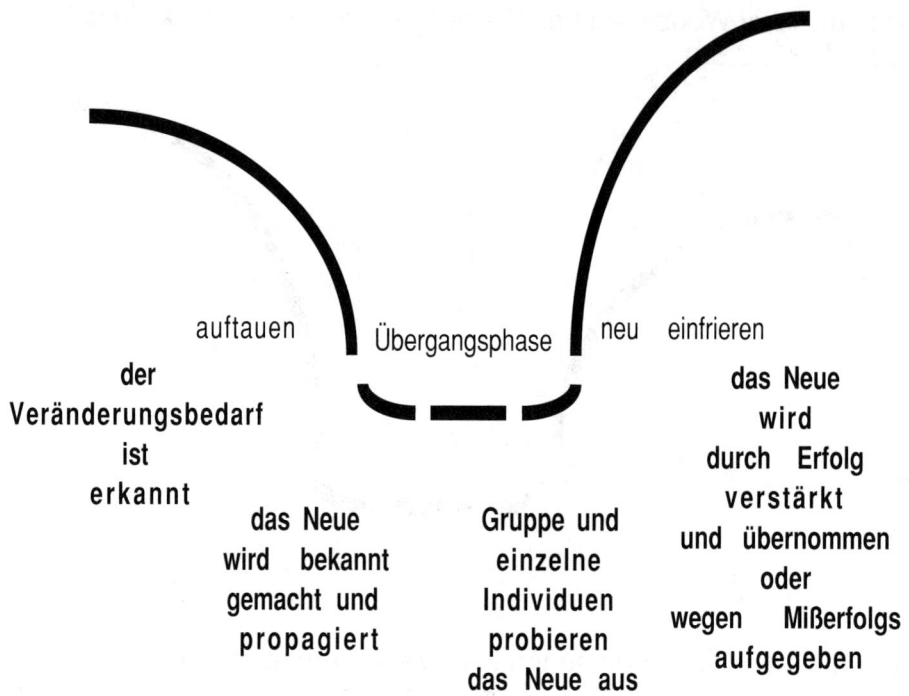

auftauen   Übergangsphase   neu   einfrieren

der
Veränderungsbedarf
ist
erkannt

das Neue
wird   bekannt
gemacht und
propagiert

Gruppe und
einzelne
Individuen
probieren
das Neue aus

das Neue
wird
durch Erfolg
verstärkt
und übernommen
oder
wegen   Mißerfolgs
aufgegeben

Charakteristika   der   Übergangsphase:

- geringe Stabilität
- großer emotionaler Streß
- viel, aber ungerichteter Energieeinsatz
- Kontrolle wird zur Herausforderung
- die alten Verhaltensprogramme werden hochgeschätzt
- Konflikte kommen auf

Ende - Übergang - neuer Anfang
- ein Veränderungsmodell -

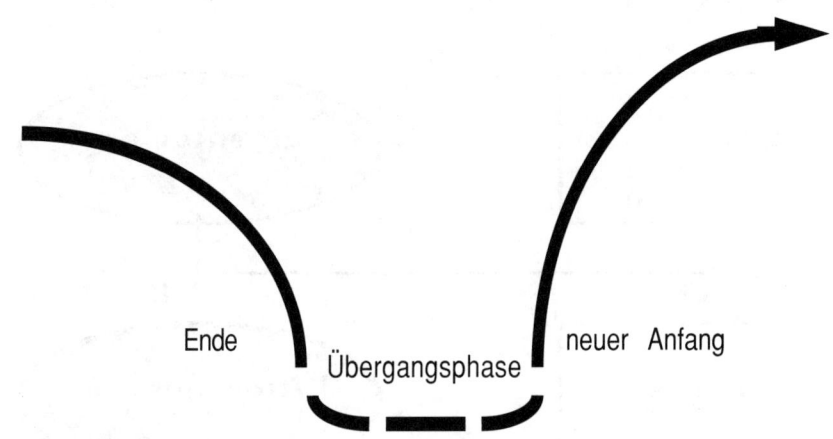

Ende   Übergangsphase   neuer Anfang

Reaktionen bei Veränderungen

Sorge/ Angst	Ärger
Rückzug	Konfusion

wie Menschen bei Veränderungen reagieren können

Beratungsprozeß

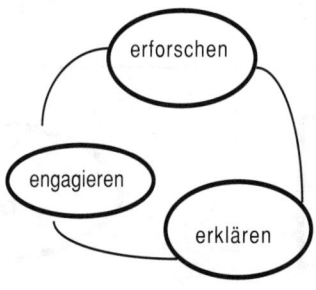

wie man Mitarbeitern im Gespräch helfen kann

Interventions Strategien

explorieren und umlenken	neutrali- sieren und akzep- tieren
konfron- tieren und identifi- zieren	erklären und planen

wie man mit den Strategien der Mitarbeiter umgeht

Wie sich Menschen bei Veränderungen fühlen und wie man das "messen" kann

(H. Woodward und Steve Buchholz, Aftershock, New York, e.a. 1987, S. 67-90)

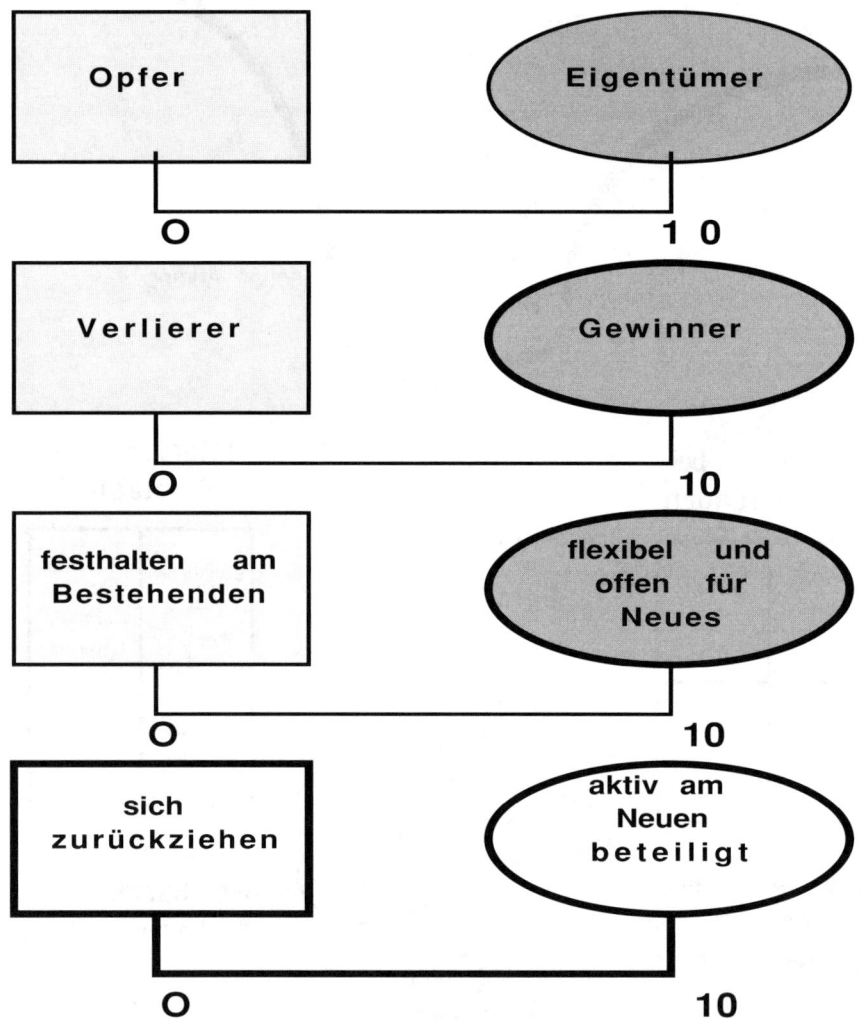

Schätzen Sie jeden Ihrer Mitarbeiter auf den Skalen von 0 bis 10 ein. Das ist subjektiv und soll nur ein Anlaß für weitere Gespräche sein. Die letzte Skala ist die Zusammenfassung bzw. Gesamteinschätzung.

Unterstützender Beratungsprozeß

(nach H. Woodward und Steve Buchholz, Aftershock, New York 1987, S. 146-162)

Die drei Schritte des o.a. Beratungsprozesses sollen Manager daran erinnern, daß man Menschen da abholt, wo sie sind. Im Falle von Veränderungen erleben Menschen Verlust. Verlust ist etwas individuell wahrgenommenes. Was Sie als hervorragenden Gewinn ansehen, kann ein anderer als schmerzlichen Verlust empfinden. Ähnlich bei den gewünschten und/oder wahrgenommenen Gewinnen aus der Veränderung. Diese - Verlust und Gewinn aus subjektiver Sicht - zu erfahren, muß der erste Schritt im Gespräch sein, um den Mitarbeiter und seine Gefühle und Wahrnehmung ernst zu nehmen.

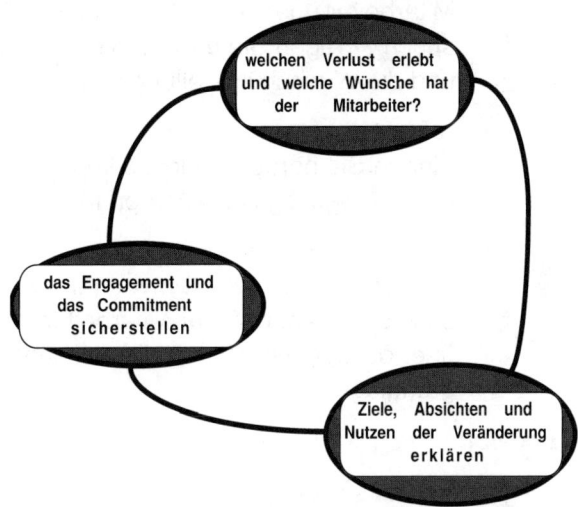

Nur wenn Sie wissen, welche Gedanken und Gefühle der andere gerade hat, können Sie damit beginnen, sie zu ändern. Diese Vorgehensweise bedeutet gleichzeitig, daß Sie sich zunächst auf die gleiche Wellenlänge mit Ihrem Mitarbeiter begeben.

Der zweite Schritt erst ist dann die Information und Aufklärung über Ziele, Absichten und Nutzen (gerade auch für den Mitarbeiter). Der Mitarbeiter soll erkennen, daß der Nutzen aus der Veränderung den empfundenen Verlust aufwiegt und wie seine Wunschvorstellungen erfüllt werden können (Vgl. Veränderungsgleichung). Gefährlich sind leere Versprechungen, die nachher wie Seifenblasen zerplatzen. Erstens wünsche ich Ihnen keine Mitarbeiter, die man auf den Leim führen kann. Zweitens verlieren Sie an Glaubwürdigkeit. Also: Lieber Defizite eingestehen und gemeinsam eine Lösung suchen.

Im dritten Schritt schließlich muß durch Nachfragen und durch Aktionspläne und gegenseitige Verpflichtung das Engagement für die Zusammenarbeit bei der Durchführung der Veränderung sichergestellt werden.

Ein unterstützender Beratungsprozeß

Erforschen

- **hin-hören**
  Seien Sie geduldig. Fragen Sie und hören Sie aktiv zu, wenn der Mitarbeiter über seine Widerstände, Probleme, Gefühle und Fragen spricht. Fragen Sie präzise nach, um die subjektiven Verlustgefühle und die Wunschvorstellungen zu erfahren.

- **fokussieren**
  Finden Sie heraus, welches im Zusammenhang mit der Veränderung die wichtigsten Themen für den Mitarbeiter und Sie sind.

- **zusammenfassen**
  Fassen Sie das, was Sie von Ihrem Mitarbeiter verstanden haben, so zusammen, daß der Mitarbeiter und Sie sicher sind, daß Sie über dasselbe sprechen. Das schafft die gemeinsame Gesprächsgrundlage.

Erklären

- **signalisieren**
  Sagen Sie deutlich, daß Sie jetzt von der Frager-/Zuhörer-Rolle in die Sager-Rolle wechseln.

- **erklären**
  Erklären Sie die Ziele und den Nutzen der Veränderung -z.B. des neuen Systems, der neuen Vorgehensweise etc. - und versuchen Sie, die Verbindung zu den Problemen und Wünschen des Mitarbeiters herzustellen.

- **informieren**
  Geben Sie einen Überblick, wie Sie das Neue sehen und wo und wie der Mitarbeiter in dieses neue Bild hineinpaßt, welches sein individueller Nutzen ist. Halten Sie sich kurz.

- **konkretisieren**
  Machen Sie deutlich, wie die Probleme des Mitarbeiter gelöst werden können. Seien Sie aber auch offen und klar, wenn Sie nicht wissen, ob und wie das geschehen kann.

Engagieren

- **absichern**
  Fragen Sie nach, ob Sie beide bisher dasselbe verstanden haben.

- **Ideen erfragen**
  Fragen Sie den Mitarbeiter nach seinen Ideen, wie man die anstehenden Probleme lösen könnte. Bewerten Sie nicht!

- **Ideen geben**
  Geben Sie auch Ihre eigenen Ideen - aber nach dem Mitarbeiter.

- **Aktionen**
  Entwickeln Sie aus den gesammelten Ideen einen Aktionsplan.

Informationsverarbeitung
Kommunikationsverhalten
Reaktionen bei Veränderungen

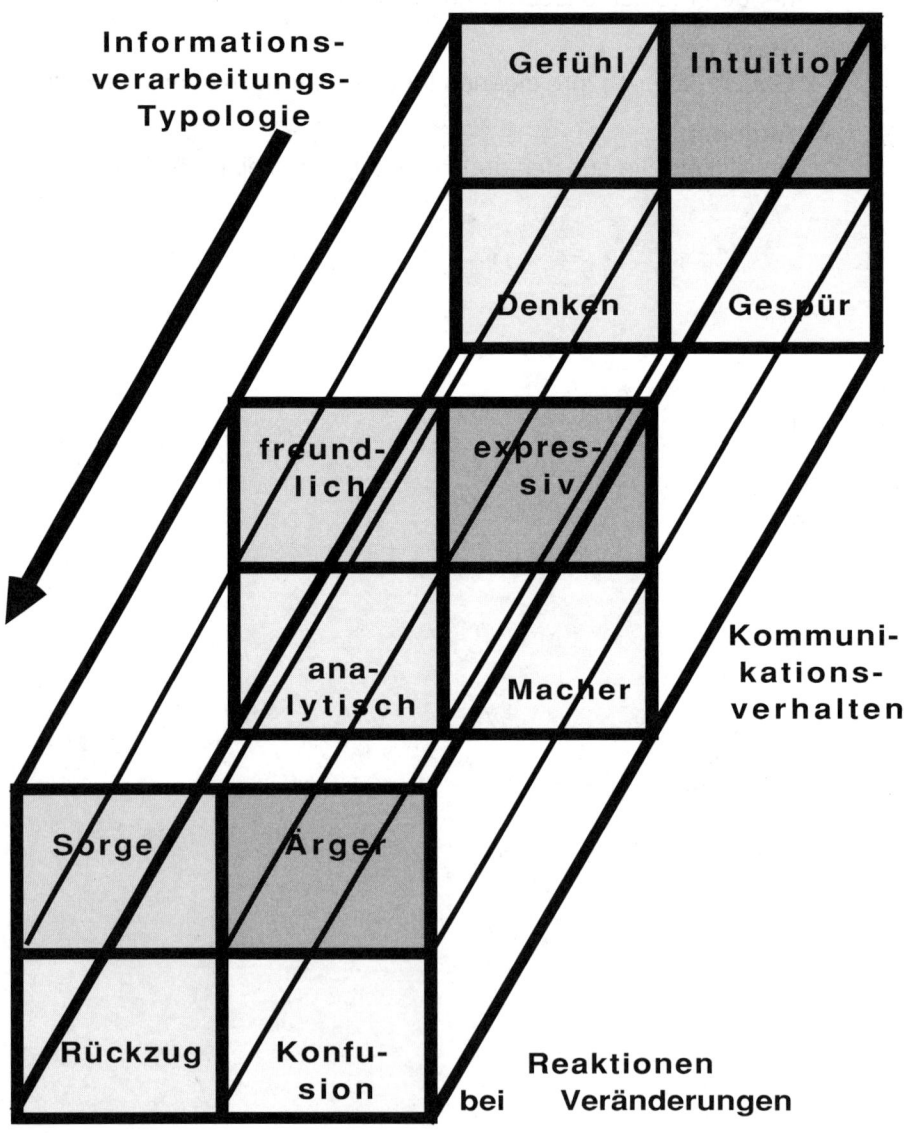

Rückzug / mangelndes Engagement (analytisches Verhalten)

Mitarbeiter, die sich zurückziehen, sind resigniert und perspektiven-los (innere Kündigung).

nach: H. Woodward/S. Buchholz: Aftershock, 1987 S. 93-111)

Beispiele/typisches Verhalten:

- innere Kündigung/Dienst nach Vorschrift
- sie sitzen ihre Zeit ab, sparen aber ihre Energie und ihre Motivation eher für ihre privaten Hobbies
- meistens sind sie ruhig und fallen nicht auf
- oft können sie aber auch durch ihre Passivität aggressiv wirken, gerade weil sie sich nicht engagieren
- sie vermeiden es über die Veränderung und das Neue zu sprechen, sie lenken vom Thema ab
- ihr Rückzug ist oft nur ein Symptom für weitere, tiefer liegende Probleme

Was man beobachten kann:

- sie sind schwer aufzufinden, wenn man sie sucht/braucht
- sie erledigen nur das Notwendige (Routine)
- Schulterhochziehen: "Ich weiß von nichts!"
- sie fragen nicht (mehr)
- sie beschaffen sich keine Informationen (mehr)
- sie diskutieren auch kaum mit den anderen

Typische Aussagen:

- "Kein Problem."
- "Das geht mich nichts an."
- "Alles, was Sie sagen."
- "Das ist keine große Affäre."
- "Das geht irgendwann vorüber."
- "Das ist schon okay."
- "Was gibt´s sonst noch?"
- "Ich mach halt meinen Job."
- "Das läßt mich kalt."
- "Sowas passiert bei uns alle 4 oder 5 Jahre."

Mitarbeiter auf dem Rückzug ver(sch)wenden ihre Energie damit, sich von allem und allen abzukapseln. Sie wollen sich nicht in irgendetwas verwickeln lassen, um sich weitere Enttäuschungen und Rückschläge zu ersparen.

Angst/mangelnde Identifikation (freundliches Verhalten)

Angst kommt dann auf, wenn ein Mensch durch die Veränderungen jemanden oder etwas verliert, an den oder das er sich emotional gebunden hatte.

(nach: H. Woodward/S. Buchholz: Aftershock, 1987 S. 93-111)

Beispiele/typisches Verhalten:

- sie identifizieren sich u.U. sehr stark mit Kollegen, Aufgaben, Örtlichkeiten etc.
- sie schauen gerne in die Vergangenheit zurück, weil sie damals positives Feedback bekamen, weil sie sich wohlgefühlt haben o.ä.

Was man beobachten kann:

- sie reden über die Vergangenheit
- sie tagträumen
- sie machen im Grunde den alten Job weiter
- sie treffen sich mit den alten Arbeitskollegen zu Mittag oder nach Feierabend
- sie wehren sich gegen neue Vorschriften, Aufgaben, Vorgesetzte

Typische Aussagen:

- "In meinem früheren Job war ich der Experte. Nun fange ich von vorne an."
- "Ich war der Experte. Jetzt bin ich ein Anfänger."
- "Das ist unfair."
- "Mich hat keiner gefragt."
- "Das klappt nicht."
- "Ich haben Ihnen das ja vorausgesagt."
- "Beschuldigen Sie mich nicht, wenn das nicht funktioniert."
- "Ich wasche meine Hände in Unschuld."
- "Es ist doch alles so gut gelaufen. Warum jetzt ändern?"
- "Ich habe normalerweise … ."

Anstatt sich mit der Zukunft und der Gegenwart zu arrangieren, anstatt zu versuchen, das Neue produktiv zu verwenden, ver(sch)wenden sie ihre Energie mit Gedanken und Diskussionen über die Vergangenheit. Sie wollen das Neue nicht akzeptieren und sich zu eigen machen. Sie wollen anders als der Hummer "in ihrer alten Schale" bleiben.

Konfusion/mangelnde Orientierung (Macher-Verhalten)

Disorientierte/konfuse Mitarbeiter haben durch die Veränderung das Gefühl dafür verloren, wo sie hingehören und wofür sie arbeiten.

(nach: H. Woodward/S. Buchholz: Aftershock, 1987 S. 93-111)

Beispiele/typisches Verhalten:
- sie brauchen und sie sind dankbar für einfache Information, je mehr, um so besser
- sie können nichts erledigen, bevor all ihre vielen, kleinen Fragen beantwortet sind
- sie haben kein Gefühl mehr dafür, wo sie hingehören
- sie sind konfus, sie kennen die Zielrichtung des Unternehmens nicht (mehr)
- sie fühlen sich verloren und allein gelassen

Was man beobachten kann:
- sie stellen Fragen, Fragen, Fragen
- sie machen sehr oft die falschen Dinge, die aber richtig
- sie schicken auch die Kollegen, um Fragen zu stellen
- sie geraten leicht in Panik
- sie legen sehr viel Wert auf kleine Details
- sie kennen die Prioritäten nicht, können also nicht (mehr) planen
- erst müssen die Fragen beantwortet sein, bevor sie die Arbeit wieder aufnehmen

Typische Aussagen:
- "So, was muß ich als nächstes tun?"
- "Jetzt muß ich wieder ganz von vorne anfangen?"
- "Was muß ich sonst noch alles lernen?"
- "Wie soll das hier alles ablaufen?"
- "Womit soll ich anfangen?"

Sie arbeiten meisten viel und hart, leider aber oft das Verkehrte. Sie verschwenden also ihre Energie. Anscheinend ist es für sie besser, irgendetwas zu tun: "Wenn ich viel anfange, werde ich schon irgendetwas erreichen."

Ärger/mangelnde Begeisterung (expressives Verhalten)

Wer sich ärgert und wütend ist, hat verstanden, daß nun etwas vorüber ist. (nach: H. Woodward/S. Buchholz: Aftershock, 1987 S. 93-111)

Beispiele/typisches Verhalten:

*   bei überraschenden Veränderungen sammelt sich Ärger/Wut an
*   über kurz oder lang werden sie den Ärger/die Wut verarbeitet und rausgelassen haben - aber dazu brauchen sie Zeit und Energie, die sie für ihre normalen Aufgaben nicht mehr haben; und: sie bringen dadurch andere Mitarbeiter durcheinander, halten auch die von der Arbeit ab
*   sie sehen sich gerne als Opfer
*   wenn der Ärger einmal raus ist, erkennt man häufig die anderen Verhaltensweisen (Angst/Sorge, Rückzug, Konfusion)
*   mit dem Ärger/der Wut verstecken sie oft ganz andere Probleme vor sich selbst und den anderen
*   sie suchen sich Kollegen, mit denen sie gemeinsam schimpfen können

Was man beobachten kann:

*   sie reden laut und in höherer Stimmlage
*   sie hören auf zu reden, schlucken in sich hinein
*   sie sabotieren
*   sie verlassen den Raum
*   sie brechen das Meeting ab
*   sie zeigen Selbstmitleid
*   sie versuchen, andere auf ihre Seite zu ziehen

Typische Aussagen:

*   "Das funktioniert nie."
*   "Ich muß hier raus."
*   "Ich kann einfach nicht glauben, daß ... ."
*   "Die werden das noch bedauern."

Verärgerte, wütende Menschen sammeln zunächst "eine Menge Wut (Dampf) im Bauch" an. Sie versuchen, ihren Ärger zu kontrollieren, drin zu behalten. Man ist nicht wütend! D.h. sie sind eine ganze Zeitlang bockig und sie reden nicht. Nach einiger Zeit bricht es dann aus ihnen heraus. "Wenn der Dampf dann einmal abgelassen ist", kann man wieder "normal" mit ihnen reden und arbeiten. Es wäre extrem verkehrt, wenn man sie daran hindert, ihren Ärger rauszulassen: "Sei nicht kindisch!" oder "Vogel friß oder stirb!" oder "Du mußt Dich damit abfinden, basta!" Auf diese Weise wird die Blockade nur noch stärker. Persönliche Probleme und Obstruktion werden provoziert.

Positive Funktionen von ...

Alle vier eher als negativ erscheinenden Reaktionen bei Veränderungen haben durchaus positive Funktionen für die betreffenden Mitarbeiter, aber auch für die Organisation:

Konfusion

Konfusion und der Wunsch nach Zielen und Orientierung helfen, Fragen zu beantworten, Probleme zu klären, Informationen zu bekommen und neue Pläne zu machen. Die in dieser Art aktiven Mitarbeiter finden so oft potentielle Probleme, an die keiner zuvor gedacht hatte.

Angst

Wenn sich alles ändert, braucht es gleichzeitig auch ein Gefühl für und das Wissen um das, was in der Vergangenheit gut war und auch heute noch Bestand haben sollte, weil es funktional ist. Dieses immer noch funktionale Alte muß in die Veränderung eingebaut werden. Diese Mitarbeiter helfen zu vermeiden, daß "das Kind mit dem Bade ausgeschüttet wird". Sie helfen, die Kontinuität zu erhalten.

Rückzug

Nachdenken und Stillhalten sind ebenso wertvoll bei Veränderungen. Es macht durchaus Sinn, nicht gleich alles Bekannte fallenzulassen und blind etwas Neues anzufangen - ohne zwischendurch Zeit zum Atmen zu nehmen. Diese Anhalten ist auch wichtig, um den persönlichen Stress bei Veränderungen zu minimieren - also ein Selbstverteidigungsverhalten.

Ärger

Auch Ärger ist funktional. Dadurch kommen die Themen und Probleme auf den Tisch. Nur dann kann man sie bearbeiten. Und: Wenn man erst mal seinen Ärger losgelassen hat, fühlt man sich oft viel besser. Klar, den Ärger/die Wut der Mitarbeiter zu erleben, sich heißen Diskussionen zu stellen, ist schwer, ist nicht jedermann´s Sache. Doch: Lieber eine hitzige Diskussion wie ein klärendes Gewitter als Verschweigen und passive Obstruktion.

Interventionsstrategien

explorieren
und verstehen/
Energie auf
Ziele umlenken

neutralisieren/
den Ärger
verstehen und
rauslassen

mangelnde Identifikation/ Angst/Sorge	**mangelnde Begeisterung/ Ärger**
mangelndes Engagement/ Rückzug	**mangelnde Orientierung/ Konfusion**

konfrontieren/
gemeinsam
neue Strategie
entwickeln

erklären/
gemeinsam
neue Strategie
planen

Strategien für neue Anfänge

(nach: H. Woodward/S. Buchholz, Aftershock, 1987, S. 165-188)

- rationale Argumente benutzen
- helfen, die Unterschiede zwischen wahr und falsch zu sehen
- herausfinden, was sie am alten Zustand so besonders mochten
- erfragen, wie man das, was sie so wertgeschätzt haben, im Neuen wiederfinden kann
- helfen, ihre Gefühle und die Tatsachen auseinanderzuhalten
- Fragen stellen - weniger Behauptungen -, um zu erfahren, was der andere denkt
- worauf es ankommt: explorieren und in den neuen Zusammenhang stellen (transferieren) ("Sie vermissen Ihr Team? - Das kann ich verstehen. Aber kein großes Problem. Es entstehen gerade einige neue Teams. Wir werden Sie in ein Team versetzen, das Sie mögen. Sie werden sehen, daß Sie bald eine Reihe neuer Freunde haben werden!")

explorieren
und transferieren

- mangelnde Begeisterung zeigt sich nach aussen oft in Ärger oder Wut
- als erstes: helfen, "den Dampf abzulassen" (neutralisieren)
- neutralisieren heißt also nicht, zu negieren, daß der andere ärgerlich oder wütend ist; es heißt, dem anderen helfen, seine Gefühle abzuarbeiten und die Blockade/Kontrolle aufzugeben
- wenn der andere seine Gefühle erst mal rausgelassen hat, wird er merken, was er getan hat und sich eventuell schämen
- machen Sie klar, daß es normal und akzeptiert ist, wütend zu sein
- d.h. aber nicht, daß Sie ihm zustimmen; es bedeutet lediglich, daß es für Sie okay ist, wenn der andere seinen Ärger zeigt

neutralisieren
und akzeptieren

konfrontieren
und identifizieren

- diese Menschen sind auf dem Rückzug, vermeiden Kontakt; d.h. daß Sie wahrscheinlich den ersten Schritt machen müssen
- seien Sie direkt und offen
- konfrontieren heißt, die Leute zum sprechen zu bringen und ihre Gefühle rauszubringen
- versichern Sie den anderen, daß er über sich und seine Gefühle/Gedanken sprechen darf
- wenn die Leute sich sicher fühlen, können sie ihre Gedanken oft präzise genug formulieren
- weisen Sie ihn auf Diskrepanzen in seinem Verhalten hin, durch Fakten und Beobachtungen
- besonders zu Beginn: sprechen Sie in Ich-Form
- fragen Sie und hören Sie hin
- erwarten Sie nicht, daß der andere ganz plötzlich enthusiastisch wird

erklären
und planen

- geben Sie Information
- bereiten Sie sich darauf vor, Details zu diskutieren
- geben Sie dem anderen einen Rahmen für das Neue: etwa die Ziele oder einen Überblick
- denken Sie daran, daß hinter den scheinbar neutralen/sachlichen Fragen mit Wahrscheinlichkeit Konfusion steckt
- versichern Sie dem anderen, daß Sie sich die Zeit für alle seine Fragen nehmen
- entwickeln Sie mit dem anderen einen präzisen und detaillierten Plan
- helfen Sie dem anderen, sich Ziele und Prioritäten zu setzen

Strategien

(nach H. Woodward/S. Buchholz, Aftershock, 1987, S. 209-214)

Strategien für Abschlüsse	Strategien für Übergänge	Strategien für neue Anfänge
Mitarbeiter involvieren/ihnen erklären: • SWOT-Analyse • Trends im Business/Markt • welche Änderungen in der Orga werden nötig? • Vision, Mission, Ziele, um Herausforderungen zu bestehen • Implementationsplan in Meetings, Seminaren, Task Forces über Change diskutieren - Change muß zum bekannten Thema werden eine Kultur der Orgaveränderung schaffen Schlüsselpersonen identifizieren und Kräftefeldanalyse durchführen die Champions entdecken und belohnen/sichtbar machen das Commitment zur Veränderung immer	Veränderungen unterstützen und gleichzeitig Sicherheit und Komfort geben - da sein, wenn man gerufen wird über den zukünftigen Zustand sprechen und die Vorteile für die Mitarbeiter und für ... herausstellen Mitarbeiter trainieren, um das Neue optimal kennen- und gebrauchen zu lernen Gelegenheiten schaffen, in denen die Mitarbeiter das Neue ausprobieren können - ihr Feedback aufnehmen und verarbeiten catch your people doing something right den Mitarbeitern ein Vorbild sein Mitarbeiter coachen Pläne erstellen und kommunizieren Programm-Manager, Projekt-Manager, Vertreter der Anwender/Betroffenen involvieren Sicherheit vermitteln durch geplantes, aber flexibles Vorgehen allgemeines Training im Management von Veränderungen für die Mitarbeiter rechtzeitige und gute Informationen Diskussionen in Meetings und mit Gruppen die Mitarbeiter ermuntern, ihren Ärger, ihre Sorgen, Fragen etc. zu äußern durch aktive Aufgaben involvieren	auch weiterhin als Sponsor agieren die Kosten (Zeit, Frustration, Energie, etc.) der Mitarbeiter während des Überganges wertschätzen die Vorteile des Neuen herausstellen Symbole, "Anker", Zeremonien benutzen belohnen für Veränderung Erfolg sichtbar machen speziell die neu erfolgreichen weiter ermutigen weiter kommunizieren Teams/Task Forces auch weiterhin benutzen über Zukunft und Veränderung sprechen (Vision, Mission) die Veränderungskultur pflegen

CPMP

- Change
- Program
- Management
- Prozeß

Organisationsentwicklung kommt nicht zur Ruhe. Unter dem Mantel "Organisationsentwicklung" wurden in den letzten 30 Jahren bereits so verschiedene Konzepte entwickelt wie: Gruppendynamik, Sensitivity-Training, kooperative Arbeitsformen, Organisation im Rahmen der EDV, Organisations-Design, Unternehmenskultur, New Age Management - wer kennt alle die Konzepte, die sich fast jährlich mit dem Anspruch auf Allgemeingültigkeit über die Managementliteratur stülpen und für einige Zeit bei Beratern, Trainern und Managern in Mode stehen. Vermarktung der eigenen Konzepte - auch wenn sie alter Wein in neuen Schläuchen sind - scheint zum primären Prinzip in der Welt der Managementtheorien geworden zu sein. Man muß sich von den anderen abheben, will man eine Schule gründen und Schüler haben und vor allem, wenn man seine Bücher unter die Leute bringen will. Die Krönung ist dann eine Lizenz oder zumindest ein Copyright für das, was man selbst zusammengesammelt hat und was inzwischen schon Allgemeingut ist.

Ich denke, daß eine Reihe von Praktikern mein Stimmungsbild nachvollziehen kann - vor allen Dingen solche Manager, Berater und Trainer, die die Chance hatten und haben, in der Praxis zu lernen - entweder innerhalb von Unternehmen der Computerindustrie oder bei Unternehmen, die diese neuen Technologien implementieren. In der Welt der Informationstechnologien und der Lösungen haben sich Veränderungen ergeben, die meines Erachtens die Konzepte der Organisationsentwicklung revolutionieren und das Anforderungsprofil an Manager, Berater und Trainer in der Organisationsentwicklung dramatisch verändern.

Geplanter Wandel

Ich möchte hier ein neues Konzept vorstellen: das Konzept des geplanten Wandels in Organisationen: Change Programm Management Prozeß. Die Grundideen dieses Prozesses stammen aus dem Projektmanagement und aus der Produktentwicklung/Produkteinführung. In beiden Bereichen wurde relativ früh erkannt, daß man Formalität und Planung braucht. Um wieviel wichtiger kann das sein bei der Veränderung ganzer Organisationen oder wesentlicher Bestandteile der Organisation.

CPMP wurde inzwischen unter anderem Namen und in einer besonderen Form seit ungefähr 15 Jahren mit Erfolg bei den großen Organisationsveränderungen eines der größten Computerherstellers angewendet. Ich habe diesen Prozeß erweitert, seine Projektmanagement-Grundlagen herausgearbeitet und ihn in den Rahmen der Organisationsentwicklung gestellt. Damit wird er ein allgemein anwendbarer Prozeß.

Wie Sie sehen werden, besteht CPMP nicht nur aus planmäßigem, sondern auch formalem Vorgehen. Je besser man erkennt, daß die Veränderungen im Umfeld, vor allen in der Technologie, in immer kürzeren Abständen auftreten, desto eher wird man die Notwendigkeit eines geplanten und formalen Vorgehens erkennen. Kreativität und Improvisationsvermögen sind großartig und notwendig - aber nur in den ersten Phasen eines Veränderungsprozesses. Dann aber geht es in Details von Entscheidungs- und Implementierungsprozessen. Angesichts vieler Beteiligter und Betroffener sollten die Macher ihre Verantwortung erkennen und nicht einfach drauflos managen. Ziele, Zusammenhänge, Beteiligte und Betroffene, Information, Schulung, Zustimmung, Engagement werden unverzichtbar.

Besser ein geplantes Chaos als ein ungeplantes.

Rollen in der Organisationsentwicklung

Ebenso wie bei den vielen alltäglichen "Organisationsveränderungen" bzw. "Veränderungen in Organisationen" die Rolle der Linienmanager und der Betroffenen in der Theorie und Praxis nur unzureichend definiert ist, besteht auch wenig Klarheit darüber, welche Rollen in großen Organisationsentwicklungsprogrammen ausgefüllt werden sollten. Auf den ersten Blick ist die folgende Liste erschreckend und übertrieben lang - also "praxisfern"?

Tatsächlich stammt diese Liste aus Praxiserfahrung in der Organisationsentwicklung in großen Unternehmen. Tatsache ist auch, daß in wohl allen Organisationsentwicklungsprogrammen in irgendeiner Weise diese Rollen mehr oder weniger gut ausgefüllt werden. Leider sieht man die verschiedenen Rollen oft nicht im Zusammenhang mit dem Programm. Oder die aktiven Personen sehen selbst nicht, welche Rolle sie gerade ausüben bzw. ausüben sollten - und deswegen sind sie weniger produktiv als sie sein könnten.

Wie aus den kurzen Rollenbeschreibungen hervorgehen soll, sind die einzelnen Rollen durchaus unterschiedlich angelegt, sie ergänzen sich gegenseitig und sie verlangen auch z.T. durchaus unterschiedliche individuelle Qualifikationen sowie unterschiedliche Arbeitsweisen und Werkzeuge.

- **Top-Management-Team**
- **Sponsor**
- Evangelisten
- Marketing-/Business-Kommittee
- Programm-Kommittee
- **Programm-Manager**
- Projektmanager
- Management-Teams der unmittelbar und mittelbar betroffenen Bereiche
- die einzelnen Manager
- Champions
- **Arbeitsgruppen mit Betroffenen**
- interne und/oder externe Trainer und Berater

Die unverzichtbaren Rollen sind dick geschrieben. Und: Diese Rollen sollten auf jeden Fall auch personell auseinandergehalten werden.

Mit dieser Liste erhebe ich keinen Anspruch auf Allgemeingültigkeit. In unterschiedlichen Umfeldern werden die unterschiedlichen Rollen unterschiedlich gestaltet sein. Auch können u.U. mehrere Rollen im Laufe des Prozesses von einer Person wahrgenommen werden.

Zwei Rollen sollten jedoch auf jeden Fall explizit institutionalisiert und voneinander getrennt sein: der "Sponsor" und der "Programm-Manager". Beides sind aktive, treibende Rollen.

Der *Sponsor* sorgt als Repräsentant des Topmanagement-Teams dafür, daß der Programm-Manager politischen Rückhalt und Informationen sowie Zugang zu wichtigen Personen im "Organisationsdschungel" erhält; außerdem berät er den Programm-Manager. Der Sponsor macht damit den Organisationsmitgliedern deutlich, daß das Veränderungsprogramm wichtig ist und ernst genommen wird. Eine besonders wichtige Funktion nimmt er zu Beginn des Entwicklungsprozesses wahr: Er formuliert in der Idee-Phase das Strategie-Papier, in dem die Ziele und die Grundlinien, also der Rahmen, des Veränderungsprogrammes festgelegt sind, an die sich alle im Programm aktiven Personen halten sollen.

Der *Programm-Manager* ist vom Topmanagement-Team damit beauftragt, das Programm professionell durchzuführen. Bei größeren Programmen empfiehlt es sich, diese Person von den normalen Managementfunktionen zu befreien, damit sie sich voll auf das Programm konzentrieren kann.

Weiters könnte es auch angebracht sein, *Projekt-Manager* zu definieren, die entweder als Ansprechpartner des Programm-Managers in den betroffenen Bereichen dienen oder/und Teile (=Projekte) des Programmes in Zusammenarbeit mit dem Programm -Manager durchführen. In der Regel sollten sie diese Projektmanagement-Aufgabe neben ihrer normalen Aufgabe ausführen. Als Mitglieder der betroffenen Bereiche dienen sie für das Programm und für den Programm-Manager als Repräsentanten und als Informations-, Motivations- und Durchsetzungsdrehscheibe.

Ähnlich sind die *Arbeitsgruppen* zu sehen. In diesen sollten mittelbar und unmittelbar Betroffene und andere Experten an konkreten Projekten und Fragestellungen mitwirken. Es zeigt sich immer wieder, daß die Betroffenen, also die Arbeiter in der Produktionshalle oder die Angestellten im Büro ihre Aufgaben, Werkzeuge, Abläufe, Veränderungsbedarf und Lösungsideen besser verstehen als die aufgabenfremden Experten/Berater.

Sie sollten mit Hilfe geeigneter Arbeits- und Moderationstechniken nutzbar gemacht werden. Zusätzlich ist dies ein probater Weg, Widerstände von Anfang an abzubauen. Schließlich und endlich kann man so auch einen Schulungseffekt erreichen. Diese beteiligten Personen werden die neuen Abläufe, Strukturen etc. frühzeitig verstehen und auch in ihren Abteilungen informativ wirken können.

Ein interessanter und für das Unternehmen wichtiger Nebeneffekt ist, daß sich Mitglieder verschiedener Bereiche hier kennen- und verstehenlernen können. Es ist immer wieder erstaunlich, wie groß die Angst in "fest gefügten" Organisationen ist, Mitarbeiter aus verschiedenen Bereichen zusammenarbeiten zu lassen; man glaubt, daß das nur schiefgehen kann. Bei guter Moderation ergeben sich jedoch fast immer erstaunlich gute Effekte. Widerstrebende Manager werden dann zu engagierten Befürwortern von bereichsübergreifenden Arbeitsgruppen.

Der Programm-Manager ist der Dreh- und Angelpunkt im Veränderungsprogramm. Er sorgt dafür, daß Konzepte und Pläne erstellt werden, daß die Ressourcen zur Verfügung gestellt werden, daß die Aufgaben durchgeführt werden und daß die Informationen fließen. Er hält Kontakt zu allen anderen Rollen und stellt Arbeitskontakte unter den beteiligten Personen her. Er vertritt im Auftrag des Topmanagement-Teams das Programm gegenüber den Organisationsmitgliedern.

In größeren Unternehmen kann angenommen werden, daß mehrere Organisationsentwicklungsprogramme gleichzeitig laufen. Deshalb empfiehlt es sich, ein Programm-Kommittee zu etablieren, in dem Sponsoren, Programm-Manager, Vertreter des Marketing- und Business-Kommittees, Vertreter der Management-Teams und eventuell externe/interne Berater und Trainer dafür sorgen, daß die Programme aufeinander abgestimmt laufen. Hier findet vor allen Dingen auch Informations- und Erfahrungsaustausch, also Lernen statt.

Zwei weitere Rollen verdienen es, hervorgehoben zu werden: Die "Evangelisten" und die "Champions". Beide tragen wesentlich zur

Motivation bei. Die *Evangelisten* sind Personen, die die Idee des Neuen engagiert und mit Expertise sowie Erfahrung vertreten und andere Personen dafür begeistern können. Ihr Ziel ist es, Veränderungsbereitschaft zu wecken und zu vermehren. In der Regel dürften dies Personen aus dem höheren Management sein oder erfahrene und angesehene Professionals. Die *Champions* findet man auf allen Ebenen der Organisation. Dies sind Personen, die das Neue bereits erfolgreich praktizieren. Sie können demonstrieren, daß das Neue funktioniert. Daher kann man Kontakte mit Personen herstellen, die überzeugt werden sollen. Das ist ähnlich wie im Verkauf: Der Verkäufer lädt seinen potentiellen Kunden zu einem bereits bestehenden Kunden ein, um das Produkt in der Praxis zu demonstrieren. Beide, Champions und Evangelisten, können also dazu benutzt werden, Widerstände abzubauen. Sollte man keine Champions entdecken, so könnte man daran denken, zunächst erst einmal Champions zu schaffen. D.h. man könnte Pilotpropjekte implementieren, diese erfolgreich machen etc.

Schließlich noch ein Wort über *Berater, Trainer, Wissenschaftler*. Leider weiß ich auch aus eigener Erfahrung, daß man sich in diesen Rollen allzuoft zu wichtig vorkommt. Das führt dann dazu, daß der Berater, Trainer oder Wissenschaftler die Verantwortung und die Aktivitäten den Managern und Mitarbeitern aus der Hand nehmen und für diese arbeitet statt mit ihnen und statt sie zu beraten. Das kann dann dazu führen, daß das Besitzgefühl für das Neue und die Eigenverantwortung zu wenig oder zu spät aufgebaut wird. Widerstände sind dann die logische Konsequenz. Berater, Trainer, Wissenschaftler sollten unterstützen und nicht aktiv treiben. Für letzteres ist der Programm-Manager da. Daher ist der Kontakt- und Einsatzpartner für sie der Programm-Manager mit Beratung durch den Sponsor. Es ist erstaunlich, wieviel die Manager und Mitarbeiter selbst wissen und tun können, wenn man ihnen effiziente Prozesse und Werkzeuge gibt.

Ein altes chinesisches Sprichwort sagt:

"Gibst Du einem Mann einen Fisch, so ernährt er sich einen Tag. Lehrst Du ihn jedoch das Angeln, so wird er sich selbst ernähren!"

Rollen in der
Organisationsentwicklung

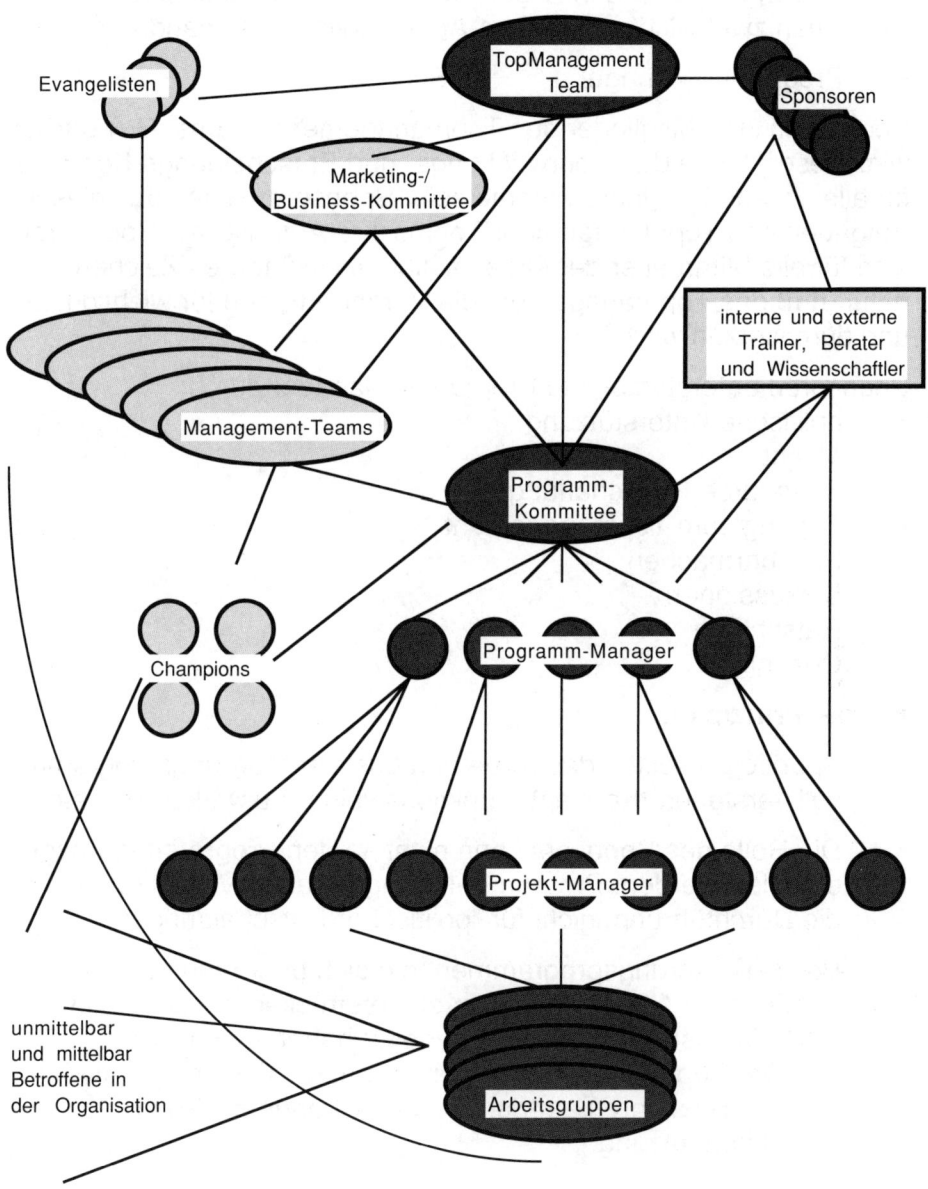

Sponsor

"politische" Unterstützung für den Programm - Manager

Veränderungsprozesse in Organisationen können optimiert werden, wenn man zwei wichtige Change-Agent-Rollen auseinanderhält:

- Programm-Manager • Sponsor

Sponsoren sind Mitglieder des Topmanagement-Teams. Gewöhnlich wird dieses Team das Überwachungs- und Entscheidungs-Kommitee für alle Veränderungsprogramme sein. Sponsoren leiten aus diesen Aufgaben des Topmanagement-Teams ihre Autorität ab. Sponsoren sind für alle Mitarbeiter der Organisation ein sichtbares Zeichen dafür, daß das Topmanagement die Veränderungen für wichtig hält und durchsetzen wird.

Sponsoren unterstützen die Programm-Manager durch:
- politische Unterstützung
- Macht
- Ressourcen-Beschaffung
- Zugang zum Topmanagement
- Sichtbarmachen
- Diskussionen
- Ratschläge
- Coaching

Einige Prinzipien

- Sponsoren sollten das Neue und das Veränderungsprogramm voll verstehen (Konzept, Funktionsweise, Auswirkungen, etc.).

- Die Rolle des Sponsors kann nicht an den Programm-Manager delegiert werden. Programm-Manager haben Verantwortung für die Durchführung, nicht für "politische" Entscheidungen.

- Bei Veränderungsprogrammen, die sich über mehrere Ebenen, Länder oder Geschäftsstellen etc. erstrecken, macht es u.U. Sinn, Sponsoren auf jeder Ebene zu haben - top down:
  - Der Topmanagement-Sponsor hat die Gesamtinitiative.
  - Die Sponsoren auf den unteren Ebenen geben lokale Unterstützung.

Organisationsentwicklungsprogramme brauchen Organisation

Natürlich müssen diese unterschiedlichen Rollen untereinander koordiniert im Veränderungsprozeß arbeiten. Diese Aussage würde auch zutreffen, wenn nur zwei oder drei Rollen im Spiel wären.

In der Tat empfiehlt es sich, die Organisationsstruktur und -prozesse für die Organisationsentwicklung explizit zu definieren, zu implementieren und bekanntzumachen. Das erhöht die Verhaltenssicherheit, die Effektivität und Effizienz der im Programm aktiven Personen und der Betroffenen.

Ich schlage vor, die Organisationsentwicklungs-Organisation folgendermaßen zu sehen:

- Sie ist eine Organisation neben oder parallel der gegebenen und zu verändernden Organisation.

- Sie hat die Aufgabe, die gegebene Organisation von einem nicht mehr erwünschten Zustand A zu einem erwünschten und geplanten Zustand B zu bringen.

- Durch die Personen, die Rollenträger, ist sie unmittelbar mit der gegebenen Organisation verbunden, da diese sich daraus zeitweise - entweder vollständig oder teilweise - rekrutieren.

- Die Zusammenarbeits-, Unterstellungs- und Informationsverhältnisse gelten nur für die Veränderungsprogramme.

- Sie ist gekennzeichnet durch flexible und nach allen Seiten durchlässige Informationskanäle. Hierarchische Abhängigkeiten weichen flexiblen, hierarchie- und bereichsübergreifenden Zusammenarbeitsverhältnissen. Nicht der hierarchische Status ist ausschlaggebend für den Einsatz und die Nützlichkeit der aktiven Personen, sondern deren Kompetenz für das jeweilige Programm.

Netzwerkorganisation

Change Program
Management Prozeß
(C P M P)

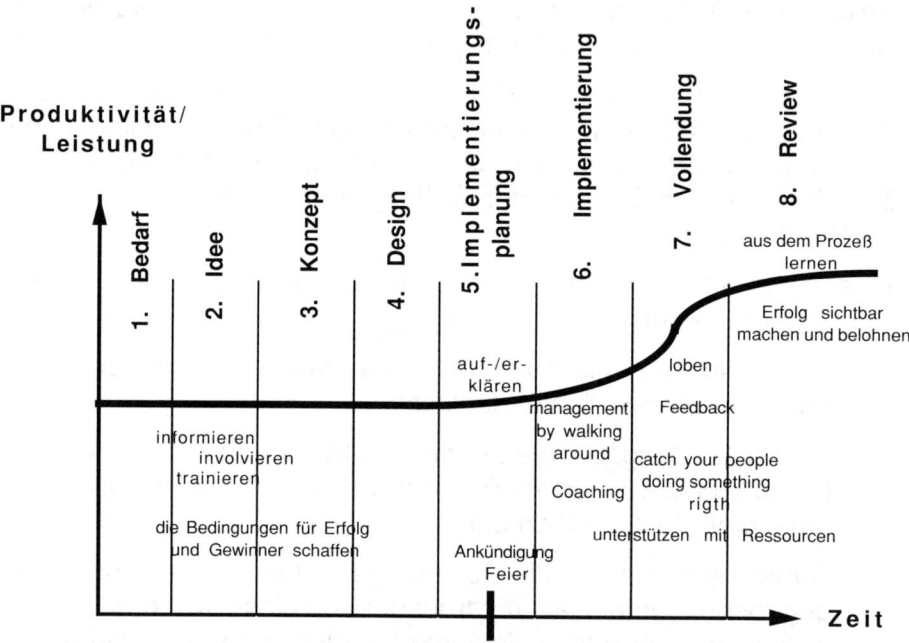

Prinzipien des Change Program - Management - Prozesses:

- immer zuerst nachdenken, analysieren, ausdiskutieren, planen
- das Top-Management als Entscheidungsgremium
- definierte Rollen: Sponsor, Programm-Manager, Projektmanager, Task Forces
- phasenweise vorgehen: die nächste Phase kann nicht begonnen werden, ohne daß das Entscheidungsgremium die Ergebnisse und Dokumente der vorherigen Phase gebilligt und grünes Licht für die nächste Phase gegeben hat
- von der Konzept-Phase an: eine Standard-Präsentation über das Neue und das Veränderungsprogramm - diese Präsentation muß von allen aktiv Treibenden benutzt werden

- in der Konzept- und Design-Phase: Pilotprojekte, um mehr über die Funktionsweise und die Auswirkungen des Neuen zu lernen (bevor es alle trifft)
- in der Implementationsplanungs-Phase: Feldteste
- das Programm und den Fortschritt dokumentieren - diese Dokumente in der Kommunikation mit den Involvierten und Betroffenen benutzen:
  - in der Idee-Phase: Strategie-Papier
  - in der Konzept-Phase: Konzept-Papier
  - in der Design-Phase: Design-Spezifikation
  - Implementations-Plan: in der Implementationsplanungs-Phase
  - regelmäßige Berichte von der Implementierungs-Phase
- nicht nur Manager und "Change Agents" involvieren, sondern auch die Betroffenen
- der größte Teil des Trainings muß schon vor der Implementierung durchgeführt worden sein!

Diese Prinzipien sind alte bekannte Projektmanagement-Regeln!

CPMP
(Change Program
Management Prozeß)

Phasen-Konzept

Die allgemeinste Charakterisierung des Change Program Management Prozesses ist eine gewiße Formalität (wie im professionellen Projektmanagement) und die Formalisierung von:

- Phasen
- Kriterien um zu messen, wann eine Phase beendet ist
- Dokumente/Berichte
- Entscheidungen
- formelle Verantwortlichkeiten der Beteiligten

Formale Phasen, Dokumente/Berichte und Entscheidungen gewährleisten während der ganzen Dauer des Veränderungsprozesses:

- eine übersichtliche Kontrolle aller Aktivitäten
- einen Überblick über den jeweiligen Status und über die jeweiligen Ergebnisse
- Visibilität und Verständnis der Kosten
- immer neues Commitment und neue Motivation der am Programm Beteiligten und vom Programm Betroffenen
- eine einfache Möglichkeit, Abänderungen im Prozeß vorzunehmen

Die formalen Phasen sind:

Phase	Ergebnis
1. Bedarf	ein Problem entsteht und wird gesehen/gefühlt
2. Vor-Definition	eine Idee
3. Konzept-Definition	was das Neue tun wird
4. Design-Definition	wie das Neue funktioniert, wie es gemanaged wird
5. Implementierungs-Plan	wie das Neue konstruiert, implementiert und vollendet wird
6. Implementierung	Routineoperation läuft an
7. Vollendung	operationale Akzeptanz und Integration
8. Review	Review und Veränderungsempfehlungen

Das *Topmanagement-Team* hat die Rolle des Entscheidungskommittees und des "Clearing House". Alle Programme werden hier in ihrem Zusammenhang für die Organisation gesehen, diskutiert und entschieden. Diese Aufgabe ist kritisch, da sichergestellt werden muß, daß alle Veränderungsprogramme - sei es in Fachbereichen, in Geschäftsstellen, oder in der Zentrale - integriert aufeinander abgestimmt sind und nicht gegenseitig kontraproduktiv wirken.

Wenn einmal eine *Ausgangsidee* beschrieben ist, startet zunächst ein potentielles Programm. Das Programm durchläuft sodann mehrere *Phasen* (s.o.) von der Definition über die Implementierung bis hin zur Vollendung.

Jede *Programm-Phase* beginnt mit einer offiziellen Entscheidung des Topmanagement-Teams über einen Plan, den jeweils der nominierte *Programm-Manager* anfertigt und vorlegt.

Dieser *Programm-Plan* soll jeweils spezifisch und fest definiert sein für die nächste Phase. Er kann vorläufig für die nachfolgenden Phasen sein. Der Programm-Plan soll enthalten:

- Projekte
- Termine
- Kosten
- Ressourcen
- involvierte Personen

Diese Angaben sind notwendig, um den *Aufwand* an Mitteln und Personen für die jeweilige Phase zu verstehen.

Der Programm-Plan soll außerdem beschreiben, wie sichergestellt wird,daß die *Kriterien für die Beendigung einer Phase* erfüllt werden können.

Eine Phase *beginnt formell* mit der Entscheidung des Topmanagement-Teams. Mit dieser Entscheidung werden auch die für diese Phase geplanten Personen und Mittel freigegeben.

Eine Programm-Phase wird formell beendet mit der Präsentation der formellen Dokumente und der Akzeptanz durch das Topmanagement-Team. Bei der Präsentation kommt es in erster Linie darauf an darzustellen, daß die Kriterien zur Beendigung der Phase erfüllt worden sind und daß man die gewünschten Ergebnisse erzielt hat.

Ein Bestandteil dieser Dokumentation soll auch eine Standard-Präsentation sein. Berichte und Standard-Präsentation können von den am Programm Beteiligten zum "Verkaufen" des Programmes an die Betroffenen und zu ihrer Information und Schulung verwendet werden.

Es bietet sich an, alle Berichte, Dokumente und Präsentationen in einem zentral verfügbaren Programm-Ordner aufzubewahren. Dies ermöglicht allen aktiven Programm-Mitarbeitern jederzeit den notwendigen Zugang zu den Informationen.

Die wesentlichen Rollen im Programm Management Prozeß sind:

- **Programm-Manager**
  die Person, die im Auftrag des Topmanagement-Teams verantwortlich das Programm managed

- **Sponsor**
  ein Mitglied des Topmanagement-Teams, das den Programm Manager berät und ihm politischen Support im Topmanagement-Team und bei den Fachbereichen und Geschäftsstellen gibt

- **das Topmanagement-Team**
  als Entscheidungs- und Koordinierungsgremium

- **Programm-Management-Team**
  gegebenenfalls - abhängig von der Größe der Organisation und
  der Vielzahl der Veränderungsprogramme - bietet es sich an,
  die Programm- und Phasenentscheidungen an ein Programm-
  Management-Team zu delegieren; das Top-Management-Team
  kann sich dann auf strategische Zielsetzungen und Entscheidungen konzentrieren

- **die Mitarbeiter**
  aus den treibenden, beteiligten und betroffenen Bereichen

	1. Phase Bedarf	2. Phase Vor-Definition	3. Phase Konzept	4. Phase Design
Phasen- Philo- sophie	• Veränderungs- wünsche • Unzufriedenheiten • Probleme/Konflikte • Umfeld und/oder Ziele verändert	Ideen: in Meetings, durch Szenarios und LRP's - zukunfts- orientiert/proaktiv. • Nicht losren- nen - erst analy- sieren. • Sponsor!	• wie soll das Neue aussehen im Vergleich zu heute? • Betroffene invol- vieren (Meetings, Interviews, Frage- bogen, Info-Markt)	im Detail: wie das Neue am bes- ten funktioniert • wie es gemanaged wird wie es sich auswirkt • welche Standards • daß es machbar ist
Nutzen Ergeb- nisse	• Feedback von Mit- arbeitern kennen • flexibel bleiben	• wissen und be- schreiben können, was man will und warum man es will	• wissen "wie" • Kostenrahmen • Zielrichtung • Involvierung	• wie es funktioniert • Beteiligte und Be- troffene sehen, daß es machbar ist
Aktivi- täten	• Management by Walking Around • hin-hören/fragen • Mitarbeiterbefra- gungen • Umfeld-/Trend- untersuchungen • Zukunfts-Szenarios • Visionen, Ziele	• Sponsor und Pro- gramm-Manager werden nominiert • sie fertigen ein Strategie-Papier an • sicherstellen, daß die Problemstellung klar verstanden wird	• Programm-Plan liegt schriftlich vor und ist formal entschieden • Programm wird formell angekündigt • Progr. Mgr. er- stellt Konzept- Spezifikation	• formelle, kontrol- lierte Pilotprojekte, Experimente • mit lokalem Manage- ment-Team
Inputs	• Beobachtungen • Informationen • Meinungen • etc.	• Ideen • Probleme • Gelegenheiten • Herausforderungen	• Strategie-Papier • Progr.-Mgr • bewilligter Pro- gramm-Plan	• Konzept-Spezifik. • genehmigter und aktualisierter Progr.- Plan
doku- ment. Output	• noch keiner (es sei denn: Protokolle)	• Strategie- Papier	• Konzept-Spezifik. • Standard Präsentat. • überarbeiteter Programm-Plan	• Design-Spezifik. • überarbeitete Standard-Präsentat. • aktual. Progr.-Plan
Kriterien für die Been- digung der Phase	• ein Vorschlag wird entwickelt und dem Topmanagement vorgelegt	• Idee ist verstanden beschrieben und in- tegraler Bestand der Strategie • Meßkriterien für Erfolg vorhanden • Progr.Mgr	• Konzepte beschrie- ben und von Betrof- fenen verstanden • Kosten/Nutzen • Topmanagement verpflichtet auf Ziel und Investition	• Design und Auswir- kungen beschrieben und von allen ver- standen • man weiß Budget • volles Vertrauen in das Neue

5. Phase Implem.-Plan	6. Phase Implementierg	7. Phase Vollendung	8. Phase Review
• wann, wie und mit wem wird das Neue implementiert • Beteiligung der Betroffenen	• das Neue wird in der gesamten Organisation implementiert • Implem.-Berichte sind Teil des Mgt.-Berichtes	• volle Integration in organisatorische Prozesse und Strukturen • Programm beenden • normaler Bestand der Aufgaben	• untersuchen, inwieweit das Neue voll integriert ist • das Neue aufrechterhalten • Verbesserungen • lernen
•Wissen, wie die Implementierung durchgeführt wird.	• das Neue ist voll operational	• operationale Integr. • stabile Operation • voll akzeptiert • wie verbessern	• wissen, was verändert werden muß und warum
• Progr.Mgr. erstellt Gesamtplan und vom Topmgt beschlossen • Einzelpläne vom Projekt-Mgr. - spez. Belange • Pläne werden zu Management-Zielen	• Detailentwicklung • Integrationstests • Training • Einrichtung von Hotlines • Progr.-Mgr, Proj.-Mgr und alle Manager als Coaches	• Review der Spezifikationen und Korrekturen • Vollendungs-Berichte an Progr.-Mgr • Progr.-Mgr erstellt Plan für Review	• Review von Progr.-Manager mit Topmanagement • Veränderungen planen (wieder CPMP verwenden)
• Konzept- und Design-Spezifik. • genehmigter und aktual. Progr.-Plan	• Konzept- und Design-Spezif. • genehmigte Impl.- und Vollendgs-Pläne	• genehmigter Vollendungs-Plan	• alle bisher erstellten Dokumente • Plan für Durchführung des Reviews
• Gesamt-Impl.- und Vollendungs-Plan • Teilpläne • Standard-Präsent.	• regelm. Managem.-Berichte • Bericht zur Beendigung der Implem.	• Akzeptanz-Berichte • Plan für Reviews	• Review-Bericht
• Pläne erstellt, verstanden und akzeptiert • Pläne genehmigt, inkl. Kosten und Zeit • Projektmanager sind nominiert	• Implem.-Pläne sind durchgeführt worden • das Neue ist voll operational	• neue Abläufe entsprechen den Spezifk. • das Neue ist Norm • volle Akzeptanz • Review-Plan verstanden und akzeptiert	• bestehende oder notwendige Abweichungen von den Plänen sind erkannt, verstanden und akzeptiert

Strategiepapier

Mit diesem Dokument soll die Kommunikation zwischen dem Topmanagement-Team/Sponsor und dem Programm-Manager über die Veränderungsidee erleichtert werden.

A) *Programm-Bezeichnung*

B) *Programm-Organisation*

   1. Sponsor

   2. Programm Manager

   3. Berichtswesen

   4. organisatorische Schnittstellen und Verantwortlichkeiten

       • wer entscheidet was und wann?
       • wer muß automatisch informiert werden?
       • wer muß zu welchen Zwecken involviert werden?

C) *Programm-Definition und - Rechtfertigung*

   1. Problem/Herausforderung/Gelegenheit

     SWOT-Analyse

       • strengths (Stärken)
       • weaknesses (Schwächen)
       • opportunities (Gelegenheiten)
       • threats (Gefahren)

   2. Programm-Ziele

   3. Motivation

       • warum sollen wir das Neue einführen?
       • Beziehung zum Long Range Plan?

   4. Nutzen

5. Auswirkungen des Neuen und des Programmes

    *   welche Teile der Organisation werden am ehesten und/oder am stärksten betroffen?
    *   wie wirkt es sich auf die Mitarbeiter, die Strukturen, Prozesse etc. aus?

6. wer sind die Schlüsselpersonen

    *   wer hat Information?
    *   wer hat Macht?
    *   wer werden die Gewinner sein?
    *   wer werden die Verlierer sein?

7. Kräftefeld-Analyse

    *   Identifikation der Helfer und Hinderer
    *   potentielle Probleme
    *   Strategien, wie die Helfer genutzt und die Hinderer bekämpft werden können

8. Kostenschätzung

    *   für die Vorbereitung
    *   für die Implementierung
    *   für den Routineeinsatz

9. Management-Richtlinien

    *   Unterstützung durch den Sponsor
    *   wesentliche Themen/Probleme

D) *Programm-Feedback*

1. Erfolgskriterien und Meilensteine

    *   welche Resultate sind in welchem Zeitraum zu erwarten?

2. Berichte

3. Hinweise/Anweisungen für den Sponsor

    *   welche Informationen, Entscheidungen etc. werden vom Topmanagement gebraucht?

Konzeptspezifikation

In diesem Dokument wird möglichst präzise beschrieben, was mit dem Neuen erreicht werden soll, wie der neue ideale, zukünftige Zustand aussieht - und warum. Diese Beschreibung ist wichtig, da alle Aktiven und Betroffenen ein möglichst klares Bild vom Neuen brauchen. Diese Vision wirkt motivierend und gibt Energie für die Arbeit und den Stress. Außerdem soll das Topmanagement möglichst genau wissen, wofür die Investitionen gemacht werden und seine Entscheidungen rational begründen können.

Im Strategiepapier wird nur beschrieben, was der Sponsor und der Programm-Manager annehmen und glauben. Die Konzeptspezifikation ist nun das Resultat von Interviews, Untersuchungen, Task Forces etc. Es liegt nun weitaus genauere Information vor.

A) *Programm-Bezeichnung*

B) *Programm-Rechtfertigung*

1. Ziele des Programmes
2. Motivation
3. Beziehung zum Long Range Plan
4. Ergebnisse aus Interviews, Experimenten, Meetings, etc.

C) *Konzeptdefinition/idealer zukünftiger Zustand*

1. die wesentlichen Ergebnisse, die man mit dem Neuen erreichen will/soll - in Bezug auf:

    - Kunden
    - Umsatz/Geschäft
    - Mitarbeiter
    - Strukturen
    - Prozesse

2. welche Werkzeuge, Prozesse, Produkte etc. werden implementiert und benutzt, um die Ergebnisse zu erreichen

3. Auswirkungen auf die Organisation

4. Hindernisse, Widerstände, potentielle Probleme

5. Kostenschätzung

D) *Programm-Management*

    1.   Vorgehensweise, Aktionspläne, Meilensteine

    2.   Kriterien für die Beendigung der Phase

    3.   Berichte

    4.   Hinweise/Anweisungen für den Sponsor

E) *Standard Präsentation mit*

- vereinbarten und ausformulierten, einheitlichen Botschaften
- Problem/Gelegenheit/Herausforderung
- idealer/gewünschter zukünftiger Zustand
- Implementierungspläne
- Auswirkungen auf …
- persönliche Vorteile/Nutzen für die Mitarbeiter
- wer sind die Treiber (Change Agents)?

F) *Appendix mit allen anderen Entscheidungen, Ergebnissen, Verpflichtungen*

Design Spezifikation

Der Sinn dieser Phase und dieses Dokumentes besteht darin, allen sichtbar zu machen, wie das Neue
- funktioniert
- gemanaged wird, wenn es implementiert ist
- sich finanziell auswirken wird
- und welche Standards für die Routine geschaffen werden müssen

A) *Programm-Bezeichnung*

B) *Detaillierte Beschreibung*

    1. operationale Strukturen und Prozesse

    2. Input-/Output-Modell

    3. Standards/Richtlinien:
- Finanzen
- Organisation
- Operation
- Ressourcen

    4. Managementziele

    5. Planungsprozesse

    6. Pläne
- Business
- Ressourcen

C) *unterstützende Prozesse und Werkzeuge*

    1. Training

    2. technische Unterstützung

    3. Verträge mit anderen organisatorischen Einheiten

D) *Berichtswesen*

E) *überarbeitete Standard-Präsentation*

Finanz-/Kosten-Fragebogen

A) *Einnahmen:*

   1. Werden durch dieses Programm Einnahmen generiert?

      Wenn nein, gehe weiter mit Frage 5.

   2. Wem werden dieses Einnahmen zugerechnet werden?

   3. Sind bereits pro-forma-Aussagen über Einnahmen, Ausgaben, Profit und Kapitalinvestitionen gemacht worden?

   4. Ist das Programm als Aktivität bereits in den gültigen Plan integriert?

B) *Kosteneinsparungen:*

   5. Kann man mit diesem Programm Kosten einsparen?

      Wenn ja: welche (wo), wer, wieviel und wann?

C) *Kosten/Kapitalinvestition:*

   6. Wer budgetiert die Ausgaben?

      Unter welchem Titel werden die Ausgaben budgetiert?

   7. Wer wird die Ausgaben bekommen?

      Wieviel und wann?

   8. Sind die Ausgaben anhaltender Natur oder einmalig?

   9. Wieviel zusätzliche Kapitalinvestition wird benötigt?

   10. In welchem Finanzjahr fallen die Kosten und die Kapitalinvestition an? Noch in diesem Finanzjahr?

Rollen und Prozeß-Phasen

Ein Organisationsentwicklungsprozeß ist auch dadurch gekennzeichnet, daß im Laufe der Zeit viele unterschiedliche Personen jeweils unterschiedliche Rollen wahrnehmen müssen. Deren Aktivitäten und Arbeitsergebnisse müssen möglichst koordiniert ineinander greifen. Insofern liegt die Parallele zum Projektmanagement nahe.

Auf den Seiten 449 bis 452 finden Sie die Rollen im Organisationsentwicklungsprozeß beschrieben.

Die einzelnen Phasen sind:

• Bedarf	• Idee
• Konzept	• Design
• Implementierungsplan	• Implementierung
• Vollendung	• Review

Die beigefügte Matrix ist nicht ausgefüllt, da es wohl keine allgemein- und endgültige Fassung geben kann.
Zur detaillierten Beschreibung für Ihr Veränderungsprogramm sollten Sie die folgende Matrix aus den zwei Dimensionen "Rollen" und "Phasen" ausfüllen. Sie erhalten so eine Übersicht, wer wie in welcher Phase beteiligt ist bzw. sein sollte. Sie können sie benutzen, um mit den einzelnen Personen bzw. Gruppen über deren Rolle im Programm zu sprechen und entsprechende Vereinbarungen zu treffen. Ich schlage Ihnen vor, die folgenden Abkürzungen zu verwenden:

B	= Beraten	E	= Entscheiden
I	= Information	In	= Involvierung
K	= Konzept	M	= Motivation
P	= Planen	T	= Training
Ü	= Überwachung	•	= Durchführung

Rollen und Phasen - Matrix

	Bedarf	Idee	Konzept	Design	Implem.-Plan	Implementierg	Vollendung	Review
Top-Mgt								
Sponsor								
Evangelist								
MKT-Kom.								
Progr.-Kom.								
Progr.-Mgr								
Proj.-Mgr								
Mgt-Teams								
Manager								
Betroffene								
Arb.Gruppen								
Champions								
Lief./Kunde								
Berater								
Trainer								
Wissensch.								

Veränderungsprogramme in Reserve

Mehr als 5 oder gar max. 6 Veränderungs-Programme in einer Organisation zur gleichen Zeit durchzuführen, überbeansprucht Menschen und Strukturen sowie Prozesse. Die zur Verfügung stehenden Ressourcen (Menschen, Zeit, Energie, Finanzen, etc.) sind begrenzt und müssen sowohl für das alltägliche Geschehen als auch für die Veränderungs-Programme zur Verfügung stehen. Sorgfältige Planung und abgestimmtes Timing ist angebracht.

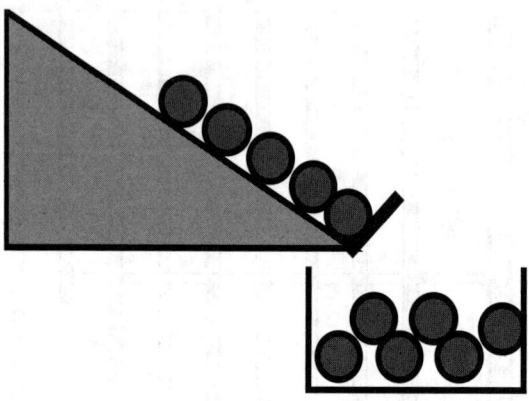

Eine mögliche Lösung deutet im Bild die Rampe an. Im Korb sind bereits 6 Programme. Auf der Rampe stehen weitere Programme bereit. Top-Management entscheidet, daß und wann ein neues Programm gestartet wird (z.B. erst dann wenn mindestens eines der laufenden Programme in Phase 6 ist).

Die vorbereiteten Programme befinden sich in Phase 1, d.h. der Sponsor und ein Programm-Manager analysieren und definieren lediglich die Programm-Idee und bereiten ein Strategie-Papier vor. Dieses wird dem Top-Management zur Genehmigung vorgelegt. Erst danach kann die Entscheidung fallen, ob und wann es gestartet wird.

Die wesentlichen Prinzipien hinter dieser Philosophie und hinter diesem Vorgehen sind:

- den organisatorischen Stress minimieren
- Kontrolle und Übersicht
- Vorbereitung
- nicht wie ein wildes Pferd durch die Organisation reiten

Programm - Plan

Programm-Bezeichnung				
Programm-Manager				
Ziele				

Sub-Programme Projekte/ Aufgaben	erwartete Ergebnisse	wann bis wann	Projekt-	
			leiter	mitar-beiter

Veränderungsprogramm - Aktionsplan

Nr.	Aktionen	wer (verantw.)	mit wem (Ausführung/ Unterstützung)	wann ... bis wann	Info an

APP
Analyse potentieller Probleme

Nr.	potentielle Probleme	A	B	C	potentielle Gründe dafür	Aktionen, um die potentiellen Probleme zu vermeiden	Eventual-maßnahmen

Phasen - Check für Veränderungsprogramme

Veränderungs-Programm:
Sponsor:
Programm-Manager:

Phasen-Status	Bedarf Phase I	Idee Phase II	Konzept Phase III	Design Phase IV	Impl.Plan Phase V	Implem. Phase VI	Vollendung Phase VII	Review Phase VIII
Gesamt-Programm:								
Sub-Programm:								
Sub-Programm:								
Sub-Programm:								
Sub-Programm:								
Sub-Programm:								
Sub-Programm:								

Analyse der Schlüsselpersonen

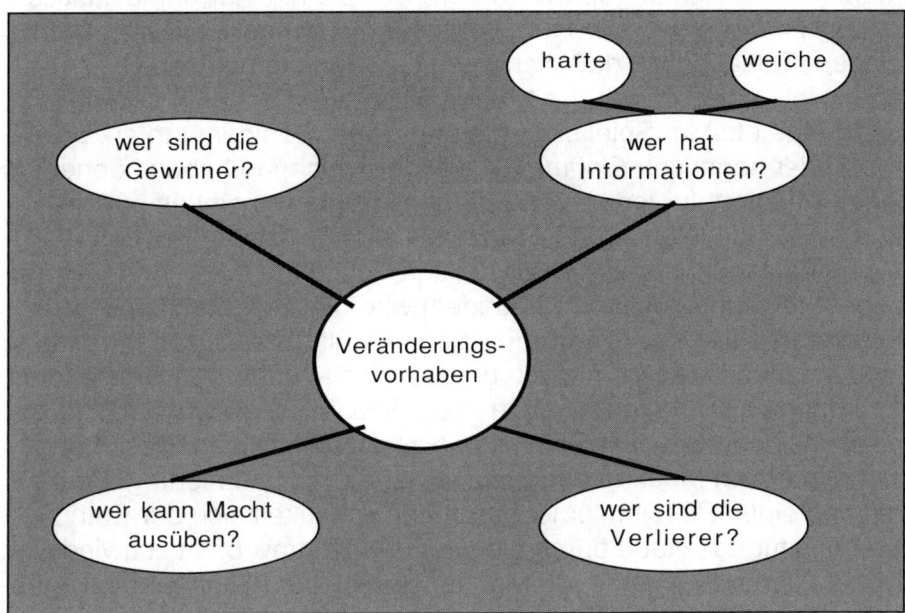

Als Vorbereitung für die Kräftefeldanalyse oder als Ersatz bietet sich
die Analyse der Hauptspieler in einem Veränderungsprozeß an.
Damit lassen sich dann Strategien entwickeln, wie diese Beteiligten
bzw. Betroffenen im Implementierungsprozeß gemanaget werden
müssen, um sicherzustellen, daß das Vorhaben durchgeführt werden
kann.

Kräftefeld - Analyse

Manches Veränderungsprogramm ist schon daran gescheitert oder mußte wesentlich angepaßt werden, weil die Macher enthusiastisch ihr Ziel im Auge und blind für eventuelle Schwierigkeiten an's Werk gingen. Tatsache ist, daß nicht nur in großen, komplexen Organisationen viele unterschiedliche Kräfte (Personen, Gruppen, sachliche Umstände etc.) im Spiel sind, die mehr oder weniger starken, positiven oder negativen Einfluß auf die Zielerreichung haben können. In jeder Situation, für jedes Veränderungsprogramm gibt es helfende und hindernde Kräfte. Oft ist auch z.B. eine Person in Bezug auf einen Teilaspekt negativ eingestellt, in Bezug auf einen anderen Teilaspekt dagegen positiv. Je nachdem wird diese Person bereit sein, bestimmte Teile des Programmes zu unterstützen, bestimmte andere jedoch zu bekämpfen. Ähnlich bei technisch-sachlichen Umständen: So können z.B. Gegebenheiten in der Produktionstechnologie Organisationsideen wie eine Seifenblase zerplatzen lassen. Besonders wenn in einem Meeting ein Management-Team eine Idee geboren hat und einen Plan implementieren will, schaukelt sich der Enthusiasmus für das Neue durch die Gruppendynamik oft in schwindelige Höhen. Jeder ist überzeugt. Man möchte gleich Aktionen und Ergebnisse sehen. Das wird doch super! Wenn in solchen Situationen ein eher nüchterner Kollege sich traut zu fragen, ob man denn nicht einen sorgfältigen Aktionsplan ausarbeiten solle und ob man denn nicht einmal überlegen sollte, was alles schief gehen könnte, um Gegenmaßnahmen zu erarbeiten, wird er im besten Fall überhört, im schlimmsten Fall lächerlich gemacht oder zurechtgewiesen: "Sie glauben wohl nicht an die Idee ?!"

Hinzu kommt die fatale Tendenz, zwar viel zu diskutieren und viele Punkte anzusprechen. Was man gesagt hat, meint man, ist erledigt, weiß man also. Wichtig für unser Gehirn ist jedoch, daß wir Dinge sichtbar machen, also sehen, um sie behandeln zu können. Aufschreiben, visualisieren wird notwendig.

Trotzdem ist es notwendig, das Kräftefeld zu analysieren, die helfenden und hindernden Kräfte deutlich zu sehen und eine Strategie zu entwickeln, wie man die helfenden Kräfte nutzen und wie man die hindernden Kräfte verhindern oder abbauen kann. Diese Strategien müssen dann Bestandteil des Gesamt-Aktionsplanes werden.

Kräftefeld - Analyse

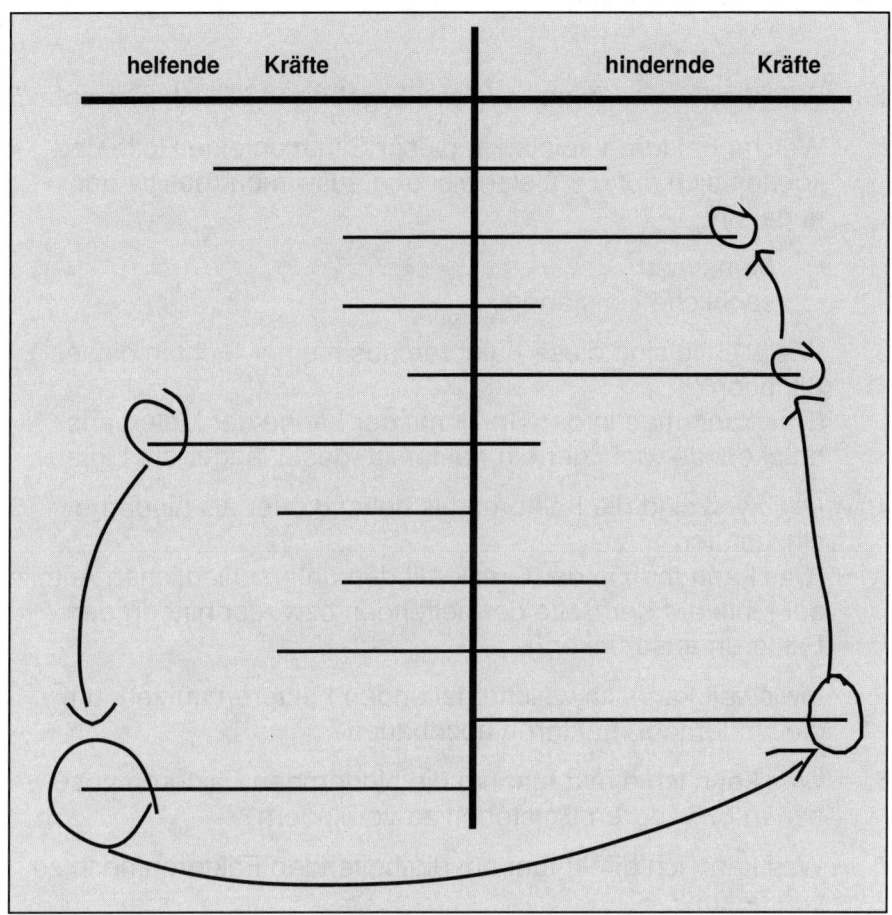

Mit der Länge der Linien kann die Bedeutung der Faktoren ausgedrückt werden. Mit der Plazierung unter Helfer und Hinderer kann gezeigt werden, in welchem Ausmaß ein Faktor hilft oder hindert.

Es kann sichtbar gemacht werden, wie man die Helfer nutzen kann, um die Hinderer abzubauen, umzuwandeln oder gar zu bekämpfen.

Kräftefeld - Analyse

Strategie - Entwicklung

1. Was sind meine Ziele? Welche Ergebnisse will ich erreichen?

2. Welche Faktoren spielen in dieser Situation eine Rolle und können sich auf die Zielerreichung auswirken (positiv oder negativ)?

   • Menschen
   • sachliche Umstände

3. Wie wichtig sind diese Faktoren aus meiner Sicht in dieser Situation?
   (Das kann man in der Grafik mit der Länge der Linien ausdrücken: Je wichtiger ein Faktor ist, desto länger die Linie!)

4. Inwieweit sind die Faktoren als helfend oder als hindernd einzustufen?
   (Das kann man in der Grafik mit den unterschiedlichen Anteilen der Linie auf der Seite der helfenden bzw. der hindernden Faktoren ausdrücken!)

5. Inwieweit kann ich welche helfenden Faktoren nützen, um die hindernden Faktoren abzubauen?

6. Was kann ich direkt tun, um die hindernden Faktoren abzubauen bzw. deren Entstehen zu verhindern?

7. Was kann ich direkt tun, um die helfenden Faktoren noch zu verstärken?

8. Entscheidung für eine Vorgehensweise (plus alternative Ausweichstrategie)

9. Erstellen eines Aktionsplanes

Beispiel für Kräftefeld - Analyse

Helfende Kräfte	Hindernde Kräfte
• finanzielle Belohung in Aussicht stellen	• mangelnde Information über die gegenwärtigen Probleme
• Drohungen	• zu wenig Personal
• der Wunsch, im Vergleich zu den Nachbargruppen ein besseres Image zu bekommen	• schlechtes Betriebsklima
	• schlecht ausgerüstet
• Gruppen/Abteilungen wollen/müssen besser werden	• Ziele und Ergebnisse werden zu spät und zu schlecht erreicht
• Eigentümer drängen auf bessere finanzielle Ergebnisse	• nur wenig Vertrauen darauf, daß irgendetwas Gutes dabei heraus- kommen wird
• Wunsch nach besserer Bezahlung	

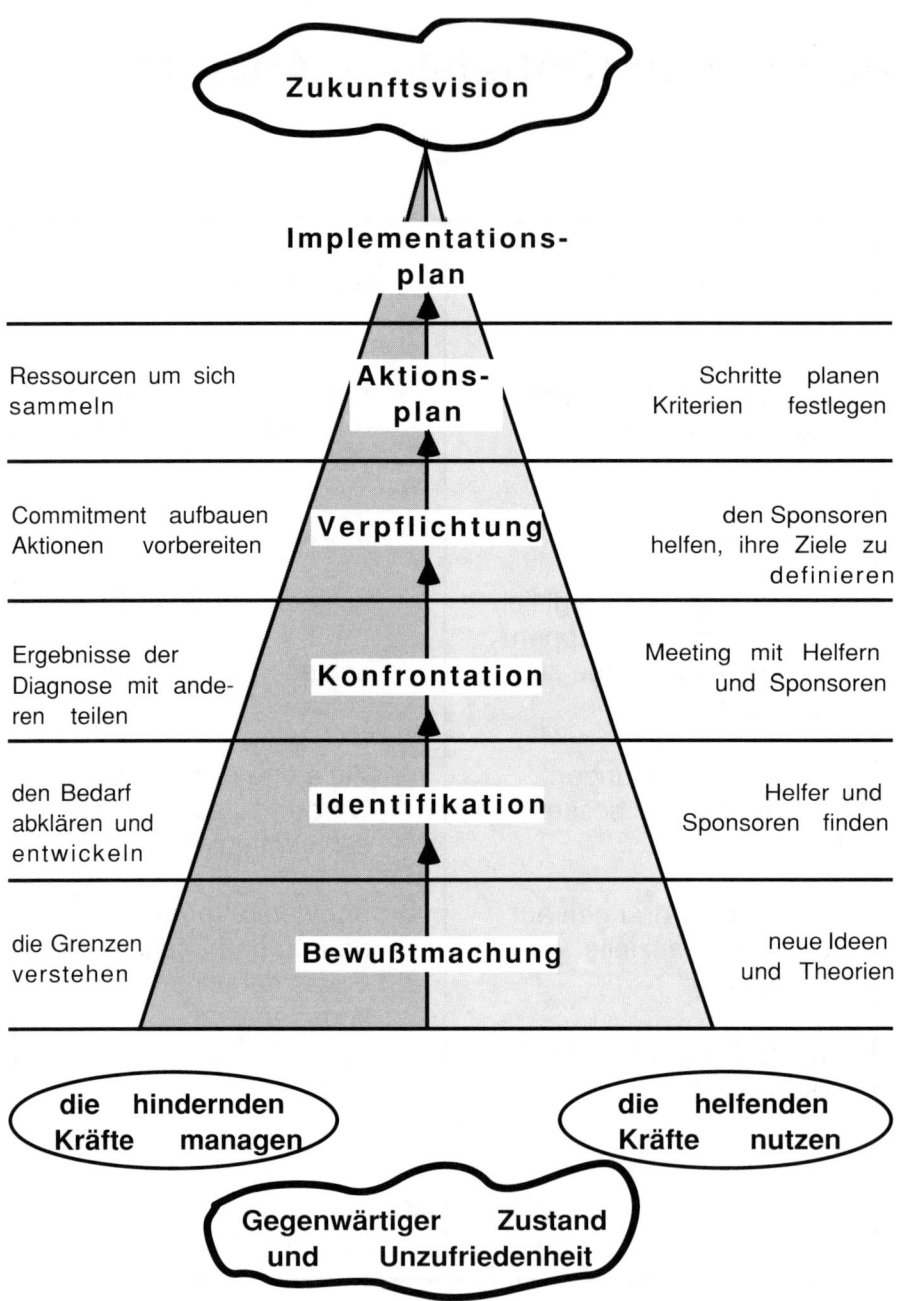

Macht-Quellen für Change-Agents

Veränderungen durchzuführen führt oft zu blockierten Situationen, zu Frustrationen, zum Gefühl, daß es nicht weitergeht - zum Gefühl des Sinnlosen und der Machtlosigkeit. Was sind Ihre Machtquellen, worauf können Sie bauen?

Zwang ausüben	Die Macht, Angst zu erzeugen durch Drohungen und Bestrafungen.
Experte sein	Die Macht aus dem speziellen Expertenwissen, das die anderen brauchen, aber selbst nicht haben. Die Anerkennung dieses Wissen, der Respekt vor dem Expertentum und der Bedarf führt dazu, daß sich die anderen anpassen und die Macht anerkennen.
Rolle/Position	Die Macht, die sich aus der Position in der Organisation und aus der damit verbundenen Autorität ergibt.
Belohnungen	Die Macht, die sich daraus ergibt, daß man finanziell belohnen darf, daß man Mitarbeiter befördern und anerkennen darf.
Netzwerke	Die Macht, die sich aus den Beziehungen und Verbindungen mit Menschen in der Organisation ergibt. Man kennt Leute. Man ist bekannt. Nach oben, nach unten, zur Seite. Das nennt man Networking, in und mit Netzwerken arbeiten.

Meiner Erfahrung nach sind Netzwerke bzw. Beziehungen eine effiziente Quelle von Macht. Gemeint ist hier nicht, Beziehungen auszunutzen - in dem Sinne, daß man hier eine Gunst gewährt und deswegen dort einen Vorteil erhaschen kann. Gemeint ist, daß man kommuniziert, informiert, diskutiert, involviert, ... Auf der Basis von Netzwerk-Kommunikation ist es dann auch möglich, die anderen Machtquellen situationsgerecht einzusetzen. Auch Zwang, wenn nichts anderes mehr geht!?

Erfolgreich sein als Change - Agent

In jeder Organisation gibt es bei Organisationsveränderungen viele helfende und auch hindernde Kräfte. Viele Personen haben durchaus ihre eigenen Vorstellungen von dem, was richtig oder falsch ist - und oft haben sie Recht. Daher sollte ein Change-Agent

- erkennen, wie sich die unterschiedlichen Veränderungsprogramme gegenseitig beeinflussen und wie sie die Mitarbeiter betreffen

- auch erkennen, welche unterschiedlichen Anforderungen die einzelnen Organisationsbereiche an die Mitarbeiter stellen

- Ihre Verkaufsstrategien (ja, auch Veränderungsprogramme müssen schließlich den Mitarbeitern "verkauft" werden!) professionell gestalten (professionell heißt nicht unbedingt "Hochglanzpapier" und "Dia-Präsentation"!)

- darauf achten, daß die primären Interessen der betroffenen Organisationseinheiten berücksichtigt werden

- dafür sorgen, daß Entscheidungen der Fachbereiche öffentlich bekannt werden

- daß alle Entscheidungen deutlich sichtbar bis zum Ende implementiert werden

Bei allem ist ein Prinzip wichtig und unverzichtbar:

KISS

keep it simple and

straightforward

d.h.: Alles so einfach wie möglich gestalten und darstellen!

Erfahrungen für Change - Agents

- klare und eindeutige Verantwortlichkeiten zuweisen

- praktikable und einfache Standards und einfache Bemessung der Handlungsträger

- auf den bisher üblichen Vorgehensweisen aufbauen und sie weiterentwickeln

- darauf achten, daß man offizielle Zustimmungen und Entscheidungen bekommt und daß diese auch eingehalten werden.

- keine Probleme verstecken

- Probleme sofort untersuchen und kommunizieren

- praxisnahe und formale Schulung als Bestandteil des Implementierungsplanes

- ständige Überwachung und Verbesserung der Implementation - in geplantem Vorgehen

- ständige Kommunikation mit den Betroffenen

- den Betroffenen Zeit lassen, ihren neuen Job kennenzulernen und ihnen Bestätigung und Lob zukommen lassen

Werkzeuge - Übersicht

Organisation der Veränderung

- Rollen in der Organisationsentwicklung
- Rollen und Phasen

Zur Analyse

- Analyse potentieller Probleme
- Kräftefeldanalyse
- Identifizierung der Schlüsselpersonen
- SWOT-Analyse
- Szenario-Technik
- Integrations-Fragebogen
- Integrations-Matrix

Prozesse

- Long Range Planning Prozeß
- Wege zum Leitbild
- Change Program Management Prozeß
- Integrierter Planungsprozeß
- Organisations-Entwicklungs-Prozeß

Dokumente

- Strategie-Papier
- Konzept-Spezifikation
- Design-Spezifikation
- Finanz-/Kosten-Fragebogen
- Programm-Plan
- Aktions-Plan
- Programm-Check

Management von Veränderungen

- Machtquellen für Change-Agents
- Wandel-Treppe
- Reaktionen und Interventionen
- Beratungs- und Unterstützungsprozeß

- mit Widerständen umgehen
- wie sich Commitment aufbaut
- Strategien für Abschlüsse, Übergänge und neue Anfänge
- Implementierungs-Strategien und -Taktiken
- Management von/bei Veränderungen
- Leitsätze für Organisationsveränderungen

Konzepte

- 5-Boxen-Modell der Organisation
- Bubble-Organisation
- Organisations-Kultur
- Netzwerk-Organisation
- Integration und Differenzierung
- Definitionen für Organisations-Design

Symbole

- Veränderungs-Diamant
- Eisbären-Story
- SOS
- Tomato-Challenge

Die neue
Manager - Rolle

Coaching

- die Herausforderung -

Gute Resultate, sprich: Leistung, und Mitarbeiter-Zufriedenheit und -Motivation sind nur selten reine Glücksfälle. Meistens steckt engagierte und harte Arbeit der Manager und Mitarbeiter dahinter. Hier liegt auch die eigentliche Aufgabe von Führungskräften: nicht nur bei schönem Wetter, wenn alles glatt läuft, zu administrieren, sondern in schwierigen Situationen Mitarbeiter zu führen. Die Bedürfnisse der Mitarbeiter und ihre Leistungsprobleme sowie Entwicklungsnotwendigkeiten treffen den Kern dessen, was man managen = führen nennt. Sie verdienen als Manager = Führungskraft eigentlich erst dann Ihr Gehalt, wenn Sie Ihre Mitarbeiter führen = coachen. Vielen von Ihnen wird es schwer fallen, im Gespräch unter vier Augen mit Ihrem Mitarbeiter über Leistungsprobleme zu reden und mit ihnen Aktionspläne zur Leistungsverbesserung und Mitarbeiterentwicklung zu entscheiden.

Wie verbessert man die Leistung von Mitarbeitern? Durch Motivation? Ja! Die Bedürfnisse der Mitarbeiter erkennen und befriedigen. Man will mehr Leistung durch Motivation erreichen. Aber: Reicht das? Coaching in seinen unterschiedlichen Formen (s.u.) hat zum Ziel, die Leistung zu verbessern. Der konstruktive Coaching-Prozeß und die erzielten Leistungssteigerungen wirken dann motivierend. Motivation ist dann das Ergebnis von mehr Leistung. Coaching- und Motivationstechniken sollten also als sich notwendigerweise ergänzende Managementtechniken gesehen und genutzt werden. Maslow, Hertzberg, Lawler, Rosenstiel - und wie sie alle heißen - geben also jeweils nur die halbe Antwort.

Motivation

= Bedürfnisse befriedigen = führt vielleicht zu:

Leistungssteigerung

Coaching

= Leistungssteigerung = führt meistens zu:
Motivation

Stellt man das Thema gar in den Zusammenhang mit Organisations-
veränderungen oder mit Verhaltensveränderungen, dann wird
Management zur Menschenführung. Diese Fragen und Antworten
werden auch durch Coaching nicht gestellt und nicht beantwortet.
Deswegen sind Kapitel über diese beiden zusätzlichen Prozesse
ebenfalls in diesem Buch zu finden. Alle vier (Motivation, Coaching,
Verhaltens- und Organisationsveränderung) sind Instrumente, um
Leistung zu steigern.

Verhaltensveränderung

Auch der traditionelle Führungsregelkreis ist, schaut man genau hin, eine Technik der Verhaltensveränderung: Planen, Organisieren, Delegieren, Motivieren, Kontrollieren, Feedback. Nehmen wir z.B. das Konzept der Motivation: Es ist die Aufgabe des Managers, die Interessen der Organisation und die Bedürfnisse des Mitarbeiters wenigstens teilweise in Übereinstimmung zu bringen. Werden die Bedürfnisse des Individuums mit Hilfe von Motivatoren und Hygienefaktoren erfüllt, dann erwartet man - ähnlich wie in der ökonomischen Theorie des Tausches -, daß der Mitarbeiter dafür (mehr und bessere) Leistung erbringt.

Tatsächlich, so ehrlich sollte man sein, muß man neben dem scheinbar rational-logischen und fast unpsychologischen Führungsregelkreis auch die Begriffe "*Manipulation*" und "*Verhaltensveränderung*" mitdenken und verstehen. Die Reaktionen von Seminarteilnehmern auf diese beiden Begriffe sind interessant: Oft ist eine rationale Diskussion gar nicht möglich. Eher emotional werden die Begriffe abgelehnt als etwas, was man als Führungskraft nicht tut. Manipulation ist schmutzig. Verhaltensveränderung fällt in die Zuständigkeit von Psychologen. Außerdem kann man Verhalten - wenn überhaupt - nur langfristig, mit psychoanalytischer und psychotherapeutischer Unterstützung verändern. Vielleicht ist gerade deswegen der Modebegriff "*Coaching*" der Ausweg für pragmatische Manager.

Mir scheint, daß die Begriffe der *Motivation* und der *Manipulation* in der Führungspraxis nicht voneinander zu trennen sind. Daher der Begriff: "Motipulation". Im Prinzip versuchen Manager alles das an ihren Mitarbeitern, Kollegen, Chefs, Kunden etc., was ihnen geeignet erscheint, um Zustimmung und Taten zu bekommen. Dabei findet keine theoretische Beurteilung statt, ob das nun Motivation oder Manipulation oder Coaching ist. Ich schlage daher eine einfache Definition von Manipulation vor: Manipulation liegt dann vor, wenn meine Strategie und mein Handeln gegen die Interessen des anderen gerichtet ist und ihn unter Täuschung dazu bringt, etwas zu tun, was er ohne die Manipulation nicht getan hätte.

Die entscheidenden Unterschiede zur Motivation sind also:

1.	gegen die Interessen des anderen
2.	Täuschung

Ich denke jedoch, daß es keine gewagte Behauptung ist, daß "im Krieg im Betriebe" mindestens genauso viele Manipulationsmanöver gefahren werden wie versucht wird, á la Lehrbuch zu motivieren. Unversehens wenden sich die Motivationstechniken in Manipulationstechniken. Offen gefragt: Was war das bei den Hawthorne-Experimenten als man die Wände anmalte und alle möglichen anderen Versuche unternahm? Manipulation oder Motivation? Was ist das, wenn im Kaufhaus Soft-Musik in die Ohren und Herzen quillt, um den Geldbeutel zu öffnen? Was ist das, wenn der Verkäufer seinen Kunden zu einem herrlichen Essen in gemütlicher Atmosphäre einlädt?

Ein **moralisches Urteil** will ich mir nicht erlauben.

Tatsache jedoch ist, daß Motivation und Manipulation und Kontrolle und Feedback darauf abgestellt sind, das Verhalten des anderen zu verändern. Man möchte, daß er bestimmte Dinge in bestimmter Art und Weise tut.

Nun muß hier allerdings der *Begriff des Verhaltens* beleuchtet werden. Zunächst einmal ist Verhalten nicht mit Persönlichkeit gleichzusetzen. Verhaltensveränderung, das erschreckt viele Seminarteilnehmer, weil sie es automatisch mit Veränderung der Persönlichkeit voraussetzen. Verhalten ist jede sprachliche oder körperliche Äußerung, also jedes Tun und Sprechen eines Individuums. Eher mathematisch kann man Verhalten begreifen als die Funktion aus der Persönlichkeit mit ihren Eigenschaften, Einstellungen, Bedürfnissen, Interessen, Erfahrungen etc.. All dies ist uns Beobachtern nur über das Verhalten zugänglich.

Daß einer raucht, ist konkretes Verhalten. Wenn jemand beim Reden in regelmäßigen Abständen mit dem Zeigefinger der rechten Hand sein Brillengestell nach oben schiebt, dann ist das konkretes Verhalten. Wenn ein Kunde bei einem Gespräch ständig lächelt und zu allem Ja sagt, dann ist das konkretes Verhalten.

Es wäre aber eine *Schlußfolgerung* auf Eigenschaften, Einstellungen, Bedürfnisse etc., wenn man sagen würde: Der Raucher ist ein schwacher Mensch; derjenige der sich die Brille immer wieder nach oben schiebt, ist nervös; der lächelnde Kunde vermeidet harte Diskussionen, weil er Angst hat. Dies sind subjektive Schlußfolgerungen, die richtig oder falsch sein können. Tatsache ist, daß wir nicht in das Gehirn des anderen schauen können, sondern immer nur auf die Interpretation seiner Worte und seiner Körpersprache angewiesen sind.

Wenn ich also von Verhaltensveränderung rede, dann beziehe ich mich auf konkretes, beobachtbares Verhalten. Ich gehe davon aus, daß sowohl bei der Mitarbeiterführung als auch im Verkauf und in der Beratung, sowohl im Training als auch bei Organisationsveränderungen Verhaltensveränderung - mehr oder weniger geplant und mehr oder weniger gut - stattfindet. Ich behaupte, daß

- Mitarbeiter führen
- verkaufen (Kunden führen)
- beraten
- trainieren (Teilnehmer führen)
- Organisationen verändern
- Verhalten verändern
- Coaching

im Grunde ähnliche/gleiche Prozesse und Techniken einsetzen können müssen. Ich möchte das lediglich an drei Beispielen verdeutlichen:

- Beim Verkauf von eher komplexen Systemen ist es inzwischen üblich, daß der Hersteller/Lieferant/Verkäufer die Mitarbeiter des Kunden trainiert, die Installation durchführt, Einweisungen vor Ort gibt, in der ersten Phase der Nutzung zur Verfügung steht, und auch im weiteren Verlauf durch allerlei Services Unterstützung bietet. Das ist für mich "Coaching".

- Fortschrittliche High Tech-Unternehmen bieten ihren Kunden an, ihnen bei der durch die Einführung des neuen Informationssystems notwendigen Organisationsveränderungen behilflich zu sein. Berater/Verkäufer werden so zu Change Agents - nur beim Kunden.

• Trainer führen in mehrtägigen Seminaren ihre Teilnehmer zu bestimmten Lernergebnissen. Je besser der Trainer und das Training, desto mehr beeinflussen sie die Motivation und Leistung der Individuen. Führungskräfte überlassen einen Teil ihrer Führungsfunktion den Trainern. Gut, wenn Seminar- und Trainerziele in die gleiche Richtung gehen wie die Ziele und Interessen des Unternehmens. Oft haben Führungskräfte die Bedeutung des Trainings noch gar nicht erkannt! Training ist für viele nur Motivationsveranstaltung. Tatsächlich führen Trainer die Mitarbeiter viel nachhaltiger.

Zumindest setzen alle diese Tätigkeiten die Kenntnis von Verhaltensveränderungstechniken voraus.

Verhaltens - Credo

- Alle Menschen entscheiden sich - bewußt oder unbewußt - jederzeit für die beste, ihnen bekannte und verfügbare Verhaltensweise. Tatsache ist aber auch, daß viele Menschen nur wenig Verhaltensalternativen kennen und daher immer wieder in den alten (erfolglosen) Gleisen fahren.
- Die Auswahl einer bestimmten Verhaltensweise hängt davon ab, welche Alternativen das Individuum aufgrund seiner Sichtweise und Erfahrungen sieht.
- Je mehr verschiedene Verhaltensalternativen einem Individuum zur Verfügung stehen, desto flexibler und situationsgerechter kann es agieren und reagieren.
- Begrenzungen in der Alternativenzahl ergeben sich daraus, wie das Individuum seine Erlebnisumwelt erkennt und sieht und welche Schlußfolgerungen es daraus zieht.
- Hinter jedem Verhalten, auch hinter dem von Beobachtern als negativ beurteiltem Verhalten, stecken positive Absichten des handelnden Individuums. Kein Verhalten ist also schlecht an sich. Man sollte unterscheiden zwischen mehreren Ebenen:

  - Bedürfnisse, Interessen, Absichten - sie stecken hinter dem beobachtbaren Verhalten; als Beobachter können wir sie nicht kennen, wir können nur vermuten/ interpretieren.
  - das beobachtbare Verhalten
  - unsere eigenen Beobachtungen des Verhaltens der anderen Person - sie sind geprägt durch unsere eigenen Werte, Normen, Einstellungen, Bedürfnisse, Interessen, Absichten und durch unsere Fähigkeit, unsere Informationskanäle effizient einzusetzen
  - die Auswirkungen des Verhaltens auf uns, seien sie negativ oder positiv

- Individuen haben selbst alle Ressourcen, um ihr eigenes Verhalten zu verändern.
- Alles, was ein Berater für das Individuum tun kann, ist, ihn durch Fragen und Prozeßinterventionen durch den Veränderungsprozeß zu helfen. Gegebenenfalls kann der Berater auch Verhaltensalternativen zur Verfügung stellen.

Prinzipien der Verhaltensveränderung

- Jedes Verhalten befriedigt Bedürfnisse.
- Jedes Verhalten hat also positive Beweggründe.
- Neues, alternatives Verhalten wird nur akzeptiert und erfolgreich angewendet, wenn diese Bedürfnisse befriedigt werden.
- Unser Verhalten wird bestimmt durch die mentalen Bilder, die wir in unserem Gehirn von uns, unserem Selbstverständnis, unserem Verhalten, etc. haben.

Ein Beispiel aus meiner "Beratungspraxis": Bei einem großen Vertriebsmeeting mit mehr als 250 Teilnehmern mußte ein Bekannter von mir, ein Controller, vor versammeltem Plenum eine Präsentation geben. Etwa 15 Minuten vor dem Beginn kam er zu mir, sichtlich nervös, bleich im Gesicht und mit nassen, zitternden Händen. Er erzählte mir, daß er sehr nervös sei und daß er Angst habe, eine Pleite zu produzieren. Er fragte, ob ich ihm helfen könne. Er wollte wissen, wie man die Nervosität am besten verstecken könne. Wie kann man 15 Minuten vor einer Präsentation einem nervösen Menschen helfen?

Ich erklärte ihm in wenigen Sätzen den Stressmechanismus und machte ihm deutlich, daß er zuviel Energie verwenden würde, wenn er versuchen würde, seine Nervosität zu verstecken. Diese Energie könne er gebrauchen, um gut zu reden. Ich schlug ihm vor, statt dessen seine Nervosität offen zu zeigen. Ich sagte ihm, er solle zum Rednerpult gehen und seine Rede mit den Worten beginnen: "Meine Damen und Herren, liebe Kollegen, ... Wie Sie sehen bin ich sehr nervös. Es ist das erste Mal, daß ich vor so vielen Menschen rede. Haben Sie also bitte Verständnis dafür, wenn ich mich verhaspele und Fehler mache."

Er glaubte mir, daß das klappen könnte.

Also ging er zum Rednerpult auf die Bühne und begann seine Rede ... ganz ruhig und normal ohne Nervosität, ohne daß er diese Sätze aussprechen mußte. Was war passiert? Er hatte mit meiner Hilfe das Bild vom Verstecken der Nervosität und vom Scheitern ausgetauscht gegen ein Bild, in dem Nervosität erlaubt und normal ist. Das hatte ihm all die Energie gelassen, die er brauchte, um sich auf den Inhalt zu konzentrieren.

Seine Rede war ein Erfolg.

- Daher muß man sich selbst sehen, wie man das neue Verhalten ausübt - die Anwendung der Visualisierungstechnik ist mentales Training oder Probehandeln.

- Wichtig ist, daß man nicht nur sich selbst mit dem neuen Verhalten sieht, sondern man muß sich erfolgreich sehen und sich wohl dabei fühlen.

  In Experimenten mit Hochspringern hat man entdeckt, daß eine Gruppe von Sportlern, die 3 Wochen lang die Hochsprungtechnik nur mental geübt hat, mindestens genauso gute Fortschritte gemacht hat, wie die andere Gruppe, die nicht mental geübt hat, sondern jeden einzelnen Sprung tatsächlich ausgeführt hat.

- D.h. also, daß unsere Bilder und Filme uns programmieren.

- Ähnlich wie bei autosuggestiven Formeln und mit positiven Affirmationen, sollte man den positiven Film wiederholen - regelmäßig.

Coaching - Rollen

(nach: Tom Peters und Nancy Austin: A Passion for Excellence, 1986, S. 382-446)

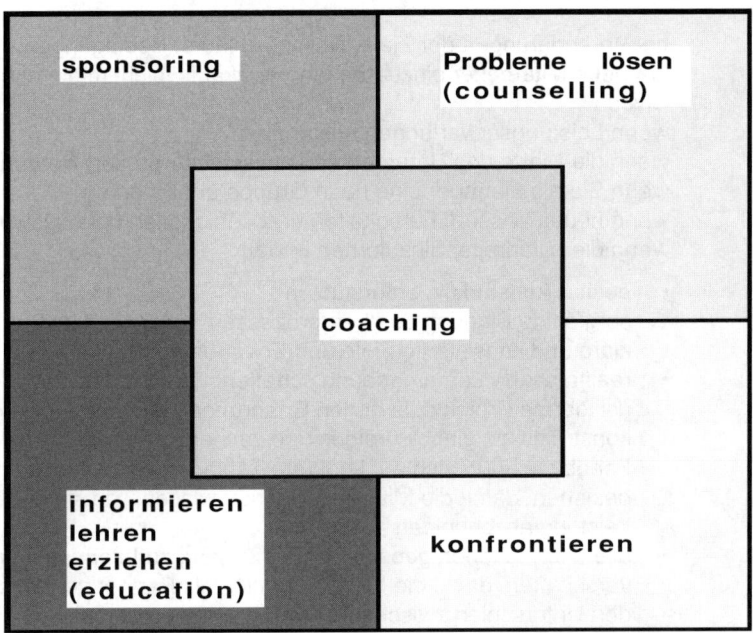

In Anlehnung an Tom Peters und Nancy Austin unterscheide ich zwischen Coaching im engeren Sinne und weiteren Coaching-Rollen (s.o.). Unglücklicherweise ist dieser Begriff - ähnlich wie der Begriff Motivation - inzwischen schon recht abgedroschen. Es ist Mode zu coachen. Nur wenige wissen, was damit gemeint ist. Diese fünf Rollen geben einen konkreten Einblick und konkrete Hinweise auf die benötigten Prozesse und Techniken, Fähigkeiten und Fertigkeiten - die an anderer Stelle in diesem Buch beschrieben sind.

Wichtig scheint mir auch hier der situative Ansatz. In unterschiedlichen Situationen mit unterschiedlichen Bedingungen sollte man in der Lage sein, die unterschiedlichen Rollen anzuwenden.

Coaching-Rollen
informieren/lehren/erziehen

Vergl.: Tom Peters und Nancy Austin, A Passion for Excellence - The Leadership Difference; New York 1985

wann bei Veränderungen der Ziele, Rollen, Abläufe, Bedingungen,
um neue Mitarbeiter einzuarbeiten - egal auf welchem hierarchischen Niveau
wenn Leistungserwartungen unklar sind
wenn die Werte des Unternehmens falsch interpretiert werden
wenn Sie als Manager eine neue Gruppe übernehmen
wenn neues Wissen, Fertigkeiten und Fähigkeiten benötigt werden
wenn die Mitarbeiter hinzulernen wollen

wie
- positiv, konstruktiv, unterstützen
- sorgfältige Planung des Lernprozesses
- klare und konsistente Ziele und Erwartungen geben
- realitätsnahe Lernumgebung schaffen: Task Forces oder risikoarme Projekte, in denen Erfahrungen gesammelt werden
- konstruktives, glaubwürdiges und zeitnahes Feedback geben - das Feedback muß sich auf konkrete Tatsachen und Beobachtungen beziehen, damit die Mitarbeiter genau wissen, wie sie in ihrer Leistung abschneiden
- alle Informationen geben und den Zugang zu Informationen verschaffen, damit die Mitarbeiter sich als Partner verstehen
- den Unterschied zwischen einer akzeptablen und einem exzellenten Leistung klarmachen - am besten indem man Beispiele erzählt
- genügend Zeit mit den Mitarbeitern verbringen
- Flexibilität verlangen und auch klarmachen, daß überflüssige Spielregeln gebrochen werden dürfen, um die Ziele zu erreichen

Konsequenzen neue Fähigkeiten und Fertigkeiten werden erlernt
Vertrauen in das Neue steigt
die Mitarbeiter haben ihre Kenntnis und Sicht über das Unternehmen und seine Organisation erweitert

notwendige die Leistungserwartungen klar formulieren
Fähigkeiten ein Gefühl dafür, die Lernsituationen so realitätsnah wie möglich zu
und gestalten
Fertigkeiten Geduld haben
den Lernprozeß nicht als eine einmalige Situation sehen, sondern immer wieder nach Gelegenheiten Ausschau halten, wie das Gelernte verstärkt werden kann

Coaching-Rollen

Sponsoring

Vergl.: Tom Peters und Nancy Austin, A Passion for Excellence - The Leadership Difference; New York 1985

wann   wenn ein Mitarbeiter einen besonderen Beitrag leisten kann

wenn ein Mitarbeiter ständig hohe bzw. exzellente Leistungen zeigt

wenn man einen Mitarbeiter auf eine Beförderung oder auf die Übernahme größerer Verantwortung vorbereiten will

wenn man einem Mitarbeiter einen Einblick in andere Bereiche des Unternehmens ermöglichen will

um einem Mitarbeiter die Chance zu geben, seine Fähigkeiten, seine Fertigkeiten bzw. sein Wissen "öffentlich" zu demonstrieren

um die Fähigkeiten und Fertigkeiten des Mitarbeiters zu vervollkommnen

wenn man seine Manager-Kollegen auf ein Talent aufmerksam machen will

wie
- positiv und enthusiastisch
- Betonung der langfristigen Entwicklung und des zukünftigen Beitrages der Person für das Unternehmen
- Zukunftsdenken
- arbeiten an Details
- Mitarbeiter als Kollegen behandeln
- Ausschau halten nach Lern- und Erfahrungsgelegenheiten für Mitarbeiter
- die Unternehmensphilosophie und die Normen verständlich darstellen und die Beziehung zu und Bedeutung für die Aufgabe der Mitarbeiter klar machen
- mit dem Mitarbeiter regelmäßig und intensiv über persönliche Ziele und Karrierevorstellungen und -möglichkeiten diskutieren
- sich selbst nicht bedroht fühlen durch die exzellenten Fähigkeiten und Fertigkeiten des betreffenden Mitarbeiters
- alles tun, damit der Mitarbeiter erfolgreich sein kann

was es nicht ist
- den Mitarbeiter von sich abhängig machen
- das Sponsoring dazu benutzen, den Mitarbeiter besser zu kontrollieren
- den Mitarbeiter vor Fehlern bewahren und ihm schlechte Nachrichten vorenthalten
- die persönlichen Entscheidungen des Mitarbeiters für ihn treffen
- nur die Mitarbeiter sponsorn, die ähnlich wie man selbst sind
- Mitarbeiter gegeneinander ausspielen, weil Wettbewerb gesund ist

7. Kapitel

Konsequenzen der Mitarbeiter wird zum Modell für ausgezeichnete
Fähigkeiten und Fertigkeiten sowie für exzellente Leistungen
der Mitarbeiter erweitert seinen Erfahrungshorizont
Beförderung

notwendige Strukturen und Prozesse entbürokratisieren
Fähigkeiten Leistungshindernisse abbauen
und kollegiale Arbeitsbeziehungen zu den Mitarbeitern entwickeln
Fertigkeiten Kontrolle aufgeben
Informationen geben

Coaching-Rollen
Coaching / trainieren

Vergl.: Tom Peters und Nancy Austin, A Passion for Excellence - The Leadership Difference; New York 1985

wann um Mitarbeiter vor oder nach dem "ersten Mal" (z.B. erstes Meeting bei einem Kunden, erstes Management-Meeting, etc.) besonders zu ermutigen
um einfache und kurze Korrekturen am Verhalten oder an den Arbeitstechniken der Mitarbeiter durchzuführen
wenn man sieht, daß die individuellen Fähigkeiten und Fertigkeiten von Mitarbeitern verbessert werden müssen
wenn man Mitarbeiter ermutigen möchte
um in der Arbeitsgruppe Teamwork zu entwickeln
um Vertrauen und Unterstützung anzubieten
wenn Ermutigung notwendig wird, um die Leistung zu steigern
wenn man die individuellen Fähigkeiten und Fertigkeiten sowie die individuellen Leistungen fördern möchte

wie
- ermutigen und enthusiastisch sein
- vorbereiten auf neue Aufgaben
- herausfordern, das Beste zu geben
- gutes Beispiel geben
- die Gründe für Instruktionen und Prozeduren geben
- Mitarbeitern helfen, ihre Gedanken und Argumente durchzudenken und durchzudiskutieren, bevor sie sie anderen präsentieren
- die Mitarbeiter ihre eigenen Entscheidungen machen lassen
- sich um die Mitarbeiter kümmern und Hilfe anbieten, sich aber nicht aufdrängen
- Empathie zeigen und versuchen zu verstehen
- ehrliches Feedback geben, das den Mitarbeitern hilft, ihren Leistungsstand zu erkennen
- sehr gut zu- und hinhören
- den Mitarbeitern keine Ideen in den Mund legen, sondern wie Sokrates: fragen
- nicht wie besserwissende Eltern tadeln und loben
- klare Meilensteine setzen und fair kontrollieren
- Mitarbeiter finden immer offene Türen
- schlechte Nachrichten nicht verstecken
- Erfolg sehen und mit den Mitarbeitern feiern
- seinen eigenen Job lieben
- gerne und viel Zeit für die Mitarbeiter aufwenden

Konsequenzen verstärktes Vertrauen
neue Fähigkeiten und Fertigkeiten
erhöhte Leistung

notwendige offene und ehrliche persönliche Anerkennung geben
Fähigkeiten zuhören
und Fertigkeiten

Coaching-Rollen
Probleme diskutieren und lösen

Vergl.: Tom Peters und Nancy Austin, A Passion for Excellence - The Leadership Difference; New York 1985

wann
wenn die individuelle Leistung durch Probleme beeinträchtigt wird
wenn ein normalerweise guter Mitarbeiter in der Leistung nachläßt
wenn die Leistung sich durch Information bzw. Training und Coaching nicht steigern läßt
wenn ein Mitarbeiter um Hilfe bei persönlichen Problemen bittet
wenn ein Mitarbeiter nicht mehr weiter weiß
wenn Mitarbeiter mit dem Wachstum und Wandel in der Organisation nicht mehr mitkommen

wie
- mit Fokus auf die Lösung von Problemen
- positiv, unterstützend, ermutigend
- strukturiert und geplant
- zweiseitige Diskussion, nicht arbeiten für den Mitarbeiter
- den Mitarbeiter nicht tagelang hängen lassen, sondern Hilfe rechtzeitig anbieten - auch wenn er nicht danach fragt, weiß er, daß Sie von dem Problem wissen
- sich ausreichend ungestörte Zeit nehmen
- die Diskussion mit einer kurzen Erklärung über das Thema des Meetings eröffnen, dann zuhören und fragen - kein Drama beginnen
- aufmerksam zuhören; selbst zu lernen versuchen; entdecken, was man eventuell selbst zu dem Problem beigetragen hat
- den Problemlösungsprozeß mit Prozeßfragen anwenden
- dem Mitarbeiter versichern, daß man ihn generell als Mensch akzeptiert - trotz des Problemes - und ihm zu verstehen geben, daß man alle notwendige Hilfe geben wird
- gemeinsam einen Aktionsplan erarbeiten
- vor Ende des Meetings einen neuen Termin abmachen

was es nicht ist
- keine Gelegenheit für psychologische Experimente
- keine einmalige 5-Minuten-Angelegenheit
- nicht bestrafend
- nicht nur die Angelegenheit der Personalabteilung
- keine Gelegenheit, das ganze Leben des Mitarbeiters zu durchleuchten
- kein Vortrag mit Lebensweisheiten

notwendige	fragen und zuhören
Fähigkeiten	durch den Problemlösungsprozeß führen - nicht kontrollieren und
und	in vorgefaßte Richtungen und Lösungen führen
Fertigkeiten	persönliches Engagement zeigen
	Gefühlen Rechnung tragen, sie akzeptieren
	Vertraulichkeit bewahren
	Interesse haben für das, was der andere sagen will, nicht für das, was man selbst hören will

Coaching-Rollen

Konfrontieren

Vergl.: Tom Peters und Nancy Austin, A Passion for Excellence - The Leadership Difference; New York 1985

wann	wenn Leistungsprobleme sich mit den anderen Coaching-Techniken nicht lösen lassen
	wenn ein Mitarbeiter in seiner Rolle versagt, sich darin unglücklich und unfähig fühlt
	wenn die Leistung eines Mitarbeiters die Leistung der ganzen Gruppe beeinträchtigt
	wenn der problematische Mitarbeiter andere ermutigt, die Firma zu verlassen
	wenn nichts mehr geht außer Versetzung oder Entlassung

wie

- positiv und unterstützend
- konkret, sicher, ruhig, fest und fair
- sich selbst prüfen, wieweit man zu dem Problem beigetragen hat und was man anderes hätte tun können
- mit Fokus darauf, daß eine Entscheidung gefällt werden muß
- den Mitarbeiter nicht schlecht angehen, nicht mit ihm kämpfen, keine heißen Diskussionen
- den Mitarbeiter mit den Konsequenzen andauernder Leistung konfrontieren
- keine Überraschung: wenn ein Mitarbeiter konfrontiert wird, dann sollte es nicht das erste Mal sein, daß er von seinem Leistungsproblem erfährt
- klar und präzise sprechen, nicht um den heißen Brei herum reden
- kurz und auf das Wesentliche beschränken - der Mitarbeiter kann nur eine begrenzte Menge von Feedback verdauen
- Augenkontakt halten
- auch positive Alternativen sehen: nicht nur Entlassung, sondern eine neue Rolle oder die Versetzung - aber vorher bereits eine klare Entscheidung treffen

notwendige Fähigkeiten und Fertigkeiten	zuhören und fragen
	direktes, nützliches Feedback geben
	sachlich diskutieren
	Emotionen kontrollieren, aus dem Spiel lassen

Coaching - Führungsverhalten

(nach: Steven J. Stowell, Coaching: A Commitment to Leadership, in: Training and Development Journal, Juni 1988)

Positives, unterstützendes Führungsverhalten:

- gemeinsames Lösen von Problemen
- Anbieten von Hilfe und geeigneten Maßnahmen (Training, Ressourcen etc.)
- echtes Interesse und Engagement für die Bedürfnisse und Ziele der Mitarbeiter
- Empathie
- Ausschau halten nach Hindernissen und Problemen, um sie aus dem Weg zu räumen
- Mitarbeiter und deren Beitrag für das Unternehmen für wertvoll halten und herausstellen
- die eigene Verantwortung für Leistungsprobleme anerkennen
- Interaktion und Diskussion, nicht Einbahnstraßen-Belehrungen
- dem Mitarbeiter Zeit lassen, selbst nachzudenken und auszuprobieren
- fragen
- hin- und zuhören
- und auch: Lob und Anerkennung bei Leistungssteigerungen

Negatives, nicht-unterstützendes Führungsverhalten:

- negativ sein (Zweifel, Angst, Anschuldigungen)
- Macht einsetzen (Drohungen, Disziplin, Einbeziehung höherer Managementebenen)
- Frustration zeigen (Frust, der durch den Druck von oben, von Kunden, etc. entsteht)
- nicht interaktiv kommunizieren (Belehrungen, Lebensweisheiten)
- nicht helfen wollen
- kein Gefühl für die Probleme und Hindernisse der Mitarbeiter haben
- schlechte Umfeldbedingungen für Coaching-Gespräche

Führungsverhalten, mit dem man Coaching-Prozesse starten kann:

- Feedback geben und dabei Themen/Probleme/Herausforderungen analysieren in einer interaktiven Diskussion
- die Erwartungen und Anforderungen sowie Rahmenbedingungen klar zum Ausdruck bringen
- explorieren, wie sich das Mitarbeiterverhalten auswirkt
- Aktionspläne, um Lösungen und Veränderungen zu implementieren
- nach Einverständnis und Übernahme von Verantwortung (Commitment) fragen
- klar herausarbeiten, welche positiven und negativen Konsequenzen sich aus den Aktionsplänen und aus dem geänderten Verhalten ergeben

Coaching - Stil und Reifegrad der Mitarbeiter

(nach: Hersey und Blanchard)

Je erfahrener Ihre Mitarbeiter bereits in ihrer Aufgabe sind, desto weniger müssen Sie ihnen vorgeben, desto weniger stark müssen Sie sich um sie kümmern. Ihr Delegations- bzw- Coaching-Stil muß sich dem Reifegrad flexibel anpassen. Voraussetzung: Sie müssen Ihre Mitarbeiter sehr gut kennen. Und: Sie haben Mitarbeiter mit unterschiedlichem Reifegrad !

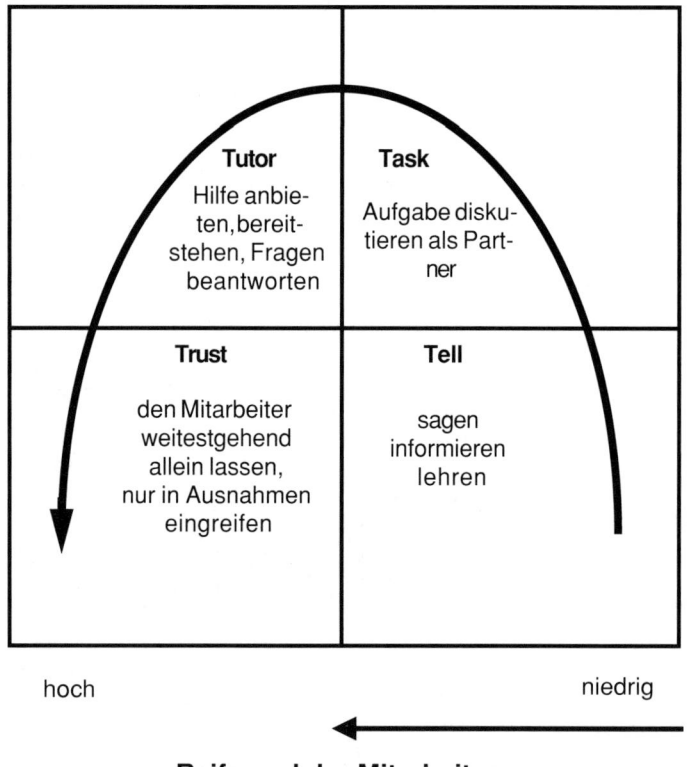

hoch   niedrig

Reifegrad der Mitarbeiter

Coaching - Prozeß / - Techniken
- Übersicht -

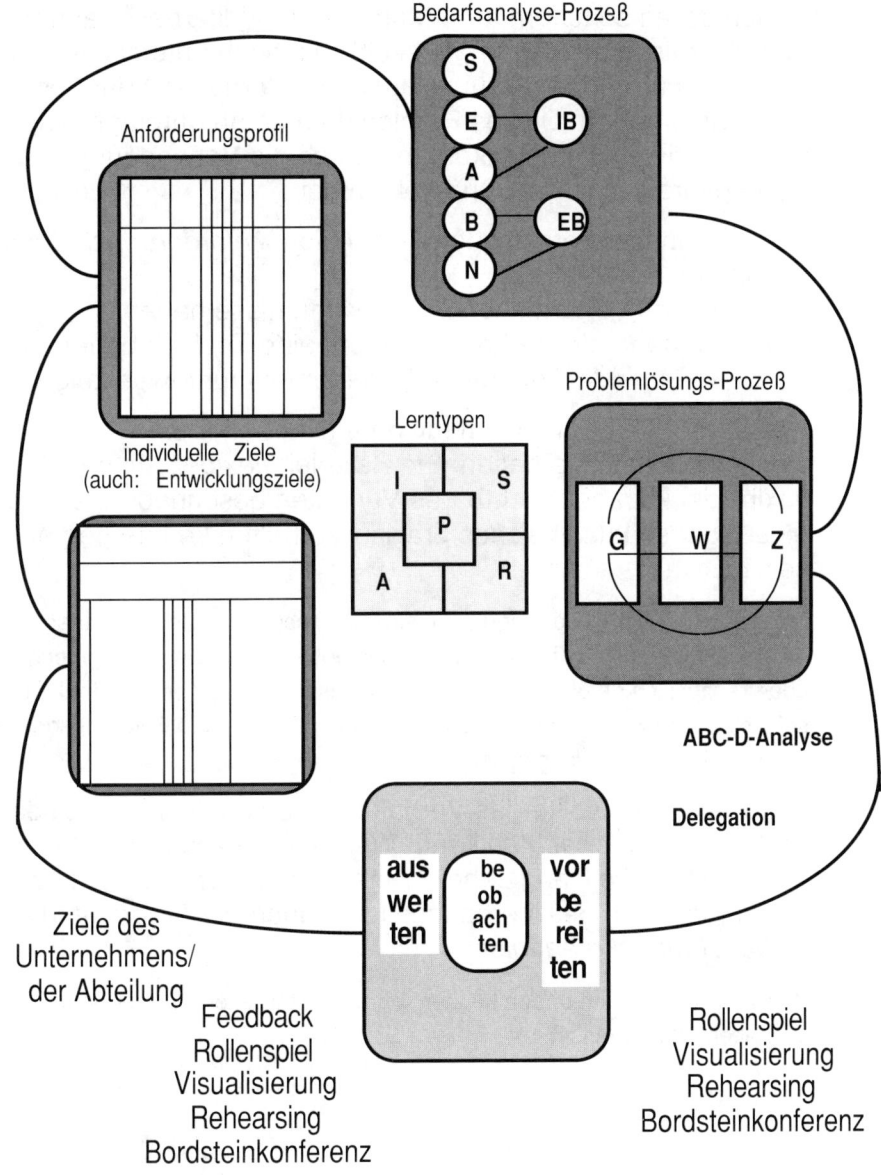

Bedarfsanalyse-Prozeß

Anforderungsprofil

individuelle Ziele
(auch: Entwicklungsziele)

Lerntypen

Problemlösungs-Prozeß

ABC-D-Analyse

Delegation

Ziele des
Unternehmens/
der Abteilung

Feedback
Rollenspiel
Visualisierung
Rehearsing
Bordsteinkonferenz

Rollenspiel
Visualisierung
Rehearsing
Bordsteinkonferenz

Anforderungsprofile

Feedback, Entwicklungspläne und Beobachtungen/Kontrolle sollten auf konkreten, klaren Vereinbarungen beruhen. Coaching-Gespräche können daran scheitern, daß Manager und Mitarbeiter annehmen, daß sie dasselbe meinen, tatsächlich jedoch unterschiedliche Ansichten etwa über das gewünschte/ideale Verhalten oder über den Leistungsstatus haben. Dieses Problem kann man durch grundlegende Kommunikationstechniken und durch die Verwendung von Anforderungsprofilen in den Griff bekommen:

- Sie können drei verschiedene Arten von *Anforderungskriterien* definieren:
    - *wissen* - Informationen und Kenntnisse haben
    - *können* - ein Verhalten zeigen, eine Technik beherrschen
    - *wollen* - Motivation und Engagement für etwas zeigen

- Definieren Sie gemeinsam mit dem Mitarbeiter präzise das gewünschte/ideale Verhalten. Ein Beispiel: *flexibel*. Mit dem Wort flexibel ist kein beobachtbares Verhalten beschrieben, sondern eine Eigenschaft. Welches präzise Verhalten könnte gemeint sein? Etwa:

Mitarbeiter XY soll in der Lage sein, einen Bericht auf deutsch abzufassen, nebenbei die häufigen Telefonate zu erledigen - die zudem noch auf englisch oder französisch geführt werden müssen; zusätzlich muß er auch in der Lage sein, sich jederzeit von Mitarbeitern und Kollegen für kurze Beratungsgespräche unterbrechen zu lassen.

Wie Sie sehen, sollte das Verhalten also so beschrieben sein, daß man es *beobachten* kann. Wenden Sie zusätzlich die *Präzisionstechnik* an (siehe: Fragetechnik). Ein Kunstgriff zur Konkretisierung des Verhaltens kann auch die *Frage nach den Beobachtungskriterien* sein:

Woran werden wir erkennen können, ob Sie, Mitarbeiter XY, das neue Verhalten effektiv einsetzen?

- Als zweites sollten Sie auch vereinbaren, *in welchen Situationen* und wie Sie als Manager ihren Mitarbeiter *beobachten* werden. So könnten Sie etwa vereinbaren,

  - daß Sie die Frage- und Einwandbehandlungstechnik Ihres Mitarbeiters während einer Budgetverhandlung im Management-Meeting beobachten;

  - daß Sie gemeinsam mit Ihrem Mitarbeiter einen Kundenbesuch vereinbaren, um seine Bedarfsanalysetechnik zu beobachten;

  - etc.

- Drittens sollten Sie eine *Bewertungsskala* benutzen, um den gegenwärtigen (Ist) und den gewünschten (Soll) Leistungsstand sichtbar zu machen. Etwa in der Form von Schulnoten von 1 bis 5, wobei Sie wie folgt definieren:

  1 = sehr wenig
  5 = sehr viel

  An der Größe der Differenz zwischen Ist und Soll kann man dann die Notwendigkeit für Entwicklungsaktivitäten erkennen. In Zwischengesprächen läßt sich damit auch der Entwicklungsfortschritt sichtbar machen.

- Viertens sollten Sie auch Notizen von Ihren *Beobachtungen* machen. Man vergißt sehr schnell konkrete Einzelheiten. Im anschließenden Gespräch (manchmal ja erst einige Zeit später) fehlen diese dann.

- Schließlich sollten Sie im Anforderungsprofil auch die *Ideen bzw. Pläne zur Entwicklung* vermerken. Was tun Sie und Ihr Mitarbeiter z.B., damit Ihr Mitarbeiter es lernt, Fragen zu stellen, aktiv zuzuhören und Notizen zu machen?

Lassen Sie mich noch, wie Sie es inzwischen von mir gewohnt sind, einige Bemerkungen anfügen: Einerseits mache ich in Training und Beratung immer wieder die Erfahrung, daß sich viele Manager gegen die Verwendung von Anforderungsprofilen wehren. Dafür gibt es viele gute oder schlechte Gründe. Meistens liegt es jedoch daran, daß die Rolle als Coach und der Mitarbeiterentwicklungsprozeß nicht ernst genug genommen werden.

Zum anderen habe ich auch schon beobachten müssen, daß das Profilsystem zu einem bürokratischen Papiersystem ausgebaut wurde - unter dem Mantel der Wissenschaftlichkeit und der Objektivität/Gerechtigkeit. So wird die Idee der *Behavior Methodology* statt Anleitung für Manager zu bürokratischem Perfektionismus.

Ich denke, daß es auf die Kommunikation zwischen Manager und Mitarbeiter ankommt. Für diese Situation braucht es einfache und handhabbare Mittel - kein von Personalfachleuten bis in das Detail ausgefeiltes Beurteilungssystem. Je stärker etwas ausgefeilt ist, desto eher hört Kommunikation und Führung auf und desto eher beginnt die Verwaltung des Mitarbeiters.

Anforderungsprofil

Nr.	Kriterien/ beobachtbares Verhalten (Wissen, Können, Wollen)	Situationen, in denen man beobachten wird	Bewertung					Beobachtungen (Notizen)	Ideen für den Entwicklungs- plan
			1	2	3	4	5		

Briefing (vorbereiten)

Immer wenn Ihr Mitarbeiter etwas das erste Mal machen soll, sollten Sie als Führungskraft es als Ihre Aufgabe sehen, ihm zu helfen, sich so vorzubereiten, daß dieses erste Mal ein Erfolg wird. Wie Sie sicherlich aus Ihrer eigenen Erfahrung wissen, fällt es sehr schwer, etwas ein zweites Mal auszuprobieren, wenn man beim ersten Mal damit gründlich auf die Nase gefallen ist. Vorbereitung ist wichtig.

- **Diskutieren**
  Das Mindeste, was Sie für und mit Ihrem Mitarbeiter tun sollten, ist, daß Sie sich z.B. eine Stunde Zeit nehmen und z.B. das Meeting, das er leiten soll, vorher durchsprechen: Ziele, Vorgehen, Teilnehmer, Inhalte, mögliche Probleme etc. Sie können Ihren Mitarbeiter durch Fragen und durch Ihre eigene Erfahrung auf Dinge aufmerksam machen, die er noch nicht kennt. Sie können seine Fragen beantworten. Sie können ihm Namen von anderen geben, die ihm weiterhelfen können etc.

- **Rehearsing (Proben)**
  Wenn ein Mitarbeiter z.B. eine wichtige Präsentation bei einem Kunden halten muß, lassen Sie ihn die Präsentation zuerst vor Ihnen halten. Das ist wie eine Generalprobe im Theater. Gestalten Sie die Umfeldbedingungen soweit wie möglich so wie bei der richtigen Präsentation. Unterbrechen Sie die Präsentation, um Korrekturen im Inhalt, an der Struktur, an der Aussprache etc. vorzuschlagen. Führen Sie Regie.

- **Bordsteinkonferenz**
  Nehmen Sie an, Sie besuchen gemeinsam mit Ihrem Mitarbeiter einen Kunden. Probieren Sie einmal folgendes. Bevor Sie aus dem Auto aussteigen und in das Bürohaus gehen, bleiben Sie eine Minute sitzen und diskutieren Sie noch einmal kurz über das kommende Gespräch. Mit wem reden Sie? Was ist das Ziel? Worauf kommt es an? Wie werden Sie …? Machen Sie sich einen positiven Film. Fordern Sie Ihren Mitarbeiter auch dazu auf. Dasselbe können Sie natürlich tun, bevor Sie mit Ihrem Mitarbeiter zusammen den Konferenzraum betreten, in dem das Management-Meeting tagt.

Beobachten

Besonders in der Praxis von Verkäufern und Verkaufsmanagern ist es in einigen auf die Mitarbeiterentwicklung bedachten Unternehmen schon einige Zeit üblich, daß der Manager mit seinem Verkäufer zum Kunden geht und zwar mit dem ersten Ziel, den Mitarbeiter zu beobachten, um die Entwicklungsgespräche besser zu fundieren.

Natürlich gilt es einige Dinge zu beachten:

Planen Sie mit Ihrem Mitarbeiter Situationen, in denen Sie ihn beobachten können, während er die vereinbarten Fähigkeiten und Fertigkeiten anwendet/übt. Sie sind dann jeweils der Dritte in der Runde - als Beobachter: Ein paar Beispiele:

- Präsentation in einem Management-Meeting
- Budgetverhandlung
- Interview eines potentiellen neuen Mitarbeiters
- Kundengespräch

Sagen Sie nicht, daß das nicht geht. Das ist alles schon vielfach in der Praxis erprobt - auch: der Manager als Beobachter in Kundengesprächen. Sie sollten natürlich nicht nur mit Ihrem Mitarbeiter eine *saubere Vereinbarung über Ihre Beobachterrolle* treffen, sondern auch den Kunden informieren und ihn um Einverständnis bitten. Auf die Vorbereitung kommt es also an - und auf Ihren persönlichen Mut, Ihren Mitarbeiter so effizient wie möglich zu coachen.

Wie sollten Sie beobachten?

- Vereinbaren Sie mit Ihrem Mitarbeiter genau die maximal 3 Dinge, die Sie beobachten werden.
- Sie brauchen nicht wie eine graue Maus oder wie ein Privatdetektiv still und unauffällig dabeisitzen.
- Sie können teilnehmender Beobachter sein, das heißt durchaus aktiv sein. Stellen Sie aber sicher, daß Ihr Mitarbeiter z.B. das Kundengespräch aktiv selber führt. Sie sind nur der zweite Mann bzw. die zweite Frau. Mischen Sie sich also nicht ein und versuchen Sie nicht zu helfen - nur wenn es wirklich schiefgeht.
- Sie sollten sich auf jeden Fall Notizen machen. Keine Angst, Sie brauchen kein Gesprächsprotokoll anfertigen. Notieren Sie Ihre

wichtigsten Beobachtungen in Stichpunkten. Die Mindmap (siehe das betreffende Kapitel) hat sich als sehr hilfreich erwiesen. Wenn Sie vorher mit Ihrem Mitarbeiter sauber definiert haben, was Sie beobachten werden, haben Sie Ihr Gehirn (Augen und Ohren) darauf programmiert und Sie werden sich auch nachher daran erinnern.

Debriefing

Nach einer Situation, in der Ihr Mitarbeiter neues Wissen, Können, Wollen ausprobiert hat, müssen Sie sich Zeit nehmen, um Ihre *Beobachtungen* zu diskutieren, um *Feedback* zu geben. (Vergleiche die Feedbackspielregeln!) Hier haben Sie die Chance, auf bereits Positives und auf Fehler hinzuweisen. Diskutieren Sie, *was man anders/besser machen könnte*.

Ihr Mitarbeiter lernt dabei nicht nur neues Wissen, Können, Wollen. Er lernt auch, wie man aus *Erfahrungen* lernt.

Dasselbe trifft natürlich auch zu, wenn Sie den Mitarbeiter in dieser Situation nicht beobachtet haben, wenn er z.B. den Kundenbesuch alleine bewältigt hat. Nehmen Sie sich Zeit. Fragen Sie ihn, wie es gelaufen ist. Was war in Ordnung? Was könnte man anders machen? Fragen Sie! Besprechen Sie die Dinge, die Sie vor der Situation als zu übende und zu beobachtende vereinbart haben.

Wenn Sie mit dem Mitarbeiter gemeinsam z.B. beim Kunden waren, dann machen Sie wieder eine *Bordsteinkonferenz*. Sie tauschen Ihre Beobachtungen aus, diskutieren, wie es das nächste Mal sein sollte, etc. Bitten Sie ihn wiederum, die *Visualisierungstechnik* einzusetzen:

- Zuerst einen Film, wie es tatsächlich abgelaufen ist.
- Dann auf jeden Fall noch einen Film, wie es das nächste Mal anders/besser ablaufen kann. Damit helfen Sie ihm, sich wieder positiv zu programmieren.

Beenden Sie das Debriefing nicht, bevor Sie *gemeinsam die neuen Schritte* geplant haben. Damit sich das Verhalten tatsächlich nachhaltig und auf Dauer ändert, braucht der Mitarbeiter ein gutes Gefühl und die Zuversicht, daß er beim nächsten Mal noch besser sein wird.

Das Rollenspiel als Coaching-Technik

Rollenspiel! Das hört sich nach Seminar-Technik an. Tatsächlich ist es bereits in der Praxis von vielen erfolgreichen Verkaufsmanagern und Verkäufern eine der besten Coaching-Techniken. Das Rollenspiel ist Training, Übung. Sie als Führungskraft sind dabei der Partner für Ihren Mitarbeiter. Sie spielen für ihn z.B. einen Kunden, an dem er die neue Technik oder bestimmte Argumente ausprobieren kann.

Ihr Mitarbeiter soll z.B. lernen, Fragen zu stellen und Einwände konstruktiv zu behandeln. Simulieren Sie eine Kundensituation. Nehmen Sie dabei einen Kunden-Fall, den Sie beide kennen.

Sie können das Rollenspiel *in zehn Schritten* durchführen:

1. Klären Sie den Inhalt des Kunden-Falles ab.
2. Erklären Sie den Ablauf des Rollenspieles.
3. Übernehmen Sie die Rolle des Kunden. Bringen Sie Ihre Einwände und lassen Sie Ihren Mitarbeiter darauf reagieren.
4. Diskutieren Sie Ihre und die Beobachtungen Ihres Mitarbeiters.
5. Tauschen Sie die Rollen. Der Mitarbeiter spielt den Kunden. Sie spielen seine Rolle als Verkäufer. In dieser Rolle können Sie ihm vorführen, wie man es anders/richtig macht.
6. Diskutieren Sie wiederum Ihre und die Beobachtungen Ihres Mitarbeiters.
7. Lassen Sie Ihren Mitarbeiter wieder seine Rolle als Verkäufer übernehmen. Sie sind wieder der Kunde. Nun wird das Ganze noch einmal durchgespielt.
8. Tauschen Sie wiederum Ihre Beobachtungen aus.
9. Verstärken Sie, was er bereits besser gemacht hat. Weisen Sie auf Details hin, die wichtig sind. Diskutieren Sie weitere Alternativen.
10. Vereinbaren Sie die weitere Vorgehensweise.

Der Feedbackprozeß als Verhaltensveränderungsprozeß

- möglichst sofort nach dem beobachteten negativen Verhalten Feedback geben
- konkrete Beobachtungen, keine Schlußfolgerungen
- in Ich-Form reden, nicht in "wir" oder "man"
- eigenes Gefühl über das beobachtete, negative Verhalten einbringen
- berücksichtigen, daß man falsch beobachtet haben kann oder sogar der Anlaß des negativen Verhaltens des anderen sein kann (Subjektivität)
- auf die Konsequenzen des beobachteten, negativen Verhaltens aufmerksam machen
- Eigenbeobachtung und Beweggründe (warum?) des anderen erfragen
- den anderen nach alternativen Verhaltensmöglichkeiten fragen
- eventuell selbst Alternativen vorschlagen
- die neue Verhaltensweise muß die Interessen/ Beweggründe des anderen befriedigen
- konstruktive Problemlösung erreichen
- dem anderen helfen, das neue Verhalten ganz deutlich zu sehen und sich dabei wohl zu fühlen (visualisieren)
- die Entscheidung für das alternative Verhalten durch Lob und Zustimmung verstärken
- Implementierungsplan für das neue Verhalten entwerfen
- Erfolg des neuen Verhaltens sicherstellen
- eventuell üben, etwa im Rollenspiel
- Selbst- oder Fremdbelohnung planen
- beim neuen Verhalten beobachten
- Feedback geben und durch Lob für konkretes positives Verhalten verstärken

Voraussetzungen für konstruktives Feedback

- ein partnerschaftliches Vertrauensverhältnis, kein traditionelles Über- und Untergeordneten-Verhältnis

- den anderen als Person ernst nehmen

- ernsthaft daran interessiert sein, dem anderen zu helfen

- Rapport herstellen, also sich und den anderen auf die gleiche Wellenlänge bringen

- den Feedbackprozeß als konstruktiven Problemlösungsprozeß sehen, in dem es nicht um die Be- oder Verurteilung einer Person geht, sondern um die gemeinsame Lösung eines Problems

- Feedback ist auch ein wesentlicher Teil des Entwicklungs- und Coachingprozesses

- man sollte sich eher als Fragender, denn als Sagender verstehen - der andere hat mit Sicherheit viele der Beobachtungen, die man ihm geben könnte, selber gemacht und er kann mit hoher Wahrscheinlichkeit viele der anstehenden Fragen selber beantworten; ebenso wird er selbst Alternativen wissen oder entwickeln können

- man sollte konkrete Verhaltensbeobachtungen anführen, nicht Schlußfolgerungen auf vermutete Eigenschaften oder Absichten

- man sollte auch bereit sein, vom anderen Feedback zu bekommen und ernsthaft lernen wollen - d.h. Feedback sollte ein gegenseitiger Austauschprozeß sein

Delegation
als Coaching - Technik

Mit Management by Delegation können Sie mindestens zwei Ziele auf einmal erreichen:

- Sie können sich selbst entlasten und Zeit schaffen für Ihre eigentlichen Managementaufgaben (A-Prioritäten).
- Sie eröffnen Ihren Mitarbeitern Chancen, sich selbst zu entwickeln.

Um den Mitarbeiter*entwicklungsaspekt* auf jeden Fall zu betonen - und nicht nur ungeliebte Aufgaben loszuwerden -, sollten Sie sich vorher die folgenden *Fragen stellen*:

- Inhalt bzw. Aufgabe   - was soll getan werden?
- Anforderungen   - welches Wissen, Können, Wollen verlangt die Aufgabe? (erstellen Sie ein Anforderungsprofil)
- Lernchancen   - was kann man bei dieser Aufgabe besonders lernen?
- Person   - welcher Mitarbeiter sollte diese Aufgabe übernehmen?
- Profil des Mitarbeiters   - was ist der Ist-Zustand des Wissens, Könnens, Wollens bei diesem Mitarbeiter?
- Lernziele   - was soll der Mitarbeiter zusätzlich, neu, anders wissen, können, wollen?
- Umfang/Details   - wie soll der Mitarbeiter die Aufgabe erledigen?
- Termine   - bis wann soll er es tun?

Führen Sie eine *Delegations-Kontroll-Liste*, um die delegierten Aufgaben zu überwachen. Planen Sie auch Zeit ein, mit Ihren Mitarbeitern über den Verlauf und Fortschritt zu sprechen. Tragen Sie die Coaching-Gespräche in Ihr Zeitplansystem ein. Coaching ist Teil Ihrer Managementaufgabe und gehört also auch in Ihre *Zeitplanung.*

Delegation

6 - W - Formel

was ist zu tun?	**Inhalt**
wer soll etwas tun?	**Person**
warum soll er/sie es tun?	**Motivation/Ziel**
wie soll er/sie es tun?	**Umfang, Details**
womit soll es gemacht werden?	**Arbeitsmittel**
warum soll es erledigt werden?	**Zwischen- und Endziel**

A B C - D - Analyse

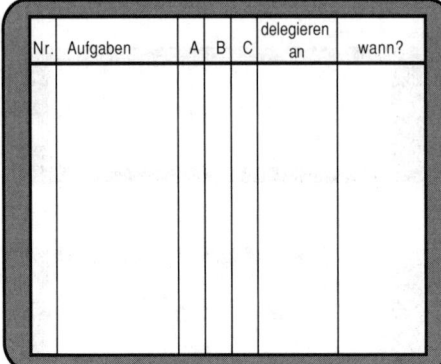

Voraussetzung für die Mitarbeiter-entwicklung durch Delegation ist, daß Sie selbst erst einmal Ihre Aufgaben kennen und wissen, welche Sie an welchen Mitarbeiter delegieren können bzw. sollten. Wie so oft ist das Werkzeug dazu ganz einfach. Wenn Sie Ihr Selbst- bzw. Zeitmanagement ernsthaft betreiben, benutzen Sie diese Technik sowieso schon.

(Interessant, wie Zeitmanagement und Mitarbeiterentwicklung ineinander übergehen!)

Man nehme ein Blatt Papier - wie oben:
1.	listen Sie alle Ihre Aufgaben auf
2.	setzen Sie die Prioritäten für die Aufgaben:
	A =	sehr wichtige Aufgaben, die Sie zur Erfüllung Ihrer Funktion selbst ausführen müssen - nicht delegierbar
	B =	durchschnittlich wichtige Aufgaben - delegierbar
	C =	weniger wichtige Aufgaben mit dem geringsten Wert für die Erfüllung Ihrer Funktion (Routinearbeiten, Papierkram, Akten, Verwaltungsarbeiten, etc.) - delegierbar, aber nicht sehr herausfordernd und motivierend
3.	suchen Sie aus den B-Prioritäten diejenigen Aufgaben heraus, die Sie delegieren können und wollen - das sind Ihre D-Aufgaben.

Ich gebe Ihnen bewußt keine Beispiele. Je nach Art Ihrer Funktion und je nach Ihrem Selbst- und Fremdbild fallen andere Aufgaben unter die drei Prioritäten. Eine Erfahrung allerdings ist wichtig: Man kann viel mehr delegieren als man zunächst glaubt. Z.B. lassen sich auch Teile der A-Prioritäten delegieren, wenn man das Aufgaben-bündel präzise genug in seinen Bestandteilen definiert. Das trifft selbst auf die "eigentlichen" Führungsaufgaben zu, für die man glaubt unersetzlich zu sein.

Weitere Coaching- und Entwicklungs - Techniken

*   *Bedarfsanalyse-Prozeß*
    Mit Hilfe dieses Frage-Prozesses können Sie Mitarbeitern
    helfen, Leistungsprobleme zu erkennen und den Bedarf nach
    Weiterentwicklung zu fühlen und zu akzeptieren.
    Siehe das Kapitel zur Bedarfsanalyse.

*   *Problemlösungsprozeß*
    Der Problemlösungsprozeß schließt sich logisch an den
    Bedarfsanalyse-Prozeß an. Ist erst einmal der Bedarf nach
    Entwicklung geweckt, kommt es nun darauf an, präzise zu
    definieren, an welchem Wissen, Können oder Wollen gearbeitet
    werden soll - was also das Problem ist - und was man konkret
    tun kann, um das Neue zu entwickeln.
    Siehe das Kapitel über den Problemlösungsprozeß.

*   *Bordsteinkonferenz*
    Nehmen Sie an, Sie besuchen gemeinsam mit Ihrem Mitarbeiter
    einen Kunden. Probieren Sie einmal folgendes. Bevor Sie aus
    dem Auto aussteigen und in das Bürohaus gehen, bleiben Sie
    eine Minute sitzen und diskutieren Sie noch einmal kurz über
    das kommende Gespräch. Mit wem reden Sie? Was ist das
    Ziel? Worauf kommt es an? Wie werden Sie ...? Machen Sie
    sich einen positiven Film. Fordern Sie Ihren Mitarbeiter auch
    dazu auf.
    Dasselbe können Sie natürlich tun, bevor Sie mit Ihrem Mitar-
    beiter zusammen den Konferenzraum betreten, in dem das
    Management-Meeting tagt.

*   *Ihr Mitarbeiter als Coach von Mitarbeitern*
    Setzen Sie Ihre guten, erfahrenen Mitarbeiter als Coach für
    neue, unerfahrene Mitarbeiter ein - als Paten. Dazu sollten Sie
    ihnen jedoch einige der Coaching-Techniken beibringen. Indem
    Sie einem Mitarbeiter solche Techniken erklären, lernen Sie sie
    noch besser. Indem Ihr Mitarbeiter einen Kollegen coached,
    lernt er die betreffenden Aufgaben noch besser. Ein umfassen-
    der Lernprozeß?

Wandel - Gleichung

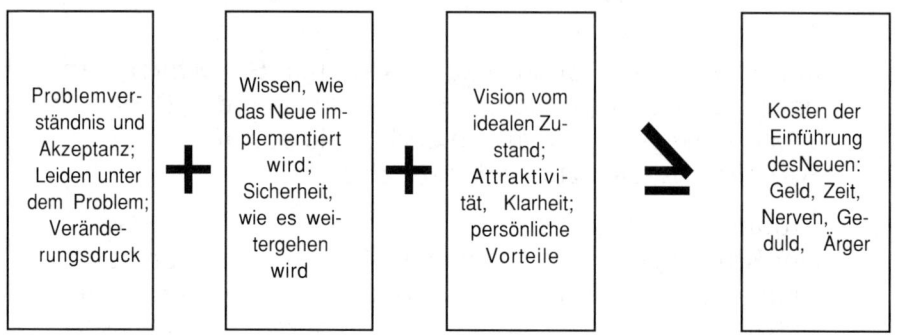

Salesburger

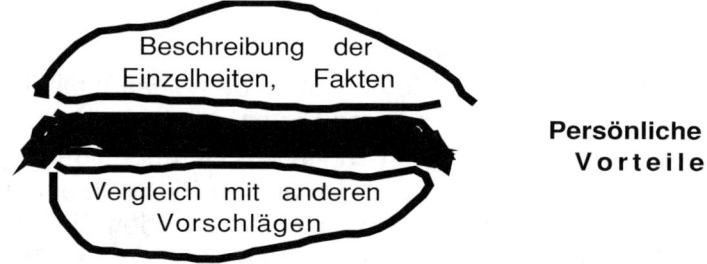

Persönliche Vorteile

Where is the beef?

Gerade die Ziele in der Mitarbeiterentwicklung bzw. im Coaching bedeuten für den betroffenen Mitarbeiter, daß er sich verändern muß - eine neue Technik, eine neue Verhaltensweise, Anwendung neuen Wissens etc. Die Aufgabe des Managers ist es, dem Mitarbeiter zu helfen, das Problem zu sehen, den idealen zukünftigen Zustand zu sehen und zu wollen, den Weg dahin zu planen und zu unterstützen. Psycho-logisch ist es wichtig, daß der Mitarbeiter erkennt, daß alle seine Anstrengungen, seine Zeitinvestition, seine Frustration etc., also alle "Kosten", sich lohnen, da die linke Seite der o.a. Gleichung schwerer für ihn wiegt.

Helfen, Verhalten zu verändern

P **Pinpoint** präzise das neue, gewünschte Verhalten und die geplante Leistung beschreiben

R **Record** die gegenwärtige Leistung und das gegenwärtige, ineffiziente Verhalten beschreiben - Grafik benutzen

I **Involve** mit dem Mitarbeiter die Leistungsziele und das Vorgehen für Coaching und Evaluierung des Fortschritts festlegen

C **Coach** das Leistungsverhalten beobachten und das Verhalten über die vereinbarten Konsequenzen verstärken

E **Evaluate** den Verhaltens-/Leistungsfortschritt grafisch auszeichnen und Strategien für weiteres Vorgehen und weitere Verbesserung festlegen

Einige spezielle Verhaltensveränderungstechniken

- visualisieren

- positive (und negative) Verstärkung

   Man hat Affen trainiert, Baumwolle zu pflücken. Die Tiere der ersten Gruppe wurden jedesmal belohnt, wenn sie nur irgendetwas richtig machten. Die Tiere der zweiten Gruppe wurden jedesmal bestraft, wenn sie etwas falsch machten. Die dritte Gruppe diente als Kontrollgruppe und wurde weder bestraft noch belohnt.
   Ergebnis: die Tiere der ersten Gruppe, also mit positiver Verstärkung, lernten am schnellsten.

   Im Buch "Der Ein-Minuten-Manager" steht der schöne Satz: "Catch your people doing something right" oder auf deutsch "Erwische Deine Mitarbeiter dabei, wenn sie etwas richtig machen".

- Reframing - etwas in einen anderen Zusammenhang/Rahmen stellen und damit die Bedeutung verändern

   Eine Hausfrau und Mutter hatte den "Putzfimmel". Sie hielt ihre Wohnung klinisch sauber. Ihre besondere Herausforderung war der langhaarige Flauschteppich im Wohnzimmer. Sobald jemand über den Teppich gegangen ist, mußte sie den Staubsauger herausholen und den Teppich reinigen und saugen, sodaß er wieder flauschig aussah. Ihre ganze Familie, besonders ihr Ehemann, litt an dieser Manie.
   Schließlich hatte sie sich auf Drängen ihrer Familie in die Sprechstunde eines Therapeuten begeben. Dieser hörte sich ihre Geschichte an. Nach kurzer Zeit und einige vertiefenden Fragen schlug er ihr vor, sie solle sich von jetzt ab vorstellen, daß die Fußstapfen, die sie auf dem Teppich sieht, die Anwesenheit ihrer geliebten Kinder und ihres geliebten Mannes bedeuten. Auch wenn diese außer Haus sind, habe sie ein Beweis ihrer Liebe.
   Diese Hausfrau war in 20 Minuten von ihrer "Manie" befreit.

- **sich in eine neue, andere Situation begeben**

  Menschen haben die Tendenz, sich den Erwartungen und dem Verhalten der anderen in einer Gruppe anzupassen. Wenn man also z.B. den Job wechselt, in eine neue Firma und also in eine neue Arbeitsgruppe eintritt, dann wird man über kurz oder lang einen Teil der Einstellungen und Verhaltensweisen der bestehenden Gruppe übernehmen. Dies läßt sich bewußt planen, um sein Verhalten zu verändern.

- **den anderen ein bestimmtes eigenes Verhalten ankündigen und damit den Erwartungsdruck der anderen erhöhen**

  Als ich vor langer Zeit in eine neue Firma wechselte, kündigte ich meinem Chef und möglichst vielen Managern an, daß ich als Moderator ihre Businessmeetings leiten könnte. Ich behauptete, daß ich darin bereits einige Erfahrung hätte. Tatsächlich hatte ich das noch nie gemacht. In der Tat hatte ich eine ziemliche Angst davor. Doch durch meine Ankündigungen stiegen die Erwartungen der Manager.
  Man glaubte und vertraute mir.
  Schließlich bat mich jemand, sein Businessmeeting zu beobachten und das nächste dann als Moderator zu leiten, um zu zeigen, wie man effektive Meetings hält. Ich konnte nicht mehr zurück. Ich mußte es machen. Es hat geklappt. Nach einigen Malen hatte ich den Ruf, ein Meeting-Experte zu sein.

- **paradoxe Intervention**

  Diese Technik beruht auf dem Prinzip, das man in der Kindererziehung oft beobachten kann. Sagt man dem Kind, daß es A tun soll, dann wird es mit hoher Wahrscheinlichkeit genau das Gegenteil tun. Verbietet man für heute Abend das Fernsehen, dann wird es solange drängeln, bis man es dann schließlich doch erlaubt. Bietet man an, daß es heute Abend fernsehen darf, dann ist das lange nicht mehr so interessant.
  Diese Technik ist gefährlich. Man muß schon genau wissen, was das Gegenteil ist von dem, was man will.

- ### die sich selbst erfüllende Prophezeihung

  Wenn ich glaube, daß etwas eintreten wird, dann wird es mit hoher Wahrscheinlichkeit auch eintreten, weil ich unbewußt alles tue, was dazu beiträgt,
  und weil ich aus all den Informationen nur die herausfiltere und verstärke, die
  im Zusammenhang mit meiner Annahme stehen. Wenn ich also meine, daß
  ich eine Präsentation in den Sand setzen werde, dann werde ich das auch mit
  großer Wahrscheinlichkeit schaffen. Wenn ich ein festes Bild von einem
  neuen, idealen Verhalten habe, dann werde ich unbewußt alles tun, um mich
  darin zu üben und perfekt zu werden.

- ### Verankerung

  Ein Knoten in einem Taschentuch ist eine Erinnerung daran, daß man etwas
  Bestimmtes tun wollte. Ein Knoten ist ein Anker. Der Anker hält das Schiff im
  Meeresgrund fest, sodaß es nicht wegdriftet. Wenn ich mir also ein neues
  Verhalten vorgenommen habe, dann werde ich dafür sorgen, daß ich
  Symbole (ein Bild, ein Spruch, ein Gegenstand) habe, die ich in meinen
  mentalen Bildern mit dem geplanten, neuen Verhalten verbinde. Das Symbol
  wird mich also jedesmal an das Verhalten erinnern und mir helfen, es
  anzuwenden.

  Hier einer der drei Witze, die ich erzählen kann - ein Ankerwitz:

  In Washington während der Zeit der Nahostverhandlungen zwischen Israel
  (Moshe Dayan) und Ägypten (Assad). John F. Kennedy liegt bereits im Bett;
  er räkelt sich und freut sich über den erfolgreichen Tag und auf Jacky. Jacky
  kommt aus dem Bad. Oben einen schwarzen Büstenhalter. Unten ein
  schwarzer Slip. Und plötzlich stößt es aus John F. heraus: "Jetzt weiß ich, ich
  habe vergessen, Moshe anzurufen!"

Visualisieren
(imagineering)

Mentales Training, sich mentale Filme/Bilder machen, ist eine sehr gute Vorbereitungstechnik.

Wir alle können das, wir tun es täglich viele Male: z.B. das Tagträumen mit den vielen schönen Wunschbildern; z.B. die vielen Filme/Bilder, die wir uns machen, bevor wir das Gespräch beim Chef oder beim Kunden haben. Diese Filme sind oft negativ, voll Angst und schlechten Vorahnungen. Wir programmieren uns damit. Diese Bilder/Programme bestimmen unser Verhalten. Kein Wunder: Wenn wir Angst haben, daß etwas schief geht, können wir fast sicher sein, daß es schief gehen wird. Nachher können wir sogar noch mit (bitterem) Stolz sagen, daß wir es ja bereits vorher gewußt haben. Dabei sind wir Opfer der *Sich-selbst-erfüllenden-Prophezeihung* geworden.

Mentales Training, Imagineering, Visualisieren können aber auch zur positiven Programmierung gebraucht werden. *Unsere positiven Filme programmieren uns, bestimmen unser Verhalten.*

Es gibt viele Experimente, die beweisen, daß mentales Training besonders wirkungsvoll ist. In Australien hatte man z.B. mit Hochspringern experimentiert. Alles Athleten mit in etwa gleich guter Kondition und gleich guten Leistungen. Man teilte die Athleten für 3 Wochen in drei Gruppen auf - wie üblich in ähnlichen Experimenten. Die erste Gruppe wurde wie üblich mit körperlichen Übungen und Korrekturen des Trainers trainiert; die zweite Gruppe wurde nur mental trainiert; die Athleten wurden angehalten, sich mentale Filme zu machen. Entspannung, Konzentration, Anlauf, Absprung, Sprung, über die Latte, runter etc. Diese Filme wurden geübt, diskutiert, verbessert. Ziel: die Technik verbessern. Die dritte Gruppe trainierte während dieser Zeit alleine, nach eigenem Programm und ohne Trainer, ganz individuell. Erstaunlich: die zweite Gruppe machte mindestens genauso gute Fortschritte in der Verbesserung der Hochsprungtechnik wie die erste Gruppe!

Mit Visualisierung können *Rehearsing und Rollenspiel* noch besser und intensiver durchgeführt werden. Die Technik hilft Ihrem Mitarbeiter, sich zu programmieren, sich positiv auf eine zukünftige Situation - sagen wir wieder einmal das Kundengespräch - vorzubereiten. Bitten Sie Ihren Mitarbeiter, sich vor seinem geistigen Auge vorzustellen, wie das Gespräch ablaufen wird. *Ermuntern* Sie ihn, den Film möglichst *detailliert und farbenreich* zu sehen. Lassen Sie ihm Zeit dafür. Reden Sie mit ihm darüber. Helfen Sie, den Film zu verbessern. Wie beim richtigen Proben (Rehearsing).

Roter Ballon

Dies ist eine wunderschöne Visualisierungsübung. Man kann das Visualisieren üben und man kann einen angenehmen Entspannungseffekt erreichen. Wenn Sie Ihre Teilnehmer bitten, die Geschichte zu sehen, geben Sie die Spielregel: "Bitte Augen schließen" und "keiner redet, bis der letzte in der Gruppe fertig ist". Das kann eine Minute dauern, das kann aber auch mehr als fünf Minuten dauern. Die Geschichte setzt voraus, daß Sie ein Problem haben. Jeder hat Probleme, oder?!

1. Szene: Sehen Sie sich, wie Sie mit einem Stift Ihr Problem auf ein Stück Papier aufschreiben. Wenn es ein großes Problem ist, nehmen Sie ein großes Blatt und einen dicken Stift.

2. Szene: Nun sehen Sie sich, wie Sie das Papier in einen Abfallkorb oder - im Falle eines großen Problems - in einen Container werfen. Schließen Sie den Korb/Container mit einem Deckel zu.

3. Szene: Ganz oben links sehen Sie nun einen Freiballon heranschweben. Erst ganz klein. Er kommt näher, wird dabei größer, sichtbarer. Sehen Sie die strahlend roten Farben. Jetzt steht er groß und rot über dem Korb.

4. Szene: Vom roten Ballon kommt ein Haken. Der Haken greift den Papierkorb/Container. Ganz fest.

5. Szene: Nun lassen Sie den roten Ballon mit dem Problem im Korb/Container wegfliegen. Erst ist er noch groß sichtbar, dann immer kleiner, dann nur noch ein kleiner roter Punkt, dann weg.

Wenn Sie die Geschichte vollständig gesehen haben, öffnen Sie die Augen wieder. Fühlen Sie in sich hinein. Wie fühlen Sie sich. Was spüren Sie im Körper? Strecken Sie sich. Atmen Sie tief. Reiben Sie sich die Augen.

In den meisten Fällen fühlen sich die Teilnehmer leichter, angenehmer, wärmer, entspannt. Sie lächeln. Eine schöne Demonstration dafür, wie unsere mentalen Bilder und Filme unser Wohlbefinden beeinflussen. Und wichtig, natürlich: Man kann mit dieser Übung nicht das Problem lösen. Aber das Wohlbefinden kann man verbessern.

Eine persönliche Erfahrung: Bei einem meiner Ballonflüge habe ich einmal versucht, ein ziemlich dickes Problem wegzuwerfen. Ich schaffte es in den Container. Es sprang wieder heraus. Wieder rein. Raus. Rein. Raus. Ich habe dann aufgegeben. Mein Unterbewußtsein wollte dieses Problem nicht loswerden.

Ärger unter der Zirkuskuppel

Erinnern Sie sich an einen heftigen Streit mit einer anderen Person? Prima. Dann können Sie ja die folgende Visualisierungsübung versuchen.

Wieder: Wenn Sie das in einer Gruppe machen: Augen zu und keiner redet, bis der letzte fertig ist.

1. So, nun erinnern Sie sich bitte an diesen Streit. Sie sollten sich und den anderen/die andere klar sehen und streiten hören.

2. Bitte stellen Sie sich und den anderen/die andere vor, wie Sie denselben Streit in einer Zirkusmanege haben. Sie wissen schon, diese runde Manege; Sand und Sägespäne; die hölzerne Umrandung.

3. Und wichtig: Sehen und hören Sie gleichzeitig, wie die Zirkuskapelle über dem Elefantentor spielt. Diese typische Zirkusmusik: etwas laut, viel Bläser, viel Trommel, viel Rhytmus.

Gelingt es Ihnen? Können Sie sich noch richtig streiten? Oder wirkt es nicht ganz einfach lächerlich? Den meisten Menschen macht es enorme Schwierigkeiten, sich noch richtig zu streiten - unter diesen Bedingungen.

Das positive Ereignis Zirkus, die positiven Erinnerungen an eine Zirkusvorstellung etc. überdecken die negative Szene. Ihr Gehirn kann dann das Negative nicht mehr sehen und hören. Das Positive verdrängt das Negative.

Wiederum: Sie können damit das Problem nicht ändern. Aber Ihr Gefühl, Ihre Stimmung. Das ist ganz besonders wichtig, wenn Sie gerade einen Streit hatten - und dann eventuell noch etwas Wichtiges anschließend tun müssen oder einfach Autofahren. Sie sollten sich erst wieder in eine positive Stimmungslage versetzen.

SWISH-Technik

Swish! An was erinnert Sie das? Auswischen, wegwischen, drüber-
wischen. Genau das ist es. Ich stelle Ihnen hier eine Visualisierungstechnik vor, die geeignet ist, negative Bilder bzw. Filme durch positive zu ersetzen bzw. zu überlagern. Die Technik hilft, Bilder und Filme
zu programmieren, um Verhalten zu verändern bzw. neues Verhalten
zu lernen und zu proben.

Nehmen Sie sich zur Übung, z.B. das Rauchen oder ein anderes
Verhalten, das Sie stoppen und durch ein neues Verhalten ersetzen
wollen. Anmerkung: Kein Verhalten ist schlecht an sich. Die Auswirkungen können allenfalls als "schlecht" für mich bzw. für die anderen
angesehen werden. Jedes Verhalten befriedigt Bedürfnisse. Also
muß man ein neues Verhalten finden, das die Bedürfnisse befriedigt.

0. Fragen Sie sich, welches Bedürfnis durch Ihr ungewünschtes
    Verhalten befriedigt wird. Nehmen wir an, das wäre das
    Bedürfnis nach Gesellschaft und in der Gesellschaft der
    anderen mitzurauchen, gleich zu sein, gesellig zu sein.

1. Schließen Sie die Augen und sehen Sie eine weiße Kinolein-
    wand.

2. Projizieren Sie zunächst Ihr nicht gewünschtes (negatives)
    Verhalten in schwarz-weiß auf die Leinwand. Ein Standbild.
    Beispiel "Rauchen". Sehen Sie sich im Bild aus Ihren eigenen
    Augen heraus. (Sie sehen sich also nicht mit dem ganzen
    Körper, sondern Sie sehen Ihre Nasenspitze, Ihre Hände, Ihren
    Bauch, Ihre Beine etc., aber nicht Ihr Gesicht.) Malen Sie dieses
    schwarz-weiß Bild richtig negativ. Sehen Sie wie Ihre Hände zur
    Zigarette greifen. Sie zittern. Das Gelb vom Nikotin sieht unap-
    petitlich aus. Sie sehen Menschen um sich herum. Diese
    Menschen schauen Sie mißbilligend an. Skeptische Gesichter.
    "Ob der/die das noch lange durchhält" und "Der ruiniert sich
    selbst" steht in ihren Gesichtern. Malen Sie das Bild vollständig
    und möglichst negativ aus.

3. Nun löschen Sie das schwarz-weiß Bild. Leinwand wieder weiß.

4. Bauen Sie nun ein positives Bild auf. In Farbe. Sehen Sie, wie Ihre Hände ruhig sind. Sauber. Gepflegt. Die Menschen um Sie herum schauen Sie offen, entspannt und interessiert zugewandt an. Sie stehen im Mittelpunkt. Man schätzt Sie. Machen Sie dieses Bild so farbig, prächtig, positiv wie möglich.

5. Machen Sie nun die Leinwand wieder frei, weiß.

6. Nun kommt der Swish. Bauen Sie zuerst das negative schwarz-weiß Bild wieder auf. Dann setzen Sie unten links in die Ecke, recht klein das farbige positive Bild. Wenn Sie das haben, dann lassen Sie das farbige Bild in einem Swish von links unten nach rechts oben das negative schwarz-weiß Bild überdecken. Recht schnell. Swish. Wenn Sie das haben, machen Sie die Leinwand wieder weiß. Und noch einmal. Negatives Bild. Kleines positives Bild. Swish. Weiß Machen Sie diese Übung 4- 6 mal.

Wenn Sie diese Übung ernsthaft und richtig durchziehen, dann wird es Ihnen spätestens nach dem sechsten Swish schwerfallen, das negative schwarz-weiß Bild wiederzusehen. Das ist das Ziel. Sie haben jetzt ein positives Bild von Ihrem neuen Verhalten. Das Bild macht Ihr Verhalten.

You more likely act yourself into feeling than feel yourself into action !

**Only if you get
people acting
in small ways
the way you want
them to, will they
come to believe in
what they are
doing.**

Konflikte sind allgegenwärtig

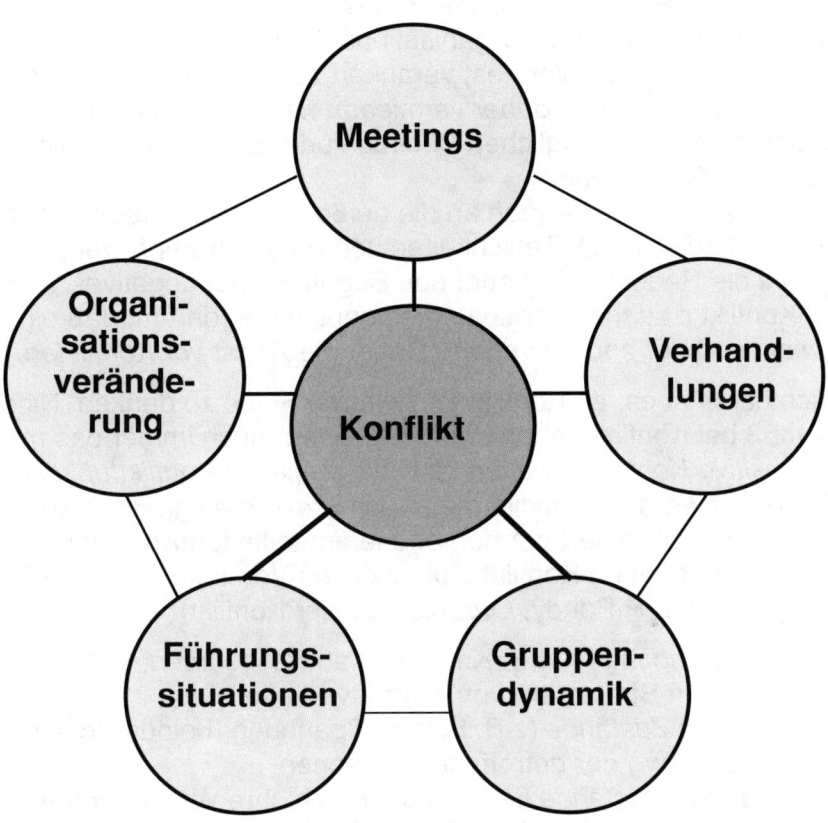

Konfliktmanagement

Was haben Konflikte und Konfliktmanagement zu tun mit Organisationsentwicklung, mit Beratung, Training und mit Verkauf oder Verhandlungen? Eine überflüssige Frage? Keineswegs!

Nicht nur im Berufs- und Organisations-Alltag, sondern auch im Privatleben scheint ein Wert fest verankert zu sein: *Konflikte sind schädlich und müssen daher vermieden werden*. Das kontrastiert vehement mit der alltäglichen Beobachtung, daß *Konflikte allgegenwärtig und überall* sind.

"Normalerweise" denkt man an die heiße Auseinandersetzung, an den Streit oder gar an Tätlichkeiten und an den Kampf, wenn von Konflikt die Rede ist. Das engt den Begriff ein auf negatives Verhalten. Konflikt ist danach böse und es geht immer darum, daß einer gewinnt und der andere verliert. Daher die *Angst vor Konflikten*.

Fruchtbarer ist es, an Konflikt im weiteren Sinne zu denken. Nicht nur muß bei Konflikt neben dem "negativen" auch immer das mögliche *positive Konfliktverhalten bzw. die positiven Konfliktfunktionen* mitgedacht werden. Konflikt muß auch *prozeßhaft* gesehen werden. Man kann nicht isoliert nur den offenen/manifesten Konflikt betrachten; bis zum offenen Konflikt gibt es einige Vorstufen. Hier ein Vorschlag (vergl. L-R.Pondy, Organisationaler Konflikt):

1. *Vorbedingungen* (z.B. Knappheit an Ressourcen, Unterschiedlichkeit in Strategien) von Konfliktverhalten;
2. *affektive Zustände* (z.B. Stress, Spannung, Feindseligkeit, Angst, usw.) der betroffenen Personen;
3. *kognitive Zustände* der Personen, d.h. ihre Wahrnehmung oder ihr Bewußtsein von Konfliktsituationen;
4. *Konfliktverhalten*, angefangen vom passiven Widerstand bis zu offener Aggression.

Mit dieser Konfliktdefinition fällt es leichter, alltägliche Situationen als potentiell konfliktär zu erkennen und entscheiden zu können, ob man einen offenen Konflikt vermeiden kann oder will, oder ob es besser ist, den Konflikt offen auszutragen, um zu gemeinsamen, konstruktiven Lösungen zu kommen. *Konstruktive Konfliktaustragung* - als Lösung von sachlichen Problemen nicht als Bekämpfung der Beteiligten betrachtet - erfordert und ermöglicht *Kreativität* und macht neue Wege sichtbar.

Daß Mitarbeiter zu führen gleichzeitig auch immer Konflikte managen heißt, ist bekannt. Daß ein Trainer im Seminar Konfliktberatung macht und eventuell selbst in Konflikte mit seinen Teilnehmern verwickelt wird, ist auch nicht neu.

Weniger offensichtlich scheint es zu sein, daß Berater in der Organisationsentwicklung und Verkäufer auch Konflikte erkennen und managen können müssen:

- Eine Organisation zu verändern, heißt immer auch, daß Menschen Gewohnheiten aufgeben und sich an neue Situationen anpassen müssen. Eine neue Arbeitsaufgabe, in einem neuen Gebäude, mit neuen Kollegen, mit neuen Werkzeugen, mit neuen Vorgesetzten etc. Wie Sie im Kapitel über Veränderungen sehen können, reagieren Menschen konfliktär.
- Verkäufer, die sich gegenüber ihrem eigenen Unternehmen für ihren Kunden einsetzen - z.B. besondere Rabatte, Bedingungen etc. - sind gleichzeitig immer in potentiellen Konflikten mit den anderen organisatorischen Funktionen.
- Oder gar: Der Ansprechpartner beim Kunden, den der Verkäufer für sich und für das Produkt bereits begeistert hat, der aber zum Verkäufer in seiner eigenen Organisation (beim Kunden) werden muß, z.B. gegenüber seinem Vorgesetzten. Der Ansprechpartner ist in einer potentiellen Konfliktsituation, da seine Chefs, Kollegen, Mitarbeiter u.U. nicht einsehen, daß dieses Produkt besser ist als das alte.
- Oder nur: In Ihrem Meeting. Ein Teil Ihrer Mitarbeiter kann sich nicht mit einem Vorschlag einverstanden erklären und argumentiert dagegen. Wie oft degeneriert eine solche Situation von einer harmlosen Kommunikationsstörung zu persönlich empfundenen Konflikten?
- Oder: Zwei Mitarbeiter, die sich nicht "riechen" können und mehr oder weniger bewußt sich gegenseitig sabotieren oder "links liegen lassen". Darunter leidet die Aufgabenerledigung. Konflikte mit den anderen Kollegen und mit dem Vorgesetzten sind vorprogrammiert.
- Oder, oder, oder, ...

Wozu diese lange Liste? Noch einmal: Konflikte sind normal und allgegenwärtig. Wie wir sie handhaben oder gar konstruktiv nutzen,
darauf kommt es an. Zweifellos sind dabei folgende Prozesse und
Techniken wichtig:

- Verhaltenstypologie und Ja-Strategien

- Kommunikationstechniken

- Verhandlungstechniken

- Einwandbehandlungstechniken

- Problemlösungstechiken

- Kreativitätstechniken

- Meeting-Techniken

- wie man Veränderungen durchführt

- etc.

Wie Sie sehen, sind die Prozesse und Techniken in den bisherigen
Kapitel alle relevant, wenn es darum geht, Konflikte zu managen.
Dennoch werden Sie einige zusätzliche Werkzeuge kennenlernen.

Positive Funktionen von Konflikten

(siehe: Morton Deutsch, Konfliktregelung, München 1976, S. 17)

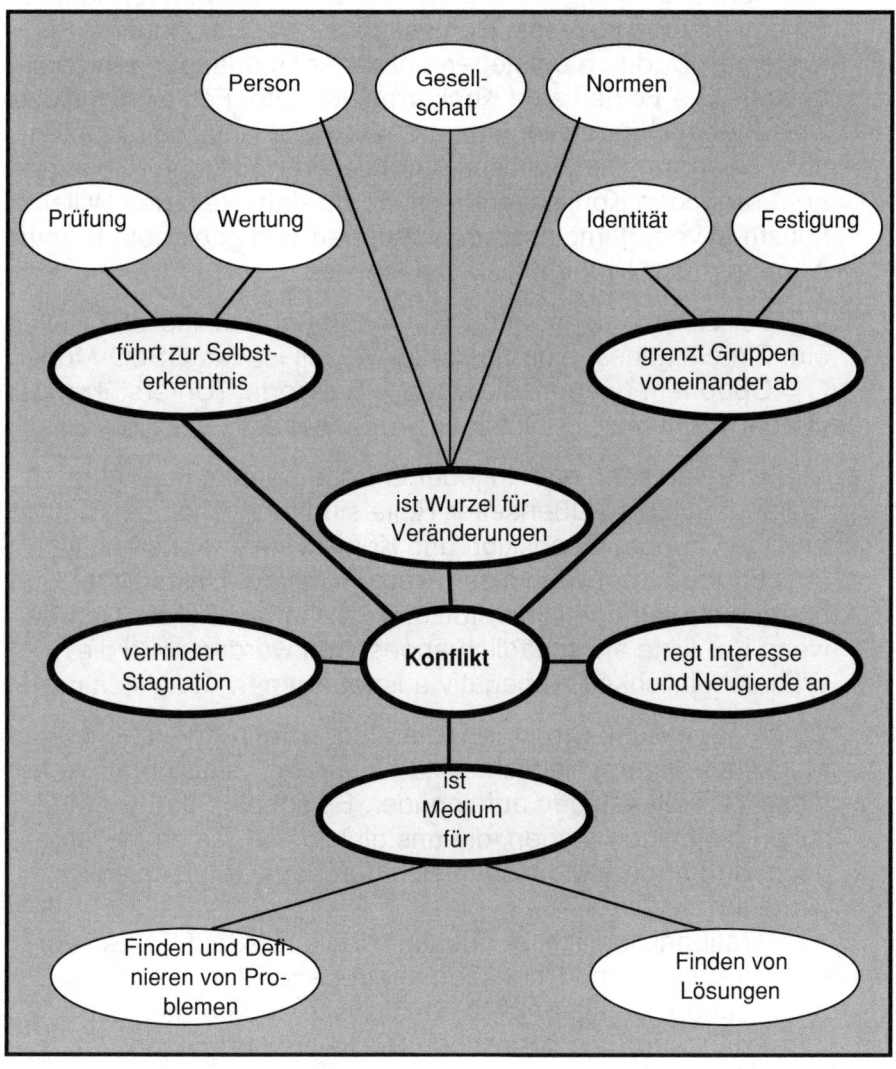

Einige Gründe für Konflikte

1. Die Elemente der Organisation sind nicht oder unzureichend aufeinander abgestimmt (Erwartungen, Ziele, Strategien, Pläne, Menschen, Aufgaben, Organisationsstruktur, Informations-Entscheidungsprozesse, Bemessungs- und Belohnungssysteme). Dadurch entstehen entweder Überlappungen oder Lücken. Die Folgen sind Konkurrenzkämpfe, Fehler, Schuldzuweisungen, Unterstellungen etc. Also viele Anlässe für potentielle Konflikte. Die in diesen potentiellen Konflikten "Gefangenen" brauchen Konfliktbereitschaft und -fähigkeit, den Willen zu konstruktiven, gemeinsamen Lösungen und geeignete Kommunikations- und Problemlösungstechniken.

2. In jeder Gruppe nehmen die Personen unterschiedliche Rollen ein. Ein einfaches, einprägsames Modell ist das OSLO-Modell. O = Opponent (Gegenspieler); S = Supporter (Unterstützer); L = Leader (Führer); O = Outsider (Außenseiter).

   Diese Rollen kann man in jeder Gruppe beobachten. Alle Rollen, auch die Außenseiter-Rolle sind funktional, d.h. nützlich für eine Gruppe. Opposition und Konflikt sind - konstruktiv ausgetragen - notwendig zur Problemlösung. Unkritische, harmoniebedürftige Unterstützung ist eher schädlich. Gerade wenn Konflikte als schädlich angesehen werden, wird die Wahrscheinlichkeit zu negativ ausgetragenen Konflikten größer.

3. Durch genetische Struktur, Erziehung, Erfahrung etc. erwerben Menschen unterschiedliches Verhalten. In Diskussionen treffen diese Verhaltenstypen aufeinander. Es scheint, daß wir Menschen diejenigen mögen, die uns gleich sind. Tatsache ist jedoch, daß andere Menschen sich durchaus unterschiedlich verhalten:
   - rational, logisch, sequentiell denkende, auf Fakten vertrauende und Perfektion anstrebende Analytiker
   - zuhörende, geduldige, idealistisch und harmonisch denkende, auf Menschen Rücksicht nehmende Freundliche

- diskussionsfreudige, kreative, auch in Gegensätzen denkende, konfus machende, selbstdarstellerische Expressive
- zielorientierte, ungeduldige, tatkräftige, entscheidungsfreudige Macher

4. Selbst wenn zwei Menschen grundsätzlich die gleichen Verhaltensmuster haben, haben sie doch aufgrund von Erfahrung, Expertise, Zielsetzung und jeweiliger Information unterschiedliche Problemsichten (Perspektiven). Jeder Kommunikationspartner verfügt nur jeweils über einen - seinen - Ausschnitt an Informationen, Problemdefinitionen und Lösungsideen. Wiederum liegt das Problem darin, die Unterschiede nicht als mögliche Konflikte, sondern als mögliche Ergänzungen anzusehen.

5. Menschen haben unterschiedliche Bedürfnisse - im unterschiedlichen Ausmaß, zu unterschiedlichen Zeiten: Überlebensbedürfnisse, Sicherheitsbedürfnisse, soziale Bedürfnisse, Statusbedürfnisse und das Bedürfnis nach Selbstverwirklichung. Nichtbefriedigung von Bedürfnissen führt zu Frustrationen, einem Ausgangspunkt für Konflikte.

6. Wenn der andere nicht gleich ist, nicht auf der gleichen Wellenlänge ist, wenn mir jemand "stinkt", dann ist die Wahrscheinlichkeit zu Konflikten bereits recht hoch. Die Beziehungs- bzw. die emotionale Ebene ist gestört. Es besteht die Tendenz, beim anderen Anzeichen im Verhalten zu entdecken, die mein negatives Bild bestätigen. Das führt in einen negativen Teufelskreis der sich selbst erfüllenden Prophezeihung. Andererseits kann der bewußte Versuch, den anderen auf die gleiche Wellenlänge zu bringen - Rapport herzustellen -, die Kooperationsbereitschaft maximieren.

7. Mit dem Gehirnmodell (Denkhirn, Zwischenhirn, Stammhirn) kann der Stressmechanismus erklärt werden. Alle Informationen, die wir aufnehmen, werden vorbewußt daraufhin überprüft, ob sie gefährlich oder nützlich sind. Wenn wir Informationen bekommen, die nicht zu unseren gewohnten Mustern und Programmen gehören, löst sich Stressverhalten aus. D.h. Energie (Sauerstoff) wird vermehrt den Muskeln und den inneren

Organen zur Verfügung gestellt. Der Körper ist bereit, wegzu-
rennen oder zuzuschlagen. Dem Gehirn steht weniger Sauerstoff zur Verfügung. Wir sind im Nebel, wir sind dümmer. In
Stresssituationen erhöht sich somit die Wahrscheinlichkeit, daß
wir falsch denken, handeln, kommunizieren. Mißverständnisse
etc. sind die Folge.

8. Eine sehr einfache, aber häufig zu beobachtende Ursache für
Konflikte, ist die mangelnde Bereitschaft und/oder Fähigkeit,
dem anderen zunächst erst einmal richtig und vollständig
zuzuhören und eventuell nachzufragen, bevor man selbst
"dagegenhält". Dadurch geraten Diskussionen häufig zu
Streitgesprächen, zu Debatten, zu Meinungsäußerungen, die
aneinander vorbeigehen. Kurz: Wenn A redet, klinkt sich B bei
einem interessanten oder kritischen Wort/Satz aus, um seine
Antwort darauf vorzubereiten. Er hört dann nicht mehr A zu,
sondern konzentriert sich auf sein eigenes Argument. Wenn A
dann endlich seinen Mund hält oder gerade mal tief Luft holt,
dann bricht B in die Debatte ein und antwortet tatsächlich nur
auf einen Teil der Argumente. Und auch hier wieder ......

Einige Gründe für Konflikte

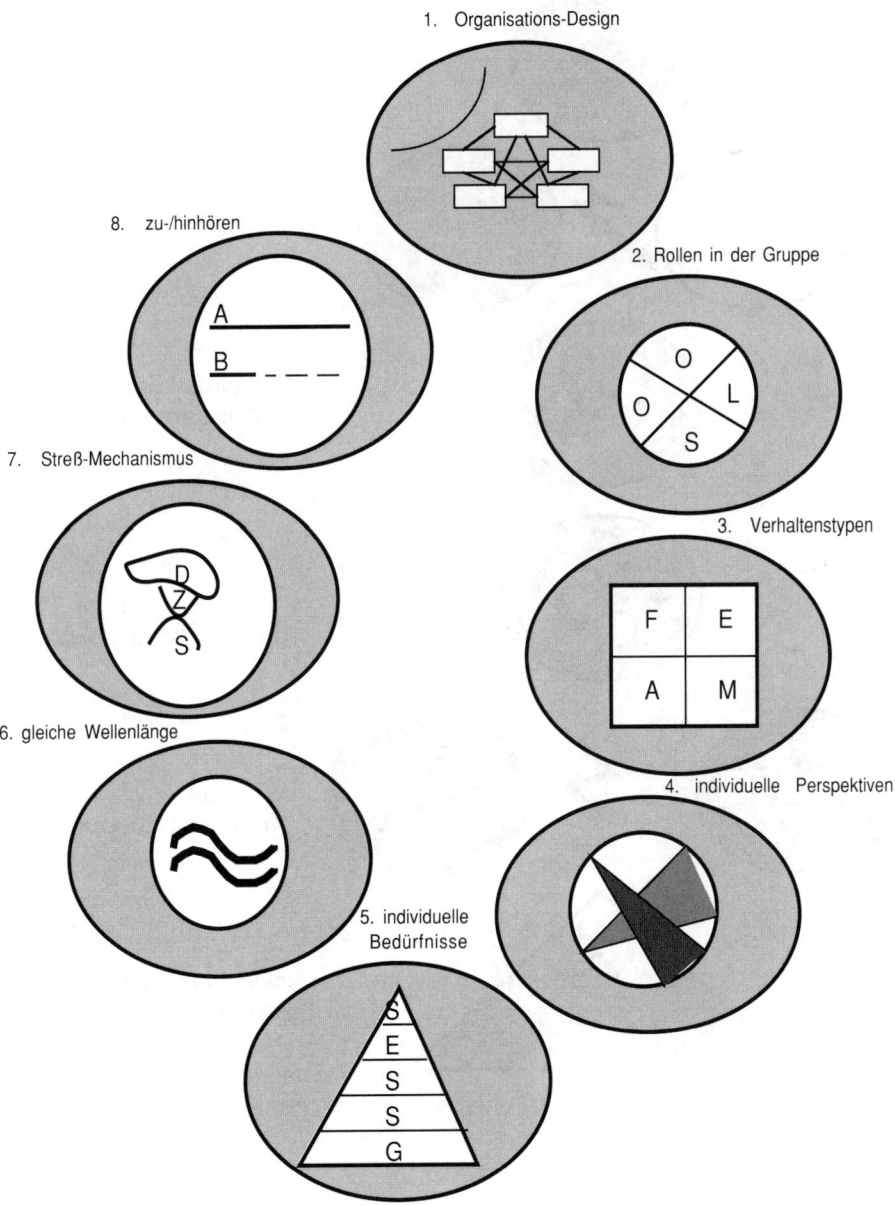

1. Organisations-Design

8. zu-/hinhören

2. Rollen in der Gruppe

7. Streß-Mechanismus

3. Verhaltenstypen

6. gleiche Wellenlänge

4. individuelle Perspektiven

5. individuelle Bedürfnisse

Konfliktarten

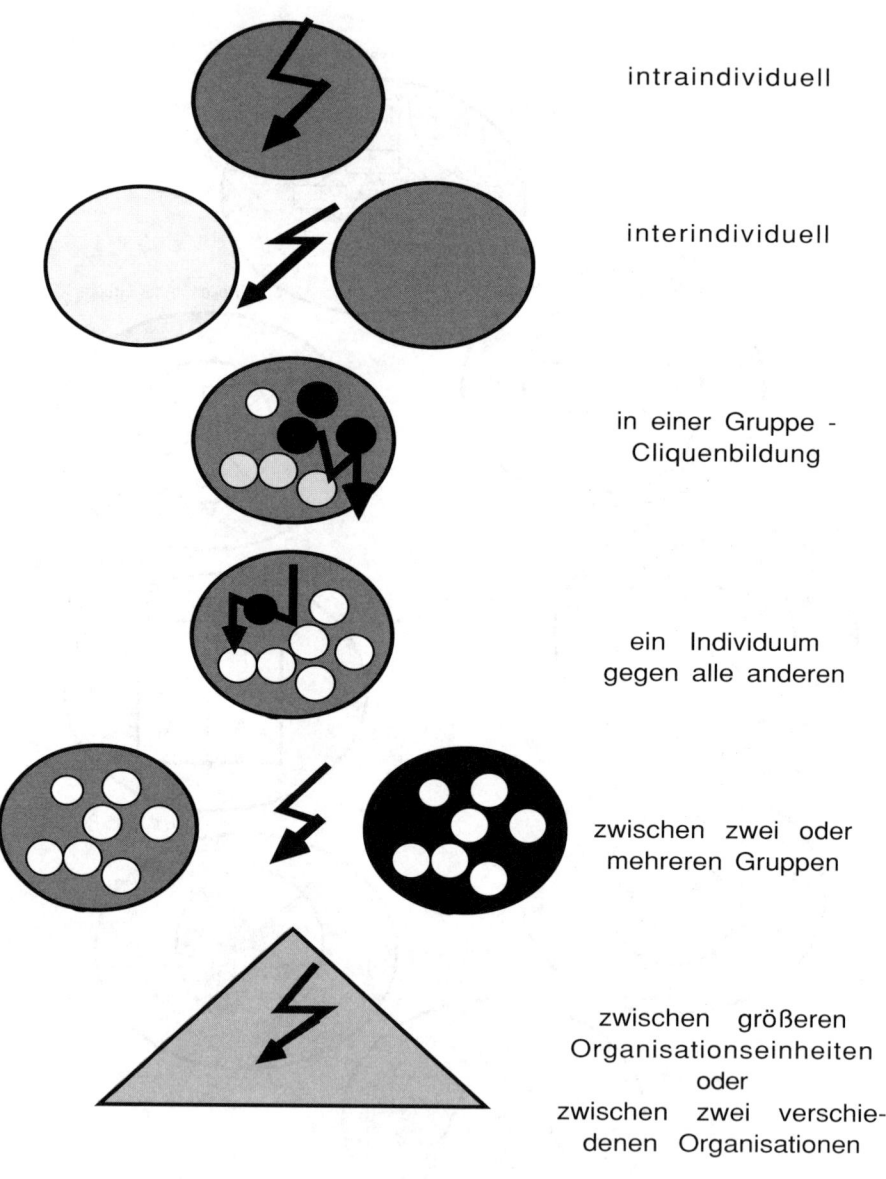

intraindividuell

interindividuell

in einer Gruppe -
Cliquenbildung

ein Individuum
gegen alle anderen

zwischen zwei oder
mehreren Gruppen

zwischen größeren
Organisationseinheiten
oder
zwischen zwei verschie-
denen Organisationen

Konfliktepisode und Konfliktelemente

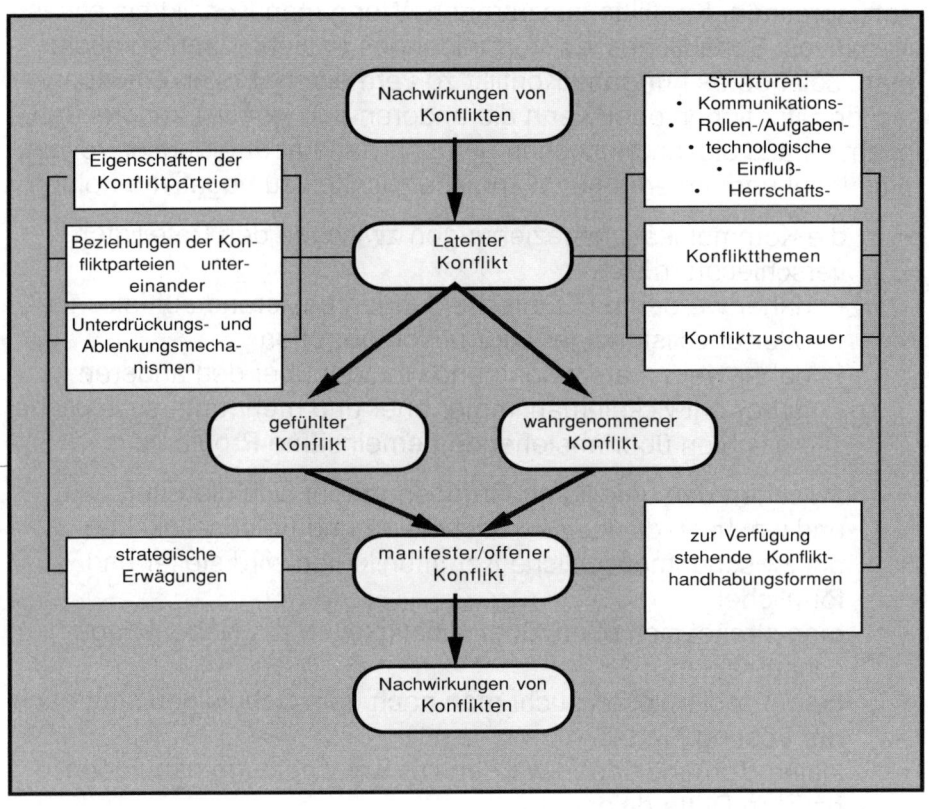

Konflikt-Symptome

Woran kann man bei sich selbst oder bei anderen erkennen, daß
Konflikte schwelen, daß sie möglicherweise vor dem Ausbruch
stehen? Diese Frage ist vor allen Dingen deswegen relevant, weil
viele Menschen es als negativ ansehen, Konflikte zu haben, Konflikte
anzusprechen, Konflikte auszutragen. Wenn man Konflikt als etwas
Negatives, Schädliches, zu Vermeidendes ansieht, dann versucht
man, solange es nur geht, Konflikt zu vermeiden. Erst in emotional
labilen Situationen oder wenn die anderen den Konflikt ansprechen,
bricht es aus diesen Menschen heraus - dann aber oft unkontrolliert,
emotional und mit erhöhter Wahrscheinlichkeit zu negativen Folgen.

- die Kommunikationsbeziehungen zwischen den Beteiligten
  verschlechtern sich
  - daher werden u.U. Entscheidungen basierend auf falscher
    oder unvollständiger Information getroffen
  - daher weiß man zunehmend weniger über den anderen
  - daher entwickelt man immer eher und mehr unterschiedliche
    Ansichten über anstehende gemeinsame Probleme

- zwischen den beteiligten Gruppen erhöht sich die Eifersucht
  und wachsen die kleinen Sticheleien und Feindseligkeiten
- die zwischenmenschliche Kommunikation wird steifer und
  förmlicher
- man streitet sich öfters über Kleinigkeiten auf Nebenkriegs-
  schauplätzen
- beim Problemlösen sucht man nach dem Schuldigen statt nach
  der Lösung
- kleine Verhandlungen werden zur Entscheidung nach oben
  bzw. an Dritte delegiert
- die Parteien berufen sich verstärkt auf Regeln und Anweisungen
- die Arbeitsmoral sinkt ab
- die Mitarbeiter zeigen ihre Frustration
- die Arbeitseffektivität sinkt

Symptome des heißen
und des kalten Konfliktes

Gerade für die "Zusammenarbeit" in Organisationen ist die Unterscheidung zwischen heißen und kalten Konflikten besonders nützlich. Unter einem *heißen Konflikt* kann man die offene Konfrontation, den offen ausgetragenen Konflikt verstehen. Im organisatorischen Zusammenwirken erlauben es sich jedoch viele Menschen nicht, Konflikte offen auszutragen. Man muß ja schließlich weiter mit dem anderen "zusammenarbeiten", man möchte nicht seine eigene Stellung gefährden, man hat Angst, der Verlierer zu sein, weil der andere am längeren - hierarchischen - Hebel sitzt.

Konflikte werden also kalt ausgetragen: sie werden offiziell vermieden, unter den Teppich gekehrt, jedoch auf vielen Nebenschauplätzen immer wieder abgehandelt. In solchen *kalten Konflikten* ist es für den Manager (oder für den Berater und für den Verkäufer), in dessen Organisation sich solche Spiele abspielen, wichtig, die Konfliktsymptome zu kennen. Nur so kann man vermeiden, auf eine Tellermine zu treten und als Dritter Opfer des Konfliktes anderer zu werden.

Weniger (quantitativ und qualitativ) Kommunikationsbeziehungen
Auswirkungen:
- man macht häufiger Fehlentscheidungen, da man nicht genügend und nicht genügend gute Informationen hat
- man weiß immer weniger von den Zielen und Aktivitäten des anderen
- man schlägt unterschiedliche Wege ein, auch wenn es um eine gemeinsame Aufgabe geht

Es herrscht Eifersucht und Feindseligkeit zwischen den Gruppen
Versteifung der persönlichen Beziehungen
Auswirkungen:
- man beschränkt sich auf die notwendigen Formalitäten
- wenn man sich unterhalten sollte, argumentiert man - auch über die Kleinigkeiten
- man fokussiert nicht auf die sachlichen Probleme, sondern darauf, wie man dem anderen eines auswischen kann

Eskalation bei Entscheidungen

Auswirkungen:
- man spannt den Boß für Entscheidungen ein, die man selbst treffen könnte, um sich den Rücken gegen den anderen freizuhalten
- man verteidigt sich und seine Gefolgsleute

Regulierungen, Vorschriften, Regeln werden in den Vordergrund geschoben und man verlangt, daß sich jeder daran hält, um den brüchigen Frieden nicht zu zerstören.

Moral und Motivation sind niedrig
- die Beteiligten und auch Zuschauer sind frustriert und werden/ sind ineffizient in der Arbeit

Konflikt - Elemente

(siehe: Morton Deutsch, Konfliktregelung, München 1976, S. 15)

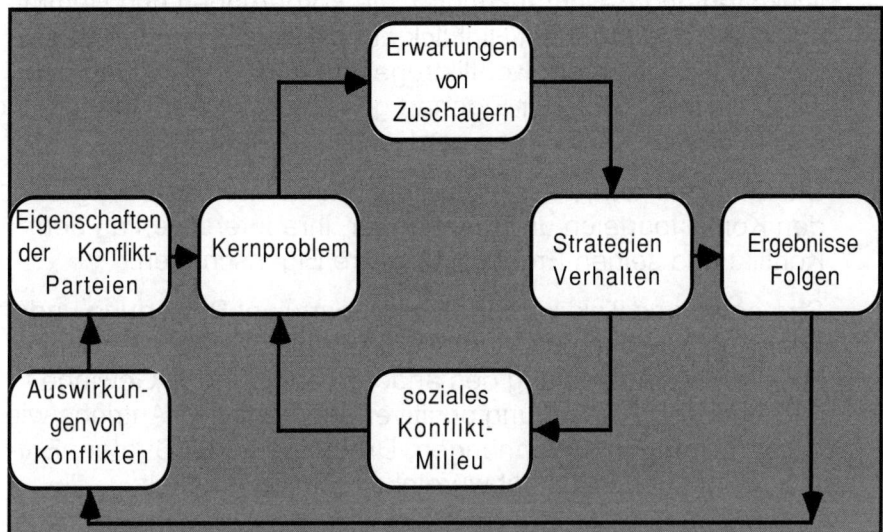

In jedem Konflikt spielen eine Reihe von Elementen eine Rolle. Sie wirken sich auf das Geschehen komplizierend aus. Einerseits erschwert die Komplexität es den Konfliktpartnern zu kommunizieren. Das macht sich in Vereinfachungen etc. bemerkbar (siehe Konflikt-Mechanismen). Andererseits liegt aber gerade darin eine kreative Chance, neue Wege zu finden.

1. Die Eigenschaften der Konfliktparteien, ihre Wertauffassungen und Motivationen; ihre Bestrebungen und Ziele; ihre physischen, intellektuellen und sozialen Möglichkeiten, einen Konflikt zu regulieren oder zu lösen; ihre Auffassung vom Konflikt einschließlich ihrer Ansichten von Strategie und Taktik etc.

2. Die frühere Beziehung der Parteien zueinander: ihre Einstellungen, Überzeugungen und Erwartungen, einschließlich der Auffassung, die ein jeder von der Meinung des anderen hat und besonders des Grades der Bedeutung, der Bewertungen wie gut-schlecht, glaubwürdig-unglaubwürdig zukommt.

3. Das Kernproblem, das den Konflikt ausgelöst hat: Umfang, Häufigkeit, Hartnäckigkeit, Bedeutung der Motivation und der Bewußtheit.

4. Das soziale Milieu, in dem sich der Konflikt abspielt: die Möglichkeiten und Beschränkungen, die Förderungen und Hemmnisse, die das Milieu im Hinblick auf die verschiedenen Strategien und Taktiken der Konfliktregelung und -bewältigung bewirkt, einschließlich der Eigenart gesellschaftlicher Normen und institutionalisierter Formen der Konfliktregelung.

5. Die am Konflikt interessierten Zuschauer: ihre Beziehung zu den Konfliktparteien und zueinander, ihre Interessen an dem Konflikt und seinen Ergebnissen, ihre Eigenschaften.

6. Strategien und Taktiken der Konfliktparteien: Bewertung und/oder Beeinflussung der subjektiven Erfolgsaussichten; Beeinflussung der Auffassung des anderen über eigene Gewinne und Verluste; Anwendung positiver und negativer Antriebe wie Versprechungen, Belohnungen, Drohungen oder Strafen; Entscheidungsfreiheit; Glaubwürdigkeit; Zuverlässigkeit; Engagement; etc.

7. Die Folgen des Konflikts für jeden Teilnehmer und die anderen, interessierten Parteien. Gewinne oder Verluste; Präzedenzfälle, die geschaffen werden; Veränderungen als Folge der Teilnahme am Konflikt; das im Konflikt bei den anderen erworbene Ansehen; etc.

Konfliktmechanismen

(nach: Friedrich Glasl, Konfliktmanagement 1989, S. 200-228)

1. *Das Negative wird auf den anderen projiziert.*

   Das wiederum erhöht gleichzeitig die Selbstfrustration, weil man zu spontanen, negativen Reaktionen gegen den anderen neigt - worauf der anderen wiederum negativ reagiert, usw..

2. *Immer neue Themen, Probleme, Einzelheiten werden in den Konflikt eingebracht.*

   Das erhöht die Quantität und die Komplexität des Konfliktes. Gleichzeitig haben die Parteien die Tendenz, die Konfliktsituation jeweils aus ihrer subjektiven Sicht zu vereinfachen und dem anderen vorzuwerfen, daß er die Sache verdreht und übertreibt, etc..

3. *Ursachen und Auswirkungen von Dingen und Handlungen werden vertauscht.*

   Subjektive Meinung erhalten den Anspruch von allgemeingültige Objektivität - wonach sich der andere gefälligst zu richten hat. Beide Seiten haben die Tendenz, die Zusammenhänge und Abhängigkeiten zu vereinfachen.

4. *Man versucht, dritte Personen oder Gruppen einzubeziehen.*

   Sei es, indem man sogenannte Experten zitiert oder tatsächlich eine dritte Person als Koalitionspartner zur Hilfe holt.

5. *Man verstärkt schrittweise die Drohungen gegen den anderen in der Hoffnung, daß der andere nachgibt.*

   Der anderen tut aber dasselbe. Damit provoziert man sich gegenseitig und sieht auch jedesmal gleichzeitig die negativen Folgen des eigenen negativen Handelns. Daher tendiert man bald dazu, negative Handlungen des anderen zu antizipieren, bevor dieser jedoch überhaupt etwas Negatives denkt, sagt oder unternimmt.

Konflikt - Degeneration

(nach: Friedrich Glasl, Konfliktmanagement 1989, S. 235-255)

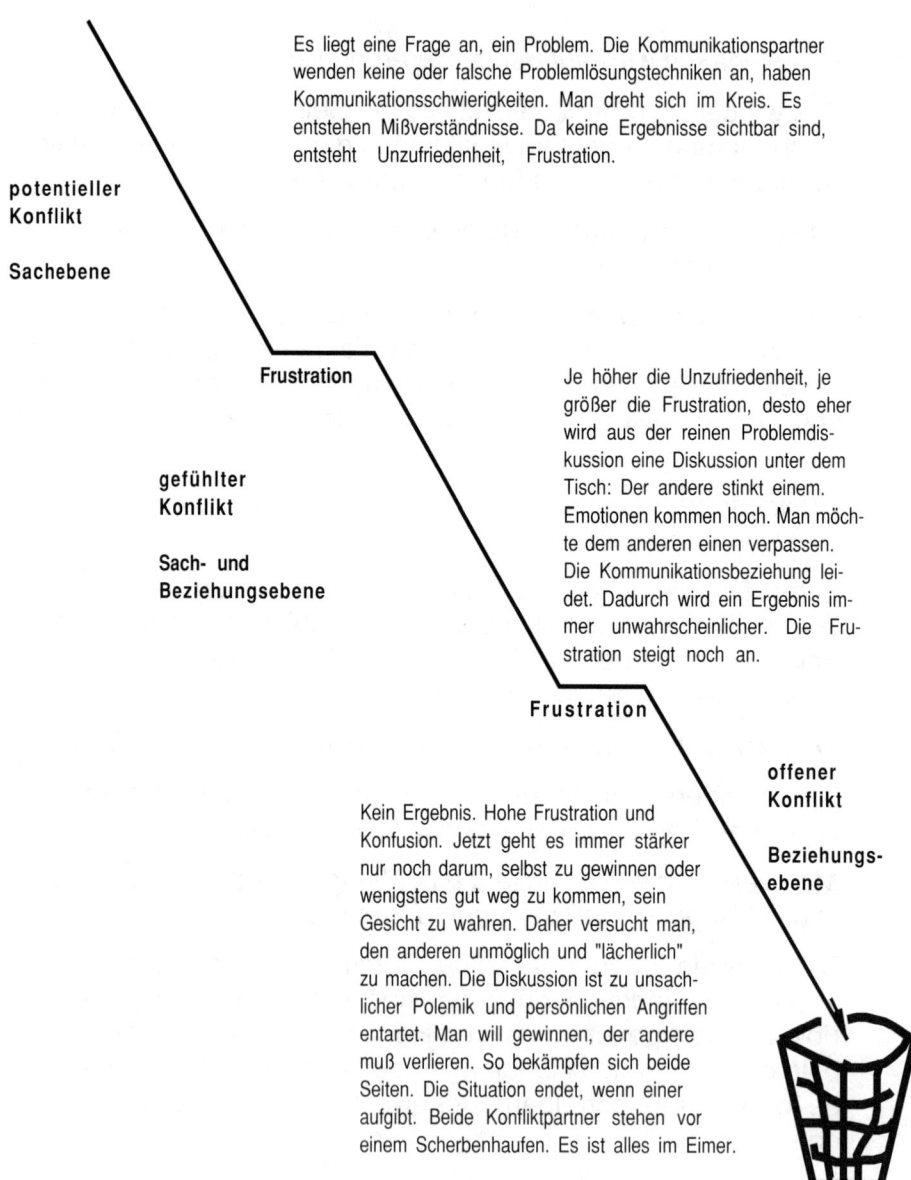

Es liegt eine Frage an, ein Problem. Die Kommunikationspartner wenden keine oder falsche Problemlösungstechniken an, haben Kommunikationsschwierigkeiten. Man dreht sich im Kreis. Es entstehen Mißverständnisse. Da keine Ergebnisse sichtbar sind, entsteht Unzufriedenheit, Frustration.

potentieller Konflikt

Sachebene

Frustration

Je höher die Unzufriedenheit, je größer die Frustration, desto eher wird aus der reinen Problemdiskussion eine Diskussion unter dem Tisch: Der andere stinkt einem. Emotionen kommen hoch. Man möchte dem anderen einen verpassen. Die Kommunikationsbeziehung leidet. Dadurch wird ein Ergebnis immer unwahrscheinlicher. Die Frustration steigt noch an.

gefühlter Konflikt

Sach- und Beziehungsebene

Frustration

offener Konflikt

Beziehungs- ebene

Kein Ergebnis. Hohe Frustration und Konfusion. Jetzt geht es immer stärker nur noch darum, selbst zu gewinnen oder wenigstens gut weg zu kommen, sein Gesicht zu wahren. Daher versucht man, den anderen unmöglich und "lächerlich" zu machen. Die Diskussion ist zu unsachlicher Polemik und persönlichen Angriffen entartet. Man will gewinnen, der andere muß verlieren. So bekämpfen sich beide Seiten. Die Situation endet, wenn einer aufgibt. Beide Konfliktpartner stehen vor einem Scherbenhaufen. Es ist alles im Eimer.

Konflikt - Degeneration
- Was tun ? -

Kommunikations- und Problemlösungstechni-
ken anwenden. Vertrauen und Respekt. An der
Sache arbeiten. Gemeinsame Problemlösung.
Bei schwierigen Problemen oder potentiellen
Konflikten lieber gleich einen Prozeßhelfer
(Diskussionsleiter) einsetzen.

Man muß die Prozeßfrage stellen: Was läuft zwischen uns
schief? Erst das Beziehungs-
problem ansprechen und lösen.
Gegenseitig Feedback geben,
Gefühle aussprechen.
In der Sache den kleinsten gemeinsamen Nenner suchen. Auf
Problemlösungs- und Kommunikationstechniken einigen. Ziele,
Vorgehen, Spielregeln, etc. erneut abstimmen. Prozeßhelfer
benutzen.

Es geht nur noch mit Hilfe eines
Dritten als Prozeßhelfer, Berater oder Entscheider. Am besten
Pause machen, entspannen, nachdenken. Erst Beziehungsproblematik
und Ablaufprobleme klären. Beziehungs-
frage muß eventuell gestellt werden:
Können und wollen wir gemeinsam
weitermachen?

Traditionelle und Kreative Konflikt - Kommunikation

(vgl:Quiske u.a., Denklabor Team, Stuttgart 1973)

Annahme:
Jeder Mensch hat in der Konfliktkommunikation positive (+) und negative (-) Gefühle.

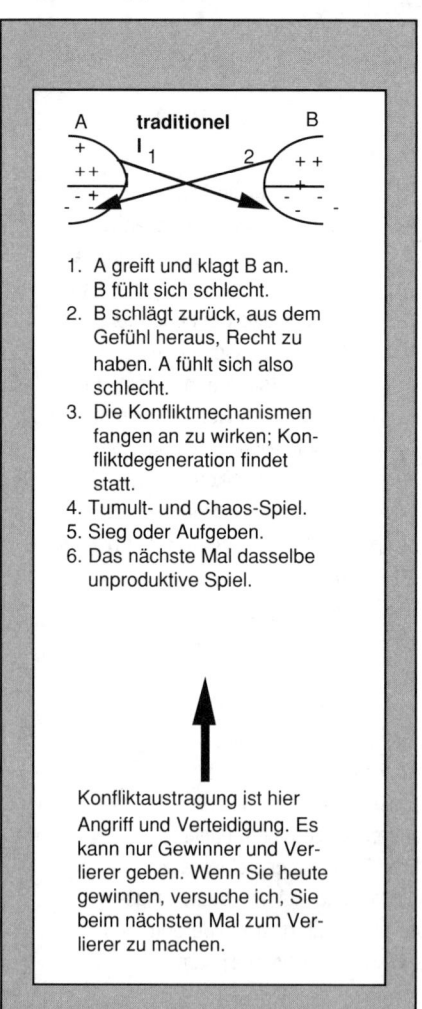

1. A greift und klagt B an.
   B fühlt sich schlecht.
2. B schlägt zurück, aus dem Gefühl heraus, Recht zu haben. A fühlt sich also schlecht.
3. Die Konfliktmechanismen fangen an zu wirken; Konfliktdegeneration findet statt.
4. Tumult- und Chaos-Spiel.
5. Sieg oder Aufgeben.
6. Das nächste Mal dasselbe unproduktive Spiel.

Konfliktaustragung ist hier Angriff und Verteidigung. Es kann nur Gewinner und Verlierer geben. Wenn Sie heute gewinnen, versuche ich, Sie beim nächsten Mal zum Verlierer zu machen.

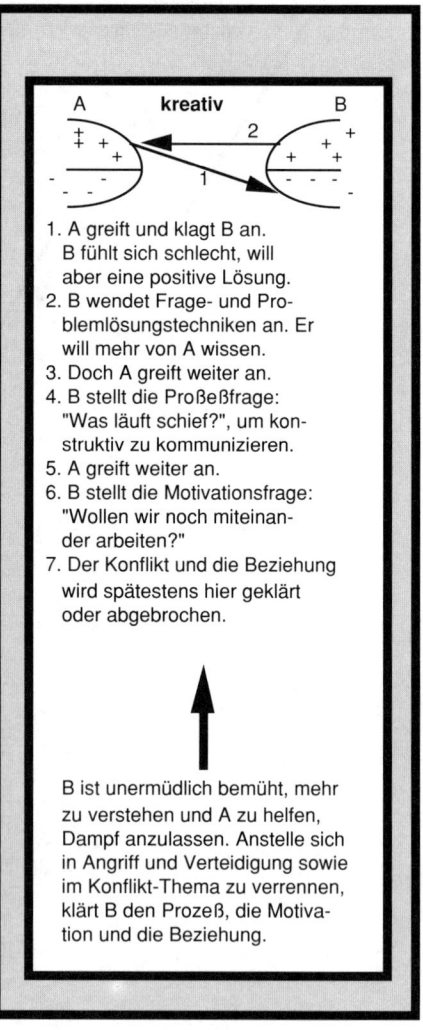

1. A greift und klagt B an.
   B fühlt sich schlecht, will aber eine positive Lösung.
2. B wendet Frage- und Problemlösungstechniken an. Er will mehr von A wissen.
3. Doch A greift weiter an.
4. B stellt die Proßeßfrage: "Was läuft schief?", um konstruktiv zu kommunizieren.
5. A greift weiter an.
6. B stellt die Motivationsfrage: "Wollen wir noch miteinander arbeiten?"
7. Der Konflikt und die Beziehung wird spätestens hier geklärt oder abgebrochen.

B ist unermüdlich bemüht, mehr zu verstehen und A zu helfen, Dampf anzulassen. Anstelle sich in Angriff und Verteidigung sowie im Konflikt-Thema zu verrennen, klärt B den Prozeß, die Motivation und die Beziehung.

Konflikt - Handhabungsmöglichkeiten

(vgl.: Gerhard Schwarz, Konfliktlösung als Prozeß, 1977, S. 121-136)

Sie können die Entwicklung der verschiedenen Konflikthandha-
bungsformen historisch im Zusammenhang mit der Entwicklung der
Menschheit betrachten. Flucht = die erste und natürliche Reaktion
der Jäger und Sammler. Kampf wurde notwendig, als man seßhaft
wurde und nicht mehr ausweichen wollte/konnte. Unterwerfung =
Sklaventum: der Feind wird nützlich gemacht. Delegation = Götter,
Priester, Könige, Richter entscheiden basierend auf Regeln. Etc.. Wo
stehen wir heute? Sind wir nicht erst dabei zu lernen, was wahrer
Kompromiß und erst recht Konsensus bedeutet?

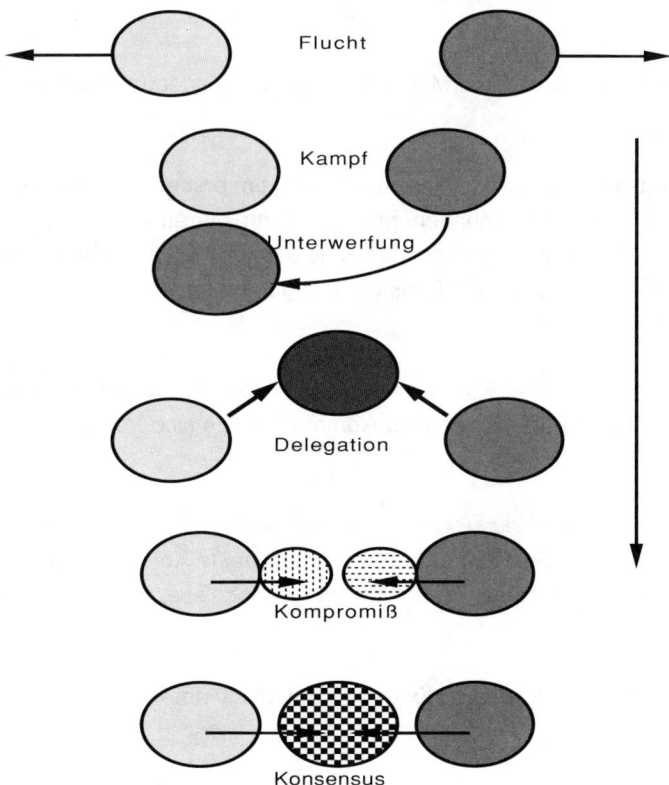

Konflikt - Handhabungsmodell

Flucht

Das ist die erste Reaktion aller Lebewesen. Erst einmal weg. Nur wenn man sich in die Enge getrieben fühlt, wenn man sieht, daß man nicht mehr ausweichen kann, geht man zum Angriff über.

Kampf

Bei Tieren ist dies die zweite Reaktion auf Angriff. Man kämpft, um zu überleben und/oder zu gewinnen.

Nachgeben/Besänftigen

Um die Hitze aus einem Konflikt zu nehmen, um erst einmal eine gegenseitige Gesprächsbereitschaft zu schaffen, macht es Sinn, die Atmosphäre zu entspannen, auf die gleiche Wellenlänge zu kommen. Das bedeutet auch, daß man Bereitschaft zeigt, daß man an gewissen Punkten nachgeben könnte.

Kompromiß

Beide geben Teile ihrer Position auf, um von dem jeweils anderen dafür andere Teile bestätigt, zugeschlagen zu bekommen. Beide sind Verlierer und Gewinner.

Konsens

Beide schaffen eine neue Problemdefinition und neue Lösungen, die beide voll akzeptieren können. Beide sind Gewinner. Geschaffte Kompromisse können die Basis für Konsens-Erzielung sein: man hat Erfolgserlebnisse, auf denen man aufbaut.

Delegation

Die Hilfe Dritter ist notwendig für den Kommunikations- und Problemlösungsprozeß.

Werkzeuge für Konfliktmanagement

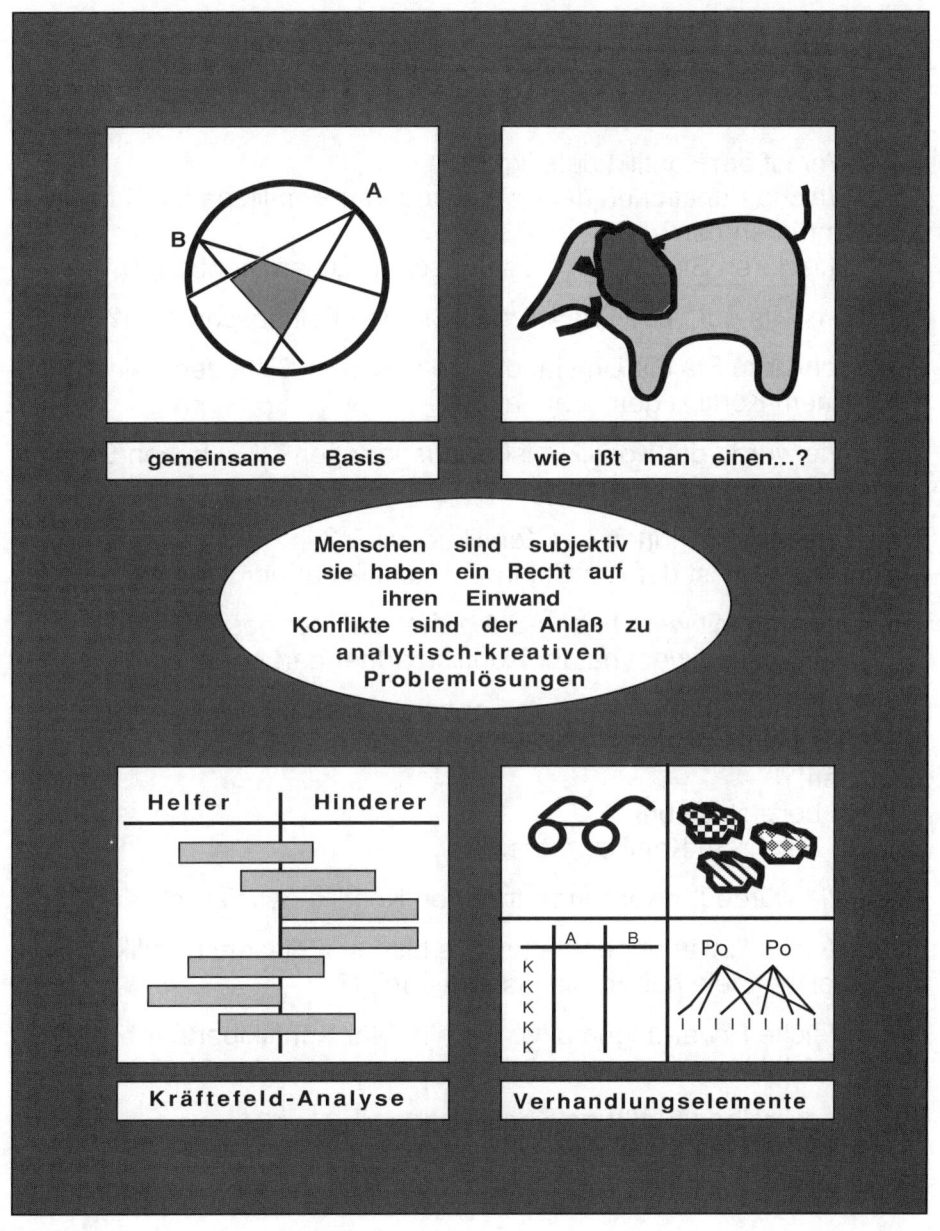

Konfliktanalyse

- analytische Fragen -

(Für Leser, die eher analytisch und mit der rationalen Gehirnhälfte arbeiten können/wollen!)

1. Wer ist am Konflikt beteiligt?
    Welche Funktionen haben Sie und Ihre Konfliktpartner im Unternehmen?
    Skizzieren Sie den organisatorischen Zusammenhang!

2. Um was geht es? Wie würden Sie den Fall beschreiben?

3. Schildern Sie die Umstände, die aus Ihrer Sicht den Fall zu einem Konflikt gemacht haben.

4. Wie wurde der Konflikt bisher ausgetragen? Wie haben Sie sich verhalten? Wie haben sich Ihre Konfliktpartner verhalten?

5. Seit wann ist Ihnen der Konflikt bewußt?
    Seit wann ist der Konflikt Ihrem Konfliktpartner bewußt?

6. Wie und mit wem haben Sie bisher darüber gesprochen?
    Wie und mit wem hat Ihr Konfliktpartner darüber gesprochen?

7. Welche Verhaltensweisen haben Sie bisher beobachtet (Reaktionen, Äußerungen, Versuche, den Konflikt zu handhaben)?
    a) bei sich selber
    b) bei Ihrem Konfliktpartner

8. Wie würde Ihr Konfliktpartner den Konflikt definieren?

9. Welche Erwartungen hatten Sie bisher in diesem Konflikt, bzw. welche Ziele haben Sie bisher verfolgt?

10. Welche Erwartungen bzw. Ziele hat Ihr Konfliktpartner bisher verfolgt?

11. Beschreiben Sie Ihren Konfliktpartner!

12. Wie würde Ihre Konfliktpartner Sie beschreiben?

13. Wer unterstützt Sie in Ihrem Konflikt?

14. Wer unterstützt Ihren Konfliktpartner?

15. Wer könnte eventuell vermitteln, weil er beide versteht und/oder mag?

16. Wenn Sie die Rolle Ihres Konfliktpartners übernehmen müßten, was müßten Sie dann alles bedenken?

17. Wenn Ihr Konfliktpartner Ihre Rolle übernehmen müßte, an was müßte er/sie alles denken?

18. Wieviel Zeit steht Ihnen zur Verfügung?

19. Wieviel Zeit steht Ihrem Konfliktpartner zur Verfügung?

20. Hatten Sie schon öfters ähnliche Konflikte?

21. Wie wichtig ist der Konflikt für Sie? Und für Ihren Partner?

22. Wie wichtig ist eine Konfliktlösung für Sie? Und für Ihren Partner?

Konfliktanalyse

- kreative Fragen -

(Für Leser, die eher ganzheitlich, bildlich, kreativ mit der rechten Gehirnhälfte arbeiten können/wollen.)

1. Versuchen Sie, einen Titel für Ihren Konflikt zu finden! Stellen Sie sich dabei vor, daß Ihr Konflikt Inhalt eines Buches oder eines Filmes ist.
    Der Titel soll möglichst aussagekräftig sein:

    _____

    _____

    _____

    _____

2. Versuchen Sie, Ihren Konflikt in einem Satz niederzuschreiben!

    _____

    _____

    _____

    _____

3. Versuchen Sie, zehn Stichworte zu finden, die Ihren Konflikt prägnant charakterisieren!

    1. _____

    2. _____

    3. _____

    4. _____

5. _____

6. _____

7. _____

8. _____

9. _____

10. _____

4. Benützen Sie dieses Blatt, um möglichst alle die Faktoren aufzuschreiben, die Ihnen a) bei der Konflikthandhabung behilflich sein könnten und b) alle die, die sich eher hemmend auswirken könnten.
Faktoren können sein: sachliche Umstände, Personen etc.

helfende Faktoren   hindernde Faktoren

5. Zeichnen Sie doch jetzt Ihren Konflikt. Sie wissen ja: Ein Bild
    ersetzt 1000 Worte. Oft sind wir nicht in der Lage, genau zu
    beschreiben, was wir erleben und fühlen. Das läßt sich viel
    besser in Bildern ausdrücken.
    Dazu braucht man kein Künstler zu sein. Versuchen Sie
    lediglich, Ihre Gefühle auszudrücken.

    Zeichnen Sie zuerst sich selbst als Person. Dann alle anderen
    Personen, die an diesem Konflikt beteiligt sind. Anschließend
    zeichnen Sie jeder Person zugeordnet Sprechblasen (wie in
    Komikheften) ein, in denen die Personen jeweils einen konflikt-
    auslösenden bzw. konfliktbezogenen Satz sprechen.

Konfliktlösungs - Matrix

Handhabungs-formen	wie kann man ...	wie kann man ...	wie kann man ...	wie kann man ...	
Flucht					
Nachgeben					
Kampf					
Kompromiß					
Konsensus					
Delegation					

Kreativität und Konflikt sollten unmittelbar miteinander verbunden sein. Damit man nicht immer wieder in die alten "erfolgreichen" Verhaltensmuster fällt, die dann doch zu keiner befriedigenden Lösung führen, sollte man nach neuen Handhabungsformen Ausschau halten.

In der Konfliktlösungsmatrix sind in der Spalte links die 6 grundsätzlichen Handhabungsformen aufgelistet. Für den gegebenen Konflikt sollten Sie zunächst in der Horizontalen möglichst viele verschiedene, konkrete Wege finden, wie man "fliehen" kann, oder wie "kämpfen".

Erst wenn Sie mindestens 3 konkrete Ideen für jede Handhabungsform haben, konstruieren Sie in der Matrix Ihre Strategie, indem Sie von jeder Handhabungsform den geeigneten Weg auswählen und diese dann in einer zeitlichen Vorgehensweise/Reihenfolge planen.

In der Grafik sind einige mögliche Strategien angedeutet. Rechnen Sie einmal aus: Wieviel unterschiedliche Strategien sind theoretisch möglich, wenn Sie pro Handhabungsform 4 konkrete Ideen haben! 6 hoch 4 = 1296! Unter dieser Menge von Möglichkeiten ist bestimmt eine neue, bessere Strategie!

Konflikt - Lösungen

Nun sind Sie soweit, daß Sie Konfliktlösungen suchen können.
Denken Sie daran, auch hier - in Konflikten - ist Kreativität wichtig.
Sie sollten nicht auf den erstbesten oder auf immer wieder denselben
"erfolgreichen" Lösungsweg verfallen. Dieser Weg hat Sie eventuell
schon oft geradezu in neue Konflikte der alten Art geworfen.

Entweder benützen Sie nun die Mindmap-Technik oder Sie gehen
eher sequentiell vor. Vielleicht sind Ihnen die folgenden zwei Seiten
behilflich:

1. Definieren Sie als erstes das Ziel/die Ziele, das/die Sie errei-
    chen wollen. Kurz und prägnant in einem Satz formuliert.

    _____

    _____

    _____

    _____

2. Wie möchten Sie sich fühlen, wenn der Konflikt gelöst ist?

    _____

    _____

3. An welchen Kriterien/Beobachtungen/Verhaltensweisen/
    Ergebnissen werden Sie erkennen können, ob Sie dieses
    Ziel/diese Ziele erreicht haben?

    1. _____

    2. _____

    3. _____

    4. _____

5. _____

6. _____

7. _____

8. _____

9. _____

10. _____

4. Machen Sie sich jetzt vor Ihrem geistigen Auge ein möglichst klares Bild von dem Zustand, in dem der Konflikt gelöst ist, in dem Sie und Ihr Konfliktpartner zufrieden mit der Lösung sind. Versuchen Sie dieses Bild so detailliert und farbenprächtig wie möglich zu machen. Versuchen Sie die anderen Personen mit zufriedenen Gesichtern zu sehen.
Wenn Sie das Bild klar genug sehen, überprüfen Sie, wie Sie sich fühlen. Wenn Sie sich gut fühlen, dann haben Sie das richtige Bild. Sehen Sie es noch einige Male, um es zu genießen. Fühlen Sie sich nicht gut bei der Betrachtung des Bildes, machen Sie es besser oder machen Sie ein neues Bild. Sie müssen sich gut dabei fühlen.

5. Notieren Sie sich nun auf der nächsten Seite Handhabungs-möglichkeiten. Benutzen Sie die Konfliktlösungsmatrix. Versuchen Sie bitte zunächst, möglichst verschiedene und viele Ideen zu skizzieren. Erst dann wägen Sie die Vor-und Nachteile der verschiedenen Möglichkeiten ab.

Konflikt - Lösungen
- Entschluß -

Lassen Sie alle Möglichkeiten noch einmal vor Ihrem geistigen Auge ablaufen. Wählen Sie 2 oder 3 Möglichkeiten aus. Überprüfen Sie diese noch einmal. Sehen Sie und fühlen Sie, wie Sie diese Handhabungsmöglichkeit erfolgreich anwenden. Suchen Sie dann die Alternative, die sich am besten anschaut und anfühlt.

Malen Sie ein Bild von dieser Alternative, wie Sie vorgehen - erfolgreich. Sehen Sie die zufriedenen Reaktionen der anderen.

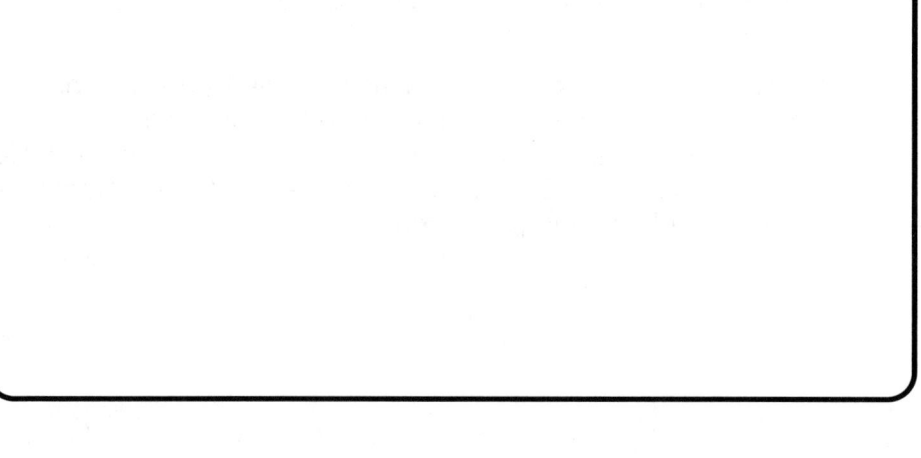

"Lernen Sie dieses Bild auswendig!" Sehen Sie es sich genau an! Ihr Unterbewußtsein wird Ihr Handeln erfolgreich leiten.

Literaturverzeichnis

Kapitel 1.1

Bandler, Richard
Using your brain for a change.
Neuro-Linguistic Programming.
Real People Press, Moab (Utah), 1985
ISBN 0-911226-27-3

Bandler, Richard und John Grinder
Reframing. Neuro-Linguistic Program-
ming and the transformation of
meaning.
Real People Press, Moab (Utah), 1982
ISBN 0-911226-25-7

Buzan, Tony
Nichts vergessen. Kopftraining für ein
Supergedächtnis.
Goldmann, München, 1987
ISBN 3-442-10385-1

Buzan, Tony
Use your head.
BBC, London, 1974
ISBN 0 563 10790 1

Buzan, Tony
Use both sides of your brain. New
techniques to help you read efficiently,
study effectively, solve problems,
remember more, think creatively.
NAL Penguin, New York, 1983
ISBN 0-525-48229-6

Gardner, Howard
Psychologie heute-Gespräch. in:
Psychologie heute, 2 (1985), S.22-31

Grinder, John und Richard Bandler
Kommunikation und Veränderung. Die
Struktur der Magie II.
Junfermann, Paderborn, 1982
ISBN 3-87387-187-4

Hooper, Judith und Dick Teresi
Das Drei-Pfund-Universum. Das

Gehirn als Zentrum des Denkens und
Fühlens. Econ, Düsseldorf u.a., 1988
ISBN 3-430-14785-9

Prietula, Michael und Herbert A.
Simon
Die verkannten Spezialisten. in:
Harvard Manager, 3 (1989), S. 7-11

Russel, Peter
The brain book. Know your mind and
how to use it.
Routledge and Kegan Paul, London an
Henley 1979
ISBN 0-7100-0386-2

Russel, Peter
Der menschliche Computer. Wie das
Gehirn funktioniert - und wie man diese
Kenntnisse nutzen kann, um besser zu
lernen, sich besser zu erinnern und
neue memotechnische Fähigkeiten zu
erlangen.
Heyne, München, 1979
ISBN 3-453-53135-3

Toffler, Alwin
Future shock.
Bantam, New York, 1981
ISBN 0-553-20626-5

Kapitel 1.2

Ammelburg, Gerd
Die Unternehmenszukunft. Strukturen
und Führungsstil im Wandel zum 3.
Jahrtausend.
Haufe, Freiburg im Breisgau, 1985
ISBN 3-448-01759-0

Capra, Fritjof
The Turning Point. Science, society
and the rising culture.
Flamingo (Fontana), London 1985
ISBN 0-00-654017-1

Literaturverzeichnis

Czichos, Reiner
Geplante Veränderung oder Wandel um jeden Preis.
in: Planung in der Datenverarbeitung.
Hrsg. H. Strunz.
Springer, Berlin Heidelberg New York Tokio, 1985
ISBN 3-540-15201-6

Drucker, Peter F.
Neue Realitäten. Wertewandel in Politik, Wirtschaft und Gesellschaft
Econ Verlag, Düsseldorf, Wien und New York, 1989
ISBN 3-430-12198-1

Franz, Gerhard und Willie Herbert
Wertewandel und Mitarbeitermotivation. in: Harvard Manager, 1 (1987)
S. 96-103

Garratt, Sally
Manager your time.
Fontana/Collins, London, 1985
ISBN 0-00-636871-9

Gerken, Gerd
Die Zukunft des Handelns.
Haufe, Freiburg im Breisgau, 1987
ISBN 3-448-01709-4

Glaser, Hermann
Das Verschwinden der Arbeit. Die neuen Chancen der Tätigkeitgesellschaft.
Econ, Düsseldorf, 1988
ISBN 3-430-13228-2

Inglehart, Ronald
Kultureller Umbruch. Wertewandel in der westlichen Welt.
Campus Verlag, Frankfurt und New York, 1989
ISBN 3-595-34153-0

Kelly, Robert E.
The gold-collar worker. Harnessing the brain-power of the new work force.
Addison-Wesley, Reading (Massachusetts), 1985
ISBN 0-021-11739-8

Leinemann, Jürgen
Die Angst der Deutschen. Beobachtungen zur Bewußtseinslage der Nation.
Rowohlt (Spiegel-Buch), Reinbek bei Hamburg, 1982
ISBN 3-499-33021-0

Naisbitt, John
Megatrends. Ten New Directions Transforming Our Lives.
Warner Books, New York, 1982
ISBN 0-446-51251-6

Naisbitt, John und Patricia Aburdene
Megatrends des Arbeitsplatzes. Von Infrastrukturen zur Lebensqualität.
Hestia, Bayreuth, 1986
ISBN 3-7770-0324-7

Pflüger, Jörg und Robert Schurz
Der maschinelle Charakter. Sozialpsychologische Aspekte des Umgangs mit Computern.
Westdeutscher Verlag, Opladen, 1987
ISBN 3-531-11835-8

Psychologie heute
Lebenswandel. Die Veränderung des Alltags.
Weinheim und Basel, 1981

Turkle, Sherry
The second Self. Computers and the human spirit.
Simon und Schuster, New York, 1984
ISBN 0-671-46848-0

Vester, Frederic
Phänomen Stress. Wo liegt sein Ur-

sprung, warum er lebenswichtig,
wodurch ist er entartet?
Deutsche Verlags-Anstalt, Stuttgart,
1976
ISBN 09437-5

Vester, Frederic
Neuland des Denkens. Vom technokra-
tischen zum kybernetischen Zeitalter.
Deutsche Verlags-Anstalt, Stuttgart
1980
ISBN 16058-0

Kapitel 1.3

Hertzberg, Frederick
Was Mitarbeiter wirklich in Schwung
bringt.
in: Harvard Manager, 2 (1988), S.42-54

Hofstede, Geert
Culture´s consequences. International
differences in work-related values.
Sage, Beverly Hills und London, 1980

Kotter, John P.
Power and Influence.
Free Press, New York, 1985
ISBN 0-02-918330-8

Laufer, Helmut
Wert und Wirkung.
in: Management-Wissen, 8(1988),
S. 33-39

Kapitel 1.4

Birkenbihl, Vera F.
Kommunikationstraining. Zwischen-
menschliche Beziehungen erfolgreich
gestalten.
Goldmann, München, 1978
ISBN 3-442-10559-5

Blickhan, Daniela und Claus
Denken, Fühlen, Leben. Vom bewuß-

ten Wahrnehmen zum kreativen
Handeln.
mvg, Landsberg am Lech, 1989
ISBN 3-478-04000-0

Laborde, Genie Z.
Influencing with Integrity Management
Skills for Communication and
Negotiation.
Syntony Publishing, Palo Alto, Cal.
ISBN 0-9613172-0-5

Robbins, Anthony
Pouvoir Illimité.
Éditions Robert Laffont, Paris, 1989
ISBN 0-671-61088-0

Kapitel 2

Cialdini, Robert G.
Einfluß. Wie und warum sich Menschen überzeugen lassen
moderne verlagsgesellschaft, Lands-
berg/Lech, 1987
ISBN 3-478-03080-3

Kapitel 2.1

Harrison, Allen F. and Bramson R.M.
The Art of Thinking. Strategies and
techniques you can use every day to
achieve more personal growth, wealth
and happiness.
Berkley, New York, 1986
ISBN 0-425-09354-9

Kapitel 2.2

Reddin, William J.
Das 3-D-Programm zur Leistungsstei-
gerung des Managements.
Moderne Industrie, Landsberg am
Lech, 1981
ISBN 3-478-54130-1

Literaturverzeichnis

Schröder, Hermann A.
Situationsgerecht führen.
Moderne Industrie, Landsberg am
Lech, 1985
ISBN 3-478-54370-3

Kapitel 2.3

Shapero, Albert
Managing Professional People. Under-
standing creative performance.
Free Press, New York, 1985
ISBN 0-02-928870-3

Kapitel 3

Johnson, Spencer und Larry Wilson
Das Minuten Verkaufstalent.
Rowohlt, Reinbek bei Hamburg, 1985
ISBN 3-498-03319-0

Thomas, Peter H.
La vente par excellence.
Trécarré, Québec, 1984
ISBN 2-89249-135-5

Kapitel 3.1

Geffroy, Edgar K.
Verkaufserfolge auf Abruf. Die 1-
Seiten-Methode. Über 1000 Antworten
auf 200 Fragen, die Verkäufer heute
bewegen.
Moderne Industrie, Landsberg/ Lech,
1987
ISBN 3-478-21600-1

Kapitel 3.4

Frank, Milo O.
Das 30-Sekunden-System. Wie es
Ihnen gelingt, in einer halben Minute
Ihren Standpunkt zu vertreten.
mvg, Landsberg/Lech, 1987
ISBN 3-478-07170-4

Kapitel 3.5

Birkenbihl, Vera F.
Psycho-logisch richtig verhandeln. Pro-
fessionelle Verhandlungstechniken mit
Experimenten und Übungen.
Moderne Verlagsgesellschaft, Lands-
berg/Lech, 4. Auflage 1986
ISBN 3-478-03050-1

Fisher, Roger und William Ury
Getting to yes. Negotiating agreement
without giving in.
Penguin, Harmondsworthh, 1981
ISBN 0-1400-6534-2

Fisher, Roger und William Ury
Comment réussir une négotiation.
Seuil, Paris, 1981
ISBN 2-02-006259-3

Kapitel 3.6

Carlzon, Jan
Alles für den Kunden. Jan Carlzon re-
volutioniert ein Unternehmen.
Campus, Frankfurt und New York,
1988
ISBN 3-593-33975-7

Debruicker, F.S. und G.L.Summe
Aus Kunden Stammkunden machen.
in: Harvard Manager, 3(1985), S.40-47

Deutsch, Morton
Konfliktregelung. Konstruktive und de-
struktive Prozesse.
Ernst Reinhardt, München und Basel,
1976
ISBN 3-497-00808-7

Fournis, Yves
Le réseau de vente. Élement méconnu
du marketing.
Dunod, Paris, 1987
ISBN 2-04-016973-3

Katz, Bernard
How to manage Customer Service.
University Press, Cambridge, 1987

Wolter, Friedrich- Holger
Großkundenmanagement. Durch kun-
denspezifische Verkaufsorganisation
zu mehr Umsatz.
Moderne Industrie, Landsberg am
Lech, 1985
ISBN 3-478-21380-0

Kapitel 4

Jackson, K.F.
Die Kunst der Problemlösung.
Moderne Industrie, München, 1980
ISBN 3-478-02560-5

Ruhleder, Rolf H.
Methoden. Arbeitstechniken-Rhetorik-
Streßbewältigung.
Vogel, Würzburg, 1988
ISBN 3-8023-0672-4

Siemens (Hrsg.)
Organisationsplanung. Planung durch
Kooperation.
Siemens, Berlin und München, 1979
ISBN 3-8009-1289-9

Ulrich, Hans und
Probst, Gilbert J.B.
Anleitung zum ganzheitlichen Denken
und Handeln. Ein Brevier für Führungs-
kräfte.
Verlag Paul Haupt, Bern und Stuttgart,
1990
ISBN 3-258-04132-6

Kapitel 4.1

Franke, Heinz
Das Lösen von Problemen in Gruppen.
Goldmann, München, 1975
ISBN 3-442-77004-1

Stroebe, Rainer W.
Kommunikation II. Kommunikation in
Besprechungen.
Sauer, Heidelberg, 1977
ISBN 3-7938-7628-4

Kapitel 4.3

McMaster, Michael und John Grinder
Precision. A new approach to
communication.
Precision Models, Bonny Doon (Calif.),
1980
ISBN 0-9605414-0-3

Kapitel 4.4

de Bono, Edward
Lateral Thinking for Management.
Penguin Books, Harmondsworth,
Middlesex, 1984
ISBN 0-14-022373-8

de Bono, Edward
Tactics. The art and science of
success.
Collins, London, 1985
ISBN 0-00217420-0

de Bono, Edward
Conflicts. A better way to resolve them.
Penguin Books, Harmondsworth,
Middlesex, 1987
ISBN 0-14-022684-2

Quiske, Skirl, Spiess
Denklabor Team. Konzept für kreative
Problemlösungen in Forschung,
Verwaltung und Industrie.
dva, Stuttgart, 1973
ISBN

Sikora, Joachim
Handbuch der Kreativ-Methoden.
Quelle und Meyer, Heidelberg, 1976
ISBN 3-494-00830-2

Literaturverzeichnis

Kapitel 4.5

Kirckhoff, Mogens
Mind Mapping. Die Synthese von
sprachlichem und bildhaftem Denken.
Synchron, Berlin, 1988
ISBN 2-88911-011-8

Kapitel 5

Handy, Charles
Understanding Organizations.
Penguin Books, Harmondsworth, 1981
ISBN 0-14 08-0960-0

*Huse, Edgar F. und James L.
Bowditch*
Behaviour in organizations. A systems
approach to managing.
Addison-Wesley, Reading
(Massachusetts), 1977
ISBN 0-201-02965-0

Malik, Fredmund
Strategie des Managements komplexer
Systeme. Ein Beitrag zur Management-
Kybernetik evolutionärer Systeme.
Haupt, Bern und Stuttgart, 1984
ISBN 3-258-03306-4

Marr, Rainer und Michael Stitzel
Personalwirtschaft. Ein konfliktorien-
tierter Ansatz.
Moderne Industrie, Landsberg am
Lech, 1979
ISBN 3-478-38200-9

*Naisbitt, John und
Patricia Aburdene*
Re-inventing the corporation. Transfor-
ming your job and your
company for the new information
society.
Warner, New York, 1983
ISBN 0-446-51284-2

O´Toole, James
Vanguard management. Redesigning
the corporate future.
Doubleday, Garden City (New York),
1985
ISBN 0-385-19842-6

Peters, Tom
Thriving on Chaos. Handbook for a
Management Revolution.
Macmillan, London, 1987
ISBN 0-333-45427-8

Schanil, Weber, Weninger
Informationsmanagement. EDV mit
Zukunft. Produkte, Programme,
Projekte.
Signum, Wien, 1988
ISBN 3-85436-070-3

Steinbuch, Pitter A.
Besser sein und besser werden. Auf
dem Weg zur Spitzenleistung.
Langen-Müller/Herbig, München 1987
ISBN 3-7844-7215-X

Kapitel 5.2

Hurst, David K.
Of boxes, bubbles, and effective
management.
in: Harvard Business Review, May -
June (1984), S. 80-88

Reibnitz, Ute von
Szenarien als Grundlage strategischer
Planung.
in: Harvard Manager, 1(1983)

Kapitel 5.3

Angermeyer-Nau mann, Regine
Szenarien und Unternehmenspolitik.
München,1985
ISBN 3-88232-107-5

Wack, Pierre
Szenarien: Unbekannte Gewässer
voraus. in: Harvard Manager, 2 (1986),
S. 60-77

Kapitel 5.4

Handy, Charles
Gods of Management. Who they are.
How they work and why they will fail.
Pan Books, London und Sydney, 1978
ISBN O 330 25832 X

Kapitel 5.5

Mueller, Robert K.
Betriebliche Netzwerke. Kontra
Hierarchie und Bürokratie.
Haufe, Freiburg im Breisgau, 1988
ISBN 3-448-01796-5

Kapitel 5.6

Nadler, David and Michael Tushman
Strategic Organization Design.
Concepts, Tools and Processes.
Scott, Foresman and Company,
Glenview (Illinois), 1988
ISBN 0-673-15860-8

Kapitel 6

Glasl, Friedrich und Leopold de la
Houssaye
Organisationsentwicklung. Das Modell
des Instituts für Organisationsentwick-
lung (NPI) und seine praktische
Bewährung.
Haupt, Bern und Stuttgart, 1975
ISBN 3-258-02387-5

Kirsch, Werner und Mitarbeiter
Empirische Explorationen zu Reorgani-
sationsprozessen.
München 1978
ISBN 3-88232-027-3

Martel, Leon
Auch morgen noch erfolgreich. Wie Sie
Veränderungen für Ihr Unternehmen
erkennen und meistern.
Haufe, Freiburg im Breisgau, 1986
ISBN 3-448-01672-1

Morgan, Gareth
Riding the Waves of Change.
Developing Managerial
Competencies for a Turbulent World.
Jossey-Bass Publishers, San
Francisco and London, 1988
ISBN

Moss Kanter, Rosbeth
The change masters. Innovation for
productivity in the american
corporation.
Simon und Schuster, New York, 1983
ISBN 0-671-42802-0

Plant, Roger
Managing Change and making it stick.
Fontana Paperbacks, London, 1987
ISBN 0-00-636873-5

Woodward, Harry and Steve Buchholz
Aftershock. Helping people through
corporate change.
John Wiley & Sons, New York u.a.,
1987
ISBN 0-471-62478-0

Kapitel 7.1

Blanchard, Kenneth und Robert Lorber
Putting the One Minute Manager to
Work
Willow, London, 1984
ISBN 0-00-218118-5

Blanchard, Kenneth und Johnson S.
Der Minuten-Manager.
Rowohlt, Reinbek bei Hamburg, 1984
ISBN 3-498-00480-8

Literaturverzeichnis

Bry, Adelaide
Visualization. Directing the movies of your mind to improve your health, expand your mind, and achieve your life goals.
Barnes and Noble, New York, 1979
ISBN 0-06-464033-7

Khadem, Riaz und
Das Memo-Management. Erfolg durch richtige Informationsarbeit.
Rowohlt, Reinbek bei Hamburg, 1988
ISBN 3-498-03458-8

Maccoby, Michael
The Leader. A new face for american management.
Ballantines, New York, 1983
ISBN 0-345-30856-5

Peters, Tom und Nancy Austin
A Passion for Excellence. The leadership difference.
Warner, New York, 1986
ISBN 0-446-38348-1

Singer, Edwin J.
Effective management coaching.
Lonsdale Universal Printing, Bath (Avon), 1979
ISBN 0-85292-248-5

Stowell, Steven J.
Coaching: A Commitment to Leadership. in: Training and Development Journal, June 1988

Wellin, Michael
Behavior technology. A new approach to managing people at work.
Gower, Aldershot, 1984
ISBN 0-566-02329-6

Kapitel 7.2
Euler, Hans Peter
Das Konfliktpotential industrieller Arbeitsstrukturen. Analyse der technischen und sozialen Ursachen.
Westdeutscher Verlag, Opladen, 1977
ISBN 3-531-11407-7

Glasl, Friedrich
Konfliktmanagement. Diagnose und Behandlung von Konflikten in Organisationen.
Haupt, Bern und Stuttgart, 1980
ISBN 3-258-02971-7

Hofstetter, Helmut
Die Leiden der Leitenden. Zur Pathologie intrapersonaler und interpersoneller Störungen von Führungskräften in Organisationen.
tuduv, München, 1980
ISBN 3-88073-097-0

Krüger, Wilfried
Grundlagen, Probleme und Instrumente der Konflikthandhabung in der Unternehmung.
Duncker und Humblot, Berlin, 1972
ISBN 3-428-02762-0

Lay, Ruppert
Krisen und Konflikte. Ursachen, Ablauf
Heyne, München, 1980
ISBN 3-453-53125-6

Rüttinger, Bruno
Konflikt und Konfliktlösen.
Goldmann, München, 1977
ISBN 3-442-77005-X

Schwarz, Gerhard
Konfliktlösung als Prozeß.
in: Baur u.a. (Hrsg), Konflikt- Management. Freiheitschance, Gewinnverantwortung, Führungsverpflichtung, S. 121-136
Haupt, Bern und Stuttgart, 1977

Reiner Czichos
Profis managen sich selbst

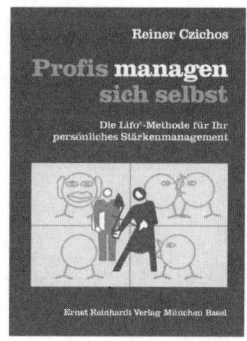

Wer sucht nicht nach dem Patentrezept fürs Selbstmanagement? Die LIFO®-Methode (life orientation) hilft uns auf die Sprünge. Sie basiert auf einer Verhaltenstypologie, mit der man lernt, gezielt auf die eigenen Stärken zu setzen. Von diesen vier Verhaltensstilen werden wir in unterschiedlichem Ausmaß geprägt: Der wertorientierte „Idealist" setzt auf Hilfsbereitschaft. Der „Analytiker" geht systematisch vor, für ihn zählt die Vernunft. Der „Macher" schwört auf schnelles Handeln und Entscheiden. Der „Expressive" ist kommunikativ und sucht harmonische Zusammenarbeit.

Der Autor zeigt, wie man mit Hilfe dieser Stile seine Stärken ermitteln und gezielt einsetzen kann.

- Was macht Sie an in Ihrer Arbeit?
- Was sind Ihre Demotivationsfallen?
- Wann haben Sie die besten Ideen?
- Kennen Sie Ihre Zeitfallen?
- Sprechen Sie „visuell", „auditorisch" oder gar „kinästhetisch"?
- Wie lässt sich im Team die persönliche Eigenart erkennen?

Profitieren Sie bei Ihrem Selbstmanagement von der Kenntnis typischer Verhaltensstile!

Die LIFO®-Methode für Ihr persönliches Stärkenmanagement

2001. 523 Seiten
Zahlr. Graphiken
(3-497-01579-2) gb

Ernst Reinhardt Verlag · München Basel
E-Mail: info@reinhardt-verlag.de
http://www.reinhardt-verlag.de

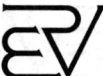

Reiner Czichos
Entertrainment für Knowbodies

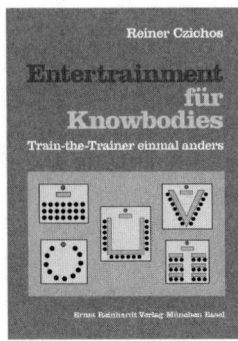

Train-the-Trainer
einmal anders

1999. 507 Seiten
Zahlr. Graphiken
(3-497-01482-6) gb

Alles ging schief, nur die
Leinwand hing gerade ..."

Ein etwas anderes Train-the-Trainer-Buch erwartet Sie. Aufgelockert und humorvoll wie in seinen bisherigen Management-Büchern will Reiner Czichos Sie provozieren, anregen und zu intelligenten Lösungen verführen:

- Was sagen Sie zu Kursteilnehmern, die schon zu Beginn sagen, sie müssten aber früher weg?
- Warum sind Ihre Trainees manchmal enttäuscht?
- Muss ein moderner Trainer Wildwasser-Rafting anbieten?
- Prusten vor Lachen als Abwehrtechnik – schon eingesetzt?

Dieses Buch ist im Stil des Entertrainments geschrieben. Es wendet sich an Profis im Trainingsbereich, die – eingekeilt zwischen Beamer und Feedbackdruck – harte Arbeit auch mit Gelassenheit verbinden können.

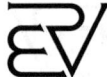

Ernst Reinhardt Verlag · München Basel
E-Mail: info@reinhardt-verlag.de
http://www.reinhardt-verlag.de

Reiner Czichos
Coaching = Leistung durch Führung

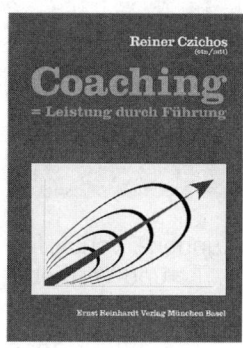

Coaching heißt, Leistung zu ermöglichen durch richtige Menschenführung und Mitarbeiter-training, durch effektive Führungstechniken. Gute Mitarbeiter wollen nicht nur verwaltet werden, sondern sie wollen Förderung. Man will Leistung bringen, vorausgesetzt, sie macht Sinn und die Führungskräfte verstehen es, die Voraussetzungen dafür zu schaffen und die Mitarbeiter zu führen – durch Coaching.

Wie im Buch „Change-Management" bietet Reiner Czichos ein erprobtes Werkzeug-Manual aus der Praxis für die Praxis. In über 100 Grafiken findet der Leser wichtige Führungstechniken aufbereitet für die Coaching-Praxis.

3. Auflage 2002
345 Seiten
Zahlr. Graphiken
(3-497-01363-3) gb

Aus dem Inhalt

Einleitung
Veränderung ringsum und in der Rolle ...
Über das Lernen
Coaching-Führungsverhalten und -Rollen
Wie die Zielvereinbarung zum Coaching-Werkzeug wird
Gehirngerechte Kommunikation im Coachinggespräch
Verhaltensveränderung
Mentales Training
briefen – beobachten – debriefen
Weitere Coaching-Techniken
Coachen Sie Ihr Team
Der Manager als (Co-)Trainer
Über-Sichten

Ernst Reinhardt Verlag · München Basel
E-Mail: info@reinhardt-verlag.de
http://www.reinhardt-verlag.de

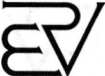

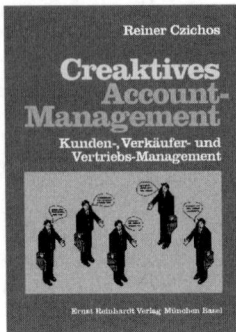

Kunden-, Verkäufer-
und Vertriebs-
Management

2. Auflage 2000
414 Seiten
Zahlr. Graphiken
(3-497-01384-6) gb

Reiner Czichos
Creaktives Account-Management

In Zeiten des Umbaus von Hierarchien ist der „Verkaufsmanager" in seinen zahlreichen Varianten oft Führungskraft, auch wenn im hausinternen Organigramm nicht so vorgesehen. Er muss die Anbieter-Ressourcen mit seinem Team bündeln und zur Verfügung stellen können. Dies gilt insbesondere, wenn der Kunde die Struktur eines Großunternehmens, einer Behörde o. ä. hat, oder wenn es um den Verkauf von komplexen Systemen, von Investitionsgütern geht. Verkaufen ist mehr als Rhetorik, Kommunikation und Verhandlung. Verkaufen ist ein Handwerk, zu dem „Werkzeuge" gebraucht werden, die dieses Buch liefert.

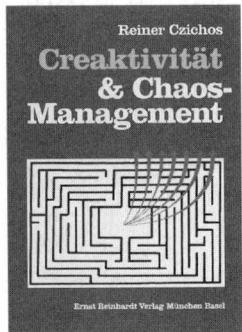

2. Auflage 2001
426 Seiten
Zahlr. Graphiken
(3-497-01290-4) gb

Reiner Czichos
Creaktivität & Chaos-Management

Die modernen Organisationsformen – Teamarbeit, Netzwerk-Organisation, Entrepreneur-Organisation, lean organisation – verlangen statt exakter Planung und Kontrolle eine Chaos-Ordnung-Dynamik. Allein schon das Wort „Chaos" löst bei vielen (Managern) Chaos aus. Wir sollten zwischen unnötigem Chaos und fröhlichem, sprich „creaktivem" Chaos unterscheiden. Erst wenn man dieses neue Konzept von Chaos akzeptiert, kann man sich selbst erlauben, den Mitarbeitern Raum für Creaktivität zu lassen und damit zu Flexibilität und Erfolg zu gelangen.

Dieses Buch ist wiederum ein „Wie-Buch", kein „Was-Buch". Es enthält nur wenig Theorie, dafür aber viele Werk- und Wirkzeuge.

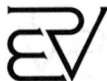

Ernst Reinhardt Verlag · München Basel
E-Mail: info@reinhardt-verlag.de
http://www.reinhardt-verlag.de